医学临床"三基"训练
护士分册

吴钟琪　总主编
原卫生部医政司　主审

第五版

主　　编：吴钟琪

副主编：陈　嘉　安如俊　李映兰

主编助理：黄佩刚

编委名单：（按姓氏笔画为序）

王平宝　王曙红　文冬生　朱双罗　刘绍辉　安如俊

李现红　李映兰　李贺君　李海平　肖水源　吴　松

吴钟琪　陈　嘉　易军晖　易琦峰　贺连香　高红梅

唐红英　黄佩刚　黄　辉

秘　　书：彭　媛　彭志刚

湖南科学技术出版社

医学临床"三基"训练
护士分册
第五版

作者名单：（按姓氏笔画为序）

丁四清	万亚军	万伍卿	王　华	王平宝	王彦平
王晓艳	王素娥	文冬生	文明星	方小玲	尹光明
尹艳妮	石　柯	向亚平	齐　范	刘　飞	刘　敏
刘绍辉	朱双罗	朱海霞	安如俊	吴　松	吴泓俊
吴玮辰	吴　唯	吴　尉	吴钟琪	吴泓光	吴峰静
李映兰	李海平	肖　岚	肖奇明	旷寿金	何　琴
邱　芳	邱银棠	邵春生	张　欣	张　翼	张毕奎
张国刚	陈　嘉	陈发梅	苗　杰	金龙玉	易军晖
杨明施	杨元华	周蓉蓉	胡平安	贺全勇	贺广湘
赵素萍	姚海燕	唐晓鸿	莫朝晖	钱益元	唐仁泓
聂晚频	夏晓波	黄　勋	黄　健	黄凤英	黄佩刚
黄程辉	章亚平	章　易	章淑林	梁银花	彭　浩
彭　斌	彭争荣	彭慧平	彭　媛	彭志刚	彭　力
程春霞	谭国林				

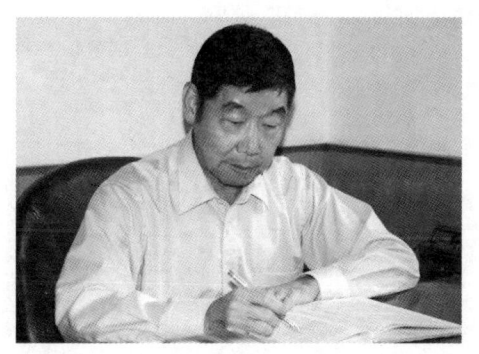

主编简介

　　吴钟琪，教授，硕士生导师。1938年生，河北人，中国共产党党员。1962年毕业于湖南医学院，历任湖南医学院附属一医院高压氧科主任、医务科科长及附属三医院副院长等。1988年赴澳大利亚弗灵顿大学学习医院管理及高压氧医学。1992~1999年任湖南医科大学副校长。吴钟琪为我国高压氧医学学术带头人之一，曾任中华医学会高压氧学会副主任委员、卫生部医政司医用高压氧岗位培训中心主任、中华医学会湖南分会高压氧专业委员会主任委员、湖南省医院管理协会副会长、湖南省老年卫生工作者协会副主任委员、湖南省卫生事业管理学会副主任委员，享受中华人民共和国国务院政府特殊津贴。

　　吴钟琪主编了《现代诊疗新技术》《医学临床"三基"训练》系列丛书、《医学精粹》丛书、《中国农村医师全书》《高压氧医学》《高压氧临床医学》《高压氧在儿科及产科的应用》《中国高压氧医学论文集》《全科医师临床药物学》《国家执业医师资格考试应试参考》系列丛书、《临床医学试题精集》《临床症状鉴别及诊疗》等著作，达5000万字以上，并发表医学论文30余篇。此外还参编和翻译了《腹部外科手术学》《医院感染学》《实用内科学》等多部著作。现担任《现代医学杂志》常务编委及《当代护士》《中国航海医学与高压氧医学》等杂志的编委。先后入选《中国当代医药界名人录》《中国科技名人录》《中华科技精英大典》及《当代中国科学家学术思想精粹》。

第一版序

医院分级管理是我国医院管理体制的一项重大改革，是对我国现行医院管理体制的自我完善，是深化卫生改革的一个重要步骤。通过这一管理体制的逐步实施，将促进三级医疗预防保健网、分级医疗体系的建立和完善，调整医疗系统整体结构，增强总体效益，有利于实现"2000年人人享有卫生保健"的目标，这标志着我国医院管理工作步入了一个新的阶段。

近年来，医院分级管理工作已在全国各地逐步推开。试点医院的经验证明，要使医院达标上等，就必须狠抓内涵建设。"三基""三严"是对科学治院、从严治院的高度概括，反映了为医之道的根本。医学临床"三基"训练不仅是提高医务人员业务素质的基本途径和提高医疗质量的重要环节，也是医院分级管理建设的主要内涵。目前我国尚无系统的"三基"训练用书，为了解决这一矛盾，湖南医科大学做了一件有意义的工作。

该校两所附属医院经过两年的努力，均成为湖南省首批三级甲等医院。怎样搞好"三基"训练，他们积累了较为成功的经验。他们组织了大批专家，历时年余，编写了这套《医学临床"三基"训练》。该书内容较全面、系统，深浅较为适宜，使用也很方便，是"三基"训练的实用性参考书。医政司从促进全国医院"三基"训练出发，应许多同志的要求和建议，早有组织专家编一本有关教材的愿望。值此之际，湖南医科大学进行了这项工作。医政司有关领导了解了他们的编写工作，并从管理的角度审阅了本书的提纲和主要内容，认为湖南医科大学是我国医学最高学府之一，他们编写的这本书适合当前医院分级管理建设和评审工作的需要，同时又可作为医务人员在职教育、进修教育以及高中级医学院校学员的"三基"训练和"三基"考核的指导用书。愿这套书能成为各级医院"三基"训练的好助手，为医院分级管理建设达标添砖加瓦。

但是，本书编写尚属初次尝试，不完善之处在所难免，各地在自愿以此作为参考教材的同时，若发现其误漏之处，请及时向编者指出。

在本文结尾之处，我们特向为本书付出艰辛的编写、审稿和提供支持的专家、领导表示诚挚的感谢！

中华人民共和国卫生部医政司

1992 年 10 月

第四版序

原湖南医科大学的学者、专家，在吴钟琪教授组织下编写的《医学临床"三基"训练》丛书，为"三基""三严"迅速普及全国起到了助推加速的作用，使全国的医院、医务工作者受益匪浅。如今又要出第四版，邀我再写序言。再序，还与医学同道们说些什么呢？那么我想了想，就实际点儿，进一步地说说"'三基''三严'兴院"这个话题吧！

众所周知，解放军有《队列条例》，队列训练是军事院校乃至整个部队训练的一个重要内容。部队过硬的作风、铁一般的纪律、军人标准的姿态都是用队列训练打造而成，是训练官兵集体意识和团队合作的重要途径，也是展现我军威武之师、文明之师的一个有力的战术之举。

军营是一个直线加方块的世界。军人，历来是刚强的代名词。纤柔、婉转等词语，天生与军人无缘，也为军人所拒绝。从立正姿势到行进方队，从如雷的口令到嘹亮的歌声，从刚直的性格到勇猛的厮杀……都是用阳刚、坚硬一笔一画写成的。

军营里的方块，就连被子——这个原本柔软的物品也变得如斧劈刀削一般。那一条条绿色军被，凝结着军人数不清的生活故事，是其他东西所无法替代的军人戎武记忆的一大载体。

新兵入伍，学习的第一件事就是叠被子。一床被子铺在床上，经用力捋、拃、压、拽、折、抠、捏、抹——粗犷而细腻、夸张而精巧的如行云流水般的一系列动作之后，就四四方方、棱角分明、线条流畅、雄赳赳气昂昂地挺放在那里了。其实，叠被子的意义不仅仅在于叠好被子，更是体现了一种严谨细致、一丝不苟的作风。

医学界的"三基""三严"，即临床医学的基本理论、基本知识、基本技术和严格要求、严谨态度、严肃作风，是为医之道、治院之本，是具有中国文化底蕴和特色的医院管理经验的总结、提炼与升华，与"叠被子"有异曲同工之效。

这些年来，医院尤其是大医院，为了竞争，抢占市场份额和追求经济效益，大举外延、上设备、扩规模，并堂而皇之冠以"科技兴院"的治院方略，使医师逐渐蜕变为临床基本功不过硬、缺乏临床基本素质、依赖高新设备的"医匠"。近二三十年来，这些已形成了不可阻挡的倾向，与新医改目的，与公立医院坚持公益性原则相悖。由于这些消极因素对医疗界的干扰和影响，使我们不少涵盖在"三基""三严"实质里金子般闪光的精髓已经丧失或变质，"科技兴院""人才战略"经过数年的不断重复，已是医疗界耳熟能详的谋求竞争、生存和发展的战略口号。这不是不对。对！但是，医疗界在社会上、在人们心目中的地位、形象已降到了"最底线"，令人心痛至极！趁这套教材再版之机，提出"'三基''三严'兴院"恰逢其时，具有新的含义及很强的针对性。

读者朋友们，医学同道们，将源自协和的"三基""三严"强调到任何程度都不会过分！因为它是中国的行医之道，是治院、兴院之道。

同时，卫生部依法作为，将恢复被个别人停止了十多年的中国的医院评审。这套曾为中国医院分级管理和医院评审工作建功的教材，再度出版发挥作用也就理所当然了。

已故卫生部老部长陈敏章教授很赞成将"三基""三严"纳入医院分级管理和医院评审标准系列。他曾精辟地指出：医院分级管理是一种机制，可以依据形势的发展和实际需求，将对医院的新要求纳入标准，就可引导医院不断地发展、提高……陈部长未竟心愿的实现，就是我们这些仍有良知的后辈医道同仁的行动。队列和叠被子，可打造铁军之师，"三基""三严"可治院、兴院，打造"精诚大医"的队伍。

于宗河

于北京

2009 年 12 月 5 日

第五版前言

《医学临床"三基"训练》(含医师、护士、医技三个分册)自1992年第一版出版以来,已经过多次修订再版,第四版发行至今已有6年多,本次修订第五版的原因主要有两点:

一是适应知识更新的需要。据统计,现代医学知识每5年就会更新50%左右。随着信息时代的到来,医学科技突飞猛进,正从听诊器时代向信息化、自动化时代跨进。在临床医学领域,3D组织器官打印技术、医学机器人技术、基因诊断和基因治疗技术等已开始进入临床。微创外科技术迅猛发展,自动化实验诊断设备广泛普及,影像医学日新月异,各种医疗、护理新技术不断涌现。为适应医学知识快速发展的形势和广大读者知识更新的需求,本书第四版的内容已急待补充和修订,再版势在必行。

二是适应医院分级管理建设的需要。国家卫计委近年重启了我国一度暂停的医院分级管理评审,并建立了各级医院的复审制度。评审对医学"三基"水平的考核方法也进行了调整,除保留了传统的书面试卷考核外,又增加了医学临床基本操作技能的考核。为适应这一需要,应该为医院和医务人员编写一套与时俱进的"三基"培训教材。

本次是《医学临床"三基"训练》一书出版发行以来最全面的一次修订,修订和新编内容达50%左右。修订中我们坚持以下原则:

1.坚持以基础理论、基本知识、基本技能为重点的"三基"原则,坚持思想性、科学性、先进性、启发性、适用性的要求,坚持人文医学与临床医学并重。

2.随着医学模式从传统的生物医学模式转变为现代的生物-心理-社会医学模式,人们对医学科学内涵的认识发生了重大转变。传统医学认为疾病是单纯躯体发生病理转变的一种表现;新医学模式理论则认为,人是在社会中生存的,疾病不仅是躯体的内在改变,而且会受到社会各种因素变化的影响,人的心理也会发生改变。所以说,疾病是在生物-心理-社会诸因素共同作用于人体后,机体产生一系列复杂变化的整体表现。

传统医学将医学的内容分成基础医学和临床医学两部分;现代医学则将基础医学、临床医学、预防医学、康复医学和保健医学有机地融为一体。本书第五版力争更好地体现现代医学模式的特点,并保持在内容上与全国统编高等医学和护理学教材的一致性。

3.坚持与时俱进的原则。例如第五版对近年世界各地流行的埃博拉出血热、在外科迅速发展的微创技术、最新应用于临床的PET-CT和静脉留置针的应用、经皮中心静脉穿刺置管技术以及全自动化实验诊断技术等相关方面的知识都进行了详细介绍。

第五版在修订中进行了大幅度的增编、扩编与修订,主要包括以下内容:

1.新编内容:第五版新编了诊断学知识、预防医学知识、医学心理学知识、护理心理学知识和基础护理学知识等内容。

2.扩编内容：增编或重编了预防与控制医院感染、现场心肺复苏、经皮冠状动脉介入治疗（冠脉支架）、埃博拉病毒病、正电子发射计算机断层显像（PET-CT）、软线摄影、临床检验全自动分析仪等章节内容。

3.修订内容：全面修订、改写了急诊医学知识、预防与控制医院感染知识和检验医学知识。

4.为提高本书的适用性和可读性，本书第五版在临床技能操作训练和临床常用器械检查，以及影像医学、心电图学、急诊医学等章节中增编了大量图片。

5.本书第五版在《护士分册》和《医技分册》中，增编了全科医学知识和医疗卫生政策法规与医疗风险管理知识两个章节。由于篇幅所限，在《医师分册》中未编入这两章，请读者见谅。

6.参照目前高等医学院校和各类医学专业资格考试的题型选择，本书删去了选择题中的【B型题】和【C型题】，增加了名词解释和问答题。

希望本书第五版能成为一套思想性、科学性、先进性、启发性、适用性都比较好的、受广大读者欢迎的医学"三基"训练用书，能在全面提高医务人员基本素质和促进全科医学发展、加强基层医院建设方面发挥一定的作用，为医疗卫生改革贡献一份力量。

近年来，由于数字化出版物迅速发展，为让读者能在互联网的平台上便捷地使用本书，湖南科学技术出版社已建立了相应网页平台，作为对数字出版物的一次探索，希望能取得良好效果，受到读者欢迎。

由于近些年医学领域的新进展、新内容实在太多，因此，第五版各分册的字数均有大幅增加，敬请读者理解。

本书此次修订虽历时年余，但因涉及的学科广泛，修改的篇幅较大，因此仍感时间仓促，疏漏和错漏之处在所难免，敬望各位读者批评、指正。

吴钟琪

2016 年 11 月

目录

§10　疾病诊断步骤和临床思维方法

§11　内科护理学基本知识

§27 临床医技基本知识

附 录

§ 1

基础医学基本知识

在医学高等教育中，基础医学课程占有十分重要的地位，它是医学生学习临床课程的基础和桥梁。目前我国医学高等院校（包括临床医学和护理学）中开设的基础医学课程达18门之多，本书不可能予以全面介绍。鉴于《医学临床"三基"训练》一书主要目的在于提高医师、护士和医技人员的医学"三基"理论水平和操作能力，因此我们只选择了与临床关系更为密切的一些基础课程如人体解剖学、生理学、医学微生物学和免疫学、病理生理学、药理学等课程进行重点介绍。

§1.1　人体解剖学

§1.1.1　人体解剖学基本知识问答

1. 简述运动系统的组成和作用。

运动系统由骨、关节和骨骼肌组成，起着保护、支持和运动的作用。

2. 试述骨的基本结构。

骨由骨质、骨膜、骨髓和神经、血管等构成。骨质是骨的主要成分，由骨组织构成，可分为骨密质和骨松质两种形式。骨膜由纤维结缔组织构成，骨外膜包裹着除关节面以外的整个骨的外表面，骨内膜衬覆骨髓腔壁的内表面。骨髓存在于长骨骨髓腔和骨松质的腔隙内。

3. 试述骨密质和骨松质的分布。

骨密质主要构成长骨的干，长骨的骺和短骨、扁骨、不规则骨的外层也由骨密质构成。骨松质主要分布于长骨的骺的内部和短骨、扁骨、不规则骨的内部。

4. 试述红骨髓的分布。

胎儿和幼儿的长骨骨髓腔和骨松质的腔隙内全是红骨髓。6岁以后，红骨髓仅存在于短骨、扁骨、不规则骨以及肱骨、股骨近侧端骨松质的腔隙内，终生保持其造血的功能。

5. 上肢骨包括哪些骨？下肢骨包括哪些骨？

上肢骨包括锁骨、肩胛骨、肱骨、桡骨、尺骨和8块腕骨、5块掌骨、14块指骨。

下肢骨包括髋骨、股骨、髌骨、胫骨、腓骨和7块跗骨、5块跖骨、14块趾骨。

6. 简述肩关节的构成和运动方式。

肩关节由肩胛骨的关节盂和肱骨头的关节面构成，可围绕额状轴做屈、伸运动；围绕矢状轴做收展运动；围绕垂直轴做旋内、旋外运动；尚可围绕额状轴和矢状轴做环转运动。

7. 试述消化系统的组成。

消化系统由消化管和消化腺两大部分组成。

（1）消化管：包括口腔、咽、食管、胃、小肠（十二指肠、空肠、回肠）和大肠（盲肠及阑尾、升结肠、横结肠、降结肠、乙状结肠、直肠），通常把十二指肠以上的一段称为上消化道，空肠以下的部分称为下消化道。

（2）消化腺：包括唾液腺（腮腺、下颌下腺、舌下腺）、胰、肝以及散在于消化管壁内的小腺体。

8. 试述胆管系的组成和胆汁的排出途径。

胆管系由肝内的毛细胆管、小叶间胆管等和肝左管、肝右管、肝总管、胆囊、胆囊管、胆总管组成。

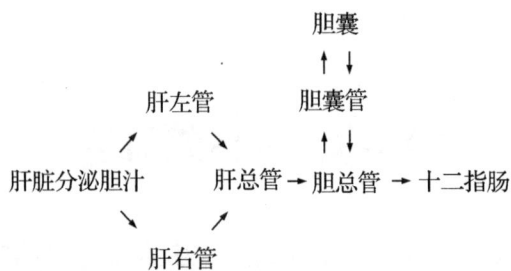

9. 试述呼吸系统的组成。

呼吸系统由呼吸道和肺两大部分组成。呼吸道包括鼻、咽、喉、气管和支气管等。肺由肺泡及肺内各级支气管构成。临床通常把鼻、咽、喉称为上呼吸道，而把气管、支气管及其在肺内的分支称为下呼吸道。

10. 列表说明男、女性生殖系统的组成。

男、女性生殖系统的组成

性别	内生殖器			外生殖器
	生殖腺	输送管道	附属腺体	
男性	睾丸	附睾	精囊腺	阴囊
		输精管	前列腺	阴茎
		射精管	尿道球腺	
		男性尿道		
女性	卵巢	输卵管	前庭大腺	阴阜
		子宫		大阴唇
		阴道		小阴唇
				阴道前庭
				阴蒂

11. 试述子宫的位置和正常姿势。

子宫位于小骨盆的中央，在膀胱与直肠之间，子宫颈的下端不低于坐骨棘平面。成年女子，子宫的正常姿势是轻度前倾前屈位。

12. 试述脉管系的组成。

脉管系包括心血管系和淋巴系。心血管系包括心脏、动脉、静脉和毛细血管。淋巴系由淋巴管、淋巴器官和淋巴组织组成。

13. 何谓体循环和肺循环?

心室收缩时，动脉血自左心室流入主动脉，再沿各级动脉分支到达全身各部的毛细血管，再经各级静脉，最后经上、下腔静脉流回右心房，血液沿上述路径的循环称体循环或大循环。当心室收缩时，静脉血自右心室而入肺动脉，再经肺动脉的分支到达肺泡周围的毛细血管，再经肺静脉注入左心房，血液沿上述路径的循环称肺循环或小循环。

14. 列表写出下列体表动脉搏动点及相应动脉名称。

体表动脉搏动点与相应动脉名称

体表动脉搏动点	相应动脉名称
锁骨中点后上方处	锁骨下动脉
胸锁乳突肌前缘的深面处	颈总动脉
下颌骨下缘与咬肌前缘相交处	面动脉
耳屏前方处	颞浅动脉
肘部肱二头肌肌腱内侧处	肱动脉
桡骨下端的前面处	桡动脉
腹股沟中点下方处	股动脉
足背长伸肌腱的外侧	足背动脉

15. 从大隐静脉滴注葡萄糖，经过哪些途径到达肝细胞?

葡萄糖经大隐静脉→股静脉→髂外静脉→髂总静脉→下腔静脉→右心房→右心室→肺动脉→肺泡周围的毛细血管→肺静脉→左心房→左心室→升主动脉→主动脉弓→胸主动脉→腹主动脉→腹腔干→肝总动脉→肝固有动脉→肝左、右动脉及其肝内的分支→肝细胞。

16. 试述大隐静脉的起源、重要行程、注入人体何静脉及主要属支。

大隐静脉起于足背静脉弓的内侧部，经内踝前面沿小腿前内侧上行，过膝关节的内侧，绕股骨内踝后方，再沿大腿内侧上行，于耻骨结节外下方 3～4 cm 处，穿筛筋膜注入股静脉。主要属支有股内侧浅静脉、股外侧浅静脉、阴部外静脉、腹壁浅静脉、旋髂浅静脉等。收集足内侧部、小腿前内侧、大腿、会阴部、脐以下腹壁、臀部的浅静脉血。

17. 试述小隐静脉的起源和注入部位。

小隐静脉起于足背静脉弓的外侧部，经外踝后方，沿小腿后面上行至腘窝处，穿深筋膜注入腘静脉。小隐静脉主要收集足外侧部、小腿后面的浅静脉血。

18. 试述胸导管和右淋巴导管的收集范围。

（1）胸导管：收集头颈部左侧半、左上肢、胸壁左侧半和胸腔内左侧半的脏器、腹壁和腹腔内的脏器、盆壁和盆内脏器、会阴部、双侧下肢的淋巴，注入左静脉角。

（2）右淋巴导管：收集头颈部右侧半、右上肢、胸壁右侧半和胸腔内右侧半的脏器的淋巴，注入右静脉角。

19. 何谓心包和心包腔?

心包为包裹心脏和大血管根部的囊状结构，可分为纤维性心包和浆膜性心包。纤维性心包是心包的外层，由纤维结缔组织构成。浆膜性心包根据附着部位不同，可分为壁层和脏层，壁层紧贴纤维性心包的内表面，脏层裹于心肌层的外表面，又称心外膜。浆膜性心包的壁层与脏层之间的窄隙称心包腔。

20. 感受器的功能是什么?

感受器的功能是接受机体内、外界环境各种不同的刺激,并将这些刺激转化为神经冲动。

21. 眼球的屈光系统包括哪些结构?

眼球的屈光系统包括角膜、房水、晶状体和玻璃体。

22. 试述房水的功能及其产生、循环途径和吸收。

房水有折光作用,并有营养角膜和晶状体,维持眼内压的功能。房水由睫状体产生,自眼后房经瞳孔到眼前房,经虹膜角膜角(前房角)入巩膜静脉窦,通过睫状体前静脉汇入眼静脉。

23. 试述位听器(前庭蜗器)的组成。

位听器在功能上包括位觉器和听觉器两部分,在结构上包括外耳、中耳和内耳3部分。

24. 神经系统包括哪些部分?

神经系统可分为中枢部和周围部。中枢部包括脑和脊髓,又称中枢神经系;周围部是脑和脊髓以外的神经成分,又称周围神经系,包括脑神经、脊神经和内脏神经。

25. 何谓灰质、皮质、白质、髓质、神经核和神经节?

(1)灰质:在中枢神经系统内,神经元胞体及其树突集聚的部位称为灰质。

(2)皮质:构成大脑半球表面和小脑表面的灰质称为皮质(分别为大脑皮质和小脑皮质)。

(3)白质:在中枢神经系统内,神经纤维集聚的部位称为白质。

(4)髓质:大脑皮质和小脑皮质深部的白质称为髓质。

(5)神经核:在中枢神经系统内,除皮质外,形态和功能相似的神经元胞体聚集成团,称为神经核。

(6)神经节:在周围神经系统,神经元胞体集聚的地方称神经节。

26. 一对典型的脊神经由哪几部分组成?它们的功能性质如何?

每一对脊神经都由前根、后根、脊神经节、脊神经干及其分支(前支、后支、脊膜支、交通支)组成。前根属运动性,后根和脊神经节属感觉性,脊神经干及其分支都是混合性的。

27. 为什么肱骨外科颈骨折最容易损伤腋神经?

因为腋神经绕肱骨外科颈至三角肌深面,比较贴近骨面,所以肱骨外科颈骨折时,最容易损伤腋神经。

28. 请按先后顺序写出十二对脑神经的名称。

十二对脑神经的名称是嗅神经、视神经、动眼神经、滑车神经、三叉神经、展神经、面神经、前庭蜗神经(位听神经)、舌咽神经、迷走神经、副神经、舌下神经。

29. 何谓牵涉性痛和海德带?

当某些内脏器官发生病变时,常在体表的一定区域表现感觉过敏或引起疼痛,这种现象称为牵涉性痛。内脏病变引起一定的皮肤区域出现牵涉性痛或皮肤过敏区，这种区域称为海德带。

30. 试述脑脊液的产生和循环途径。

脑脊液主要由脑室内的脉络丛产生，自侧脑室经室间孔入第三脑室，再经中脑水管至第四脑室，由第四脑室正中孔外侧孔流入蛛网膜下隙，最后经蛛网膜粒主要归入上矢状窦。

✐ §1.1.2 人体解剖学自测试题（附参考答案）

一、选择题

【A 型题】

1. 呼吸道最狭窄处是 （　）
A. 鼻前孔　　B. 鼻后孔　　C. 前庭裂　　D. 声门裂　　E. 喉口

2. 股动脉 （　）
A. 在股三角内由髂外动脉发出　　B. 行于股静脉内侧　　C. 行于股静脉外侧　　D. 行于股神经外侧　　E. 行于股深动脉内侧

3. 肺动脉 （　）
A. 含动脉血　　B. 含静脉血　　C. 与主动脉相通　　D. 开口于左心房　　E. 引血回心脏

4. 关于输卵管的叙述，何项错误 （　）
A. 为精子与卵子结合的场所　　B. 分间质部、峡部、壶腹部、伞部 4 个部分　　C. 伞端有"拾卵"作用　　D. 由浆膜层、黏膜层构成　　E. 黏膜受性激素影响发生周期性变化

5. 臀大肌深面 （　）
A. 无重要神经血管　　B. 坐骨大孔有股神经穿出　　C. 坐骨小孔有坐骨神经穿出　　D. 外下1/4象限有闭孔神经　　E. 外上 1/4 象限无重要神经血管

6. 在肘窝处 （　）
A. 肱二头肌肌腱内侧有肱动脉　　B. 肱二头肌肌腱外侧有肱动脉　　C. 肱二头肌肌腱内侧有正中神经　　D. 肱二头肌肌腱浅面无血管　　E. 肱二头肌肌腱深面有肘正中静脉

7. 关于门静脉的描述下列哪项错误 （　）
A. 是肝的营养血管　　B. 起止都是毛细血管　　C. 有属支也有分支　　D. 无功能性静脉瓣　　E. 与上下腔静脉系之间有丰富的侧支吻合

8. 红骨髓不存在于 （　）
A. 胸骨内　　B. 椎骨内　　C. 髂骨内　　D. 肩胛骨内　　E. 成人胫骨内

9. 下述器官中，何者无系膜 （　）
A. 空肠　　B. 回肠　　C. 乙状结肠　　D. 直肠　　E. 横结肠

10. 胆总管由 （　）
A. 左肝管与右肝管汇合而成　　B. 肝总管与胆囊管汇合而成　　C. 左肝管与胆囊管汇合而成　　D. 右肝管与胆囊管汇合而成　　E. 右肝管与肝总管汇合而成

11. 下述器官中，何者不在后纵隔内 （　）
A. 心脏　　B. 气管　　C. 食管　　D. 胸导管　　E. 胸主动脉

12. 下述不是下腔静脉属支的为 （　　）

A. 髂总静脉　　B. 肾静脉　　C. 腰静脉　　D. 肝静脉　　E. 门静脉

13. 某"风心病"病人，全身水肿，胸部 X 光照片心右缘呈弧形扩大。临床诊断：三尖瓣关闭不全，请分析可能是心脏哪部分扩大 （　　）

A. 右心房和左心房　　　B. 右心室和上腔静脉　　　C. 右心房和肺动脉　　　D. 右心房　　　E. 左心房、右心房和右心室

【X 型题】

14. 下述腺体中，哪些是消化腺 （　　）

A. 腮腺　　B. 甲状腺　　C. 前列腺　　D. 下颌下腺　　E. 胸腺

15. 肋膈隐窝（肋膈窦） （　　）

A. 由肋胸膜与膈胸膜反折形成　　　B. 在深吸气时因肺的伸入而消失　　　C. 是胸膜腔位置最低的部分　　　D. 胸水最先见于此处　　　E. 前方紧邻肾和肾上腺

16. 与眼有关的神经包括 （　　）

A. 三叉神经　　B. 动眼神经　　C. 展神经　　D. 滑车神经　　E. 面神经

17. 支配心脏的神经包括 （　　）

A. 交感神经　　B. 心脏神经　　C. 膈神经　　D. 副交感神经　　E. 胸腔神经

18. 小脑损伤的典型体征包括 （　　）

A. 眼球震颤　　B. 共济失调　　C. 随意运动丧失　　D. 语言障碍　　E. 意向性震颤

19. 躯干骨包括 （　　）

A. 髋骨　　B. 锁骨　　C. 肋骨　　D. 胸骨　　E. 椎骨

20. 下呼吸道包括 （　　）

A. 咽　　B. 喉　　C. 气管　　D. 支气管　　E. 支气管肺内分支

二、填空题

1. 输卵管由内侧向外侧分为四部，即_____、_____、_____、_____。

2. 男性尿道的两个弯曲为_____和_____。三个狭窄为_____、_____和_____。

3. 大脑皮质躯体运动中枢位于_____和_____，躯体感觉中枢位于_____和_____，视区位于_____，听区位于_____。

4. 肝外胆道包括_____、_____、_____、_____和_____。

5. 关节的基本结构是_____、_____、_____。

三、判断题

1. 消化器由口腔、咽、食管、胃、小肠和大肠组成。 （　　）

2. 脉管系包括心、动脉、静脉，是人体内一套封闭的连续管道系统。 （　　）

3. 门静脉收纳腹盆腔内所有不成对脏器的静脉血。 （　　）

4. 眼的屈光系统是指房水、晶状体和玻璃体。 （　　）

5. 骨髓分黄骨髓和红骨髓，黄骨髓没有造血潜能。 （　　）

四、名词解释

1. 三偏征

2. 股骨颈

3. 椎间盘

4. 硬膜外隙

5. 膀胱三角

五、问答题

1. 试述胸骨角的位置及临床意义。

2. 简述关节的基本结构。

3. 试述泌尿系统的组成及功能。

4. 输尿管的狭窄部在什么部位？有何临床意义？

5. 何谓阴道穹？有何意义？

参考答案

一、选择题

1. D 2. C 3. B 4. D 5. E 6. A 7. A 8. E 9. D 10. B 11. A 12. E 13. D
14. AD 15. ACDE 16. ABCDE 17. AD 18. ABE 19. CDE 20. CDE

二、填空题

1. 间质部　峡部　壶腹部　伞部

2. 耻骨下弯　耻骨前弯　尿道内口　膜部　尿道外口

3. 中央前回　中央旁小叶前部　中央后回　中央旁小叶后部　距状裂浅层皮质　颞横回

4. 左右肝管　肝总管　胆囊　胆囊管　胆总管

5. 关节面　关节囊　关节腔

三、判断题

1. —　2. —　3. —　4. —　5. —

四、名词解释

1. 三偏征：内囊损伤后会出现典型的"三偏征"，即偏瘫、偏盲、偏感觉障碍。

2. 股骨颈：股骨头、股骨颈与髋臼共同构成髋关节，是躯干与下肢的重要连接装置及承重结构。股骨颈是较易发生骨折的部位之一，股骨颈骨折占成人骨折的 3.6％，多数发生在中、老年人，与骨质疏松导致的骨质量下降有关，当遭受轻微扭转暴力则可发生骨折。

3. 椎间盘：椎间盘是连结相邻两个椎体的纤维软骨盘，中央部是柔软而富有弹性的髓核，周围部是由多层纤维软骨按同心圆排列组成的纤维环，富于坚韧性，限制髓核向周围膨出。椎间盘的主要功能是承受和转移压力，缓冲震荡和协调脊柱的运动。

4. 硬膜外隙：硬脊膜与椎管内面的骨膜之间的腔隙称硬膜外隙，其内有脊神经根通行，临床上进行硬膜外麻醉术时，就是将药物注入此腔内，以阻滞脊神经的传导作用。

5. 膀胱三角：在膀胱底的内面，两侧输尿管口及尿道内口三者连线之间的区域。

五、问答题

1. 胸骨角为胸骨柄与胸骨体连结处微向前突的横嵴。其两侧平对第 2 胸肋关节，是计数肋骨的重要标志。胸骨角平面通过第 4 胸椎体下缘水平，可作为纵隔分部和一些胸腔内器官分段的体表标志。

2. 关节的基本结构包括关节面、关节囊和关节腔。

（1）关节面：为两骨互相接触的骨面，覆盖有关节软骨，多为一凸一凹相互适配的面，凸者为关节头，凹者为关节窝。关节软骨具有弹性，能承受压力和吸收震荡。关节软骨表面光滑，覆以少量滑液，有利于活动。关节软骨无血管、无神经，其营养由滑液和关节囊滑膜层的血管供应。

（2）关节囊：呈袋状，附着于关节面周缘的骨面，并与骨膜相续连。关节囊分内、外两层。外层为纤维层，由致密的纤维结缔组织构成，富有血管、神经、淋巴管。在某些部位，纤维层的表面增厚形成韧带，可加强连结，其厚薄、松紧程度与关节的作用相适应。内层为滑膜层，由平滑光亮、薄而柔润的疏松结缔组织膜构成。其边缘附着于关节软骨的周缘，除关节软骨、关节唇和关节盘外，滑膜覆盖关节内的一切结构。滑膜富含血管网，能产生滑液，并对关节软骨提供部分营养。

（3）关节腔：是由关节软骨和关节囊滑膜层共同围成的密闭的腔，在正常状态下腔内含少量的滑液。关节腔内为负压，对维持关节的稳固性有一定的作用。

3. 泌尿系统由肾、输尿管、膀胱和尿道组成，其主要功能是排出机体新陈代谢过程中产生的废物和多余的水，保持机体内环境的平衡和稳定。肾生成尿液，输尿管将尿液输送至膀胱，膀胱为储存尿液的器官，尿道将尿液排出体外。

4. 输尿管有 3 个狭窄部，一个在肾盂与输尿管移行处，一个位于小骨盆入口输尿管跨过髂血管处，一个在输尿管穿过膀胱壁的壁内部。输尿管结石常易嵌顿在这些狭窄部位。

5. 阴道的上端包绕子宫颈的阴道部，两者之间形成环状凹陷，称阴道穹。阴道穹可分为互相连通的前部、后部和两侧部，其中以阴道后穹最深，并与直肠子宫陷凹紧密相邻，二者间只隔以阴道后壁和一层腹膜。直肠子宫陷凹是腹膜腔的最低部位，腹腔内的炎性渗出液、脓液等易积存于此，因此可经阴道后穹行穿刺或引流进行诊断和治疗。

§1.2　生理学

§1.2.1　生理学基本知识问答

1. 何谓兴奋性？骨骼肌与心肌的兴奋性有何不同？

可兴奋组织（神经、肌肉、腺体）对刺激产生兴奋反应（动作电位）的能力或特性称兴奋性。不同组织或细胞在不同情况下，兴奋性高低是不同的，即使是同一组织或细胞在不同情况下，兴奋性高低也不一样，而且兴奋性是可变的。

当骨骼肌受到一次刺激发生一次兴奋时，其兴奋性经历绝对不应期、相对不应期、超常期与低常期的变化，历时短暂，一般在 100 毫秒以内，绝对不应期为 1～2 毫秒。心肌兴奋时兴奋性经历有效不应期、超常期和低常期的变化，历时很长，约为 300 毫秒，有效不应期约为 250 毫秒。故骨骼肌可产生强直收缩，而心肌不会产生强直收缩。

2. 何谓内环境？

体液约占体重的 60%，大部分分布在细胞内，少部分分布在细胞外。分布在细胞内的体液称为细胞内液（40%）。分布在细胞外的体液称为细胞外液（20%），包括组织间隙液（如淋巴液、脑脊液、胸膜腔液、前房液、关节囊滑液等）和血浆，这些细胞外液统称为机体的内环境，简称为内环境。

3. 何谓负反馈？

反馈信息的作用与控制信息的作用方向相反，并减弱或抑制控制信息，从而纠正控制信息的效应，起到维持稳态的作用，这类反馈调节称负反馈。例如腺垂体释放促甲状腺激素，促使甲状腺释放甲状腺激素，当血液中甲状腺激素浓度升高时，可反馈抑制腺垂体分泌和释放促甲状腺激素，称甲状腺激素的负反馈。

4. 何谓稳态？

在外环境不断变化的情况下，机体内环境各种理化因素的成分、数量和性质所达到的动态平衡状态称稳态。例如 pH 值、体温、渗透压等理化因素在外环境不断变化的情况下保持在相对稳定的状态。

5. 何谓正反馈？

反馈信息的作用与控制信息的作用方向相同，促进和加强控制信息与输出变量引起的效应，不能维持稳态，称正反馈。例如动作电位的产生、血液凝固的形成、排尿反射、分娩以及女性生殖周期中的黄体生成素释放等都属于正反馈，这些过程一旦发动起来，就逐步增强、加强，直至完成。由于是单向不可逆的反应，故不能维持稳态。正反馈在正常生理情况下也是有重要意义的，只是数量不多。

6. 何谓神经-体液调节？

某些内分泌腺本身直接或间接地受到神经系统的调节，在这种情况下，体液调节是神经调节的一个传出环节，相当于反射弧上传出纤维的一个延伸部分，因此称为神经-体液调节。

7. 何谓自身调节？

自身调节是指组织细胞在不依赖于外来神经或体液调节的情况下，对刺激发生的适应性反应过程。例如血压在 $80 \sim 180$ mmHg 范围内升降变动时，肾血流量保持相对稳定的现象，称肾血流量的自身调节。这种调节与神经、体液无关，去神经支配的肾脏在体外用生理盐水灌流仍有自身调节。

8. 何谓主动转运？

细胞膜通过本身的某种耗能过程，将某种物质的分子或离子由膜的低浓度或低电位一侧移向高浓度或高电位一侧的过程（逆电-化学梯度转运），称主动转运。

9. 何谓钠-钾泵？

钠-钾泵是细胞膜上的一种特殊蛋白质，具有 ATP 酶的活性，可以分解 ATP 使之释放能量，并利用此能量逆着浓度差将细胞内的 Na^+ 移出膜外，同时将细胞外的 K^+ 移入膜内（"排钠摄钾"）。

10. 何谓阈值？何谓阈电位？

固定刺激的持续时间和强度-时间变化率后，刚刚引起组织兴奋产生动作电位所需要的最小刺激强度称阈强度，又称阈值。或者说刚刚能使细胞膜的静息电位除极到阈电位而引发动作电位时的外加刺激强度称阈强度，或称阈值。细胞膜由静息电位减少（除极）到刚能引发动作电位时的临界膜电位称阈电位。通常认为，阈电位的数值比静息电位小 $10 \sim 20$ mV，例如骨骼肌和心室肌细胞的静息电位为 -90 mV，其阈电位为 -70 mV。

一般来说，细胞兴奋性的高低与阈值呈反变关系，与静息电位至阈电位的差值也呈反变关系。

11. 何谓绝对不应期？

组织细胞接受刺激而兴奋时的一个较短时间内（相当于或略短于峰电位），兴奋性下降至零，无论再受到多么强大的刺激，都不能再产生动作电位，测试其阈值为无限大，即在这一时期内出现的任何刺激均无效，这一段时期称绝对不应期。

12. 何谓"全或无"现象？

刺激强度达到阈值后，动作电位的幅度不再随刺激强度的增加而增高，也不随传导距离的增加而衰减。一次阈下刺激无论强弱，一律不产生动作电位，这些现象称"全或无"现象。

13. 正常人的血量有多少？

我国正常成年男性的血量约占体重的8%，女性约占体重的7.5%，即男性为80 mL/kg，女性为75 mL/kg。

14. 何谓ABO血型？

ABO血型是根据人血红细胞膜外表面所含抗原（也叫凝集原）而命名的。红细胞外表面有A抗原的称A型血（其血清中有抗B抗体）；红细胞外表面有B抗原的称B型血（其血清中有抗A抗体）；红细胞外表面同时有A、B两种抗原的称AB型血（其血清中无抗体）；红细胞外表面无A、B抗原的称O型血（其血清中有抗A和抗B两种抗体）。

15. 何谓交叉配血？为什么输血前要做交叉配血试验？

输血前不仅要用标准血清鉴定ABO血型，还要将供血者的红细胞与受血者的血清，以及供血者的血清与受血者的红细胞做交叉配血试验。前者为主反应，后者为次反应。只有主、次反应均无凝集时才可输血。输血前一定要做交叉配血，其目的是：

（1）复查血型，避免原来有血型检查的错误。

（2）发现亚型，如A型有A_1和A_2型，AB型有A_1B和A_2B型。

（3）特殊情况下，可鉴定血型（参见下题）。

16. 在无ABO标准血清情况下，如何鉴定ABO血型？

只要有已知B型血，即可与待测血做交叉配血，鉴定出待测者血液的血型。详见下表：

血型鉴定表

已知B型人的红细胞加待测者的血清（主反应）	已知B型人的血清加待测者的红细胞（次反应）	已知B型血（供）与待测血（受）做交叉配血的可能性	判断待测者血型
＋	＋	B⇌A	A
＋	－	AB→A A→A_2 AB→O AB→A_2B AB→B	O
－	＋	O→A O→AB A_2→A O→B A_2B→AB	AB
－	－	B⇌B	B

17. ABO 血型遗传有何规律？

（1）父母均为 O 型，子女一定为 O 型，不可能出现 A、B、AB 型。

（2）父母中有一人为 AB 型，子女不可能有 O 型。

（3）父母中有一人为 O 型，子女不可能有 AB 型。

（4）父母中一人为 AB 型，一人为 O 型，则子女不可能与父母同血型，只能为 A 型或 B 型。

（5）父母中一人为 A 型，一人为 B 型，则子女四种血型均可能出现。

18. 何谓 Rh 血型？有何临床意义？

凡红细胞膜外表面有 Rh 因子（D 抗原）的，称 Rh 阳性，没有 Rh 因子则称 Rh 阴性。无论是 Rh 阳性或阴性，他们血清中均无先天性抗体。据调查，中国人汉族 99％为 Rh 阳性，1‰为 Rh 阴性；苗族 70.6％为 Rh 阳性，29.4％为 Rh 阴性。Rh 血型的主要临床意义如下：

（1）与输血有关：Rh 阴性的人如果首次输入 Rh 阳性的血，在 Rh 抗原刺激下，血清内可出现抗 Rh 抗体，以后再次输入 Rh 阳性血时就会产生输血反应。输入次数越多，反应越严重。

（2）与妊娠有关：Rh 阴性妇女如果怀了 Rh 阳性胎儿，则胎儿红细胞外表面 Rh 抗原可于分娩时经胎盘进入母体，刺激母体产生抗 Rh 抗体。当再次怀 Rh 阳性胎儿时，这种抗体就可进入胎儿体内，引起新生儿溶血性贫血。因此，如果妇女多次怀死胎，或多次婴儿死于黄疸，则应考虑 Rh 血型不合的可能。

19. 体内钠和氯有何生理功能？

（1）维持细胞外液的渗透压，影响细胞内外水的移动。

（2）参与机体酸碱平衡的调节。

（3）参与胃酸的形成。

（4）维持神经肌肉的正常兴奋性，Na^+ 可增强神经肌肉的兴奋性。

20. 试述钙的主要生理功能。

（1）降低毛细血管和细胞膜的通透性，过敏反应时通透性增高，可用钙剂治疗。

（2）降低神经肌肉的兴奋性，低血钙使肌肉兴奋性升高，引起抽搐，也可用钙剂治疗。

（3）作为Ⅳ因子参与血液凝固。

（4）参与肌肉收缩和细胞的分泌作用。

21. 镁在体内有何生理功能？

镁离子主要存在细胞内，仅次于 K^+，主要生理功能：

（1）作为某些酶的激动剂：如胆碱酯酶、胆碱乙酰化酶、碱性磷酸酶、乙酰辅酶 A 等均需镁作激动剂。

（2）对神经系统有抑制作用：使神经-肌肉接头处乙酰胆碱释放减少，故低镁时神经肌肉兴奋性增高。抑制中枢神经系统的活动，血镁达到 50 mmol/L 时，有催眠和麻痹作用，故临床用硫酸镁肌内注射或静脉滴注治疗惊厥。

（3）抑制房室传导，降低心肌兴奋性：因此可用硫酸镁、丙戊酸镁治疗心绞痛和心律失常。

22. 何谓内源性凝血？何谓外源性凝血？

（1）内源性凝血是指血凝过程从血管内膜下胶原组织或异物激活因子Ⅻ开始，逐步使Ⅹ因子激活为Ⅹa的途径，参与的凝血因子全部来自血浆本身。后动因子是Ⅻ因子。

（2）外源性凝血是指血凝过程从损伤组织释放的Ⅲ因子开始，逐步使Ⅹ因子激活为Ⅹa的途径，参与的凝血因子来自组织和血凝。后动因子是Ⅲ因子（又称组织因子、强因子、组织凝血激酶）。

23. 何谓等渗溶液？何谓等张溶液？

（1）等渗溶液：凡是和血液渗透压相等的溶液都称等渗溶液，如 0.9% NaCl 和 5% 葡萄糖溶液。由于正常红细胞的渗透压和血浆渗透压相等，故红细胞在等渗溶液中能维持正常的形态。红细胞在低渗溶液如 0.3% NaCl 溶液中则因渗透作用水分子进入红细胞内，使其容积胀大以致破裂。红细胞在高渗溶液如 2% NaCl 或 20% 葡萄糖溶液中，则红细胞中的水渗出细胞而皱缩变形，终致破裂溶血。

（2）等张溶液是指溶液中不能自由通过红细胞膜的溶质所形成的渗透压与红细胞内的渗透压相等，例如 0.9% NaCl 溶液是等张溶液。因此，1.9% 的尿素溶液虽与血浆等渗，为等渗溶液，但它可以自由通过红细胞造成溶血，故不是等张溶液。由此可见，等张溶液一定是等渗溶液，而等渗溶液则不一定是等张溶液。

24. 评价心脏泵功能好坏有哪些指标？

评价心脏泵功能好坏的指标包括：①心排血量。②心脏指数。③心力储备。④射血分数。⑤功（搏功与每分功）。

25. 何谓心排血量？

左心室或右心室每次搏动所排出的血量称为每搏排出量，安静时为 60～80 mL/次。左心室或右心室每分钟搏出的血量称为每分排出量。通常说的心排血量是指每分排出量，它等于每搏排出量乘以心率。安静时为 4.5～6.0 L/min。

26. 何谓心力储备？

心脏能适应机体需要而提高心排血量的能力称心力储备。它可用活动时心脏工作的最大能力与安静时的能力之差来表示。例如安静时心排血量为 5 L/min，运动时的最大心排血量为 35 L/min，则心力储备为 30 L/min。除了心排血量之外，心率、搏量、搏功等均有储备。

27. 何谓心室肌的前负荷和后负荷？对心肌收缩有何影响？

（1）心室肌的前负荷：是指心室肌收缩之前所遇到的阻力或负荷。因此，心室舒张末期的容积或压力就是心室肌的前负荷。它与静脉回流量有关，在一定范围内，静脉回流量增加，前负荷增加。二尖瓣或主动脉瓣关闭不全时，左心室舒张末期的容积或压力增大，前负荷也增加。

（2）心室肌的后负荷：是指心室肌收缩之后所遇到的阻力或负荷，又称压力负荷。主动脉压和肺动脉压就是左、右心室的后负荷。高血压和动脉瓣狭窄常使心室肌的后负荷增加，心脏负担加重，临床对某些心力衰竭病人用扩血管药降低后负荷以减轻心脏负担。

28. 何谓等容收缩期？何谓等容舒张期？

（1）等容收缩期：从房室瓣关闭至主动脉瓣打开前的这段时间，由于房室瓣和主动脉瓣都处于关闭状态，心室收缩不射血，心室容积恒定，故称等容收缩期，该期历时 0.05 秒，特点是左心室内压大幅度升高，且升高速度很快。

（2）等容舒张期：从主动脉瓣关闭到房室瓣开放前的这段时间，由于主动脉瓣和房室瓣都处于关闭状态，心室舒张不纳血，心室容积恒定，故称等容舒张期，该期历时 0.06 秒。该期特点是心室内压大幅度下降，且下降速度很快。

29. 何谓期前收缩与代偿性间歇？

正常心脏是按窦房结的兴奋节律而跳动的，如果在心室舒张中、晚期（相对不应期或超常期）受到一次人为刺激或窦房结以外的病理性刺激时，则可产生正常节律以外的兴奋和收缩，称期外收缩。由于期外收缩发生在下一次正常窦房结传来的冲动之前，故称期前收缩，临床上习称"早搏"。在一次期前收缩之后往往出现一段较长时间的心室舒张期，称为代偿性间歇。这是因为期前兴奋也有它自己的有效不应期。当下一次正常窦房结传来的冲动正好落在期前收缩的有效不应期内时，就不能引起心室的兴奋和收缩，出现一次"脱失"，因而表现为代偿性间歇。显然，代偿性间歇的出现是期前收缩的结果和标志。

30. 何谓自动节律性？

组织、细胞在没有外来刺激或神经冲动的作用下，能够自动发生节律性兴奋的能力或特性称自动节律性。体内能产生自动节律性的部位只有心脏和胃肠道。

31. 何谓窦性节律？何谓异位节律？

由正常起搏点（窦房结起搏细胞）控制的心脏跳动节律称窦性节律。由窦房结起搏细胞以外的其他自律细胞控制的心跳节律，称异位节律。

32. 延髓心血管中枢的概念是什么？

心血管中枢是指调节心血管功能相关的神经元胞体相对集中的区域，它广泛分布在从脊髓至大脑皮质的各级水平，但是延髓是调节心血管活动的最基本的中枢。目前认为延髓心血管中枢至少包括 4 部分神经元。

（1）传入神经接替站（延髓孤束核）：它接受Ⅸ与Ⅹ对脑神经传入的信息，在此换元后发出纤维至心抑制区和舒血管区。

（2）心抑制区（疑核和/或迷走神经背核）：该区接受孤束核的投射，是迷走神经体所在地，有紧张性，控制心脏活动，其兴奋时心率慢，血压降低。

（3）舒血管区（延髓腹外侧尾端）：该区接受孤束核投射，并通过一个短轴突的抑制性神经元的轴突抑制缩血管区，该区兴奋时血压降低。

（4）缩血管区（延髓腹外侧头端）：接受舒血管区的抑制，其轴突下行至脊髓中间外侧柱，通过交感神经与交感缩血管神经调控心脏和血管的活动，刺激该区，使心排血量增加，外周阻力增加，血压升高。图示如下：

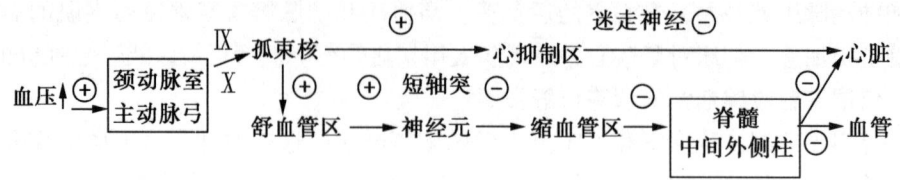

33. 何谓血压？血压受哪些因素影响？

血管内流动的血液对单位面积血管壁的侧压力称血压，用毫米汞柱（mmHg）表示。通常所说的血压是指动脉血压。影响血压的因素有：

（1）心排血量：主要影响收缩压。心排血量增加，收缩压升高；反之降低。

（2）外周阻力：主要影响舒张压。外周阻力增加时，舒张压升高；反之降低。外周阻力又受小动脉口径的影响，小动脉口径变小时，外周阻力增加；反之则减小。

（3）大动脉弹性：主要影响脉压。老年人大动脉弹性降低时，脉压增大。

（4）心率：若搏量不变，心率加快则使收缩压升高，如果心率太快，超过 180 次/min，则心室舒张不完全，可使舒张压升高更明显，致使脉压降低。

（5）血量/容量比值：比值增大则充盈压升高，血压升高；比值减小则充盈压降低，血压降低。

34. 为什么主要根据舒张压来诊断高血压？

国家制定的高血压标准规定：凡舒张压持续（经多次测定）超过 90 mmHg，不论其收缩压如何，均列为高血压。根据舒张压来诊断高血压有两个原因：

（1）平均动脉压接近舒张压，平均动脉压等于舒张压加 1/3 脉压，低于收缩压，略高于舒张压。正常值为 70～100 mmHg。

（2）影响血压的主要因素为心排血量和外周阻力。心排血量主要影响收缩压，外周阻力只在小动脉硬化时才持续增高，外周阻力增高将导致舒张压增高。因此，舒张压升高可反映小动脉硬化情况。

35. 心脏受什么神经支配？有何生理作用？

心脏受交感神经和迷走神经支配。交感神经末梢释放去甲肾上腺素，使心率加快、收缩力量增强、传导加速、兴奋性增高；迷走神经末梢释放乙酰胆碱，使心率减慢、收缩力量减弱、传导减慢、兴奋性降低。

36. 微循环有哪 3 条通路？有何生理意义？

（1）迂回通路：又称营养通路，是物质交换的主要场所。

（2）直接通路：少量物质交换，保持循环血量恒定。

（3）动-静脉短路：又称非营养通路，无物质交换。可增加或减少散热，调节体温。

37. 胸内负压有何意义？

（1）生理意义：①使肺处于扩张状态。②影响静脉回流。吸气时胸内负压增大，促进血液回流，呼气时相反。

（2）临床意义：①胸内负压丧失（如开放性气胸），可使肺塌陷，静脉血液回流困难，严重时纵隔移位、摆动。②为达治疗目的可注入一定量空气至胸膜腔，造成闭锁性人工气胸，以压缩肺结核性空洞。

38. 何谓肺活量？有何意义？

肺活量是指人在最大深吸气后，再做一次最大的深呼气时所能呼出的最大气量。它由 3 部分组成。

(1) 补吸气量：平静吸气末，再尽力吸入的气量，约 2 000 mL。

(2) 潮气量：平静呼吸时，每次吸入或呼出的气量，约 500 mL。

(3) 补呼气量：平静呼气末，再尽力呼出的气量，约 1 000 mL。

成年男性肺活量约 3 500 mL，女性约 2 500 mL。肺活量代表肺一次最大的功能活动量，在一定意义上反映了呼吸功能的潜在能力。肺活量可判断健康人呼吸功能的强弱和某些呼吸功能障碍的性质、程度。

39. 何谓肺通气量和肺泡通气量？两者有何不同？

(1) 肺通气量：平静呼吸时，单位时间（每分钟）内吸入或呼出肺的气体量称肺通气量，即每分通气量。肺通气量＝潮气量×呼吸频率，为 6～9 L/min。

(2) 肺泡通气量：平静呼吸时，每分钟进入肺泡参与气体交换的气体量称肺泡通气量，或有效通气量，又称每分肺泡通气量。

肺泡通气量＝（潮气量－无效腔气量）×呼吸频率。潮气量约为 500 mL，无效腔气量约为 150 mL，呼吸频率为 12～18 次/min，故肺泡通气量为 4～6 L/min。

肺泡通气量与肺通气量不同之处有二：①肺泡通气量不包括无效腔气量，因此肺泡通气量约为肺通气量的 70%。②呼吸的频率和深浅对肺泡通气量影响很大，而对肺通气量几乎无影响。

40. 何谓肺换气？何谓组织换气？

静脉血流经肺时，获得 O_2 放出 CO_2，转变为动脉血的过程称肺换气。

动脉血流经组织时，接受 CO_2 放出 O_2，转变为静脉血的过程称组织换气。

41. 血液中 CO_2 浓度增高时对呼吸有何影响？其作用机制是什么？

血液中 CO_2 浓度增高可使呼吸加深加快，肺通气量增加。其机制是通过两种方式实现的：①通过延髓中枢化学感受区兴奋，然后使呼吸中枢兴奋。②通过外周化学感受器反射性地引起呼吸中枢兴奋。通常，中枢作用比反射作用更敏感。

42. 何谓血红蛋白氧容量、氧含量和血氧饱和度？

(1) 氧容量：每升血液中，血红蛋白（Hb）所能结合的最大氧量称氧容量。

(2) 氧含量：每升血液中，Hb 实际结合的氧量称氧含量。

(3) 血氧饱和度：Hb 氧含量与氧容量的百分比称 Hb 的氧饱和度，即血氧饱和度。

43. 试述消化道平滑肌的一般特性。

消化道平滑肌的一般特性包括：①慢而不规则的自动节律性运动。②舒缩缓慢。③紧张性。④富于伸展性。⑤特异感受性：对电刺激和刀切割不敏感，对化学、温度和机械牵拉刺激比较敏感。

44. 何谓胃黏膜屏障？

胃黏膜的脂蛋白层和细胞之间的紧密连接防止 H^+ 侵入黏膜并阻止 Na^+ 由黏膜内向胃腔扩散，使黏膜内和胃腔之间保持很大的氢离子浓度差，即胃液 $[H^+]$ ：胃黏膜与血浆的 $[H^+]=400$ 万：1，通常把具有这种特性的脂蛋白膜和细胞之间的紧密连接称为胃黏膜屏障。吸烟引起胆汁反流入胃，饮酒、阿司匹林均可破坏胃黏膜屏障导致胃黏膜溃疡。

45. 胆汁有何作用？

胆汁的作用为：①乳化脂肪。②激活胰脂肪酶。③刺激肠蠕动，抑制细菌生长。④激活胰蛋白酶原。⑤中和胃酸。⑥胆盐可刺激肝细胞分泌胆汁。⑦胆盐可溶解胆固醇性结石。

46. 机体散热有哪些途径？

（1）辐射：机体热量以热射线形式传给外界较冷的物体。

（2）传导：机体热量直接传至与之接触的较冷物体。

（3）对流：通过气体或液体的流动带走机体的热量。

（4）蒸发：通过汗液蒸发带走机体热量。

当环境温度低于体温时，以辐射、传导、对流方式散热为主。当环境温度高于或等于体温时，则以蒸发散热为主。

47. 泌尿系统有何功能？

（1）排泄代谢尾物和异物：如尿素、尿酸、肌酐及某些药物等。肾功能不全时，这些尾产物排泄障碍，致使血中尿素氮增高。

（2）调节水盐代谢：水的调节受抗利尿激素及渴觉的控制，盐的代谢受醛固酮的调节。

（3）维持酸碱平衡：肾脏有排酸保碱功能。

（4）生成激素：如促红细胞生成素、肾素、1，25 $(OH)_2D_3$、前列腺素等。

48. 尿是怎样生成的？

（1）肾小球的滤过：一部分血浆被滤出形成原尿。

（2）肾小管的重吸收：原尿流经肾小管时，许多物质被重吸收回血液，如葡萄糖全部被重吸收，水、NaCl 大部分被重吸收，尿素小部分被重吸收。

（3）肾小管的泌排：分泌 H^+、K^+、NH_3，排泄少量肌酐。

49. 原尿和终尿有何不同？

原尿量每天 $100\sim200$ L，原尿中有葡萄糖和微量蛋白质，含 Na^+ 多，pH 值偏碱性。

终尿量每天 $1\sim2$ L，尿中无葡萄糖，无蛋白质，含 Na^+ 少，pH 值偏酸性。

50. 何谓肾小球滤过率？有何意义？

单位时间（每分钟）内，两肾生成的原尿量称肾小球滤过率，它可作为衡量肾功能的重要指标，粗略估计有效肾单位的多少。

51. 试述肾脏调节酸碱平衡的机制。

肾脏调节酸碱平衡的机制为：

（1）泌 H^+ 换 Na^+（H^+-Na^+ 交换）。

（2）泌 K^+ 换 Na^+（K^+-Na^+ 交换）。

H^+-Na^+交换与K^+-Na^+交换有竞争作用，如酸中毒时H^+-Na^+交换占优势，K^+-Na^+交换受抑制，因此酸中毒常伴高钾血症。

（3）泌NH_3换Na^+（NH_4^+-Na^+交换）。

（4）排出过多的碱：如代谢性碱中毒时，血浆中过多的$NaHCO_3$从尿排出。血浆中$NaHCO_3$含量可反映体内酸碱平衡情况，临床上测定血浆CO_2结合力可协助诊断酸中毒或碱中毒。

52. 何谓肾糖阈？

正常血糖浓度为$4.4\sim6.7$ mmol/L，当血液中葡萄糖浓度超过$8.96\sim10.08$ mmol/L时，有一部分近端肾小管对葡萄糖进行重吸收，尿中开始出现葡萄糖。通常将不出现尿糖的最高血糖浓度称为肾糖阈，正常人为$8.96\sim10.08$ mmol/L。

53. 感受器有哪些共同生理特征？

（1）需适宜刺激：如声波是听觉细胞的适宜刺激，光波是视觉细胞的适宜刺激。

（2）感觉阈值：刚刚引起感觉的最小刺激强度，称感觉阈值。任何感受器兴奋都有感觉阈值，低于阈值的刺激不能引起感觉。

（3）换能作用：感受器将刺激能量转变为神经冲动（即动作电位），称换能作用。每种感受器都可视为特殊的生物换能器。

（4）有适应现象：恒定强度的刺激持续作用于感受器时，传入神经冲动的频率逐渐减少，称感受器的适应。

54. 何谓视力？有何意义？

视力又称视敏度，是眼分辨物体细微结构的最大能力，也就是看清物体上距离最小的两点的能力。视力测定是检测视觉功能的一个重要指标，近视、远视、散光等均可致视力降低。

55. 何谓眼的调节功能？有何意义？

眼的调节功能包括晶状体变凸、瞳孔缩小和视轴会聚3个方面。

（1）晶状体变凸：看远物时，交感神经兴奋，睫状体辐射状肌收缩，睫状体后移，悬韧带被拉紧，晶状体变扁平，曲率变小，平行光线聚焦于视网膜；看近物时，副交感神经兴奋，睫状体环状肌收缩，睫状体向前移动，悬韧带松弛，晶状体前凸，曲率增加，使分散光线聚焦于视网膜。

（2）瞳孔缩小：看远物时瞳孔散大，以增加入眼光量；看近物时瞳孔缩小，以减少入眼光量和折光系的球面像差与色像差。

（3）视轴会聚（辐辏）：看远物时，视轴平行，看近物时，视轴会聚，从而使物像落在两眼视网膜的相称位置上。

56. 何谓瞳孔反射？有何意义？

瞳孔反射包括光反射和调节反射。

（1）光反射：强光使瞳孔缩小，弱光使瞳孔散大，称光反射或对光反射。光照单侧瞳孔使双侧瞳孔缩小，称互感性光反射。光反射的意义在于调节进入眼球的光量。

（2）调节反射：看远物时瞳孔散大，看近物时瞳孔缩小，称瞳孔调节反射或瞳孔近反射。其意义是减少球面像差和色像差，增加视觉的准确度，减少角膜曲度不规则所造成的散光。

57. 瞳孔缩小和散大受哪些因素影响？

（1）使瞳孔缩小的因素：强光刺激，视近物，副交感神经兴奋，拟胆碱药（如毒扁豆碱等）、吗啡、有机磷农药中毒，颈交感神经麻痹。

（2）使瞳孔散大的因素：暗光，看远物，交感神经兴奋，抗胆碱药（如阿托品等），拟肾上腺素药（如去氧肾上腺素、肾上腺素等），缺氧，窒息，深麻醉，动眼神经麻痹，眼压升高。

58. 何谓色盲？

人对红、绿、蓝3种颜色部分或全部缺乏辨别能力称色盲。只对一种颜色缺乏辨别能力称单色盲。如对红色缺乏辨别能力称红色盲，对绿色缺乏辨别能力称绿色盲。由于蓝色盲极为罕见，因而对红、绿两色缺乏辨别能力实际上就是全色盲。色盲是遗传性疾病。

59. 何谓近视、远视和散光？如何纠正？

眼的屈光系统不能把远处的光线恰好聚焦在视网膜上称屈光不正。如果焦点落在视网膜前，则称近视。焦点落在视网膜后，则称远视。如果屈光系统（多为角膜）呈不平的镜面，使同等距离不同径线的光线不能同时聚成一个焦点，称散光。

纠正办法：近视配戴凹透镜，远视配戴凸透镜，散光配戴圆柱镜片或球柱联合镜片。

60. 内脏痛有何特点？

内脏痛的特点为：①缓慢持续，定位不精确。②伴随不安与恐惧感。③有牵涉性痛（即放射痛）。④对牵拉、缺血、痉挛、炎症敏感，对切割、烧伤不敏感。

61. 何谓牵涉性痛？请举例说明。

内脏疾病引起同一神经节段支配的体表皮肤疼痛或痛觉过敏称牵涉性痛。例如心脏疾病牵涉心前区、左臂尺侧、左肩痛；胃、胰疾病牵涉左上腹和/或肩胛间区痛；肝胆疾病牵涉右肩胛区痛；肾结石牵涉腹股沟痛；阑尾炎牵涉上腹部和/或脐周痛。

62. 小脑有何功能？

小脑的功能为：①维持身体平衡。②调节肌紧张。③协调随意运动：是小脑后叶的主要功能，损之则表现为肌无力和随意运动失调（小脑性共济失调）。

63. 自主神经有何特点？

（1）支配心肌、平滑肌和腺体的传出神经。

（2）节前神经元不直达效应器，须经外周神经节换神经元，节后纤维才能到达支配的效应器。

（3）不受意识控制，但受精神因素影响。

64. 何谓胆碱能神经纤维？体内有哪些胆碱能神经纤维？

凡是末梢能释放乙酰胆碱的神经纤维统称为胆碱能神经纤维。

交感、副交感节前纤维 ⎞ 释放乙酰胆碱　不被阿托品阻滞
躯体运动神经纤维　　 ⎠（N样作用）

副交感神经节后纤维
支配汗腺的交感神经节后纤维   释放乙酰胆碱   可被阿托品阻滞
交感舒血管神经纤维   （M样作用）

65. 何谓激素？

由内分泌腺、分散的内分泌细胞和某些神经细胞（如下丘脑的视上核与室旁核）所分泌的高效能生物活性物质统称为激素。

66. 激素分为几类？

（1）含氮激素：包括肽、蛋白质类激素（如激肽、肾素、血管紧张素、促甲状腺激素、黄体生成素、卵泡刺激素等）和胺类激素（如去甲肾上腺素、肾上腺素、甲状腺激素等）。

（2）类固醇激素：又称甾体激素，如氢化可的松、醛固酮、睾酮、孕酮等。

（3）固醇类激素：如 $1，25 (OH)_2D_3$。

67. 试述激素的作用。

激素的作用为：①与神经系统配合，调节机体各种功能。②影响中枢神经系统和自主神经系统的发育与活动，与学习、记忆、行为有关。③调节物质代谢与水盐代谢，维持稳态。④促进细胞的分裂、分化、发育、成熟、衰老。⑤促进生殖器官的发育、成熟，调节妊娠、泌乳等生殖过程。

68. 试述腺垂体分泌的激素及其作用。

（1）生长激素：促进蛋白质合成和生长发育。

（2）催乳素：促进并维持乳腺泌乳。

（3）促黑素细胞激素：激活黑素细胞中的酪氨酸酶，从而促使酪氨酸转变为黑色素。病理情况下，使皮肤颜色加深。

（4）促甲状腺激素：促进甲状腺细胞增殖并合成分泌甲状腺激素。

（5）促肾上腺皮质激素：促进肾上腺皮质束状带与网状带增殖，并使糖皮质激素（氢化可的松）合成分泌增加。

（6）促性腺激素：①卵泡刺激素（FSH）：刺激卵泡生长发育，在黄体生成素协助下使卵泡分泌雌激素。在男性则促进曲细精管的发育和精子生成，故又称配子生成素。②黄体生成素（LH）：与FSH协同作用使卵泡分泌雌激素，促使卵泡成熟排卵，并使排卵后的卵泡形成黄体。在男性则刺激间质细胞分泌雄激素，故又称间质细胞刺激素。

69. 生长激素有何生理作用？

（1）调节躯体生长：促进骨和软组织的增长，表现为身材的增长，故又称躯体刺激素。幼年生长激素不足导致侏儒症，过多则导致巨人症。成年人生长激素过多导致肢端肥大症。

（2）调节物质代谢：促进蛋白质合成与脂肪分解，抑制葡萄糖的利用，使血糖升高，故生长激素长期增高的巨人症常伴有糖尿病。

70. 甲状腺激素有何生理作用？

（1）促进新陈代谢，加速物质的氧化，增加耗氧量和产热量，使基础代谢率增高。

（2）促进生长与发育：对维持骨骼和神经系统的生长发育很重要，幼年甲状腺功能低下使身材矮小，智力低下，称呆小病。

（3）对各系统的影响：提高中枢神经系统的兴奋性，故甲状腺功能亢进症病人失眠、情绪急躁、神经过敏、手指震颤，心率增快，心排血量增加，外周阻力降低，脉压加大，促使皮肤多汗潮湿，促进消化道分泌和运动，食欲旺盛。

71. 何谓低钙血症？哪些激素影响血钙水平？

血钙含量低于 2.125 mmol/L（8.5 mg％）称低钙血症。

影响血钙水平的激素有 3 种：①甲状旁腺激素：保钙排磷，血钙升高。②$1,25$-$(OH)_2D_3$：保钙保磷，血钙升高。③降钙素：排钙排磷，血钙降低。

72. 胰岛素有何生理功能？

胰岛素的生理功能为：①降低血糖。②促进蛋白质合成，抑制其分解。③促进葡萄糖转变成中性脂肪，抑制脂肪水解，血中游离脂肪酸降低，故胰岛素分泌不足时，除使血糖升高外，尚伴有高脂血症和酮血症。此外，前两种作用都伴有血钾向细胞内转移，使血钾降低，故使用胰岛素时应注意补钾。

73. 肾上腺皮质分泌哪些激素？

（1）糖皮质激素：如氢化可的松、皮质醇等。

（2）盐皮质激素：如醛固酮等。

（3）性激素：包括雄激素和少量雌激素。

74. 盐皮质激素有何生理作用？

（1）调节 Na^+、K^+ 代谢，保钠、排钾、保水。临床测尿 Na/K 比值来衡量血液醛固酮的水平。比值增大，提示血液醛固酮水平低；反之，比值减小，提示血液醛固酮水平升高。

（2）调节细胞外液量：醛固酮升高时，引起钠水潴留，细胞外液量增加，血压升高。相反，醛固酮降低时，钠水排出，细胞外液量减少，血压降低。

（3）调节酸碱平衡：醛固酮减少时，钠水重吸收减少，排 K^+ 减少，泌 H^+ 减少，导致酸中毒和高血钾。相反，醛固酮增加时，钠水重吸收增加，排 K^+ 增加，泌 H^+ 增加，引起碱中毒和低血钾。

（4）除促进泌钾外，还促进泌 H^+ 和泌氨。

（5）增强血管对儿茶酚胺的敏感性。

75. 肾上腺髓质有何功能？

产生肾上腺素和去甲肾上腺素。

（1）对心血管系统的影响：肾上腺素主要作用于心脏，使心收缩力增强，心率增快，心排血量增加，对血管有选择性的舒缩作用，使血压升高（收缩压升高明显）。去甲肾上腺素主要使小动脉收缩，外周阻力增加，使血压升高（舒张压升高明显）。由于肾上腺素的作用是以心脏为主，而去甲肾上腺素的作用是以血管为主，故肾上腺素用作强心药，而去甲肾上腺素用作升压药。

（2）对内脏平滑肌的影响：肾上腺素和去甲肾上腺素都可使支气管、胃肠及膀胱平滑肌舒张。肾上腺素还能使瞳孔开大肌及皮肤竖毛肌收缩，引起瞳孔扩大和竖毛反应。

（3）对代谢的影响：两者都可使肝糖原和肌糖原分解，使血糖和乳酸增加，但肾上腺素比去甲肾上腺素的作用强 15～20 倍。

76. 睾丸有何功能？

睾丸的曲细精管产生精子，睾丸的间质细胞产生雄激素。

77. 卵巢分泌哪些激素？

雌激素、孕激素和少量雄激素。

78. 孕激素有何生理作用？

主要作用是保证受精卵的着床和维持妊娠。

（1）助孕：促进子宫内膜增生、分泌，为着床做准备；形成蜕膜为孕卵提供营养物质。

（2）安胎：抑制子宫收缩，降低子宫紧张度和对缩宫素的敏感性，临床常用黄体酮治疗先兆流产。

（3）抑制排卵：孕激素抑制下丘脑产生黄体生成素释放激素，使黄体生成素减少，故孕激素配合雌激素抑制排卵，用于避孕。

（4）阻碍精子通过女性生殖道：使宫颈黏液变稠，精子不易进入输卵管，并抑制输卵管运动。

（5）促进乳房腺泡发育。

（6）产热作用：孕激素代谢产物苯胆烷醇酮可使排卵后体温升高 1 ℃，临床利用排卵前体温短暂降低，排卵后又复升这一特点作为确定排卵日期的方法之一。

（7）使平滑肌松弛，多次妊娠妇女易患子宫脱垂和痔疮。

79. 何谓促激素？

促激素是指腺垂体分泌的促进其靶内分泌腺（甲状腺、肾上腺皮质、性腺）组织增生并分泌激素的总称。这些激素包括促甲状腺激素（TSH）、促肾上腺皮质激素（ACTH）、黄体生成素（LH）和卵泡刺激素（FSH）等。

80. 试比较应激反应与应急反应的异同。

（1）应激反应：是指环境急剧变化或各种伤害性刺激引起以"下丘脑-腺垂体-肾上腺皮质系统"活动增强为主的反应，血中 ACTH 和糖皮质激素（氢化可的松）浓度立即增高，以进一步提高机体耐受伤害性刺激的能力。这类激素也称"保命激素"。

（2）应急反应：是指环境急剧变化或各种伤害性刺激引起以"交感神经-肾上腺髓质系统"活动增强为主的反应，血中肾上腺素和去甲肾上腺素浓度增高，整体紧急总动员，提高适应能力，以应付环境急变。这类激素也称"警觉激素"。

§1.2.2　生理学自测试题（附参考答案）

一、选择题

【A 型题】

1. 维持血浆胶体渗透压的主要蛋白质是 （　　）

A. 清蛋白　　B. 脂蛋白　　C. 糖蛋白　　D. 免疫球蛋白　　E. 金属结合蛋白

2. 测定肺换气效率的较好指标是 （　）

A. 潮气量　　　B. 肺活量　　　C. 时间肺活量　　　D. 通气/血流比值　　　E. 肺扩散容量

3. 某人的红细胞与 B 型血血清凝聚，而其血清与 B 型血的红细胞不凝聚，此人血型为 （　）

A. A 型　　　B. B 型　　　C. O 型　　　D. AB 型　　　E. X 型

4. 人体内最重要的消化液是 （　）

A. 唾液　　　B. 胃液　　　C. 胆汁　　　D. 胰液　　　E. 肠液

5. 消化道平滑肌的一般特性为 （　）

A. 对电刺激敏感　　　B. 对机械牵拉不敏感　　　C. 无紧张性　　　D. 伸展性很小　　　E. 有自动节律性

6. 大量饮清水后尿量增多，主要是由于 （　）

A. 肾小球滤过率增高　　　B. 血浆胶体渗透压降低　　　C. 抗利尿激素分泌降低　　　D. 醛固酮分泌降低　　　E. 囊内压降低

7. 心室肌的前负荷是指 （　）

A. 右心房压力　　　B. 等容收缩期心室内压　　　C. 射血期心室内压　　　D. 心室舒张末期压　　　E. 大动脉血压

8. 影响红细胞核成熟的主要因素是 （　）

A. 甘氨酸　　　B. Fe^{2+}　　　C. 珠蛋白　　　D. 四氢叶酸　　　E. 清蛋白

9. 促胃液素的生理作用中，下述哪项是错误的 （　）

A. 刺激胃黏膜细胞增殖　　　B. 刺激胃黏膜细胞分泌盐酸与胃蛋白酶原　　　C. 刺激胃窦与肠运动　　　D. 刺激胰液、胆汁分泌　　　E. 刺激幽门括约肌收缩

10. 左心室的后负荷是指 （　）

A. 收缩期心室内压　　　B. 等容收缩期心室内压　　　C. 射血期心室内压　　　D. 心室舒张末期压　　　E. 主动脉血压

11. 决定血浆胶体渗透压的主要物质是 （　）

A. 球蛋白　　　B. 脂蛋白　　　C. 糖蛋白　　　D. 补体　　　E. 清蛋白

12. 下述钾的生理功能中，哪项是错误的 （　）

A. 参与细胞内糖和蛋白质的代谢　　　B. 高钾使神经肌肉兴奋性降低　　　C. 参与静息电位的形成　　　D. 高钾抑制心肌收缩　　　E. 维持细胞内的渗透压

【X 型题】

13. 胃次全切除的病人引起贫血与下列哪些因素有关 （　）

A. Fe^{2+}　　　B. 维生素 B_2　　　C. 维生素 B_{12}　　　D. 维生素 E　　　E. 内因子

14. 糖皮质激素的生理作用有 （　）

A. 促进蛋白质分解　　　B. 使淋巴细胞减少　　　C. 升高血糖　　　D. 使胃酸和胃蛋白酶增加　　　E. 刺激 Ⅱ 型肺泡细胞产生二软脂酰卵磷脂

15. 瞳孔反射的特点是 （　）

A. 强光时瞳孔缩小，弱光时瞳孔变化不大　　　B. 光照一侧瞳孔时，两侧瞳孔都缩小　　　C. 看近物时，瞳孔扩大　　　D. 看近物时，晶状体前凸　　　E. 看近物时，副交感神经兴奋

16. 使瞳孔缩小的因素是 （　）

A. 肾上腺素　　　B. 视近物　　　C. 副交感神经兴奋　　　D. 阿托品　　　E. 有机磷农药

17. 用已知 A 型血与待测者血做交叉配血，若主反应凝聚，次反应不凝聚，待测者血型可能为（　　）

A. AB 型　　B. O 型　　C. A_1 型　　D. B 型　　E. A_2 型

18. 影响血钙水平的激素为　　　　　　　　　　　　　　　　　　　　（　　）

A. 降钙素　　B. 1，25 $(OH)_2D_3$　　C. 胰岛素　　D. 11-去氧皮质酮　　E. 甲状旁腺激素

19. 心室充盈期包括　　　　　　　　　　　　　　　　　　　　　　　（　　）

A. 等容舒张期　　B. 快速充盈期　　C. 减慢充盈期　　D. 心房舒张期　　E. 心房收缩期

20. 体动脉压持续升高可能由下列哪些因素引起　　　　　　　　　　　　（　　）

A. 心钠素分泌过多　　B. 醛固酮分泌过多　　C. 肾素分泌过多　　D. 左心室肥大　　E. 慢性呼吸衰竭引起的低氧

二、填空题

1. 晶体渗透压影响_____内外水的移动，胶体渗透压影响_____内外水的移动。

2. 缺铁可使_____形成减少，缺乏叶酸和维生素 B_{12} 将影响_____合成。

3. 无 ABO 标准血清时，可将_____型人的血与待测者的血做交叉配血判断血型。

4. 左心室肌的前负荷是_____，后负荷是_____。

5. 影响血压的主要因素是_____、_____。

6. 微循环的 3 条通路是_____、_____和_____。

7. 眼的调节反应包括_____、_____和_____。

8. 甲状旁腺激素对钙磷代谢的作用是_____，1，25 $(OH)_2D_3$ 的作用是_____，降钙素的作用是_____。

9. 测定 24 小时尿中_____的含量，可了解糖皮质激素的代谢。

10. 调节机体钙、磷代谢的激素主要有_____、_____和维生素 D_3。

三、判断题

1. 机体内环境相对恒定是指细胞内液的化学成分与理化性质经常在一定范围内变动。（　　）

2. 体重 50 kg 的正常人的血液总量为 3.5～4.0 L。（　　）

3. 由于胆汁中含有脂肪酶，所以胆汁促进脂肪的消化和吸收。（　　）

4. 甲状旁腺分泌的降钙素，有使血钙降低的作用。（　　）

5. 睾丸不能分泌雌激素，卵巢不能分泌雄激素。（　　）

6. 呆小病是幼年时生长激素分泌不足。（　　）

7. 呼吸的频率与深浅对肺通气量影响很大。（　　）

8. ABO 血型是根据血清中所含抗体的不同而命名的。（　　）

9. 基础代谢率不是机体最低水平的代谢率。（　　）

10. 体内只有心肌才有自动节律性。（　　）

四、名词解释

1. 牵涉性痛

2. 血氧饱和度

3. 激素

4. 窦性节律和异位节律

5. 内脏痛

五、问答题

1. 何谓兴奋与抑制？

2. 钾有何生理功能？

3. 冠状动脉循环有何特点？

4. 试述血液运输氧的方式。

5. 糖皮质激素有何生理作用？

参考答案

一、选择题

1. A　2. D　3. D　4. D　5. E　6. C　7. D　8. D　9. E　10. E　11. E　12. B　13. CE

14. ABCDE　15. BDE　16. BCE　17. BE　18. ABE　19. ABCE　20. BC

二、填空题

1.（红）细胞　毛细血管

2. 血红蛋白　DNA

3. B

4. 左心室舒张末期容积或压力　主动脉压

5. 心排血量　外周阻力

6. 迂回通路　直捷通路　动、静脉短路

7. 晶状体前凸　瞳孔缩小　视轴会聚

8. 保钙排磷　保钙保磷　排钙排磷

9. 17-羟类固醇

10. 甲状旁腺激素　降钙素

三、判断题

1. －　2. ＋　3. －　4. －　5. －　6. －　7. －　8. －　9. ＋　10. －

四、名词解释

1. 牵涉性痛：内脏疾病引起同一神经节段支配的体表皮肤疼痛或痛觉过敏。

2. 血氧饱和度：每升血液中，血红蛋白（Hb）所能结合的最大氧量称氧容量。每升血液中，Hb 实际结合的氧量称氧含量。Hb 氧含量与氧容量的百分比称 Hb 的氧饱和度，即血氧饱和度。

3. 激素：由内分泌腺、分散的内分泌细胞和某些神经细胞（如下丘脑的视上核与室旁核）所分泌的高效能生物活性物质统称为激素。

4. 窦性节律和异位节律：由正常起搏点（窦房结起搏细胞）控制的心脏搏动节律称窦性节律。由窦房结起搏细胞以外的其他自律细胞控制的心脏搏动节律，称异位节律。

5. 内脏痛：内脏痛觉不同于躯体痛觉，其特点是：①缓慢持续，定位不精确。②伴随不安与恐惧感。③有牵涉性痛（即放射痛）。④对牵拉、缺血、痉挛、炎症敏感，对切割、烧伤不敏感。

五、问答题

1. 机体组织接受刺激后，由原来的相对静止状态变为显著的活动状态，或由较弱的活动状态变为较强的活动状态称兴奋；相反，由原来的活动状态转为相对静止状态，或由强变弱的活动状态则称抑制。机体最基本的反应形式是兴奋。组织接受刺激后，既可兴奋，也可抑制，这取决于刺激的质和量，也取决于组织当时所处的功能状态。

2. （1）参与细胞内糖和蛋白质的代谢。

（2）维持细胞内的渗透压和调节酸碱平衡。

（3）参与静息电位的形成，静息电位就是钾的平衡电位。

（4）维持神经肌肉的兴奋性，高钾使神经肌肉兴奋性增高，低钾使兴奋性降低。

（5）维持正常心肌舒缩运动的协调，高钾抑制心肌收缩，低钾导致心律失常。

3. （1）血压高，血流量大。

（2）心肌耗氧量大，摄氧率高，故动-静脉氧差大。

（3）心肌节律性收缩对冠状动脉血流影响大，心舒促灌，心缩促流。

（4）心肌代谢水平对冠状动脉血流量调节作用大，神经调节作用小。

4. 血液运输氧，大部分是靠红细胞中的血红蛋白与氧结合，形成氧合血红蛋白（HbO_2）而运输，小部分氧是直接溶解于血浆中而运输的。

5. （1）物质代谢：升高血糖，促进蛋白质分解并抑制合成，促进脂肪分解，血脂升高，使体脂重新分配，出现向心性肥胖和满月脸。

（2）水盐代谢：排钠排水。

（3）对各器官系统的作用：①使淋巴细胞和嗜酸性粒细胞减少，临床用氢化可的松治疗淋巴性白血病和淋巴肉瘤。②提高血管对儿茶酚胺的敏感性。③使胃酸和胃蛋白酶增加，黏液减少，故溃疡病慎用。④脱钙，骨蛋白合成减少，久用易致病理性骨折。⑤蛋白质合成减少，分解增强，出现肌无力。⑥刺激Ⅱ型肺泡细胞产生二软脂酰卵磷脂，有利于肺的扩张，妇产科用它防止婴儿肺萎陷。

（4）参与应激，对机体有保护作用。

§1.3 病理生理学

§1.3.1 病理生理学基本知识问答

1. 试述疾病的概念。

疾病是机体在一定的条件下受病因损害作用后，因机体自稳调节紊乱而发生的异常生命活动过程。在多数疾病，机体对致病因素所引起的损害发生一系列防御性的抗损害反应，从而可出现功能、代谢、形态上的改变，临床上出现各种症状、体征和社会行为异常。

2. 何谓病理过程？

病理过程是指存在于不同疾病中共同的和成套的功能、代谢和形态结构的病理性变化。如阑尾炎、肺炎等炎性疾病都有炎症这个病理过程。

3. 试述脑死亡的概念以及诊断标准。

近代认为死亡应当是指机体作为一个整体的功能的永久性丧失，整体死亡的标志是脑死亡，即全脑功能的永久性消失。脑死亡的诊断标准：①自主呼吸停止，需要不停地进行人工呼吸。②不可逆性深昏迷。③脑干神经反射消失。④瞳孔散大或固定。⑤脑电波消失。⑥脑血液循环完全停止。

4. 试述正常成人机体每天进出水量的平衡情况。

正常成人每天饮水约 1 200 mL，食物含水约 1 000 mL，机体代谢产水 300 mL 左右，总共约 2 500 mL。每天通过肺排水约 350 mL，经皮肤蒸发和出汗排水约 500 mL，随粪便排水 150 mL，随尿排水 1 500 mL 左右，总共排出约 2 500 mL。机体每天进出水量大致相等，从而保持动态平衡。

5. 高渗性脱水病人为什么会口渴、尿少？

高渗性脱水时，因细胞外液渗透压增高，通过渗透压感受器反射性引起口渴；且由于水分转移，使细胞内液减少，从而导致唾液腺分泌减少，口腔及咽喉干燥，亦可引起口渴。同时因细胞外液高渗，反射性引起抗利尿素分泌增多，肾小管上皮细胞对水的通透性增强，重吸收增多，从而尿量减少，尿相对密度增高。

6. 低渗性脱水病人为什么早期就易发生周围循环衰竭？

低渗性脱水时血浆渗透压降低，导致水分向细胞内转移，使本来减少的细胞外液进一步减少，血容量减少，因而心排血量降低，血压下降，甚至发生低血容量性休克，所以在早期就易发生周围循环衰竭。

7. 低渗性脱水病人为什么易出现皮肤弹性下降，眼窝凹陷？

低渗性脱水时，细胞外液明显减少，组织间液减少更明显。这是因为脱水造成血液浓缩，血浆胶体渗透压反而增大，促使一部分组织间液进入血管内所致。从而临床上出现一系列组织脱水的症状，如皮肤组织脱水导致皮肤弹性下降，眼眶组织疏松脱水引起眼窝凹陷。

8. 何谓低钾血症和高钾血症？

血清钾浓度低于 3.5 mmol/L 称低钾血症。血清钾浓度高于 5.5 mmol/L 称高钾血症。

9. 为什么长期输入 0.9%氯化钠注射液可引起低钾血症？

若长期输入 0.9%氯化钠注射液，原尿中含 Na^+ 浓度增高，导致远曲小管的 Na^+-K^+ 交换量增加，故钾从尿中丢失增多，从而引起低钾血症。

10. 试述输入库存血导致高钾血症的机制。

因为库存血中红细胞裂解将钾释放出来，库存时间越久，血钾越高。一般库存 2 周血钾增高 4～5 倍。库存 3 周后，血钾可高达 10 倍。因此，输入大量库存血会导致高钾血症。

11. 何谓水肿？其基本发病因素有哪两类？

过多的液体在组织间隙或体腔中积聚称水肿。其基本发病因素：①体内外液体失衡导致钠水潴留，引起细胞外液增多，以致组织间液增多。②血管内外液体交换失衡引起组织间液生成过多。

12. 何谓肺水肿？

肺间质有过量液体积聚和/或溢入肺泡腔内称肺水肿。

13. 简述过量输液导致肺水肿的直接机制。

过量输液引起肺泡毛细血管血压升高，组织间液生成过多，当超过淋巴回流代偿的极限时，就可发生肺水肿。

14. 机体从哪 4 个方面对酸碱平衡进行调节？各有何特点？

机体由血液中缓冲系统、肺的呼吸、肾脏排酸保碱，以及组织细胞的缓冲 4 个方面共同调节，维持机体酸碱平衡。它们各有其特点：血液缓冲系统反应迅速，但作用不持久；肺的调节作用效能最大，但仅对 CO_2 有调节作用；细胞的缓冲能力虽强，但常可导致血钾异常；肾脏的调节作用较慢，但持续时间长，特别对保留 $NaHCO_3$ 和排出非挥发性酸具有重要的作用。

15. 何谓 pH 值？正常人动脉血的 pH 值在什么范围？

pH 值是指溶液内氢离子浓度（$[H^+]$）的负对数，血液的 pH 值是表示血浆酸碱度的标度。正常人动脉血的 pH 值维持在 $7.35 \sim 7.45$ 的范围，平均 7.40。

16. 测定血液的 pH 值有什么临床意义？

pH 是一个可以直接判断酸碱紊乱方向的指标，如 pH$<$7.35 为酸中毒，pH$>$7.45 为碱中毒。此外，从 pH 还可以看出酸碱紊乱的程度，但 pH 作为判断酸碱失衡的指标也存在着局限性，它的改变不能区别是呼吸性还是代谢性。pH 值如在正常范围，可能为：①酸碱平衡维持正常。②酸碱平衡紊乱，但代偿良好。③同时存在酸、碱中毒而互相起抵消作用。

17. 何谓动脉血二氧化碳分压？其正常值是多少？有何临床意义？

动脉血二氧化碳分压（$PaCO_2$）是指物理性溶解在血浆中的 CO_2 分子所产生的压力（张力），其平均正常值为 40 mmHg，范围为 $33 \sim 46$ mmHg。

由于 CO_2 通过肺泡膜的弥散速度很快，所以动脉血二氧化碳分压与肺泡气中的二氧化碳分压（$PaCO_2$）基本相等，因此动脉血二氧化碳分压是反映呼吸性酸碱平衡紊乱的重要指标。$PaCO_2$<33 mmHg 表示肺通气过度，CO_2 排出过多，见于呼吸性碱中毒或代偿后的代谢性酸中毒；$PaCO_2$>46 mmHg 表示肺通气不足，有 CO_2 潴留，见于呼吸性酸中毒或代偿后的代谢性碱中毒。

18. 何谓标准碳酸氢盐？其正常值为多少？有何临床意义？

标准碳酸氢盐（SB）是全血在标准条件下（即在 38 ℃、血红蛋白氧饱和度为 100％和 $PaCO_2$ 为 40 mmHg 的气体平衡后）测得的血浆中 HCO_3^- 浓度。正常值为 $22 \sim 27$ mmol/L，平均为 24 mmol/L。

因为测定血液中的 SB 时，已排除了呼吸因素的影响，故它可作为判断代谢性因素影响的指标。SB 在代谢性酸中毒时降低，代谢性碱中毒时升高。但在呼吸性酸或碱中毒时，由于肾脏的代偿作用，也可以相应增高或降低。

19. 何谓实际碳酸氢盐？它与标准碳酸氢盐有什么关系？

实际碳酸氢盐（AB）是指隔绝空气的血液标本，在实际体温、$PaCO_2$ 和血氧饱和度条件下测得的血浆 HCO_3^- 浓度。正常人 AB 应与 SB 相等。代谢性酸中毒时 AB 降低，代谢性碱中毒时 AB 增高。

20. 如果实际碳酸氢盐（AB）与标准碳酸氢盐（SB）不相等有什么临床意义？

AB 受呼吸和代谢两方面因素影响，而 SB 只受代谢的影响。所以 SB 与 AB 的差值反映了呼吸因素对酸碱平衡的影响。AB 增加，AB>SB 表示有 CO_2 潴留，可见于呼吸性酸中毒或代偿后的代谢性碱中毒；AB 减少，AB＜SB，表明 CO_2 排出过多，见于呼吸性碱中毒或代偿后的代谢性酸中毒；两者的值均低表明代谢性酸中毒或代偿后的呼吸性碱中毒；两者数值均高表明有代谢性碱中毒或代偿后的呼吸性酸中毒。

21. 何谓缓冲碱（BB）？其正常值是多少？测定血液中的缓冲碱有何意义？

缓冲碱是指血液中一切具有缓冲作用的负离子的总和，包括 HCO_3^-、Hb^- 和 Pr^-、HbO_2^-、HPO_4^{2-} 等，通常以氧饱和的全血测定，正常值为 $45\sim51$ mmol/L，平均 48 mmol/L。

缓冲碱是反映代谢性因素的指标，$PaCO_2$ 高低对它无明显影响。全血 BB 值反映血液碱的总量，代谢性酸中毒时 BB 值减少，代谢性碱中毒时，BB 值增加。

22. 何谓碱剩余（BE)？其正常值是多少？测定 BE 有何临床意义？

碱剩余是指标准条件下（$PaCO_2$ 为 40 mmHg，体温为 37 ℃～38 ℃，Hb 的氧饱和度为 100％），用酸或碱滴定 1 L 全血标本至 pH 值达 7.40 时所需的酸或碱的量（mmol/L）。若用酸滴定，使血液 pH 值达 7.40，则表示被测血液的碱过多，BE 用正值表示；如需用碱滴定，说明被测血液的碱缺失，BE 用负值来表示。

全血 BE 正常值范围为－3.0～＋3.0 mmol/L，即（0±3）mmol/L。BE 不受呼吸因素的影响，是代谢成分的指标，代谢性酸中毒时 BE 负值增加，代谢性碱中毒时 BE 正值增加。

BE 也可由全血 BB 和 BB 正常值（NBB）算出：BE＝BB－NBB＝BB－48。

23. 何谓阴离子间隙？其正常值为多少？在评价酸碱平衡方面有何临床意义？

阴离子间隙（AG）是指血清中未测定的阴离子量减去未测定的阳离子量的差值。AG 的正常平均值为 12 mEq/L，波动范围是（12±2）mEq/L。

AG 是近年来提出的评价酸碱平衡的重要指标。AG 的测定对区分不同类型的代谢性酸中毒和诊断某些混合型酸碱平衡紊乱有重要意义。

24. 试述代谢性酸中毒的最基本特征及常见原因。

代谢性酸中毒最基本的特征是血浆 HCO_3^- 浓度原发性减少，血浆 SB、AB、BB 均降低，BE 负值增大，在失代偿时 pH 值下降，$PaCO_2$ 代偿性降低。其常见产生原因：①体内酸性物质产生过多。②肾脏排酸功能障碍。③体内碱丢失过多。④血清钾浓度增高。

25. 试述呼吸性酸中毒的基本特征及产生原因。

呼吸性酸中毒的基本特征是血浆 H_2CO_3 浓度原发性增高，$PaCO_2$ 大于 46 mmHg，AB 升高，AB 大于 SB，肾脏代偿调节后，SB、BB 也可增高，BE 正值增大。

引起呼吸性酸中毒的原因不外乎是 CO_2 排出障碍或 CO_2 吸入过多。临床上多数是由于通气功能不足而致的 CO_2 排出受阻，常见于呼吸中枢抑制、呼吸肌麻痹、呼吸道阻塞、胸廓病变和肺部疾病。

26. 试述代谢性碱中毒的基本特征及引起原因。

基本特征是血浆 HCO_3^- 浓度原发性升高，血浆中 SB、AB、BB 均增高，同时 $PaCO_2$ 也可发生代偿性增加，BE 正值增大。引起代谢性碱中毒的常见原因：①酸丢失过多，如胃酸丢失过多或经肾丢失 H^+ 过多。②碱性药物输入过多。③血清钾降低。④血氯降低。

27. 简述呼吸性碱中毒的基本特征及产生原因。

基本特征是因通气过度所引起的血浆 H_2CO_3 浓度原发性减少，$PaCO_2$ 下降，AB 小于 SB，经肾脏代偿调节后，AB、SB、BB 均降低，BE 负值增大。

引起呼吸性碱中毒的原因：①低张性缺氧。②精神性通气过度（如癔症发作时）。③代谢过盛（如发热、甲亢）。④某些药物的作用（如水杨酸）。⑤呼吸机使用不当造成通气量过大等。

28. 何谓混合型酸碱平衡紊乱？有哪些主要类型？

混合型酸碱平衡紊乱是指在多种原因的作用下，同一病人同时出现两种或三种酸碱平衡紊乱类型的状况。

临床混合型酸碱失衡的主要类型

双重性酸碱失衡	三重性酸碱失衡
①呼吸性酸中毒合并代谢性酸中毒，呼吸性酸中毒合并代谢性碱中毒	①呼吸性酸中毒合并高 AG 代谢性酸中毒＋代谢性碱中毒
②呼吸性碱中毒合并代谢性酸中毒，呼吸性碱中毒合并代谢性碱中毒	②呼吸性碱中毒合并高 AG 代谢性酸中毒＋代谢性碱中毒
③高 AG 代谢性酸中毒合并代谢性碱中毒	

29. 试述水、电解质代谢和酸碱平衡失常的诊断与防治注意事项。

水、电解质和酸碱平衡失常是临床工作中十分常见的一组病理生理状态，可存在于多种疾病的发展过程中。在诊疗过程中，应特别注意下述几点。

（1）应详细分析病史、体征和实验室检查结果等，做到正确诊断，早期防治。

（2）水、电解质代谢和酸碱平衡失常的性质与类型往往变化迅速，应严密观察病情变化，仔细分辨、识别、区分某表现属原发性还是继发性；紊乱是单一性的还是复合性的；是显性的还是潜在性的。分清缓急、主次、轻重，给予恰当而及时的处理，随时调整方案。

（3）严密监视心、肺、肾、循环功能和体重的变化，详细记录出入水量。定期检查 K^+、Na^+、Cl^-、CO_2CP、BUN、肌酐、pH 和动脉血气分析。

30. 简述负氧离子（O_3^-）的作用。

一般认为负氧离子有清新空气的作用，有"空气维生素"之称，但对除去有毒气体和悬浮颗粒物并无多大作用，其对人体的生物学效应目前分歧较大，还未有明确的科研结论。一般认为负氧离子浓度低时的作用有：

（1）净化血液，改善呼吸功能。

（2）促进新陈代谢。

（3）调节内分泌，缓和紧张情绪。

（4）消除正电荷对人体（如气管、支气管）的刺激。

负氧离子（O_3^-）不稳定，很容易丢掉一个电子而变成臭氧，臭氧浓度低时有杀菌作用，如浓度偏高却对人体的健康会有很大影响。而负氧离子和臭氧的浓度是与环境洁净度、湿度有关，因目前无法控制负氧离子和臭氧的浓度，所以建议人在室内时尽可能不开负氧离子装置。

31. 何谓缺氧？缺氧有哪四种类型？

当组织得不到充足的氧，或不能充分利用氧时，组织的代谢、功能，甚至形态结构都可发生异常变化，此病理过程称缺氧。根据缺氧的原因和血氧的变化，可分为下述 4 种类型。

（1）低张性缺氧：特点为动脉血氧分压降低，使动脉血氧饱和度减少，组织供氧不足。

（2）血液性缺氧：特点是因血红蛋白数量减少或性质改变，以致血氧含量降低或血红蛋白结合的氧不易释出而引起组织缺氧。

（3）循环性缺氧：特点是因组织血流量减少，使组织供氧量减少所致，又称低动力性缺氧。

（4）组织性缺氧：因组织中毒、细胞损伤等因素引起组织细胞利用氧障碍引起缺氧。

32. 吸氧对哪一类型缺氧病人效果最好？为什么？

吸氧是治疗缺氧的基本方法，对各种类型缺氧均有一定疗效，但因缺氧的类型不同，氧疗的效果有较大差异。对低张性缺氧病人，吸氧是最有效的治疗方法，因为吸氧能提高 PaO_2，解决了该类型缺氧的根本问题。而对其他 3 种类型缺氧，吸氧能增加血浆内物理溶解的氧量，对病人有一定好处，但没有解决其根本问题。

33. 何谓致热原？可分为哪两类？

凡能引起人或动物发热的任何物质都称致热原。根据其来源和所起作用可分为：

（1）外致热原：如细菌、病毒等病原生物体。

（2）内生致热原：如白介素-1、干扰素、肿瘤坏死因子等。

34. 发热时基础代谢率和心率有何改变？

发热时会引起机体的基础代谢率增高和心率加快。一般体温升高 1 ℃，基础代谢率提高 13%，心率每分钟平均增加 18 次。

35. 为什么对高热昏迷病人要特别注意口腔护理？

高热时唾液生成和分泌减少，可出现口腔黏膜干燥、黏膜上皮脱落，有利于细菌生长，如不注意口腔清洁，很容易发生口腔炎，甚至口腔溃疡。

36. 何谓细胞凋亡？简述其生物学意义。

由体内外因素触发细胞内预存的死亡程序而导致的细胞死亡过程称细胞凋亡，又称程序性细胞死亡，是一个不同于坏死的细胞死亡的新概念。细胞凋亡对确保机体正常发育、生长以及维持体内环境稳定起着非常重要的作用。凋亡失调是当今威胁人类健康的许多重大疾病的发病机制之一，如凋亡不足可导致肿瘤、自身免疫性疾病的发生，而凋亡过度与老年性痴呆、心肌缺血、再灌注损伤等发病有关。

37. 简述应激的概念。

应激是指机体在受到各种因素刺激时所出现的非特异性全身反应。任何躯体的或心理的刺激，只要达到一定的程度，除了引起与刺激因素直接相关的特异性变化外，都可引起一组与刺激因素的性质无直接关系的全身性非特异性反应。

38. 何谓应激性溃疡?

应激性溃疡是指病人在遭受各类创伤（包括大手术）、重病和其他刺激情况下，出现胃、十二指肠黏膜的急性病变，主要表现为胃、十二指肠黏膜的糜烂、浅溃疡、渗血等。少数溃疡可较深或穿孔，当溃疡发展侵蚀大血管时，可引起大出血。

39. 何谓心理社会呆小状态?

慢性应激可在儿童引起生长发育的延迟，特别是失去父母或生活在父母粗暴、家庭关系紧张中的儿童，可出现生长缓慢、青春期延迟，并伴有行为异常如抑郁等，称为心理社会呆小状态或心因性侏儒。

40. 恶性肿瘤包括哪两类?

恶性肿瘤包括癌和肉瘤两类。

（1）癌：来源于上皮组织的恶性肿瘤统称为癌。如来自鳞状上皮的称鳞状细胞癌，简称鳞癌；来自腺上皮的恶性肿瘤称腺癌。

（2）肉瘤：从间叶组织（包括结缔组织、脂肪、肌肉、骨、淋巴等）发生的恶性肿瘤统称为肉瘤，如来自骨组织的称骨肉瘤。

41. 简述弥散性血管内凝血（DIC）的病因和发病机制。

（1）组织严重破坏使大量组织因子进入血液，启动外源性凝血系统。

（2）血管内皮细胞损伤，激活凝血因子Ⅻ，启动内源性凝血系统。

（3）红细胞、白细胞和血小板大量破坏时，分别释放大量不同的促凝血物质，促进DIC形成。

（4）羊水、癌细胞或胰蛋白酶、蛇毒等异物颗粒进入血液亦可激活凝血系统。

42. 何谓休克?

休克是机体在严重失血失液、感染、创伤等强烈致病因素作用下，有效循环血量急剧减少，组织血液灌流量严重不足，导致各重要生命器官和细胞的功能代谢障碍及结构损害的全身性病理过程。

43. 试述DIC病人发生出血的机制。

（1）各种凝血因子和血小板的大量消耗。

（2）继发性纤溶系统被激活，纤溶酶形成增多。

（3）纤维蛋白（原）降解产物（FDP）的大量形成，FDP有强烈的抗凝血作用。

44. 应当怎样正确监护休克病人的补液量?

为了控制补液量适当，应动态地监测病人的中心静脉压，最好还测定肺动脉楔压。若中心静脉压或肺动脉楔压低于正常，说明补液不足；反之若超过正常，则说明补液过多，应当立即停止补液。

如果没有测中心静脉压或肺动脉楔压的条件，应动态地观察颈静脉充盈程度、尿量、血压、脉搏等，作为监护输液的尺度，特别是尿量是很重要的简易实用的指标。

45. 试述给休克病人用扩血管药的先决条件。

必须在病人血容量得到充分补充的条件下才使用扩血管药。否则，血管的扩张将使血压进一步急剧降低而减少心、脑血液供应。

46. 为什么注射青霉素可引起过敏性休克？

青霉素引起的过敏性休克属Ⅰ型超敏反应，其发生机制是：机体第一次接触青霉素或青霉菌后，机体产生抗体 IgE，吸附在肥大细胞和嗜碱性粒细胞膜上。当再次接触青霉素时，青霉素就与膜上的 IgE 结合，发生抗原抗体反应，刺激肥大细胞和嗜碱性粒细胞释放大量组胺、5-羟色胺等血管活性物质，使微动脉和毛细血管前括约肌扩张，大量毛细血管开放并通透性增加，造成微循环淤血，血管容量扩大，致使静脉回流量和心排血量急剧减少，血压降低。此外，组胺还能引起支气管平滑肌收缩，以致呼吸困难。此时应立即注射肾上腺素，使小动脉、微动脉收缩，外周阻力增加，同时使小静脉收缩，回心血量增加，从而血压升高。肾上腺素尚可解除支气管平滑肌收缩，改善通气功能。

47. 何谓缺血-再灌注损伤？

缺血组织血液再灌注后，缺血性损伤进一步加重的现象称缺血-再灌注损伤。

48. 简述心力衰竭的概念及发生的基本机制。

在各种致病因素的作用下，心脏的收缩和/或舒张功能障碍，使心排血量绝对或相对下降，即心泵功能减弱，以致不能满足机体的代谢需要，这一病理过程或综合征称为心力衰竭。其发生机制比较复杂，但基本机制是心肌舒缩功能障碍，如心肌收缩性减弱、心室舒张功能和顺应性异常、心室各部舒缩活动的不协调性等。

49. 何谓呼吸衰竭？

呼吸衰竭是指由于外呼吸功能严重障碍，以致在静息时动脉血氧分压低于正常范围，伴有或不伴有二氧化碳分压增高的病理过程。

50. 试述引起呼吸衰竭的原因。

呼吸衰竭是由肺通气功能障碍和/或肺换气功能障碍所致。

（1）肺通气功能障碍：①限制性通气不足、呼吸肌活动障碍、胸廓和肺的顺应性降低，以及胸腔积液和气胸等原因均可引起吸气时肺泡的扩张受限制，导致肺泡通气不足。②阻塞性通气不足：常因气道狭窄或阻塞引起通气不足。

（2）气体交换障碍：①弥散障碍，可因肺泡膜面积减少、肺泡膜厚度增加造成气体弥散障碍。②肺泡通气与血流比例失调：肺的总通气虽正常，但肺通气和/或血流不均匀，造成肺泡通气与血流比例失调，也可引起气体交换障碍，导致呼吸衰竭。这是肺部疾患引起呼吸衰竭最常见最主要的机制。

51. 试述Ⅰ型呼吸衰竭与Ⅱ型呼吸衰竭的血液气体分析特点。

Ⅰ型呼吸衰竭只有动脉血氧分压降低，不伴有动脉血二氧化碳升高，故又称低氧血症型呼吸衰竭。Ⅱ型呼吸衰竭，既有动脉血氧分压降低，又伴有动脉血二氧化碳分压升高，故又称高碳酸血症型呼吸衰竭。

52. 何谓急性呼吸窘迫综合征？其常见原因有哪些？

急性呼吸窘迫综合征（ARDS）是由急性肺损伤（肺泡-毛细血管膜损伤）引起的呼吸衰竭。急性肺损伤的原因很多，可以是化学性的因素，如吸入毒气、烟雾、胃内容物等；

可以是生物性因素，如肺部感染；也可由全身性病理过程，如休克、大面积烧伤、败血症等引起；某些治疗措施，如做体外循环、血液透析等也有可能由 ARDS 所致。

53. 给呼吸衰竭病人吸氧的原则是什么？

（1）凡是呼吸衰竭必定存在缺氧，应争取尽快将 PaO_2 提高到 60 mmHg 以上。

（2）Ⅰ型呼吸衰竭只有缺氧而无二氧化碳潴留，可吸入较高浓度的氧（一般也不超过50%）。

（3）慢性Ⅱ型呼吸衰竭者宜吸较低浓度的氧气（24%～30%）。如由鼻管给氧，取 1～2 L/min 的流速持续给氧，使 PaO_2 上升到 60 mmHg 即可。

因为此时呼吸中枢对 CO_2 已产生麻醉效应，主要靠低氧刺激来维持呼吸中枢兴奋性。如果给高浓度的氧反而抑制呼吸，甚至呼吸停止。

54. 何谓肺性脑病？简述其产生机制。

由呼吸衰竭引起的脑功能障碍称肺性脑病。

（1）酸中毒和缺氧均可使脑血管扩张，同时还能损伤血管内皮使其通透性增高，导致脑间质水肿。

（2）缺氧使 ATP 生成减少，钠泵功能降低，脑细胞内钠水潴留，形成脑细胞水肿。脑细胞内酸中毒，导致中枢抑制并损伤脑细胞。

55. 何谓肝功能衰竭？

肝功能衰竭是指由于肝实质细胞功能障碍而引起的一种综合征，是肝功能不全的晚期阶段，包括黄疸、低蛋白血症、高氨血症、出血、肾功能不全、代谢紊乱、神经精神症状乃至昏迷等临床表现。

56. 何谓肝性脑病？

严重肝病时所继发的神经精神综合征，称为肝性脑病。

57. 测定血清氨基转移酶水平为什么可反映肝细胞受损状况？

氨基转移酶是在肝细胞内合成并在肝细胞内参与代谢，若肝细胞受损，该酶释放入血，使其在血清中含量水平升高，所以测定血清氨基转移酶水平可反映肝细胞受损状况。

58. 试述肝病病人摄入过量蛋白可诱发肝性脑病的机制。

过量蛋白进入肠道，分解成氨基酸。氨基酸脱氨生成氨，吸收入血，使血氨升高而诱发肝性脑病。据统计，因摄食过量蛋白食品而诱发肝性脑病者，约占总发病数的一半。

59. 为什么肝性脑病病人禁忌用肥皂液灌肠？

因为肥皂水是碱性，导致肠内呈碱性，使 $NH_4^+ \rightarrow NH_3$。NH_3 增多吸收入血后，可使血氨升高，促进肝性脑病病情加剧。

60. 试述大量放腹水诱发肝性脑病的机制。

（1）引起腹内压突然下降，使氨和其他含毒物质由肠道吸收增多。

（2）引起门脉血管床扩张，导致脑和肾脏血液灌流量减少，进而引起脑缺血和肾前性氮质血症。

（3）引起低钾血症和脱水。

上述 3 个因素均可促进肝性脑病的发生。

61. 试述用复方氨基酸液治疗肝性脑病的原理。

正常人血浆支链氨基酸与芳香族氨基酸的比例为（3～3.5）：1。当肝功能受损时，血浆芳香族氨基酸明显升高，而支链氨基酸则明显减少，上述比值明显下降。临床上应用特制的含支链氨基酸多，而含芳香族氨基酸少的复方氨基酸液治疗肝性脑病病人，可纠正血浆氨基酸比例失衡，有明显改善症状、恢复脑功能的作用。

62. 何谓急性肾衰竭？

急性肾衰竭（ARF）是指各种原因在短期内引起肾脏泌尿功能急剧障碍，以致机体内环境出现严重紊乱的病理过程，其主要代谢变化为氮质血症、高钾血症和代谢性酸中毒。

63. 注射庆大霉素为什么可损害肾功能？

庆大霉素、卡那霉素等药物属氨基糖苷类抗生素，当它们随肾小球滤液流经肾小管时，可引起肾小管坏死，损害肾脏的功能，严重者甚至引起急性肾衰竭。

64. 试述急性肾衰竭少尿期的主要功能代谢变化。

①少尿、无尿。②水中毒。③高钾血症与高镁血症。④代谢性酸中毒。⑤氮质血症。

65. 试述慢性肾功能不全的概念及最常见的原因。

各种慢性肾脏疾病进行性破坏肾单位，以致残存的有功能的肾单位终于不足以充分排出代谢废物和维持内环境的恒定，导致泌尿功能障碍、内分泌功能失调和内环境的紊乱，主要表现为代谢废物和毒性物质在体内潴留，以及水、电解质和酸碱平衡紊乱。这种情况称为慢性肾功能不全（CRI）。引起慢性肾功能不全的原因很多，但以慢性肾小球肾炎最常见。

66. 何谓少尿、多尿和夜尿？

成人 24 小时尿量少于 400 mL 或每小时尿量少于 17 mL 称少尿。成人 24 小时尿量超过 2 000 mL 称多尿。正常人通常白天尿量较夜间多 2～3 倍，若夜间排尿量与白天尿量相近，甚至超过白天，此情况称夜尿。

67. 何谓肾性高血压？简述其产生机制。

因肾实质病变引起的高血压称肾性高血压。其产生机制如下：

（1）慢性肾衰竭时肾脏排钠、排水功能降低，钠水潴留，引起血容量和心排血量增多，导致血压升高。

（2）肾素分泌增多，肾素-血管紧张素-醛固酮活性增高，血管紧张素 II 直接收缩小动脉，使外周阻力升高，而且醛固酮增多又可导致钠水潴留，因而血压升高。

（3）肾单位大量破坏，产生的激肽和 PGE2 等血管扩张物质减少，也可引起血压升高。

68. 何谓尿毒症？

尿毒症是急、慢性肾衰竭的最严重阶段，除水电解质、酸碱平衡紊乱和肾脏内分泌功能失调外，还出现内源性物质蓄积而引起的一系列自身中毒症状，此即谓之为尿毒症。

69. 何谓意识障碍？

意识障碍是指不能正确认识自身状态和/或客观环境，不能对环境做出反应的一种病理过程，其病理基础是大脑皮质、丘脑和脑干网状系统的功能异常。意识障碍常常是急性脑功能不全的主要表现形式。

70. 简述痴呆的概念。

痴呆是认知障碍的最严重的表现形式，是慢性脑功能不全产生的获得性和持续性智能障碍综合征。智能障碍包括不同程度的记忆、语言功能障碍、人格异常及其他认知（概括、计算、判断、综合和解决问题）能力的降低，病人常常伴有行为和情感的异常，这些功能障碍导致病人日常生活、社会交往和工作能力的明显减弱。

§1.3.2 病理生理学自测试题（附参考答案）

一、选择题

【A 型题】

1. 下列哪一类水、电解质紊乱容易出现口渴、尿少 （　）

A. 低渗性脱水　　B. 高渗性脱水　　C. 等渗性脱水　　D. 水中毒　　E. 高钾血症

2. 水肿是指 （　）

A. 细胞内液过多　　B. 淋巴管内液过多　　C. 组织间隙液体过多　　D. 血管内液体过多

E. 水在体内潴留

3. 癌来源于 （　）

A. 结缔组织　　B. 脂肪组织　　C. 肌肉组织　　D. 上皮组织　　E. 腺体组织

4. 下列哪项最符合心力衰竭的概念 （　）

A. 心排血量不能满足机体的需要　　B. 心脏每搏输出量降低　　C. 静脉回心血量超过心排血量

D. 心功能障碍引起大小循环充血　　E. 全身性水肿的综合征

5. 呼吸衰竭通常是由于 （　）

A. 内呼吸功能障碍　　B. 外呼吸功能障碍　　C. 血液携带、运输氧障碍　　D. 二氧化碳排出功能障碍　　E. 呼吸系统病变造成机体缺氧

6. 某溃疡病并发幽门梗阻病人，因反复呕吐入院，血气分析结果为：pH 7.49，$PaCO_2$ 48 mmHg，HCO_3^- 36 mmol/L，该病人应诊断为 （　）

A. 呼吸性碱中毒　　B. 呼吸性酸中毒　　C. 代谢性酸中毒　　D. 代谢性碱中毒　　E. 混合性酸碱中毒

7. 氧疗对哪型缺氧效果最好 （　）

A. 血液性缺氧　　B. 低张性缺氧　　C. 循环性缺氧　　D. 组织性缺氧　　E. 混合性缺氧

8. DIC 最主要的病理特征是 （　）

A. 大量微血栓形成　　B. 凝血功能失常　　C. 纤溶过程亢进　　D. 凝血物质大量消耗

E. 溶血性贫血

9. 下述哪项最符合急性肾衰竭的概念 （　）

A. 肾脏内分泌功能急剧障碍　　B. 肾脏泌尿功能急剧障碍　　C. 肾脏排泄废物能力急剧降低

D. 肾脏排酸保碱能力急剧降低　　E. 肾脏浓缩稀释功能降低

10. 血清氨基转移酶升高可反映 （　）

A. 肝细胞代谢障碍　　B. 肝细胞受损状况　　C. 肝细胞功能增强　　D. 肝细胞合成酶增多

E. 肝细胞再生修复

11. 下述哪项不是代谢性酸中毒的血气特点 （　　）

A. SB 降低　　B. AB 降低　　C. BB 降低　　D. BE 正值增大　　E. $PaCO_2$ 代偿性降低

12. 体温每升高 1 ℃，心率平均每分钟约增加 （　　）

A. 5 次　　B. 10 次　　C. 15 次　　D. 18 次　　E. 20 次

13. 严重低钾血症病人导致死亡的主要原因是 （　　）

A. 肾衰竭　　B. 肠麻痹　　C. 心肌收缩性减弱　　D. 心肌自律性增高　　E. 呼吸肌麻痹

【X 型题】

14. 高渗性脱水易出现 （　　）

A. 口渴　　B. 休克　　C. 尿少　　D. 脱水热　　E. 皮肤弹性降低

15. 对血清钾浓度过高者可采取的措施有 （　　）

A. 葡萄糖和胰岛素同时静脉注射　　B. 腹膜透析　　C. 阳离子交换树脂灌肠或口服　　D. 补充钙剂使细胞外液 Ca^{2+} 增多　　E. 补充钠盐使细胞外液 Na^+ 增多

16. 肾病综合征产生全身性水肿的主要机制有 （　　）

A. 血浆胶体渗透压下降　　B. 醛固酮分泌增多　　C. 肝脏合成清蛋白减少　　D. 抗利尿激素分泌增多　　E. 肾小球滤过率增加

17. 内生致热原有 （　　）

A. 代谢产物　　B. 干扰素　　C. 内毒素　　D. 白介素 1　　E. 肿瘤坏死因子

18. 急性肾衰竭少尿期的主要功能代谢变化有 （　　）

A. 少尿或无尿　　B. 水中毒　　C. 氮质血症　　D. 低钾血症　　E. 代谢性酸中毒

19. DIC 病人发生出血的机制有 （　　）

A. 各种凝血因子大量消耗　　B. 继发性纤溶系统被激活　　C. 大量血小板被消耗　　D. 维生素 K 严重缺乏　　E. 大量 FDP 产生，它有抗凝作用

20. 导致血浆清蛋白下降的原因有 （　　）

A. 肝硬化　　B. 严重营养不良　　C. 肾病综合征　　D. 慢性感染　　E. 恶性肿瘤

二、填空题

1. 根据缺氧的原因和血氧的变化，可将缺氧分为_____、_____、_____、_____ 4 种类型。

2. 恶性肿瘤包括_____和_____。

3. 代谢性酸中毒的基本特征是血浆_____浓度原发性减少，血浆 SB、AB、BB 均_____，BE_____，$PaCO_2$_____。

4. 血清钾浓度低于_____ mmol/L 称低钾血症；血清钾浓度高于_____ mmol/L 称高钾血症。

5. 尽管引起休克的原因很多，但休克发生的始动环节是_____、_____、_____ 3 个方面。

6. 急性肾衰竭是指各种原因在短时间内引起肾小球_____急剧减少。

7. 引起慢性肾衰竭的原因很多，但以_____为最常见。

8. 成人 24 小时尿量少于_____ mL 称为少尿，24 小时尿量超过_____ mL 称为多尿。

9. 肝性脑病病人切忌用_____灌肠。

10. 代谢性碱中毒时 BE 正值_____。

三、判断题

1. 低渗性脱水病人早期就易发生周围循环衰竭。 （　　）

2. 代谢性酸中毒时 SB 降低。 （　　）

3. 长期输入 0.9% 氯化钠注射液可导致高钾血症。 （　　）

4. 输入库存血可引起血清钾浓度降低。 （　　）

5. 输液过多过快可导致肺水肿。 （　　）

6. 代谢性酸中毒最基本的特征是血浆中 HCO_3^- 浓度原发性减少。 （　　）

7. 发热时基础代谢降低，但心率增快。 （　　）

8. 高热昏迷病人易发生口腔溃疡。 （　　）

9. 心率加快在一定范围内可提高排血量。 （　　）

10. 根据近代死亡概念，整体死亡的标志是脑死亡，即全脑功能的永久性消失。 （　　）

四、名词解释

1. 脱水热

2. 缺氧

3. 弥散性血管内凝血（DIC）

4. 急性呼吸窘迫综合征

5. 心理社会呆小状态

五、问答题

1. 何谓亚健康？亚健康有哪些表现？

2. 低渗性脱水与高渗性脱水各有哪些基本特征？

3. 何谓脑水肿？试述其分类与发病机制。

4. 机体通过哪 4 个方面对酸碱平衡进行调节？各有何特点？

5. 简述临床处理水、电解质酸碱平衡紊乱的基本原则。

6. MODS 病人最常累及的器官是哪一个？为什么？

7. 引起缺血-再灌注损伤的常见原因有哪些？

8. 试述心力衰竭的常见诱因。

9. 何谓新生儿生理性黄疸？试述其发病机制。

10. 何谓急性肾衰竭？

参考答案

一、选择题

1. B　2. C　3. D　4. A　5. B　6. D　7. B　8. B　9. B　10. B　11. D　12. D　13. E

14. ACD　15. ABCDE　16. ABD　17. BDE　18. ABCE　19. ABCE　20. ABCDE

二、填空题

1. 低张性　循环性　血液性　组织性

2. 癌　肉瘤

3. HCO_3^-　降低　负值增大　代偿性降低

4. 3.5　5.5

5. 血容量减少　心排血量急剧减少　外周血管容量扩大

6. 滤过率

7. 慢性肾小球肾炎

8. 400 2 000

9. 肥皂液

10. 增加

三、判断题

1. ＋ 2. ＋ 3. － 4. － 5. ＋ 6. ＋ 7. － 8. ＋ 9. ＋ 10. ＋

四、名词解释

1. 脱水热：高渗性脱水病人因细胞内液明显减少，使汗腺分泌减少、皮肤蒸发的水分也减少，散热功能受到影响，可出现体温升高，称脱水热。

2. 缺氧：当组织得不到充足的氧，或不能充分利用氧时，组织的代谢、功能、甚至形态结构都可发生异常变化，这一病理过程称缺氧。根据缺氧的原因和血氧的变化，一般将缺氧分为低张性缺氧、血液性缺氧、循环性缺氧和组织性缺氧4种类型。

3. 弥散性血管内凝血：是指在某些致病因子作用下，凝血因子或血小板被激活，大量促凝物质入血，凝血酶增加，广泛的微血栓形成，从而引起一个以凝血功能失常为主要特征的病理过程。主要临床表现为出血、休克、器官功能障碍和溶血性贫血。

4. 急性呼吸窘迫综合征（ARDS）：是由急性肺损伤引起的一种急性呼吸衰竭。

5. 心理社会呆小状态：慢性应激可在儿童引起生长发育的延迟，特别是失去父母或生活在父母粗暴、亲子关系紧张家庭中的儿童，可出现生长缓慢、青春期延迟，并伴有行为异常如抑郁等，称心理社会呆小状态或心因性侏儒。

五、问答题

1. 亚健康的表现错综复杂，可有下述几种表现形式：①躯体性亚健康状态，主要表现为疲乏无力，精神不振。②心理性亚健康状态，主要表现为焦虑、烦躁、易怒、睡眠不佳等，严重时可伴有胃痛、心悸等表现。这些表现持续存在可诱发心血管疾病及肿瘤等的发生。③人际交往亚健康状态，主要表现为与社会成员的关系不稳定状态，心理距离变大，产生被社会抛弃和遗忘的孤独感。

2. （1）低渗性脱水：基本特征是失钠多于失水，细胞外液低渗，血清钠浓度小于135 mmol/L，血浆渗透压小于290 mOsm/L。又称低容量性低钠血症。

（2）高渗性脱水：基本特征是失水多于失钠，细胞外液高渗，血清钠大于150 mmol/L、血浆渗透压大于310 mOsm/L。又称低容量性高钠血症。

3. 脑组织的液体含量增多引起脑容积增大，称脑水肿。脑水肿可分为以下3种类型。

（1）血管源性脑水肿：是最常见的一类。见于脑的外伤、肿瘤、出血、梗死、脓肿及化脓性脑膜炎等。其发病机制是毛细血管通透性增高，血浆外渗，大量液体聚积在白质的细胞间隙。

（2）细胞中毒性脑水肿：主要见于严重脑缺血缺氧及各种中毒性脑病。其主要发病机制是细胞代谢障碍，ATP生成减少，钠泵功能障碍，细胞内钠水潴留，导致细胞内水肿。灰质、白质可同时受累。

（3）间质性脑水肿：主要发生于阻塞性脑室积水时。当肿瘤、炎症或胶质增生堵塞了导水管或脑室孔道时，便可引起脑积水和相应脑室周围白质的间质性水肿。

4. 机体由血液中缓冲系统、肺的呼吸、肾脏排酸保碱以及组织细胞4个方面共同调节和维持体内酸碱平衡。由于它们在作用时间和强度上有差别，因此各有其特点：血液缓冲系统反应迅速，作用不能持久。肺的调节作用效能最大，缓冲作用于30分钟时达最高峰，但仅对CO_2有调节作用。细胞的缓冲能力虽强，于 3～4 小时发挥作用，但常可导致血清钾的异常。肾脏的调节作用较缓慢，常在数小时后起作用，3～5 天才达高峰，但维持时间长，特别对保留 $NaHCO_3$ 和排出非挥发性酸具有重要的作用。

5. 无论是哪一种水、电解质及酸碱平衡失调，都会造成机体代谢的紊乱，进一步恶化则可导致器官功能衰竭，甚至死亡。因此，如何维持病人水、电解质及酸碱平衡，如何及时纠正已发生的平衡失调，成为临床工作的首要任务。处理水、电解质及酸碱失调的基本原则是：

（1）充分掌握病史和临床表现，详细检查病人体征。大多数水、电解质及酸碱失调都能从病史、症状及体征中获得有价值的信息，得出初步诊断。

（2）及时进行实验室检查。

（3）综合病史及实验室资料，确定水、电解质及酸碱失调的类型及程度。

（4）在积极治疗原发病的同时，制订纠正水、电解质及酸碱失调的治疗方案。如果存在多种失调，应分轻重缓急，依次予以调整纠正：①积极补充病人的血容量，保证循环状态良好。②积极纠正缺氧状态。③及时纠正严重的酸中毒或碱中毒。④及时治疗重度高钾血症。

纠正任何一种失调不可能一步到位，应密切观察病情变化，边治疗边调整方案。最理想的治疗结果往往是在彻底治疗原发病基础上获得。

6. 肺是 MODS 中最常累及的器官，其发生率高达 $83\%～100\%$。临床表现为进行性呼吸困难、进行性低氧血症、发绀及肺水肿。

肺功能受损伤的原因：①肺是全身静脉血液的滤器，从全身各器官组织来源的许多代谢产物、活性物质、血中的异物和活化的炎症细胞都要经过肺，容易引起肺损伤。②肺富含巨噬细胞，这些细胞活化后释放许多细胞因子，并引起级联放大，导致肺损伤。

7. （1）全身循环障碍后恢复血液供应：如休克微血管痉挛解除后、心搏骤停后心脑肺复苏等。

（2）组织器官缺血后血流恢复后：如器官移植及断肢再植术后。

（3）某血管再通后：如动脉搭桥术、经皮腔内冠脉血管成形术、溶栓治疗等，以及冠状动脉痉挛缓解后。

8. 心力衰竭的常见诱因有感染、心律失常、水电解质和酸碱平衡紊乱、妊娠和分娩、过多过快地输液、洋地黄中毒、情绪激动、过度体力活动、气候的急剧变化等。

9. 新生儿（特别是早产儿）出生后多在最初几天内发生轻度的非酯型高胆红素血症和一时性黄疸，1～2 周后逐渐消退，这种黄疸称为新生儿生理性黄疸。其发病机制为：①新生儿肝细胞合成胆红素葡萄糖醛酸基转移酶的功能不成熟，以致肝脏不能充分酯化胆红素。②在新生儿期，肝细胞合成 Y 蛋白相对不足，使肝细胞对胆红素的摄取-运载过程减慢。③新生儿期都有一时性红细胞急速破坏，使肝细胞的胆红素负荷增加。

10. 急性肾衰竭（ARF）是指各种原因在短期内引起肾脏泌尿功能急剧障碍，以致机体内环境出现严重紊乱的病理过程。其主要代谢变化为氮质血症、高钾血症和代谢性酸中毒。

§1.4　医学微生物学和免疫学

§1.4.1　医学微生物学和免疫学基本知识问答

1. 何谓微生物？微生物有哪些种类？

微生物是存在于自然界中一群体积微小、结构简单、肉眼看不见，必须借助于光学显微镜或电子显微镜放大几百倍或几万倍才能观察到的微小生物。根据微生物的细胞基本结构、分化程度、化学组成等特点，可分为3大类。

(1) 非细胞型微生物：具有严格的活细胞内寄生性，病毒属此类微生物。

(2) 原核细胞型微生物：这类微生物包括细菌、衣原体、支原体、立克次体、螺旋体和放线菌。

(3) 真核细胞型微生物：细胞核的分化程度高，真菌属此类微生物。

2. 细菌有哪些基本结构？各有何功能？

细菌虽小，但仍有一定的细胞结构和功能。各种细菌均具有的结构称基本结构。它包括细胞壁、细胞膜、细胞质和核质等结构。

(1) 细胞壁：细菌细胞壁坚韧而富有弹性，其主要功能是维持菌体固有的形态，细胞壁也参与菌体内外的物质交换。

(2) 细胞膜：主要功能有物质转运、生物合成、分泌和呼吸等作用。

(3) 细胞质：含许多重要结构，如核糖体、质粒、胞质颗粒等，其功能分别由不同结构而决定。核糖体是细菌合成蛋白质的场所；质粒是细菌染色体外的遗传物质，它带有遗传信息，控制细菌某些特定的遗传性状；胞质颗粒又称内含物，为细菌储藏的营养物质，某些细菌可具有特殊的颗粒，如白喉棒状杆菌的异染颗粒，对鉴定细菌具有一定的作用。

(4) 核质：又称拟核，是细菌的遗传物质，它控制细菌的各种遗传性状，是细菌遗传变异的物质基础。

3. 何谓革兰阳性和革兰阴性细菌？

细菌涂片后经革兰染色镜检为紫蓝色细菌，即为革兰阳性细菌；镜检为红色细菌，即为革兰阴性细菌。

4. 何谓正常菌群？何谓菌群失调症？

(1) 正常菌群：寄居在正常人的体表和与外界相通的腔道黏膜中的微生物称正常微生物群。其中以细菌为主，故将正常微生物群通称正常菌群。

(2) 菌群失调症：由于长期使用抗生素或滥用抗生素，机体某些部位的正常菌群中，各种细菌的正常比例关系发生变化，称菌群失调。例如长期使用抗生素治疗腹泻的病人，可使肠内正常的大肠埃希菌数目大量减少，而导致金黄色葡萄球菌及白假丝酵母菌大量繁殖，引起假膜性肠炎，此类疾病称菌群失调症。为防止菌群失调症的发生，在临床工作中，必须合理使用抗生素。

5. 志贺菌的致病因素有哪些？所致疾病是什么？

志贺菌所致疾病为细菌性痢疾，其致病因素包括侵袭力、内毒素和外毒素。

（1）侵袭力：志贺菌有菌毛，能黏附于回肠末端和结肠黏膜的上皮细胞上，继而在上皮细胞内繁殖并形成感染病灶，引起炎症反应。

（2）内毒素：志贺菌各菌株都可产生强烈的内毒素。内毒素作用于肠壁，使其通透性增高，促进内毒素吸收，引起发热、神志障碍、甚至中毒性休克等症状。内毒素能破坏黏膜，形成炎症、溃疡，呈现典型的黏液性血便。内毒素还能作用于肠壁神经系统，使肠道功能紊乱，肠蠕动失调和痉挛，因而发生腹痛、里急后重等症状。

（3）外毒素：志贺菌 A 群 Ⅰ 型和 Ⅱ 型可产生一种外毒素，称志贺毒素。该毒素可毒害中枢神经系统、毒害人的肝细胞等，毒素在小肠发挥其活性，可使病人出现水样腹泻。

6. 肠热症的病原体是什么？如何诊断？

伤寒和副伤寒统称为肠热症。肠热症的病原体即为伤寒沙门菌和副伤寒沙门菌。肠热症典型的临床表现很少出现，因此肠热症的诊断必须进行微生物学检查，一般原则是：早期采血进行病原菌分离培养；亦可取粪便及尿培养分离病原菌。病后第 2～3 周可采血做肥达反应，其血清抗体效价增高者可协助诊断。

7. 脑膜炎奈瑟菌的抵抗力有何特点？在医疗实践中应注意什么？

脑膜炎奈瑟菌的抵抗力很弱，对干燥、寒冷、热等极为敏感，5 分钟内即被破坏。由于本菌能产生自溶酶，在室温下 3 小时内即可死亡。因此，临床上采取的标本应保温保湿，并立即送检，接种于预温的适宜的培养基中，以免细菌死亡。为了提高检出率，最好采用床旁接种。

8. 破伤风杆菌的致病因素是什么？其防治原则有哪些？

破伤风杆菌的致病因素主要为破伤风外毒素，即破伤风痉挛毒素。破伤风的防治原则如下。

（1）人工自动免疫：平时对容易受外伤人员用破伤风类毒素进行预防注射，使其产生免疫力，一旦伤后感染破伤风杆菌，体内抗毒素可以中和破伤风外毒素，保护机体不发病。

（2）人工被动免疫：受伤后除对伤口清洗处理外，应立即给受伤者注射破伤风抗毒素（TAT），注射 TAT 前必须做皮试，皮试阴性者可注射，皮试阳性者应采取脱敏疗法（少量多次）注射。

（3）其他处理：除特异性防治外，还必须使用青霉素，以抑制伤口局部破伤风杆菌的繁殖，并对混合感染的细菌起抑制和杀灭作用。

9. 简述结核菌素试验的原理及方法。

结核菌素试验是应用结核菌素进行皮试来测定机体对结核分枝杆菌是否有免疫力的一种试验，其原理是 Ⅳ 型超敏反应在局部的表现。临床上常用旧结核菌素作试剂，因此常称之为旧结核菌素试验（简称为 OT 试验）。其方法是取一定浓度的旧结核菌素 0.1 mL 注射于前臂内侧皮内，72 小时后观察有无红、肿、硬结及其大小。注射部位如出现大于 5 mm

的红肿硬结为阳性，硬结直径小于 5 mm 为阴性。阳性反应表明机体已感染过结核分枝杆菌或接种过卡介苗，机体对结核分枝杆菌有免疫力，但不一定患结核病。阴性反应表明未感染过结核分枝杆菌，如为小孩应接种卡介苗。但以下情况也可能出现阴性反应：①感染初期。②患严重的结核病，细胞免疫功能低下。③使用免疫抑制剂，免疫功能受抑制。④老年体弱者。⑤患某些严重疾病如糖尿病、癌症等病人。

10. 简述白喉棒状杆菌的致病性及白喉的防治原则。

白喉棒状杆菌经飞沫或污染的物品传播侵入易感者上呼吸道，通常在咽喉部黏膜细胞中生长繁殖，并产生外毒素，引起局部炎症和全身中毒症状。由于细菌和毒素可使局部黏膜上皮细胞发生坏死，血管扩张充血，白细胞及纤维素渗出，因此可形成灰白色膜状物，称假膜。假膜脱落后可引起呼吸道阻塞，严重者可因窒息而死亡。白喉棒状杆菌不侵入血流，但外毒素可以进入血流。这种毒素能干扰易感细胞蛋白质的合成，使细胞的功能发生损害；这种毒素对某些组织细胞有亲和性，能迅速地与该组织细胞结合，常侵犯心肌细胞及外周神经，临床上出现心肌炎和软腭麻痹、声嘶等症状。

白喉系传染性较强的疾病，除采取特异性预防措施外，还要注意对带菌者的检查及病人的隔离和治疗，以控制传染源。白喉的防治原则如下：

（1）人工自动免疫：注射白喉类毒素是预防白喉的主要措施，接种对象主要是易感儿童。

（2）人工被动免疫：对密切接触白喉病人的易感儿童，可肌内注射 1 000～2 000 U 白喉抗毒素预防，为了取得较长时期的免疫力，仍需进行白喉类毒素注射。

（3）白喉病人的治疗：在使用抗生素抑制局部细菌生长繁殖的同时，还应早期足量使用白喉抗毒素。剂量大小视病情而定。对抗毒素皮肤试验阳性者应采用脱敏疗法（少量多次）。

11. 何谓卡介苗？有何作用？如何接种？

将有毒的牛型结核分枝杆菌培养于含胆汁、甘油、马铃薯的培养基中，经过 13 年 230 次传代而获得的减毒活菌苗，称为卡介苗（BCG），用于预防结核病。卡介苗接种对象是儿童。1 岁以内无结核接触史者可直接接种。1 岁以上先做结核菌素试验，阴性者接种。接种方法有皮肤划痕法及皮内注射法。皮内注射法接种后阳转率高，且稳定，是目前最常用的方法。

12. 引起食物中毒的细菌有哪些？如何进行确诊？

细菌性食物中毒可分为感染型和毒素型两种。

感染型食物中毒的细菌有沙门菌、变形杆菌、副溶血性弧菌。毒素型食物中毒的细菌有产肠毒素的金黄色葡萄球菌和肉毒杆菌。此外，还有蜡样芽胞杆菌亦可引起食物中毒。

食物中毒的诊断，必须符合下列条件：①发病有群体性，多则数百人，少则一个家庭中几个成员。②发病与进食有关，发病者在食用同一食物后发病。③有急性胃肠炎症状，病人有上呕下泻及腹痛等症状。④从剩余的食物中、病人的呕吐物或粪便中分离出同一细菌，对诊断食物中毒具有重要的意义。

13. 何谓病毒？其主要特性有哪些？

病毒是一类体积微小，结构简单的非细胞型微生物，是微生物中最小的一种。其特性：

（1）体积微小，绝大多数病毒必须在电子显微镜下才能观察到，光学显微镜无法看到。

（2）结构简单，它是由蛋白质外壳和核酸组成，其核酸只含 RNA 或 DNA。

（3）病毒缺乏酶系统，因此病毒只能在相应的活细胞内增殖。

（4）病毒以复制的方式增殖。复制过程包括吸附与穿入、脱壳、生物合成、装配与释放 4 个步骤，称复制周期。

（5）病毒对抗生素类药物不敏感，因此病毒性疾病目前无特效药物防治。

14. 何谓干扰素？有何作用？

干扰素是病毒或其他干扰素诱生剂刺激人或动物细胞所产生的一种糖蛋白，它具有抗病毒、抗肿瘤和免疫调节等多种生物学活性。

干扰素具有广谱抗病毒作用，它在控制病毒感染、阻止病毒在机体内扩散以及促进病毒性疾病的痊愈等方面都起着重要作用。另外，干扰素也有调节免疫功能和抑制肿瘤细胞生长的作用。是抗病毒的主要生物试剂，在防治病毒性疾病中发挥重要的作用。

15. 病毒的培养方法有哪几种？

（1）动物接种：按病毒种类不同，选择易感动物并接种于恰当的部位。

（2）鸡胚培养：一般采用孵化 9~14 日的鸡胚，按病毒种类不同接种于鸡胚的不同部位。

（3）组织细胞培养：将病毒接种于离体的组织块或单个的细胞内培养。

16. 何谓中和抗体？

病毒体的外部结构（包膜或衣壳）刺激机体产生相应抗体，此抗体能与相应的病毒结合，降低或消除病毒感染能力，即为中和抗体。

17. 简述乙型病毒性肝炎抗原抗体系统检测的临床意义。

目前乙型病毒性肝炎的诊断，主要靠血清学方法检测 HBsAg、HBcAg、HBeAg 及其相应抗体。由于 HBcAg 在血清中不易检出，故临床上常检测的只有两对半（HBsAg 与抗-HBs，HBeAg 与抗-HBe 及抗-HBc）。两对半检测的临床意义如下。

（1）HBsAg 阳性，可能感染乙型肝炎病毒或为 HBsAg 携带者，这种人不能献血。抗-HBs 的出现，表示机体有了免疫力，预后良好。

（2）HBeAg 阳性，提示 HBV 处于复制增殖状态，病人血液具有很强的传染性。抗-HBe 阳性，表示机体获得了免疫力，能防止再感染。

（3）HBcAg 主要存在于受染肝细胞中，血中不易检出，故临床上不检测 HBcAg，血清中检出抗-HBc 则表示最近感染乙型肝炎病毒，病毒在体内增殖。

抗原抗体检测时必须对几项指标进行综合分析，方能做出结论。

乙型肝炎病毒抗原抗体检测结果的临床分析

HBsAg	HBeAg	抗-HBs	抗-HBe	抗-HBcIgM	抗-HBVcIgG	结果分析
+	−	−	−	−	−	HBV感染者或无症状携带者
+	+	−	−	+	−	急性乙型肝炎，传染性强
+	−	−	+	−	+	急性感染趋向恢复
+	+	−	−	+	+	急性或慢性乙型肝炎
−	−	+	+	−	+	乙型肝炎恢复期
−	−	−	−	−	+	既往感染
−	−	+	−	−	−	既往感染或接种疫苗

18. 何谓免疫？它有哪些基本功能？

免疫是指机体接触"抗原性异物"或"异己成分"的一种特异性生理反应，其作用是识别和/或排除抗原性异物，以此维持机体的生理平衡。正常情况下对机体有利，但在某些条件下也可能有害。免疫的基本功能有三：

（1）免疫防御：正常情况下，机体可以阻止病原微生物入侵或抑制它们在体内繁殖与扩散，或解除病原微生物及其代谢产物对机体的有害作用。但在异常情况下，若反应过高，则引起超敏反应；反应过低或缺乏，则出现免疫缺陷病。

（2）免疫稳定：正常情况下，机体的免疫系统可以经常地清除体内损伤或衰老的自身细胞，并进行免疫调节，以维持机体生理平衡。当自身稳定功能紊乱时，则易导致自身免疫病。

（3）自身监视：正常情况下，机体的免疫系统能够识别、杀伤和清除体内的突变细胞，防止肿瘤的发生。如果功能失调，则可导致肿瘤或持续感染的发生。

19. 何谓抗原？医学上重要的抗原物质有哪些？

凡能刺激机体免疫系统使之产生免疫应答，产生抗体或致敏的淋巴细胞，并能与相应的抗体或致敏的淋巴细胞在体内或体外发生特异性结合的物质称抗原。医学上重要的抗原物质有病原微生物、细菌外毒素和类毒素、动物血清、不同个体间的血细胞抗原及组织相容性抗原等。

20. 试述免疫系统的组成。

免疫系统由免疫组织、免疫器官、免疫细胞和免疫分子组成。

（1）免疫组织：又称淋巴组织，广泛分布于机体各个部位。

（2）免疫器官：①中枢免疫器官，包括骨髓、腔上囊、胸腺。②外周免疫器官，包括淋巴结、脾脏。

（3）免疫细胞：凡参与免疫应答或与之有关的细胞称免疫细胞。①淋巴细胞，T淋巴细胞、B淋巴细胞、K细胞、NK细胞、N细胞、D细胞等。②单核细胞。③巨噬细胞。④粒细胞，包括中性粒细胞、嗜酸性粒细胞及嗜碱性粒细胞。⑤肥大细胞。⑥辅佐细胞，如树突状细胞、并指状树突状细胞和朗格汉斯细胞。

（4）免疫分子：包括补体、溶菌酶、乙型溶血素、干扰素、免疫球蛋白、淋巴因子、单核因子、胸腺因子等。

21. 何谓体液免疫及细胞免疫？

（1）体液免疫：由 B 淋巴细胞介导的免疫应答称体液免疫，发挥免疫效应的物质主要是抗体。

（2）细胞免疫：由 T 淋巴细胞介导的免疫应答称细胞免疫，发挥免疫效应的物质是杀伤性 T 细胞及由致敏的 T 细胞所释放的淋巴因子。

22. 免疫细胞有哪些？免疫活性细胞有哪些？它们有何功能作用？

（1）免疫细胞：凡参与免疫应答或与免疫应答相关的细胞统称为免疫细胞。它包括 T 细胞、B 细胞、K 细胞、NK 细胞及单核细胞、巨噬细胞、肥大细胞等。这些细胞在免疫应答和免疫调节中起着极其重要的作用。

（2）免疫活性细胞：是指特异性免疫应答的细胞，又称抗原特异性淋巴细胞，即 T 细胞和 B 细胞。T 细胞执行细胞免疫，B 细胞执行体液免疫，T 细胞和 B 细胞在特异性免疫应答过程中起着核心作用。

23. 何谓补体？它有哪些主要生物学作用？

补体是人或动物体液中正常存在的一组与免疫有关的并具有酶活性的球蛋白。其生物学作用如下：

（1）溶菌和细胞毒作用：当补体被激活后，可导致溶菌、杀菌及细胞溶解。

（2）调理作用：吞噬细胞吞噬异物及病原微生物的作用，如有抗体和补体参与时，则吞噬功能大大增强。

（3）免疫黏附作用：当抗原与相应抗体特异性结合形成复合物激活补体后，通过C3b而黏附于红细胞、血小板等细胞表面，使之形成大的聚合物，易被吞噬细胞吞噬清除。

（4）中和及溶解病毒作用：抗体与相应病毒结合后，阻碍病毒对靶细胞的吸附与穿入。在补体作用下，可溶解病毒。

（5）炎症介质作用：补体在激活过程中可产生一些中间产物，这些物质具有过敏毒素作用。

24. 免疫球蛋白分几类？它的主要生物学功能是什么？

免疫球蛋白（Ig）根据其重链抗原性不同分五类：IgG、IgM、IgA、IgE、IgD。其主要生物学功能是溶菌、杀菌、免疫黏附、免疫调理、中和外毒素、中和病毒等。

25. 何谓超敏反应？超敏反应分几型？

某些抗原或半抗原物质再次进入致敏的机体，在体内引起特异性体液免疫或细胞免疫反应，由此导致组织损伤或生理功能紊乱，称超敏反应，人们习惯称过敏反应。

超敏反应根据其发生机制不同分为 4 型，即 Ⅰ 型、Ⅱ 型、Ⅲ 型和 Ⅳ 型超敏反应。

26. ABO 血型不相符时输血将会出现什么现象？为什么？

ABO 血型不相符时输血将会出现溶血现象，严重者可导致溶血性死亡。发生这种现象是因为红细胞膜上的抗原与体内相应抗体结合后，直接激活补体系统引起红细胞破裂而发生溶血反应。

27. 何谓血清学实验？常用的血清学反应有哪些？

血清中所含的抗体在体外与相应抗原特异性结合，在电解质参与下出现可见反应的试验称血清学试验。常用的血清学反应有凝集反应、沉淀反应、补体结合反应、免疫荧光技术、酶标记技术及同位素标记技术等。

28. 何谓人工自动免疫？何谓人工被动免疫？它们各有何特点？

（1）人工自动免疫：是用人工方法接种菌苗、疫苗或类毒素等物质，刺激机体产生特异性免疫反应来获得免疫力的方法。它的特点是：进入体内的物质为抗原，发挥作用时间慢，但在体内维持时间长，常用于预防。

（2）人工被动免疫：是用人工方法将含有特异性抗体的免疫血清或淋巴因子等免疫物质注入人体内，使之获得免疫的方法。它的特点是：进入体内的物质为抗体或淋巴因子等物质，发挥作用快，但在体内维持时间短，多用于治疗或紧急预防。

29. 我国目前计划免疫的疫苗有哪些？

我国目前计划免疫的疫苗有脊髓灰质炎疫苗，麻疹减毒活疫苗，百白破三联菌苗，卡介苗（BCG），流行性乙型脑炎疫苗，流脑多糖菌苗，狂犬疫苗，伤寒、副伤寒三联菌苗，霍乱菌苗等。

30. 何谓单克隆抗体？它有何优越性？

单克隆抗体是指从一株单细胞克隆所产生的、针对复合抗原分子上某一种抗原决定簇的特异性抗体。

单克隆抗体纯度高，专一性强，效价高。因此，大大地提高了血清学试验在诊断某些疾病上的特异性和敏感性；也可用单克隆抗体来区分 T 细胞的亚群；还可以使用单克隆抗体来获得纯化的抗原，或使用针对肿瘤特异性抗原决定簇的单克隆抗体携带抗肿瘤药物治疗恶性肿瘤。

§1.4.2 医学微生物学和免疫学自测试题（附参考答案）

一、选择题

【A 型题】

1. 质粒是 （ ）

A. 染色体外的遗传物质，存在于核质中　　B. 染色体外的遗传物质，存在于胞浆中　　C. 细菌的一种特殊结构　　D. 细菌的基本结构，存在于核质中　　E. 细菌生命活动所必需的物质

2. 关于外毒素的叙述，下列哪项是错误的 （ ）

A. 是活菌释放至菌体外的一种蛋白质　　B. 主要由革兰阳性菌产生，少数革兰阴性菌也能产生
C. 性质稳定，耐热　　D. 毒性强，引起特殊病变　　E. 抗原性强

3. 病原菌侵入血流并在其中大量繁殖，造成机体严重损伤，引起严重的症状称为 （ ）

A. 毒血症　　B. 菌血症　　C. 败血症　　D. 脓毒血症　　E. 病毒血症

4. 免疫系统包括 （ ）

A. 胸腺、骨髓　　B. T 细胞、B 细胞　　C. 免疫器官、免疫细胞　　D. 免疫器官、免疫分子
E. 免疫组织、免疫器官、免疫细胞、免疫分子

5. 在人血清中含量最高的 Ig 是 （　）

A. IgM　　B. IgA　　C. IgE　　D. IgG　　E. IgD

6. 下述细菌编组中，哪一组细菌可引起食物中毒 （　）

A. 蜡样芽胞杆菌、变形杆菌、金黄色葡萄球菌　　B. 肉毒杆菌、结核分枝杆菌、伤寒沙门菌

C. 鼠伤寒沙门菌、破伤风杆菌　　D. 产气荚膜杆菌、肺炎链球菌　　E. 副溶血弧菌、布氏杆菌

7. 关于"流脑"的叙述，下列哪一项是错误的 （　）

A. 主要致病因素为内毒素　　B. 主要通过飞沫传播　　C. 人为唯一的传染源　　D. 暴发型以儿童罹患为主　　E. 95％以上由 B 群脑膜炎球菌引起

8. 杀灭细菌芽胞最有效的方法是 （　）

A. 煮沸法　　B. 巴氏消毒法　　C. 高压蒸汽灭菌法　　D. 紫外线照射　　E. 90％乙醇消毒

9. 担负体液免疫功能的细胞是 （　）

A. T 细胞　　B. K 细胞　　C. B 细胞　　D. NK 细胞　　E. 巨噬细胞

10. 免疫活性细胞包括 （　）

A. T 细胞　　B. K 细胞、NK 细胞　　C. T 和 B 淋巴细胞　　D. B 淋巴细胞　　E. T 和 B 淋巴细胞、吞噬细胞

11. 关于 IgG 的叙述，下列哪项是错误的 （　）

A. 是一种球蛋白　　B. 能通过胎盘　　C. 血清中含量最多　　D. IgG_1、IgG_2、IgG_4 的 Fc 段能与 SPA 结合　　E. 其作用与抗体完全一样

12. 能通过胎盘的 Ig 是 （　）

A. IgG　　B. IgM　　C. IgA　　D. IgD　　E. SIgA

13. 青霉素过敏性休克是属于 （　）

A. Ⅰ型超敏反应　　B. Ⅱ型超敏反应　　C. Ⅲ型超敏反应　　D. Ⅳ型超敏反应　　E. 免疫耐受

14. OT 试验原理是 （　）

A. 迟发型超敏反应　　B. 速发型超敏反应　　C. Ⅳ型超敏反应在局部的表现　　D. Ⅰ型超敏反应在局部的表现　　E. 免疫排斥反应

15. 接种卡介苗（BCG）的作用是 （　）

A. 增强机体非特异性免疫能力　　B. 增强人体细胞免疫能力　　C. 增强人体体液免疫能力　　D. 增强机体免疫稳定功能　　E. 使人体对结核分枝杆菌产生免疫

16. 注射 TAT 的作用是 （　）

A. 中和白喉棒状杆菌外毒素　　B. 中和破伤风外毒素　　C. 中和所有的外毒素　　D. 中和病毒　　E. 刺激人体产生抗毒素

17. 对热抵抗力最强的病毒是 （　）

A. 甲型肝炎病毒　　B. 乙型肝炎病毒　　C. 狂犬病病毒　　D. 艾滋病病毒　　E. 麻疹病毒

18. 新生儿抗感染的主要抗体是 （　）

A. IgG　　B. IgM　　C. IgA　　D. IgD　　E. IgE

19. 担负细胞免疫功能的细胞是 （　）

A. T 细胞　　B. K 细胞　　C. B 细胞　　D. NK 细胞　　E. 巨噬细胞

【X 型题】

20. 病毒灭活的概念是 （　）

A. 失去感染性　　B. 保留抗原性　　C. 保留血凝特性　　D. 保留细胞融合特性　　E. 保留遗

传特性

21. 引起性病的病原体有 （　　）

A. 淋病奈瑟菌　　B. 梅毒螺旋体　　C. 衣原体　　D. HIV　　E. HAV

22. 免疫三大标记技术是 （　　）

A. 免疫荧光技术　　B. 酶免疫测定　　C. 放射免疫测定　　D. 协同凝集　　E. 免疫电泳

23. 自然疫源性疾病的特点有 （　　）

A. 自然界长期有病原体存在　　B. 节肢动物为传播媒介　　C. 发病有地方性　　D. 发病有季节性　　E. 局部地区突发烈性传染病

24. 下列哪些病原体可引起食物中毒 （　　）

A. 霍乱弧菌　　B. 肉毒杆菌　　C. 蜡样芽胞杆菌　　D. 黄曲霉　　E. 产气荚膜梭菌

25. 引起脑膜炎的病原体有 （　　）

A. 脑膜炎奈瑟菌　　B. 结核分枝杆菌　　C. 新生隐球菌　　D. 钩端螺旋体　　E. 白喉棒状杆菌

二、填空题

1. 革兰阳性细菌镜下观察为＿＿＿＿＿色，而革兰阴性细菌镜下观察为＿＿＿＿＿色。

2. 病毒传播方式有＿＿＿＿＿和＿＿＿＿＿两种。

3. 免疫的基本功能是＿＿＿＿＿、＿＿＿＿＿、＿＿＿＿＿。

4. 免疫球蛋白根据其重链上抗原不同分为＿＿＿＿＿、＿＿＿＿＿、＿＿＿＿＿、＿＿＿＿＿、＿＿＿＿＿5类。

5. 需补体参与的超敏反应有＿＿＿＿＿型和＿＿＿＿＿型。

6. 人工自动免疫进入人体的物质是＿＿＿＿＿。

7. OT试验阳性说明人体对＿＿＿＿＿有免疫力。

8. 艾滋病传播途径有＿＿＿＿＿、＿＿＿＿＿和＿＿＿＿＿。

9. 灭菌是指杀灭＿＿＿＿＿的方法。

10. 细菌繁殖的方式是＿＿＿＿＿，而病毒增殖的方式是以＿＿＿＿＿进行。

三、判断题

1. 细菌的基本形态有球形、杆形、螺旋形。 （　　）

2. 用高压蒸汽灭菌即可破坏溶液中的热原质。 （　　）

3. 芽胞抵抗力强，只有彻底消毒才能达到杀死芽胞的目的。 （　　）

4. 湿热灭菌的效果比干热灭菌好。 （　　）

5. 消毒剂浓度越高，消毒效果越好，因此95％乙醇比75％乙醇消毒效果好。 （　　）

6. 内毒素与外毒素的毒性完全一样。 （　　）

7. 半抗原只有免疫原性而无抗原性。 （　　）

8. 免疫系统由免疫组织、免疫器官、免疫细胞、免疫分子组成。 （　　）

9. 青霉素过敏反应是属于Ⅰ型超敏反应。 （　　）

10. ABO血型不合的输血反应属于Ⅱ型超敏反应。 （　　）

11. 霍乱是由霍乱弧菌所引起的一种烈性消化道传染病。 （　　）

12. 为了防止结核病发生，所有的人都应接种卡介苗。 （　　）

13. 乙型脑炎病毒是流行性脑膜炎的病原体。 （　　）

14. 凡被狗咬后的人都必须接种狂犬疫苗。 （　　）

15. 接种卡介苗（BCG），能预防结核病。 （ ）

16. 抗毒素进入人体，它既是抗体又具有抗原性。 （ ）

17. 初次血清病发生的机制属Ⅰ型变态反应。 （ ）

18. 衣原体、立克次体及支原体均能在无生命培养基上生长。 （ ）

19. 引起沙眼的病原体是沙眼衣原体。 （ ）

20. 艾滋病的病原体是人类免疫缺陷病毒。 （ ）

四、名词解释

1. 荚膜

2. 菌群失调症

3. 迟发感染

4. 超敏反应

5. 干扰素

五、问答题

1. 何谓噬菌体？在医学上有何应用？

2. 使人致病的沙门菌有哪些？可致哪些疾病？

3. 何谓厌氧菌？试述其主要特点。

4. 何谓衣原体？可致哪些疾病？

5. 试述细菌合成代谢产物及意义。

6. 病原性球菌可致哪些疾病？

7. 大肠埃希菌在医学上有何意义？

8. 简述青霉素过敏性休克的机制及防治原则。

9. 何谓免疫球蛋白？什么是抗体？

10. 孕妇感染哪些微生物可引起胎儿先天性畸形？其表现如何？

参考答案

一、选择题

1. A 2. C 3. C 4. E 5. D 6. A 7. E 8. C 9. C 10. C 11. E 12. A 13. A
14. C 15. E 16. B 17. B 18. A 19. A 20. ABC 21. ABCD 22. ABC 23. ABCD
24. BCDE 25. ABCD

二、填空题

1. 蓝 红

2. 水平传播 垂直传播

3. 免疫防御 免疫稳定 免疫监视

4. IgG IgM IgA IgD IgE

5. Ⅱ Ⅲ

6. 抗原

7. 结核分枝杆菌

8. 血液传播　垂直传播　性传播

9. 病原微生物的繁殖体和芽胞

10. 二分裂　自我复制

三、判断题

1. ＋　2. －　3. －　4. ＋　5. －　6. －　7. －　8. ＋　9. ＋　10. ＋　11. ＋　12. －　13. －　14. －　15. ＋　16. ＋　17. ＋　18. －　19. ＋　20. ＋

四、名词解释

1. 荚膜：是某些细菌胞壁外包绕的一层较厚的黏液性物质，可帮助鉴定细菌。荚膜具有抗原性，可作为细菌分型的依据之一。荚膜还具有保护细菌抵抗宿主吞噬细胞的吞噬和消化作用。荚膜也能保护菌体避免或减少一些物质，如溶菌酶、补体、抗体和抗菌物质对细菌的损伤，因而增强了细菌的侵袭力，故荚膜与细菌的致病性相关。荚膜多糖还可使细菌彼此相连，黏附于组织细胞表面，是引起感染的重要因素之一。

2. 菌群失调症：由于长期使用抗生素或滥用抗生素，机体某些部位的正常菌群中，各种细菌的正常比例发生变化，称菌群失调。例如长期使用抗生素治疗腹泻的病人，可使肠内正常的大肠埃希菌数目大量减少，而导致金黄色葡萄球菌及白假丝酵母菌大量繁殖，引起假膜性肠炎，此类疾病称菌群失调症。为防止菌群失调症的发生，在临床工作中，必须合理使用抗生素。

3. 迟发感染：又称慢发病毒感染。病毒感染后，潜伏期很长，可达数月、数年或数十年之久。一旦症状出现，多为亚急性、进行性，最后以死亡而告终。例如麻疹病毒感染后的亚急性硬化性全脑炎（SSPE）。

4. 超敏反应：某些抗原或半抗原物质再次进入致敏的机体，在体内引起特异性体液或细胞免疫反应，由此导致组织损伤或生理功能紊乱，称变态反应或超敏反应，人们习惯上称过敏反应。超敏反应根据其发生机制不同分为4型，即Ⅰ型、Ⅱ型、Ⅲ型和Ⅳ型超敏反应。

5. 干扰素：干扰素是病毒或其他干扰素诱生剂刺激人或动物细胞所产生的一种糖蛋白，它具有抗病毒、抗肿瘤和免疫调节等多种生物学活性。

干扰素具有广谱抗病毒作用，它在控制病毒感染、阻止病毒在机体内扩散以及促进病毒性疾病的痊愈等方面都起着重要作用。另外，干扰素也有调节免疫功能和抑制肿瘤细胞生长的作用，是抗病毒的主要生物试剂，在防治病毒性疾病中发挥重要的作用。

五、问答题

1. 噬菌体是感染细菌、真菌、放线菌和螺旋体等微生物的病毒，它具有病毒的生物特性。

噬菌体有两种，一种为毒性噬菌体，另一种为温和噬菌体。噬菌体感染细菌后，导致细菌裂解，释放的噬菌体再感染其他细胞，建立一个溶菌性周期，这种噬菌体称为毒性噬菌体。有的噬菌体感染细菌后不增殖，只是噬菌体的核酸整合到细菌染色体上，这种整合在细菌染色体上的噬菌体基因称为前噬菌体，该细菌称为溶原性细菌，形成溶原状态的噬菌体称为溶原性噬菌体或温和噬菌体。

毒性噬菌体裂解细菌具有特异性，因此可应用毒性噬菌体裂解细菌来鉴定菌种和菌型，这种分型方法在流行病学调查上，对追查细菌感染的传染源具有极其重要的意义。近年来利用噬菌体作载体已成为分子生物学研究的重要实验工具，已广泛用于遗传工程等研究领域，在基因工程研究中取得了重大的进展。

2. 人群中最常见的有伤寒沙门菌、甲型副伤寒沙门菌、肖氏副伤寒沙门菌，此外还有鼠伤寒沙门菌、肠炎沙门菌、鸭沙门菌及猪霍乱沙门菌等。沙门菌所致疾病有：

（1）伤寒和副伤寒：由伤寒沙门菌、甲型副伤寒沙门菌和肖氏副伤寒沙门菌引起。

（2）食物中毒：由摄入被大量鼠伤寒沙门菌、猪霍乱沙门菌、肠炎沙门菌等污染的食物而引起。

（3）败血症：多见于儿童或原有慢性病病人，致病菌以猪霍乱沙门菌、丙型伤寒沙门菌、鼠伤寒沙门菌等常见。

3. 只能在缺氧环境下才能生长繁殖的细菌，称厌氧菌。厌氧菌以革兰阴性无芽胞杆菌为最多，厌氧菌主要特点为：

（1）分布：厌氧菌广泛分布于自然界和人体中，例如肠道、皮肤、口腔、上呼吸道、女性生殖道等部位均存在厌氧菌。

（2）感染特征：梭状芽胞杆菌属引起的感染是外源性感染，大多有特定的临床特征，如破伤风梭杆菌引起破伤风。无芽胞厌氧菌的感染多为内源性感染，常致局部炎症、脓肿和组织坏死。

（3）治疗特点：多数无芽胞厌氧菌对青霉素、氯霉素、头孢菌素敏感。但脆弱类杆菌能产生 β-内酰胺酶，能破坏青霉素和头孢菌素，在治疗时须注意选用氯霉素或林可霉素。此外，甲硝唑对厌氧菌也有很好的疗效。

4. 衣原体是一类能通过细菌滤器，有独特发育周期，严格细胞内寄生的原核细胞型微生物。衣原体所致疾病有沙眼、包涵体结膜炎、生殖道感染、性病淋巴肉芽肿、非典型性肺炎等。

5. 细菌在合成代谢过程中，除合成菌体自身成分外，还能合成一些其他代谢产物。

（1）热原质：许多细菌能合成一种物质，注入人体或动物体能引起发热反应，故称热原质。热原质即菌体中的脂多糖。热原质耐高温，高压蒸汽灭菌亦不被破坏，需在 250 ℃高温下干烤才能被破坏。用吸附剂和特制石棉滤板可除去液体中的大部分热原质。

（2）毒素和侵袭性酶：细菌产生的毒素有内毒素和外毒素两种。某些细菌还能产生具有侵袭性的酶，能损伤机体组织，如链球菌的透明质酸酶等。

（3）色素：某些细菌在一定条件下能产生各种颜色的色素，不同细菌可有不同色素，在细菌鉴别上有一定意义。

（4）抗生素：某些微生物在代谢过程中能产生一些抗微生物的物质，称抗生素。它能抑制或杀死某些微生物和癌细胞。抗生素大多由放线菌和真菌产生。

（5）细菌素：是某些细菌菌株产生的一类具有抗菌作用的蛋白质。与抗生素不同，细菌素作用范围狭窄，仅对与产生该种细菌素的细菌有近缘关系的细菌才有抗菌作用。

6. 病原性球菌主要引起化脓性炎症，故又称化脓性球菌，可致以下疾病。

（1）葡萄球菌：所致疾病有侵袭性和毒素性两种。侵袭性疾病，主要引起局部或全身化脓性炎症。毒素性疾病，一般由外毒素引起，如食物中毒、假膜性肠炎、烫伤样皮肤综合征、毒性休克综合征等。

（2）链球菌：A族链球菌引起的疾病占人类链球菌感染的90%。可引起化脓性感染，如淋巴结炎、蜂窝织炎、扁桃体炎、中耳炎、产褥热等。可引起中毒性疾病，如猩红热。可引起变态反应性疾病，如风湿热、急性肾小球肾炎。

（3）肺炎链球菌：主要引起人类大叶性肺炎。

（4）脑膜炎奈瑟菌：是流脑的病原菌，引起流行性脑脊髓膜炎。

（5）淋病奈瑟菌：是淋病的病原菌，人类是淋病奈瑟菌的唯一宿主。

7.（1）大肠埃希菌在肠道为正常菌群，能抑制其他病原微生物的生长，维持肠道正常菌群的平衡，还能合成 B 族维生素和维生素 K。

（2）引起感染。当宿主免疫力下降或细菌侵入肠外组织或器官时，可引起感染。大肠埃希菌的某些血清型菌株致病性强，能直接导致肠道感染，称为致病性大肠埃希菌。

（3）大肠埃希菌在卫生细菌学上常被作为饮水、食品等被粪便污染的检测指标。我国的卫生标准规定，大肠埃希菌菌群数在每 1 000 mL 饮水中不得超过 3 个；每 100 mL 瓶装汽水、果汁等中大肠埃希菌菌群数不得超过 5 个。

（4）在分子生物学和基因工程的实验研究中，大肠埃希菌是重要的实验材料和载体。

8. 青霉素系半抗原，无变应原作用，因此大多数人用青霉素无不良反应。极少数人用青霉素后可发生过敏性休克，甚至死亡，其机制是属Ⅰ型超敏反应的全身表现。为防止该现象的发生，首先应仔细询问是否有对青霉素过敏的病史；在使用青霉素前必须做皮试，皮试阳性者禁用。注射青霉素时还必须准备抗过敏性休克的药物肾上腺素及抢救设施，以防万一。个别人在皮试时亦可发生过敏性休克，因此要做好各种抢救准备工作，以便及时抢救病人。

9. 免疫球蛋白：具有抗体活性或化学结构上与抗体相似的球蛋白统称免疫球蛋白（Ig），所以免疫球蛋白是一个结构化学的概念。

抗体：抗体（Ab）是功能与生物学概念，它是在抗原刺激下由浆细胞产生的具有与相应抗原特异性结合的免疫球蛋白。虽然抗体都是免疫球蛋白，但并非所有的免疫球蛋白都是抗体。

10. 孕妇感染了病原微生物可经垂直传播感染胎儿而造成先天性畸形，常见的病原微生物有：

（1）梅毒螺旋体：可通过胎盘进入胎儿血流，并扩散至肝、脾、肾等内脏并大量繁殖，引起胎儿全身性感染，出生后这种患先天梅毒的婴幼儿呈现锯齿形牙、间质性角膜炎、先天性耳聋等症状。

（2）风疹病毒：孕妇在孕期 4 个月内感染风疹病毒可经胎盘引起垂直传播，导致胎儿先天性畸形或先天性风疹综合征，表现为先天性心脏病、耳聋、失明及智力低下等。

（3）单纯疱疹病毒：妊娠妇女因单纯疱疹病毒原发感染或潜伏感染的病毒被激活，病毒可经胎盘感染胎儿，影响胚胎细胞的有丝分裂，引起胎儿畸形及智力低下。

（4）巨细胞病毒：病毒通过胎盘感染胎儿，引起造血系统、中枢神经系统损伤，出现小脑畸形、视神经萎缩等。

（5）人类免疫缺陷病毒（HIV）及人乳头瘤病毒（HPV）：均可通过胎盘或产道导致胎儿及新生儿先天性感染。HPV 可引起尖锐湿疣或癌症；HIV 可导致 AIDS 而引起人类免疫缺陷，最后伴发各种疾病或癌症而死亡。

§1.5 药理学

§1.5.1 药理学基本知识问答

1. 何谓药物血浆半衰期？

药物血浆半衰期指血浆药物浓度下降一半所需的时间，用 $t_{1/2}$ 表示。不少药物的给药间隔时间取决于其血浆半衰期，如磺胺药 SMZ 和 SIZ 的血浆半衰期分别为 10～12 小时和 5～7 小时，故前者每天给药 2 次，后者每天给药 4 次。

2. 何谓药物的首关消除？

某些药物经胃肠吸收后进入门脉系统，药物在通过肠黏膜及肝脏时经受灭活代谢，使其进入体循环的药量减少，称首关消除（又称首过效应或第一关卡效应）。普萘洛尔口服剂量比注射剂量大约大 10 倍，其主要原因就是该制剂首关消除作用较强。口腔黏膜给药及直肠给药能避开首关消除。

3. 生物利用度的定义是什么？

生物利用度是指药物经任何给药途径给予一定剂量的药物后经能被吸收进入体循环的药物相对量和速度。口服难吸收的药物及首关消除大的药物生物利用度均低。

4. 何谓激动药、部分激动药及拮抗药？

一般而言，上述三者对受体均有亲和力，其区别主要取决于内在活性的强弱。药物的内在活性高者为激动药，无内在活性者为拮抗药，介于两者之间者为部分激动药。

5. 为什么静脉麻醉药硫喷妥钠维持麻醉的时间短？

硫喷妥钠维持时间短主要与其在体内再分布（重新分布）有关。硫喷妥钠脂溶度高，静脉注射后迅速进入血液灌注量较大的脑、肝、肾等，故起效快。随后骨骼肌和脂肪内的浓度逐渐上升，此时脑组织等处浓度相应下降，最后蓄积于脂肪组织中。由于该药有"再分布"过程，故脑中药物浓度很快下降而维持时间短暂。

6. 吗啡治疗心源性哮喘的机制是什么？

吗啡可解除心源性哮喘病人的气促与窒息感，并可促进肺水肿的吸收。其机制如下：

（1）舒张外周血管，降低外周血管阻力，从而降低心脏后负荷。由于周围静脉舒张，回心血量减少，从而亦降低了心脏的前负荷。吗啡亦降低肺动静脉压，有利于肺水肿的消除。

（2）吗啡的中枢镇静作用可消除病人的恐惧、濒危感与忧郁情绪。

（3）降低呼吸中枢对肺部传入刺激与对二氧化碳的敏感性，因而减低了过度反射性的呼吸兴奋作用。

7. 阿司匹林的基本药理作用有哪些？作用机制是什么？

阿司匹林的作用机制，目前认为均与抑制前列腺素的生物合成有关。其主要药理作用如下。

（1）解热作用：主要是影响散热过程，作用于丘脑下部的体温调节中枢，表现为血管扩张与出汗增加等。

（2）镇痛作用：其作用部位在外周，主要是减弱炎症时所产生的活性物质对末梢化学感受器的刺激和抗知觉作用。

（3）消炎抗风湿作用：可用于治疗风湿性关节炎、类风湿关节炎等，但无病因治疗作用。

（4）影响血栓形成：抑制前列腺素合成酶（环氧酶），因而减少血小板中血栓烷 A_2（TXA_2）的生成，有抗血小板聚集及抗血栓形成作用。

8. 毛果芸香碱和毒扁豆碱均可缩瞳治疗青光眼，其作用机制有何区别？

（1）毛果芸香碱（匹罗卡品）：为 M 胆碱受体激动药，它通过直接激动虹膜括约肌（环状肌）的 M 胆碱受体，使约肌收缩而缩瞳，使房水回流通畅，从而降低眼内压而治疗青光眼。

（2）毒扁豆碱（依色林）：为胆碱酯酶抑制药，它通过抑制该处的胆碱酯酶，使括约肌部位的乙酰胆碱降解减慢或减少，从而使乙酰胆碱增多而激动括约肌的 M 受体，引起括约肌收缩而缩瞳，同样能降低眼内压而治疗青光眼，故毒扁豆碱对 M 受体的激动作用是间接作用。

9. 有机磷农药中毒时为什么用阿托品、解磷定解救？

有机磷农药是一类持久的、难逆的胆碱酯酶抑制剂，中毒时乙酰胆碱不被分解而大量蓄积，产生全身中毒症状。解救有机磷农药中毒主要采用两类药物：

（1）M 胆碱受体阻断药：即常用的阿托品类。阿托品可对抗蓄积的乙酰胆碱所致的 M 受体兴奋的症状，如瞳孔缩小、流涎、流涕、出汗、腹痛、大小便失禁及支气管痉挛等。此外还可对抗部分中枢神经系统中毒症状。阿托品起效快，是有机磷农药中毒时的重要拮抗药。

（2）胆碱酯酶复活药：常用的有碘解磷定、氯解磷定等。它们能将中毒酶的磷酰基解脱下来，使胆碱酯酶重新恢复活性，发挥水解乙酰胆碱的作用，从而消除有机磷酸酯中毒的原因。此外，解磷定也能直接与体内游离的有机磷酸酯类结合，使之成为无毒的化合物排出体外。

10. 为什么治疗过敏性休克应首选肾上腺素？

过敏性休克时体内释放组胺类物质，使血管通透性增加，有效循环血量减少，血压下降，支气管平滑肌收缩引起呼吸困难。

肾上腺素为 α 和 β 肾上腺素能受体激动药。兴奋心脏的 $β_1$ 受体，使心肌收缩力增强，心率加快，心排血量增加。兴奋血管 α 受体，使血管收缩，血压增高，亦使支气管黏膜血管收缩降低毛细血管的通透性，有利于消除支气管黏膜水肿、减少支气管分泌。而兴奋 $β_2$ 受体能使支气管平滑肌松弛，并能抑制肥大细胞释放过敏性物质如组胺和白三烯等。肾上腺素的上述作用，恰好能解除过敏性休克的症状，故是过敏性休克的首选药物。

11. β 受体阻断药主要用于治疗哪些心血管系统疾病？

（1）心律失常：β 受体阻断药能降低心肌自律性，减慢传导，消除折返，对多种原因所致的过速型心律失常有效，如窦性心动过速、阵发性室上性或室性心动过速、洋地黄中毒及麻醉药引起的心律失常等。

（2）心绞痛：β 受体阻断药使心率减慢、心肌收缩力减弱、心排血量减少，从而降低心肌耗氧量以抗心绞痛。与硝酸甘油合用有协同作用。但由于阻断冠状动脉的 β 受体易致冠脉痉挛，故不宜用于变异型心绞痛。

（3）高血压：能使高血压病人的血压下降，心率减慢，较少发生体位性低血压。β 受体阻断药的降压作用是由于减少心排血量、抑制肾素分泌、降低外周交感神经活性，中枢降压作用及增加前列环素合成等有关。与噻嗪类或扩血管药物合用有协同作用。

（4）其他：用于甲亢及甲状腺危象，对控制激动不安、心动过速和心律失常等症状有效，并能降低基础代谢率。

12. 试述强心苷的主要临床应用。

强心苷主要用于治疗心功能不全和某些心律失常。

（1）慢性心功能不全：包括多种疾病如高血压、心瓣膜病、心肌缺血、先天性心脏病、各种心肌炎、严重贫血等引起的慢性心功能不全。强心苷能有效地改善动脉系统缺血、静脉系统淤血症状，心功能不全的各种复杂症状得以消失。

（2）某些心律失常：①心房颤动，强心苷是心房颤动的首选药物，它能减慢房室传导，降低心室率。②心房扑动，强心苷是治疗心房扑动最常用的药物。③阵发性室上性心动过速，强心苷通过增强迷走功能减慢房室传导作用而达到疗效。

13. 钙拮抗药为什么能治疗心绞痛？硝苯地平对哪种类型心绞痛更为有效？

钙拮抗药为钙通道阻断药，能使心肌细胞及血管平滑肌细胞内钙离子浓度降低，其结果是：①心肌收缩性下降，心率减慢，血管舒张，血压下降，减轻心脏负荷，从而降低心肌耗氧量。②舒张冠状动脉血管，解除痉挛，增加冠状动脉流量，改善缺血区的供血和供氧。

硝苯地平对于冠状动脉痉挛所引起的变异型心绞痛更为有效，因此硝苯地平是变异型心绞痛的首选药。

14. 卡托普利的降压机制是什么？

卡托普利（巯甲丙脯酸）为血管紧张素Ⅰ转化酶抑制药，其降压机制如下：

（1）抑制整体和局部血管紧张素Ⅰ转化酶，减少血管紧张素Ⅱ的生成，减弱其血管收缩作用。

（2）抑制激肽酶Ⅱ，使缓激肽分解减少，加强其血管舒张作用。

（3）醛固酮分泌减少，利于排钠。

15. 肝素和双香豆素抗凝特点有何不同？

肝素和双香豆素同为抗凝药，均可用于血栓栓塞性疾病的预防和治疗，但在特点上有下述区别：

（1）给药途径：肝素采用静脉注射给药，双香豆素一般口服给药。

（2）抗凝范围：肝素体内、外均抗凝，双香豆素仅有体内抗凝作用。

（3）起效快慢：肝素静脉注射立即起效，双香豆素口服则需8～12小时方起效。

（4）维持时间：肝素维持时间短暂，仅2～4小时。双香豆素维持时间长，可达3～4日。

（5）过量解救：肝素过量用鱼精蛋白解救，双香豆素过量用维生素K解救。

16. 氨茶碱为什么既能治疗支气管哮喘，又能治疗心源性哮喘？

氨茶碱能抑制磷酸二酯酶，使cAMP降解减少，细胞内cAMP增高，因而使支气管平滑肌松弛，肺通气量增加，故用于治疗支气管哮喘。

心源性哮喘主要是由于左心衰后肺静脉回流受阻，导致肺静脉高压和肺淤血，造成肺换气功能不足。氨茶碱能直接兴奋心肌、增加心肌收缩力和心排血量，使肺静脉压下降。氨茶碱还能扩张冠脉、松弛支气管平滑肌和利尿，这些都有利于缓解心源性哮喘的一系列症状。

17. 临床常用的糖皮质激素有哪些？抗炎特点如何？

糖皮质激素的基本药理作用相似，根据其作用维持时间长短和临床应用，分为下述四类：

（1）短效类：可的松、氢化可的松。

（2）中效类：泼尼松、泼尼松龙、甲泼尼龙、曲安西龙。

（3）长效类：地塞米松、倍他米松。

（4）外用类：氟氢可的松、氟轻松、倍氯米松。

就其抗炎作用强度而言，短效类最弱，而长效类及外用类抗炎作用较强。

18. 服用某些磺胺药时，为什么常同服碳酸氢钠并需多饮水？

有些磺胺（如 SD、SMZ）吸收后，其原型药物或肝代谢的乙酰化物在偏酸性尿中溶解度低，容易在肾小管中析出结晶，损伤肾小管及其尿路的上皮细胞，故需同服等量碳酸氢钠以碱化尿液，增大其溶解度，避免出现结晶。同时应多饮水以降低尿中排出物浓度。

19. 氨基糖苷类的主要不良反应有哪些？

（1）过敏反应：可致皮疹、发热等过敏症状，亦可致过敏性休克，应警惕。

（2）耳毒性：①前庭功能损害：眩晕、恶心、呕吐、眼球震颤及平衡失调。②耳蜗神经损害：表现为耳鸣、听力减退，严重者致耳聋。

（3）肾毒性：可出现蛋白尿、管型尿、尿中红细胞、肾小球滤过减少，严重者可致氮质血症、无尿和肾衰竭。

（4）神经肌肉阻断作用：各种氨基糖苷类抗生素均可引起神经肌肉麻痹作用，虽少见，但有潜在危险。若大剂量静脉注射或滴注速度过快可致呼吸抑制或停止。此外不可致心肌抑制，血压下降。

20. 为什么异烟肼的快代谢型者易出现肝损害，而慢代谢型者则易出现神经系统毒性？

异烟肼在人体内代谢主要为肝脏乙酰化，代谢产物为乙酰异烟肼、异烟酸等。人体对异烟肼乙酰化的速度有明显的人种和个体差异。快代谢型者血中乙酰异烟肼较多，慢代谢型者血中游离异烟肼原型较多。因乙酰异烟肼对肝脏毒性大，易于损害肝细胞，故异烟肼的快代谢型者易出现肝损害。异烟肼原型能与维生素B_6竞争同一酶或两者结合成腙类化合物后由尿排出，导致维生素B_6缺乏，故慢代谢型者易出现神经系统毒性。

✏ §1.5.2 药理学自测试题（附参考答案）

一、选择题

【A 型题】

1. 药物的血浆半衰期是指 （　　）

A. 50％药物从体内排出所需的时间　　B. 50％药物生物转化所需的时间　　C. 药物从血浆中消失所需时间的一半　　D. 血药浓度下降一半所需的时间　　E. 药物作用强度减弱一半所需的时间

2. 服用某些磺胺药时同服碳酸氢钠的目的是 （　　）

A. 预防过敏反应　　B. 避免影响血液酸碱度　　C. 增加药物疗效　　D. 增加尿中药物溶解度避免析出结晶　　E. 减少消化道反应

3. 下列糖皮质激素药物中,抗炎作用最强的是 （　）

A. 氢化可的松　　B. 泼尼松　　C. 曲安西龙　　D. 氟氢可的松　　E. 地塞米松

4. 药液漏出血管外,可引起局部缺血坏死的药物是 （　）

A. 普萘洛尔　　B. 肾上腺素　　C. 去甲肾上腺素　　D. 异丙肾上腺素　　E. 麻黄碱

5. 硫喷妥钠维持时间短主要是由于 （　）

A. 在肝脏代谢快　　B. 由肾脏排泄快　　C. 无肝肠循环　　D. 与血浆蛋白结合率低　　E. 重新分布于肌肉、脂肪

6. 可诱发变异型心绞痛的药物是 （　）

A. 维拉帕米　　B. 普萘洛尔　　C. 硝苯地平　　D. 哌唑嗪　　E. 利血平

7. 治疗沙眼衣原体感染应选用 （　）

A. 四环素　　B. 青霉素　　C. 链霉素　　D. 庆大霉素　　E. 磺胺药

8. 氯丙嗪治疗精神病时最常见的不良反应是 （　）

A. 体位性低血压　　B. 过敏反应　　C. 内分泌障碍　　D. 消化系统症状　　E. 锥体外系反应

9. 抗癌药物最常见的严重不良反应是 （　）

A. 肝脏损害　　B. 神经毒性　　C. 胃肠道反应　　D. 抑制骨髓　　E. 脱发

10. 阿托品不具有的作用是 （　）

A. 扩瞳　　B. 抑制腺体分泌　　C. 解除胃肠平滑肌痉挛　　D. 便秘　　E. 减慢心率

11. 下列哪种药物可诱发支气管哮喘 （　）

A. 肾上腺素　　B. 普萘洛尔　　C. 酚妥拉明　　D. 酚苄明　　E. 硝普钠

12. 治疗钩端螺旋体病用 （　）

A. 青霉素　　B. 制霉菌素　　C. 庆大霉素　　D. 利福平　　E. 新霉素

【X型题】

13. 肝素和双香豆素作用的主要区别是 （　）

A. 肝素静脉注射,双香豆素口服　　B. 肝素体内、外均抗凝,双香豆素仅体内抗凝　　C. 肝素起效快,双香豆素起效慢　　D. 肝素维持时间短,双香豆素维持时间长　　E. 肝素过量用鱼精蛋白对抗,双香豆素过量用大剂量维生素 K 对抗

14. 对晕动病所致呕吐有效的药物是 （　）

A. 苯海拉明　　B. 异丙嗪　　C. 氯丙嗪　　D. 东莨菪碱　　E. 美克洛嗪

15. 过敏性休克首选肾上腺素,主要与其下述哪些作用有关 （　）

A. 兴奋心脏 β_1 受体,使心排血量增加　　B. 兴奋支气管 β_2 受体,使支气管平滑肌松弛　　C. 兴奋瞳孔开大肌 α 受体,使瞳孔散大　　D. 兴奋血管 α 受体,使外周血管收缩,血压升高。使支气管黏膜血管收缩,降低毛细血管通透性,有利于消除支气管黏膜水肿,减少支气管分泌　　E. 抑制肥大细胞释放过敏性物质

二、填空题

1. 有机磷农药中毒时,常选用＿＿＿＿和＿＿＿＿来解救。

2. 阿司匹林的基本作用有＿＿＿＿、＿＿＿＿、＿＿＿＿和＿＿＿＿。

3. 氨基糖苷类的耳毒性包括＿＿＿＿和＿＿＿＿两类。

4. 毛果芸香碱直接激动眼虹膜括约肌的＿＿＿＿受体,使瞳孔＿＿＿＿。

5. 冬眠合剂 I 的主要成分是＿＿＿＿、＿＿＿＿和＿＿＿＿。

三、判断题

1. 首关消除强的药物，生物利用度高。 （ ）
2. 强心苷既能用于治疗慢性心功能不全，也可用于治疗心房颤动和心房扑动。 （ ）
3. 肾上腺素及地高辛均可增强心肌收缩力，故均可用于慢性心功能不全。 （ ）
4. 吗啡对心源性哮喘及支气管哮喘均有较好疗效。 （ ）
5. 硝酸甘油治疗心绞痛的主要机制是直接扩张冠状动脉。 （ ）

四、名词解释

1. 首关消除
2. 药物半衰期
3. 安慰剂
4. 化疗
5. 双盲法

五、问答题

1. 药物的不良反应有哪些表现形式？
2. 何谓习惯性和成瘾性？哪些药物有成瘾性？
3. 试述药物的剂量、阈剂量、治疗量、极量、中毒量、致死量及治疗指数的含义。
4. 试述阿托品的基本药理作用和临床用途。
5. 常用的 β 受体阻断药有哪些？
6. 试述糖皮质激素的适应证。
7. 胰岛素制剂有几种？如何选用？
8. H₁受体阻断药有哪些？试述其主要临床应用。
9. 何谓药物反应的个体差异？
10. 抗菌药物联合用药的目的是什么？

参考答案

一、选择题

1. D 2. D 3. E 4. C 5. E 6. B 7. A 8. E 9. D 10. E 11. B 12. A 13. ABCDE
14. ABDE 　15. ABDE

二、填空题

1. 阿托品　碘解磷定（或氯解磷定）
2. 解热　镇痛　消炎抗风湿　抗血小板聚集
3. 前庭功能损害　耳蜗神经损害
4. M　缩小
5. 哌替啶（杜冷丁）　氯丙嗪（可乐静）　异丙嗪（非那根）

三、判断题

1. － 2. ＋ 3. － 4. － 5. －

四、名词解释

1. 首关消除：某些药物从胃肠道吸收入门脉系统，在通过肠黏膜及肝脏时先经受灭活代谢，使其进人体循环的药量减少，该过程称首关消除（亦称首关效应或第一关卡效应）。普萘洛尔口服剂量比注射剂量大约大 10 倍，其主要原因是该制剂首关消除较强。口腔黏膜给药及直肠给药能避开首关消除。

2. **药物半衰期**：药物半衰期指血浆药物浓度下降一半所需要的时间，用 $t_{1/2}$ 表示。不少药物根据血浆半衰期确定给药次数，如磺胺药 SMZ 和 SIZ 的血浆半衰期分别为 $10\sim12$ 小时和 $5\sim7$ 小时，故前者每天给药 2 次，后者每天给药 4 次。

3. **安慰剂**：是一种在外形、颜色、味道等方面都与被测试药物一样，而实际并无药理活性的物质（如淀粉）。在科学地评价一个新的临床药物疗效时，有必要设立一组只给安慰剂的对照组。只有当所试药物的疗效明显超过安慰剂的疗效时方可认为有价值。有时安慰剂亦可表现出临床疗效或产生副作用，因而要正确评价药物疗效，必须排除病人心理、精神和环境等因素的干扰作用。

4. **化疗**：对各种微生物、寄生虫及恶性肿瘤所致疾病的药物治疗统称为化学药物治疗，简称"化疗"。

5. **双盲法**：是在使用安慰剂的基础上设计的一种试验方法，是指被试者（病人）和试验者（医师）双方都不知道使用的是什么药，试验结果的资料由第三者进行处理、评定，故称双盲。因为任何一种治疗方法的效果不仅取决于药物本身，还与病人对药物的信任、医师与病人的关系、医师对治疗方法的暗示或宣传，以及病人对治疗的反应性有关。这些因素都会影响对疗效的评价。采用双盲法可避免或减少上述因素的影响和试验者在判断结果时的主观推测，取得真实准确的结论。

五、问答题

1. （1）副作用：是指药物固有的、在治疗剂量下出现与治疗无关的作用，多为可以恢复的功能性变化，常为药物作用的选择性较低之故，如阿托品解除胃肠平滑肌痉挛时，其抑制腺体分泌作用可表现口干的副作用。副作用常可设法纠正或消除。例如用氢氯噻嗪利尿时，由于具有排钾作用，长期用药可致低钾血症的副作用，同时服用氯化钾即可纠正之。

（2）毒性反应：是指用药剂量过大或药物在体内蓄积过多时发生的危害性反应。毒性反应可立即发生，也可长期蓄积后逐渐产生。前者称为急性毒性，后者称为慢性毒性。此外，还有些药物具有致畸胎、致癌、致突变等特殊形式的药物毒性。

（3）后遗效应：是指停药后，血浆药物浓度降至阈浓度以下时所残存的药理效应。后遗效应可能非常短暂，如服用巴比妥类催眠药后次晨仍可出现嗜睡、乏力等宿醉现象。后遗效应也可能比较持久，如链霉素停药后造成的神经性耳聋便是永久性的后遗效应。

（4）停药反应：是指突然停药后原有疾病加剧的反应。

（5）变态反应：又称过敏反应，症状有皮疹、发热、造血系统抑制、肝肾功能损害、休克等。

（6）特异质反应：为先天遗传异常所致的反应，有的病人对某些药物反应特别敏感，如缺乏 G6PD 的病人极容易发生溶血、发绀。

2. 习惯性指反复应用某药或某些嗜好一旦停止后会感到不适，例如停止吸烟、饮酒，并不会出现严重的病理状态。而成瘾性则是由于长期、反复使用某些药物后，病人对应用这类药物产生一种舒适感（欣快症），机体对这类药物产生了生理性的或精神性的依赖和需求，因而有继续要求使用的欲望。一旦停药，可出现一系列的病理状态（戒断症状），如疲倦、乏力、恶心、呕吐、流涎、出汗、失眠、震颤、激动等，病人可由于难以忍受这些戒断症状而不能自控，甚至不择手段地以图谋获取相应药物，乃至发生意志消沉、人格丧失及异常行为等。

能够引起成瘾性的药物主要有麻醉性镇痛药类如吗啡、哌替啶、美沙酮、可待因等；催眠药类如巴比妥类及水合氯醛等，此外还有苯丙胺、可卡因及印度大麻等。

成瘾性最强、对人体危害性最大的药物是麻醉性镇痛药，如鸦片、吗啡和海洛因等。

3. （1）剂量：一般成人应用药物能产生治疗作用的一次平均用量。

（2）阈剂量：应用药物能引起药理效应的最小剂量。

（3）治疗量：指药物的常用量，是临床常用的有效剂量范围。一般为介于最小有效量和极量之间的量。

（4）极量：指治疗量的最大限度，即安全用药的极限，超过极量就有可能发生中毒。

（5）中毒量：超过极量，产生中毒症状的剂量。

（6）致死量：超过中毒量，导致死亡的剂量。

（7）治疗指数：为半数致死量和半数有效量的比值，即 LD_{50}/ED_{50}，用以表示药物的安全性。治疗指数大的药物相对较治疗指数小的药物安全。

4. 阿托品为 M 胆碱受体阻滞药，具有广泛的药理作用和用途。

（1）解除平滑肌痉挛，缓解内脏绞痛。

（2）眼科应用：阿托品能阻断虹膜括约肌和睫状肌上的 M 受体，导致扩瞳和调节麻痹，可用于扩瞳和治疗虹膜睫状体炎及验光配镜。

（3）抑制腺体分泌：常用于全身麻醉前给药，以减少呼吸道分泌，防止分泌物阻塞呼吸道和吸入性肺炎的发生，亦可用于严重盗汗和流涎症。

（4）增快心率，加速房室传导：阿托品能阻断迷走神经对心脏的抑制，故临床常用阿托品治疗缓慢型心律失常如窦性心动过缓、房室传导阻滞等。

（5）解除小血管痉挛，改善微循环：阿托品的这种作用与抗 M 胆碱受体作用无关。大剂量阿托品用于治疗感染中毒性休克。

（6）解救有机磷酸酯类中毒的首选药。

5. β 受体阻断药很多，临床有几十种，较常用的有如下几类：

（1）非选择性 β 受体阻断药：即 β_1、β_2 受体阻断药。代表性药物有普萘洛尔、噻吗洛尔、吲哚洛尔及纳多洛尔等。

（2）选择性 β_1 受体阻断药：代表性药物有阿替洛尔、美托洛尔、艾司洛尔及醋丁洛尔等。

（3）α、β 受体阻断药：拉贝洛尔（柳胺苄心定）。

6. （1）替代疗法：用于急、慢性肾上腺皮质功能减退症（包括肾上腺危象）；用于腺垂体功能减退及肾上腺次全切除术后作替代疗法。

（2）严重急性感染：如中毒性细菌性痢疾、暴发型流脑、中毒性肺炎、急性粟粒性肺结核、猩红热及败血症等。在使用有效的、足量的抗生素的同时，可辅以糖皮质激素治疗。原则是先用抗生素，后用激素；先停激素，后停抗生素。病毒性感染一般不宜用激素，因激素可减低机体的防御功能，反使感染扩散加剧。

（3）防止某些炎症后遗症：如用于结核性脑膜炎、脑炎、心包炎、风湿性心瓣膜炎、关节炎、睾丸炎及烧伤后瘢痕挛缩等。对虹膜炎、角膜炎、视网膜炎和视神经炎等非特异性眼炎，激素能消炎止痛，防止角膜混浊，预防瘢痕粘连的发生。

（4）自身免疫性疾病和过敏性疾病：自身免疫性疾病，如风湿热、风湿性心肌炎、风湿性及类风湿关节炎、全身性红斑狼疮、皮肌炎、自身免疫性贫血及肾病综合征等，用激素后多可缓解症状。对过敏性疾病，如荨麻疹、花粉症、血清病、血管神经性水肿、过敏性鼻炎、支气管哮喘和过敏性休克等，激素有良好的辅助治疗作用。

（5）抗休克治疗：对感染中毒性休克、过敏性休克、心源性休克、低血容量性休克有辅助治疗作用。

（6）血液病：用于急性淋巴细胞性白血病、再生障碍性贫血、粒细胞减少症、血小板减少症和过敏性紫癜等。

（7）异体脏器或皮肤移植术后，糖皮质激素可抑制排异反应。

（8）局部应用：糖皮质激素对接触性皮炎、湿疹、肛门瘙痒、牛皮癣等有一定疗效，宜用氟轻松、氢化可的松及泼尼松龙。

7.（1）短效胰岛素：又称普通胰岛素或正规胰岛素。皮下注射后，作用维持 6～8 小时，亦可肌内及静脉注射。由于作用快，维持时间短，适用于严重或伴有并发症的病人，也适用于早期病人，以确定适合的个体用量。

（2）中效胰岛素：有低精蛋白锌胰岛素和珠蛋白锌胰岛素，它们吸收较慢，作用时间可维持 18～24 小时，适于一般中、轻度糖尿病。

（3）长效胰岛素：制剂为精蛋白锌胰岛素，作用维持 24～36 小时，适用于需长期用药的糖尿病病人，也可用于口服降血糖药不能控制的慢性糖尿病病人。中、长效制剂均为混悬剂，不能静脉给药。

8. 人体内的组胺受体有 H_1 和 H_2 两种亚型，抗组胺药亦可分为 H_1 受体阻断药和 H_2 受体阻断药。H_1 受体阻断药有第一、第二代药可供临床使用。常用的第一代药主要有苯海拉明、异丙嗪、曲吡那敏、氯苯那敏、布可立嗪、美克洛嗪、特非那定等，临床主要用于：

（1）变态反应性疾病：H_1 受体阻断药能对抗组胺激动 H_1 受体的效应，但不能对抗变态反应时释放的 5-羟色胺、慢反应物质和缓激肽等过敏活性物质引起的症状。H_1 受体阻断药用于治疗皮肤、黏膜的过敏反应，疗效较好，如荨麻疹、血管神经性水肿、花粉症、过敏性鼻炎、药疹等。对血清病、湿疹、接触性皮炎等的疗效次之。对于缓解皮肤瘙痒症、虫咬皮炎、稻田皮炎、神经性皮炎和感冒时的黏膜卡他也有帮助。对支气管哮喘几无疗效，对过敏性休克无效。

（2）晕动病和呕吐：苯海拉明、异丙嗪、布可立嗪、美克洛嗪对晕动病、妊娠呕吐以及放射病呕吐都有镇吐效果。亦可利用其中枢抑制作用治疗失眠。异丙嗪可对抗氨茶碱中枢兴奋、失眠的不良反应。

9. 个体间对药物的反应存在差异，该反应差异表现在量和质两方面。量的差异包括高敏性和耐受性，前者指低于常用量就能发挥通常的效应甚至中毒，后者指高于常用量才能发挥通常的效应。因而，对于量反应差异的病人，要考虑采用"剂量个体化"。过敏反应则是对药物反应质的差异。

10.（1）发挥药物的协同抗菌作用以提高疗效。

（2）延缓或减少耐药菌的出现。

（3）对混合感染或不能作细菌学诊断的病例，联合用药可扩大抗菌范围。

（4）可减少个别药物剂量，从而减少毒副反应。

§2

预防医学知识

现代医学按其研究对象和任务的不同，可分为基础医学、临床医学和预防医学三部分。它们是医学科学中不可分割的部分，共同发挥着防病、治病，保障社会人群健康的职责。

预防医学的概念不仅仅是指传染病的预防与控制，它还涵盖了环境污染、饮食卫生、职业病以及传染病、地方病、职业病、心脑血管病、医源性疾病、恶性肿瘤等的三级预防，同时还包括卫生学和医学统计学的内容。在医学统计学中除基本知识外，还介绍了医学论文写作要点。

有关卫生政策、法规方面的内容，本书另辟章节予以叙述。

§2.1　预防医学基本知识问答

一、预防医学概述

1. 试述现代医学的组成部分及其相互关系。

现代医学由基础医学、临床医学和预防医学三部分组成。在临床实践中，既要依靠基础医学和临床医学的知识和技能进行临床科学研究和临床诊治，还要用预防医学的基本观念，结合病人所处的社会和自然环境，考虑疾病的防治措施。

2. 试述预防医学的定义。

预防医学以环境-人群-健康为模式，以人群为主要研究对象，用预防为主的思想针对人群中疾病发生发展规律，运用基础科学、临床医学和环境卫生科学的理论和方法来探查自然和社会环境因素对人群健康和疾病作用的规律；应用卫生统计学和流行病学等原理和方法，分析环境中主要致病因素对人群健康的影响，以制订防治对策；并通过公共卫生措施，达到促进健康和预防疾病、防治伤残和夭折的目的。

3. 试述预防医学的研究对象和内容。

预防医学是以人群为主要研究对象。其内容是针对人群中疾病的消长规律，采用基础科学和卫生学等方法探查自然和社会、环境因素对健康和疾病的作用规律；应用卫生统计学和流行病学原理和方法，分析环境中主要致病因素对人群健康的影响，给予定量评价，并通过公共卫生措施达到促进健康和预防疾病、伤残和夭折。

4. 何谓初级卫生保健？

初级卫生保健（primary heath care，PHC）又称基层卫生保健，它是实现 HFA 的关键策略。WHO 对 PHC 的解释是：从需要来说是必不可少的，从受益面来说是每个人都能享有的，从方法来说是科学的、可靠的，又是能普遍接受的，从费用来说是能负担的，从工作来说是个人、家庭、全社会每个人都能积极参加的。也就是说，PHC 是指最基本的、体现社会平等权利的、人人都享有的保健措施，它面向社会、作为社会发展规划的组成部分。

5. 试述预防医学与临床医学的不同之处。

预防医学不同于临床医学，其特点为：

（1）预防医学的工作对象包括个体及群体。

（2）主要着眼于健康和无症状病人。

（3）研究重点为人群健康与环境（工作、生活、社会环境）的关系。

（4）采取的对策更具积极的预防作用，具有较临床医学更大的人群健康效益。

（5）研究方法上更注重微观和宏观相结合。

6. 试述健康的定义。

世界卫生组织（WHO）提出的"健康"的定义为："健康是身体、精神上和社会适应上的完好状态，而不仅仅是没有疾病和虚弱。"

7. 试述影响健康的主要因素。

影响健康的主要因素有：

（1）环境因素：包括自然环境（物理、化学、生物因素）；社会环境（社会经济、职业、教育、文化等因素）。

（2）行为生活方式：包括消费类型，各种有害健康的行为等。

（3）医疗卫生服务：包括医疗、预防、康复等机构及社区卫生服务等医疗卫生设施的分配及利用，医疗卫生制度等。

（4）生物遗传因素：造成先天性缺陷或伤残。

8. 何谓疾病的三级预防？

（1）一级预防：又称病因预防，即采取各种措施以控制或消除健康危险因素，并对人群进行卫生宣传教育，采取各种增进健康的措施。

（2）二级预防：又称临床前预防，即在疾病的临床前期做好早期发现、早期诊断、早期治疗，使疾病有可能及早治愈或不致加重。

（3）三级预防：又称临床预防，即对病人采取积极的治疗，以防止疾病恶化，预防并发症，防止病残，促进康复，延长寿命。

二、传染病概述

1. 何谓传染病？

传染病是由各种病原体引起的能在人与人、动物与动物或人与动物之间相互传播的一类疾病。病原体中大部分是微生物，小部分为寄生虫，寄生虫引起者又称寄生虫病。有些传染病，防疫部门必须及时掌握其发病情况，及时采取对策，因此发现后应在规定时间及时向当地防疫部门报告，称法定传染病。中国目前的法定传染病有甲、乙、丙 3 类，共 39 种。

2. 传染病与感染性疾病的概念有何区别？

传染病是由病原微生物（病毒、立克次体、细菌、螺旋体等）和寄生虫（原虫或蠕虫）

感染人体后产生的有传染性的疾病，属于感染性疾病。而感染性疾病亦由病原体引起，但不一定有传染性，在感染性疾病中有传染性的疾病才称传染病，它可在人群中传播并造成流行。

3. 试述传染病传播的必备条件。

病原体从已感染者排出，经过一定的传播途径，传入易感者而形成新的传染的全部过程。传染病得以在某一人群中发生和传播，必须具备传染源、传播途径和易感人群三个基本环节。

4. 何谓传染源?

在体内有病原体生长繁殖，并可将病原体排出的人和动物，即患传染病或携带病原体的人和动物。患传染病的病人是重要的传染源，其体内有大量的病原体。病程的各个时期，病人的传染源作用不同，这主要与病种、排出病原体的数量和病人与周围人群接触的程度及频率有关。如多数传染病病人在有临床症状时能排出大量病原体，威胁周围人群，是重要的传染源。但有些病人如百日咳病人，在卡他期排出病原体较多，具有很强的传染性，而在痉咳期排出病原体的数量明显减少，传染性也逐渐减退。又如，乙型肝炎病人在潜伏期末才具有传染性。

一般说来，病人在恢复期不再是传染源，但某些传染病（伤寒、白喉）的恢复期病人仍可在一定时间内排出病原体，继续起传染源的作用。

5. 何谓传播途径?

传播途径指病原体自传染源排出后，在传染给另一易感者之前在外界环境中所行经的途径。一种传染病的传播途径可以是单一的，也可以是多个的。传播途径可分为水平传播和垂直传播两类。

由于生物性的致病原于人体外可存活的时间不一，存在人体内的位置、活动方式都有不同，都影响了一个感染症如何传染的过程。为了生存和繁衍，这类病原性的微生物必须具备可传染的性质，每一种传染性的病原通常都有特定的传播方式，例如透过呼吸的路径，某些细菌或病毒可以引起宿主呼吸道表面黏膜层的形态变化，刺激神经反射而引起咳嗽或喷嚏等症状，借此重回空气等待下一个宿主将其引入，但也有部分微生物则是引起消化系统异常，像是腹泻或呕吐，并随着排出物散布在各处。透过这些方式，复制的病原随病人的活动范围可大量散播。

6. 何谓易感人群?

易感人群是指人群对某种传染病病原体的易感程度或免疫水平。新生人口增加、易感者的集中或进入疫区，部队的新兵入伍，易引起传染病流行。病后获得免疫、人群隐性感染，人工免疫，均使人群易感性降低，不致传染病流行或终止其流行。

7. 试述传染病传播的具体途径。

（1）空气传染：有些病原体在空气中可以自由散布，直径通常为 $5\mu m$，能够长时间浮游于空气中，做长距离的移动，主要借由呼吸系统感染，有时亦与飞沫传染混称。

（2）飞沫传染：飞沫传染是许多感染原的主要传播途径，借由病人咳嗽、打喷嚏、说话时，喷出温暖而潮湿的液滴，病原附着其上，随空气扰动飘散短时间、短距离地在风中飘浮，由下一位宿主因呼吸、张口或偶然碰触到眼睛表面时黏附，造成新的宿主受到感染。例如：细菌性脑膜炎、水痘、普通感冒、流行性感冒、腮腺炎、结核、麻疹、百日咳等。由于飞沫质、量均小，难以承载较重之病原，因此寄生虫感染几乎不由此途径传染其他个体。

（3）粪-口传染：常见于发展中国家卫生系统尚未健全、教育倡导不周的情况下，未处理之废水或受病原沾染物，直接排放于环境中，可能污损饮水、食物或碰触口、鼻黏膜之器具，以及如厕后清洁不完全，借由饮食过程可导致食入者感染，主要病原可为病毒、细菌、寄生虫，如霍乱、甲型病毒性肝炎、小儿麻痹、轮状病毒、弓形虫感染症，于已开发国家也可能发生。有时，某些生物因体表组织构造不足以保护个体，可能因接触病人之排泄物而受到感染，正常情况下在人类族群中不会发生这种特例。

（4）接触传染：经由直接碰触而传染的方式称接触传染，这类疾病除了直接触摸、亲吻病人，也可以透过共享牙刷、毛巾、刮胡刀、餐具、衣物等贴身用物，或是因病人接触后，在环境留下病原达到传播的目的。因此此类传染病较常发生在学校、军队等物品可能不慎共享的场所。例如：真菌感染的香港脚、细菌感染的脓疱症（impetigo）、病毒在表皮引起增生的疣，而梅毒的情况特殊，通常是健康个体接触感染者的硬性下疳（chancre）所致。

（5）性传染疾病包含任何可以借由性行为传染的疾病，因此属于接触传染的一种，但因艾滋病在世界流行状况甚为严重，医学中有时会独立探讨。通常主要感染原为细菌或病毒，借由直接接触生殖器的黏膜组织、精液、阴道分泌物甚至直肠所携带之病原，传递至性伴侣导致感染。若这些部位存有伤口，则病原可能使血液感染带至全身各处。

（6）垂直传染：垂直传染专指胎儿由母体得到的疾病。拉丁文以"in utero"表示"在子宫"的一种传染形式，通常透过此种传染方式感染胎儿之疾病病原体，多以病毒和活动力高的小型寄生虫为主，可以经由血液输送，或是具备穿过组织或细胞的能力，因此可以透过胎盘在母子体内传染，例如 AIDS 和乙型病毒性肝炎。细菌虽较罕见于垂直感染，但是梅毒可在分娩过程，由于胎儿的黏膜部位或眼睛接触到母体阴道受感染之黏膜组织而染病；且有少数情况则是在哺乳时透过乳汁分泌感染新生儿。后两种路径也都属于垂直感染的范畴。

（7）血液传染：主要透过血液、伤口的感染方式，将疾病传递至另一个个体身上的过程。常见于医疗使用注射器材、输血技术之疏失，因此许多医疗院所要求相关医疗程序之施行，必须经过多重、多人的确认以免伤害病人，于献血、输血时，也针对捐赠者和接受者进一步检验相关生理状况，减低此类感染的风险，但由于毒品的使用，共享针头的情况可造成难以预防的感染，尤其对于艾滋病的防范更加困难。

8. 感染过程有哪些表现？

病原体通过各种途径进入人体，就开始了感染过程。感染过程可表现为下列 5 种形式。①病原体被清除。②隐性感染。③显性感染。④病原携带状态。⑤潜伏性感染。上述 5 种表现形式中，以隐性感染最为常见，显性感染最容易识别。

9. 试述在感染过程中免疫应答的作用。

机体的免疫应答对感染过程的表现和转归起着重要作用。免疫应答可分为有利于机体抵抗病原体入侵与破坏的保护性免疫应答和促进病理过程及组织损伤的变态反应两大类。保护性免疫应答又分为非特异性与特异性免疫应答两类：①非特异性免疫应答，是机体对进入体内异物的一种清除机制，包括天然屏障（如皮肤、黏膜及其分泌物的外部屏障，以及血-脑屏障、胎盘屏障等内部屏障）、吞噬作用、体液因子（如补体、溶菌酶、纤连蛋白、各种细胞因子，如白介素 1～6、肿瘤坏死因子、γ-干扰素粒细胞-吞噬细胞集落刺激因子）。②特异性免疫应答，是指由于对抗原特异性识别而产生的免疫，包括由 T 淋巴细胞介导的细胞免疫和由 B 淋巴细胞介导的体液免疫。

10. 特异性免疫在抗感染中有何作用？

特异性免疫（specific immunity）是指由于对抗原特异性识别而产生的免疫。由于不同病原体所具有的抗原绝大多数是不相同的，故特异性免疫通常只针对一种传染病。感染后的免疫都是特异性免疫，而且是主动免疫，通过细胞免疫（cell mediated immunity）和体液免疫（humoral immunity）的相互作用而产生免疫应答，分别由 T 淋巴细胞与 B 淋巴细胞来介导。

（1）细胞免疫：致敏 T 细胞与相应抗原再次相遇时，通过细胞毒性和淋巴因子来杀伤病原体及其所寄生的细胞。在细胞内寄生的细菌（如结核分枝杆菌、伤寒沙门菌）、病毒（如麻疹病毒、疱疹病毒）、真菌（如假丝酵母菌、隐球菌）和立克次体等感染中，细胞免疫起重要作用。T 细胞还具有调节体液免疫的功能。

（2）体液免疫：致敏 B 细胞受抗原刺激后，即转化为浆细胞并产生能与相应抗原结合的抗体，即免疫球蛋白（Ig）。由于不同抗原而产生不同免疫应答，抗体又可分为抗毒素、抗菌性抗体、中和（病毒的）抗体、调理素（opsonin 促进吞噬作用的抗体）、促进天然杀伤细胞的抗体、抑制黏附作用的抗体等。抗体主要作用于细胞外的微生物。

免疫球蛋白在化学结构上可分为 5 类：IgG、IgA、IgM、IgD、IgE，各具有不同功能。在感染过程中，IgM 首先出现，但持续时间不长，是近期感染的标志。IgG 在临床恢复期出现，并持续较长时间。IgA 主要是呼吸道和消化道黏膜上的局部抗体。IgE 则主要作用于原虫和蠕虫感染。

11. 试列举常用的免疫制剂及其作用。

常用的免疫制剂包括主动免疫制剂与被动免疫制剂。前者包括疫苗、菌苗、类毒素等；后者包括抗毒素、丙种球蛋白或高滴度免疫球蛋白。

12. 试述传染病的基本特征。

传染病与其他疾病的区别在于具有下列 4 个基本特征：①有病原体。②有传染性。③有流行病学特征。④有感染后免疫。

13. 传染病常见的热型有哪些？

热型是传染病重要特征之一，具有鉴别诊断意义。

（1）稽留热：24小时体温相差不超过1℃，见于伤寒、斑疹伤寒等。

（2）弛张热：24小时体温相差超过1℃，但最低点未达正常，见于伤寒缓解期、流行性出血热等。

（3）间歇热：24小时内体温波动于高热与常温之下，见于疟疾、败血症等，又称败血症型热。

（4）回归热：骤起高热，持续数日，高热重复出现，见于回归热、布氏菌病等；在多次重复出现，并持续数月之久时，称波状热。

（5）马鞍热：发热数日，退热一日，又再发热数日，见于登革热。

14. 发疹性感染的皮疹有何特点？

许多传染病在发热的同时伴有发疹，称发疹性感染。

（1）按发疹部位分类：包括皮疹（外疹）和黏膜疹（内疹）两大类。疹子的出现时间和先后次序对诊断和鉴别诊断有重要参考价值。如水痘、风疹多发生于起病第1天，猩红热于第2天，麻疹于第4天，斑疹伤寒于第5天，伤寒于第6天等，但亦都有例外。水痘的疹子主要分布于躯干，天花的疹子多分布于面部及四肢。麻疹有麻疹黏膜疹（科普利克斑），皮疹先出现于耳后、面部，然后向躯干、四肢蔓延等。

（2）按疹子形态分类：可分为4大类。①斑丘疹：多见于麻疹、风疹、柯萨奇及埃可病毒感染、EB病毒感染等病毒性传染病和伤寒、猩红热等。②出血疹：多见于流行性出血热、登革出血热等病毒性传染病；斑疹伤寒、恙虫病等立克次体病和流行性脑脊髓膜炎、败血症等细菌病。③疱疹或脓疱疹：多见于水痘、天花、单纯疱疹、带状疱疹等病毒性传染病、立克次体病及金黄色葡萄球菌败血症等。④荨麻疹：多见于血清病、病毒性肝炎等。

15. 血液常规检查在传染病诊断中有何价值？

血液常规检查中以白细胞计数和分类的用途最广。白细胞总数显著增多常见于化脓性细菌感染，如流行性脑脊髓膜炎、败血症和猩红热等。革兰阴性杆菌感染时白细胞总数往往升高不明显甚至减少，例如布氏菌病、伤寒及副伤寒等。病毒性感染时白细胞总数通常减少或正常，如流行性感冒、登革热和病毒性肝炎等。原虫感染时白细胞总数也常减少，如疟疾、黑热病等。蠕虫感染时嗜酸粒细胞通常增多，如钩虫、血吸虫、肺吸虫感染等。嗜酸性粒细胞减少则见于伤寒、流行性脑脊髓膜炎等。

16. 试述病原体检查在传染病诊断中的价值。

病原体检查包括病原体的直接检出与病原体分离培养。病原体检查是传染病确诊的依据。采集标本时应注意病程阶段、有无应用过抗微生物药物及标本的保存与运送。

（1）病原体直接检出：许多传染病可通过显微镜或肉眼检出病原体而确诊，例如从血液或骨髓涂片中检出疟原虫及利什曼原虫，从血液涂片中检出微丝蚴及回归热螺旋体，从大便涂片中检出各种寄生虫卵及阿米巴原虫等。血吸虫毛蚴经孵化法可用肉眼检出，绦虫节片也可在大便中用肉眼检出。

（2）病原体分离培养：细菌、螺旋体和真菌通常可用人工培养基分离培养，如伤寒沙门菌、志贺菌属、霍乱弧菌、钩端螺旋体、隐球菌等。立克次体则需要动物接种或组织培养才能分离出来，如斑疹伤寒、恙虫病等。病毒分离一般需用组织培养如登革热、脊髓灰质炎等。用以分离病原体的标本可采自血液、尿、粪、脑脊液、痰、骨髓、皮疹吸出液等。

17. 传染病特效疗法常用的有哪几类药物？

病原治疗或特效疗法具有清除病原体的作用，达到根治和控制传染源的目的。常用药物有抗生素、化学治疗制剂和血清免疫制剂等。针对细菌和真菌的药物主要为抗生素与化学制剂。血清免疫学制剂包括白喉和破伤风抗毒素、干扰素和干扰素诱导剂等。

18. 《中华人民共和国传染病防治法》将法定传染病分为几类？各包括哪些病种？

《中华人民共和国传染病防治法》自 2004 年 12 月 1 日起施行，将法定传染病分为甲、乙、丙三类。

（1）甲类传染病：是指鼠疫和霍乱。

（2）乙类传染病：是指传染性非典型肺炎、艾滋病、病毒性肝炎、脊髓灰质炎、人感染高致病性禽流感、麻疹、流行性出血热、狂犬病、流行性乙型脑炎、登革热、炭疽、细菌性和阿米巴性痢疾、肺结核、伤寒和副伤寒、流行性脑脊髓膜炎、百日咳、白喉、新生儿破伤风、猩红热、布鲁菌病、淋病、梅毒、钩端螺旋体病、血吸虫病、疟疾。

（3）丙类传染病：是指流行性感冒、流行性腮腺炎、风疹、急性出血性结膜炎、麻风病、流行性和地方性斑疹伤寒、黑热病、包虫病、丝虫病，以及除霍乱、细菌性和阿米巴性痢疾、伤寒和副伤寒以外的感染性腹泻病。

此外，自 2008 年 5 月 2 日起，手足口病纳入丙类传染病感染。

19. 试述突发公共卫生事件和传染病报告的内容。

主要报告内容有疫情发生基本情况（发生地点、波及范围、波及人数、可能传播途径等），疫情发生简要经过，当地卫生机构对疫情处理措施等。

20. 试述关于甲、乙类传染病报告的时限规定。

（1）对甲类传染病和按甲类管理的乙类传染病病人、疑似病人和病原携带者，卫生部规定按甲类传染病管理的其他乙类传染病如突发原因不明的传染病，以及卫生部规定的不明原因肺炎病人，应在 2 小时内完成网络直报。

（2）对其他乙类传染病病人、疑似病人，伤寒和副伤寒、痢疾、梅毒、淋病、白喉、疟疾的病原携带者，卫生部列入乙类传染病管理的其他传染病病人、疑似病人，省级人民政府决定列入乙类传染病管理的其他地方性传染病病人、疑似病人，应在 24 小时内，通过网络进行信息的录入报告。

三、环境污染

1. 试述环境污染的概念及环境污染的来源。

由于人为的或自然的因素，使环境的组成或状态发生变化，扰乱和破坏了生态系统和平衡，对人类健康造成直接、间接或潜在的有害影响。这种现象称环境污染。污染物的来源主要有：

（1）生产性污染：主要为工业"三废"，即废气、废水、废渣。

（2）生活性污染：主要为生活污水、垃圾、粪便。

（3）其他污染物：如城市交通产生的噪声和汽车尾气；电视塔和电磁波通信设备产生的微波和电磁辐射波；原子能和放射性同位素机构排放出的废弃物等。

2. 何谓公害、公害病和公害事件？

由于人为的原因造成广泛的环境污染，引起对居民健康的严重危害和生态的破坏称公害。因公害而造成的地区性疾病称公害病。公害对居民健康的危害很大，严重的公害可以引起许多居民患病或死亡称公害事件。

3. 试述环境污染物的分类。

环境污染物按其性质可分为化学性、物理性和生物性污染物三大类，以化学性污染物最为常见。

（1）化学性污染：种类繁多，可分为无机污染物和有机污染物两类。随着工农业生产的发展和科学技术的进步，人们在环境中接触的化学物质愈来愈多，对人类健康威胁较大。较常见的化学性污染物有：有害气体如 SO_2、CO、NO_x、Cl_2 等；重金属如 Hg、Cd、Pb、Cr、Ni 等；有机化合物如有机磷、有机氯农药、有机溶剂和高分子化合物等。

（2）物理性污染：如噪声、电离辐射、电磁辐射等。

（3）生物性污染：如各种病原微生物、寄生虫等。

4. 为什么说环境保护是我国的基本国策？

环境保护是我国的一项基本国策，关系到广大人民健康和造福子孙后代。其基本方针是"全面规划、合理布局、综合利用、化害为利、依靠群众、大家动手、保护环境、造福人民"。环境保护是一项系统工程，必须把环境作为一个有机整体来看待，既要合理开发和利用资源，发展生活，又要尽可能消除或减少污染，全方位综合治理，保护环境，保障人民健康。

5. 环境污染的防治措施包括哪些方面？

根据我国国情，主要应从控制环境污染源和立法两方面采取综合防治措施。

（1）治理工业"三废"：工业"三废"是环境污染的主要来源，治理"三废"是防治环境污染的主要措施。首先要合理布局，这是防止污染危害的一项战略措施。厂址的选择、设计时应与居民区保持一定距离，不得设在城镇的上风侧或水源的上游；居民区不准设立污染环境的工厂。其次要改革工艺、综合利用、化害为利，这是治理"三废"的根本性措施。对尚不能综合利用的"三废"，要进行净化处理，采取经济有效的方法加以净化。

（2）预防农药污染：合理利用农药，减少农药残留。特别是含铅、砷、汞等重金属制剂和某些有机氯农药残留时间长，危害更大。因此应严格规定农药使用范围和使用方法，对于致癌性农药则应绝对禁止使用。提倡综合防治，减少化学农药用量，研究和推广生物防治与物理防治联合或交替应用的方法。加强灌溉农田的卫生管理。引用污水灌溉前进行预处理，达到灌溉标准后才能使用。

（3）预防生活性污染：随着人口的增加，生活水平不断提高，生活用水量不断增大，生活污水的产量也不断增加。另外垃圾质量也发生了变化，如难以降解的塑料等高分子聚合物等垃圾比重增大，使垃圾无害化的难度加大。生活污水和垃圾一定要经无害化处理后才能排放或使用。特别应注意医院中污水和垃圾的妥善处理，医疗机构的污水垃圾中常常被许多病原微生物和一些放射性废弃物污染，需要经过特殊处理才能排放。

（4）制定完善的环境保护法律、法规和保证体系：要有效地遏制环境污染，必须有健全的法制。如我国先后颁布了《大气环境质量标准》、《大气污染防治法》、《污水灌溉农田暂行卫生管理办法》等。我国的环境保护法制的建立虽发展较快，但尚不够健康和完善。1983 年我国第二次全国环境会议确定把改善和保护环境作为一项基本国策，并明确指出了"经济建设、城乡建设、环境建设同步规划、同步实施、同步发展，实施经济效益、社会效益和环境效益统一"的环境保护战略方针。这个方针体现在一系列具体政策上，其中主要的一项是实行环境保护责任制，这项政策在促进环境保护与经济发展更紧密结合方面发挥了积极作用。

6. 试述环境污染物对人群健康影响的特点。

（1）广泛性：即影响地区广、人口多、作用面大。

（2）长期性：即剂量往往较低，需长期作用才能造成危害。因此，对人群健康影响时间长，需要长期观察。

（3）复杂性：既有多种因素的影响，又可能有多种污染物的联合作用的影响。

（4）多样性：环境污染物对人体的危害既有局部作用，又有全身作用；既可有近期作用，又可有远期作用。

7. 环境污染物对健康的危害主要表现在哪些方面？举例说明可引起哪些疾病。

（1）特异性损害：主要表现为①急性和亚急性中毒。②慢性中毒：主要为环境污染物进入环境后，经过若干年长期作用引起慢性损害。③致癌作用：其中与化学因素有关的占 90%，与物理因素有关的占 5%，与生物因素（真菌、病毒、寄生虫）有关的占 5%。④致畸作用。⑤致突变作用。⑥致敏作用。

（2）非特异性损害：主要表现为一般多发病的发病率增高，机体的抵抗力下降，劳动能力下降等。

（3）环境污染引起的疾病举例如下：①传染病，如伤寒、霍乱、痢疾等。②公害病，如"水俣病""痛痛病"。③职业病，如硅沉着病、铅中毒等。④食物源性疾病，如细菌性、化学性食物中毒，河豚和毒蕈中毒，食品污染各种致病因子引起的感染性和中毒性疾病。

8. 何谓介水传染病？其流行特点有哪些？

介水传染病是指由于饮用或接触受病原体污染的水而引起的一类传染病，其流行特点如下：

（1）水源一次大量污染后，可出现暴发流行。水源经常受污染，病例可终年不断。

（2）绝大多数病人有饮同一水源的历史。

（3）加强饮水的净化和消毒，疾病的流行能得到迅速的控制。

9. 举例说明环境污染对人体健康的特异性影响。

（1）急性危害：如伦敦的烟雾事件。

（2）慢性危害：例如"水俣病"。

（3）远期危害：①致突变作用，如电离辐射、紫外线等。②致癌作用，如苯并芘、石棉等。③致畸作用，如"反应停"、铅、甲基汞等。④对免疫功能的影响，一类是可引起变态反应性疾病，如二异氰酸酯、棉尘等可引起呼吸道的变态反应性疾病；另一类是机体的免疫抑制剂，如金属类、某些农药等。

10. 试述常见的室内空气污染物对健康的主要危害。

（1）诱发癌症：如吸烟者与被动吸烟者肺癌患病率高，苯引起白血病，放射性氡可引起肺癌。

（2）引起中毒性疾病：急性 CO 和 CO_2 中毒，香烟烟雾、燃料燃烧、烹调油烟引起慢性阻塞性肺疾病及空调病等。

（3）传播传染病：传染性非典型肺炎、流行性感冒、麻疹、白喉、军团病等。

（4）引起变态反应：尘螨等室内变应原，可以引起哮喘、过敏性鼻炎、荨麻疹等。

11. 试述防止噪声危害的措施。

（1）控制和消除噪声源：包括密闭声源，吸声和隔声，隔振和阻尼等。

（2）控制噪声的传播：主要是增加噪声源与接受者之间的距离，以及设立屏障，如建立绿化带等。

（3）个人防护：对于接触噪声的作业人员，常可用耳塞、防声棉、耳罩及帽盔等。

（4）执行各类噪声标准和管理规定：把生产和生活的噪声控制在一定的强度和时间内。

12. 国际癌症研究机构将环境致癌物分为哪几类？

（1）对人类致癌物：对人类的致癌证据充分，有 87 种。

（2）对人类很可能或可能是致癌物：A 类，对人很可能致癌，即动物致癌证据充分，但对人类致癌证据有限，有 63 种；B 类，对人可能致癌，即对人类和动物致癌证据均不充分，有 234 种。

（3）现有的证据尚不能就其致癌性进行分类的致癌物：有 493 种。

（4）对人类很可能不是致癌物：有 1 种，即己内酯胺。

13. 试述中暑的分类。

中暑按病情程度分为 3 种。

（1）中暑先兆：高温作业工作，在工作过程中，有轻微的头晕、头痛、心悸、无力、体温升高、脉搏加快，但还能坚持工作者，称中暑先兆。

（2）轻症中暑：具有上述中暑症状而被迫停止工作，但轻短时的休息，症状消失即可恢复工作者。

（3）重症中暑：具有上述中暑症状，并在工作中出现突然晕倒及热痉挛者。

对于中暑先兆和轻症中暑，应使病人迅速离开高温环境，到通风良好的阴凉安静处休息，可适当给予含盐清凉饮料，一般可以逐步恢复。对于重症中暑，则要紧急抢救。治疗原则是迅速降低过高的体温，纠正水、电解质紊乱和酸碱平衡失调，积极防治休克和脑水肿。

14. 试述防暑降温的主要措施。

(1) 技术措施：包括合理设计工艺过程，如隔热、通风。

(2) 保健措施：饮料及营养补充，个人防护。

(3) 体检和职业禁忌证：对高温作业工人应进行就业前和入暑前健康检查。凡有心血管器质性疾病、持续性高血压、溃疡病、活动性肺结核、肝肾疾病、明显的内分泌疾病（如甲亢）、重病后恢复期及体弱者，均不宜从事高温作业。

(4) 调整休息时间。

四、饮食与健康

1. 简述食物与健康的关系。

食物是人类生存和维持健康必不可少的物质。当食物被污染或食物中营养素摄入过多或过少时，都可直接危害人体健康。

(1) 食物被污染：可引起食物中毒，如化学性、细菌性、动植物及其毒素等食物中毒。长期摄入被污染的食物后可引起慢性危害及致癌、致畸、致突变等，如黄曲霉毒素污染食物可引起肝癌。

(2) 营养素不足：可导致营养缺乏病如蛋白质、热能营养不良、缺铁性贫血、佝偻病等。

(3) 营养素过多：过量摄入营养素可导致营养过剩或中毒，如肥胖症、维生素 A 中毒等。

2. 何谓合理营养？试述其基本卫生学要求。

合理营养是指全面而平衡的营养。合理营养应满足以下基本要求：

(1) 能供给足量的营养素和热能，以保证机体生理活动和劳动的需要。

(2) 应保持各种营养素摄入量及消耗量的平衡和营养素之间的平衡。

(3) 食物应具有良好的色、香、味，能引起食欲。

(4) 食物本身无毒，无病原体和农药等化学物质污染，加入的食品添加剂应符合卫生要求。

3. 试述《中国居民膳食指南》的主要内容。

《中国居民膳食指南》是根据营养学原则，结合我国居民膳食中存在的主要缺陷而制定的，其主要内容如下：

(1) 多吃蔬菜、水果和薯类。

(2) 常吃奶类、豆类及其制品。

(3) 经常吃适量的鱼、禽、蛋和瘦肉，少吃肥肉和荤油。

(4) 食量与体力活动要平衡，保持适宜体重。

(5) 吃清淡少盐膳食。

(6) 如饮酒，应限量。

(7) 吃清洁卫生、不变质的食物。

4. 试述膳食纤维的生理功能。

（1）通便防癌。

（2）降低血清胆固醇，可预防心脑血管疾病。

（3）降低餐后血糖，辅助防治糖尿病。

（4）吸附某些食品添加剂、农药、洗涤剂等化学物质。

5. 试述心血管疾病与营养的关系。

与心血管疾病有关的营养因素主要有：

（1）脂肪：总摄入量与动脉硬化发病率成正相关。

（2）胆固醇：胆固醇的摄入量与动脉粥样硬化成正相关。

（3）热能和糖类：总热能的摄入量大于消耗量，可引起单纯性肥胖，还可使血三酰甘油升高。膳食纤维有减低血胆固醇的作用。

（4）蛋白质：适当地摄入蛋白质对人体影响不大，但过多地摄入蛋白质则可促进动脉粥样硬化。

（5）维生素和无机盐：维生素 C 有减缓动脉粥样硬化作用，维生素 E 有抗衰老作用，烟酸有防止动脉粥样硬化、减低血胆固醇和三酰甘油作用。钙有利尿作用和降压效果，镁可使外周血管扩张。铜缺乏可引起心血管损伤和血胆固醇升高，摄入过多的食盐可促进心血管疾病的发生，过量的铁可引起心肌损伤和心律失常、心力衰竭等。

6. 试述食物中毒的特点。

（1）突然暴发，潜伏期短，来势急剧，短时间内有许多病例同时出现，发病后很快形成高峰。

（2）发病者都有类似的临床症状和体征。

（3）易集体发病，一般无传染性。

（4）有食同一食物的历史，发病范围局限在摄食某种食物的范围内，停止食用，发病即停止。

7. 简述食物中毒事件的处理原则。

（1）迅速赶赴事件现场抢救病人。

（2）立即封存可疑食物，禁止可疑食物继续食用或出售（可疑食物是指全部中毒者均吃过而健康者未吃过的食物）。

（3）采集可疑食物、病人排泄物、呕吐物、洗胃液等样品，立即化验。

（4）对中毒事件进行卫生学调查。

（5）确定食物中毒后，应根据《食品中毒调查报告办法》及时向当地食品卫生监督部门报告，同时追究当事人的法律责任。

8. 试述肥胖症的发病原因及其主要并发症。

（1）发病原因：①饮食习惯多表现为多食、贪食、食欲亢进。②体质和遗传因素。③内分泌和神经调节因素，如甲状腺功能低下使基础代谢降低，能量消耗减少。④运动量少。

（2）常见并发症：糖尿病、冠心病、高三酰甘油血症及动脉粥样硬化等。

9. 试述易受黄曲霉毒素食品污染的食物及其危害。

黄曲霉毒素最易在花生上生长，其次在玉米、小麦、稻米、豆类、肉类制品中也能繁殖。黄曲霉毒素毒性极大，急性中毒症状主要为发热、呕吐、食欲减退，继而出现黄疸，重者可出现腹水，部分病人有肝大及压痛。长期摄入低浓度或较短时期摄入高浓度黄曲霉毒素均可诱发肝癌、胃癌、结肠癌等。

10. 简述食品的防霉去毒措施。

（1）防霉：控制粮食含水量在13％以下即可防霉。保持粮粒及花生外壳的完整，使用化学熏蒸剂，对防止真菌侵染也有一定作用。

（2）去毒：挑除霉粒，适用于花生。碾轧加工及加水搓洗，适用于大米。脱胚去毒，适用于玉米。加碱破坏毒素，适用于食用油。其他如紫外线照射、盐炒法等有一定去毒效果。

（3）加强食品卫生监测。

11. 试述食品添加剂的概念及常用的食品添加剂。

食品添加剂是指为改善食品色、香、味，以及为防腐和加工工艺的需要而加入食品中的化学合成或天然物质。常用的食品添加剂有如下几类：

（1）防腐剂：如苯甲酸及其钠盐，山梨酸及其钾盐。

（2）抗氧化剂：如丁基羟基茴香醚，二丁基羟基甲苯，没食子酸丙酯，异抗坏血酸钠等。

（3）护色剂：如硝酸钠（0.5g/kg）和亚硝酸钠（0.15g/kg）。

（4）甜味剂：天然甜味剂，如蔗糖、果糖、葡萄糖等；人工合成甜味剂，如糖精、甜蜜素和甜味素等。

（5）增味剂：如谷氨酸钠（味精）。

（6）着色剂：如红曲色素、姜黄、胡萝卜素等天然着色剂和苋菜红、胭脂红等人工合成着色剂。

五、职业病概述

1. 试述常见的职业有害因素及其对健康的影响。

（1）生产性毒物：包括金属、类金属、有机溶剂、刺激性气体、窒息性气体、农药、高分子化合物生产中的单体、佐剂等。其主要危害是引起急、慢性中毒，还可致癌、致畸、致突变等。

（2）生产性粉尘：如硅尘、石棉尘、煤尘、水泥尘、棉尘等。这些粉尘均可引起肺尘埃沉着病，石棉尘有致癌作用。

（3）物理因素：常见的有异常气象条件，如高温、高湿、强辐射、低气流等可引起中暑；高气压下工作一定时间后，如减压过快可引起减压病；高空飞行或高原作业时，机体不适应低压、低氧环境可致航空病、高山病；紫外线照射可引起电光性眼炎；红外线照射可引起白内障；电离辐射如X射线、γ射线、β粒子等可引起放射病和致癌作用；噪声可引起耳聋。

（4）生物性因素：如兽毛制品业、皮革加工业可接触到炭疽杆菌和布氏杆菌而引起炭疽杆菌病和布氏杆菌病。森林作业人员受蜱叮咬可感染远东型脑炎病毒。

（5）生产过程中的不良因素：如强迫体位的工作姿势可引起扁平足、下肢静脉曲张、脊柱变形等。运动系统长期处于过度紧张可引起肩周炎、滑囊炎、神经疼痛、肌肉疼痛等。

2. 试述职业病的特点。

（1）病因明确。

（2）病因和发病率、病损程度有明显的剂量-反应关系。

（3）常出现相同职业人群中有相同职业病的流行，且临床表现类似。

（4）早发现，早治疗，早处理则愈后好。大多数职业病无特殊治疗方法，多以对症治疗为主，所以一级和二级预防是预防职业病的最有效的措施。

3. 试述我国规定的职业病的诊断原则和依据。

职业病的诊断是一项政策性和科学性很强的工作，它涉及劳保待遇、劳动能力鉴定，关系到国家及病人的切身利益，诊断时需注意以下几个方面：

（1）根据国家颁布的职业病诊断标准及有关规定，力求防止误诊、漏诊。

（2）综合分析，集体诊断，由诊断小组确诊。

（3）诊断主要根据三方面的资料：即详细的职业史，生产环境的卫生调查资料，临床表现及实验室或特殊检查结果。

4. 职业病的健康监护概念及其内容有哪些？

职业病的健康监护是指对接触职业性有害因素的劳动者的健康状况进行系统检查和分析，从而发现早期健康损害的重要措施，其工作内容如下：

（1）上岗前（就业前）健康检查：掌握劳动者就业前的健康状况及有关的基础数据，确定该劳动者健康状况是否适合从事某种作业。

（2）定期健康检查：是指按一定时间间隔对从事某种作业的劳动者的健康状况进行检查，其目的是及时发现职业性有害因素对劳动者健康的早期损害或可疑征象，并为评价生产环境提供资料。

（3）离岗时健康检查：指用人单位在接触职业性有害因素的劳动者离岗时进行的健康检查。目的是确定劳动者在本单位工作期间，是否受到职业危害因素影响，以便及时发现和处理，并为劳动者的健康状况的连续观察提供资料。

（4）应急健康检查：指由于劳动者在生产过程中经历了某些特殊情况，用人单位及时组织进行的健康检查和医学观察。

5. 试述慢性职业性铅中毒的三级预防。

（1）一级预防：又称病因预防。①主要控制和消除空气中铅的含量，使之低于国家最高容许浓度。②开展就业前体检，有神经系统、贫血、高血压、肝及肾病者等不能从事铅作业。③对从事铅作业人群进行卫生宣传教育，加强体育锻炼和营养，采取各种措施增进健康。④定期检测环境空气中铅的浓度。

（2）二级预防：对从事铅作业人群定期进行体格检查，以早期发现急、慢性铅中毒。做到早发现、早诊断、早治疗，争取早期治愈，不致使疾病加重。

（3）三级预防：积极有效的治疗措施，如首选药物为依地酸二钠钙进行驱铅治疗。促进康复，预防其病情恶化，防止病残，延长寿命。

6. 粉尘对人体的致病作用有哪些？

（1）局部刺激作用：吸入粉尘首先作用于呼吸道黏膜，引起鼻炎、咽炎、喉炎和气管、支气管炎。刺激性强的铬酸盐尚可引起鼻黏膜糜烂、溃疡，甚至发生鼻中隔穿孔。

（2）中毒作用：吸入铅、锰、砷等有毒粉尘，可致全身中毒。

（3）变态反应：棉、大麻、对苯二胺等粉尘可致支气管哮喘及湿疹等。

（4）光感作用：沉着于皮肤的沥青粉尘，在日光照射下产生光化学作用，可引起光照性皮炎。

（5）致癌作用：如放射性物质、镍、铬酸盐可引起肺癌，石棉尘可引起胸膜间皮瘤。

（6）致纤维化作用：长期吸入硅尘、石棉尘可引起肺尘埃沉着病。

7. 根据职业病的诊断依据，试述慢性苯中毒的诊断。

（1）有长期苯作业的接触史。

（2）有慢性苯中毒的临床表现，如中毒性类神经征、造血系统损害的表现。

（3）实验检测：血液检验白细胞或血小板或红细胞或全血细胞下降。较早即可出现白细胞下降，随后血小板下降，接着可能红细胞下降。

（4）现场生产环境空气中多次测定苯浓度在国家规定的最高容许限值以上。

8. 试述恶性肿瘤的一级预防措施。

（1）加强环境保护及食品卫生立法，消除或减少环境中的致癌因素。

（2）消除职业致癌因素，尤其对已经明确的致癌物质的消除和控制是十分重要的措施。

（3）合理使用药物，切忌滥用药物及放射线，尤其是妇女的诊断性照射，以防止白血病、骨肉瘤、皮肤癌等。

（4）注意饮食卫生，避免高脂肪、低维生素及低纤维膳食，防止食用霉变粮食及烟熏的食物等。

（5）讲究卫生，改变不良生活方式，如戒除或节制烟酒等。

（6）加强防癌健康教育，特别对高危人群应提高他们的认识和自我保健能力。

六、统计知识

1. 在统计学中，何谓总体、样本、同质与变异？

（1）总体：按照统计研究目的而确定的同类事物或现象的全体称总体。

（2）样本：由总体中按预先规定的概率随机抽取出的一部分称样本。如观察某药对高血压的疗效，那么所有高血压病人就是该研究的总体。在实验中观察了 50 名病人，这 50 名病人就是样本。

（3）同质：对观察指标影响的因素相同称同质。

（4）变异：变异是指在同质的基础上个体间的差异。如用同一药物治疗肺结核，疗效有好有差；同一条件下每次实验测得的数据有大有小等。

2. 何谓概率？

概率是指描述随机事件发生可能性大小的指标，常用 P 表示，取值范围 $0 \leqslant P \leqslant 1$。

3. 何谓算术均数、几何平均数、中位数？其适用范围如何？

（1）算术均数（均数）：用 $\bar{x}$ 表示，它是一组已知性质相同的数值之和除以数值个数所得的商，用于反映一组同质数值变量的平均水平。其适用条件是资料呈正态或近似正态分布的，如正常人的身高、体重、胸围、红细胞数等。

（2）几何平均数：用 G 表示，其适用条件是等比级数资料或原始观察值呈偏态分布，经对数转换为正态分布或近似正态分布的资料。如抗体的平均滴度、细菌计数等。

（3）中位数：用 M 表示，是一组观察值由小到大排列，位于中间位置上的那个数值。适用于描述任何分布，特别是偏态分布资料以及频数分布的一端或两端无确切资料的中心位置。

4. 常用的相对数指标有哪些？应用时应注意哪些事项？

（1）率：又称频率指标，是指在一定观察时间内，某现象实际发生数与可能发生该现象的总数之比，用以说明某现象发生的频率或强度。常以百分率（%）、千分率（‰）、万分率（1/1 万）、十万分率（1/10 万）等表示。

（2）构成比：是指事物内部某一部分的观察单位数与事物内部各组成部分的观察单位数总和之比，用以说明事物内部各部分所占的比重或分布。常用百分数表示，故又称百分比。

（3）相对比：是指两个有关指标之比，说明两个指标的比例关系。两个指标可以是绝对数、相对数、平均数；可以是性质相同或性质不同。

应用相对数的注意事项：①计算相对数时分母不宜过小。②正确区分构成比和率，不能以构成比代替率。③正确计算平均率。④对率和构成比进行比较时，应注意资料的可比性。⑤率的标准化。⑥样本率或构成比进行比较时要作假设检验。

5. 何谓均数的抽样误差、标准误及其用途？

由于抽样而引起的差异称为均数的抽样误差。样本均数的标准差称为标准误，其用途有：①用来衡量抽样误差大小，标准误越小，样本均数与总体均数越接近，即样本均数的可信度越高。②结合标准正态分布曲线下的面积规律，估计总体均数的置信区间。③用于假设检验。

§2.2　医学论文写作要点

医学论文有一定的规范化格式，其内容主要包括：文题、署名、摘要、关键词、引言、材料与方法、结果、讨论、致谢和参考文献共 10 个部分，分别简要介绍如下。

（一）文题

文题是全文内容的高度概括，应简明、确切、醒目，画龙点睛。

1. 所用词语必须有助于选定关键词、编制题录和索引。

2. 文题中不用标点符号、化学结构式、缩略词字符和代号。

3. 文题以 20 字以内为宜，一般不设副题必须有副题时，与正题之间可用破折号或括号分开。

4. 尽量不用"关于……""有关……"或"……的研究""……的观察""……的分析"等无实质意义的词。

（二）署名

1. 目的在于体现作者对文章的内容负责：表明成果的归属，便于读者与作者联系。

2. 署名排列先后应根据担负具体工作的多寡和实际贡献的大小，而不意味着学术威望的高低。

3. 署名作者最多为 5～6 人，要署真实姓名，并须写明工作单位。

（三）摘要

摘要又称内容提要，是以最少的文字向读者介绍论文的主要观点及精华所在。一般置正文之前，有相对独立性，可单独引用。内容包括实验目的、方法、主要发现与结果、结论及其意义。一般中文摘要为 150～200 字，英文摘要 100～150 个词。

（四）关键词

最能表达文稿主要内容的词或短评称为关键词，是比摘要更加浓缩的重要信息点，又是重要检索点。每篇论文应选用 2～8 个关键词，列于摘要之下。中文、英文关键词的数量和意义要完全一致。

（五）引言

引言又称导言、序言或前言，是论文的起始，起提纲挈领的作用。引言应以简洁的文字叙述该项研究的背景与动向，前人的主要工作和论点，提出的问题和观点，以及要求解决的问题等。避免放入方法、结果与讨论项目中的内容。通常以 200 字左右为宜。对"首次报道""国内首创""达到国内外先进水平"等提法，不可滥用。

（六）材料与方法

材料与方法是论文科学性的基础，材料应注意完整性、客观性、准确性、可比性和基本数据。方法应注意要重复性、保密性。材料和方法应包括：

1. 研究对象：动物应介绍名称、种系、性别、年龄、体重、来源、数量及分组原则；病人还应介绍职业、病程、主要症状与体征、检查结果、诊断依据和选择标准等。

2. 实验器材：仪器要写名称、型号、厂牌、精密度等；药品和试剂应标明名称、成分、规格、统一计划、来源、深度和配制方法等。

3. 研究方法：包括研究对象条件的控制、标本制备、观察指标、记录方式、药物剂量、给药方法、疗效评价、特殊监护和统计学处理方法等。

（七）结果

结果是文稿的中心内容，由此引起推理结论。结果应客观、完整和可靠。内容包括观察的现象、测定的数据、记录的图像和效果差异等。结果要经过分析、归纳和统计学处理，而以文字为主。三者的内容不应重复。

（八）讨论

讨论是结果的逻辑延伸，引出恰当的结论。讨论内容包括：

（1）解释实验结果并与前人的工作比较异同。

（2）结果和结论的理论意义和应用价值。

（3）本研究的独到之处及国内外进展情况。

（4）研究过程中的问题、差误和教训。

（5）进一步研究的方向、展望、建议和设想。勿写成文献小综述或重复叙述结果。

（九）致谢

对本科研工作和论文写作有实质性贡献，但尚不足以在论文上署名者，作者应在文尾以公开致谢来肯定所给的帮助。致谢对象包括对科研工作的论文写作有过资助、建议、帮助和提供条件的组织和个人。

（十）参考文献

以作者阅读过的近年文献为限，勿引译文、转载、内部资料，参考文献一般限在 10 条以内，综述以 15 条为宜。

参考文献在文中引用处，按照其中首次出现的次序用方括号标示在有关词的右上角。引文按先后顺序列于文末。举例如下。

【期刊】主要责任者. 题名：其他题名信息［文献类型标识/文献载体标识］. 连续出版物题名：其他题名信息，年，卷（期）：页码［引用日期］.

例：

［1］蒋云生，罗季安，夏运成，等. 碘化钾治疗铅性肾病的临床有实验研究［J］. 湖南医科大学学报，1994，19（2）：99－101.

［2］Okuno T，Higashi K，Shiraki，et al. Human herpesvirus 6 infection in renal. transplantation. Transplantation，1990，49（3）：519－522.

【专著】析出文献主要责任者. 析出文献题名. //专著主要责任者. 专著题名. 版本项. 出版地：出版者，出版年：析出文献的页码.

例：

钟学礼. 低血糖症. //林光眘，戴自英. 实用内科学. 第 7 版. 北京：人民卫生出版社，1983：945－949.

§2.3　预防医学自测试题（附参考答案）

一、选择题

【A 型题】

1. 现阶段医学模式的转变是指　　　　　　　　　　　　　　　　　　　　　（　　）

A. 从神灵主义医学模式向自然哲学医学模式转变　　B. 从机械论医学模式向生物医学模式转变

C. 从自然哲学的医学模式向生物-心理-社会医学模式转变　　D. 从神灵主义医学模式向生物-心理-社会医学模式转变　　E. 从生物医学模式向生物-心理-社会医学模式转变

2. 生物-心理-社会医学模式的特点是　　　　　　　　　　　　　　（　　）

A. 重视社会心理因素对人类健康的影响　　B. 重视生物、心理因素对人类健康的影响　　C. 重视社会生物因素对人类健康的影响　　D. 重视生物、心理、社会因素对人类健康的影响　　E. 重视心理、行为、情感因素对人类心身健康的影响

3. 流行病学研究的对象是　　　　　　　　　　　　　　　　　　　（　　）

A. 疾病　　B. 病人　　C. 人群　　D. 健康人　　E. 亚临床型病人

4. 流行病学与临床医学的区别在于　　　　　　　　　　　　　　　（　　）

A. 在群体水平上研究疾病现象　　B. 研究疾病的病因学　　C. 提供诊断依据　　D. 不涉及药物治疗　　E. 不研究疾病的预后

5. 流行病学的定义可概括为　　　　　　　　　　　　　　　　　　（　　）

A. 研究传染病的发生、发展和转归的科学　　B. 研究非传染病的发生、发展和转归的科学　　C. 研究人群中疾病与健康状况的分布及其影响因素，并研究如何防治疾病及促进健康的策略与措施的科学　　D. 研究疾病的诊断、治疗及预防的科学　　E. 研究影响传染病流行的各种因素

6. 表示流行强度的一组术语是　　　　　　　　　　　　　　　　　（　　）

A. 散发、流行和大流行　　B. 周期性、季节性和长期变异　　C. 发病率、死亡率和患病率的大小　　D. 传染性、易感性和免疫性的大小　　E. 暴发、传染性、致病力

7. 疾病发生的基本条件是　　　　　　　　　　　　　　　　　　　（　　）

A. 机体抵抗力下降　　B. 环境中有大量的病原体存在　　C. 人群中营养状况普遍不良　　D. 致病因素与宿主同时存在　　E. 致病因素、宿主和环境相互作用失去平衡

8. 我国 1989 年规定法定报告的病种中属于甲类的是　　　　　　　（　　）

A. 病毒性肝炎　　B. 流行性乙型脑炎　　C. 流行性脑脊髓膜炎　　D. 流行性感冒　　E. 霍乱

9. 我国规定的监测传染病是　　　　　　　　　　　　　　　　　　（　　）

A. 疟疾、流感、脊髓灰质炎、斑疹伤寒、回归热、登革热　　B. 鼠疫、霍乱、天花、黄热病、回归热、出血热　　C. 疟疾、流感、脊髓灰质炎、出血热、回归热、登革热　　D. 鼠疫、霍乱、黄热病、回归热、斑疹伤寒　　E. 疟疾、流感、流脑、回归热、登革热、斑疹伤寒

10. 感染过程最常见的表现是　　　　　　　　　　　　　　　　　　（　　）

A. 病原体被清除　　B. 隐性感染　　C. 显性感染　　D. 病原携带状态　　E. 潜伏性感染

11. 保护易感人群采用的各种免疫措施中最重要的是使用　　　　　（　　）

A. 转移因子等免疫激活剂　　B. 高效价免疫球蛋白　　C. 丙种球蛋白　　D. 疫苗或菌苗　　E. 药物预防

12. 对病毒或真菌污染的物品消毒，如体温表，最好用　　　　　　（　　）

A. 漂白粉　　B. 过氧乙酸　　C. 石炭酸　　D. 酒精　　E. 来苏儿

13. 注射丙种球蛋白的免疫属于　　　　　　　　　　　　　　　　　（　　）

A. 自然免疫　　B. 自动免疫　　C. 自然被动免疫　　D. 人工被动免疫　　E. 人工自动免疫

14. 对洪水浸泡过的教室常用哪种消毒剂消毒　　　　　　　　　　（　　）

A. 酒精　　B. 漂白粉　　C. 过氧乙酸　　D. 新洁尔灭　　E. 甲醛

15. 儿童基础免疫初种工作要求在 1 岁半以内完成的生物制品接种是　（　　）

A. 卡介苗、百白破、脊髓灰质炎和麻疹疫苗　　B. 卡介苗、百日咳菌苗、麻疹、脊髓灰质炎疫苗

C. 百日咳菌苗、麻疹、脊髓灰质炎疫苗、白喉类毒素　　　D. 白喉、破伤风类毒素、麻疹、脊髓灰质炎疫苗　　E. 脊髓灰质炎疫苗、白喉、破伤风类毒素、卡介苗

16. 目前我国计划免疫的正确含义是　　　　　　　　　　　　　　　（　　）

A. 对儿童进行脊髓灰质炎、百日咳、白喉、破伤风、结核、麻疹等6种生物制品的接种　　B. 根据疫情监测和人群免疫状况分析，按照规定的免疫程序，有计划地利用生物制品进行人群预防接种，以提高人群免疫水平，达到控制以至最终消灭相应传染病的目的　　C. 对儿童的基础免疫和加强免疫　　D. 经常性的常规免疫加上流行时的应急免疫　　E. 在某些传染病流行期间有针对性地进行预防接种

17. 有关计划免疫疫苗禁忌证的描述，下列哪一项是错误的　　　　　　（　　）

A. WHO规定，计划免疫接种所用的疫苗几乎没有禁忌证　　B. 对正在患病的儿童接种疫苗有顾虑时，应鼓励和动员他们进行接种　　C. 对接种第一针百白破疫苗发生强烈反应（抽搐、高热、惊厥）的儿童，不可再接种第二针　　D. 既往诊断有明确过敏史的儿童，一般不予接种（包括口服脊髓灰质炎疫苗）　　E. 免疫功能缺陷的儿童，可暂缓接种，等愈后补种

18. 我国卫生部规定的计划免疫的四种基本疫苗是指　　　　　　　　（　　）

A. 卡介苗，麻疹疫苗，脊灰疫苗，局肝疫苗　　B. 卡介苗，脊灰疫苗，乙肝疫苗，狂犬病疫苗　　C. 卡介苗，脊灰疫苗，麻疹疫苗，百白破疫苗　　D. 卡介苗，麻疹疫苗，乙肝疫苗，百白破疫苗　　E. 卡介苗，脊灰疫苗，麻疹疫苗，破伤风疫苗

19. 环境可分为　　　　　　　　　　　　　　　　　　　　　　　（　　）

A. 物理环境、生物环境及社会环境　　B. 物质、化学环境、生物环境及社会环境　　C. 物理环境、生活环境及社会环境　　D. 物质环境、生活环境及社会环境　　E. 生存环境、社会环境及物理环境

20. 社会环境包括　　　　　　　　　　　　　　　　　　　　　　（　　）

A. 社会制度、教育和人口等因素　　B. 所有与社会生产力、生产关系及人类行为和生活方式有密切联系的因素　　C. 家庭婚姻、人际关系和社会保障等因素　　D. 经济制度、社会保障、教育制度等因素　　E. 社会文化、教育制度、经济制度等因素

21. 次生环境是指　　　　　　　　　　　　　　　　　　　　　　（　　）

A. 工业"三废"污染所形成的环境　　B. 生活"三废"污染所形成的环境　　C. 农药化肥使用后污染所形成的环境　　D. 人群密集活动所形成的环境　　E. 人群的环境

22. 环境污染最主要的来源是　　　　　　　　　　　　　　　　　（　　）

A. 工业"三废"　　B. 生活"三废"　　C. 农药、化肥　　D. 自然灾害　　E. 交通运输

23. 从世界人类疾病谱来看，当前影响人的健康和死亡的疾病顺次是　　（　　）

A. 流行性疾病、肿瘤和脑血管　　B. 流行性疾病、恶性肿瘤和消化系统病　　C. 心血管病、脑血管病和恶性肿瘤　　D. 心血管病、消化系统病和恶性肿瘤　　E. 心血管病、脑血管病和呼吸系统病

24. 环境污染的高危人群是指　　　　　　　　　　　　　　　　　（　　）

A. 对环境污染引起人们健康损害最不敏感的人群　　B. 对环境污染引起人们健康损害较敏感的人群　　C. 对环境污染最敏感的人群　　D. 对环境污染引起人们健康损害最敏感的人群　　E. 对环境污染引起人们健康损害敏感的人群

25. 二次污染物是指　　　　　　　　　　　　　　　　　　　　　（　　）

A. 直接从污染源排出环境中的污染物　　B. 与一次污染物理化性状相同的污染物　　C. 毒性比一次污染物低的污染物　　D. 空气中存在的所有污染物　　E. 排入环境中的一次污染物在理化及生物因素作用下，形成与一次污染物不同的新污染物

26. 目前最常见的介水肠道传染病是 （　）

A. 霍乱、痢疾、肝炎　　B. 霍乱、伤寒、痢疾　　C. 伤寒、痢疾、肝炎、钩端螺旋体　　D. 霍乱、伤寒、痢疾、肝炎　　E. 细菌性痢疾、传染性肝炎

27. 粪便无害化处理效果最好的方法是 （　）

A. 填埋法　　B. 粪尿混合发酵法　　C. 高温堆肥法　　D. 沼气发酵法　　E. 三格化粪池法

28. 可引起温室效应的主要物质是 （　）

A. SO_2　　B. CO　　C. CO_2　　D. NO_2　　E. NO

29. 致癌因素中，最多见的是 （　）

A. 化学因素　　B. 心理因素　　C. 物理因素　　D. 生物因素　　E. 社会因素

30. 毒物在体内的蓄积量主要受哪些因素的影响 （　）

A. 毒性、摄入量、生物半减期　　B. 摄入量、生物半减期和作用时间　　C. 理化特性、毒性、摄入量　　D. 摄入量、理化特性、作用时间　　E. 蓄积部位、摄入量、生物半减期

31. 形成酸雨的主要污染物是 （　）

A. CO_2和NO_x　　B. CO_2和O_3　　C. NO_2和CO　　D. HC 和 CFC　　E. NO_x和SO_2

32. 天然食物中蛋白质生物学价值最高的是 （　）

A. 瘦猪肉　　B. 鸡蛋　　C. 牛奶　　D. 鱼　　E. 黄豆制品

33. 腌制或酸渍的肉类、蔬菜食品中可能含有较高浓度的 （　）

A. 黄曲霉毒素　　B. 多环芳烃类化合物　　C. 胺类　　D. N-亚硝基化合物　　E. 大肠埃希菌

34. 有利于肠道钙吸收的因素是 （　）

A. 蛋白质、乳糖、维生素 D　　B. 脂肪酸、氨基酸、乳糖　　C. 抗酸药、乳糖、钙磷比　　D. 植酸、蛋白质、抗酸药　　E. 草酸、维生素 D、乳糖

35. 引起沙门菌食物中毒的主要食物是 （　）

A. 蔬菜、水果　　B. 豆类及其制品　　C. 谷类　　D. 肉类、奶类及其制品　　E. 海产品

36. 一般成人蛋白质供热量占膳食总热量的 （　）

A. 10%～20%　　B. 10%～12%　　C. 12%～14%　　D. 12%～20%　　E. 10%～15%

37. 生长期儿童锌缺乏的主要表现为 （　）

A. 生长迟缓　　B. 克山病　　C. 呆小病　　D. 毛发脱落　　E. 口角炎

38. 婴幼儿最理想的钙来源是 （　）

A. 水产品　　B. 谷类　　C. 奶及奶制品　　D. 蔬菜　　E. 肉类

39. 热能系数最高的营养素是 （　）

A. 蛋白质　　B. 膳食纤维　　C. 脂肪　　D. 糖类　　E. 维生素

40. 目前我国居民膳食中蛋白质的主要来源是 （　）

A. 豆类蛋白质　　B. 肉类蛋白质　　C. 奶及奶制品　　D. 谷类蛋白质　　E. 蛋及其制品

41. 为了预防婴幼儿缺铁性贫血，应从何时开始补充含铁食物 （　）

A. 出生后 3 个月　　B. 出生后 4 个月　　C. 出生后 5 个月　　D. 出生后 6 个月　　E. 出生后 8 个月

42. 母乳是婴儿的最佳天然食品，能供给婴儿多长时间内所需的全部营养素 （　）

A. 出生后 4 个月　　B. 出生后 5 个月　　C. 出生后 6 个月　　D. 出生后 7 个月　　E. 出生后 8 个月

43. 反复淘洗大米时，损失最多的营养素是 （　）

A. 维生素 B_2 B. 糖类   C. 脂肪   D. 蛋白质   E. 无机盐

44. 海鱼有一定的防治动脉粥样硬化的作用，是因为其含有丰富的　　　　　　　（　　）

A. 维生素 A   B. 尼克酸   C. 优质蛋白质   D. 多不饱和脂肪酸   E. 碘

45. 含胆固醇最高的食物是　　　　　　　　　　　　　　　　　　　　　　（　　）

A. 羊肉   B. 猪脑   C. 鸡肉   D. 牛排   E. 猪肝

46. 世界卫生组织建议的食盐摄入量上限为　　　　　　　　　　　　　　　　（　　）

A. 4 g/d   B. 6 g/d   C. 10 g/d   D. 12 g/d   E. 15 g/d

47. 人类食物营养是否满足需求的基本标志是　　　　　　　　　　　　　　　（　　）

A. 热能、维生素   B. 蛋白质、矿物质   C. 维生素、矿物质   D. 热能、蛋白质   E. 蛋白质、维生素

48. 黄曲霉毒素污染最严重的食品是　　　　　　　　　　　　　　　　　　　（　　）

A. 大米   B. 小麦   C. 高粱   D. 发酵食品   E. 花生

49. 在柏油路上晾晒粮食，易造成　　　　　　　　　　　　　　　　　　　　（　　）

A. N-亚硝基化合物污染   B. 多环芳烃污染   C. 农药污染   D. 有害金属污染   E. 昆虫污染

50. 保存果蔬最适宜的温度是　　　　　　　　　　　　　　　　　　　　　　（　　）

A. −18 ℃左右   B. −10 ℃左右   C. 0 ℃左右   D. 4 ℃左右   E. 10 ℃左右

51. 甲醇的毒性作用部位主要为　　　　　　　　　　　　　　　　　　　　　（　　）

A. 肾脏   B. 心脏   C. 肝脏   D. 视神经   E. 角膜

52. 最常见的食物中毒是　　　　　　　　　　　　　　　　　　　　　　　　（　　）

A. 化学性食物中毒   B. 真菌性食物中毒   C. 有毒动物中毒   D. 有毒植物中毒   E. 细菌性食物中毒

53. 判定食物中毒至关重要的根据是　　　　　　　　　　　　　　　　　　　（　　）

A. 流行病学调查   B. 卫生学调查   C. 临床诊断   D. 实验室分析诊断   E. 病人自述

54. 预防维生素 D 缺乏性佝偻病时常选用　　　　　　　　　　　　　　　　　（　　）

A. 维生素 D 400 U/d，口服   B. 维生素 D 1 万 U/d，口服   C. 维生素 D 10 万 U/d，口服
D. 维生素 D 60 万 U，肌内注射，每隔 2 周 1 次，共 3 次   E. 维生素 D 80 万 U，肌内注射，每周 1 次，共 3 次

55. 化妆品皮肤病中最常见的是　　　　　　　　　　　　　　　　　　　　　（　　）

A. 化妆品皮肤色素沉着   B. 化妆品接触性皮炎   C. 化妆品光变应性皮炎   D. 化妆品性痤疮   E. 化妆品性酒渣鼻

56. 下面哪种化妆品最易引起刺激性接触性皮炎　　　　　　　　　　　　　　（　　）

A. 润肤霜   B. 雪花膏   C. 护发素   D. 冷烫液   E. 胭脂

57. 在下列化妆品中毒性最强的是　　　　　　　　　　　　　　　　　　　　（　　）

A. 膏霜类   B. 液洗类   C. 美容类   D. 芳香类   E. 染发剂

58. 关于职业病的特点，下列说法错误的是　　　　　　　　　　　　　　　　（　　）

A. 病因明确   B. 存在剂量-反应关系   C. 病因大多数可定量测定   D. 凡是接触者均可患病
E. 病变早期处理预后较好

59. 慢性铅中毒主要引起　　　　　　　　　　　　　　　　　　　　　　　　（　　）

A. 正常细胞性贫血   B. 小细胞低色素性贫血   C. 大细胞性贫血   D. 再生障碍性贫血

E. 巨幼红细胞性贫血

60. 慢性苯中毒主要损害的系统是 （　）

A. 消化系统　　B. 血液系统　　C. 造血系统　　D. 循环系统　　E. 神经系统

61. 氰化物中毒的特效解毒剂是 （　）

A. $Na_2S_2O_3$　　B. $NaNO_2$　　C. 细胞色素C　　D. 小剂量的亚甲蓝　　E. 亚硝酸钠-硫代硫酸钠

62. 肺尘埃沉着病（尘肺）诊断的主要临床依据是 （　）

A. 职业史　　B. 症状与体征　　C. 肺功能　　D. X线胸片　　E. 病理切片

63. 急性苯中毒主要损害的是 （　）

A. 神经系统、消化系统、血液系统　　B. 骨骼、泌尿系统　　C. 中枢神经系统　　D. 骨骼、牙齿　　E. 消化系统、呼吸系统

64. 在我国，恶性肿瘤类别中发病及死亡率最高的是 （　）

A. 肝癌　　B. 鼻咽癌　　C. 肺癌　　D. 食管癌　　E. 胃癌

65. 冠心病发病危险因素中最重要的组合是 （　）

A. 年龄、肥胖、遗传、性格　　B. 高血压、高胆固醇、肥胖、吸烟　　C. 高血压、环境、遗传、紧张　　D. 高血压、肥胖、年龄、性别　　E. 年龄、性格、糖尿病、吸烟

66. 高血压病人的主要致死原因是 （　）

A. 继发性糖尿病　　B. 脑血管意外　　C. 肾功能不全　　D. 动脉粥样硬化性心脏病　　E. 左心室肥厚、扩张，至左心衰

67. 吸烟对人体的最大危害是引起 （　）

A. 肺癌　　B. 冠心病　　C. 高血压　　D. 肺炎　　E. 慢性支气管炎

68. 不洁性行为最主要的危害是 （　）

A. 导致婚姻关系紧张　　B. 严重影响子女身心健康　　C. 性传播疾病　　D. 道德危机　　E. 社会不安定

69. 药物成瘾是指 （　）

A. 有心理上的依赖性，有用药的欲望，不伴有耐受性　　B. 有心理上的依赖性，有用药的欲望，伴有耐受性　　C. 渴求用药，对药物有耐受性，但停药后不产生戒断症状　　D. 渴求用药，突然停药出现戒断症状，伴有耐受性　　E. 渴求用药，不伴有耐受性，突然停药出现戒断症状

70. 健康危险因素是指 （　）

A. 能导致疾病的因素　　B. 机体内外环境中与疾病发生、发展及死亡有联系的因素　　C. 与慢性病发生有密切关系的因素　　D. 有害于健康的因素　　E. 不良行为与生活方式

71. 我国健康教育面临的挑战是 （　）

A. 经济发展、师资力量、人口老化　　B. 人口老化、新型"疾病"、观念更新　　C. 师资力量、人口老化、城乡差别　　D. 新型"疾病"、经济发展、观念更新　　E. 城乡差别、观念更新、经济发展

72. 现代慢性病的主要致病因素是 （　）

A. 环境因素　　B. 保健因素　　C. 生物因素　　D. 行为和生活方式　　E. 现代因素

73. 月经初潮的出现意味着 （　）

A. 生长加速　　B. 性器官发育成熟　　C. 青春期发育的开始　　D. 生长发育速度开始减慢　　E. 青春期发育的结束

74. 为了由样本推断总体，样本应当是总体中 （　）

A. 任意一部分　　B. 典型部分　　C. 有价值的一部分　　D. 有意义的一部分　　E. 有代表性的一部分

75. 欲表示某地区某年各种死因的构成比，可绘制　　（　　）

A. 线图　　B. 直方图　　C. 百分条图或圆图　　D. 统计地图　　E. 条图

76. 下列哪些统计图适用于计数资料　　（　　）

A. 直条图、直方图　　B. 线图、半对数线图　　C. 直条图、百分直条图　　D. 百分直条图、直方图　　E. 散点图、线图

77. 某医院的资料，计算了各种疾病所占的比例，该指标为　　（　　）

A. 发病率　　B. 构成比　　C. 标化发病比　　D. 标化发病率　　E. 相对比

78. 一种疾病的病死率为　　（　　）

A. 每10万人的粗死亡率　　B. 该病的死亡专率　　C. 某疾病的死亡结果　　D. 该病死亡在各种死亡中的比例　　E. 该病病人的死亡百分比

79. 死亡率是指　　（　　）

A. 某人群在一定期间内的总死亡人数与该人群同期平均人口数之比　　B. 某人群在一定期间内的总死亡人数与该人群同期暴露人口数之比　　C. 某人群在一定期间内的总死亡人数与该人群同期患病人口数之比　　D. 某人群在一定期间内的总死亡人数与该人群同期发病人口数之比　　E. 某人群在一定期间内的总死亡人数与该人群同期期末人口数之比

80. 研究某种药物对某病的治疗效果时，试验对象应该是　　（　　）

A. 严重型病人　　B. 男、女人数必须相等　　C. 患病人群中有代表性的样本　　D. 对照组为非患某病的人组成　　E. 非典型症状的病人

81. 关于临床试验的对照组，下列哪种说法是正确的　　（　　）

A. 为患病的病人组成，但处理因素与试验组不同　　B. 由人群中的非病例组成　　C. 与病人同时入院的非某病的病例　　D. 患某病的较轻型病例　　E. 对照组的设立是为了防止抽样误差

82. 在进行药物疗效分析时，下列哪项是正确的　　（　　）

A. 因为是临床试验，不需要对照组　　B. 试验组、对照组均只选典型病人　　C. 试验组、对照组都应选择有代表性者，并且两组是均衡可比的　　D. 试验组应选择较轻的病人　　E. 对照组应选择较重的病人

【X型题】

83. 流行病学研究的基本含义包括　　（　　）

A. 从群体的角度研究该病和健康状况　　B. 研究各种疾病，不限于传染病　　C. 主要研究临床个体的诊断和治疗　　D. 从频率和分布出发研究疾病　　E. 研究预防和控制疾病的对策与策略

84. 普查的目的包括　　（　　）

A. 早期发现和治疗病人　　B. 了解疾病的分布　　C. 了解健康状况的分布　　D. 非常适用于发病率低的疾病的研究　　E. 研究人体身体指标的正常标准

85. 下列哪些是第一级预防措施　　（　　）

A. 自我保健　　B. 健康教育　　C. 定期体检　　D. 环境保护　　E. 全民健身运动

86. 下列哪些是第二级预防措施　　（　　）

A. 定期健康检查　　B. 早发现　　C. 早诊断　　D. 早治疗　　E. 防止"三废"污染

87. 下列哪些是第三级预防措施　　（　　）

A. 防止病残　　B. 防止成慢性者　　C. 防止复发转移　　D. 社会康复　　E. 职业康复

88. 关于近几十年来，人类健康状况的转变，下列哪些叙述是正确的 ( )

A. 从全世界范围内来看，传染性疾病已不再危害人类的健康　　B. 在许多国家，慢性非传染性疾病已经成为主要的死亡原因　　C. 人类平均期望寿命已大大提高　　D. 目前占据疾病谱和死因谱前几位的疾病，大都与精神应激、不健康行为和生活方式有关　　E. 社会病态行为的重要性增加了

89. 下列哪些是预防接种的异常反应 ( )

A. 过敏性休克　　B. 接种部位 24 小时内炎症反应　　C. 变态反应性脑脊髓炎　　D. 无菌性脓疡

E. 血清病

90. 血常规检查中白细胞分类计数在传染病诊断中的正确概念包括 ( )

A. 白细胞数显著增多常见于流脑、败血症、猩红热　　B. 伤寒、副伤寒与布氏菌病白细胞数正常或减少　　C. 流感、登革热、病毒性肝炎时白细胞数常减少或正常　　D. 寄生虫感染时嗜酸性粒细胞增多　　E. 嗜酸性粒细胞减少见于伤寒、流脑

91. 下列哪项属于主动免疫制剂 ( )

A. 疫苗　　B. 菌苗　　C. 抗毒素　　D. 类毒素　　E. 丙种球蛋白

92. 根据我国《传染病防治法》及其他规定，对下列哪些疾病应采取甲类传染病的预防、控制措施 ( )

A. 鼠疫病人及病原携带者　　B. 霍乱病人及病原携带者　　C. 艾滋病病人　　D. 感染禽流感病人　　E. 麻风病病人

93. 环境污染引起的疾病有 ( )

A. 传染病　　B. 尘肺、中毒性疾病　　C. 公害病　　D. 职业病　　E. 食源性疾病

94. 经饮用水传播的传染病流行特征中，下列哪些是正确的 ( )

A. 疾病的发病具有明显的季节性特点　　B. 病人与供水范围一致　　C. 除哺乳婴儿外，不同年龄、性别、职业均可发病　　D. 水源经常被污染时，病例终年不断，发病呈地方性特点，如系一次大量污染则可突然暴发或流行，发病曲线呈单峰型　　E. 对污染水源采取措施后流行即可终息

95. 我国环境卫生工作的主要任务包括 ( )

A. 大力加强农村的环境卫生工作　　B. 深入开展卫生监督　　C. 进一步加强环境污染对人群健康影响的研究　　D. 开展环境治理　　E. 完善环境卫生标准及卫生立法

96. 环境卫生工作包括以下哪些内容 ( )

A. 经常性环境卫生监测监督　　B. 进行环境污染的治理　　C. 开展环境污染对居民健康影响的调查研究　　D. 进行预防性卫生监督　　E. 积累资料，建立环境卫生技术档案

97. 下列哪些是环境化学因素 ( )

A. 农药　　B. 空气微粒　　C. 有害气体　　D. 重金属化合物　　E. 放射性物质

98. 介水传染病有以下哪些流行特点 ( )

A. 有机物污染　　B. 短期内出现暴发流行　　C. 饮用同一水源　　D. 表现的症状各有所异　　E. 控制污染源，疾病流行即得到控制

99. 以下属于膳食纤维的是 ( )

A. 纤维素　　B. 果胶　　C. 半纤维素　　D. 藻类多糖　　E. 果糖

100. 下述有关膳食营养的叙述，哪些是正确的 ( )

A. 膳食中钙的最好来源是奶类　　B. 维生素 A 的良好食物来源是动物肝脏　　C. 膳食中维生素 B_1 的主要来源是粮谷类　　D. 膳食中维生素 C 的主要来源是蔬菜、水果　　E. 膳食中蛋白质含量最高的食物是豆类

101. 低盐或无盐膳食适用于 （ ）
A. 缺血性心力衰竭的病人　　B. 高血压的病人　　C. 肝硬化腹水的病人　　D. 肾脏疾病的病人
E. 水肿的病人

102. 低蛋白膳食适用于 （ ）
A. 急性肾炎的病人　　B. 尿毒症的病人　　C. 心脏病的病人　　D. 肝功能衰竭者的病人
E. 中毒烧伤的病人

103. 下述食物中毒的流行特征中哪些是正确的 （ ）
A. 潜伏期短，一般在半小时至 24 小时内　　B. 所有病人均有相同的症状或症状基本相似
C. 病人有同一进食史，无进食史者不发病　　D. 停止食用该食物并改善卫生状况后发病很快停止
E. 严格追查可具有人与人之间接触传染的可能性

104. 关于老年人合理膳食原则，下列哪些是正确的 （ ）
A. 少量多餐，饮食有规律　　B. 多吃蔬菜、水果　　C. 膳食要低盐　　D. 少吃饱和脂肪酸高的
食品　　E. 多吃蛋白质丰富的食品

105. 关于食品添加剂，下列哪些说法是正确的 （ ）
A. 现阶段，食品添加剂大部分是人工合成的　　B. 人工合成食品添加剂使用量较小　　C. 目前，
偏重于天然食品添加剂的发展　　D. 天然食品添加剂毒性大于人工合成食品添加剂　　E. 天然食品添
加剂主要来自动、植物组织或微生物的代谢产物

106. 下列哪些项属于食物中毒 （ ）
A. 食用动物肝脏引起的中毒　　B. 发芽马铃薯引起的中毒　　C. 鱼类组胺引起的过敏反应
D. 食用鲜虾引起的过敏反应　　E. 有毒蜂蜜引起的中毒

107. 关于细菌性食物中毒的流行病学特点，下列哪些叙述是正确的 （ ）
A. 全年皆可发生　　B. 大多数病程短，病情轻，恢复快，损后好　　C. 植物性食品是引起中毒的
主要食品　　D. 发病率高，病死率低　　E. 夏秋季多发

108. 关于毒蕈中毒的治疗，正确的方法包括 （ ）
A. 凡进食毒蕈后 10 小时内均应彻底洗胃　　B. 肝肾损害型，可使用二巯基丙醇　　C. 单纯胃肠
炎型，可按一般食物中毒处理　　D. 可用阿托品对抗副交感神经兴奋症状　　E. 溶血型，可用肾上腺
皮质激素

109. 职业性损害包括 （ ）
A. 工作有关疾病　　B. 职业性外伤　　C. 职业病　　D. 食物中毒　　E. 公害病

110. 关于肺癌的分布特征，下列哪些叙述是正确的 （ ）
A. 肺癌发病率和死亡率在全世界均有增长的趋势　　B. 肺癌的发生，农村多于城市　　C. 肺癌的
标化死亡率，男性高于女性　　D. 肺癌死亡率随年龄增长而增长　　E. 我国肺癌标化死亡率最高的地
区是东北，最低是青藏

111. 关于冠心病的一级预防，下列哪些是正确的 （ ）
A. 预防高血压　　B. 防止青少年开始吸烟并提倡不吸烟　　C. 注意生活方式的改变　　D. 提早
采用药物预防性治疗　　E. 注意预防肥胖的发生

112. 下列预防高血压的措施中，哪些是正确的 （ ）
A. 少喝酒、不吸烟　　B. 低盐、低脂肪、低热量饮食　　C. 肥胖者要节制饮食、减轻体重
D. 少吃富含胆固醇食物　　E. 应尽量少吃含碘较多的海产食品

113. 以下哪些属于计量资料 　　　　　　　　　　　　　　　　　　（　　）

A. 身高　　B. 脉搏数　　C. 血压　　D. 体重　　E. 白细胞数

114. 下列哪些叙述是正确的 　　　　　　　　　　　　　　　　　　（　　）

A. 死亡率反映一个人群的总死亡水平　　B. 病死率常用来说明疾病的严重程度　　C. 发病率是队列研究的常用指标　　D. 患病率等于罹患率　　E. 患病率又称流行率

115. 有关调查表设计的原则哪些叙述是正确的 　　　　　　　　　　　（　　）

A. 措词要准确、通俗易懂　　B. 措词尽可能使用专业术语　　C. 有关的项目一项不能少，无关的项目一项也不列　　D. 尽量使用客观和定量的指标　　E. 项目排列先易后难

二、填空题

1. 环境污染对健康影响的特点有_____、_____、_____、_____。

2. 环境污染的来源有_____、_____和_____。

3. 饮用水的卫生学要求是_____、_____、_____、_____。

4. 必需脂肪酸有_____和_____。

5. 地方性氟中毒的主要临床表现有_____和_____。

6. 慢性汞中毒的主要临床表现为_____、_____、_____。

7. 刺激性气体对人体最严重的危害是引起_____。

8. 统计资料的类型有_____、_____。

9. 表示差异的指标有_____、_____和_____，其中最常用的是_____。标准差愈小，说明观察值的变异程度愈_____；反之，说明变异程度愈_____。

10. 医学统计工作的基本步骤是_____、_____、_____、_____。

三、判断题

1. 一般植物蛋白质消化率高于动物蛋白质。　　　　　　　　　　　　（　　）

2. 脂肪的营养价值主要取决于脂肪中饱和脂肪酸的含量。　　　　　　（　　）

3. 膳食中膳食纤维含量愈高，结肠炎、结肠癌发病率愈高。　　　　　（　　）

4. 凡是在尿中查出有毒物质就可诊断为毒物中毒。　　　　　　　　　（　　）

5. 接触石棉尘的工人可引起肺癌和胸膜间皮瘤。　　　　　　　　　　（　　）

6. 高频听力损伤是噪声作业工人的早期听力改变。　　　　　　　　　（　　）

7. 计数资料和计量资料是不能互相转化的。　　　　　　　　　　　　（　　）

8. t检验是对两个样本均数的差别做显著性检验的方法之一。　　　　（　　）

9. 统计数据经过显著性检验后，P值大于0.05，表示两样本的差别无统计学意义。（　　）

10. 化验结果的阳性或阴性是属于计数资料。　　　　　　　　　　　　（　　）

四、名词解释

1. 介水传染病

2. 一级预防

3. 医源性疾病

4. 健康教育

5. 农药

五、问答题

1. 试述环境污染的概念及环境污染的来源。

2. 试述环境污染物对人群健康影响的特点。

3. 简述食物与健康的关系。

4. 试述食物中毒的特点。

5. 试述食品添加剂的概念及常用的食品添加剂。

参考答案

一、选择题

1. E　2. D　3. C　4. A　5. C　6. A　7. E　8. E　9. A　10. B　11. D　12. B　13. D
14. B　15. A　16. B　17. D　18. C　19. B　20. B　21. D　22. A　23. C　24. D　25. E
26. A　27. C　28. C　29. A　30. B　31. E　32. E　33. D　34. A　35. D　36. B　37. A
38. C　39. C　40. D　41. B　42. C　43. E　44. D　45. B　46. B　47. D　48. E　49. B
50. C　51. D　52. E　53. D　54. A　55. B　56. D　57. E　58. D　59. B　60. C　61. E
62. D　63. C　64. C　65. B　66. B　67. A　68. C　69. D　70. B　71. B　72. D　73. D
74. E　75. C　76. C　77. B　78. E　79. A　80. C　81. A　82. C　83. ABDE　84. ABCE
85. ABDE　86. ABCD　87. ACDE　88. BCDE　89. ACDE　90. ABCE　91. ABD　92. ABD
93. ACDE　94. BCDE　95. ABCE　96. ACDE　97. ABCD　98. ABCE　99. ABCD
100. ABCDE　101. ABCDE　102. ABD　103. ABCD　104. ABCD　105. ABCE　106. ABCE
107. ABDE　108. ACDE　109. ABC　110. ACDE　111. ABCE　112. ABCD　113. ABCDE
114. ABCE　115. ACDE

二、填空题

1. 长期性　多样性　复杂性　广泛性

2. 生产性污染　生活性污染　交通噪声污染

3. 流行病学上安全　感观性状良好　化学性状良好　不含任何有害化学物质

4. 亚油酸　α-亚麻酸

5. 氟骨症　氟斑牙

6. 脑衰弱综合征　震颤　口腔-牙龈炎

7. 肺水肿

8. 数值变量　分类变量　变量的转化

9. 标准差　变异系数　方差　标准差　小　大

10. 设计　收集资料　整理资料　分析资料

三、判断题

1. －　2. －　3. －　4. －　5. ＋　6. ＋　7. ＋　8. ＋　9. ＋　10. ＋

四、名词解释

1. 介水传染病：是指由于饮用或接触受病原体污染的水而引起的一类传染病。

2. 一级预防：又称病因预防，即采取各种措施以控制或消除健康危险因素，并对人群进行卫生宣传教育，采取各种增进健康的措施。

3. 医源性疾病：是由于医疗卫生工作者的诊断、治疗或预防措施不当而引起的影响人体身心健康的一类特殊疾病。这类疾病既影响到接受卫生服务的人（病人或健康人），也反过来影响到医疗卫生工作者本身。如医院获得性感染、药源性疾病、医疗因素所致营养不良、医务人员的职业病患等。

4. 健康教育：在社区健康人群中进行有计划、有组织、有系统的教育活动，促使人们提高卫生知识水平，消除或降低对健康有害的危险因素，提高自我保健的水平和能力，使居民参与维护有益于健康的社区环境。

5. 农药：是指用于防止、控制或消灭一切虫害的化学物质或其混合物。按其用途可分为杀虫剂、杀螨剂、杀线虫剂、杀软体动物剂、杀鼠剂、杀菌剂、除草剂、脱叶剂和植物生长调节剂等。农药中毒是中毒和意外死亡的主要病因之一。

五、问答题

1. 由于人为的或自然的因素，使环境的组成或状态发生变化，扰乱和破坏了生态系统和平衡，对人类健康造成直接、间接或潜在的有害影响，这种现象称环境污染。污染物的来源主要有：①生产性污染，主要为工业"三废"，即废气、废水、废渣。②生活性污染，主要为生活污水、垃圾、粪便。③其他污染物，如城市交通产生的噪声和汽车尾气；电视塔和电磁波通信设备产生的微波和电磁辐射波；原子能和放射性同位素机构排放出的废弃物等。

2. 环境污染物对人群健康影响的特点如下：

（1）广泛性：即影响地区广、人口多、作用面大。

（2）长期性：即剂量往往较低，需长期作用才能造成危害。因此，对人群健康影响时间长，需要长期观察。

（3）复杂性：既有多种因素的影响，又可能有多种污染物的联合作用的影响。

（4）多样性：环境污染物对人体的危害既有局部作用，又有全身作用；既可有近期作用，又可有远期作用。

3. 食物是人类生存和维持健康必不可少的物质。当食物被污染或食物中营养素摄入过多或过少时，都可直接危害人体健康。

（1）食物被污染：可引起食物中毒，如化学性、细菌性、动植物及其毒素等食物中毒。长期摄入被污染的食物后可引起慢性危害及致癌、致畸、致突变等，如黄曲霉毒素污染食物可引起肝癌。

（2）营养素不足：可导致营养缺乏病如蛋白质热能营养不良、缺铁性贫血、佝偻病等。

（3）营养素过多：过量摄入营养素可导致营养过剩或中毒，如肥胖症、维生素A中毒等。

4. 食物中毒的特点：

（1）突然暴发，潜伏期短，来势急剧，短时间内有许多病例同时出现，发病后很快形成高峰。

（2）发病者都有类似的临床症状和体征。

（3）易集体发病，一般无传染性。

（4）有食同一食物的历史，发病范围局限在摄食某种食物的范围内，停止食用，发病即停止。

5. 食品添加剂是指为改善食品色、香、味，以及为防腐和加工工艺的需要而加入食品中的化学合成或天然物质。常用的食品添加剂有如下几类：

（1）防腐剂：如苯甲酸及其钠盐，山梨酸及其钾盐。

（2）抗氧化剂：如丁基羟基茴香醚，二丁基羟基甲苯，没食子酸丙酯，异抗坏血酸钠等。

（3）护色剂：如硝酸钠（0.5 g/kg）和亚硝酸钠（0.15 g/kg）。

（4）甜味剂：如天然甜味剂蔗糖、果糖、葡萄糖等。人工合成甜味剂糖精、甜蜜素和甜味素等。

（5）增味剂：如谷氨酸钠（味精）。

（6）着色剂：如红曲色素、姜黄、胡萝卜素等天然着色剂和苋菜红、胭脂红等人工合成着色剂。

§3

全科医学知识

全科医学是一门整合了生物医学、行为科学及社会科学的综合性医学学科。全科医学的服务涵盖了预防、医疗、保健、康复、健康教育以及计划生育等方面的职能。全科医学贯彻以人为本的理念，面向社区人群，以促进人类健康为目标，在医疗卫生保健事业中发挥了重要作用。

　　全科医学是临床二级学科，全科医学教育在发达国家已建立了完整的教育体系，但在我国全科医学教育尚处于探索阶段，随着我国医改工作的深入发展，基层医疗卫生机构势必将发挥越来越重要的作用，全科医学教育已成为迫不及待的重要课题，特别有待我们从师资、教材、教学基地等方面加强建设。2015年国务院的政府工作报告中特别强调要在我国大力发展全科医学。

§3.1　全科医学基本知识问答

1. 试述全科医学的基本概念。

　　全科医学是一门整合了生物医学、行为科学及社会科学的综合性医学学科。全科医学的服务涵盖了预防、医疗、保健、康复、健康教育以及计划生育等方面的职能，重视人、重视人的健康，体现了"医学以促进人类健康为目标"的理念。

2. 试述生物医学模式下的医学目的。

（1）对抗疾病和延长生命。

（2）促进和维持健康。

（3）解除疼痛和疾苦。

3. 试述生物-心理-社会医学模式下的医学目的。

（1）预防疾病损伤，促进维持健康。

（2）解除疾病引起的痛苦。

（3）治疗、照顾患病与无法治愈者。

（4）避免早死，追求安详死亡。

4. 试述生物医学模式的优越性及其主要缺陷。

（1）生物医学模式的优越性表现在：①以生物科学为基础，具有客观性和科学性。②其理论和方法简单、直观，易于掌握。③资料如实验室检查，活检或尸体检查结果可以得到科学方法的确认。④可使医师治愈许多原来是致命的疾病，并控制许多尚不能治愈的疾患。

（2）生物医学模式的主要缺陷：①以疾病为中心，忽视病人的精神需求，致使诊疗过程机械化和失人性化。②医患关系疏远，病人依从性降低。③医师思维局限和封闭，忽视心理、社会因素对疾病的影响，导致医疗干预措施的效果不佳。

5. 何谓初级卫生保健？

初级卫生保健（primary heath care，PHC）又称基层卫生保健，WHO对PHC的解释是：从需要来说是必不可少的，从受益面来说是每个人都能享有的，从方法来说是科学的、可靠的，又是能普遍接受的，从费用来说是能负担的，从工作来说是个人、家庭、全社会每个人都能积极参加的。也就是说，PHC是指最基本的、体现社会平等权利的、人人都享有的保健措施，它面向社会、作为社会发展规划的组成部分。

6. 试述初级卫生保健的基本内容。

初级卫生保健包括以下4个方面和9个要点。

（1）4个方面：

1）健康促进：包括健康教育、环境保护、合理营养、饮水卫生、体育锻炼、促进心理卫生及建立良好的生活方式等。

2）预防保健：采取有效措施预防各种疾病的发生、发展和流行。

3）合理治疗：及早发现疾病及尽早提供有效的治疗，防止疾病恶化，争取早日痊愈。

4）社区康复：对丧失正常功能和功能上有缺陷的人士提供医学的、教育的、职业的和社会的帮助，尽量恢复其功能，使他们重新获得生活和社会活动的能力。

（2）9个要点：

1）针对主要健康问题的预防和控制的健康教育。

2）改善食品供应与合理营养。

3）供应卫生的饮水和有基本环境卫生措施。

4）妇幼保健与计划生育。

5）针对主要传染病的预防接种。

6）预防和控制地方病。

7）对常见病与外伤给予合理的治疗。

8）提供基本药物。

9）预防和控制非传染性疾病和促进精神卫生。

7. 试述健康的定义。

根据世界卫生组织的定义：健康是指躯体上、精神上和社会适应上的完善状态，而不仅是没有疾病和虚弱。

8. 试述全科医师的定义。

全科医师又称家庭医师。全科医师是对个人、家庭和社区提供优质、方便、经济、有效、一体化的基础性医疗保健服务，进行生命、健康与疾病的全过程、全方位负责式管理的医师。其服务涵盖不同性别、年龄的对象，及其生理、心理、社会各层面的健康问题。

9. 试述对全科医师的专业培训要求。

（1）本科医学教育阶段是全科医师的必修课程。

（2）全科医师的专业培训应在本科教育毕业后的住院医师培训阶段进行，专业培训时间为 3～4 年。

（3）全科医师的专业培训内容包括医院各相关科室轮转、家庭医学理论课程与社区实习。

（4）专业培训结束后须参加全科医师资格考试，通过者获得全科医师资格。

（5）全科医师应参加各种形式的终身继续医学教育，以保证其专业知识不断更新。

10. 试述目前我国的全科医师培养途径。

我国的全科医师培养有两条途径。

（1）全科医师岗位培训：就是将目前从事全科医疗服务或社区卫生服务的临床医务人员经过一定时间的全科医学以及社区卫生的基本知识、基本方法和基本技能的培训，并经过考核合格后进入全科医疗机构开展全科医疗服务。这种方式培训时间短，见效快，能满足目前大量的社区卫生机构对全科医疗人才的需求，但人员的素质很难得到保证。

（2）全科医师规范化培训：按照卫生部的有关规定，全科医师必须是临床医学本科毕业，经过临床各科一定时间的实践锻炼后，再学习全科医学和社区卫生的基本知识、基本方法和基本技能，并取得"全科医师规范化培训证书"，方能从事全科医疗服务工作。这种方式培养周期长，但素质较高，是未来全科医学人才培养的主体方向。

11. 试述基础医疗保健的功能。

基础医疗保健主要包括以下 6 方面的功能：①疾病的首次医学诊断与治疗。②心理诊断与治疗。③对具有各种不同背景、处于不同疾病阶段的病人提供个体化的支持。④交流有关诊断、治疗、预防和愈后的信息。⑤对慢性病人提供连续性照顾。⑥通过筛查、教育、咨询和预防性治疗来预防疾病和功能丧失。

12. 试述全科医疗的服务项目和内容。

（1）诊疗工作：全科医疗在诊疗方面包括一般的内科、儿科、妇产科、门诊外科、皮肤科、眼科、五官科、骨科、精神科常见问题，以及老年病、慢性病、环境及职业病的防治。

（2）预防保健工作：包括婚前检查、计划生育指导和优生咨询、妇幼保健、计划免疫、职业体检、周期性健康检查；还有心理咨询、医学咨询、健康教育、家庭医疗护理等。

13. 列表比较全科医疗与专科医疗的区别。

全科医疗与专科医疗的区别

项目	全科医疗	专科医疗
服务人口	较少而稳定（1∶2 500）	大而流动性强［1∶（5 万～50 万）］
照顾范围	宽（生物-心理-社会功能）	窄（某系统/器官/细胞）
疾患类型	常见问题	疑难急重问题
诊疗技术	基本技术，不昂贵	高新技术，昂贵
诊疗方法	综合	分科
责任	持续性，生前→死后	间断性
服务内容	"医防保康教计"一体化	医疗为主
态度/宗旨	以健康为中心，全面管理	以疾病为中心，救死扶伤
	以人为中心，病人主动参与	以医师为中心，病人被动服从

14. 以英国为例，简述全科医学在国外的发展状况。

（1）卫生服务制度：早在 19 世纪英国就有了"通科医师"的正式名称。1911 年建立了通科医疗的财政和管理体系，对全体国民提供广泛的医疗服务。

英国的国家卫生服务是典型的福利性卫生制度，全体居民享受免费医疗。在国家卫生服务体制中，医院为公立，专科医师获得国家发给的薪金；社区的全科医师是独立开业的，他们为民众提供最基本的服务，按注册服务人数获得"人头费"；全体人口都向自己选定的某一个全科医师登记注册，由此获得首诊服务；除了意外和紧急事故外，公立医院的门诊不直接向居民开放，病人要获得专科医疗服务需经全科医师转诊，在专科治疗结束后再回全科医师处，以保证医疗保健服务的连续性。

（2）全科医学教育：全科医师本科毕业后的教育称为"全科医学专业培训"。整个培训计划持续 3 年，学习结束达到要求，通过考试可获得毕业证书。受训学员必须完成 36 个月的全职培训，其中 2 年时间在医院轮转，1 年时间在社区全科医师诊所学习。专业培训结束后还须坚持终身医学继续教育，并定期进行考试。

15. 简述医学人文精神的内涵。

医学是认识、维护和增进人类健康，预防和治疗疾病，促进机体康复的科学知识体系和实践活动。基于医学的特殊性，医学人文精神的基本内涵是，医学人文精神是对人的生命神圣、生命质量、生命价值和人类健康与幸福的关注，是对人类身心健康与自然、社会和人之间的和谐互动和可持续性发展的关注。医学人文精神的核心就是关爱生命。

16. 试述三级预防的概念和内涵。

（1）第一级预防：又称病因预防或发病前期预防，是采取各项措施控制和消除治病因素对健康的危害，是最积极的预防。其措施包括：健康教育、预防接种和计划免疫、特殊人群及高危人群保健、环境污染治理、人群健康监护等。

（2）第二级预防：又称临床前期预防或发病期预防，即做到对疾病的早期发现、早期诊断、早期治疗。其措施包括：定期健康检查、高危人群健康监测、专科门诊及合理用药等。

（3）第三级预防：又称临床预防或发病后期预防，即对病人采取及时治疗措施，防止疾病恶化，预防并发症和病残，提高病人的生命质量并延长寿命。其措施包括：积极的治疗、康复指导和训练等。

17. 列表说明家庭三级预防的实施内容。

家庭三级预防实施内容

预防级别	实施内容
第一级预防	（1）生活方式相关问题 （2）健康维护 （3）家庭生活教育

预防级别	实施内容
第二级预防	(1) 医-病共同监测健康
	(2) 鼓励及时就医
	(3) 监督遵医嘱
第三级预防	(1) 对慢性病成员，既督促其遵医嘱，又保持适当的独立活动能力
	(2) 对慢性病成员带给家中的变化，全体家庭成员做出相应调整
	(3) 对重病或临终家庭，以团队合作照顾家庭

18. 试述社区卫生服务的特点。

(1) 符合社会效益、成本效益和经济效益。

(2) 社区人人参与。

(3) 形成卫生服务网络。

(4) 防、治、保、康一体化，政府、医疗、居委会共同参与。

(5) 重视利用社区资源。优秀的社区医疗能解决 80% 以上的居民健康问题。

19. 列表说明家庭周期不同阶段的保健服务重点。

家庭周期各阶段保健服务重点

阶 段	主要面临问题	保健服务重点
新婚	性生活协调和计划生育	婚前健康检查
	适应及沟通	性生活指导
	适应新的亲戚关系	计划生育指导
	准备承担父母角色	心理咨询
第一个孩子出生	角色适应、经济压力	哺乳期性指导
	哺乳期照顾	预防接种
	围生期照顾	营养与发育
学龄前儿童	儿童身心发展问题	合理营养与成长
	安全保护问题	培养良好习惯
		防止意外事故
学龄儿童	儿童心身发展	形成毅力和意志
	上学与学业问题	精神成长及社会化
	营养、运动问题	疾病防治
青少年期	青少年教育与沟通	心理咨询及关怀
	社会化、性教育	青春期教育、性教育
	与父母的代沟	对双亲的辅导
孩子离家期	孤独感	心理咨询
	慢病的到来与发生	定期体检
		更年期保健

续表

阶　段	主要面临问题	保健服务重点
空巢期	女主人的心理问题 将退休的失落 慢性疾病	防止药物成瘾 关心和治疗、转介 指导健康生活
退休期	退行性变、疾病、残障 经济、心理精神问题 丧偶、死亡	随访、慢病治疗 安全照顾 丧偶及安宁疗护

20. 试述适合在社区治疗的疾病。

（1）非高热的无明显神经系统体征的疾病。

（2）非急性出血性疾病。

（3）急性病人的院前抢救。

（4）适宜运用中医传统方法（针灸、推拿、按摩、拔火罐等）及中药治疗的疾病。

（5）安宁疗护的病人。

（6）非昏迷性疾病。

（7）非传染病。

（8）轻度软组织外伤及骨折的初步处理。

（9）经上级医院明确诊断，适宜在社区治疗的疾病。

（10）对慢性疾病专案管理的定期家庭访视、康复、用药指导和咨询。

21. 简述双向转诊的实施办法。

双向转诊是全科医疗服务的重要环节，也是提高全科医疗服务质量的重要措施。在管理上应做到以下几点：

（1）根据病情严重程度建立严格的双向转诊标准，把常见病、病情轻的病人限定在全科医疗解决的范围，同时把那些符合转诊条件的病人及时地、有针对性地转到上级医疗机构。

（2）建立转诊转院的管理制度，包括如何进行转诊，病人资料如何转送到上级医疗机构，明确全科医师在转诊过程的职责，规范双向转诊的程序和要求，制订连续性服务得到保证的措施，以使病人及时得到合理治疗。

（3）要求全科医疗机构与上级医疗机构之间签订双向转诊协议，确保上级医疗机构把适合在社区治疗和康复的病人转向社区。

22. 列表说明社区卫生服务中心的医疗设备配置要求。

社区卫生服务中心医疗设备配置表

设备分类	具体配置内容
诊疗设备	诊断床、听诊器、血压计、体温计、观片灯、体重身高计、出诊箱、治疗推车、供氧设备、电动吸引器、简易手术设备、可调式输液椅、手推式抢救车及抢救设备、脉诊及针灸器具、火罐

续表

设备分类	具体配置内容
辅助检查设备	X线机、心电图机、B超设备、显微镜、离心机、血细胞计数仪、尿常规分析仪、生化分析仪、血糖仪、电冰箱、恒温箱、药品柜、中药饮片调剂设备、高压蒸汽消毒器等必要的消毒灭菌设施
预防保健设备	妇科检查床、妇科常规检查设备、身长（高）和体重测查设备、听（视）力检查设备、电冰箱、疫苗标牌、紫外线灯、冷藏包、运动治疗和功能测评类等基本康复训练和理疗设备
健康教育及其设备	健康教育影像设备、计算机及打印设备、电话等通信设备，健康档案、医疗保险信息管理与费用结算有关设备等

23. 全科医疗服务机构应建立哪些管理制度？

全科医疗要充分合理使用有限的资源，就必须建立和完善相关的管理制度，以确保资源发挥最大的效果。对社区卫生机构来说应建立包括以下内容的管理制度。

（1）各项技术服务操作规程。

（2）家庭卫生保健服务技术规范。

（3）社区卫生服务站工作制度。

（4）服务差错、事故防范制度。

（5）转诊制度。

（6）医疗废弃物无害化处理制度。

（7）财务、药品、设备管理制度。

（8）档案、信息管理制度。

（9）质量管理考核制度。

（10）社会民主监督制度。

（11）其他有关制度。

24. 试述心、脑血管疾病全科医学处理的意义和要点。

心、脑血管疾病是人类健康的主要威胁，重视对心、脑血管疾病的诊断、治疗和预防的实施是广大全科医师一项重要的任务。了解其流行病学特征，掌握心、脑血管疾病的主要危险因素，配合专科医师做好专科前、后工作，保证心、脑血管疾病防治工作的连续性。在社区积极开展三级预防服务工作，是全科医师的职责。对心、脑血管病人定期进行健康教育，指导人们改善不良生活方式，全面控制各种致动脉硬化危险因素，周期健康检查，筛检疾病，长期、全面完成心、脑血管疾病的全科处理。

25. 试述吸烟的危害性。

WHO资料显示：吸烟增加整个年龄段冠心病和缺血性脑卒中的危险。吸烟者与不吸烟者比较，冠心病的发病率和病死率增高2～6倍，吸烟量大的男性病人，发生脑卒中的危险性为非吸烟者的3倍，且与每日吸烟的支数成正比，吸烟可使心率增快，心肌需氧量增加，外周血管和冠状动脉收缩，并使血压升高；另外吸烟可降低脑血流量，加速脑动脉硬化，降低脑血管的舒缩功能，抑或提高血小板的聚集性，导致心、脑血管疾病特异危险度高。因此，戒烟、减少吸烟量是预防冠心病、脑血栓形成等心、脑血管疾病的重要措施。

26. 何谓代谢综合征？

代谢综合征是近年来被认识到的一种临床症候群，是一组代谢起源的相互关联的危险因素的集合，中国人群研究表明，有代谢综合征者发生心血管事件的风险，比无代谢综合征者显著增多。具备以下的 3 项或 3 项以上者判定为代谢综合征：

（1）腹部肥胖：腰围男性＞90 cm，女性＞85 cm。

（2）三酰甘油（TG）≥1.70 mmol/L。

（3）高密度脂蛋白（HDL－C）＜1.04 mmol/L。

（4）血压≥130/85 mmHg。

（5）空腹血糖≥6.1 mmol/L 或糖负荷后 2 小时血糖≥7.8 mmol/L 或有糖尿病史。

27. 何谓周期性健康检查？

周期性健康检查是运用格式化的健康筛检表格，针对不同年龄和性别而进行的预防为导向的措施，其目的在于，早期发现常见的病患及危险因素，及时采取防治措施，它着眼于一、二级预防，以无症状的个体为对象，是全科医师的重要工作内容，应包括以下内容：

（1）冠状动脉粥样硬化性心脏病（CHD）：周期性健康检查项目应包括对高血压、高脂血症、糖尿病、吸烟、缺乏锻炼、肥胖、社会压力等的评价。

（2）脑血管病（CVD）：主要因素为高血压、糖尿病、各种心脏病。如 CHD 的减少和周期性健康检查应包括血压、血糖及各种心脏病的检查项目。

（3）高血压：高血压是冠状动脉粥样硬化性心脏病和脑血管病的确认的危险因素，任何周期性的健康检查均把血压列入筛检项目，对高血压病人需要治疗，并定期追踪。

（4）高脂血症：低密度脂蛋白（LDL-C）、胆固醇（TC）和三酰甘油（TG）的升高，高密度脂蛋白（HDL-C）降低是动脉粥样硬化的重要危险因子，应定期检测。

（5）吸烟：吸烟本身不是一种疾病，但是 CHD、CVD 最重要的危险因素之一，吸烟应列为成年人周期性健康检查的内容。

28. 试述糖尿病全科医学服务的重要性。

糖尿病诊断不难，然而明确诊断后如何为病人提供连续性、综合性、协调性、个体化和人性化的医疗保健服务则非专科医师所能做到。糖尿病是全身性疾病，可影响不同年龄、不同生理时期的人群，需要内分泌科、心血管科、肾病科、眼科、血管外科、神经科、骨科、妇产科、心理学科、康复科以及营养科等的协同配合。全科医师由于其所受的培训和经验，根据病人的生活环境、生活习惯、病情、有无并发症等，为病人制订个体化的治疗方案，并恰当地决定是否需要专科会诊或转诊，协调医疗保健服务。此外，糖尿病患病率高，并发症多，涉及生物、心理、社会各方面的问题，全科医学服务能提供预防、治疗、保健、康复一体化的服务。

29. 试述糖尿病二级预防的目的与措施。

（1）目的：对已诊断的糖尿病病人进行治疗，预防糖尿病并发症的发生。尽早控制血糖、血压，纠正血脂异常、超重和肥胖。

（2）措施：加强并发症教育和提供健康的生活方式，如并发症的危险性及危险因素，告知非药物治疗的重要性，调整生活方式，根据病人情况给予适合的饮食指导和运动建议。推广自我血糖监测，教会病人如何监测血糖；对于胰岛素治疗的病人，应学会如何调整胰岛素剂量。

30. 何谓社区卫生服务中的重点人群？

重点人群是指具有特殊的生理、心理特点或处于一定的特殊环境中、容易受到各种有害因素的作用、患病率较高的人群，也称特殊人群或脆弱人群。因为医疗预防工作的重点首先应放在这些弱势人群上，故将其称为"重点人群"。

对于重点人群有不同的界定方法：

（1）以性别界定：女性因有特殊的生理特点、生理周期及生育功能，在这些特定时期较之男性有更多的健康危险因素，故被列为重点人群。

（2）以年龄界定：儿童与老年人具有更大的生理弱点与危险性，较之成年人而言更容易患病与死亡，所以要纳入重点保护对象。

（3）以职业界定：某些特定工种的职工经常容易受到侵害，因此是劳动保护的重点。

（4）以患病人群界定：一些主要慢性病病人为终生带病群体，预期将受到多器官损害的合并症乃至死亡的威胁，是需要医护人员长期精心照护的重点。

（5）以心态或社会情境界定：在社会转变时期经历了生活巨变、承受着多种压力的人易发生精神障碍，他们应成为精神心理卫生的重点干预人群。

社区卫生服务是为基层全体民众服务的，其服务人群的主要健康问题就是服务的中心目标。在一个社区中存在几种重点人群需要具体分析。如为生活社区，居民成分涵盖了各个性别与年龄段，则妇女、儿童和老年人往往为数最多，他们自然就是该社区卫生服务的重点人群；如为功能社区则不一定如此：某工厂应以一线工人为重点人群，某学校可以师生双方为重点人群，某机关可以中年知识分子为重点人群，而某连队则以新入伍的士兵或将要离队的老兵作为重点人群，等等。

✎ §3.2 全科医学自测试题（附参考答案）

一、选择题

【A 型题】

1. 现代医学模式是 （ ）

A. 生物医学模式　　B. 生物-心理-社会医学模式　　C. 信息医学模式　　D. 生理-心理-社会医学模式　　E. 分子生物医学模式

2. 健康是指 （ ）

A. 生理、心理和社会适应能力均处于完好状态　　B. 身体强壮　　C. 无病　　D. 心理素质良好　　E. 社会适应能力强

3. 2000 年人人享有卫生保健的含义是指 （ ）

A. 到了 2000 年时不再有人生病　　B. 到了 2000 年时不再有人病残　　C. 到了 2000 年时医护人员将无病人可治了　　D. 到了 2000 年时所有国家的所有人都应达到社会和经济两方面能有效生活的那种卫生和健康水平　　E. 到了 2000 年时医务人员能治愈绝大多数的疾病

4. 初级卫生保健是指 （ ）

A. 级别较低的卫生保健　　B. 免费预防　　C. 计划免疫　　D. 对居民实施的最基本的必不可少的卫生保健　　E. 全民健身运动

5. 疾病监测的主要目的是 （ ）

A. 建立有关疾病资料的收集机构　　B. 及时监测某一或某些疾病的分布动态，调查各方面的影响因素，以便及时采取有效措施　　C. 资料的集中和分析　　D. 印刷和分发资料　　E. 查明疾病的发病率

6. 慢性病三级预防措施是 （ ）

A. 病因预防、"三早"预防、对症防治　　B. 病因预防、"三早"预防、心理治疗　　C. 普查发现、早治疗、预防并发症　　D. 普查发现、早治疗、对症防治　　E. 普查发现、对症防治、心理治疗

7. 社区卫生服务中心的药品品种应控制在 （ ）

A. 500 种以内　　B. 400 种以内　　C. 300 种以内　　D. 200 种以内　　E. 100 种以内

8. 下述哪项属于社区全科医疗机构的禁用药品 （ ）

A. 血液制品　　B. 性激素　　C. 强心注射制剂　　D. 一类精神药品　　E. 二类精神药品

9. 我国因心、脑血管疾病致死者约占总死亡人数的 （ ）

A. 15%　　B. 20%　　C. 25%　　D. 35%　　E. 45%

10. 建立良好医患关系的主要途径是 （ ）

A. 沟通　　B. 门诊　　C. 住院　　D. 满足病人要求　　E. 节省医疗开支

11. 妇女是指多少岁以上的女性 （ ）

A. 14 岁　　B. 15 岁　　C. 16 岁　　D. 17 岁　　E. 18 岁

12. 医患关系的最佳模式是 （ ）

A. 病人自主式　　B. 医师权威式　　C. 医师及病人道德模式　　D. 以病人为中心模式　　E. 医师关怀模式

13. 据估计，2030 年我国老年人口将达到总人口的 （ ）

A. 10%　　B. 15%　　C. 20%　　D. 25%　　E. 30%

14. 社区卫生服务的基本任务是 （ ）

A. 向本社区居民提供预防、康复和保健服务，为初级卫生保健打下基础　　B. 向本社区居民提供预防、医疗、健康保健服务及解决民事纠纷　　C. 向本社区居民提供户口管理、医疗、预防保健服务　　D. 向本社区居民提供预防、医疗、康复和保健服务，实现基层的初级卫生保健　　E. 向社区老人及妇女儿童提供医疗、健康和保健服务

15. 社区卫生服务的对象是 （ ）

A. 老年人、妇女和儿童　　B. 职工和学生　　C. 慢性病人和残疾人　　D. 社区内所有的居住人口　　E. 健康人

16. 下列哪项是社区卫生服务的特点 （ ）

A. 儿童保健　　B. 二级保健　　C. 初级保健　　D. 健康保险　　E. 安全教育

17. 社区卫生服务的范围包括 （　　）

A. 个人、家庭和社区　　B. 门诊和双向转诊　　C. 青少年健康教育　　D. 疾病的预测与预防

E. 家庭医疗服务

18. 下列哪项是建立社区健康档案的内容 （　　）

A. 个人健康记录和定期体检结果　　B. 个人健康档案、家庭健康档案和社区健康档案　　C. 家庭主要疾病　　D. 人群健康状况　　E. 社区健康状况

19. 健康教育的最终目标是 （　　）

A. 控制危险行为　　B. 降低发病率　　C. 做好预防工作　　D. 提高生活质量　　E. 改变不良生活方式

20. 在社区健康教育中，农村选用的社区范围应该以什么为宜 （　　）

A. 省　　B. 地、市　　C. 县　　D. 乡　　E. 村

21. 在城市健康教育中，选用的社区范围应该以什么为宜 （　　）

A. 省　　B. 地　　C. 市　　D. 区　　E. 街道居委会

22. 关于医院健康教育，下列叙述不正确的是 （　　）

A. 健康教育是卫生工作的首要环节　　B. 健康教育是建设精神文明，搞好医院公共关系的重要环节　　C. 健康教育是密切医患关系，减少医疗纠纷的重要环节　　D. 健康教育是一种预防和健康促进措施，不是治疗因素　　E. 健康教育是降低保健费用，提高医疗设施利用率的有效途径

23. 妇女保健工作重点范围是 （　　）

A. 妇科肿瘤的防治　　B. 生殖系感染及性病防治　　C. 孕期保健及疾病防治　　D. 青春期、围生期、围绝经期保健　　E. 从女童期到围绝经期生殖器官与功能保健及疾病防治

24. 出生缺陷监测对象是 （　　）

A. 妊娠 4～24 周以上的死胎、死产和活产　　B. 妊娠 8～26 周以上的死胎、死产和活产　　C. 妊娠 16～28 周以上的死胎、死产和活产　　D. 妊娠 20～30 周以上的死胎、死产和活产　　E. 妊娠 24～32 周以上的死胎、死产和活产

25. 我国计划生育限定的晚婚年龄是 （　　）

A. 男 25 岁，女 23 岁　　B. 男、女均为 23 岁　　C. 男 23 岁，女 20 岁　　D. 男 23 岁，女 22 岁

E. 男 28 岁，女 25 岁

26. 从身体、生理、学习、工作多方面考虑，结婚最佳年龄为 （　　）

A. 男 20～22 岁，女 18～20 岁　　B. 男 22～24 岁，女 20～22 岁　　C. 男 25～28 岁，女 23～26 岁　　D. 男 28～30 岁，女 26～28 岁　　E. 男 30～32 岁，女 28～30 岁

27. 我国孕产妇死亡的最主要原因是 （　　）

A. 产科出血　　B. 妊高征　　C. 妊娠合并心脏病　　D. 产后感染　　E. 子宫破裂

28. 分娩时，新生儿首要的处理是 （　　）

A. 结扎脐带　　B. 清理呼吸道　　C. 刺激啼哭　　D. 消毒脐带防感染　　E. 体格检查及时发现异常

29. 造成围产儿死亡的围产因素中居首位的是 （　　）

A. 未成熟儿　　B. 脐带因素　　C. 妊高征　　D. 畸形儿　　E. 前置胎盘

30. 有关围绝经期综合征，下述哪项描述正确 （　　）

A. 其产生原因主要与雌激素水平的下降有关　　B. 其产生原因主要与孕激素水平的下降有关

C. 其产生原因主要与雄激素水平的相对过高有关　　D. 约 1/3 的围绝经期妇女可出现围绝经期综合征

的表现　　E．其产生原因主要与心理调适状态不佳有关

31. 下列指导产妇产后计划生育内容哪项正确　　　　　　　　　　（　　）

A．哺乳者因卵巢功能被抑制可不需避孕　　B．哺乳期如需避孕可采用药物避孕　　C．产后要求绝育者，宜在产后 24～48 小时行结扎术　　D．剖宫产术后再次妊娠应在术后 2 年以后　　E．红色恶露干净后可予上环

32. 儿童保健工作的对象是　　　　　　　　　　　　　　　　　　（　　）

A．从出生后至 3 岁，重点在 1 岁以下的儿童　　B．从出生后至 6 岁，重点在 3 岁以下的儿童　　C．从出生后至 12 岁，重点在 6 岁以下的儿童　　D．从胎儿期至 14 岁，重点在 3 岁以下的儿童　　E．从胎儿期至 14 周岁，重点在 7 岁以下的儿童

33. 2～7 岁儿童体重计算公式为　　　　　　　　　　　　　　　（　　）

A．出生体重(kg)＋年龄×0.7 (kg)　　B．出生体重(kg)＋年龄×0.5 (kg)　　C．年龄(岁)×2＋8　　D．年龄(岁)×3＋9　　E．年龄(岁)×5＋8

34. 小儿牙齿的发育，以下哪项是不正确的　　　　　　　　　　（　　）

A．牙齿在胎龄 5 个月就开始钙化　　B．乳牙萌出的时间是 4～10 个月　　C．乳牙共 20 颗，恒牙共 32 颗　　D．6 岁以后开始脱乳牙，换恒牙　　E．5 岁乳牙出齐

35. 围生期的时间范围是　　　　　　　　　　　　　　　　　　（　　）

A．胎龄 20 周至出生后 1 周　　B．胎龄 20 周至出生后 2 周　　C．胎龄 28 周至出生后 1 周　　D．胎龄 28 周至出生后 2 周　　E．胎龄 28 周至出生后 4 周

36. 了解胎儿安危使用的最简便方法是　　　　　　　　　　　　（　　）

A．胎动计数　　B．胎儿监护仪　　C．测胎心音　　D．胎儿头皮血气 pH 值测定　　E．胎儿-胎盘单位功能测定

37. 抢救新生儿窒息的首要措施是　　　　　　　　　　　　　　（　　）

A．给呼吸中枢兴奋药　　B．加压给氧　　C．清理呼吸道　　D．人工呼吸　　E．纠正酸中毒

38. 在儿童早期教育的原则中，下述哪项是不正确的　　　　　　（　　）

A．体质与心理发展相结合　　B．认识能力与性格相结合　　C．集体教养与个别教养相结合　　D．重视发展小儿的创造力和想象力　　E．强制教育与自愿学习相结合

39. 低出生体重儿（出生后 1 小时内测量）的标准是　　　　　　（　　）

A．出生体重＜3 000 g　　B．出生体重＜2 500 g　　C．出生体重＜2 000 g　　D．出生体重＜1 500 g　　E．出生体重＜1 000 g

40. 儿童多动综合征的最主要特点是　　　　　　　　　　　　　（　　）

A．男孩发病率低于女孩　　B．找不到器质性病变　　C．活动过度，注意力不集中，行为冲动　　D．智力低下　　E．本病仅需药物治疗，不需心理治疗

41. 下列有关小儿惊厥紧急处理措施中，错误的是　　　　　　　（　　）

A．患儿侧卧，防止呕吐物吸入　　B．将压舌板在上下磨牙之间，防止舌咬伤　　C．抽痉反复不止者，应及时补液，以纠正电解质紊乱　　D．保持呼吸道通畅　　E．尽早应用止痉药物

42. 鼻出血的最常见部位是　　　　　　　　　　　　　　　　　（　　）

A．鼻咽部　　B．鼻甲处　　C．鼻前庭　　D．鼻中隔前下方　　E．鼻中隔后方

43. 气管异物典型的体征为　　　　　　　　　　　　　　　　　（　　）

A．呛咳与窒息　　B．阵发性剧咳与窒息　　C．呛咳与喘鸣　　D．发热、咳嗽、咯痰　　E．喘鸣，气管拍击音，气管撞击感

44. 影响社区人群健康的主要因素包括 （   ）
A. 行为生活方式   B. 生物因素   C. 卫生服务系统   D. 人口密度   E. 环境因素

45. 目前人类前四位死因的疾病是 （   ）
A. 心血管疾病   B. 糖尿病   C. 意外事故   D. 脑血管疾病   E. 恶性肿瘤

46. 全科医师在应诊中的四项主要任务包括 （   ）
A. 确认并处理现患问题   B. 管理连续性问题   C. 判断病人的预后情况   D. 提供预防性服务   E. 改善病人就医遵医行为

47. 以下哪些是心、脑血管病的常见危险因素 （   ）
A. 高血压   B. 血脂异常   C. 吸烟   D. 肥胖   E. 糖尿病

48. 影响社区人群健康的主要不良生活方式包括 （   ）
A. 吸烟、酗酒   B. 饮食不当   C. 缺乏体育锻炼   D. 滥用药物   E. 不良性行为

49. 下列哪些是可能与遗传有关的疾病 （   ）
A. 糖尿病   B. 精神病   C. 某些恶性肿瘤   D. 类风湿疾病   E. 动脉粥样硬化

50. 妇女一生中要经历哪些特殊的生理时期 （   ）
A. 青春期   B. 孕产期   C. 哺乳期   D. 围绝经期   E. 老年期

51. 初级卫生保健的内容包括 （   ）
A. 促进健康   B. 预防疾病   C. 治疗疾病   D. 康复   E. 创建爱婴医院

52. 下列哪些是初级卫生保健的基本原则 （   ）
A. 合理布局   B. 社会参与   C. 预防为主   D. 适宜技术与综合利用   E. 全科医师培训

53. 下述哪些是初级卫生保健的特点 （   ）
A. 工作重点放在疾病的治疗上   B. 对象是居民群体   C. 重视综合性致病因素及其对人群生命的影响   D. 重视综合性致病因素及其对人群健康的影响   E. 工作重点放在疾病的预防上

54. 与生物-心理-社会医学模式产生背景有直接关系的因素包括 （   ）
A. 疾病谱和死因谱的变化   B. 健康需求的提高   C. 对健康和疾病问题认识的深化   D. 医学科学发展的社会化趋势   E. 医疗费用的急剧上涨

55. 有关综合性社区卫生服务的原则，下列哪些叙述是正确的 （   ）
A. 预防、治疗、护理、康复与保健工作相结合   B. 躯体治疗与心理治疗相结合   C. 卫生部门、社会组织与家庭相结合   D. 社区保健、家庭保健与自我保健相结合   E. 初级保健服务与二级保健服务相结合

56. 下列哪些属于社区卫生服务的内容 （   ）
A. 开展慢性病的社区防治   B. 开展社区医疗、预防和康复   C. 开展计划生育技术指导   D. 建立疾病和死亡原因登记报告   E. 建立健康教育服务机构

57. 下列哪些是老年保健的内容 （   ）
A. 开展老年健康教育   B. 促进社会对老年人的关心   C. 老年保健研究   D. 防治老年病   E. 老年人性功能障碍的防治

58. 现代社会中，影响人类健康的社会因素包括 （   ）
A. 生活条件   B. 遗传因素   C. 与健康有关的文化信仰   D. 环境因素   E. 社会关系

59. 有关健康教育的说法以下哪些是正确的 （   ）
A. 是有计划、有组织、有系统的教育活动   B. 是单纯的卫生知识的传播   C. 促进人们自愿地

采用有利于健康的行为　　　D. 消除或降低危险因素，降低发病率、伤残和死亡率　　　E. 提高生活质量，创造有利的社会环境

60. 医院健康教育包括 　　　　　　　　　　　　　　　　（　　）
A. 医护人员教育　　　B. 社区服务中的健康教育　　　C. 对病人的健康教育　　　D. 社会性宣传教育
E. 医院行政人员健康教育

61. 下列哪些属于健康教育的内容 　　　　　　　　　　　　（　　）
A. 广泛开展农村健康教育　　　B. 深入开展城市社区的健康教育　　　C. 以学校、医院、工矿企业和公共场所为重点，开展各类场所的健康教育工作　　　D. 重点人群的健康教育　　　E. 控制烟草危害与成瘾行为

62. 母乳喂养的优点是 　　　　　　　　　　　　　　　　　（　　）
A. 密切母子的感情，促进小儿智能发育　　　B. 喂养方便，价廉物美　　　C. 提高婴儿免疫力，减少疾病发生　　　D. 利于子宫收缩，减少产后出血　　　E. 可促进母亲身材的恢复

63. 儿童少年心理健康的"标准"，以下哪些是正确的 　　　　　（　　）
A. 智力发育正常　　　B. 能适应一般人际关系　　　C. 心理特点与年龄相符合　　　D. 良好的情绪，行为协调及反应适度　　　E. 有正确的社会认识能力

64. 妇女保健工作的任务包括 　　　　　　　　　　　　　　（　　）
A. 制订妇女保健目标规划及实施　　　B. 开展科学研究，提高妇女保健水平　　　C. 加强妇女保健工作质量管理　　　D. 加强妇女保健教育，提高自我保健意识　　　E. 提高妇女认识和工作的能力

65. 影响胎婴儿质量的因素包括 　　　　　　　　　　　　　（　　）
A. 遗传因素　　　B. 环境因素　　　C. 孕期常见疾病　　　D. 社会心理因素　　　E. 孕前服用药物

66. 下列哪些疾病可用雌激素制剂治疗 　　　　　　　　　　（　　）
A 围绝经期综合征　　　B. 老年性阴道炎　　　C. 绝经后阴道流血原因不明　　　D. 绝经后脂质代谢异常　　　E. 老年期骨质疏松

67. 随着小儿脑和颅骨发育而骨缝闭合，下列哪些是正确的 　　（　　）
A. 正常健康儿前囟门在出生后1岁至1岁半闭合　　　B. 后囟门在出生后6～8个月闭合　　　C. 前囟迟闭见于佝偻病，脑积水，克汀病　　　D. 前囟饱满见于颅内压增加　　　E. 囟门凹陷见于严重脱水及营养不良

68. 婴儿期保健要点包括 　　　　　　　　　　　　　　　　（　　）
A. 合理喂养　　　B. 预防感染　　　C. 预防接种　　　D. 促进感知觉发展　　　E. 促进语言动作发展

69. 幼儿期保健重点包括 　　　　　　　　　　　　　　　　（　　）
A. 合理配备营养　　　B. 加强早期教育及培养良好的生活习惯　　　C. 加强传染病管理与预防接种
D. 预防佝偻病　　　E. 预防意外事故

70. 儿童入园晨间检查包括 　　　　　　　　　　　　　　　（　　）
A. 询问家长儿童在家时健康情况　　　B. 触摸小儿是否有发热　　　C. 看小儿精神、面色是否正常
D. 查是否有传染病或携带创伤玩物　　　E. 检查衣物、手面部是否清洁卫生

二、填空题

1. 社区医疗卫生服务的任务包括以下6个方面：＿＿＿＿、＿＿＿＿、＿＿＿＿、＿＿＿＿、＿＿＿＿、＿＿＿＿。

2. 全科医师的基本素质应包括：强烈的＿＿＿＿，娴熟的＿＿＿＿，出色的＿＿＿＿和执着的＿＿＿＿。

3. 全科医疗是一种以_____为主体的第一线医疗照顾。

4. 专科医疗关注的中心是_____。全科医疗关注的中心是_____，而不是_____。

5. 世界卫生组织指出：在新世纪中，平均每_____人口就应有1名全科医师。

6. 医学人文精神的核心是_____。

7. 心理障碍疾病可以分为_____障碍和_____障碍两大范围，心理问题的干预方法基本上可以归纳为_____干预和_____干预。

8. 居民健康档案包括_____健康档案、_____健康档案和_____健康档案。

9. 医务人员道德素质的核心是_____。

10. 老年人的主要健康问题包括_____、_____和_____3个方面。

三、判断题

1. 全科医疗是社区卫生服务的主要医疗形式。 （ ）

2. 持续性服务是全科医疗区别于专科医疗的一个十分重要而独特的特征。 （ ）

3. 目前居前三位死因的疾病是心血管疾病、脑血管疾病和恶性肿瘤，它们的发病与环境因素和精神因素无关。 （ ）

4. 全科医师的服务对象主要是病人，而不包括健康人群和"亚健康"人群。 （ ）

5. 医学本科毕业生即具有全科医师资格。 （ ）

6. 专科医疗关心的是人，全科医疗关心的是疾病。 （ ）

7. 对"疾病""患病"和"病患"三种情况，医师应予区别对待。 （ ）

8. 晚期恶性肿瘤疼痛的治疗，禁止使用成瘾性止痛药物。 （ ）

9. 初级卫生保健就是低级卫生保健。 （ ）

10. 初级卫生保健是实现2000年人人健康目标的关键。 （ ）

四、名词解释

1. 健康促进

2. 亚健康

3. 医学模式

4. 社区护士

5. 医学人文精神

五、问答题

1. 试述初级卫生保健的战略目标。

2. 试述全科医学的定义。

3. 何谓全科医疗？

4. 试述全科医疗的特点。

5. 计划生育包括哪些工作内容？

参考答案

一、选择题

1. B 2. A 3. D 4. D 5. B 6. A 7. D 8. D 9. E 10. A 11. B 12. C 13. C

14. D　15. D　16. C　17. A　18. B　19. D　20. D　21. E　22. D　23. E　24. C　25. A
26. C　27. A　28. B　29. A　30. A　31. D　32. E　33. C　34. E　35. C　36. B　37. C
38. E　39. B　40. C　41. C　42. D　43. E　44. ABCE　45. ACDE　46. ABDE　47. ABCDE
48. ABCDE　49. ABCE　50. ABCD　51. ABCD　52. ABCD　53. BCDE　54. ABCD
55. ABCD　56. ABCD　57. ABCD　58. ACDE　59. ACDE　60. ABCD　61. ABCDE
62. ABCDE　63. ABCD　64. ABCD　65. ABCD　66. ABDE　67. ACDE　68. ABCD
69. ABCE　70. ABCD

二、填空题

1. 预防　治疗　康复　保健　健康教育　计划生育
2. 人文精神　业务技能　管理能力　科学精神
3. 门诊
4. 疾病　人　疾病
5. 2 000
6. 关爱生命
7. 精神病性　非精神病性　心理　药物
8. 个体　家庭　社区
9. 全心全意为人民服务
10. 生理功能衰退　心理精神障碍　老年性疾病

三、判断题

1. ＋　2. ＋　3. －　4. －　5. －　6. －　7. －　8. －　9. －　10. ＋

四、名词解释

1. 健康促进：是指个人及社会增加对健康影响因素的控制能力和改善其整体健康的过程，以达到身体的、健康的和社会适应的完善状态，确保个人或群体能够确定和实现自己的愿望，满足自己的需求，改变和处理周围环境。

2. 亚健康：是一种临界状态，处于亚健康状态的人，虽然没有明确的疾病，但却出现精神活力和适应能力的下降，如果这种状态不能得到及时的纠正，非常容易引起心身疾病。亚健康即指非病非健康状态，这是一类次等健康状态，是介乎健康与疾病之间的状态。

3. 医学模式：是在医学科学的发展过程中和医疗服务实践中，人们在某一时期形成的医学观，是人类在与疾病抗争和认识生命自身的过程中得出的对医学总体的认识。

4. 社区护士：是社区卫生工作者的重要成员，其作用是提供社区和家庭护理，其特点是强调以疾病预防为主的健康护理，维护护理的连续性，提供社区、家庭和个体等不同层次的护理服务。

5. 医学人文精神：医学是认识、维护和增进人类健康，预防和治疗疾病，促进机体康复的科学知识体系和实践活动。基于医学的特殊性，医学人文精神的基本内容是，医学人文精神是对人的生命神圣、生命质量、生命价值和人类健康与幸福的关注，是对人类身心健康与自然、社会和人之间的和谐互动和可持续性发展的关注。医学人文精神的核心就是关爱生命。

五、问答题

1. 初级卫生保健的战略目标是实现"2000 年人人享有卫生保健"。

2. 全科医学是一个面向社区与家庭，整合临床医学、预防医学、康复医学以及人文社会学科相关内容于一体的综合性医学专业学科，是一个临床二级学科，其范围涉及各种年龄、性别、各个器官系统以及各类疾病，其主旨是强调以人为中心、以家庭为单位、以整体健康的维护与促进为方向的长期负责式照顾，并将个体与群体健康照顾融为一体。

3. 全科医疗又称家庭医疗，是一个对个人和家庭提供持续性与综合性卫生保健的医学专业。它是一个整合了生物医药、临床医学与行为科学的专业。全科医疗的范围涵盖了所有年龄、性别，以及各个器官系统的各类疾病。

4. 全科医疗强调持续性、综合性和个体化的照顾，强调早期发现与处理疾患，强调预防疾病和维持健康，强调在社区场所对病人提供服务。

5. 计划生育包括计划生育政策的咨询和宣教，计划生育技术的咨询和指导，青春期、新婚期、妊娠期、产褥期、哺乳期的咨询和指导，以及新生儿喂养、儿童发育咨询和指导等。

§4

医学伦理学和护理心理学知识

医学伦理学是研究医学道德的科学。医学心理学主要是研究病人的心理状态、心理需求和心理治疗的方法。我们学习和研究医学伦理学和心理学，应当以马克思主义道德科学的基本原则为指导，以医德实践为主要内容调节医务工作者与病人和社会之间的关系，提高医疗、护理工作质量，促进医学科学发展。

随着医学模式由单纯的生物医学模式向生物-心理-社会医学模式的转变，医护工作者越来越重视将医学伦理学和心理学知识和实用技术运用于临床医疗、护理实践工作之中。针对病人及其家属进行心理治疗和护理已成为现代医学体系中不可缺少的一部分。

§4.1　医学伦理学和护理心理学基本知识问答

1. 简述医学伦理学的研究对象。

医学伦理学与医学道德学同义。医学伦理学以医学领域中医务人员的医德意识和医德活动为研究对象。医务人员在医药卫生活动中，无时无刻不发生着个人与病人、与同行、与社会之间的多种复杂关系，这种关系大致可概括为三类：①医务人员与病人及其家属的关系。②医务人员相互之间的关系。③医务人员和社会的关系。

2. 简述医学伦理学的研究内容。

医学伦理学的研究内容十分广泛。它既要研究医学道德的产生、本质、发展和变化的规律，又要研究医学道德的基本原则、规范和范畴，还要研究医学科学所特有的道德问题（如器官移植、人体实验等）。此外，医学伦理学还研究医学道德与经济、政治、哲学、法律、教育、宗教的关系，以及医学道德评价、教育和修养等问题。医学伦理学是一门涉及哲学、社会科学和自然科学的边缘学科。简而言之，医学伦理学的基础研究内容如下：①医学伦理学的基本理论，主要阐明医德的本质，发生、发展规律和医德的社会作用。②医学伦理学的基本原则和规范、范畴体系。③医学伦理学的教育、评价和修养。

3. 试述医学伦理学与卫生法学的关系和异同。

卫生法学是以医学卫生中的法为主要研究对象的科学，主要研究卫生立法问题。医学伦理学和卫生法学都是社会主义上层建筑的组成部分，都以行为规范的形式调节医药卫生工作中人们的关系。然而，它们具有各自的性质，各自调整关系的手段、范围和约束方法。

卫生立法是由国家立法机关完成的，用强制手段保证其实施。医学道德则是依靠社会舆论、传统习惯和人们的信念来维持的。卫生立法要求人们服从，违反它就要以不同的惩罚方法制止一切损害人民健康的行为。医学道德的实现则是通过人们在接受某种道德观念和社会舆论以后，在内心信念的基础上，通过行为显示出来。

卫生法学和医学伦理道德的关系是相互渗透、相互补充，共同为调整人际关系、维护社会秩序和人民的健康服务的。

4. 试述道德的含义。

道德是人类社会的一种重要意识形态，是人们在社会生活实践中形成的并由经济基础决定的，以善恶为评价形式，依靠社会舆论、传统习俗和内心信念，用以调节人际关系的心理意识、原则规范、行为活动的总和。它包括道德意识、道德规范和道德实践3个部分。

5. 试述医学道德规范的含义和形式。

（1）医学道德规范的含义：医学道德规范是指依据一定的医学道德理论和原则而制定的，用以调整医疗工作中各种人际关系、评价医学行为善恶的准则。医学道德规范不仅包括医疗、护理、药剂、检验等临床方面的规范，而且包括科研、预防等领域的规范。

（2）医学道德规范的形式：医学道德规范一般以强调医务人员的义务为主要内容，多采用简明扼要，易于记忆、理解和接受的"戒律""宣言""誓言""誓词""法典""守则"等形式，由国家和医疗行政管理部门颁布实行。

6. 简述医德监督的含义。

医德监督是指通过各种有效途径和方法，去检查、评估医务人员的医疗卫生行为是否符合医德原则和行为规范，从而帮助其树立良好医德风尚的活动。医德监督对于维护医疗卫生活动的正常秩序，提高卫生医疗工作质量，促进医学科学发展，保护人民健康，加强社会主义精神文明建设，都有十分重要的意义。

7. 简述医德监督的方式。

医德监督的方式归纳起来大致可以分为以下5个方面。

（1）法律监督：法律监督以强制为特征，对道德活动从根本上起到有效的保障作用。例如我国颁布的《医务人员医德规范及实施办法》即属此类。

（2）舆论监督：通过新闻媒体和人民群众的口头、文字、信息传播，实施对医疗卫生单位的舆论监督，是一种快捷、影响面广的医德监督实施方式，正起着越来越重要的作用。

（3）群众监督：它具有广泛性、群众性和客观性的特点。医疗收费价格公开制度、投诉举报制度、社会监督员制度和信访制度等均属此类。

（4）制度监督：制度以其强制性和强有力的约束机制对人们的行为产生制约作用，医疗卫生部门的各项规章制度，都是依据一定的医德原则和规范制定的，把这些医德内容以制度的形式反映出来，使医务人员在执行规章制度的同时接受医德监督，并以此提高医务人员的医德水平。

（5）自我监督：自我监督是医务人员依靠其内在的、自身的力量对其医德品质和行为的监督。自我监督是医务人员发挥主观能动性，加强修养的自省、自控的重要方式。

8. 简述临床诊疗工作中的基本道德原则。

临床诊疗工作的基本道德原则包括及时、准确、有效、择优和自主五项原则。

（1）及时原则：就是要求医务人员力争尽快地对疾病做出诊断，主动迅速地治疗，并认真适时地对病人的要求和疾病变化做出反应。

（2）准确原则：就是要求医务人员积极充分地利用现实条件，严肃认真地做出符合病情实际的判断。

（3）有效原则：就是要求医务人员采用熟悉并掌握了的科学手段，认真实施对疾病具有稳定、缓解、转归效果的治疗。有效原则要求医务人员做到以下几个方面：①学习和掌握科学的诊疗手段。②认真实施有效治疗。③实事求是地判断治疗效果。

（4）择优原则：就是要求医务人员认真仔细地选择使病人受益与代价比例适当的诊疗措施。更确切地说，就是选择痛苦小、不良反应小、费用低、能尽快达到治疗目标的治疗方法。

（5）自主原则：就是病人在诊疗过程中，有询问病情、接受或拒绝或选择诊疗方案的自主权。医务人员应该尊重病人的自主权，并把它作为诊疗行为的医德要求且严格遵守。

自主原则还要求医务人员要拒绝病人的非分要求。如：有权拒绝违背计划生育政策的要求；拒绝用公费滥开滋补药品的要求；拒绝传染病病人提出的行为自由的要求等。

9. 何谓生命伦理学？简述其主要内容。

生命伦理学又称生物伦理学，是对涉及人的生命和健康的行为实践中的道德问题进行综合研究的一门应用伦理学。

生命伦理学的研究内容主要是医学伦理学难题，它不仅存在于科研、临床及医药领域，而且存在于医疗卫生决策领域，可归纳为：生命控制、死亡控制、行为控制、人体实验及稀有医疗卫生资源的分配等。

（1）生命控制：包括避孕、流产、人工授精、体外受精、无性繁殖等；遗传和优生方面包括产前诊断、性别选择、遗传咨询、基因疗法、DNA 重组、优生、器官移植等。

（2）死亡控制：包括脑死亡及心肺死亡标准；安乐死（主动和被动）和有缺陷新生儿的处理等。

（3）行为控制：指对精神病病人的行为控制，包括药物控制（抗抑郁药，抗焦虑药和镇静药）、器械控制（用机械或物理学方法控制）和手术控制（精神外科）。

（4）稀有医疗卫生资源的分配：例如器官移植供体的分配等。

10. 简述"临终"的概念和含义。

凡是由于疾病或意外事故而造成人体主要器官的生理功能趋于衰竭，生命活动趋向终结的状态，濒临死亡但尚未死亡者，称临终。人的一生中可能不止一次地处在临死状态，有的人会意外地起死回生。但真正的死亡，人生只有一次。临终的过程可以很短，如突然意外的事故造成主要脏器严重损害及心脑血管病的急性发作等。临终过程也可能旷日持久，如慢性病所致的脏器功能衰竭、肿瘤晚期等，临终过程大多以走向死亡而结束人生。

11. 简述安宁疗护的目的和特点。

安宁疗护是指对处在临终阶段的病人实施良好的护理。

（1）安宁疗护的目的：协助缓解濒死病人躯体上的痛苦，减轻心理上的各种苦楚，提高尚存生命的生活质量，维护病人人格及生命尊严。

临终阶段是由以治愈为主的治疗，转变为以对症治疗为主的维持和延长生命的照料。

（2）安宁疗护的特点：主要是做好心理护理和生活护理。为了使病人在人生的最后阶段处在安宁、舒适的状态，促使病人在心理上能顺利进入死亡的"接受期"。

12. 简述临终病人的要求。

临终病人在未进入昏迷状态时，有以下基本要求：

（1）维护自身权利的要求：如要求保留自己的生活习惯和方式，要求参与治疗、护理方案的确定，要求有选择死亡方式的权利等。

（2）生活舒适的要求：如病人常要求体位舒适和周围环境安静、整洁、空气新鲜、温湿度适宜、被褥干净、床枕柔软，有些病人还有使用镇静药减轻痛苦的要求等。

（3）关怀和慰藉的要求：临终的病人，特别期望得到别人的关怀和慰藉，获得感情上的满足。如希望亲友来探望和获得医护人员的真诚关心和体贴照料，以及感受人间真挚的爱。

13. 简述我国目前在人工授精和体外受精技术应用上制定的伦理原则。

（1）知情同意原则：对要求实施辅助生殖技术的夫妇，须让其了解实施该技术的程序、成功的可能性和风险，并签署知情同意书。对捐赠精子、卵子、胚胎者，须告知有关的权利和义务，包括捐赠是无偿的，健康检查的必要性，不能追问受捐者与出生后代的信息等情况，并签署知情同意书。

（2）维护供受双方和后代利益的原则：捐赠精子、卵子、胚胎者对出生的后代没有任何权利，也不承担任何义务。受方夫妇作为孩子的父母，承担孩子的抚养和教育义务。通过辅助生殖技术出生的孩子享有同正常出生的孩子同样的权利和义务。

（3）互盲和保密的原则：凡是利用捐赠精子、卵子、胚胎实施的辅助生殖技术，捐赠者与受方夫妇和出生的后代保持互盲，参与操作的医务人员与捐赠者也须保持互盲。医疗机构与医务人员对捐赠者和受者的有关信息保密。

（4）维护社会公益的原则：医务人员不得对单身妇女实施辅助生殖技术。医务人员不得实施非医学需要的性别选择。医务人员不得实施代孕技术。一个供精者的精子最多只能提供给5名妇女受孕。

（5）严防商品化的原则：对要求实施辅助生殖技术的夫妇，要严格掌握适应证。供精、供卵、供胚胎应以捐赠助人为目的，禁止买卖。

14. 试述护理心理学的主要任务。

（1）研究疾病对人的心理活动与特征的影响和心理因素对健康的作用：①无论病人得了什么病，均会对心理活动产生负面影响，甚至造成严重的心理障碍。②心理因素可以是许多疾病如高血压、溃疡病等的致病和卒发因素。③心理因素与疾病的进程、疗效、预后以及病人的配合程度密切相关。

（2）研究病人的心理特点。

（3）研究交往和心理评估的理论和技术：现代护理要求护士更多地接触病人，观察和诊断病人生理和心理方面的问题并采取相应的干预措施。

（4）研究和应用心理问题的干预理论和技术：心理护理中最重要的护理是对病人所存在的心理问题进行干预并解决或缓解之。

（5）研究心理护理与整体护理的关系：从护理程序的角度去研究心理护理的实施过程和方法，是护理心理学的一项重要内容。

（6）研究和应用心理健康教育的内容与方法。

15. 简述人类需要的 5 个层次。

（1）生理需要：是指直接与人类个体生存相关的需要，包括饥、渴、性、排泄等需要。

（2）安全需要：是指确保个体生存安全、生活稳定、免遭危险与恐惧的环境与条件的需要。

（3）社交的需要：是指个体社会交往中获得爱和归属的需要。交往是人的一切活动的纽带，交往中人才可能产生友谊、爱、情感上的融洽等，才可能获得精神上的支持。

（4）自尊的需要：是指个体自尊和受到他人尊重的需要。

（5）自我实现的需要：是指促使个体的潜能得以实现的向往，这种向往可以说成是希望自己越来越成为所期望的人物，完成与自己能力相称的一切事情。

16. 试述心理护理的含义和心理护理的最终目标。

心理护理是针对病人现存的和潜在的心理问题、心理需要及心理状态，护士运用心理学知识和技术给病人关怀、支持和帮助，以满足病人的需要，解决心理问题，提高病人和家属对疾病带来的变化的适应能力，进而促进病人成熟和发展。

心理护理的最终目标是促进病人的发展，包括自我发现、自我接受、增加真正的自我尊敬，提高自信心与个人完善水平，促进人际关系和满足需要的能力，获得现实的个人目标。为达到这样的目标，护士有责任提供帮助，病人也有责任参与。

17. 何谓心理治疗？

心理治疗是由经过训练的专业人员运用心理学专业知识和技巧，影响改变病人的认识、情绪和行为等心理活动，从而改善病人的心理状态和行为以及与此相关的痛苦与症状。

对心理治疗的认识应包括以下几方面：①治疗者是经过训练的专业人员，通常是临床心理学工作者和医务工作者。②治疗对象是人，主要是那些有各种心理障碍的心理或精神疾病和躯体疾病病人。③治疗手段主要是建立在心理学理论基础上的技术和方法，主要方式是言语的交流。④治疗的重点或中心是影响和改变病人的认知活动、情感和行为，解除病人的心理痛苦。

18. 试述心身障碍的含义及其诊断要点。

心身障碍又称心身疾病或心理生理疾病，是指一组综合征或躯体疾病，临床上主要表现为躯体症状，但心理社会因素在其发生、发展和防治过程中起着重要作用。心身障碍的诊断应具有以下基本条件：①疾病的发生与转化过程与心理社会因素密切相关。②主要表现为躯体症状，并有器质性病理改变和已知的病理生理过程。③应排除典型的精神障碍及与心理社会因素关系不密切的躯体疾病。

19. 试举 10 个与心身障碍有关的疾病。

胃、十二指肠疾病、原发性高血压、过度换气综合征、荨麻疹、斑秃、糖尿病、肥胖症、偏头痛、类风湿关节炎、癌症等疾病与心身障碍有关。

20. 试述心身障碍的治疗原则。

心身障碍的治疗包括躯体治疗、心理治疗、精神药物治疗及社会支持。首先应采取有效的躯体治疗，如采用降压药治疗高血压等。但大多数躯体治疗属于对症治疗。如需要持久的疗效，减少复发，则应配合心理治疗和精神药物治疗。

（1）心理治疗：包括精神分析疗法、认知行为疗法、行为疗法等。近20年来，行为治疗在心身障碍中的应用已引起广泛的关注，松弛技术、系统脱敏、生物反馈、控制呼吸技术、气功等均有效地改善病人的心身平衡，从而取得较满意的效果。

（2）精神药物治疗：目的在于减轻病人焦虑、抑郁等自觉心理症状，调节自主神经系统功能，为心理治疗提供较好的条件。

21. 试述心理护理的特点。

心理护理一般具有以下特点：①强调个体化护理。②充分认识和掌握影响心理护理效果的复杂因素。③心理护理应具有前瞻性，也就是说护士要根据病人的病情、预后和心理状态等，预估病人将会出现的各种心理问题，以便及早地采取心理护理措施，这将会取得更好的心理护理效果。

22. 试述不同年龄段患儿心理护理的要点。

（1）6个月左右的婴儿，虽然住院心理反应小，但非常需要母亲的爱抚，护士经常对他们轻拍、抚摸、搂抱及逗笑，可调节其大脑的兴奋和抑制过程，产生一种在母亲怀中的安全感。

（2）6个月至4岁患儿，住院心理反应明显，如有可能最好允许家长陪护，这样较容易使患儿建立起对周围环境的安全和信任感。护士应对患儿关心体贴，避免呵斥、责备患儿，通过与患儿共同参与一些游戏如讲故事、玩玩具、看图画等建立起良好的相互信任的护患关系。

（3）年龄大的患儿，已能较好地用言语进行沟通，能够与病房其他患儿建立伙伴关系。护士应尽可能地与患儿沟通，适当地解释住院和诊治的原因，争取患儿的信任和配合。同时，可在病房开展一些榜样学习竞赛活动，如评选"优秀患儿"等，也可让患儿做些力所能及的事情。

（4）致残患儿往往具有严重抑郁、自卑心理，更要加倍爱护，给予积极的支持。护士应经常巡视，给他们讲热爱活动的小故事，讲身残志坚的小榜样，增强他们生活的勇气和治疗的信心。

23. 试述影响手术预后的心理因素。

许多因素可以影响手术病人预后，除了疾病的严重程度、手术操作技术、术后护理以及有无并发症等因素外，心理因素也可直接或间接影响手术预后。这些心理因素主要包括：①对手术不了解。②智力水平低，难以与医护人员进行有效沟通。③消极应对方式。④焦虑过高或过低，情绪不稳定，抑郁，缺乏自信心。⑤治疗和康复动机不足。⑥对手术的结果期望不切实际。

24. 试述病人手术前焦虑程度与手术结果之间的关系。

术前焦虑的程度与术后效果之间存在着"U"字形的函数关系。即术前焦虑水平很高或很低者，术后的心身反应大而且恢复缓慢，预后不佳。术前焦虑水平适中者，术后结果最好。这是因为：焦虑水平高，往往能降低痛阈及耐痛阈，从而在手术中或术后感受到更强烈的剧痛和痛苦，因而对手术效果自我感觉不佳；术前焦虑水平低的病人，由于在心理上采取了回避和否认的应对机制，过分放心，缺乏应有的心理准备，故而容易将实际的手术痛苦体验视为一种严重的打击。只有术前焦虑水平适中的病人，在心理上能够对手术和手术带来的种种问题有正确的认识和充分的准备，故而能较好地适应手术和术后各种情况，结果术后感觉良好，躯体恢复较为顺利。

25. 试述手术后病人的心理护理要点。

（1）及时反馈手术完成情况：术后病人一回到病房或麻醉苏醒后，护士应立即告知手术已顺利完成，达到了手术的目的，让病人放心。应向病人多传达有利信息，给予鼓励和支持。

（2）正确处理术后疼痛：病人手术后，护士应及早告诉病人术后几天刀口疼痛较甚，让病人先有心理准备。有些病人会向护士主动用言语表达疼痛，另有些病人则强忍疼痛，不愿言语表达，此时护士可从表情、姿势等非言语表达方式观察疼痛情况，及时给予处理。应积极给予镇痛药减轻疼痛，一般术后 6 小时内给予镇痛药可大大减轻术后整个过程疼痛。

（3）帮助病人克服消极情绪：术后病人出现焦虑、抑郁等消极情绪原因很多，有的病人不能正确评价手术疗效，有的病人手术后形成部分生理功能丧失或残疾。对这些病人护士应在生活上、心理上给予全面支持，战胜消极情绪。

（4）帮助病人做好出院准备：大多数病人伤口拆线以后就可以出院，但其各方面的功能并未完全恢复，故应向病人介绍出院后的注意事项，以及对饮食、锻炼、用药等方面的要求，促使病人出院后能迅速恢复健康。

§4.2 医学伦理学和护理心理学自测试题（附参考答案）

一、选择题

【A 型题】

1. 有关生命医学伦理学基本原则的描述，错误的是 （ ）

A. 不伤害　　B. 保护　　C. 尊重　　D. 公正　　E. 有利

2. 有关医德监督的方式，下列哪项是错误的 （ ）

A. 法律监督　　B. 舆论监督　　C. 群众监督　　D. 领导监督　　E. 自我监督

3. 诊治伤害现象的划分不包括 （ ）

A. 有意伤害　　B. 可知伤害　　C. 免责伤害　　D. 责任伤害　　E. 可控伤害

4. 影响和制约医疗水平的因素不包括 （ ）

A. 科技发展水平　　B. 医务人员的道德水平　　C. 病人的合作程度　　D. 卫生政策和制度的合理性　　E. 医务人员的技术水平

5. 下列各项中不属于医师权利的是 （ ）

A. 诊治病人的疾病权　　B. 宣告病人的死亡权　　C. 对病人的隔离权　　D. 对病人实施"安乐死"的权利　　E. 医师的干涉权

【X型题】

6. 道德的特点包括　　（　　）

A. 稳定性　　B. 规范性　　C. 天赋性　　D. 社会性　　E. 层次性

7. 医学伦理学研究的对象包括　　（　　）

A. 医务人员与病人及其家属的关系　　B. 医护人员相互之间的关系　　C. 病人与病人之间的关系

D. 医务人员与社会的关系　　E. 病人与社会之间的关系

8. 生命伦理学的研究领域包括　　（　　）

A. 理论生命伦理学　　B. 临床生命伦理学　　C. 道德生命伦理学　　D. 文化生命伦理学

E. 未来生命伦理学

9. 医学人道观、人权观的核心内容包括　　（　　）

A. 尊重病人的生命　　B. 尊重病人的人格　　C. 尊重病人的家属　　D. 尊重病人平等的医疗权利　　E. 尊重病人的习惯

10. 病人的权利包括　　（　　）

A. 基本医疗权　　B. 保护隐私权　　C. 要求赔偿权　　D. 要求"安乐死"权　　E. 知情同意权

11. 根据移植用器官的供者和受者关系，器官移植可分为　　（　　）

A. 自体移植　　B. 同质移植　　C. 同种移植　　D. 人造器官移植　　E. 异种移植

12. 衡量记忆力的指标有如下哪些方面　　（　　）

A. 记忆的敏捷性　　B. 记忆的持久性　　C. 记忆的完整性　　D. 记忆的准确性　　E. 记忆的备用性

13. 作为病人，他们的心理需求包括　　（　　）

A. 需要尊重　　B. 需要接纳和关心　　C. 需要信心　　D. 需要安全　　E. 需要和谐环境、适度活动与刺激

14. 在护患关系中护士扮演的角色包括　　（　　）

A. 关怀和照顾的提供者角色　　B. 教师角色　　C. 咨询者角色　　D. 病人辩护人角色

E. 变化促进者角色

15. 下列何者是抑郁病人的常见表现　　（　　）

A. 兴趣减退甚至丧失　　B. 无助感　　C. 精神疲劳萎靡　　D. 易怒倾向　　E. 自责自罪

二、填空题

1. 医学伦理学的具体原则包括_____原则、_____原则、_____原则和_____原则。

2. 道德除有明显的阶级性外，同时具有其自身的以下特点：_____、_____、_____和_____。

3. 人类行为三要素是_____、_____和_____。

4. 人类的基本需要包括心理的需要、_____、_____、_____和自我实现的需要。

5. 临床心理评估的主要方法有_____、_____和_____3种。

6. 心理上有主观的不适感觉，称之为_____。

7. 临终病人死亡前的心理过程，大致经历5个阶段，即_____、_____、_____、_____和_____。

8. 现代生殖技术在目前阶段可有以下 3 类，即_____、_____和_____。

9. 对克隆人问题中国政府的态度是_____、_____、_____、_____。

10. 临终病人的心理过程，大致经历 5 个阶段，即 _____、_____、_____、_____ 和_____。

三、判断题

1. 医学伦理与医学道德是相同的概念，两词可以通用。（　　）

2. 医学是没有阶级性的。（　　）

3. 医学道德是永恒不变的。（　　）

4. 性病病人有权要求医务人员为其保密。（　　）

5. 我国医师法规定，医师进行试验性临床医疗，应经医院批准，但不需征病人本人或家属的同意。（　　）

6. 在特殊情况下，为了查清死者的病因，判断诊断治疗的谬误，有利于医学科学的发展，虽未征得死者生前同意或家属的首肯，经有关特定部门的批准，也可以进行尸体解剖。（　　）

7. 生育控制的方法主要包括避孕、人工流产和绝育。（　　）

8. 对确实患有严重遗传性疾病的人，可以强制实施绝育。（　　）

9. 在双方自愿的条件下，为实施器官移植挽救病人生命，可以进行器官的买卖。（　　）

10. 护理心理学的研究对象仅限于病人。（　　）

四、名词解释

1. 职业道德

2. 安乐死

3. 抑郁症

4. 心理护理

5. 病人

五、问答题

1. 在医学服务中如何体现公正原则？

2. 何谓患儿的分离性焦虑？

3. 试述病人抑郁心理的常见原因。

4. 简述医师对病人的义务。

5. 试述老年人常见的心理问题。

参考答案

一、选择题

1. B　2. D　3. C　4. C　5. D　6. ABDE　7. ABDE　8. ABD　9. ABD　10. ABCE　11. ABCE　12. ABC　13. ABCDE　14. ABCDE　15. ABCE

二、填空题

1. 尊重　自主　不伤害　公正

2. 稳定性　规范性　社会性　层次性

3. 行为者　行动　行动后果

4. 安全的需要　社交的需要　自尊的需要

5. 观察　访谈　心理测验

6. 病感

7. 否认阶段　愤怒阶段　协议阶段　抑郁阶段　接受阶段

8. 人工授精　体外受精　克隆技术

9. 不赞成　不支持　不允许　不接受

10. 否认阶段　愤怒阶段　协议阶段　抑郁阶段　接受阶段

三、判断题

1. ＋　2. ＋　3. －　4. ＋　5. －　6. ＋　7. ＋　8. －　9. －　10. －

四、名词解释

1. 职业道德是指从事一定职业的人们在特定的工作环境中或劳动中的行为规范总和。职业道德也可称为行业道德，有医学道德、商业道德、体育道德、教师道德、演员道德、司法道德等。

2. 安乐死：现代意义上的安乐死通常是指身患绝症的病人，于治愈无望、生命垂危又极度痛苦的情形下，自愿要求尽早结束生命，在此前提下所实施的保持人的尊严与安详的死亡处置方式。

3. 抑郁症是躁狂抑郁症的一种发作形式，以情感低落、思维迟缓以及言语动作减少，迟缓为典型症状。抑郁症严重困扰病人的生活和工作，给家庭和社会带来沉重的负担，约15%的抑郁症病人死于自杀。

4. 心理护理是针对病人现存的和潜在的心理问题、心理需要及心理状态，护士运用心理学知识和技术给病人关怀、支持和帮助，以满足病人的需要，解决心理问题，提高病人和家属对疾病带来的变化的适应能力，进而促进病人成熟和发展。

5. 病人：是指各种疾病病人，包括那些只有"情感"的病人，即虽有病痛的症状和感觉，但未发现躯体病理改变的人。

五、问答题

1. 在医学服务中，公正原则应该体现在两个方面，即人际交往公正和资源分配公正。

(1) 人际交往公正：要求医方与患方平等交往，要对有千差万别的患方一视同仁，即平等待患。

(2) 资源分配公正：要求以公平、优先、兼顾效率为基本原则，优化配置和利用医疗卫生资源，其分配包括宏观分配和微观分配。①宏观分配：解决的是确定卫生保健投入，占国民总支出的合理比例，以及此项总投入在预防医学、临床医学、科学研究、技术开发，以及基本医疗与特殊医疗等各层次的合理分配比例问题。②微观分配：是由医院和医师针对特定病人在临床诊治中进行的分配。我国目前主要是指住院床位、手术机会以及贵重稀缺医疗资源的分配。

2. 儿童从6个月起，开始建立起一种"母子联结"的关系，在这种以母爱为中心的关系上保持着对周围环境的安全感和信任感。一旦孩子离开妈妈，大都恐惧不安，经常哭闹、拒食及不服药，而母亲与孩子一起时，这些反应很快消失。

3. 病人抑郁心理的常见原因有：

(1) 抑郁多见于重危病人或有严重丧失组织器官的病人（如器官摘除、截肢或预后不良的病人）。

(2) 病情加重时常会产生忧郁。

(3) 易感素质者更易产生忧郁。这些人常性格内向，易悲观，缺乏自主，表现孤独。

(4) 病理生理因素，如分娩或绝经期的激素变化，某些疾病后感受性的增强（如流行性感冒、慢性疼痛等），均可能发生忧郁。

(5) 有些疾病目前没有好的治疗方法，疗效不佳，病人长期受疾病折磨，渐渐对治疗丧失信心，回避或拒绝治疗，任病情继续发展。

4. 医师对病人的义务有：

（1）承担诊治的义务：医师必须用其所掌握的全部医学知识和治疗手段，尽最大努力为病人服务。

（2）解除痛苦的义务：病人的痛苦包括躯体性和精神性的。医师要用药物、手术、心理疏导等医疗手段努力控制躯体上的痛苦，解脱病人心理上的痛苦。

（3）解释、说明的义务：医师有义务向病人说明病情、诊断、治疗、预后等有关医疗情况。

（4）医疗保密的义务：医疗保密工作一般包括两个方面：一是为病人保守秘密；二是对病人保密，在特殊情况下，对某些病人的病情及预后需要保密。B超检查时，不能向孕妇透露胎儿的性别，这也是医务人员应履行的义务。

5. 老年人常见的心理问题有：

（1）智力下降：主要表现为反应速度减慢，快速做出决定和解决问题的能力下降，容易健忘。

（2）情绪改变：有的老年人情感变得幼稚，不稳定，甚至像小孩一样，容易激动，有时因小事而兴高采烈，有时不顺心则不安、生气、哭泣。

（3）人格变化：较多的老年人表现为比较顽固，守旧，不易接受新事物和他人意见，猜疑心较强。有的则过多地感慨、伤感，沉湎于回忆往事之中。

（4）生活方式变化：孤独寂寞，社会活动减少使老年人选择更多的不良生活方式，如吸烟、嗜酒、缺乏运动等，不良的生活方式与心脑血管疾病、糖尿病等慢性疾病的发生和发展有着密切关系。此外，老年人睡眠时间短，易醒，白天爱打瞌睡，这种睡眠习惯的改变应与失眠进行区别。

§5

医疗卫生政策法规与医疗风险管理知识

自 1949 年新中国成立以来，先后制定了大量医疗卫生政策法规，其中既包括国家医疗卫生工作的大政方针，也包括医疗卫生工作的行规行法和有关保障全国人民健康的各类法规，如《抗菌药物临床应用管理办法》《中华人民共和国药品管理法实施条例》《中华人民共和国食品安全法实施条例》《麻醉药品和精神药品管理条例》，以及有关医务人员管理和医疗纠纷、事故管理等的各类法规，如《中华人民共和国执业医师法》《中华人民共和国护士管理办法》《乡村医师从业管理条例》《医疗事故处理条例》《突发公共卫生事件应急管理条例》《中华人民共和国精神卫生法》等。本章仅就国家医疗卫生大法及与基层医疗卫生单位相关密切的法规进行简要介绍，主要包括医疗卫生政策法规、医院分级管理、医疗风险管理与医疗安全管理的内容。

§5.1　医疗卫生政策法规与医疗风险管理基本知识问答

一、医疗卫生政策法规

1. 试述我国的卫生工作方针及现代医学模式。

20 世纪 50 年代初我国提出了"面向工农兵，预防为主，团结中西医，卫生工作与群众运动相结合"的卫生工作方针。1991 年在第七届全国人民代表大会第四次会议上制定了"以农村为重点，预防为主，中西医并重，依靠科技与教育，动员全社会参与，为人民健康服务，为社会主义现代化服务"的方针。

由于病因和致病条件的认识发生了改变，因此，医学模式已从过去的"生物医学"模式转变为"生物-心理-社会医学模式"。

2. 试述全球卫生策略的基本内容。

1977 年，世界卫生大会通过了全球卫生策略——"2000 年人人享有卫生保健"（health for all by the year 2000，HFA），这是世界卫生组织和各国政府的 2000 年以前及以后年代的一项永久性目标。其确切的含义如下：

（1）人们在工作和生活场所都能保持健康。

（2）人们将运用更有效的办法去预防疾病，减轻疾病或伤残带来的痛苦，并且通过更好的途径进入成年、老年，最后安乐地死去。

（3）在全体社会成员中均匀地分配一切卫生资源。

（4）所有个人和家庭，通过自身充分地参与，将享受到初级卫生保健。

（5）人们将懂得自己有力量摆脱可以避免的疾病，赢得健康，并且明白疾病不是不可避免的。

3. 试述我国新时期的卫生工作方针。

根据《中共中央、国务院关于卫生改革与发展的决定》，新时期卫生工作的方针是：以农村为重点，预防为主，中西医并重，依靠科技与教育，动员全社会参与，为人民健康服务，为社会主义现代化建设服务。

4. 试述我国卫生工作的奋斗目标。

根据《中共中央、国务院关于卫生改革与发展的决定》，我国卫生工作的奋斗目标是：以马克思列宁主义、毛泽东思想和邓小平建设有中国特色社会主义理论为指导，坚持党的基本路线和基本方针，不断深化卫生改革，到 2000 年，初步建立起具有中国特色的包括卫生服务、医疗保障、卫生执法监督的卫生体系，基本实现人人享有初级卫生保健，国民健康水平进一步提高。到 2010 年，在全国建立起适应社会主义市场经济体制和人民健康需求的、比较完善的卫生体系，国民健康的主要指标在经济较发达地区达到或接近世界中等发达国家的平均水平，在欠发达地区达到发展中国家的先进水平。

5. 试述我国卫生事业的性质和发展目标。

《中共中央、国务院关于卫生改革与发展的决定》指出，我国卫生事业是政府实行一定福利政策的社会公益事业。卫生事业发展必须与国民经济和社会发展相协调，人民健康保障的福利水平必须与经济发展水平相适应。政府对发展卫生事业负有重要责任。各级政府要努力增加卫生投入，广泛动员社会各方面筹集发展卫生事业的资金，公民个人也要逐步增加对自身医疗保健的投入。

6. 试述我国卫生改革与发展应遵循的基本原则。

根据《中共中央、国务院关于卫生改革与发展的决定》，卫生改革与发展应遵循以下基本原则：

坚持为人民服务的宗旨，正确处理社会效益和经济效益的关系，把社会效益放在首位。防止片面追求经济效益而忽视社会效益的倾向。

以提高人民健康水平为中心，优先发展和保证基本卫生服务，体现社会公平，逐步满足人民群众多样化的需求。

发展卫生事业要从国情出发，合理配置资源，注重提高质量和效率。重点加强农村卫生、预防保健和中医药工作。因地制宜，分类指导，逐步缩小地区间差距。

举办医疗机构要以国家、集体为主，其他社会力量和个人为补充。

扩大对外开放，加强国际卫生领域的交流与合作，积极利用和借鉴国外先进科学技术和管理经验。

坚持社会主义物质文明和精神文明两手抓、两手都要硬。加强卫生行业职业道德建设，不断提高卫生队伍的思想道德素质和业务技术水平。

7. 何谓卫生法？

卫生法是调整卫生社会关系的法律规范的总称。卫生法包括以下两层含义：

（1）卫生法调整的对象：卫生法调整的对象是卫生社会关系，包括卫生行政关系及卫生民事关系。卫生行政关系是指卫生行政部门之间的关系；卫生民事关系是指卫生行政部门与公民、法人或其他组织之间的关系。医患关系是典型的卫生民事关系。

（2）卫生法是卫生法律规范的总和：我国的卫生法是由一系列调整卫生社会关系的法律规范所构成的。它们包括食品卫生法、药品管理法、传染病防治法、执业医师法、医疗机构管理条例、血液制品管理条例、医疗事故管理办法、学校卫生工作条例等大量法律法规。

8. 试述卫生法律责任的概念。

卫生法律责任是指卫生法主体由于违法行为、违约行为或者由于法律规定而应承担的某种不利后果。具有以下特点：

（1）违反卫生法律规范应承担的法律后果。

（2）承担法律责任必须有卫生法律、法规和规章明确、具体的规定。

（3）具有国家强制性，即卫生法律责任的履行由国家强制力保证，违法者拒绝承担由其违法而必须承担的法律责任时，将强制其承担相应的法律责任。

（4）必须由国家授权的专门机关在法定职责范围内依法予以追究。

9. 试述卫生法律责任的种类。

卫生法律责任分为行政责任、民事责任和刑事责任 3 种。

（1）卫生行政责任：指卫生行政法律关系主体违反卫生行政法律，但尚未构成犯罪者。责任包括行政处罚和行政处分。

（2）卫生民事责任：指医疗机构和卫生工作人员违反法律，侵害公民的健康权利时，应向受害人承担损害赔偿的责任。民事责任主要是财产责任，在法律允许的条件下，民事责任可以由当事人协商解决。

（3）卫生刑事责任：指违反卫生法的行为，侵害了刑法所保护的社会关系，已构成犯罪时所应承担的法律后果。

10. 何谓卫生行政救济？简述卫生行政救济的途径。

卫生行政救济是指公民或单位认为卫生行政机关的行政行为造成对自己合法权益的损害，请求有关国家机关给予补偿、救济的法律制度的总称。

请求卫生行政救济的途径包括：要求卫生行政复议，提出卫生行政诉讼和要求卫生行政赔偿。

11. 试述卫生行政诉讼的概念及其特点。

卫生行政诉讼是指公民、法人和其他组织认为卫生行政机关的具体行政行为侵犯了自己的合法权益，依法向人民法院起诉，人民法院在双方当事人和其他诉讼参与人的参加下，审理和解决行政案件的活动。

卫生行政诉讼具有以下特点：它是通过审判方式进行的一种司法活动；是通过审查行政行为合法性的方式，解决行政争议的活动；是解决特定范围内行政争议的活动。

12. 在司法诉讼程序中，何谓"举证责任倒置"？对医院工作有何影响？

在民事诉讼中，我国过去一直沿用的举证原则是"谁主张、谁举证"。也就是说，在医疗诉讼中，应由提出诉讼的一方举出证据，说明医疗行为与损害结果之间存在因果关系，否则医方就不承担责任。但是，由于医护人员在医疗纠纷处理中处于主动地位，并且掌握着许多"举证"需要的原始资料，为了充分保障病人在医疗纠纷中的合法权益，2001年最高人民法院在《关于民事诉讼证据若干规定》的司法解释中规定："因医疗行为引起的侵权诉讼，由医疗机构就医疗行为与损害结果之间不存在因果关系及不存在医疗过程过错承担举证责任。"也就是说，只要病人提出诉讼，医方就应当列举事实及证据材料，证明自己医疗行为没有过错，否则医方就要承担责任。对于这一新的司法解释，人们将它称之为"举证责任倒置"。为适应这一法律规定，医方必须在增强法律意识的同时不断提高医疗行为的质量，减少和杜绝医疗过错，规范医疗管理，完善医疗记录。只有这样，医方才能做到既充分尊重病人的权益，又能保护好医护人员的合法权益。

13. 何谓卫生行政赔偿？构成卫生行政赔偿的条件有哪些？

卫生行政赔偿是指卫生行政机关及其工作人员违法行使职权，侵犯了公民、法人或者其他组织的合法权益并造成损害，由国家承担赔偿责任的制度。

构成卫生行政赔偿必须具备以下条件：一是有损害事实存在；二是具体行政行为违法；三是行政违法行为与损害事实之间有因果关系；四是必须有法律的明确规定。

14. 试述在医疗工作中，卫生行政赔偿金的计算标准。

在医疗工作中，卫生行政赔偿金计算原则如下：

（1）造成身体受害的，应支付医疗费，以及因误工减少的收入。减少的收入每日的赔偿金按照国家上年度职工日平均工资计算，最高额为上年度职工工资的5倍。

（2）造成部分或全部丧失劳动能力的应当支付医疗费，以及残废赔偿金，最高额为国家上年度平均工资的10倍。

（3）造成全部丧失劳动能力的，最高额为上年度职工平均工资的20倍，并对其抚养的无劳动能力的人支付抚养费。

（4）造成死亡的，应当支付死亡赔偿金、丧葬费，总额为国家上年度职工平均工资的20倍，并支付抚养费。

15. 在医疗工作中，对于病人的自主权，法律上做了哪些明确规定？

一是扩大了病人的自主权利，如病人可以查阅、复制本人的病历资料等；二是把卫生人员的部分职责转化为病人的权利。我国现行的卫生法律、法规已从不同角度对病人的医治权、知情权、同意权、选择权、隐私权、参与权、申诉权、赔偿请求权等做了明确、具体的规定。

16. 试述医师执业规则的要点。

医师执业应遵守以下规则：

（1）医师实施医疗、预防、保健措施，签署有关医学证明文件，必须亲自诊查、调查，并按照规定填写医学文书，不得隐匿、伪造或者销毁医学文书及有关资料；不得出具与自己执业范围无关或者与执业类别不相符的医学证明文件。

（2）对急危病人，医师应当采取紧急措施进行诊治，不得拒绝急救处置。

（3）医师应当使用经国家有关部门批准的药品、消毒药剂和医疗器械；除正当诊断治疗外，不得使用麻醉药品、医疗用毒性药品、精神药品和放射性药品。

（4）医师应当如实向病人家属介绍病情，但应注意避免对病人产生不利后果；医师进行实验性临床医疗，应当经医院批准并征得病人本人或者其家属同意。

（5）医师不得利用职务之便，索取、非法收受病人财物或者牟取其他不正当利益。

（6）遇有自然灾害、传染病流行、突发重大伤亡事故及其他严重威胁人民生命健康的紧急情况时，医师就应当服从县级以上卫生行政部门的调遣。

（7）医师发生医疗事故或者发现传染病疫情时，应当按照有关规定及时向所在机构或者卫生行政部门报告；发现病人涉嫌伤害事件或者非正常死亡时，应当按照有关规定向有关部门报告。

（8）执业助理医师应当在执业医师的指导下，在医疗、预防、保健机构中按照有关执业类别执业。在乡、民族乡、镇的医疗、预防、保健机构中工作的执业助理医师，可以根据医疗诊治的情况和需要，独立从事一般的执业活动。

17. 试述社会保险和商业保险各自的特征。

社会保险：是一种政策性的、强制性的保险。它是根据国家法律规定，由劳动者本人及其所在单位、社区或政府多方共同筹资，在劳动者及其亲属或遗属遭遇工伤、疾病、生育、年老、死亡和失业等风险时，给予物资帮助，以保障其基本生活需要的一种社会保障制度，社保是社会保障体系的核心和最基本的内容。

商业保险：保险业务强调营利性，由保险公司承办，采用合同方式，按照商品经济原则、商业惯例和市场经济规范进行的保险业务活动，它具有较强商业性。

18. 试述社会医疗保险实施中必须遵循的基本原则。

在社会医疗保险实施过程中必须遵循以下基本原则：

（1）强制性原则：社会医疗保险是由国家立法规定享受范围、权利、义务及待遇标准，并强制执行的社会保障制度。

（2）社会共同承担责任和分担风险的原则：社会医疗保险由个人、单位和国家共同承担责任和风险。

（3）保障性原则：社会医疗保险以保障公民平等的健康权利为目的，参加社会医疗保险的每个成员不论其缴费多少，都有权得到医疗保险所规定的医疗服务。目前我国医疗保险的社会目标是保证基本医疗。

（4）公平与效率相结合的原则：公平是指无论大病或小病，无论个人按规定缴纳金额的多少，无论干部还是职工，均享有同样的医疗保险待遇。效率主要是指有关各方因积极筹集医疗保险基金，合理使用卫生资源。

我国目前实行社会统筹与个人账户相结合的保险制度。在个人负担上，一般实行同一负担率，即高收入高负担，低收入低负担，这是符合公平法原则的。

（5）医疗保险基金专款专用的原则。

（6）合理偿付医疗费用的原则：医疗保险机构要按医疗保险规定及时、合理地向医院偿付医疗费用。

二、医院分级管理

1. 何谓医院分级管理？

自 20 世纪 80 年代末在我国建立医院评审制度后，把医院划分为三级，即一级医院、二级医院、三级医院。三级医院是规模最大的，一级医院是规模最小的。国家对医院实行分级管理。

医院分级管理就是按照医院的功能和相应的规模、技术建设、管理及服务质量等综合水平，将其划为一定级别和等次的标准化管理。通过这种管理，把原有的城、乡三级医疗预防网一体化了，这样可促进医院体系整体的合理运转和以医疗质量为核心的医院综合水平的提高。按照我国现行规定，医院分为一、二、三级，各级医院又各自分为甲、乙、丙三等，三级医院另设特等，即我国医院共分为三级十等。

医院评审就是按照医院分级管理标准，对医院质量所进行的院外评价。

2. 简述医院分级管理的目的。

（1）促进合理地利用有限的卫生资源。

（2）促进三级医疗网发展，合理分流病人。

（3）促进"区域卫生规划"的执行。

（4）促进医院适应医学模式的转变。

（5）促进医院综合水平的提高。

（6）调动社会各方面的积极性共同关注和支持医疗事业。

3. 我国一、二、三级医院各应具备哪些功能？

（1）一级医院是直接为社区提供医疗、康复、保健综合服务的基层医院，是初级卫生保健机构。其主要功能是直接对人群提供一级预防，在社区管理多发病常见病病人并对疑难重症做好正确转诊，协助高层次医院搞好中间或院后服务，合理分流病人。

（2）二级医院是跨几个社区提供医疗卫生服务的地区性医院，是地区性医疗预防的技术中心。其主要功能是参与指导对高危人群的监测，接受一级转诊，对一级医院进行业务技术指导，并能进行一定程度的教学和科研。

（3）三级医院是跨地区、省、市以及向全国范围提供医疗卫生服务的医院，是具有全面医疗、教学、科研能力的医疗预防技术中心。其主要功能是提供专科的医疗服务，解决危重疑难病症，接受二级转诊，对下级医院进行业务技术指导和培训人才，完成培养各种高级医疗专业人才的教学和承担省以上科研项目的任务。

4. 试述目前我国医院的类型。

各国医院的类型不尽相同。目前我国的医院大致可分为综合医院和其他类型医院，具体可按照收治范围、特定任务、医院所有制和医院经营性质等进行归类，具体见下表。

划分依据	类　　　型
收治范围	综合医院、专科医院、康复医院、妇幼保健院、儿童医院、中医医院、中西医结合医院、民族医院、中心卫生院、疗养院
特定任务	军队医院、企业医院、医学院附属医院
所有制	公立医院、民营医院、中外合资医院
经营性质	非营利性医院、营利性医院

5. 试述医院的基本功能。

医院的功能也就是医院的任务。医院的基本功能如下：

（1）医疗：医疗是医院的主要功能，包括诊疗和护理两大业务主体。医疗分为门诊医疗、急诊医疗、住院医疗和康复医疗。

（2）教育和培训：应对医院的全体职工进行终身在职教育。例如医务人员的"三基"训练，住院医师的规范化培训，各种培训班、研讨会等均属此范畴。

（3）科学研究：结合医疗实践进行广泛的科学研究是不断提高医疗质量的重要保证。

（4）预防和社会医疗服务：医院除应完成医疗任务外，还应开展社会医疗服务和疾病防疫等多项工作。同时还应开展健康咨询、疾病普查、妇幼保健、计划生育和卫生宣教等项工作。

（5）康复功能：包括院内康复医疗和院外康复指导等。

6. 试述区域医疗规划的概念及其制定的步骤与方法。

区域医疗规划是以区域内人群的实际医疗保健需求为依据，以合理配置利用医疗卫生资源及公正地向居民提供及时、安全、适宜的基本医疗保健服务为目的，在分析社会、经济、医疗服务需求、医疗服务利用和医疗卫生资源的详尽资料基础上，将区域内各级各类、不同隶属关系、不同所有制形式的医疗卫生机构进行统一配置和布局的宏观规划。

制定区域医疗规划，首先要确定相应的区域；其次要依据统一的原则和方法进行卫生服务调查，在此基础上，根据区域内医疗保健需求、资源状况和趋势，适宜配置医疗设施，以使之公正、高效、合理地提供包括保健、预防、诊断治疗、康复在内的综合医疗服务；第三要合理分配区域内各医疗机构的功能、任务，使之相互联系、协作和补充，建立健全系统化的医疗保健网络。因此，在这一意义上讲，区域医疗规划也可称为医疗机构功能分担规划。

7. 何谓医院分级管理评审的基本标准？

各级医院基本标准是该级医院都必须达到的标准，也是医院开业资格的认定标准。基本标准单独考核评定，与分等标准考核打分分开。如达不到"基本标准"的要求，不予通过，定为不合格医院，新申请开业的医院则不予批准。

8. 何谓医院的分等标准？

根据任务和功能的不同，把各级医院分为三级，即一级医院、二级医院和三级医院。乡镇卫生院及基层医院属一级医院。此外，还根据各级医院的技术水平、质量水平和管理水平的高低，并参照必要的设施条件，分别划分为甲、乙、丙等，三级医院增设特等。

三、医疗风险管理

1. 何谓医疗事故？试述其构成要件。

根据《医疗事故处理条例》第二条的规定，医疗事故是指医疗机构及其医务人员在医疗活动中，违反医疗卫生管理法律、行政法规、部门规章和诊疗护理规范、常规，过失造成病人人身损害的事故。医疗事故的构成要件包括以下4个方面：

（1）主体是医疗机构及其工作人员，所有取得了医疗机构执业许可证的医疗机构，取得了执业资格证的医护人员都是医疗事故的主体。

（2）行为具有违法性，包括违反了诊疗护理常规和操作规程，即在主观上存在过失，根据条例的规定，故意行为不属于医疗事故的范畴。

（3）病人存在人身伤害的后果。

（4）过失行为与病人的损害后果之间存在因果关系。

2. 何谓医疗纠纷？

医疗纠纷是指医患双方对疾病诊疗后果及其原因的认定存在分歧，病人及其亲属对诊疗工作不满，认为病人诊疗时间延长、增加额外痛苦，甚至出现死亡、伤残等情况是由于医务人员诊疗失误造成，病人或其亲属要求追究当事方责任或赔偿损失，需经过直接商议、行政调解、技术鉴定或法律裁决书方可结案的医疗事件。

3. 医院应如何防范医疗纠纷的发生？

建立符合现代医学模式和适应法律规范要求的医院管理体系，提升医院管理的现代化和法制化水平。强化以医疗安全为核心的医疗质量评价体系，使医务人员的医德、技术与个人利益相关联。注重病人合法利益的保护。

（1）病历书写及医学资料的保管要规范、严谨。病历记录要详细，不要随意涂改。需要修正时，严格按照行政规章的规定进行。需要对诊断和治疗方案进行重大调整时应当告知病人或者家属并由其签字。病人或者家属要求复印病历资料，应当按照行政法规和规章的要求办理，不要拖延或者拒绝。

（2）严格遵照法律规定履行告知义务，充分保护病人的知情权。遵守诊疗护理常规和操作规程，谨慎实施医疗行为。

（3）加强法律学习，提高保护病人合法权益和运用法律自我保护的意识。提升医院管理的法制水平。

4. 医疗安全保障体系应包括哪些内容？

医疗安全的保障体系是一项系统工程，与医院管理的每一个方面都密切相关。总体上说，医疗安全体系至少应当包括以下内容：

（1）建立以医师职业自律和医疗质量保障为核心的医院管理体系。这一体系应当是以职业道德、行为规范、医疗技术、医疗质量为主要考核目标的富于激励机制的科学管理系统。

（2）建立以法律规定义务为核心的医务人员行为规范体系。这一体系包括严格遵守临床诊疗护理常规和操作规程。医护人员谨慎地实施诊疗护理行为，完整、积极地履行告知义务，客观、真实地记录病历。

（3）建立以医院自律和维权为核心的运行良好的法律服务体系。医院应致力于提高医务人员的法律意识，提升医院管理的法律水平，同时充分保护病人的合法权益。

（4）建立灵活、高效的医疗纠纷预警和应急处理机制。医疗纠纷是难以避免的，因此医院必须建立纠纷预警和应急机制。出现纠纷后，应立即启动证据保全、秩序维护程序。出现突发的群体性事件时，应当立即与公安等部门联系，医院也应当启动应急程序，保护医院的财产和医务人员的安全，收集、保全有关证据。

5. 试述医疗风险的不可避免性。

医疗风险之所以不能避免主要是基于以下原因：

（1）人类对疾病发生发展的认识水平的限制：人类的疾病因何发生，其发展的规律如何，药物如何对疾病产生作用等都没有非常肯定、明确的认识，因此对疾病的诊断和治疗是一种探索性的。

（2）人类个体素质的差异：相同的症状体征可能是不同的疾病，相同的疾病用相同的药物可能有不同的效果，更有的人是特异体质，极易发生不可避免的损害。

（3）医学检验技术发展的限制：各种仪器、试剂存在一定的技术和工艺上的误差，检测的结果不能够达到100%的准确，存在假阴性和假阳性，因此使得误诊不可避免。

（4）医师认识水平的局限性：医师的学历水平、临床经验以及医院的设备条件和医疗资源分配的地区差异等都会造成医师认识水平的局限。这种局限使得一些在高级医院可以治疗的疾病在下级医院不能得到有效治疗，甚至造成严重后果。

6. 医疗机构在何种情况下不承担赔偿责任？

根据法律、行政法规的规定，在下列情况下，医院不承担赔偿责任，即法定免责事由：

（1）医疗意外：即虽然医护人员已经尽到了充分的注意义务，严格按照诊疗护理常规、操作规程实施诊疗护理行为，但仍然发生了预料之外的损害后果，或者是现代医学条件下无法预料和/或不能防范的后果。

（2）难以避免的并发症：即虽经充分注意，仍然不能避免的并发症，如腹部手术后肠粘连。

（3）必需的紧急抢救行为：即医护人员为了抢救病人生命，在迫不得已的情况下，临时采取的紧急措施，有时可能是违反操作规程的行为。紧急抢救不能超过必要限度，并应在事后采取有效补救措施。

（4）病人及其家属不配合治疗，且系损害后果发生的主要或者唯一原因。

（5）无过错输血。

（6）不可抗力：如自然灾害、战争等人力不可抗拒的事件。病人的特异体质、特殊病情，由于不能预见、不能防备，也属于不可抗力。新出现的疾病，由于没有认识到其诊断、治疗的方法，是医学科学目前还不能解决的问题，也应当属于不可抗力。

7. 病历书写应该注意哪些主要问题？

病历不仅是病人的病情记录，而且是重要的医学法律文书，病历内容必须详实准确，在病历书写中应注意以下问题。

（1）病历内容要详细、完整、真实，入院病历要特别注意现病史、家族史、既往史、月经史，体格检查不仅要记录阳性体征，重要的阴性体征也要记录，特别是与鉴别诊断有关的阴性体征。

（2）病历书写要及时。急诊病历、抢救记录、病情变化和重大医疗措施要标明准确时间。抢救记录应当在抢救结束后 6 小时内补记完成，并在病历上注明"补记"，在医嘱内容旁边注明"补记"。抢救完成时间应以抢救措施停止，病人生命体征恢复平稳或者死亡时间为准。

（3）及时审查、修改病历。上级医师要及时审查下级医师记录的病历，修改时应当保证原记录清晰，并使用红笔，注明修改时间并签名。如遗漏重要内容需要补记时，应当在发现后及时补记，位置与上次相关病程记录相邻，注明补记时间并签名。

（4）各种谈话记录和签字应当由本院医师完成，不能由进修医师或者实习医师进行。

（5）未经亲自诊治，不得为病人出具诊断证明书或者其他医学证明。病人未挂号自行找医师看病时，医师不得出具任何文字材料，包括书写病历和处方，医院也不承担任何责任。

（6）严禁伪造、隐匿、销毁、违规涂改病历。

8. 病人复印病历资料有哪些规定？

按照现行卫生法规的规定，病人可以要求复印病历资料，但复印病历资料时应注意以下问题：

（1）病人可以复印客观病历资料，包括：门诊病历、入院记录、体温单、医嘱单、检验报告、医学影像检查资料、特殊检查同意书、手术同意书、手术及麻醉记录、病理资料、护理记录，其他有病人或者其家属签字的医学资料。

（2）病人不能复印主观病历资料，包括病程记录、会诊记录、上级医师查房记录、疑难病例讨论记录、死亡讨论记录。但可以在医患双方在场的情况下共同封存。

（3）病人或其家属或其代理人应当凭个人身份证明、授权委托书到医院医务管理部门办理身份审查、登记手续。住院期间的病历复印应当在医务人员陪同下完成。复印后，应当加盖证明印章。

9. 试述医师的主要告知义务。

医师对病人主要有以下告知义务：

（1）如实向病人或其家属告知病情和诊疗计划、方案，以及拟采用的诊疗方法的理由，存在的风险（包括诊疗措施的并发症，药物的毒、副作用等），疾病的预后等，但应该避免对病人产生不利后果。

（2）向病人告知医院管理制度中与其权益相关的制度。

（3）详细向病人告知诊疗过程中应当履行的配合方式、方法。

（4）详细向病人告知手术过程可能出现的并发症和后遗症，以及拟采取的预防、避免和补救措施。

（5）实施新的实验性临床治疗方法时，应如实告知该种方法的理论依据、成熟程度、风险概率，以及批准实验的机关和有关法律手续。

（6）详细向病人告知药物的服用方法和保存方法。

（7）如实告知病人不能提供约定的医疗服务的原因。

（8）在病人的病情出现重大变化，或者需要调整诊断、治疗方案时，或病人出现轻生等心理变化时，应当如实告知病人及家属。

（9）详细向病人告知出院后的注意事项及院外治疗方法，以及复诊的时间、需携带的资料。

10. 病人在处理医疗纠纷过程中享有哪些权利？

在处理医疗纠纷过程中病人享有以下权利：

（1）人身和财产不受侵害的权利。

（2）知情同意权：病人有权知晓自己的病情、诊疗方法的利弊等与自身疾病及治疗相关的信息，有权要求医务人员对所采取的诊疗措施充分告知，并做出取舍决定。

（3）病历复印权：依照行政法规、规章的规定，病人有权复印本人的客观病历资料。

（4）证据保全权：发生纠纷后，有权与院方共同封存病历和其他实物证据。

（5）鉴定专家选择权和陈述权：在医疗事故鉴定中，有权选择鉴定专家，有权在鉴定时到场陈述、监督。

（6）申请鉴定专家回避权。

（7）损害赔偿请求权：对因医院的过失造成的损害，有权要求赔偿。

11. 出现医疗纠纷后，应当怎样处理？

医疗纠纷发生后应做如下处理，以保证医疗纠纷的公正解决。

（1）立即保全病历、药品、注射和/或输液残留物等证据。如病人死亡，应当告知其家属进行尸体解剖，家属拒绝的，应当签字。拒绝签字的，应当由见证人签字，必要时录音、录像。

（2）立即报告科室负责人和医务管理部门。

（3）病人或者家属要求复印、封存病历的，应当按照相关规定办理，不能拖延、拒绝。但实物证据只能共同封存，不能交给患方。

（4）认真准备证据材料，组织专家会诊和病例讨论，对事件进行分析，为协商、鉴定和诉讼做好准备。

（5）积极应诉。收到法院送达的诉状副本后，应当在法院规定的期限内向法院提交证据，并积极准备答辩状，提交法院。

12. 医疗纠纷赔偿案件中医院有哪些举证责任？

根据最高人民法院民事诉讼证据规则，在医疗侵权案件中，应由医疗机构就医疗行为与损害后果之间不存在因果关系，以及不存在医疗过错承担举证责任。据此，医疗机构应当证明：

（1）医疗行为符合法律、行政法规、行政规章的规定，符合诊疗护理常规和操作规程。由于目前没有统一的疾病诊疗常规和操作规程，而且医学科学需要不断地探索、创新，因此，这一举证很困难，一般需要通过鉴定解决。

（2）病人的损害后果是疾病的正常转归，或者是不可避免的并发症、后遗症，与医疗行为没有因果关系。

（3）存在法定免责事由。

13. 医疗纠纷的解决途径有哪些？

医疗纠纷的解决办法包括协商、行政调解和诉讼 3 种途径。

（1）协商：即医院与病人就争议的医疗事件进行协商处理，可以不经过技术鉴定。协商处理后 7 日内，医院应当向卫生行政部门做出书面报告。

（2）卫生行政部门调解：卫生行政部门在医疗事故技术鉴定后，可以在医患双方共同要求下进行调解。调解没有强制力，即必须在双方同意的情况下进行。调解不成或者反悔，可以向人民法院起诉。当事人不能同时选择卫生行政部门调解和诉讼，已经起诉的医疗纠纷卫生行政部门不受理，受理后起诉的，卫生行政部门应终止调解。

（3）诉讼：当事人可以直接向人民法院提起诉讼。但在实践中，有的法院不受理未经鉴定的医疗纠纷。

14. 协商解决医疗纠纷应当注意哪些问题？

协商解决医疗纠纷是解决医疗纠纷最重要的途径，在具体执行时应注意以下问题：

（1）不要使用"出于人道主义，给予病人经济帮助或者补偿"等用语，直接表述为"给予病人现金（或者赔偿）多少元"。因为前一说法可以理解为赠与行为，而不是对医疗纠纷的赔偿。给病人重新主张权利留下了空间。

（2）在协议中必须明确说明，病人明确知道医疗事故的处理有协商、卫生行政部门的调解、诉讼 3 种处理方式，病人或者家属自愿选择协商方式，放弃申请鉴定和诉讼的途径，并且清楚地知道如果构成医疗事故可能获得的赔偿金额。

（3）协议中必须载明，病人及其家属在协议生效和履行后，不再以任何方式和任何理由向医院主张权利，自愿放弃诉讼权。

（4）协议必须有病人或者其委托的人，或者其继承人的签字。有多个家属和继承人只推选代表的，应当在签字处写明代表全体家属。

（5）公安或者人民调解组织参加主持的，应当有主持人或者主持机关的签字盖章。

（6）协商处理解决之日起 7 日内，医院应当向卫生行政部门做出书面报告，并附协议书。

15. 试述医疗事故的赔偿范围。

根据国家有关规定，医疗事故的赔偿范围如下：

（1）医疗费：指因医疗过错所增加的医疗费，凭据支付。同时还应支付出院后存在医疗依赖必须支出的后期治疗费。

（2）误工费：因医疗过错致医疗时间延长不能工作造成的损失。

（3）住院伙食补助费。

（4）陪护费：延长的住院期间需要专人陪护的，以及因残废存在护理依赖而需要护理的费用。

（5）残疾生活补助费：自定残之月起最长补偿 30 年；60 岁以上的，不超过 15 年；70 周岁以上的，不超过 5 年。

（6）丧葬费。

（7）被抚养人生活费：以死者或残疾者事故前实际抚养的无劳动能力的人为限。16 周岁以下的抚养到 16 周岁；16 周岁以上无劳动能力的抚养 20 年；60 岁以上的不超过 15 年；70 周岁以上的不超过 5 年。

（8）交通费和住宿费：病人和专门陪护人员必要的交通费、住宿费支出，以及参加医疗事故处理的适当人数的家属代表的交通费和住宿费。

（9）精神损害赔偿金：病人死亡的，赔偿年限最多不超过 6 年；造成残疾的，不超过 3 年。

16. 发生医疗事故的医疗机构和医务人员将受到何种处罚？

根据我国现行法规，发生医疗事故的医疗机构和事故责任人将可能受到以下各种不同处罚：

（1）发生医疗事故的医疗机构，可由卫生行政部门根据医疗事故等级和情节，给予警告、责令限期停业整顿直至由原发证部门吊销执业许可证。

（2）对发生医疗事故的有关医务人员，依法可给予行政处分或者纪律处分，卫生行政部门并可以责令暂停 6 个月以上 1 年以下执业活动，情节严重的，应吊销其执业证书。构成犯罪的，依照刑法的规定追究刑事责任。

§5.2 医疗卫生政策法规与医疗风险管理自测试题（附参考答案）

一、选择题

【A 型题】

1. 现行的《医疗事故处理条例》，将医疗事故分为 （ ）

A. 三级　　B. 五级　　C. 四级　　D. 六级　　E. 三级三等

2. 以下哪项属于严重医疗差错 （ ）

A. 护士给病人多服了 3 片维生素 C　　B. 未做皮试，给病人注射了青霉素，但未引起不良反应

C. 输液时给某成年病人多输了 100 mL 生理盐水　　D. 医师误将甲病人的止咳药给乙病人服用

E. 医务人员不慎丢失了病人做尿常规化验的标本

3. 当病人病情危重救治无望时，若有关方面提出"安乐死"要求时 （ ）

A. 病人直接要求或立有遗嘱，予以同意　　B. 配偶提出要求，可予同意　　C. 不予同意

D. 经医院领导批准后，可同意执行　　E. 有两名医师签字证明救治无望时，可实行"安乐死"

4. 医疗质量要素中的首要因素为 （　　）

A. 规章制度　　B. 先进设备　　C. 医院规模　　D. 人员结构　　E. 医院文化

5. 治疗质量指标不包括下列哪项 （　　）

A. 治愈好转率　　B. 抢救成功率　　C. 死亡率　　D. 无菌手术切口甲级愈合率　　E. 无菌手术切口感染率

6. 无菌手术感染率标准值为 （　　）

A. ＜2％　　B. ＜3％　　C. ＜4％　　D. ＜5％　　E. ＜6％

7. 病种病例分型质量评价的指标不包括下列哪项 （　　）

A. 病种　　B. 病例分型　　C. 医疗转归　　D. 医疗质量评价指标　　E. 尸检率

【X 型题】

8. 医院的主要工作任务包括 （　　）

A. 医疗　　B. 教育培训医务人员及其他人员　　C. 开展科学研究　　D. 预防和社会医疗服务　　E. 康复医疗

9. 卫生法规的基本原则包括 （　　）

A. 卫生保护原则　　B. 预防为主原则　　C. 具有中国特色的原则　　D. 公平原则　　E. 病人自主原则

10. 医疗服务的类型大体可以分为 （　　）

A. 应招医疗服务　　B. 社会预防　　C. 社会求助医疗服务　　D. 医疗诊治　　E. 社区医疗保健

11. 下列哪些情形不属于医疗事故 （　　）

A. 在紧急情况下为抢救垂危病人生命而采取紧急医学措施造成不良后果　　B. 在医疗活动中由于病人病情异常或者病人体质特殊而发生医疗意外　　C. 无过错输血感染造成不良后果　　D. 因患方原因延误诊疗导致不良后果　　E. 因不可抗力造成不良后果

12. 病人的合法权利包括 （　　）

A. 生命权、身体权、健康权　　B. 享有平等医疗权　　C. 部分免责权　　D. 安乐死权　　E. 隐私权

13. 医学道德情感包括 （　　）

A. 同情感　　B. 责任感　　C. 事业感　　D. 成就感　　E. 愧疚感

14. 医患纠纷发生的原因包括 （　　）

A. 社会舆论的缺陷　　B. 医疗部门自身的缺陷　　C. 病人家属行为的缺陷　　D. 病人就医行为的缺陷　　E. 医疗纠纷调解行为的缺陷

15. 诊断质量包括 （　　）

A. 入、出院诊断符合率　　B. 手术前后诊断符合率　　C. 临床诊断与病理诊断符合率　　D. 医院发生感染率　　E. 无菌手术切口感染率

二、填空题

1. 医院管理的职能由_____、_____、_____、_____、_____等 5 个方面组成。

2. 目前我国立法的法律效力等级，按法律层次分为_____、_____、_____、_____、_____和_____，以及从属于各项卫生法规的卫生标准。

3. 医疗保险从总体上可分为_____医疗保险和_____医疗保险。

4. 社会医疗保险作为社会保障的一项内容，具有_____、_____、_____和_____等基本

特征。

5. 影响医疗安全的因素，有＿＿＿＿因素和＿＿＿＿因素两种。

6. 在医疗活动中严禁涂改、＿＿＿＿、＿＿＿＿、＿＿＿＿或者＿＿＿＿病历资料。

7. 在医疗活动中，医疗机构及其医务人员应当将病人的病情、＿＿＿＿、＿＿＿＿等如实告知病人。

8. 病人死亡，医患双方当事人不能确定死因或者对死因有异议的，应当在病人死亡后＿＿＿＿小时内进行尸检；具备尸体冻存条件的可以延长至＿＿＿＿日。尸检应当经＿＿＿＿同意并签字。

9. 医疗事故赔偿费用，实行＿＿＿＿结算，由承担医疗事故责任的＿＿＿＿支付。

10. 由医患双方当事人自行协商解决的医疗事故争议，医疗机构应当自协商解决之日起＿＿＿＿日之内向所在地卫生行政部门做出＿＿＿＿。

三、判断题

1. 在我国医院分级管理中，医院共分为三级九等。　　　　　　　　　　　　（　　）

2. 医院评审的审批权限规定：三级特等医院由国家卫生部审批发证；二级、三级医院由省、自治区、直辖市卫生厅（局）审批发证；一级医院由地、市卫生局审批发证。　　（　　）

3. 在医院评审中达不到基本标准的医院，列为不合格医院，不予通过评审，应停业整顿或限期达标。
　　　　　　　　　　　　　　　　　　　　　　　　　　　　　　　　　　　（　　）

4. 医疗事故纠纷必须在进行医疗事故技术鉴定后方可向人民法院提起诉讼。　（　　）

5. 非法行医造成的人身伤害属医疗事故。　　　　　　　　　　　　　　　　（　　）

6. 非法行医的赔偿，由受害人直接向人民法院提起诉讼。　　　　　　　　　（　　）

7. 手术同意书可以由病人本人签字。　　　　　　　　　　　　　　　　　　（　　）

8. 对于靠人工辅助器械（如呼吸机）维持生命的病人，其亲属要求继续留院治疗，但又要求停止使用人工辅助器械，医务人员应当拒绝病人亲属要求。　　　　　　　　　　　（　　）

9. 在任何情况下使用血液及血液制品，必须对病人或其家属进行输血风险教育，并在其知情同意并签署"医疗用血志愿书"后方可施行。　　　　　　　　　　　　　　　　　（　　）

10. 参加新型农村合作医疗（新农合）是以个人为单位。　　　　　　　　　（　　）

四、名词解释

1. 卫生行政救济
2. 医院分级管理
3. 医疗事故
4. 医疗风险
5. 医疗缺陷

五、问答题

1. 简述我国的卫生工作方针。
2. 简述医院分级的基本原则。
3. 试述医疗保险的基本概念。
4. 简述医疗安全的重要性。
5. 简述医疗纠纷构成的要件。

一、选择题

1. C 2. B 3. C 4. D 5. E 6. A 7. D 8. ABCDE 9. ABDE 10. BDE 11. ABCDE
12. ABCE 13. ABC 14. BD 15. ABC

二、填空题

1. 计划 组织 控制与协调 指导与教育 发展与提高

2. 宪法 法律 行政法规 部门规章 地方性法规 地方规章

3. 社会性 商业性

4. 强制性 互济性 福利性 社会性

5. 医源性 非医源性

6. 伪造 隐匿 销毁 抢夺

7. 医疗措施 医疗风险

8. 48 7 死者近亲属

9. 一次性 医疗机构

10. 7 书面报告

三、判断题

1. — 2. ＋ 3. ＋ 4. — 5. — 6. ＋ 7. ＋ 8. ＋ 9. — 10. —

四、名词解释

1. 卫生行政救济：是指公民、法人或者其他组织认为卫生行政机关的行政行为造成自己合法权益的损害，请求有关国家机关给予补济的法律制度的总称，包括对违法或不当的行政行为加以纠正，以及对于因行政行为而遭受的财产损失给予弥补等多项内容。

2. 医院分级管理：是按照医院的功能和相应规模、技术建设、管理及服务质量等综合水平，将其划为一定级别和等次的标准化管理。

3. 医疗事故：是指医疗机构及其医务人员在医疗活动中，违反医疗卫生管理法律、行政法规、部门规章和诊疗护理规范、常规，过失造成病人人身损害的事故。

4. 医疗风险：是指因医疗行为本身的特殊性而对病人的身体完整性、健康甚至生命的潜在危险性。

5. 医疗缺陷：是指医疗机构及其医务人员在医疗活动中，违反医疗卫生法律、法规和诊疗护理技术规范、常规，或存在技术过失、医疗设备问题以及医院管理不善等，给病人造成病情、身体、心理的不利影响或损害。从诊疗过程可划分为诊断缺陷、治疗缺陷、护理缺陷、感染缺陷和服务缺陷等。根据损害后果程度分为医疗事故、医疗差错、医院感染。

五、问答题

1. 在 1996 年的全国卫生工作会议上，党中央、国务院确定了新时期的卫生工作方针"以农村为重点，预防为主，中西医并重，依靠科技与教育，动员全社会参与，为人民健康服务，为社会主义现代化建设服务"。

2. 医院分级主要是依据其功能，即依据其与社区的关系和应当提供何种类型的医疗卫生服务。医院的级别是卫生行政部门根据区域医疗规划的需要而划定。也就是说医院的级别是规划出来的，而不是医院创建的。我国的医院分为一级、二级和三级医院。

3. 从广义上划分，医疗保险可分为社会医疗保险和商业医疗保险。现就社会医疗保险的基本概念简述如下：

医疗保险是根据立法规定，通过强制性社会保险原则，由国家、单位（雇主）和个人共同缴纳保险费，把具有不同医疗需求群体的资金集中起来，进行再分配，即集资建立起来的医疗保险基金，当个人因疾病接受医疗服务时，由社会医疗保险机构提供医疗保险费用补偿的一种社会保险制度。

4. 医疗安全在医疗管理中具有十分重要的意义，主要体现在以下几方面。

（1）医疗安全管理是医疗质量管理的重要组成部分：其作用是在诊疗护理工作中，加强对各种医疗行为的管理，加强医疗规章制度的健全和落实，加强医务人员的思想素质、医德修养、业务水平的培训，将医疗不安全行为的发生减少到最低限度。因此医疗安全管理应该贯穿于医疗质量管理全过程，作为工作质量管理的重要内容。

（2）医疗安全是评价医院医疗质量的重要指标：加强医疗安全管理是提高医疗质量的重要措施，是切实维护医患双方正当权益的前提，是医院提供优质医疗服务的基础。没有可靠的医疗安全，要想获得持续的医疗质量改进是不可能的。

（3）医疗安全是医院良好的社会效益和经济效益的保证：因为医疗不安全，会延长病人的治疗时间，使治疗手续复杂化，从而增加物资消耗量，提高医疗成本，增加病人和社会的经济负担。

5. 医疗纠纷构成的要件如下：

（1）纠纷的主体是医患双方，"医"是指医疗机构及其医务人员，"患"是指接受诊疗的病人及其亲属。

（2）纠纷的发生是患方认为病人的生命权、健康权等权利受到了侵害，即医疗纠纷的客体是病人的生命权、健康权。

（3）医疗纠纷必须是发生在医疗活动中。

（4）医患双方对医疗产生的损害、损害产生的原因以及处理方式出现了分歧。

§6

基础护理学知识

护理学包括护理理论与护理实践两大范畴，护理实践又主要由基础护理学和专科护理学组成。基础护理学是护理学科的基础，是各专科护理的基础，是运用护理学的基础知识和基本技能，满足病人的基本要求。基础护理以病人为中心，针对病人生理、心理、社会、精神及文化等各层面的健康问题，采取科学、有效的护理对策，解决病人的健康问题，满足病人的需要，使其尽可能恢复到健康的最佳状态。因此，基础护理学的基本任务是以培养护生良好的职业道德和职业情感为核心，使护士树立整体护理的观念，掌握基础护理学的基本理论和基本操作技能。

基础护理学主要包括病人的生活护理、病人治疗需要的满足、病人病情变化的观察以及基本的护理操作技术和健康教育等。具体内容包括：环境、病人入院和出院的护理、舒适与安全、病人的清洁卫生、休息与活动、生命体征的评估与护理、冷热疗法、饮食与营养、排泄、给药、静脉输液与输血、病情观察及危重病人的抢救和护理、安宁疗护。

上述内容中的某些部分已在其他章节中介绍，本章不再重复。

§6.1　基础护理学基本知识问答

一、环　境

随着环境污染逐渐遍及全球，生态环境受到破坏，人类的健康和生存也遭遇威胁，因而有关人类与环境的相互依存关系愈来愈受到世界各国的重视。护士必须掌握有关环境与健康的知识，充分利用环境中对人群健康有利的因素，消除和改善环境中的不利因素，才能增进人类的健康，提高整体人群的健康水平，更好地承担保护人民健康的责任。

1. 简述环境的含义。

环境是人类进行生产和生活活动的场所，是人类生存和发展的基础。环境对支持人类生命、生存及其活动十分重要，人与环境之间的辩证统一关系，表现在机体的新陈代谢上，即机体与环境不断进行着物质、能量和信息的交换和转移，使机体与周围环境之间保持着动态平衡。

换言之，所谓环境，是相对某一中心事物而言，与该中心事物有关的周围事物就是这个事物的环境。护理学研究的环境其中心是人类，主要是病人。

2. 简述环境的分类。

人类的环境分为内环境和外环境，它们都将对人们的健康产生正面或负面的影响。

（1）内环境：包括生理环境和心理环境。①生理环境：为了维持健康状态，机体各系统之间不断地相互作用，并与外环境进行物质、能量和信息交换。②心理环境：疾病对人的心理活动一般会产生负面影响，同时一些心理因素也是多种疾病（如高血压、溃疡病等）的致病诱因。此外心理因素对病人疾病的进程、配合治疗的程度和疗效、预后等诸多方面均会产生影响。

（2）外环境：包括自然环境和社会环境。①自然环境：包括生活环境（如大气、水、食品、居住条件、交通状况等）和生态环境（如土壤、地形、气候、地理、生物条件等），两者对人体健康均有重要影响。②社会环境：包括家庭状况、社会交往、文化教育及宗教等方面的情况。

3. 哪些自然环境会对人体健康造成影响？

（1）气候的影响：如台风、干旱、洪水、沙尘暴、酷暑、严寒等不仅可直接威胁人类健康，还与流行病的产生密切相关。

（2）地形地质的影响：常因不同地形地质条件下地壳物质成分不同，从而引起各种地方性疾病，如地方性甲状腺肿、克山病、高原病等。

（3）环境污染的影响：大气污染、水污染、土壤污染、噪声污染、吸烟污染、辐射污染等均可能对人体健康造成严重影响。

4. 为什么说日光是维持人类健康的要素之一？

太阳辐射的各种光线，根据其不同波长，排成光谱，其中包括可见光、红外线、紫外线，各种射线都有很强的生物学作用。可见光照射到机体，能通过视觉分析器及皮肤感受器作用于中枢神经系统，经复杂的反射作用调整人体各组织器官的功能，促进身体健康。红外线能被皮肤吸收，使皮肤及深部组织受到温热作用，因此，适量的日光照射，能使照射部位温度升高、血管扩张、血流增快，改善皮肤和组织的营养状况，使人食欲增加，舒适愉快。另外紫外线有强大的杀菌作用，并可促进机体内部生成维生素D，因此，病室内经常开启门窗，让阳光直接射入，或协助病人到户外接受阳光照射，对辅助治疗颇有裨益，但应避免光线直接照射病人的脸部。

5. 试述护理专业与环境的关系及护士在环境保护中的职责。

1975年，国际护士会在其政策声明中，概述了护理专业与环境的关系。保护和改善人类环境，已成为人类为生存和健康而奋斗的一个主要目标。该目标要求每一个人和每一个专业团体都要承担以下责任：保护人类环境，保护世界资源，研究它们的应用对人类的影响及如何避免人类受影响。同时，也明确规定了护士的职责：

（1）帮助发现环境中对人类积极的和消极的影响因素。

（2）护士在与个体、家庭、社区和社会接触的日常工作中，应告知他们如何防护具有潜在危害的化学制品及有放射线的废物等，并应用环境知识指导其预防和减轻潜在性危害。

（3）采取措施预防环境因素对健康所造成的威胁。同时加强宣传，教育个体、家庭、社区及社会对环境资源进行保护的方法。

（4）与卫生部共同协作，找出住宅区对环境及健康的威胁因素。

（5）帮助社区处理环境卫生问题。

（6）参与研究和提供措施，早期预防各种有害于环境的因素；研究如何改善生活和工作条件。

二、入院和出院护理

护理人员应掌握病人入院护理的一般程序，按照整体护理的要求，对病人进行评估，了解病人的护理需求，并给予有针对性的护理措施，使病人尽快适应环境，遵守医院规章制度，并能密切配合医疗护理活动。

护理人员应掌握病人出院护理的一般程序，协助病人办理出院手续，同时指导出院病人如何巩固治疗效果，提高他们的自护能力，使其恢复健康，提高生活质量。

1. 简述入院护理的目的。

入院护理的目的包括以下几方面：①协助病人了解和熟悉环境，使病人尽快熟悉和适应医院生活，消除紧张、焦虑等不良心理情绪。②满足病人的各种合理需求，以调动病人配合治疗护理的积极性。③做好健康教育，满足病人对疾病知识的需求。

2. 简述一般病人的入院护理内容。

（1）迎接新病人：护理人员应以热情的态度迎接新病人至指定的病室床位，并妥善安置病人。

（2）通知负责医师诊查病人：必要时，协助医师为病人进行体检、治疗。

（3）为病人测量体温、脉搏、呼吸、血压和体重，必要时测量身高。

（4）通知营养室为病人准备膳食。

（5）填写住院病历和有关护理表格：①用蓝黑钢笔逐项填写住院病历及各种表格眉栏项目。②用红钢笔将病人入院或转入时间纵行填写在当天体温单相应时间的 40 ℃～42 ℃横线之间。③记录首次体温、脉搏、呼吸、血压、体重和身高值。④填写病人入院登记本、诊断卡（一览表卡）、床头（尾）卡。

（6）介绍与指导：向病人及家属介绍病区环境、有关规章制度、床单位及相关设备的使用方法，指导常规标本的留取方法、时间及注意事项。

（7）执行入院医嘱及给予紧急护理措施。

（8）入院护理评估：按护理程序收集病人的健康资料。对病人的健康状况进行评估，了解病人的身体情况、心理需要及健康问题，为制订护理计划提供依据。

3. 试述"病人单位"及设备。

"病人单位"是指医疗机构提供给病人使用的家具与设备，它是病人住院时用以休息、睡眠、饮食、排泄、活动与治疗的最基本的生活单位。病人单位的固定设备包括床、床垫、床褥、枕芯、棉胎和毛毯、大单、被套、枕套、橡胶单和中单（需要时）、床旁桌、床旁椅、过床桌（需要时）；墙上有照明灯、呼叫装置、供氧和负压吸引管道等设施。

4. 简述分级护理的要点。

分级护理是根据病人病情的轻、重、缓、急以及自理能力，通常将护理级别分为四个等级，即特级护理、一级护理、二级护理及三级护理。各级护理级别的适用对象及相应的护理内容见下表。

各级护理级别适用的对象及护理内容

护理级别	适用对象	护理内容
特级护理	病人病情危重，需随时观察，以便进行抢救。如严重创伤、复杂疑难的大手术后、器官移植、大面积灼烧以及某些严重的内科疾患等	(1) 安排专人 24 小时护理，严密观察病人病情及生命体征变化 (2) 制订护理计划，严格执行各项诊疗及护理措施，及时准确、逐项填写特别护理记录 (3) 备好急救所需药品和用物 (4) 做好基础护理，严防并发症，确保病人安全
一级护理	病人病情危重，需绝对卧床休息。如各种大手术后、休克、昏迷、瘫痪、高热、大出血、肝肾衰竭者和早产儿等	(1) 每 15～30 分钟巡视病人 1 次，观察病情及生命体征变化 (2) 制订护理计划，严格执行各项诊疗及护理措施，及时准确、逐项填写特别护理记录 (3) 做好基础护理，严防并发症，满足病人身心需要
二级护理	病人病情较重，生活不能自理。如大手术后病情稳定者、年老体弱、慢性病不宜多活动者以及幼儿等	(1) 每 1～2 小时巡视病人 1 次，观察病情 (2) 按护理常规护理 (3) 给予必要的生活协助及心理护理，满足病人身心需要
三级护理	病人病情较轻，生活能基本自理。如一般慢性病，疾病恢复期及选择手术前的准备阶段等	(1) 每日巡视病人 2 次，观察病情 (2) 按护理常规护理 (3) 给予卫生保健指导，督促病人遵守医院规章制度，满足病人身心需要

5. 试述病人出院当天的护理工作。

（1）执行出院医嘱：①停止一切医嘱，用红笔在各种执行卡片（服药卡、治疗卡、饮食卡、护理卡等）或有关表格单上填写"出院"字样，注明日期并签名。②撤去"病人一览表"上的诊断卡及床头（尾）卡。③填写出院病人登记表。④病人出院后需继续服药时，按医嘱处方到药房领取药物，并交病人或其家属带回，同时给予用药知识指导。⑤在体温单 40 ℃～42 ℃横线之间，相应出院日期和时间栏内，用红钢笔纵行填写出院时间。

（2）填写病人出院护理记录（护理评估单）。

（3）协助病人清理用物，归还寄存的物品，收回病人住院期间所借物品，并消毒处理。

（4）协助病人或家属办完出院手续，护理人员收到住院收费处签写的出院通知单后，根据病人病情，步行护送或用平车、轮椅推送病人出院。

6. 简述病人出院后的处理。

（1）处理出院病人床单位：①撤去病床上的污被服，根据病人疾病决定清洗、消毒方法。②用消毒液擦拭床旁桌、床旁椅及床。③非一次性使用的痰杯、脸盆，须用消毒液浸泡。④床垫、床褥、棉胎、枕芯等置于日光下曝晒，紫外线灯照射消毒或使用臭氧机消毒。⑤病室开窗通风。⑥传染性疾病病人离院后，需按传染病终末消毒法进行处理。

（2）铺好备用床，准备迎接新病人。

（3）按要求整理病历，交病案室保存。

三、病人舒适与安全护理

舒适与安全涉及病人的生理、心理、精神以及社会、环境等各个方面的需求。一旦患病，安全感消失，舒适受到威胁，就会处于不舒适的状态。护理人员应运用护理的方法来发现、分析影响病人舒适与安全的各种因素，并提供适当的护理措施，促进病人舒适，满足其舒适与安全的需要。

1. 试述舒适的概念。

舒适，是指个体身心处于轻松自在、满意、无焦虑、无疼痛的健康、安宁状态时的一种自我感觉。舒适包括生理舒适，心理、精神舒适，环境舒适和社会舒适。这4个方面相互联系、互为因果，如果某一方面出现问题，个体即会感到不舒适。

当个体身心健康，各种生理、心理需要得到基本满足时，常能体验到舒适的感觉。最高水平的舒适表现为情绪稳定、心情舒畅、精力充沛、感到安全和完全放松，身心需要均能得到满足。

2. 试述不舒适的概念。

不舒适是指个体身心不健全或有缺陷，生理、心理需求不能全部满足或周围环境有不良刺激，身体出现病理改变，身心负荷过重的一种自我感觉。不舒适通常表现为烦躁不安、紧张、精神不振、消极失望、失眠、疼痛、乏力，难以坚持日常工作和生活。疼痛通常是不舒适中最为严重的表现形式。

3. 试述造成病人不舒适的原因。

（1）身体因素：①个人卫生状况不佳导致不适。②姿势或体位不当。③保护具或矫形器械使用不当。④疾病导致不适。

（2）心理社会因素：①焦虑或恐惧。②生活习惯改变。③自尊受损。④缺乏家庭和亲友支持。

（3）环境因素：①对医院的社会环境不适应。②对医院的物理环境不适应。

4. 试述舒适卧位的基本要求。

（1）卧床姿势：应尽量符合人体力学的要求，体重平均分布于身体的各个部位，关节维持正常的功能位置，体内脏器在体腔内拥有最大的空间。

（2）体位变换：应经常变换体位，至少每2小时变换一次。

（3）身体活动：在无禁忌证的情况下，病人身体各部位每天均应活动，改变卧位时应进行全范围关节运动练习。

（4）保护受压部位：应加强皮肤护理，预防压疮的发生。

（5）保护隐私：进行各项护理操作时，均应注意保护病人隐私，根据需要适当地遮盖病人的身体，促进病人身心舒适。

5. 简述卧位的分类。

（1）主动卧位：病人根据自己的意愿和习惯采取最舒适、最随意的卧位，称主动卧位。

见于轻症病人、术前及恢复期病人。

（2）被动卧位：病人自身无力变换卧位，躺卧于他人安置的卧位，称被动卧位。常见于昏迷、极度衰弱的病人。

（3）被迫卧位：病人意识清晰，也有变换卧位的能力，但为了减轻疾病所致的痛苦或因治疗需要而被迫采取的卧位，称被迫卧位。如肺心病病人由于呼吸困难而被迫采取端坐卧位。

6. 简述半坐卧位的适用范围。

（1）某些面部及手术后病人，采取半坐卧位可减少局部出血。

（2）心肺疾病引起呼吸困难的病人，采取半坐卧位，由于重力作用，部分血液滞留于下肢和盆腔，使回心血量减少，从而减轻肺淤血和心脏负担。同时可使膈肌位置下降，胸腔容量扩大，有利于气体交换。

（3）腹腔、盆腔手术后或有炎症的病人采取半坐卧位，可使腹腔渗出液流向盆腔，促使感染局限，并防止感染向上蔓延引起膈下脓肿。采取半坐卧位还可减轻腹部切口缝合处的张力，缓解疼痛。

（4）疾病恢复期体质虚弱的病人采取半坐卧位，逐渐适应体位改变，有利于向站立位过渡。

7. 简述影响病人安全的因素。

（1）感觉功能障碍：感觉功能障碍易导致对环境的判断错误，并引发不安全事件。

（2）年龄：新生儿与婴幼儿不能自理，需依赖他人保护。儿童好动，易致意外伤害。老年人功能衰退，也容易受到伤害。

（3）健康状况：体质虚弱和意识障碍均可使病人失去自我保护能力，从而导致伤害。

（4）医疗环境：医院环境不佳和病人对环境不熟悉。

（5）诊疗手段：如各种侵入性的检查和治疗以及外科手术等，有时也会对病人的安全造成影响。

8. 简述医院常见的不安全因素。

（1）物理性损伤：①机械性损伤，如跌倒、创伤等。②温度性损伤，如烫伤、烧伤、电灼烧、冻伤等。③压力性损伤，如压疮、气压伤等。④放射性损伤，主要由放射性诊断和治疗处理不当所致。

（2）化学性损伤：通常是由于药物使用不当而引起。

（3）生物性损伤：包括微生物及昆虫对人体的伤害。

（4）心理性损伤：病人对疾病的认识和态度及医护人员的行为和态度均可影响病人的心理，甚至会导致病人生理损害的发生。

（5）医院性损伤：①由于医务人员言谈或行为的不慎而造成的病人心理或生理损伤。②各种医疗、护理差错事故给病人造成的损伤。③医院内感染对病人的伤害。

9. 试述医院常用保护具的种类，并简述其功能。

保护具是用来限制病人身体或身体某部位的活动，以达到维护病人安全与治疗效果的各种器具。

（1）床挡：主要用于预防病人坠床。

（2）约束带：用于保护躁动病人，限制身体或肢体活动，防止病人自伤或坠床。

（3）支被架：主要用于肢体瘫痪者，防止盖被压迫肢体而造成不舒适或足下垂等，也可用于灼伤病人和采用暴露疗法需保暖的病人。使用时，将支被架罩于防止受压的部位，盖好盖被。

10. 简述影响睡眠的因素。

（1）生理因素：①年龄：人类睡眠需要量与年龄成反比，如新生儿 24 小时都处于睡眠状态，婴儿期需要 16～20 小时，幼儿期需要 10～14 小时，学龄前期儿童需 11～12 小时，青少年期需 9～10 小时，成年期需 7～8 小时，老年期需 6～7 小时即可。②性别：女性在月经前和月经期常会出现嗜睡。③昼夜节律：每个人的睡眠都具有生物钟的节律，如果节律被破坏会影响睡眠。④疲劳：适度的疲劳有利于睡眠，过度疲劳反而会难以入睡。

（2）病理因素：疾病及机体不适会影响睡眠，如抑郁症的病人会出现睡眠过多的现象，甲亢的病人常常失眠多梦、疼痛、饥饿、呼吸困难等都会使病人难以入睡。

（3）心理因素：过于激烈的情绪变化，如恐惧、焦虑、悲哀、喜悦等对病人造成压力，妨碍睡眠。

（4）环境因素：陌生的环境，不适宜的温度、湿度、噪声等使人入睡困难，觉醒的次数增加。

（5）饮食与药物：饥饿和过饱可以干扰睡眠，睡前饮用适量牛奶或进食少量豆类食品，可以促进睡眠。浓茶、咖啡等会影响病人入睡。安眠药可帮助入睡，但应慎重使用。

四、病人清洁卫生护理

良好的清洁卫生是人类基本的生理需要之一，维持个体清洁卫生是确保个体舒适、安全及健康的重要保证。为使病人在住院期间身心处于最佳状态，护士应及时评估病人的卫生状况，并根据病人自身能力、卫生需求及个人习惯协助病人进行卫生护理，确保病人清洁和舒适，预防感染和并发症的发生。病人的清洁卫生内容包括口腔护理、头发护理、皮肤护理、会阴护理及晨晚间护理。

1. 试述病人清洁卫生护理的内容及护理注意事项。

病人的清洁卫生护理内容包括口腔护理、头发护理、皮肤护理、会阴护理及晨晚间护理。护士在为病人提供卫生护理时，通过与病人密切接触，有助于建立治疗性的护患关系；同时，护理时应尽可能确保病人的独立性，保护病人隐私，尊重病人并促进病人身心舒适。

2. 试述义齿的作用及其护理。

牙齿缺失者通过佩戴义齿可促进食物咀嚼，便于交谈，维持良好的口腔外形和个人外观。日间佩戴义齿，餐后取下义齿进行清洗，其清洗方法与刷牙法相同。夜间休息时，应将义齿取下，使牙龈得到充分休息，防止细菌繁殖，并按摩牙龈。当病人不能自行清洁口腔时，护士应协助病人完成义齿的清洁护理。取下的义齿应浸没于冷水杯中，每日换水一次。注意勿将义齿浸于热水或乙醇中，以免变色、变形及老化。

3. 试述口腔护理的目的。

（1）保持口腔清洁、湿润，预防口腔感染等并发症。

（2）预防或减轻口腔异味，清除牙垢，增进食欲，确保病人舒适。

（3）评估口腔内的变化（如黏膜、舌苔及牙龈等），提供病人病情动态变化的信息。

4. 试述口腔护理的注意事项。

（1）昏迷病人禁漱口，以免引起误吸。

（2）观察口腔时，对长期使用抗生素和激素的病人，应注意观察口腔内有无真菌感染。

（3）使用的棉球不可过湿，防止因水分过多造成误吸。勿将棉球遗留在口腔内。

（4）传染病病人的用物需按消毒隔离原则进行处理。

5. 简述为病人洗头的注意事项。

（1）护士为病人洗头时，应运用人体力学原理，身体尽量靠近床边，保持良好姿势，避免疲劳。

（2）洗头过程中，应注意观察病人的病情变化，如面色、脉搏及呼吸的改变，如有异常，应停止操作。

（3）病情危重和极度衰弱病人不宜洗发。

（4）洗发时间不宜过久，避免引起病人头部充血或疲劳不适。

（5）操作过程中注意控制室温和水温，避免打湿衣物和床铺，防止病人着凉。

（6）操作过程中注意保持病人舒适体位，保护伤口及各种管路，防止水流入耳和眼。

6. 试述皮肤护理的目的。

（1）去除皮肤污垢，保持皮肤清洁，促进身心舒适，增进健康。

（2）促进皮肤血液循环，增强皮肤排泄功能，预防感染和压疮等并发症发生。

（3）促进病人身体放松，增加病人活动机会。

（4）为护士提供观察病人并与其建立良好护患关系的机会。

7. 试述擦浴护理的注意事项。

（1）擦浴时应注意病人保暖，控制室温，随时调节水温，及时为病人盖好浴毯。天冷时可在被内操作。

（2）操作时动作敏捷、轻柔，减少翻动次数。通常于15～30分钟内完成擦浴。

（3）擦浴过程中应注意观察病人病情变化及皮肤情况，如出现寒战、面色苍白、脉速等征象，应立即停止擦浴，并给予适当处理。

（4）擦浴时注意保护病人隐私，尽可能减少暴露。

（5）擦浴过程中，注意遵循节力原则。

（6）擦浴过程中，注意保护伤口和管路，避免伤口受压、管路打折或扭曲。

8. 何谓压疮？

压疮最早称为"褥疮"，引起压疮最基本、最重要的原因是由于压力造成局部组织缺血、缺氧，故称"压力性溃疡"更为妥当。随着对压疮发生力学因素的深入研究，认为压力并非形成压疮的唯一原因，还可由摩擦力和剪切力的联合作用引起，将压疮的定义更新为："压疮是皮肤或皮下组织由于压力、剪切力和摩擦力而导致的皮肤、肌肉和皮下组织的局限性损伤，常发生于骨隆突处。"

9. 如何将压疮的发病率降低到最低程度？

（1）绝大多数压疮是可以预防的，但某些病人由于特殊的自身条件使压疮的发生在所难免，难以预防。

（2）有效地评估压疮发生的高危人群、危险因素及易患部位对压疮的预防起到积极作用，尤其对压疮高危人群采取针对性的护理措施是有效预防压疮发生的关键。

（3）要求护士在工作中做到"六勤"，即勤观察、勤翻身、勤按摩、勤擦洗、勤整理及勤更换。交接班时，护士应严格、细致地交接病人的局部皮肤情况和护理措施的执行情况。

五、生命体征评估与护理

生命体征是体温、脉搏、呼吸及血压的总称，是衡量机体身心状况的可靠指标。正常人生命体征在一定范围内相对稳定，变化很小。而在病理情况下，其变化极其敏感。护理人员应通过认真仔细地观察生命体征，获取病人生理状态的基本资料，为预防、诊断、治疗及护理提供依据。

1. 试述生命体征的指标与含义。

生命体征是体温、脉搏、呼吸及血压的总称。生命体征受大脑皮质控制，是机体内在活动的一种客观反映，是衡量机体身心状况的可靠指标。正常人生命体征在一定范围内相对稳定，变化很小。而在病理情况下，其变化极其敏感。护理人员通过认真仔细地观察生命体征，可以获得病人生理状态的基本资料，为预防、诊断、治疗及护理提供依据。因此，正确掌握生命体征的观察技能与护理是临床护理中极为重要的内容之一。

2. 简述体温的调节机制。

包括自主性（生理性）体温调节和行为性体温调节两种方式。

（1）自主性体温调节：由下丘脑体温调节中枢控制，机体受内、外环境温度刺激，通过一系列生理反应，调节机体的产热和散热，使体温保持相对恒定的体温调节方式。通常意义上的体温调节即指自主性体温调节。

（2）行为性体温调节：是人类有意识的行为活动，通过机体在不同环境中的姿势和行为改变而达到调节体温的目的。

3. 简述人体的正常体温状况。

成人正常体温的范围及平均值见下表。由于体核温度不易测试，临床上常以口腔、直肠、腋窝等处的温度来代表体温。其中，直肠温度接近人体深部温度。而日常工作中，采用口腔、腋下温度测量更为常见、方便。温度可用摄氏温度（℃）和华氏温度（℉）来表示。摄氏温度与华氏温度的换算公式为：①℉＝℃×9/5＋32。② ℃＝（℉－32）×5/9。

成人体温平均值及正常范围

部位	平均温度	正常范围
口温	37 ℃(98.6 ℉)	36.3 ℃~37.2 ℃(97.3 ℉~99.0 ℉)
肛温	37.5 ℃(99.5 ℉)	36.5 ℃~37.7 ℃(97.7 ℉~99.0 ℉)
腋温	36.5 ℃(97.7 ℉)	36.0 ℃~37.0 ℃(96.8 ℉~98.6 ℉)

4. 简述正常体温的生理变化情况。

体温可随昼夜、年龄、性别、活动、药物等出现生理性变化，但其变化的范围很小，一般不超过 0.5 ℃~1.0 ℃。

（1）昼夜：清晨 2~6 时最低，午后 13~18 时最高。

（2）年龄：儿童、青少年的体温高于成年人，而老年人的体温低于青、壮年。新生儿体温易受环境温度的影响而变化。

（3）性别：女性的基础体温随月经周期呈现规律性的变化。临床上可通过连续测量基础体温了解月经周期中有无排卵和确定排卵。

（4）肌肉活动：剧烈肌肉活动（劳动或运动）可使产热增加，导致体温升高。临床上测量体温应在病人安静状态下测量，小儿测量时应防止哭闹。

（5）其他：情绪激动、紧张，进食、环境温度变化及麻醉药的使用等都会对体温产生一定影响。

5. 试述体温过高（发热）的定义及引起发热的原因。

体温过高又称发热，是指任何原因引起产热过多、散热减少、体温调节障碍、致热原作用于体温调节中枢使调定点上移而引起的体温升高，并超过正常范围。一般而言，当腋下温度超过 37 ℃或口腔温度超过 37.5 ℃，一昼夜体温波动在 1 ℃以上称为体温过高。

引起体温过高的原因甚多，根据致热原的性质和来源不同，可以分为感染性发热和非感染性发热两大类。感染性发热较多见，主要由病原体引起。非感染性发热由病原体以外的各种物质引起，目前越来越引起人们的重视。

6. 试述发热病人的护理要点。

（1）降低体温：可选用物理降温或药物降温方法。实施降温措施 30 分钟后应测量体温并做好记录。

（2）加强病情观察：①观察生命体征，定时测体温，一般每天测量 4 次，高热时应每 4 小时测量一次，待体温恢复正常 3 日后，改为每日 1 次或 2 次。注意发热类型、程度及经过，及时注意呼吸、脉搏和血压的变化。②观察是否出现寒战、意识障碍等伴随症状。③观察治疗效果。

（3）补充营养和水分：给予高热量、高蛋白、高维生素、易消化的流质或半流质食物。注意食物的色、香、味，鼓励少量多餐，以补充高热的消耗，提高机体的抵抗力。

（4）促进病人舒适：鼓励休息，安置舒适体位，调节室温及避免噪声，以保证病人能安静休息。保持皮肤清洁，及时为高热病人擦干汗液，更换衣服和床单，防止着凉，避免对流风。对于长期持续高热者，应协助其改变体位，防止压疮、肺炎等并发症。加强口腔护理，保持口腔卫生。

（5）安全护理：高热病人有时会躁动不安、谵妄，应防止坠床、舌咬伤，必要时用床挡、约束带固定病人。

（6）心理护理：发热病人会产生紧张、不安、害怕等心理反应。护理中应经常探视病人，耐心解答各种问题，尽量满足病人的需要，给予精神安慰。

7. 试述测量体温的注意事项。

（1）测量体温前，应清点体温计的数量，并检查体温计是否完好，水银柱是否在 35 ℃以下。

（2）婴幼儿、精神异常、昏迷、口腔疾病、口鼻手术、张口呼吸者禁忌口温测量。腋下有创伤、手术、炎症，腋下出汗较多者，肩关节受伤或消瘦夹不紧体温计者禁忌腋温测量；直肠或肛门手术、腹泻者禁忌肛温测量；心肌梗死病人不宜测肛温，以免刺激肛门引起迷走神经反射，导致心动过缓。

（3）病人不慎咬破体温计时，首先应及时清除玻璃碎屑，再口服蛋清或牛奶，以延缓汞的吸收。若病情允许，可食粗纤维食物，加速汞的排出。

（4）避免影响体温测量的各种因素。如运动、进食、冷热饮、冷热敷、洗澡、坐浴、灌洗。

（5）新入院病人每日测量体温 4 次，连续测量 3 日，3 日后体温正常者改为每日测量 2 次。

（6）手术病人，术前 1 日晚上 8 时测量体温，术后每日测量 4 次，连续测量 3 日，体温恢复正常改为每日测量 2 次。

8. 何谓脉率？列表说明各年龄段脉率的正常范围。

脉率是每分钟脉搏搏动的次数。正常成人在安静状态下脉率为 60～100 次/min。下表显示各年龄段脉率的正常范围。需要注意的是，脉率可受体温、运动、情绪、饮食、药物和性别等多种因素的影响而发生变化。

脉率的正常范围与平均脉率

年龄	正常范围（次/min）	平均脉率（次/min）
出生～1 个月	70～170	120
1～12 个月	80～160	120
1～3 岁	80～120	100
3～6 岁	75～115	100
6～12 岁	75～110	90
12～14 岁	男 65～105，女 70～110	男 85，女 90
14～16 岁	男 60～100，女 65～105	男 80，女 85
16～18 岁	男 55～95，女 60～100	男 75，女 80
18～65 岁	60～100	72
65 岁以上	70～100	75

9. 何谓脉搏异常？简述脉搏异常病人的护理要点。

脉搏异常包括脉率的异常，如心动过速和心动过缓等，脉搏异常还包括脉搏节律异常，如间歇脉、短绌脉、各类心律失常等。对脉搏异常病人的护理要点如下：

（1）休息与活动：指导病人增加卧床休息的时间，适当活动，以减少心肌耗氧量。必要时给予氧疗。

（2）加强观察：观察脉搏的脉率、节律、强弱等。观察药物的治疗效果和不良反应。有起搏器者应做好相应的护理。

（3）准备急救物品和急救仪器：备抗心律失常的药物，除颤器应处于完好状态。

（4）心理护理：稳定情绪，消除紧张、恐惧情绪。

（5）健康教育：指导病人进食清淡易消化的饮食，戒烟限酒，控制情绪，勿用力排便等知识。教会病人自我监测脉搏及观察药物的不良反应。

10. 简述异常呼吸的类型。

（1）频率异常：如呼吸过速（大于 24 次/min）或呼吸过缓（小于 10 次/min）。

（2）深度异常：如深度呼吸（一种深而规则的大呼吸，常见于糖尿病酮症酸中毒和尿毒症酸中毒）和浅快呼吸。

（3）节律异常：如潮式呼吸和间断呼吸。

（4）呼吸音异常：如蝉鸣音呼吸和鼾声呼吸，以及呼吸啰音等。

（5）呼吸困难：如吸气性呼吸困难、呼气性呼吸困难和混合性呼吸困难等。

11. 试述异常呼吸病人的护理要点。

（1）提供舒适的环境：整洁、安静、舒适，室内空气流通、清新，温度、湿度适宜。

（2）心理护理：消除病人紧张、恐惧心理。

（3）保持呼吸道通畅：及吋清除呼吸道分泌物，必要时吸痰。

（4）改善呼吸困难：必要时吸氧或使用人工呼吸机。

（5）密切观察病情：观察有无咳嗽、咯血、发绀、呼吸困难等症状和体征。

12. 试述测量呼吸的正确方法及注意事项。

（1）测量方法：由于呼吸受意识控制，所以测呼吸时应不使病人察觉。通常于测量脉搏后，护士仍保持诊脉手势，避免引起病人注意和紧张。

（2）观察与计数：一般通过观察病人的胸部起伏，计数呼吸次数。正常呼吸测 30 秒，2 次，异常呼吸或婴儿应测 1 分钟。

（3）呼吸微弱或危重病人，可用少许棉花置于病人鼻孔前，观察棉花被吹动的次数，计数 1 分钟。

13. 何谓血压、收缩压、舒张压和脉压？

（1）血压：是指血管内流动着的血液对单位面积血管壁的侧压力（压强）。在不同血管内，血压被分别称为动脉血压、毛细血管和静脉血压，而一般所说的血压是指动脉血压。

（2）收缩压：在一个心动周期中，动脉血压随着心室的收缩和舒张而发生规律性的波动。在心室收缩时，动脉血压上升达到的最高值称收缩压。

（3）舒张压：在心室舒张末期，动脉血压下降达到的最低值称舒张压。

（4）脉压：收缩压与舒张压的差值称脉压。

14. 试述高血压的分级。

目前采用 1999 年世界卫生组织与国际高血压联盟（WHO/ISH）制定的高血压标准（见下表）。

高血压的分级（WHO/ISH）

分　　级	收缩压(mmHg)	舒张压(mmHg)
理想血压	<120	<80
正常血压	<130	<85
正常高值	130~139	85~89
1 级高血压(轻度)	140~159	90~99
亚组:临界高血压	140~149	90~94
2 级高血压(中度)	160~179	100~109
3 级高血压(重度)	≥180	≥110
单纯收缩期高血压	≥140	<90
亚组:临界收缩期高血压	140~149	<90

六、病人排泄需要与护理

排泄是机体将新陈代谢所产生的废物排出体外的生理活动过程，是人体的基本生理需要之一，也是维持生命的必要条件之一。人体排泄废物的途径有皮肤、呼吸道、消化道及泌尿道，其中消化道和泌尿道是主要的排泄途径。护士应掌握与排泄有关的护理知识和技术，帮助和指导病人维持正常的排泄功能，使之获得最佳的健康和舒适状态。

1. 试述肾脏的主要生理功能。

肾脏的主要生理功能是产生尿液、排泄人体代谢的终末产物（如尿素、肌酐、尿酸等含氮物质）、过剩盐类、有毒物质与药物。同时调节水、电解质及酸碱平衡，从而维持人体内环境的相对稳定。此外，肾脏还是一个内分泌器官，可合成和分泌促红细胞生成素、前列腺素和激肽类物质等。

2. 尿量异常有哪几种情况？简述其发生的原因。

（1）多尿：多尿指 24 小时尿量超过 2 500 mL 者。正常情况下见于饮用大量液体和妊娠。病理情况下多由内分泌代谢障碍或肾小管浓缩功能不全引起，见于糖尿病、尿崩症、急性肾功能不全（多尿期）等病人。

（2）少尿：少尿指 24 小时尿量少于 400 mL 或每小时尿量少于 17 mL 者。见于发热、液体摄入过少、休克等病人以及心脏、肾脏、肝功能衰竭病人。

（3）无尿或尿闭：无尿或尿闭指 24 小时尿量少于 100 mL 或 12 小时内无尿液产生者。见于严重休克、急性肾衰竭、药物中毒等病人。

3. 何谓膀胱刺激征？

膀胱刺激征的主要表现为尿频、尿急、尿痛，有膀胱刺激征时还常伴有血尿。产生膀胱刺激征的原因主要有膀胱及尿道感染和机械性刺激。

（1）尿频：单位时间内排尿次数增多称尿频，是由膀胱炎症或机械性刺激引起。

（2）尿急：病人突然有强烈尿意，不能控制需立即排尿称尿急，是由于膀胱三角或后尿道的刺激，造成排尿反射活动特别强烈。

（3）尿痛：排尿时膀胱区及尿道有疼痛感为尿痛，为病损处受刺激所致。

4. 何谓尿潴留和尿失禁？

（1）尿潴留：指尿液大量存留于膀胱而不能自主排出。常见病因是：①下尿路的机械性梗阻，如前列腺肥大等。②动力性梗阻，系排尿功能障碍引起，如外伤、麻醉或脊髓排尿中枢功能障碍等。③其他原因，如手术后不习惯卧床排尿等。

（2）尿失禁：指排尿失去或不受意识控制，尿液不自主地流出。①完全性尿失禁：指膀胱不能储存尿液，稍有尿液便会流出，见于昏迷、截瘫等病人。②反射性尿失禁：膀胱内尿液充盈一定压力时就会自动反射性排尿，但不能排空，见于脊髓功能障碍等。③压力性尿失禁：当咳嗽、大笑时腹内压增高，出现不自觉排尿，见于中老年妇女、产妇等。

5. 试述尿失禁病人的主要护理措施。

（1）心理护理：尿失禁病人的心理压力较大，会感到自卑和忧郁，应尊重理解病人，给予安慰、开导和鼓励，树立恢复的信心。

（2）皮肤护理：定时按摩受压部位，防止压疮的发生。

（3）设法接尿：应注意防止摩擦损伤局部，也可采用阴茎套连接引流袋接尿，但此法不宜长期使用。

（4）重建正常的排尿功能：①摄入足够的液体。白天摄入液体 2 000～3 000 mL，以增加尿液，促进排尿反射，但睡前应限制饮水。②膀胱功能的训练：掌握排尿规律，定时使用便器，建立规则的排尿习惯。使用便器的同时，用于按摩膀胱，协助排尿。③进行盆底肌的锻炼：指导病人取合适的体位，试做排尿（排便）动作，每次 10 秒左右，连续 10 遍，坚持每天多次。

（5）留置导尿管引流：对长期尿失禁病人，可行导尿术留置导尿管持续或定时放尿。

6. 简述尿潴留病人的护理要点。

（1）心理护理：安慰病人，消除其焦虑和紧张情绪。

（2）提供隐蔽的排尿环境：屏风遮挡，保护病人隐私，使病人安心排尿。

（3）调整体位和姿势：酌情协助卧床病人取适当体位，尽量符合其习惯的排尿姿势；对需绝对卧床休息或某些手术病人，应事先有计划地训练床上排尿。

（4）诱导排尿：如听流水声、温水冲洗会阴、腹部热敷、按摩等。

（5）经上述处理仍不能排尿时，可采用导尿术。

7. 试述便秘病人的护理要点。

（1）提供排便的环境：保证环境隐蔽，时间充裕，让病人安心排便。

（2）安置适当的体位：协助病人采取坐位或蹲位排便，床旁置椅子或厕所装扶手以便撑扶。

（3）腹部按摩：用手自右沿结肠解剖位置向左环形按摩，并在左下腹乙状结肠部适当加压，以刺激肠蠕动，增加腹内压，促进排便。

（4）按医嘱给口服缓泻剂。

（5）使用简易通便剂：常用开塞露、甘油栓、肥皂栓等，通过软化粪便、润滑肠壁、刺激肠蠕动而促进排便。

（6）必要时给予灌肠。

8. 试述粪便嵌塞病人的护理。

粪便嵌塞多发生在年老体弱或长期便秘的病人中，有时亦可发生于手术后病人，其护理要点如下：

（1）早期可使用栓剂、口服缓泻剂来润肠通便。

（2）必要时先行油类保留灌肠，2～3小时后再做清洁灌肠。

（3）人工取便：在清洁灌肠无效后，术者戴上手套，将涂润滑剂的示指慢慢插入病人直肠内，触到硬物时机械地破碎粪块，一块一块地取出。

（4）健康教育：向病人及家属讲解有关排便的知识，协助病人建立合理的膳食结构，维持正常的排便习惯，防止便秘的发生。

七、给药治疗护理

给药即药物治疗，是最常用的一种治疗手段，其目的包括治疗疾病、减轻症状、预防疾病、协助诊断以及维持正常的生理功能。为了合理、安全、有效地给药，护士必须了解有关药物的药理学知识，熟练掌握正确的给药方法和技术，准确评估病人用药后的疗效与反应，指导病人安全正确地接受药物治疗，使药物治疗达到最佳效果。

1. 试述常用药物的种类。

常用药物种类依据给药的不同途径可分为如下类型。

（1）内服药：包括片剂、丸剂、散剂、胶囊、溶液、酊剂和合剂等。

（2）注射药：包括水溶液、混悬液、油剂、结晶和粉剂等。

（3）外用药：包括软膏、搽剂、酊剂、洗剂、滴剂、粉剂、栓剂、涂膜剂等。

（4）新型制剂：粘贴敷片、胰岛素泵、植入慢溶药片等。

2. 试述各类药品的保管方法。

（1）对易挥发、潮解和风化的药物，应装瓶、盖紧，如乙醇、过氧乙酸、碘酊、糖衣片等。

（2）对易氧化和遇光易变质的药物应装在有色密闭瓶中，或放在黑纸遮光的纸盒内，放于阴凉处，如维生素C、氨茶碱、盐酸肾上腺素等。

（3）对易被热破坏的某些生物制品和抗生素等，如抗毒血清、疫苗、胎盘球蛋白、青霉素皮肤试验等根据其性质和对储藏条件的要求，分别置于干燥阴凉（约20℃）处或冷藏于2℃～10℃处保存。

（4）对有使用期限的药物，如各种抗生素、胰岛素等，应视有效期先后，有计划地使用，以免因药物过期造成浪费。

（5）对易燃易爆的药物，如乙醇、乙醚、环氧乙烷等，应单独存放，密闭瓶盖置于阴凉处，并远离明火。

3. 试述给药的基本原则。

（1）按医嘱准确给药：医嘱必须清楚、准确，护士对医嘱有疑问时，应及时向医师提出，切不可盲目执行，也不可擅自更改医嘱。

（2）严格执行查对制度：护理人员在执行药疗时，务求做到给药的"五个准确"，即将准确的药物，按准确的剂量，用准确的途径，在准确的时间内给予准确的病人。因此，应做好"三查七对"，"三查"指操作前、操作中、操作后查（查七对的内容），"七对"是对床号、姓名、药名、浓度、剂量、用法、时间。

（3）安全正确用药：准确掌握给药时间、方法，药物备好后及时分发使用，避免久置后引起药物污染或药效降低。给药前应向病人解释，以取得合作，并给予相应的用药指导，提高病人自我合理用药能力。对易发生过敏反应的药物，使用前应了解过敏史，按要求做过敏试验。

（4）观察药效与不良反应：要动态评价药物疗效，如用硝苯地平治疗心绞痛时，应观察心绞痛发作的次数、强度、心电图等情况。应严密观察药物的不良反应，保证病人安全用药。如服强心苷类药物的病人脉率低于每分钟 60 次或节律不齐时，提示可能发生中毒反应，并暂停使用。

此外，还应检查药物的质量，对疑有变质或已超过有效期的药物，应立即停止使用。

4. 试述给药途径和药物吸收速率的关系。

给药途径通常根据药物的性质、剂型，机体组织对药物的吸收情况和治疗需要而定。常用的给药途径有口服、舌下含服、吸入、外敷、直肠给药以及注射（皮内、皮下、肌内、静脉注射）等。除动、静脉注射药液直接进入血液循环外，其他药物均有一个吸收过程，吸收速率的顺序依次为：吸入＞舌下含服＞直肠＞肌内注射＞皮下注射＞口服＞皮肤。

5. 试述口服给药的注意事项。

（1）需吞服的药物通常用 40 ℃～60 ℃温开水送下，不要用茶水服药。

（2）对牙齿有腐蚀作用的药物，如酸类和铁剂，应用吸管吸服后漱口保护牙齿。

（3）缓释片、肠溶片、胶囊吞服时不可嚼碎。

（4）舌下含片应放于舌下或两颊黏膜与牙齿之间待其溶化。

（5）在一般情况下，健胃药宜在饭前服，助消化药及对胃黏膜有刺激性的药物应在饭后服，催眠药在睡前服，驱虫药宜在空腹或半空腹时服用。

（6）抗生素及磺胺类药物应准时服药，以保证有效的血药浓度。

（7）某些磺胺类药物经肾脏排出，小便时易析出结晶堵塞肾小管，服药后要多饮水。

（8）服强心苷类药物时需加强对心率、心律的监测，脉率低于每分钟 60 次或节律不齐时应暂停服用，并告知医师。

6. 试述肌内注射的注意事项。

（1）严格执行查对制度和无菌操作原则。

（2）两种药物同时注射时，注意配伍禁忌。

（3）对 2 岁以下婴幼儿不宜选用臀大肌注射，因其臀大肌尚未发育好，注射时有损伤坐骨神经的危险，最好选择臀中肌和臀小肌注射。

（4）若针头折断，应先稳定病人情绪，并嘱病人保持原位不动，固定局部组织，以防断针移位，同时尽快用无菌血管钳夹住断端取出。如断端全部埋入肌肉，应速请外科医师处理。

（5）对需长期注射者，应交替更换注射部位，并选用细长针头，以避免或减少硬结的发生。如因长期多次注射出现局部硬结时，可采用热敷、理疗等方法予以处理。

7. 何谓雾化吸入疗法？

雾化吸入法是应用雾化装置将药液分散成细小的雾滴以气雾状喷出，使其悬浮在气体中经鼻或口由呼吸道吸入的方法。吸入药物除了对呼吸道局部产生作用外，还可通过肺组织吸收而产生全身性疗效。雾化吸入用药具有奏效快、药物用量较小、不良反应较轻的优点，临床应用广泛。

8. 试述雾化吸入疗法的主要适应证。

（1）治疗呼吸道感染：消除炎症，减轻咳嗽，稀释痰液，帮助祛痰。

（2）改善通气功能：解除支气管痉挛，使呼吸道通畅，治疗哮喘等疾病。

（3）预防呼吸道感染：常用在胸部手术前后。

（4）湿化呼吸道：配合人工呼吸器使呼吸道湿化。

（5）治疗肺癌：应用抗肿瘤药物治疗肺癌。

9. 试述雾化吸入疗法的常用药物。

（1）控制呼吸道感染，消除炎症常用庆大霉素、卡那霉素等抗生素。

（2）解除支气管痉挛常用氨茶碱、沙丁胺醇（舒喘灵）等。

（3）稀释痰液，帮助祛痰常用α-糜蛋白酶、乙酰半胱氨酸（易咳净）等。

（4）减轻呼吸道黏膜水肿常用地塞米松等。

10. 试述无痛注射技术的要领。

（1）解除病人思想顾虑，分散其注意力，取合适部位，使肌肉放松，易于进针。

（2）注射时做到"二快一慢"，即进针、拔针快，推药慢。推药速度要均匀。

（3）注射刺激性较强的药物时，应另备抽有生理盐水的注射器和头皮针，穿刺成功后应先注入少量生理盐水，证实针头确在静脉内，再换上抽有药液的注射器进行推药，以免药液外溢而致组织坏死。如需同时注射多种药物，一般先注射刺激性弱的药物，再注射刺激性强的药物，同时注意药物配伍禁忌。

11. 简述局部给药方法。

（1）滴药法：滴药法包括滴眼药法、滴耳药法和滴鼻药法3种局部用药法。

（2）插入法：常用药物为栓剂，包括直肠栓剂和阴道栓剂。栓剂是药物与适宜基质制成的供腔道给药的固体制剂，其熔点为37℃左右，插入体腔后慢慢融化而产生药效。

（3）皮肤给药：皮肤给药是将药物直接涂于皮肤，以起到局部治疗的作用。皮肤用药有溶液、油膏、粉剂、糊剂等多种剂型。

（4）舌下用药：药物通过舌下口腔黏膜丰富的毛细血管吸收，可避免胃肠刺激、吸收不全和首过消除作用，而且生效快。如睡眠前常用的硝酸甘油剂，舌下含服一般2～5分钟即可发挥作用，用药后病人心前区压迫感或疼痛感可减轻或消除。

指导病人此类药物应放在舌下，让其自然溶解吸收，不可嚼碎吞下，否则会影响药效。

八、静脉输液与输血

静脉输液与输血是临床上用于纠正人体水、电解质及酸碱平衡失调，恢复内环境稳定并维持机体正常生理功能，以及补充营养物质等的重要治疗措施；通过静脉输液与输血，可以迅速、有效地补充机体丧失的体液和电解质，增加血容量，改善微循环，维持血压；此外，通过静脉输注药物，还可以达到治疗疾病的目的。因此，护理人员必须熟悉掌握有关输液、输血的理论知识和操作技能。

1. 试述静脉输液的目的。

（1）补充水分及电解质：以预防和纠正水、电解质和酸碱平衡失调。常用于因各种原因造成的失水，如剧烈呕吐、腹泻、酸碱代谢紊乱、大手术后的病人。

（2）补充营养，供给热量：促进组织修复。常用于慢性消耗性疾病、胃肠道吸收障碍、禁食或不能进食者，如昏迷、口腔疾患等病人。

（3）输入药物，治疗疾病：常用于各种感染、中毒、组织水肿等，如输入抗生素控制感染，输入利尿药利尿、消肿等。

（4）补充血容量，改善微循环，维持血压：常用于大出血、大面积烧伤、休克等病人。

2. 列表说明静脉输液常用的溶液及作用。

静脉输液常用的溶液及作用

	溶液种类	常用制剂	主要作用
晶体溶液	葡萄糖溶液	5%或10%葡萄糖注射液	补充水分、热量
		0.9%氯化钠注射液	补充水分和电解质
	等渗电解质溶液	复方氯化钠注射液（林格液）	维持体液和渗透压平衡
		5%葡萄糖氯化钠注射液	
	碱性溶液	4%或1.4%碳酸氢钠（NaHCO₃）溶液	纠正酸中毒，调节酸碱失衡
		乳酸钠溶液	
	高渗溶液	20%甘露醇	利尿脱水，消除水肿，降低颅内压
		25%山梨醇	
		25%～50%葡萄糖	
胶体溶液	右旋糖酐溶液	右旋糖酐70	扩充血容量
		右旋糖酐40	扩充血容量
	代血浆	羟乙基淀粉（706代血浆）	维持胶体渗透压，扩充血容量，改善
		氧化聚明胶	微循环，提高血压
		聚乙烯吡咯酮	
	血液制品	5%白蛋白	纠正低蛋白血症，增强免疫力
		血浆球蛋白	
高营养液		复方氨基酸	提供热量，补充蛋白质、脂肪酸、维
		脂肪乳	生素、矿物质、葡萄糖及水分

3. 试述常用的静脉输液方法及其特点。

（1）周围静脉输液法：是用于常规的输液、输血、静脉内持续给药，以及静脉采集血标本等。周围静脉输液可分为单次性输液和静脉切开插管留置输液。

（2）颈外静脉穿刺置管输液法：该法除具有周围静脉输液的功能外，尚可测量中心静脉压，并可长期静脉内输注高浓度或刺激性强的药物，同时还适用于静脉内高营养治疗的病人。

（3）锁骨下静脉穿刺置管输液法：除具备颈外静脉置管输液的各项功能外，尚可紧急放置心内起搏导管。

4. 试述周围静脉输液的注意事项。

（1）严格执行无菌操作及查对制度。

（2）根据病情需要安排输液顺序，合理分配药物。

（3）对需要长期输液的病人，要注意保护和合理使用静脉，一般从远端从小静脉开始穿刺。

（4）输液前要排尽输液管及针头内的空气，药液滴尽前要及时更换输液瓶或拔针，严防造成空气栓塞。

（5）注意药物的配伍禁忌，对于刺激性强或特殊药物，应确认针头已刺入静脉内时再输入。

（6）严格掌握输液的速度。对有心、肺、肾疾病的病人，老年病人及婴幼儿以及输注高渗、含钾或升压药液的病人，要适当减慢输液速度。

（7）输液过程中要注意观察滴入是否通畅，有无溶液外溢，并应密切观察病人有无输液反应。

（8）若采用静脉留置针输液法，要严格掌握留置时间。一般静脉留置针可以保留 3～5 日，最好不要超过 7 日。

5. 简述输液速度和输液时间的计算方法。

在输液过程中，每毫升溶液的滴数称为输液器的点滴系数。目前常用静脉输液器的点滴系数有 10、15、20 三种。静脉滴注的速度和时间可按下列公式计算。

（1）已知每分钟滴数与输液总量，计算输液所需用的时间。

$$输液时间（小时）=\frac{液体总量（mL）×点滴系数}{每分钟滴数×60（分钟）}$$

（2）已知输入液体总量与计划所用的输液时间，计算每分钟滴数。

$$每分钟滴数=\frac{液体总量（mL）×点滴系数}{输液时间（分钟）}$$

6. 试述输血的目的。

（1）补充血容量：增加有效循环血量，改善全身血液灌流，提升血压，增加心排血量，促进循环。用于失血、失液引起的血容量减少或休克病人。

（2）纠正贫血：增加血红蛋白含量，改善携氧功能。用于血液系统疾病引起的严重贫血和某些慢性消耗性疾病的病人。

（3）补充血浆蛋白：增加蛋白质，改善营养状态，维持血浆胶体渗透压，减少组织渗出和水肿，保持有效循环血量。用于低蛋白血症以及大出血、大手术的病人。

（4）补充各种凝血因子和血小板：改善凝血功能，有助于止血。用于凝血功能障碍及大出血的病人。

（5）补充抗体、补体等血液的成分：增强机体免疫力，提高机体抗感染的能力。用于严重感染的病人。

（6）排除有害物质：改善组织器官的缺氧组织，用于一氧化碳、苯酚等化学物质中毒。

（7）换血治疗：溶血性输血反应及重症新生儿溶血病时，可采用换血法。采用换血浆法可以达到排除血浆中的自身抗体的目的。

7. 试述静脉输血必须遵守的基本原则。

（1）输血前必须做血型鉴定及交叉配血试验。

（2）无论是输全血还是输成分血，均应选用同型血液输注。但在紧急情况下，如无同型血，可选用 O 型血输给病人。AB 型血的病人除可接受 O 型血外，还可以接受其他异型血型的血（A 型血和 B 型血），但要求直接交叉配血试验阴性（不凝集），而间接交叉试验可以阳性（凝集），但只宜少量输入。一般最多不超过 400 mL，且要放慢输入速度。

（3）病人如果需要再次输血，则必须重新做交叉配血试验，以排除机体已产生抗体的情况。

8. 简述血液制品的种类。

（1）全血：包括新鲜血和库存血。库存血一般可保存 2～3 周，大量输注库存血可以导致酸中毒和高血钾的发生。

（2）成分血：①血浆，包括新鲜血浆、保存血浆、冰冻血浆和干燥血浆。②红细胞，包括浓缩红细胞、洗涤红细胞和红细胞悬液。③白细胞浓缩悬液，用于粒细胞缺乏伴严重感染的病人。④血小板浓缩悬液，用于血小板减少或功能障碍性出血的病人。⑤凝血因子制剂，用于某些凝血因子缺乏的出血性疾病。

（3）其他血液制品：①清蛋白，用于各种原因引起的低蛋白血症。②纤维蛋白原，用于弥散性血管内凝血。③抗血友病球蛋白浓缩剂，用于血友病。

9. 试述静脉输血的适应证。

（1）各种原因引起的大出血：为静脉输血的主要适应证。一次失血量＜500 mL 时，机体可自我代偿，不必输血。失血量为 500～800 mL 时，需要立即输血，一般首选晶体溶液、胶体溶液或少量血浆增量剂输注。失血量＞1 000 mL 时，应及时补充全血或血液成分。值得注意的是，血或血浆不宜用作扩容剂，晶体结合胶体液扩容是治疗失血性休克的主要方案。血容量补足之后，输血目的是提高血液的携氧能力，此时应首选红细胞制品。

（2）贫血或低蛋白血症：输注浓缩红细胞、血浆、清蛋白。

（3）严重感染：输入新鲜血以补充抗体和补体，切忌使用库存血。

（4）凝血功能障碍：输注相关血液成分。

10. 试述静脉输血的禁忌证。

静脉输血的禁忌证包括：急性肺水肿、充血性心力衰竭、肺栓塞、恶性高血压、真性红细胞增多症、肾衰竭及对输血有变态反应者。

11. 何谓成分输血？

成分输血是指向人体输入血液的某种成分。成分输血是根据病人的需要，使用血液分离技术，将新鲜血液快速分离成各种成分，然后根据病人需要，输入一种或多种成分。由于病人很少需要输入血液的所有成分，因此只输入其身体所需要的血液成分是十分有意义的。这种疗法又称"血液成分疗法"，起到一血多用、减少输血反应的作用。

12. 试述成分输血的注意事项。

（1）某些成分血，如白细胞、血小板等（红细胞除外），存活期短，为确保成分输血的效果，以新鲜血为宜，且必须在 24 小时内输入体内（从采集开始计时）。

（2）除血浆和清蛋白制剂外，其他各种成分血在输入前均需进行交叉配血试验。

（3）成分输血时，由于一次输入多个供血者的成分血，因此在输血前应根据医嘱给予病人抗过敏药物，以减少过敏反应的发生。

（4）由于一袋成分血液只有 25 mL，几分钟即可输完，故成分输血时，护士应全程守护在病人身边，进行严密的监护，不能擅自离开病人，以免发生危险。

（5）如病人在输成分血的同时，还需输全血，则应先输成分血，后输全血，以保证成分血能发挥最好的效果。

13. 何谓自体输血？

自体输血是指术前采集病人体内血液或手术中收集自体失血，经过洗涤、加工，在术后或需要时再输回给病人本人的方法，即回输自体血。自体输血是最安全的输血方法。

14. 试述自体输血的适应证。

（1）胸腔或腹腔内出血，如脾破裂、异位妊娠破裂出血者。

（2）估计出血量在 1 000 mL 以上的大手术，如肝叶切除术。

（3）手术后引流血回输，一般仅能回输术后 6 小时内的引流血液。

（4）体外循环或深低温下进行心内直视手术。

（5）病人血型特殊，难以找到供血者时。

15. 试述自体输血的禁忌证。

（1）胸腹腔开放性损伤达 4 小时以上者。

（2）凝血因子缺乏者。

（3）合并心脏病、阻塞性肺部疾患或原有贫血的病人。

（4）血液在术中受胃肠道内容物污染者。

（5）血液可能受癌细胞污染者。

（6）有脓毒血症和菌血症者。

16. 简述输液所致静脉炎的原因、临床表现、预防和处理。

（1）原因：长期输注高浓度、刺激性较强的药液，或静脉内放置刺激性较强的塑料导管时间过长，引起局部静脉壁发生化学炎性反应。也可由于在输液过程中未能严格执行无菌操作，导致局部静脉感染。

（2）临床表现：沿静脉走向出现条索状红线，局部组织发红、肿胀、灼热、疼痛，有时伴有畏寒、发热等全身症状。

（3）预防：严格执行无菌技术操作，对血管壁有刺激性的药物应充分稀释后再应用，放慢滴注速度，并防止药液漏出血管外。同时，有计划地更换输液部位，以保护静脉。

（4）处理：①停止在此部位静脉输液，并将患肢抬高、制动。局部用50％硫酸镁或95％乙醇溶液行湿热敷，每天2次，每次20分钟。②超短波理疗每天1次，每次15～20分钟。③如合并感染，遵医嘱给予抗生素治疗。

九、病情观察与危重病人护理

危重病人指病情危重，随时可能发生生命危险的病人。抢救工作成功与否，与护士对病人进行严密细致的观察，熟练的抢救技术密切相关。危重病人的病情观察包括生命体征的改变、瞳孔改变、意识变化、排泄物异常等病情变化。病情观察是一项系统工程，从症状到体征，从心理到生理，将病人作为一个整体而进行全面的观察。此外，还要求护士准确地掌握心肺复苏、吸氧、吸痰、洗胃等基本抢救技术，为危重病人的抢救赢得时间。

1. 简述病情观察的概念及意义。

病情观察，即医务人员在诊疗和护理工作中运用视觉、听觉、嗅觉、触觉等感觉器官及辅助工具来获得病人信息的过程。医务人员对病人的病情观察是一种有意识的、审慎的、连续化的过程，因此应进行相关的专业性的培训，以保证病情观察及时、全面、系统、准确，为病人的诊疗及护理提供科学依据，促进病人尽快康复。临床工作中对病人病情观察的主要意义包括以下几个方面。

（1）为疾病的诊断、治疗和护理提供科学依据。

（2）有助于判断疾病的发展趋向和转归，在病人的诊疗和护理过程中做到心中有数。

（3）可以及时了解治疗效果和用药反应。

（4）及时发现危重症病人病情变化的征象，以便采取有效措施及时处理，防止病情恶化，挽救病人生命。

2. 简述病情观察的主要方法。

护理人员可以通过感觉器官和相应的辅助仪器对病人的病情变化进行观察。主要方法包括视诊、触诊、叩诊、听诊、嗅诊，以及某些鉴别观察方法。

（1）视诊：视诊可以观察病人全身的状态，如年龄、性别、营养状况、意识状态、面部表情、姿势体位、肢体活动情况，还可观察皮肤、呼吸、循环状况，分泌物、排泄物的性状，数量，以及病人的症状、体征等。

（2）听诊：通过耳可以直接听到病人发出的声音，如听到咳嗽，可以通过咳嗽的声音、声调，持续时间、剧烈的程度等分析病人疾病的状态。借助听诊器可以听到病人心音、心率、呼吸音、肠鸣音等。

（3）触诊：用触觉来了解体表的温度、湿度、弹性、光滑度、柔软度及脏器的外形、大小、软硬度、移动度和波动感等。

（4）叩诊：通过手指叩击或手掌拍击被检查部位体表，可了解被检查部位脏器的大小、形状、位置及密度，如确定肺下界、心界大小，有无腹水及腹水的量等。

（5）嗅诊：利用嗅闻来自皮肤、黏膜、呼吸道，胃肠道的分泌物、排泄物等各种异常气味，可以协助判断病人的疾病状况。

（6）间接观察法：通过与病人及其亲属的交谈和阅读病历资料及检验报告等了解病人的病情。

3. 简述病情观察的内容。

（1）一般情况的观察。

（2）生命体征的观察。

（3）意识状态的观察。

（4）瞳孔的观察。

（5）心理状态的观察。

（6）特殊检查或药物治疗的观察。

4. 试述病人一般情况观察的主要内容。

（1）发育与体型：成人发育正常状态的判断指标常包括：头部的长度为身高的 $1/7\sim1/8$，胸围约为身高的 $1/2$，双上肢展开的长度约等于身高，坐高约等于下肢的长度。临床上把成人的体型分为 3 种，即匀称型、瘦长型和矮胖型。

（2）饮食和营养状态：应注意观察病人的食欲、食量、进食后反应及饮食习惯，有无特殊嗜好或偏食等情况。营养状态通常可根据皮肤的光泽度、弹性，毛发、指甲的润泽程度，皮下脂肪的丰满程度，肌肉的发育状况等综合判断。临床上一般分为良好、中等和不良 3 个等级。

（3）面容与表情：疾病及情绪变化可引起面容与表情的变化，通常可表现为痛苦、忧虑、疲惫或烦躁等面容与表情。某些疾病发展到一定程度时，可出现特征性的面容与表情。临床上常见的典型面容包括急性病容、慢性病容、二尖瓣面容、贫血面容，以及甲状腺功能亢进面容、满月面容、脱水面容、面具面容等。

（4）体位：临床常见体位有自主体位、被动体位、强迫体位等。

（5）姿势与步态：姿势即指一个人的举止状态，健康成人躯干端正，肢体活动灵活自如。患病时可以出现特殊的姿势，如腹痛时病人常捧腹而行，腰部扭伤时身体的活动度受限，病人保持特定的姿势。步态是指一个人走动时所表现的状态，常见的异常步态有蹒跚步态、醉酒步态、共济失调步态、剪刀步态、间歇性跛行、保护性跛行等。

（6）皮肤与黏膜：主要应观察其颜色、温度、湿度、弹性及有无出血、水肿、皮疹、皮下结节、囊肿等情况。

5. 简述临床常见的意识障碍及其特点。

（1）嗜睡：病人处于持续睡眠状态，但能被言语或刺激唤醒，醒后能正确、简单而缓慢地回答问题，但反应迟钝，刺激停止又很快入睡，是轻度意识障碍。

（2）意识障碍：表现定向力障碍，语言、思维不连续，可有错觉、幻觉、躁动不安、谵妄或精神错乱。

（3）昏睡：病人处于熟睡状态，不易唤醒，接近不省人事状态，强烈刺激可唤醒。但答非所问，且很快又入睡。

（4）昏迷：是病危的信号，是最重的一种意识障碍，其程度可分为浅昏迷、深昏迷。

（5）谵妄状态：在意识清晰度降低的同时，常出现大量的错觉、幻觉，有的内容具有恐怖性，病人常产生紧张、恐惧情绪反应，出现不协调性精神运动性兴奋。思维不连贯，理解困难，有时出现片断妄想。病人的定向力全部或部分丧失，多数病人表现自我定向力保存而周围环境定向丧失。谵妄状态往往夜间加重，昼轻夜重。

6. 简述瞳孔的观察要点及其临床意义。

当病人患有颅内疾病，处于药物中毒、昏迷等状态时，其病情变化的一个重要指征就是瞳孔的变化。观察瞳孔时，主要注意两侧瞳孔的形状、对称性、边缘、大小及对光反应的情况。

（1）瞳孔的形状、大小和对称性：正常情况下，瞳孔呈圆形，位置居中，边缘整齐，两侧等大等圆。在自然光线下，瞳孔的直径一般为 2～5 mm，调节反射两侧相等，如果瞳孔直径小于 1 mm 称为针尖样瞳孔。①瞳孔缩小：单侧瞳孔缩小常可提示同侧小脑幕裂孔疝早期。双侧瞳孔缩小，见于有机磷农药、氯丙嗪、吗啡等中毒。②瞳孔散大：瞳孔直径大于 5 mm 称瞳孔散大。一侧瞳孔扩大、固定，常提示同侧颅内血肿或脑肿瘤等颅内病变所致的小脑幕裂孔疝的发生。双侧瞳孔散大，常见于颅内压增高、颅脑损伤、颠茄类药物中毒及濒死状态。

（2）对光反应：正常情况下，瞳孔对光反应灵敏，在光亮处瞳孔收缩，昏暗处瞳孔扩大。如果瞳孔大小不随光线刺激的变化而变化时，称瞳孔对光反应消失，一般见于危险或深昏迷病人。

7. 试述危重病人的护理要点。

（1）严密观察病情：根据需要每 15～30 分钟观察并记录 1 次，内容主要有生命体征、意识、瞳孔的变化等。

（2）保持呼吸道通畅：鼓励病人进行有效的深呼吸或轻拍背部，以助痰液咳出，昏迷病人应头偏向一侧，用吸引器吸出痰液，定时进行雾化吸入预防肺不张、坠积性肺炎等并发症。

（3）保证病人安全：对昏迷、谵妄病人应注意安全，需要用床挡或保护用具。对于牙关紧闭者，可用张口器、舌钳保护舌不被咬伤。

（4）加强基础护理：应加强对口腔、皮肤、眼睛的护理。①眼睛的保护：为了防止角膜干燥、溃疡及结膜炎发生，可涂抗生素眼药膏或盖凡士林油纱布。②口腔护理：为避免口腔炎症、口腔溃疡、腮腺炎、中耳炎、口臭的发生，每天 2～3 次口腔护理，以保证口腔卫生。③皮肤护理：加强皮肤护理，做到"六个勤"，即勤观察、勤翻身、勤擦洗、勤按摩、勤更换、勤整理。④肢体被动活动：病情允许，每天 2～3 次为病人做肢体屈伸、旋、展的运动。

（5）补充营养及水分：为保证危重病人营养及水分的摄入，维持体液平衡，应设法增进病人的饮食，不能进食者，可采用鼻饲法或完全胃肠外营养。

（6）维持二便通畅：如有尿潴留可用无菌法导尿，防止泌尿系统感染。如有便秘应帮助解除。

（7）保持各种导管通畅：应妥善固定，安全放置，防止出现扭曲、阻塞，受压、脱落等现象。有些导管不得有逆流，以防感染。

（8）保持病人的最佳心理状态：危重病人会出现各种各样的心理问题，如恐惧、焦虑、悲伤、消极、多疑、绝望等。因此，必须采取有效护理措施，保证病人的较好心理状态。

8. 为什么对危重病病人要加强一般性的基础护理？

加强基础护理的目的是满足病人的基本生理功能和基本生活需要，保证舒适与安全的需求，预防压疮、坠积性肺炎、失用性萎缩及静脉血栓形成等并发症的发生。

十、特殊护理

以下所述及的特殊护理内容主要包括：危急重病人的护理、器官移植手术后的护理、显微手术的护理、血液透析的护理、胃肠外营养的护理，以及放射介入治疗的护理等。

1. 试述器官移植术后的护理措施。

（1）设专人护理。术后1周内监护仪连续监测生命体征，做好各项护理记录。

（2）注意伤口有无渗液及渗液颜色、性质、气味及量。及时更换敷料，保持干燥，预防感染。渗血多时应报告医师。

（3）保持引流管通畅，记录引流量及引流液性质、颜色。引流（袋）瓶应贴有标记，以免混淆。每天更换引流瓶（袋），并定期做细菌培养。

（4）根据中心静脉压的情况及时补充血容量及调节输液速度，准确记录24小时出入水量，每班总结一次，保证出入量的平衡。

（5）做好基础护理及各项生活护理，保持床铺干燥、平整，预防压疮。进餐前后做好口腔护理。禁食者每天4次定时进行口腔护理。随时观察有无口腔黏膜白斑、溃疡等。

（6）严格消毒隔离，定时开窗通风，保持室内干燥。每8小时用0.5%过氧乙酸擦拭病室内墙壁及用物，每天用紫外线灯或电子消毒器（臭氧）3次照射，每次40分钟。

照射前病人需遮眼以免刺激。每周做病室空气培养1～2次。病人所用被服需高压灭菌。工作人员应穿隔离衣，戴口罩、帽子，换鞋。工作人员如有感冒等，不得进入病室。病人外出治疗时需戴口罩，并注意保暖。

（7）应用大剂量激素治疗时，要密切观察有无应急性溃疡的发生。

（8）术后饮食需根据病情而定。长期用激素时，热量消耗大，食欲好，但消化功能差，应给高蛋白、高糖类、高维生素的少渣饮食。必要时消毒后方可食用。

（9）保持大便通畅，防止用力排便。

（10）注意排斥反应及继发感染征兆。要按时按量给免疫抑制剂和抗生素。

（11）做好各种检查和检验标本的收集工作。

2. 试述完全胃肠外营养的护理措施。

（1）注意观察穿刺点局部皮肤有无红、肿、热、痛、渗血及脓性分泌物等炎性反应，观察导管有无脱出，每日消毒皮肤穿刺点并更换敷料2次。

（2）全身情况观察：有无脱水、水肿、发热、黄疸等。

（3）24～48小时更换输液管及终端过滤器一次。

（4）不能使用作中心静脉测压的导管进行静脉输液及注射。

（5）导管入口处每周2次做棉拭子培养。

（6）每日留取24小时尿查钾、钠、氯的含量。

3. 试述重症监测治疗的护理要点。

（1）呼吸系统监测：①持续监测血氧饱和度，定时做血气分析，以了解体内缺氧及酸碱平衡情况，指导治疗。②保持呼吸道通畅，合理供给氧气，定时拍背、吸痰。必要时进行体位引流。缺氧病人应先加大流量充分给氧后再行吸痰，痰黏稠时，可用 α-糜蛋白酶＋庆大霉素，或2％碳酸氢钠1～2 mL气管滴入或行超声雾化吸入，使痰液稀释易于排出。吸痰管一用一换，预防感染。使用呼吸机的病人，应根据血气分析结果调节各种参数，以维持正常呼吸。③行气管切开者定期行气管内套管消毒，气管内套管每日消毒3次，套管周围皮肤用75％乙醇消毒，每日3次。定时更换切口处纱布垫，保持切口清洁。④每日消毒更换氧气湿化瓶及输氧管道，同时更换湿化瓶内液体。⑤定时测听双肺呼吸音，以了解肺部情况。⑥呼吸衰竭或自主呼吸停止时，应立即采用机械通气，辅助呼吸或控制呼吸。

（2）循环系统监测：①随时观察生命体征变化及周围循环情况，并记录。②严密监测心电图变化、血流动力学各项指标及电解质、酶的情况，以了解心脏功能和循环情况。③积极纠正各种心律失常，尤其是室性心律失常。防止阿-斯综合征的发生。④准确记录24小时出入水量，根据病情和药物的性能，调节好输液速度，防止急性左心衰及血容量不足等。

（3）中枢神经系统监测：注意观察病人的意识、瞳孔及神经反射，及时发现脑水肿、颅内压增高及脑疝的前驱症状，密切观察全身感觉及肢体活动情况。

（4）肾功能监测：观察病人每小时尿量、颜色、相对密度。尿、血中肌酐、尿素氮、电解质的含量和变化，如遇大量血红蛋白、肌红蛋白破坏入血时，要碱化稀释尿液，防止急性肾衰竭，必要时做肾透析治疗。

（5）各种体内插管的护理：①心导管，动、静脉切开管，血滤管等每日消毒，每日清洁创面1次，并更换消毒敷料。②各类胸、腹、胃、膀胱等引流瓶及引流袋每日更换消毒。③每日更换胸腔负压瓶内液体，保持胸内负压。④每日更换静脉输液管。⑤严密观察病情，详细做好护理记录：记录病情变化及处理措施。记录临床及化验检查结果。记录常规治疗、用药及护理。各班交班应写护理小结，突出病情变化及护理重点。⑥做好床旁交班。交接班重点为：病人生命体征变化。特殊治疗、特殊用药、用物及医师处理意见。各类精密仪器的使用情况。各类管道是否通畅及引流液体颜色、量。皮肤有无受压、红肿、破溃等。

4. 简述冠心病监护室的管理要点。

设立冠心病监护室，目的是通过对病人的心电图及血流动力学等方面的不间断监测，及时发现心律失常和心功能不全，从而采取有效措施，防止心搏骤停和提高心力衰竭治疗效果。特别适用于急性心肌梗死，严重、反复发作心绞痛，严重心律失常，反复发作的心力衰竭，以及药物或电复律需要密切观察的病人。冠心病监护室的管理要点如下：

（1）监护室须建立完整的工作制度，如岗位责任制度、交接班制度、仪器检查使用保管制度、消毒隔离制度及探视陪人制度等。

（2）室内设备：心电监护仪、除颤器、人工呼吸机、起搏器、输液泵、心电图机、床旁X线机、氧气、静脉切开包、抢救药品、抢救物品等。

（3）监护室室温应保持在20℃～22℃。室内要安静，光线要柔和，并定期进行空气消毒，平时注意通风，控制探视人员，预防交叉感染。

（4）做好基础护理及饮食护理，保证病人充分休息和睡眠。及时做血气、电解质及酶学检查，以了解体内电解质和酸碱平衡情况，以及心肌损伤程度。预防急性左心衰和心搏骤停的发生。

（5）各班应认真交接病情及各种仪器的灵敏度和准确性。特别是报警装置，如发现失灵，应立即检修。

（6）通过心电监护仪密切观察病人的心率和心律等，必要时作心电图以供分析和对照。定时记录心率、心律、血压、呼吸、体温和各种病情变化。

进行血流动力学监测时，应及时测定和记录各项指标，如肺毛细血管楔嵌压、心排血量和周围血管阻力等，为医师诊治提供依据。

（7）各种仪器要定期进行检查。物品用后归还原处，并保证完好，以备急用。

5. 试述血液透析前的护理要点。

（1）入透析室应更衣、换鞋、戴口罩及帽子。

（2）室温适宜，冬季注意保暖。空气和室内物品应定时消毒。及时更换病人用品。

（3）做好病人思想工作。提高病人对血液透析的认识，保证透析的充分性。

（4）测体重、体温、血压、脉搏、呼吸等，并记录。

（5）检查动、静脉临时血路及内瘘管是否通畅。造瘘侧肢体严禁受压，该肢体禁行静脉穿刺、输液输血及测血压，嘱病人不穿紧袖口的衣服。

（6）严格执行核对制度。

（7）对长期透析病人，在透析时应进行心脏及全身监护。

6. 试述血液透析病人内瘘手术后的早期护理要点。

（1）术后应保持伤口无菌，观察有无渗血，定期更换敷料。

（2）避免包扎过紧，防止受压。造瘘肢体不能过度弯曲。严禁在造瘘侧肢体抽血、输液输血或测量血压。

（3）抬高肢体，促进静脉回流，以防肿胀。

（4）注意瘘管震颤及杂音，应每1～2小时听瘘管杂音一次。

7. 试述血液透析中的护理要点。

（1）严格执行无菌操作，防止感染。

（2）密切观察病情变化，按时测血压、脉搏、呼吸并记录，同时记录血流量，透析负压及静脉压数据。

（3）防止血管插管和连接处扭曲、脱落、受压。保证管道连接紧密，防止空气进入。

（4）观察主机和血泵运转是否正常及液温、液流量、透析负压、静脉压、血流量、动脉压是否稳定，观察透析器静脉端的空气除泡器内血液水平及有无漏血等现象。

（5）每半小时补充肝素稀释液。

（6）保持动、静脉瘘的通畅，动、静脉瘘口创面如发现渗血，及时报告医师。

（7）透析时血流速度从慢（50 mL/min）逐渐增快，15 分钟后才使血流量达到 200 mL/min 以上。

8. 试述血液透析后的护理要点。

（1）动、静脉内瘘病人透析结束时，用无菌纱布压迫穿刺点 20 分钟左右，穿刺点周围用乙醇棉签消毒，并用无菌纱布覆盖。

（2）注意内瘘并发症的发生，注意有无肢体肿胀、疼痛、麻木无力及感染现象，以便及时通知医师进行处理。

（3）对临时建立的血路，要密切观察插管处有无出血、血肿和脱落。对躁动不安的病人可适当给予约束。

（4）病人情况稳定后测体重，及时了解脱水效果并记录。

（5）嘱病人勿使造瘘侧肢体过度弯曲及受压。

（6）饮食管理：①术后应给予高热量、高维生素的易消化食物。蛋白质的供给应以动物蛋白为主，如奶、蛋、瘦肉、鱼等。②水分的控制应根据尿量、水肿程度、高血压情况而定，两次透析之间体重变化不能超过 2 kg。钠、钾的摄入：如无浮肿或高血压，可适量给钠，不必过多限制。如果尿量满意，血钾不高，可进食含钾稍高的食物。

9. 试述显微外科手术的基本护理原则。

（1）病室温度和环境：小血管易受室温降低影响而出现痉挛，也易因疼痛、情绪不佳而导致收缩，因而术后至少需要 1 周的严密观察和重点护理。要求室内温度控制在 25 ℃左右，安静、舒适。如用红外线灯作局部照射，一般采用 40～60 W、30～45 cm 距离，以免造成烫伤。睡眠不足、疼痛刺激、吸烟等都可使病人精神紧张，血管痉挛，不利于手术后的血运重建，必要时要镇静止痛。室内定期消毒，病人未入病室前，用乳酸 10g（每 100 m³）熏蒸室内空气及用物、紧闭门窗 1 小时，通风后使用。入室后每天用紫外线灯或电子消毒器照射，每个方向照射 40 分钟，照射时病人戴好防护眼镜，或纱布遮眼，并遮盖好皮肤暴露处，控制家属及亲友探望，以防交叉感染。

（2）严密观察病人全身情况及体温、脉搏、血压、呼吸的变化，注意调节出入水量及维持水、电解质平衡。

（3）适当体位：术后体位要有利于移植游离组织的动脉充盈及静脉回流通畅，并随时注意防止受压、扭曲和张力增加。一般使手术部位略高于心脏15°左右，以利于静脉回流，减少组织水肿，但勿过高，以免影响血液供应。

（4）严密观察游离皮瓣的血运：①定时定位测量皮肤温度。术后 3 日内每小时测量皮瓣温度并与健侧对照。第 3～5 日，每 2 小时测量 1 次；5～7 日后每 4 小时 1 次；如情况正常，7 日后停止测量。如皮瓣出现血液循环障碍，则应每小时测量。若发现皮瓣温度低于健侧 2 ℃以上，则是局部动脉血流不畅的表现，必须采取解除血管痉挛措施，促进血液循环恢复。如果皮瓣温度低于健侧 3 ℃以上，并随室温而波动，且有色泽改变，则是血运明显障碍，或血流已中断的表现。②观察皮肤的颜色和毛细血管反应。移植的皮肤颜色微红和鲜红示血运良好，如呈紫红色说明静脉回流不良，灰白或苍白表示动脉供血不足、血管痉挛或阻塞。毛细血管的反应：用细玻璃棒或小指指腹压迫移植皮肤使呈苍白，移去压迫后皮肤由苍白转为红润，从苍白转为红润的时间称为毛细血管充盈时间，正常为 1～2 秒。如果延长 5 秒以上表示有血运障碍。毛细血管反应不存在，则示血运中断。③观察移植皮瓣有无动脉搏动。这一指标临床上不易观察到。在移植皮瓣表面上，能扪及动脉搏动的往往只限于皮瓣的皮下组织薄、缝合血管较粗的病例。在动脉搏动明显部位用颜色标志，不用敷料包扎，可以按时检查动脉搏动存在与否。④为了预防吻合血管的痉挛或血栓形成，常用扩张血管和抗凝药物及抗生素等治疗，应按医嘱及时正确完成输液，并注意滴速及药物在血液中维持量，同时保证病人的充分休息。

（5）对于各项观察指标，应详细记录，应设特殊护理记录单。

（6）严格执行消毒隔离制度，防止交叉感染，渗出物常规做细菌培养及药敏试验，选用有效抗生素。

（7）制订功能锻炼计划，以促进功能恢复。

10. 试述放射介入治疗的护理要点。

放射介入技术是采用医学影像设备、技术和 Seldinger 方法进行经皮穿刺插管，选择性达到所需检查或治疗部位，以达到临床诊断或治疗目的的一种诊疗技术。

（1）常用介入方法：①栓塞疗法：它是将某种物质通过导管注入血管内，以达到止血，阻断肿瘤的血供、抑制肿瘤生长、治疗某些血管疾病的目的。②区域性灌注疗法：经造影找到靶血管，选择性地灌注药物达到治疗目的。③血管成形术：将球囊导管送至血管狭窄段，通过注入造影剂，使球囊膨胀以达到扩张狭窄目的。

（2）介入治疗前护理：①向病人说明治疗目的，说明该治疗对机体有一定的创伤，交代可能发生的并发症，需要征得病人或家属的同意和理解。②治疗前病人的准备：治疗前 1～2 日，进食易消化的少渣食物，以防术后便秘引起穿刺处出血。治疗前 4～6 小时禁水，防止术中呕吐。做好普鲁卡因及碘过敏试验、出凝血时间测定，停用延长出血时间或显影效果的药物。穿刺处备皮。

十一、安宁疗护

临终是人生必然的发展阶段，在人生的最后旅途中最需要的是关爱和帮助。护理人员在安宁疗护中发挥着重要的作用，所以应掌握相关的理论知识和技能，了解病人身心两方面的反应，帮助临终病人减轻痛苦，提高生存质量，树立正确的死亡观，使他们正确面对死亡，并能安详、无痛苦、有尊严、平静地接受死亡，同时护士也需对临终病人家属给予疏导和安慰，以保持其身心健康。

1. 试述死亡概念的演进。

将心跳、呼吸的永久性停止作为判断死亡的标准在医学上已经沿袭了数千年，但心跳、呼吸停止的人并非必死无疑，在临床上可以通过及时有效的心脏起搏、心内注射药物和心肺复苏等技术使部分人恢复心跳而使其生命得到挽救。心脏移植术的开展使得心脏死亡理论不再对整体死亡构成威胁；人工呼吸机的应用，使停止呼吸的人也可能再度恢复呼吸，由此可见，心跳和呼吸的停止已失去作为死亡标准的权威性。目前一般认为死亡是指机体作为一个整体的功能的永久停止，用脑死亡作为判断死亡的标准已被世界各国医学界、社会伦理学界认可。但脑死亡的判断是一个严肃、细致和专业技术性很强的过程，必须依靠具有专业特长的医师根据病情及辅助检查结果，并依据法律规定来作出。

2. 试述我国的脑死亡标准（草案）。

20世纪90年代末，中华医学会提出了脑死亡的判断标准（草案）。近年来，一般均以枕骨大孔以上全脑死亡为脑死亡的标准。只有脑死亡才是人的实质性死亡。脑死亡应符合以下6条标准：

（1）自主呼吸停止，需要不停地进行人工呼吸：由于脑干是心跳、呼吸的中枢，脑干死亡以心跳、呼吸停止为标准。但脑干死亡后的一段时间里还有微弱的心跳，而呼吸必须依靠人工维持。

（2）不可逆性深昏迷：无自主性的肌肉活动，对外界刺激毫无反应，但此时脊髓反射仍可存在。

（3）脑干神经反射消失：包括瞳孔对光放射、角膜反射、咳嗽反射及吞咽反射等均消失。

（4）脑电图呈平直线。

（5）脑血液循环完全停止：经脑血管造影或经颅脑多普勒超声诊断呈脑死亡图形。

（6）脑死亡的诊断必须持续12小时以上：如果符合以上各条标准，而且这种状态经过12小时的反复检查都相同，就可以诊断脑死亡。

3. 试述死亡过程的分期。

医学上一般将死亡分为三期：濒死期、临床死亡期及生物学死亡期。

（1）濒死期：又称临终期，是临床死亡前主要生命器官功能极度衰弱，逐渐趋向停止的时期。表现为意识模糊或丧失，各种反射减弱或逐渐消失，肌张力减退或消失，循环系统功能减退，心跳减弱，血压下降，病人表现为四肢发绀，皮肤湿冷，呼吸系统功能进行性减退，表现为呼吸微弱，出现潮式呼吸或间断呼吸，代谢障碍，肠蠕动逐渐停止，感觉消失，视力下降。各种迹象表明生命即将终结，是死亡过程的开始阶段。

（2）临床死亡期：此期中枢神经系统的抑制过程已由大脑皮质扩散到皮质以下部位，延髓处于极度抑制状态。表现为心跳、呼吸完全停止，各种反射消失，瞳孔散大，但各种组织细胞仍有微弱而短暂的代谢活动。此期一般持续5～6分钟，在低温条件下，临床死亡期可延长至 1 小时或更久。若得到及时有效的抢救治疗，生命有复苏的可能。

（3）生物学死亡期：是指全身器官、组织、细胞生命活动停止，又称细胞死亡。此期从大脑皮质开始，整个中枢神经系统及各器官新陈代谢完全停止，并出现不可逆变化，整个机体无任何复苏的可能。随着生物学死亡期的进展，相继出现尸冷、尸斑、尸僵及尸体腐败等现象。

4. 试述安宁疗护的基本概念。

安宁疗护是指社会各层次（护士、医师、社会工作者、志愿者以及政府和慈善团体人士等人员）组成的团队向临终病人及其家属提供的包括生理、心理和社会等方面在内的一种全面性支持和照料。其目的在于使临终病人的生命质量得以提高，能够无痛苦、舒适地走完人生的最后旅途，并使家属的身心健康得到维护和增强。对于临终病人的护理，已经从过去以治愈为主的治疗转变为以对症为主的维护，以延续病人生存时间转变为提高病人的生存质量。

5. 试述安宁疗护的特点。

安宁疗护的主要特点是以病人为中心，它针对住院病人各自的特点，以控制症状、姑息对症和支持疗法为主，采取生活护理和精神上的安慰。安宁疗护的目的不是要延长病人的生存时间，而是希望提高病人的生存质量，让濒死病人在减少身心痛苦之时，得到无微不至的关怀和温暖，包括家属的亲情和照护，使他们满怀尊严，宁静、坦然地辞别人生。

6. 试述安宁疗护的主要内容。

（1）临终病人及家属的需求：临终病人的需求包括生理、心理及社会方面的需求。临终病人家属的需求包括家属对临终病人的治疗和护理要求、心理需求及为其提供殡丧服务等。

（2）临终病人的全面照护：包括病人医疗护理、生活护理、心理护理。安宁疗护的核心是控制疼痛及其他主要的不适，如恶心、呕吐、便秘、食欲减退、口腔炎、吞咽困难、焦虑、抑郁、意识障碍、惊厥及呼吸困难等。

（3）临终病人家属的照护：主要是为其提供情感支持。

（4）对临终病人进行死亡教育：目的是帮助临终病人消除对死亡的恐惧，对临终病人家属进行死亡教育的目的是帮助他们适应病人病情的变化和死亡，帮助他们缩短哀伤过程，认识自身继续生存的社会意义和价值。

7. 试述实施安宁疗护应遵循的基本原则。

（1）以照护为主的原则：对临终病人的护理，不以治愈病人的疾病为目的。安宁疗护是使以治愈为主的治疗转变为以对症为主的照护。

（2）适度治疗的原则：临终病人适度治疗的目的是①保存生命。②解除痛苦。③无痛苦地死去。

（3）满足心理需要的原则：临终病人经历着复杂而痛苦的心理过程。心理治疗和心理护理应使其正视现实，并同情、安抚、关心、体贴病人，使其心理获得平衡。

（4）整体服务的原则：整体服务包括①对临终病人生理、心理、社会等方面全面的照护、关心与 24 小时服务。②既关心病人自身，又关心病人家属。

（5）人道主义的原则：要充满爱心和同情心，理解病人，尊重病人，维护病人的尊严，使其在最少痛苦的情况下，安详地、有尊严地告别人世。

8. 试述观察临终病人病情变化的主要内容。

（1）密切观察病人的生命体征、瞳孔、意识状态等。

（2）监测心、肺、脑、肝、肾等重要脏器的功能。

（3）观察治疗反应与效果。

9. 试述临终病人的心理反应过程及其护理要点。

身患绝症的病人从获知病情到临终整个阶段的心理反应过程大体上可分为 5 个阶段，即否认期、愤怒期、协议期、忧郁期和接受期。以上各期的深度和持续时间有着较大的个体差异，各期的护理要点如下：

（1）否认期：护理人员应坦诚回答病人对病情的询问，注意维持病人适当的希望，实施正确的人生观、死亡观教育，使病人逐步面对现实。

（2）愤怒期：护理人员应允许病人以发怒、抱怨、不合作行为来宣泄其内心的不满和恐惧，同时应给予关心、诱导和防止意外事件发生。

（3）协议期：应争取与病人坦诚交流、相互合作，较好地配合治疗和护理工作，以减轻痛苦和控制症状。

（4）忧郁期：应给予病人同情、鼓励与支持，使其增强信心。要加强心理疏导和死亡教育，预防病人的自杀倾向。

（5）接受期：积极帮助病人了却未完成的心愿，为病人创造安静舒适的环境，减少外界干扰。加强基础护理，使病人舒适、平静、安详、有尊严地离开人间。

10. 何谓安乐死？

现代意义上的安乐死通常是指身患绝症的病人，于治愈无望、生命垂危而又极度痛苦的情形下，自愿要求尽早结束生命，在此前提下所实施的保持人的尊严与安详的死亡处置方式。

11. 简述安乐死的分类。

根据采取安乐死的方式不同，将其分为主动安乐死和被动安乐死。

（1）主动安乐死：是指采取某种人为的措施，主动结束病痛者生命的死亡方式。

（2）被动安乐死：是指终止维持濒死病人生命的措施，导致其自然死亡。此外，根据病人意愿的表达情况，安乐死还分为自愿安乐死和非自愿安乐死。

（3）自愿安乐死：指遵照病人意愿或要求实施的安乐死。

（4）非自愿安乐死：指对无法表达个人意愿的病人实施的安乐死。

十二、护士的职业防护

护理工作环境是治疗与护理病人的场所，在为病人提供各项检查、治疗和护理的过程中，护士可能会受到各种各样职业性有害因素的伤害。因此，护士应具备对各种职业性有害因素的认识、处理及防范的基本知识和能力，以减少职业伤害，保护自身安全，维护自身健康。

1. 试述护理职业防护的意义。

（1）提高护士职业生命质量：通过职业防护可以维护护士的身体健康，减轻心理压力，增强社会适应能力，从而提高护士的职业生命质量。

（2）有效地规避护理职业风险：通过职业防护知识的学习及规范化培训，提高护士对职业性损伤的防范意识，有效控制职业性有害因素和规避护理职业风险。

（3）营造和谐的工作氛围：良好安全的护理职业环境，使护士产生愉悦的心情，增加其职业满意度、安全感及成就感，使之形成对职业选择的认同感，缓解护士的心理压力，改善其精神卫生状况，提高其职业适应能力。

2. 简述护士职业损伤的有害因素。

（1）生物性因素：

1）细菌：护理工作环境中常见的致病菌有葡萄球菌、链球菌、肺炎链球菌及大肠埃希菌等，通过呼吸道、消化道、血液及皮肤等途径感染护士。

2）病毒：护理工作环境中常见的病毒有肝炎病毒、人类免疫缺陷病毒（HIV）及冠状病毒等，护士因职业性损伤感染的疾病中，最常见、最危险的乙型肝炎、丙型肝炎及艾滋病均由病毒引起。

（2）化学性因素：

1）各类消毒剂：如甲醛、过氧乙酸、戊二醛及含氯消毒剂等。

2）化疗药物：长期接触化疗药物，可通过皮肤接触、吸入或食入等途径给护士带来一些潜在危害，不但引起白细胞下降和自然流产率增高，而且还有致癌、致畸、致突变及脏器损伤等危险。

3）其他：体温度、血压计、水温计中的汞是医院常见的有毒因素，可对人体产生神经毒性和肾毒性作用。

（3）物理性因素：在日常护理工作中，常见的物理性因素有锐器伤、负重伤、放射性损伤及温度性损伤等。

（4）心理-社会因素：护理工作责任重、劳动强度较大、护患关系复杂，使护士容易发生机体疲劳性疾病，并易产生心理疲劳，引发一系列心理健康问题。

3. 简述护理职业防护管理工作的要点。

（1）完善组织管理：职业安全组织管理分为三级管理，即医院职业安全管理委员会、职业安全管理办公室、科室职业安全管理小组三级管理。

（2）建立健康规章制度：包括职业防护管理制度、职业暴露上报制度、处理程序、风险评估标准、消毒制度、隔离制度、转诊制度、各种有害因素监测制度及医疗废弃物处理制度等。

（3）规范护理操作行为：严格执行各种预防职业损伤的工作指南并完善操作规程，使护理职业防护工作有章可循、依法办事。

（4）加强职业安全教育：对护士实施职业安全教育和规范化培训是减少职业暴露的主要措施。加强职业安全防护教育，使护士从思想上和行动上重视职业防护，以进一步强化护士的职业防护意识。

（5）改进护理防护设备：如建立层流手术室、感应式洗手设施，推广一次性护理用品和安全注射装置，以及建立静脉药物配制中心等。

（6）强化和推进标准预防。

4. 试述护理工作中锐器伤的应急处理原则。

（1）受伤护士应保持镇静，戴手套者按规范迅速脱去手套，并对伤口的深度、范围及暴露时间进行评估。

（2）处理伤口。①立即用手从伤口的近心端向远心端挤出伤口的血液，但禁止在伤口局部挤压或按压，以免产生虹吸现象，将污染血液吸入血管，增加感染机会。②用肥皂水清洗伤口，并在流动水下反复冲洗。用生理盐水反复冲洗皮肤或暴露的黏膜处。③用75%乙醇或0.5%聚维酮碘（碘伏）消毒伤口，并包扎。

（3）及时填写锐器伤登记表，并尽早报告部门负责人、预防保健科及医院感染管理科。

（4）进行必要的血清学检测及处理。

5. 试述锐器伤后的血清学检测结果与处理原则。

（1）病人HbsAg阳性，受伤护士HbsAg阳性或抗-HBs阳性或抗-HBc阳性者：不需要注射疫苗或乙肝免疫球蛋白（HBIG）。

（2）受伤护士HbsAg阴性或抗-HBs阴性且未注射疫苗者：24小时内注射HBIG并注射疫苗。于受伤当天、第3个月、6个月、12个月随访和监测。

（3）病人抗-HCV（抗丙肝抗体）阳性，受伤护士抗-HCV阴性者：于受伤当天、第3周、3个月、6个月随访和监测。

（4）病人HIV（人类免疫缺陷病毒）阳性，受伤护士HIV抗体阴性：①经过专家评估后立即预防性用药，并进行医学观察1年。②于受伤当天、4周、8周、12周、6个月时检查HIV抗体。③预防性用药的原则：若被HIV污染的针头刺伤，应在4小时内，最迟不超过24小时进行预防用药。可选用逆转录酶抑制剂、蛋白酶抑制剂。即使超过24小时，也应实施预防性用药。

§6.2 基础护理学自测试题（附参考答案）

一、选择题

【A型题】

1. 下列哪项不属于对医务人员的"四轻"要求 （　　）

A. 说话轻　　B. 走路轻　　C. 开窗轻　　D. 操作轻　　E. 关门轻

2. 测量呼吸时，护士的手仍放在诊脉部位是为了 （　　）

A. 表示对病人的关心　　B. 看表计时　　C. 转移病人注意力　　D. 脉率与呼吸作对照

E. 测脉率估计呼吸频率

3. 下列有关血压的叙述，错误的是 （　）

A. 运动或恐惧时血压升高　　B. 血压在傍晚时较高　　C. 下肢血压一般比上肢高　　D. 右上肢血压比左上肢高　　E. 冬季血压比夏季偏低

4. 为女性病人导尿，尿管插入尿道 4～6 cm，见尿后再插深度是 （　）

A. 1 cm　　B. 3 cm　　C. 5 cm　　D. 7 cm　　E. 9 cm

5. 膀胱高度充盈的病人，首次导尿量不得超过 （　）

A. 500 mL　　B. 100 mL　　C. 1 000 mL　　D. 3 000 mL　　E. 1 500 mL

6. 下列外文缩写译意错误的是 （　）

A. Qd：每天 1 次　　B. Bid：每天 2 次　　C. q4h：每 4 小时 1 次　　D. Qid：每天 3 次

E. Qn：每晚 1 次

7. 服用时应避免与牙齿接触的药物是 （　）

A. 止咳糖浆　　B. 棕色合剂　　C. 硫酸亚铁　　D. 碳酸氢钠　　E. 颠茄合剂

8. 从上午 10:00 开始输液，液体总量为 1 500 mL，输液速度为 60 滴/min，其输液结束的时间应是

（　）

A. 16:00　　B. 16:15　　C. 16:30　　D. 16:45　　E. 17:00

9. 下列哪项是输液反应中急性肺水肿的特征性症状 （　）

A. 心悸、呕吐　　B. 咳嗽、气促、呼吸困难　　C. 发绀、躁动不安　　D. 胸闷、心悸、气促

E. 咳嗽、咳粉红色泡沫痰、气促、胸闷

10. 某脑外伤病人呼吸由浅慢逐渐加快加深，后又逐渐变浅变慢，然后暂停数秒，如此周而复始，这属于哪种呼吸 （　）

A. 间断呼吸　　B. 浮浅性呼吸　　C. 深大呼吸　　D. 潮式呼吸　　E. 吸气性呼吸困难

11. 帮助留置导尿管病人锻炼膀胱反射功能，护理措施是 （　）

A. 每周更换导尿管　　B. 间隙性夹管　　C. 温水冲洗外阴 2 次/d　　D. 定时给病人翻身

E. 鼓励病人多饮水

12. 肥皂水灌肠溶液的浓度是 （　）

A. 0.5%～1%　　B. 0.1%～0.2%　　C. 1%～2%　　D. 0.3%～0.4%　　E. 3%～4%

13. 行大量不保留灌肠时，成人每次液体用量为 （　）

A. 50～100 mL　　B. 100～200 mL　　C. 200～500 mL　　D. 500～1 000 mL　　E. 1 000～1 500 mL

14. 下列哪类药物服用后应多饮水 （　）

A. 铁剂　　B. 止咳糖浆　　C. 助消化药　　D. 健胃药　　E. 磺胺类药

15. 护士在护理服用洋地黄药物的病人时，下列哪项不妥 （　）

A. 询问病人不适主诉　　B. 给药前先数心率　　C. 观察洋地黄药物浓度　　D. 心率＜60 次/min，不能给药　　E. 嘱病人如果一次漏服，下一次要加量补服

16. 从上午 8:00 开始输液，要求 5 小时内输入 1 000 mL 液体，此时，每分钟滴数应调节为 （　）

A. 40 滴　　B. 50 滴　　C. 60 滴　　D. 70 滴　　E. 80 滴

17. 输液中发现溶液不滴，经检查为针头阻塞，其正确的处理方法是 （　）

A. 调整针头位置　　B. 静脉内推注等渗盐水冲开　　C. 用手挤压胶管　　D. 输液局部热敷

E. 更换针头重新穿刺

18. 输血前后及两袋血之间应输入下列哪种溶液 （ ）

　　A. 5％葡萄糖注射液　　B. 5％葡萄糖氯化钠注射液　　C. 0.9％氯化钠注射液　　D. 复方氯化钠注射液　　E. 碳酸氢钠等渗盐水

19. 鼻导管给氧，下列哪项步骤不妥 （ ）

　　A. 氧气筒放置距暖气 1 m　　B. 导管用液状石蜡润滑　　C. 导管插入长度为鼻尖至耳垂长度的 2/3　　D. 导管每天更换 1～2 次　　E. 停用时先取下鼻导管，再关氧气开关

20. 吞服强酸、强碱类腐蚀性物质的病人，切忌 （ ）

　　A. 含漱　　B. 洗胃　　C. 导泻　　D. 灌肠　　E. 输液

21. 对缺氧和二氧化碳潴留同时并存者应 （ ）

　　A. 高浓度给氧为宜　　B. 大流量给氧为宜　　C. 低浓度持续给氧为宜　　D. 低流量间断给氧为宜　　E. 高浓度间断给氧为宜

【X 型题】

22. 若病人不慎咬破体温计，正确的做法是 （ ）

　　A. 立即洗胃　　B. 饮大量清水　　C. 立即清除口腔玻璃碎屑　　D. 饮大量蛋清水或牛奶　　E. 病情允许时服用高纤维素食物

23. 关于排尿的影响因素，正确的选项是 （ ）

　　A. 饮酒、茶后尿量增多　　B. 气温高尿量增多　　C. 前列腺增生引起排尿困难　　D. 情绪紧张引起尿频、尿急　　E. 含钠多的食物可导致尿量减少

24. 正确的取药方法是 （ ）

　　A. 取固体药物时用药匙取　　B. 水剂药摇匀后用量杯取　　C. 液体药物药量不足 1 mL 时用滴管吸取　　D. 油剂用温开水稀释后取　　E. 专用药单独存放单独取用

25. 输液时如药物溢出血管外可以引起组织坏死的药物是 （ ）

　　A. 能量合剂　　B. 25％山梨醇溶液　　C. 5％葡萄糖氯化钠注射液　　D. 青霉素　　E. 去甲肾上腺素

26. 病人因咳嗽无力而造成排痰不畅，易导致 （ ）

　　A. 心力衰竭　　B. 肺水肿　　C. 肺不张　　D. 呼吸困难　　E. 窒息

27. 濒死期病人可出现 （ ）

　　A. 潮式呼吸　　B. 张口呼吸　　C. 点头呼吸　　D. 蝉鸣音呼吸　　E. 浅表呼吸

28. 接获急诊病人将要入院的通知后，应完成下列哪些护理工作 （ ）

　　A. 通知医师　　B. 准确急救器材及药物　　C. 安置病人　　D. 配合抢救　　E. 询问病史

29. 不宜测口温的病人是 （ ）

　　A. 口鼻手术　　B. 昏迷　　C. 婴幼儿　　D. 脱水　　E. 循环衰竭

30. 测量血压的注意事项包括 （ ）

　　A. 测量前血压计汞柱在零点　　B. 袖带宽度适宜　　C. 血压计零点和心脏位置在同一水平　　D. 血压计定期检查和校对　　E. 卧位时肱动脉平腋中线

31. 保留灌肠的目的是 （ ）

　　A. 使用肠道抗菌药，抗感染治疗　　B. 清洁肠道　　C. 镇静、催眠　　D. 稀释肠道内有毒物质　　E. 排出积气

32. 雾化吸入疗法的目的是 （ ）

　　A. 消炎、镇咳、祛痰　　B. 解除支气管痉挛　　C. 预防呼吸道感染　　D. 湿化呼吸道

E. 治疗肺癌

33. 发生溶血反应可能的原因是 （　　）

A. 血液储存过久　　B. 血液内加入高渗或低渗的溶液　　C. 血液被细菌污染　　D. Rh 因子不合

E. 输入异型血液

34. 使用吸引器吸痰时，操作者应注意 （　　）

A. 检查电压、管道连接和吸引性能　　B. 吸痰管每天更换一次　　C. 为小儿吸痰时负压要小

D. 储液瓶内的吸出液要及时倾倒　　E. 每个部位吸痰不得超过 15 秒

35. 临床死亡期的特征为 （　　）

A. 神志不清　　B. 心跳呼吸停止　　C. 体温异常　　D. 反射性反应消失　　E. 大小便失禁

二、填空题

1. 辐射的污染源包括_____、_____、_____和_____等。

2. 在医院物理环境的调控中，每张病床之间的距离不得少于_____。病室温度一般应控制在_____较为适宜。病室的湿度应控制在_____。

3. 人体的散热方式有_____、_____、_____和_____四种。

4. 高血压是指_____岁以上成年人收缩压_____和/或舒张压_____。

5. 测量血压，一般以_____动脉血压为标准。

6. 进行药物过敏试验皮内注射时，针头斜面应向上，并与皮肤呈 5°刺入皮内，注入药液_____mL 成皮丘。

7. 噪声的单位是_____，根据世界卫生组织规定的噪声标准，白天病室较理想的噪声强度是_____。

8. 在护士站的病人一览表上和病人床头（尾）卡上，应采用不同颜色的标志来表示病人的护理级别。特级和一级护理采用_____色标志，二级护理采用_____色标志，三级护理采用_____色标志。

9. 人体主要的散热部位是_____、_____、_____，_____也能散发部分热量。

10. 发热病人常见的热型包括_____、_____、_____和_____等类型。

11. 正常成人在安静状态下呼吸频率为_____。呼吸频率超过_____称呼吸过速，也称气促。

12. 给药的次数和时间取决于_____。

13. 两岁以下婴幼儿不宜选用_____部位做肌内注射。

14. 在静脉输液过程中，每毫升溶液的滴数称为该输液器的_____。

15. 使用干燥血浆时，可用适量的_____或_____溶解。

三、判断题

1. 病人单位的设备中应设置床旁桌，但不应设置床旁椅。 （　　）

2. 给药的次数和时间取决于人体的生理节奏。 （　　）

3. 进行氧气雾化吸入操作时，严禁接触烟火和易燃品。 （　　）

4. 进行小儿头皮静脉注射时，针头应沿静脉离心方向平行刺入。 （　　）

5. 最理想的扩容剂是全血或血浆。 （　　）

6. 在成分输血中，输注血浆和清蛋白时，不必进行交叉配合实验。 （　　）

7. 嗜睡是一种重度的意识障碍。 （　　）

8. 体温低于 35 ℃称为体温过低。 （　　）

9. 正常人在安静状态下呼吸频率为 20～24 次/min。 （　　）

10. 服用铁剂药物时，禁忌饮茶。 （　　）

11. 无痛注射技术要求注射时做到"两快一慢"，即进针快、推药快、拔针慢。　(　)

12. 静脉输血仅指将全血通过静脉输入体内。　(　)

13. 晶体结合胶体液扩容是治疗失血性休克的主要选择。　(　)

14. 安乐死已为多数国家立法认可。　(　)

15. 现代医学观点认为，只有脑死亡才是人的实质性死亡。　(　)

四、名词解释

1. 病人单位

2. 少尿

3. 血压

4. 雾化吸入疗法

5. 安宁疗护

五、问答题

1. 试述搬运病人过程中的注意事项。

2. 试述使用输液泵的注意事项。

3. 试述水污染可能对人体健康造成的危害。

4. 试述对失眠病人的护理措施。

5. 试述注射给药法的优缺点。

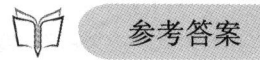

参考答案

一、选择题

1. C　2. C　3. E　4. A　5. C　6. D　7. C　8. B　9. E　10. D　11. B　12. B　13. D　14. E
15. E　16. B　17. E　18. C　19. B　20. B　21. C　22. CDE　23. ACDE　24. ABCE　25. BE
26. CDE　27. ABCE　28. ABCDE　29. ABC　30. ABCDE　31. AC　32. ABCDE　33. ABCE
34. ACDE　35. BD

二、填空题

1. 日光　医用 X 线　放射治疗　工业辐射

2. 1 m　18 ℃~22 ℃　50%~60%

3. 辐射　传导　对流　蒸发

4. 18　大于或等于 140 mmHg　大于或等于 90 mmHg

5. 肱

6. 0.1

7. 分贝（dB）　35~40 dB

8. 红　黄　绿

9. 皮肤　呼吸　排尿　排粪

10. 稽留热　弛张热　间歇热　不规则热

11. 16~18 次/min　24 次/min

12. 药物的半衰期

13. 臀大肌

14. 点滴系数（gtt/mL）

15. 等渗盐水 0.1％枸橼酸钠

三、判断题

1. — 2. — 3. ＋ 4. — 5. — 6. ＋ 7. — 8. — 9. — 10. ＋ 11. — 12. —
13. ＋ 14. — 15. ＋

四、名词解释

1. 病人单位：是指医疗机构提供给病人使用的家具与设备，它是病人住院时用以休息、睡眠、饮食、排泄、活动与治疗的最基本的生活单位。病人单位的固定设备包括床、床垫、床褥、枕芯、棉胎和毛毯、大单、被套、枕套、橡胶单和中单（需要时）、床旁桌、床旁椅、过床桌（需要时）；墙上有照明灯、呼叫装置、供氧和负压吸引管道等设施。

2. 少尿：指 24 小时尿量少于 400 mL 或每小时尿量少于 17 mL。见于发热、液体摄入过少、休克等病人以及心脏、肾脏、肝功能衰竭病人。

3. 血压：是指血管内流动着的血液对单位面积血管壁的侧压力（压强）。在不同血管内，血压被分别称为动脉血压、毛细血管和静脉血压，而一般所说的血压是指动脉血压。

4. 雾化吸入疗法：是应用雾化装置将药液分散成细小的雾滴以气雾状喷出，使其悬浮在气体中经鼻或口由呼吸道吸入的方法。

5. 安宁疗护：是指社会各层次（护士、医师、社会工作者、志愿者以及政府和慈善团体人士等人员）组成的团队向临终病人及其家属提供的包括生理、心理和社会等方面在内的一种全面性支持和照料。

五、问答题

1. 在病人入院、接受检查或治疗以及出院时，凡不能自行移动的病人，均需护理人员用不同的运送工具，如平车、轮椅或单架等运送病人。在运送过程中应注意以下事项：

（1）动作轻稳、准确，确保病人安全舒适，并应注意保暖。

（2）搬运过程中，注意观察病人的病情变化，避免造成损伤等并发症。

（3）保证病人的持续治疗不受影响。

（4）向病人及家属解释搬运的过程、配合方法及注意事项。

（5）告知病人在搬运过程中，如感不适立刻向护理人员说明，防止意外发生。

2. （1）了解输液泵的工作原理，熟悉掌握其使用方法。

（2）使用过程中应加强巡视。如输液泵出现报警，应查找可能的原因，如有气泡、输液管堵塞或输液结束等，并给予及时的处理。

（3）对病人进行正确的指导：①告知病人，一旦输液泵出现报警，应及时打信号灯求助。②病人、家属不要随意搬动输液泵，防止输液泵电源线因牵拉而脱落。③病人输液肢体不要剧烈活动，防止输液管道被牵拉脱出。④告知病人，输液泵内有蓄电池，病人如需如厕，可请护士协助暂时拔掉电源线，返回后再重新插好。

3. 水污染对人体健康的影响主要有以下几方面。

（1）引起急性或慢性中毒：如氰化物中毒、汞中毒、铅中毒等。

（2）致癌、致畸、致基因突变作用：长期接触或饮用被砷、铬、镍、铍、苯胺污染的水体后，可能诱发癌症、胎儿畸形或其他疾病。

（3）引起各类传染病：伤寒、痢疾、肠炎、霍乱、血吸虫等多种疾病均与水污染有关。

4. （1）创造良好的休息环境：调整病室的温度、湿度、光线、音响在适宜的范围，避免不良刺激；

床铺要整洁、舒适，被褥薄厚适宜，枕头的高度合适。合理安排护理措施，避免对病人的干扰。

（2）减少生理上的不适：对病人的不舒适对症处理，如疼痛的病人按医嘱使用止痛药，协助病人采取适当的体位，睡前帮助病人处理个人卫生和排泄问题，为病人进行放松按摩，妥善处理和固定伤口及引流管。

（3）减轻心理压力：住院病人常常感到焦虑、紧张、恐惧和孤独，并严重影响睡眠，因此应加强心理护理。必要时可以允许病人的重要关系人陪伴病人睡眠。

（4）尊重病人的睡眠习惯：对病人平时养成的睡眠习惯应予重视。减少因护理治疗时间与病人习惯性时间发生冲突的概率，为病人提供适合于个体需求，利于病人休息、睡眠的环境。

（5）合理使用药物：使用安眠药物的原则是当所有促进睡眠的方法无效时才考虑使用，用药时间要尽可能短。

（6）健康教育：指导病人掌握一些促进自然入睡的技巧，包括养成规律的睡眠习惯，睡前可以热水淋浴、热水泡脚，掌握一些睡前松弛的训练方法等。

5.（1）优点：注射给药的主要特点是药物吸收快，血药浓度迅速升高，适用于因各种原因不宜口服给药的病人。

（2）缺点：注射给药会造成一定程度的组织损伤，可引起疼痛及潜在并发症的发生。另外，因药物吸收快，某些药物的不良反应出现迅速，处理相对困难。

§ 7

护理文件
记　　录

为进一步规范医院护理文件的书写及管理，客观、真实、准确、及时、完整地记录病人病情的动态变化，促进临床护理质量的提高，维护医患双方合法权益，适应《医疗事故处理条例》及其配套文件的要求而编写本章内容。

　　医疗护理文件一般包括入院告知书、入院病人护理评估、三测单、临时医嘱单、长期医嘱单、长期医嘱执行单、手术护理记录、一般病人护理记录、危重病人护理记录、专科护理记录、病室护理交班志、相关管理制度、护理文书质量评价标准等。医疗护理文件的书写应努力做到融科学性、规范性、创新性、实用性和可操作性为一体，体现护理的专业特点和学术发展水平。

　　2002 年 4 月国务院颁布了《医疗事故处理条例》，其后卫生部和国家中医药管理局又联合印发了《病历书写基本规范》（试行），进一步明确了临床护理文书的法律地位。本章即根据上述文件精神及相关规定编写，供读者参考。

§7.1　护理文件书写要求

一、护理文件书写基本要求

　　护理文书是指护理人员在护理活动过程中形成的文字、符号、图表等资料的总和。包括入院告知书、入院病人护理评估、三测单、护理记录、手术护理记录、长期医嘱单、长期医嘱执行单、临时医嘱单等。根据《医疗事故处理条例》规定，三测单、医嘱单、护理记录属于病人可以复印或复制资料的范围。护理文件书写应达到以下要求：

　　1. 护理文书书写应当客观、真实、准确、及时、完整，签全名，盖章无效。

　　2. 护理文书应当使用蓝黑墨水或碳素墨水笔书写，有特殊要求者除外。

　　3. 每种表格的眉栏内容包括姓名、科室、床号、住院病历号、页码，页码设置于各表格底部居中。

　　4. 护理文书书写应当文字工整，字迹清晰，表述准确，语句通顺，标点正确。书写过程中出现错字时，应当用双横线画在错字上，在画线的错字上方用同色笔更正并签全名，并保持原记录清晰可辨。不得采用刮、粘、涂等方法掩盖或去除原来的字迹。

　　5. 护理文书应当使用中文或医学术语，通用的外文缩写和无正式译名的症状、体征、疾病名称等可以使用外文。

　　6. 护理文书应当按照规定的内容书写。实习护士、试用期护士书写的内容，应当经过本科室执业护士审阅、修改并签全名。

　　7. 因抢救危重病人未能及时书写记录时，当班护士应在抢救后 6 小时内据实补记，并加以注明。

8. 日期用公历年、北京时间、24 小时制记录，文书中使用的计量单位一律采用中华人民共和国法定计量单位。

9. 保持医疗护理记录的一致性。

二、入院告知书书写要求

入院告知书是病人入院时，护理人员对病人或病人亲属进行病室环境、入院须知及相关制度的告知文件。

1. 病人入院后，护士应及时发放入院告知书并口头介绍。遇急症手术、抢救等特殊情况，应在 24 小时内完成。

2. 入院告知书由告知人和被告知人双方签名后，放入病历中归档保存。精神疾病病人入院告知书应一式两份，另一份交病人亲属。

3. 专科医院可参照本告知书并结合本院的特点，制订病人入院告知书。

入院告知书示例：

入院告知书

尊敬的病友（家属）：

为了病人的疾病尽快得到有效的治疗和护理，早日康复，请仔细阅读以下内容，希望理解并积极配合。

（一）病室及人员介绍

病人姓名_____，入住_____病室_____床。病室主任_____，主管医师_____，护士长_____，负责护士_____。

（二）环境制度介绍

1. 为了病人的安全和治疗措施的落实，住院期间请勿外出、外宿。擅自外出时发生的各种情况均由病人自己负责。

2. 我们为病人配备了病床、床上用品、床头呼叫器及热水瓶等，请保持床单整洁，不要携带过多用品入病室。

3. 为了保证病人和其他病友有一个安静、清洁、安全的环境，请勿互串病房和大声喧哗，不向窗外、地面倒水或扔垃圾，不在室内吸烟。上午不要进行娱乐活动。

4. 为了保证病人和其他病友的治疗和休息，医院规定探视时间为每天下午_____。请告知您的亲人及朋友，非探视时间请勿探视。

5. 陪护人员应持陪护证并遵守医院和科室有关规定。

（三）病人享有的知情权

1. 可向病室医务人员了解有关病人的病情、诊断、治疗、护理等情况。

2. 如果需要查询医疗费用，请与病室医务人员联系。

（四）注意事项

1. 医院严禁医务人员收受红包、礼金。您对我们工作的理解和支持，就是对我们最好的鼓励。

2. 为了保证安全，请不要在病房内使用电炉、电热杯、酒精炉等，以免发生火灾。医院营养科或食堂将为您提供饭菜。

3. 请妥善保管好您的贵重物品或现金，随身携带，不要随意委托他人看管，以免丢失。

4. 为了保证用药安全，请不要自行邀请医院外的医师诊治和擅自使用药物。

如果您已知晓以上内容，请您签名：＿＿＿＿＿；您与病人的关系＿＿＿＿＿；联系人及电话＿＿＿＿＿。

告知人：（签名）   被告知人：（签名）

年　　月　　日

三、入院病人护理评估书写要求

入院病人护理评估是指护士对病人入院时基本护理信息收集后的记录。

1. 入院病人护理评估应由护士在本班内完成，遇急症手术、抢救等特殊情况不能及时评估时，须由下一班护士在病人入院后 24 小时内完成。

2. 入院病人护理评估填写要求无漏项，评估后应在所选项目的方格内打"√"表示。

3. 有过敏史者，应详细填写过敏药物或食物名称及过敏反应的症状。

4. 有既往病史者，应写明过去所患疾病的医疗诊断。

5. 饮食异常者，应注明吞咽困难、咀嚼困难、管饲等。有特殊嗜好者应注明，如嗜烟、嗜酒、喜酸、喜辣等。

6. 睡眠使用药物时，应详细写明药名、剂量。

7. 安置各种引流管者，应注明管道名称、部位、通畅情况。

8. 皮肤有破损或压疮时，应注明部位，详细情况记入护理记录。

9. 视力、听力有障碍者应具体描述。

10. 表中未涉及但对病人护理有需要的评估内容，如专科护理情况、特殊需求等，应在备注栏内加以描述。

11. 入院病人护理评估单示例如下。

入院病人护理评估单

姓名＿＿＿＿＿　科室＿＿＿＿＿　床号＿＿＿＿＿　住院病历号＿＿＿＿＿

一、一般资料

性别：□男　□女　年龄：＿＿＿＿职业：＿＿＿＿民族：＿＿＿＿籍贯：＿＿＿＿宗教：＿＿＿＿

文化程度：□小学　□中学　□高中　□中专　□大专　□大学　□硕士及以上

婚姻状态：□未婚　□已婚　□离婚　□再婚　□丧偶

医疗费用：□省医保　□市医保　□自费　□其他：＿＿＿＿＿＿＿＿＿＿

家庭地址：＿＿＿＿＿＿＿＿＿＿＿＿＿＿＿＿＿＿＿＿＿＿＿＿＿＿＿＿＿

联系人：＿＿＿＿＿＿与病人关系：＿＿＿＿＿＿＿联系电话：＿＿＿＿＿＿

入院时间：＿＿＿＿＿＿＿通知医师时间：＿＿＿＿＿＿＿

入院方式：□步行　□扶助　□轮椅　□平车　□背送　□抱送　□其他

入院陪送：□家人　□朋友　□其他

入院诊断：＿＿＿＿＿＿＿＿＿＿＿＿＿＿＿＿＿＿＿＿＿＿＿＿＿＿＿＿＿

二、健康评估

既往病史：□无　□住院　□手术

□所患疾病名称：＿＿＿＿＿＿＿＿＿＿＿＿＿＿＿＿＿＿＿＿＿＿＿

过敏史：□无 □有 过敏药物：_____ 过敏食物：_____ 其他：_____

饮食习惯：□正常 □异常：_____ □嗜好：_____

睡眠：□正常 □入睡困难 □药物

大便：□正常 □排便困难 □药物

小便：□正常 □尿失禁 □尿潴留 □留置导尿管

自理能力：□自理 □部分依赖 □完全依赖

肢体活动：□自如 □障碍：_____ □瘫痪：□偏瘫□单瘫□截瘫□交叉瘫

带管情况：□无 □有：_____

生命体征：体温_____℃ 脉搏_____次/min 呼吸_____次/min 血压_____mmHg

意识状态：□清醒 □嗜睡 □意识模糊 □昏睡 □浅昏迷 □深昏迷

皮肤完整性：□完整 □破损 □压疮：_____

感觉：视力：左眼：□正常 □异常：_____ 右眼：□正常 □异常：_____

听力：左耳：□正常 □异常：_____ 右耳：□正常 □异常：_____

情绪：□悲伤 □焦虑 □孤独 □恐惧 □兴奋 □其他：_____

备注：_____

_____

_____

_____

_____

四、三测单书写要求

三测单用于记录病人的体温、脉搏、呼吸及其他情况。有些书将之称为体温单，其内容与三测单是一样的。

（一）三测单内容及绘制方法

1. 三测单为表格式，内容包括病人姓名、科室、床号、入院日期、住院病历号、住院日数、术后天数、体温、脉搏、呼吸、血压、大便次数、小便次数或量、出入液量、体重、页码等。

2. 三测单的绘画要求清晰，点圆线直，点线分明，大小粗细、颜色深浅一致，卷面清洁。

3. 入院日期，格式为"_____年_____月_____日"。例如：2002 - 01 - 20。每月第一天填写"_____月_____日"，例如：01 - 20。其余 6 天只填写日，如遇到新的月份或新的年份，则分别填写_____月_____日或_____年_____月_____日。

4. 术后天数：手术当天用红笔在 40 ℃以上相应时间栏内填写"手术"（不写时间）。手术次日开始记数，连续填写 7 日，记为"1""2""3"……如果在 7 天内病人行第 2 次手术，则在手术当天用红笔在 40 ℃以上相应时间栏内填写"手术 2"（不写时间）。手术次日开始则记为"1""2""3"……连续填写 7 日。

5. 40 ℃以上体温栏的内容，一律用红笔填写，纵向顶格写入院、出院、转科、手术、分娩、死亡等。除手术不写时间外，其余均应写出相应时间，要求具体到小时和分钟。该时间用汉字书写。

6. 擅自外出或拒绝测量三测者，三测单上不绘制，相邻两次三测记录不连线。自外出之日起，每天在"15"的时间栏内填写"外出"。

7. 体温：

（1）体温每格为 0.1 ℃，用蓝笔绘画，口温为"●"、肛温为"○"、腋温为"×"。

（2）相邻两次体温之间用蓝笔连线。

（3）高热物理降温体温记录的绘制：高热物理降温措施实施后，一般 30 分钟后测体温，以红圈表示，并用红虚线与降温前的温度相连，如病人高热经反复降温后仍持续不降，将测得的体温记录于护理记录单上，下一次体温应与物理降温前的体温相连。

（4）体温不升者，用蓝墨水笔在 35 ℃以下顶格用"↓"表示。"↓"占 2～3 小格。

（5）病人因故外出，回病房后补测的体温应记录于相应的时间栏内。

8. 脉搏：

（1）每小格表示 2 次脉搏，脉搏以红圆点绘画，相邻两次脉搏用红线相连。

（2）安置心脏起搏器的病人，以记录脉搏次数为准。

（3）体温与脉搏重叠时，在口温"●"或腋温"×"外以红圈表示，在肛温"○"内画红点。

（4）脉搏短绌时，以红圈表示心率，红点表示脉搏，两者之间用红色直线填满。

9. 呼吸：记录病人自主呼吸的次数，用数字记录，相邻两次上下错开，病人使用辅助呼吸时，记录用"A"表示。

10. 体温、脉搏、呼吸应同步测量并记录。

11. 空格栏内大便、小便、体重、血压、总出入量用蓝墨水笔记录。体重单位为"kg"，血压单位为"mmHg"，出、入量单位为"mL"。填写时，只填写数字。

12. 记录大、小便以 24 小时为单位记录 1 次，填写在相应的栏内。

（1）小便已解用"＋"表示，小便未解用"0"表示，小便失禁用"﹡"表示。若需记录小便量时，用数字记录，计量单位为"mL"。

（2）大便已解填写次数，未解填写"0"。大便失禁和假肛，均用"﹡"表示。

（3）灌肠用"E"表示。①"0/E"表示灌肠后无大便。②"1/E"表示灌肠后大便 1 次。③"1，2/E"表示灌肠前有 1 次大便、灌肠后又有 2 次大便。

13. 出入量应当按医嘱记录 24 小时出入总量，填写在相应栏目内。

14. 血压、体重应当按医嘱或护理常规测量并记录，每周至少 1 次，入院当天应有血压、体重的记录。入院时或住院期间因病情不能测量体重时，分别用"平车"或"卧床"表示。7 岁以下患儿可以只测量体温。

15. 病人如果有药物过敏史，应在三测单首页相应栏目内用红笔填写过敏药物名称。多种药物过敏时，可依次填写。

16. 采用计算机绘制和打印时，三测单可以用黑色打印。

（二）三测单填写样表示例（见附录 8）

五、临时医嘱单书写要求

临时医嘱是指医师根据病人病情需要开立的,有效时间在 24 小时之内,一般仅执行 1 次的书面医嘱。有的医嘱需立即执行,部分医嘱有限定执行的时间,如手术、检查、X 线摄片等。

1. 医嘱由医师直接书写到医嘱单上。

2. "护士签名"栏由处理医嘱的护士签名,以对处理医嘱的正确性负责。

3. 输血需两人核对后方可执行,执行人与核对人均应在"执行签名"栏内签名。

4. 医嘱取消时,医师在需要取消的医嘱上用红笔写"取消",并在该医嘱的右下角用红笔签全名。

5. "今晚、明晨禁食"等一类医嘱由负责护士通知病人并签全名,执行时间为通知病人的时间。

6. 要求立即执行的"st"医嘱,需在 15 分钟内执行。

7. 临时备用的"sos"医嘱,仅在 12 小时内有效,若在 12 小时内未使用,则由护士用红笔在执行时间栏内写明"未执行",并在护理记录单内说明原因,在签名栏内签名。

8. 各种药物过敏试验,如青霉素、链霉素过敏试验,其结果记录在该医嘱的末端,用圆括弧内加标示符号表示,阳性结果用红笔记录为"(+)"。在执行时间栏内填写做皮试时间。

9. 因故(如缺药、拒绝执行等)未执行的医嘱,应在执行时间栏内用红笔标明"未执行",并用蓝笔或黑笔在签名栏内签名,其原因应在护理记录单中注明。

10. 需要将医嘱转抄执行卡的医院,在临时医嘱单内可增设"核对人签名"栏。

11. 临时医嘱单及其填写样表示例如下。

临时医嘱单示例:

临 时 医 嘱 单

姓名_____   科室_____   床号_____   住院病历号_____

日期	时间	医嘱内容	医师签名	护士签名	执行时间	执行人签名	核对人签名	备注

临时医嘱单填写样表示例：

临 时 医 嘱 单

姓名 张小军　　科室 12　　床号 30　　住院病历号 56370

日期	时间	医嘱内容	医师签名	护士签名	执行时间	执行人签名	核对人签名	备注
12-19	9:30	50%葡萄糖 40 mL　　　　iv st						
		氨茶碱 0.25　　　　慢！	李明	王红	9:40	李兰	陈园	
2-24	9:30	氨苄西林　　皮试（-）			9:45	李兰		
		细胞色素C　　皮试（+）	李明	王红	9:30	李兰	陈园	
	20:00	明晨抽血查肝功能	胡毅	陈兰	6:30	江华	刘云	
3-4	9:10	明天 8:30 在全身麻醉下行肺叶切除术						
		今晚清洁灌肠			21:00	刘芳		
		明晨清洁灌肠			6:30	陈兰		
		今 22:00～明 8:30 禁食			16:00	陈兰		
		地西泮　5 mg　H.s			21:00	刘芳		
		苯巴比妥　0.1　im 术前30分钟			8:00	陈兰		
		阿托品　0.5 mg　im 术前30分钟	胡毅	陈兰	8:00	陈兰	刘云	
	15:10	青霉素　　皮试（-）			15:15	刘芳		
		输同型血　300 mL　iv by drip			15:40	刘芳 陈兰		
		0.9%氯化钠 100 mL　　输血用	胡毅	陈兰	15:40	刘芳	刘云	
	19:00	地西泮　　10 mg　　im　sos			22:00	江华		
		哌替啶　　50 mg　　im　sos			未执行	江华		
		50%葡萄糖　500 mL　iv by drip						
		10%氯化钾　10 mL　30 滴/min st			19:10	江华		
		10%葡萄糖　500 mL　iv by drip						
		维生素C　2.0　　　接上	胡毅	江华	23:30	江华	刘云	
	22:00	急抽血查 E4A	胡毅	江华	未执行	江华	刘云	
3-5	8:00	10%葡萄糖　500 mL　iv by drip						
		维生素C　2.0　取消	胡毅	王红		王红	刘云	

201

六、长期医嘱单书写要求

长期医嘱是医师根据病人病情需要开立的按时间反复执行的书面医嘱，长期医嘱有效时间一般在 24 小时以上，如果未停止则一直有效。其内容包括医嘱日期、时间、内容及停止医嘱日期、时间、医师和护士签名。

1. 长期医嘱的内容及起始、停止时间由医师书写在长期医嘱单上。

2. 开立分娩、手术、转科等医嘱后，以前所有的医嘱自动停止，处理该类医嘱护士应签全名。

3. 使用序号式长期医嘱执行单时，应选用有序号的长期医嘱单，护士处理有序号的长期医嘱时，对需要在长期医嘱执行单上签执行时间和签名的医嘱进行依次编号。

4. 需要将医嘱转抄执行卡的医院，可在长期医嘱单内增设"核对人签名栏"。

5. 长期医嘱单及其填写样表示例如下。

长期医嘱单示例：

长 期 医 嘱 单

姓名_____　科室_____　床号_____　住院病历号_____

序号	起 始		医嘱内容	医师签名	护士签名	停 止		医师签名	护士签名
	日期	时间				日期	时间		

长期医嘱单填写样表示例：

长 期 医 嘱 单

姓名张小军　科室_12_　床号_30_　住院病历号_56370_

起始		医嘱内容	医师签名	护士签名	核对签名	停止		医师签名	护士签名	核对签名	备注
日期	时间					日期	时间				
2-27	8:30	重整后医嘱									
2-29	9:30	内科护理常规									
		二级护理									

起始		医嘱内容	医师签名	护士签名	核对签名	停止		医师签名	护士签名	核对签名	备注
日期	时间					日期	时间				
		低脂饮食									
		ATP 20 mg im qd									
		CoA 100 U im qd									
2-20	9:10	硝苯地平 10 mg tid	李明	王小	王红				刘英		未用
2-27	10:10	氨苄西林 1.0 im bid	李明	王红	刘英						
3-1	9:10	转外科	李明	王红	刘英						
		转科后医嘱									
3-1	10:00	外科护理常规									
		二级护理									
		病重									
		流质									
		维生素C 0.1 tid									
		维生素B 0.1 tid	胡毅	陈园	李艳						

七、长期医嘱执行单和执行卡书写要求

长期医嘱执行单是指护士执行长期注射给药后的记录，分为序号式、表格式和粘贴式。序号式和表格式长期医嘱执行单用于护士执行长期医嘱后直接书写执行时间和签名，粘贴式长期医嘱执行单用于粘贴执行卡等原始记录。

1. 长期医嘱执行单眉栏填写完整，包括姓名、科室、床号、住院病历号、页码。

2. 使用序号式长期医嘱执行单，护士在执行医嘱上签执行时间和签名时，务必保证执行单的序号与长期医嘱序号对应，与执行医嘱的内容相一致。

3. 执行卡用于静脉输液、静脉注射、肌内注射、皮下注射等的执行记录。其书写要求为：

（1）执行卡眉栏包括姓名、科室、床号等。其内容包括医嘱内容，执行时间，执行签名等。

（2）护士执行医嘱卡上的医嘱后，及时签执行时间和执行人姓名。

（3）执行卡用完后（签名栏用完或停止医嘱等），应及时粘贴于长期医嘱执行单上。

（4）因故未执行的医嘱，护士用蓝笔在执行卡"备注"栏中注明"未执行"并签名。

（5）执行卡的书写及签名均用蓝笔或黑笔。

（6）执行卡示例如下。

长期医嘱执行卡示例：

长 期 医 嘱 执 行 卡

姓名_____　　科室_____　　床号_____　　执行日期_____

医嘱内容	配药人签名	执行时间	执行人签名	备注

转录者：　　　　　　　　　　　　　　　　　　　　　　　核对人：

八、手术护理记录书写要求

手术护理记录是指手术室巡回护士对手术病人术中护理情况及所用器械、敷料以及术毕离开手术室护理交班要点等的记录，应当在手术结束后及时完成。

1. 记录应逐项填写，不漏项。对于需要说明的内容应简单明了。

2. 与麻醉记录重叠的内容均以麻醉记录为据，如麻醉方式、脉搏、呼吸、血压、尿量、出血量、输液量、输血量等，不在此记录中重复。对于局部麻醉的病人应在备注栏内说明。

3. 敷料、器械的清点应由巡回护士和器械护士在手术前开始，关闭腹腔、胸腔及深部切口前（关前）和切口皮肤缝合前（关后）3次清点。术中追加敷料、器械应及时记录在加数栏内。术前清点、术中加数及关闭前清点，写明具体数量。关后清点与关前清点对数时，用打"√"形式即可，巡回护士和器械护士签名。

4. 手术所用的无菌包灭菌效果监测指示卡及术中体内植入物（如人工关节、人工瓣膜、股骨头等）的标示，经查验后粘贴于手术护理记录单栏内。

5. 术毕时如静脉输液仍在继续，"静脉输液"栏内应记录穿刺部位、局部有无肿胀、输液是否通畅及特殊药物等。

6. 手术结束后，巡回护士及时将手术护理记录归入病人住院病历中，与病室护士交接并签名。

7. 对于表格中所列的手术器械和敷料名称，各医院可根据具体情况而定。

8. 无器械护士参加的手术，由巡回护士和主刀医师共同清点并签名。

9. 手术护理记录单和手术器械及敷料清点单示例如下。

手术护理记录单示例：

手 术 护 理 记 录 单

姓名_____ 性别____ 年龄____ 科室____ 床号____ 住院病历号_____

手术日期____年____月____日 手术间____ 药物过敏：□无□有_____

手术名称_____

<table>
<tr><td rowspan="20">护理情况</td><td colspan="2">术前：入室时间_____ 神志____ 静脉输液 □无 □有 深静脉穿刺 □无 □有</td></tr>
</table>

护理情况	术前：入室时间_____ 神志____ 静脉输液 □无 □有 深静脉穿刺 □无 □有
	管道 □无 □有：_____ 皮肤情况 □正常 □破损：____
	术中：体位 □仰卧 □俯卧 □左侧 □右侧 □坐位 □截石位 □其他：____
	高频电刀 □无 □有
	负极板位置 □大腿 □臀部 □小腿 □前臂 □其他
	止血带 □无 □有（部位、压力）
	体位支持用物 □沙袋 □枕头 □手托 □头圈 □头架 □背部扶托
	□模型垫_____ □其他：____
	标本□无 □有 送检：□普通 □快速 标本名称：____
	体内植入物 □无 □有：____
	术毕：离室时间_____ 送至：□病室 □ICU □复苏室 □其他____
	静脉输液 □无 □有：____
	引流管 □胃管 □导尿管 □腹腔引流管 □胆道引流管 □胸膜腔引流管
	□脑室引流管 □膀胱造瘘 □肠造瘘 □其他：____
	皮肤情况 □同前 □改变：____
	备注：
	交班护士：_____ 接班护士：_____
灭菌效果监测指示卡及体内植入物标志粘贴	
粘贴时请与此线对齐	

手术器械清点单示例：

手术器械清点单

器械名称	术前清点	术中加数	关闭伤口前清点	关闭伤口后清点
大弯血管钳				
中弯血管钳				
小弯血管钳				
直血管钳				
柯克钳				
蚊氏弯血管钳				
蚊氏直血管钳				
长有齿镊				
长无齿镊				
短有齿镊				
短无齿镊				
巾钳				
卵圆钳				
钊头				
持针钳				
组织钳				
剪刀				
肠钳				
胆石钳				
胆道探子				
直角钳				
胃钳				
肾蒂钳				
输尿管钳				
深部止血钳				
其他手术器械	涉及各科的手术器械种类繁多，本表不可能一一列出，可根据手术的实际情况或需要对手术器械清点单的表格项目进行增补。			

器械护士签名：　　　　　　　　　　　　　　　　　　巡回护士签名：

手术敷料清点单示例：

手术敷料清点单

名　　称	术前清点	术中加数	关闭伤口前清点	关闭伤口后清点
大盐水垫				
小盐水垫				
纱布				
纱条				
棉片				
棉签				
阻断带				
纱布子官垫				
橡皮管				
其他敷料(可根据情况增补)				

器械护士签名：　　　　　　　　　　　　　　　　　　　　巡回护士签名：

九、护理记录单书写要求

护理记录是指护士根据医嘱和病情对病人住院期间护理过程的客观记录，记录内容包括眉栏、记录日期和时间、病情观察情况、护理措施和效果、护士签名等。

1. 眉栏内容包括姓名、科室、床号、住院病历号、页码。

2. 日期记录为"_____年_____月_____日"，时间具体到分钟。首次记录和跨年的第1次记录应写"_____年_____月_____日"，另起一行记录具体内容。

3. 记录具体内容包括病情观察、护理措施及效果、健康教育、心理护理以及需要说明的特殊情况等。记录应及时，依日期顺序记录，体现病情的动态变化和记录的连续性、完整性。记录完毕，在记录内容的最后一行的最右边签名。

4. 一般病人每周记录1～2次，入院当天、手术当天及出院前应有记录，病人病情变化随时记录。入院当天护理记录包括病人入院的原因，针对病人的主要护理问题和护理需求所拟定的护理措施及注意事项。出院前护理记录包括病人的一般情况、出院指导（如活动、休息、用药、饮食、伤口护理、管道护理）等。

5. 医嘱病危或病重时，应在病情栏内分别注明："危"或"重"，以后每班第1次记录时标志。医嘱病危的病人至少每班记录1次，病情发生变化时随时记录。医嘱病重的病人至少每2天记录1次，病情发生变化时随时记录。

6. 记录内容：①体温、脉搏、呼吸、血压。②神志记录为清醒、嗜睡、意识模糊、昏睡、浅昏迷、深昏迷等。③瞳孔的观察包括大小和对光反射，记录以病人的解剖学位置的方向为准，大小用数字记录，单位为"mm"，记录于瞳孔标志的正下方。对光反射存在用

"＋"，对光反射消失用"－"，对光反射迟钝用"±"表示，记录于瞳孔标志的正上方。两侧瞳孔不等大时，在瞳孔标志之间用"＞"或"＜"表示，如"○＞○"表示右侧瞳孔大于左侧瞳孔。⑦入量包括输液、输血、饮食含水量及饮水量等，如为输液应注明液体加入药物后的总量。⑧出量包括大便、小便、呕吐量、出血量、各种引流量等，同时应及时观察其颜色及性质并记录于病情栏内。大便的单位为"mL"。⑨卧位可填写左侧、右侧、平卧、坐位、俯卧等。⑩皮肤记录可用完好、破损、压疮等。后两项应在护理措施栏内记录部位、范围、深度、局部处理及效果。

7. 记录应体现专科护理特点。手术病人应重点记录麻醉方式、手术名称、病人返回病室时间、生命体征、伤口情况、引流情况等。

8. 出入液量总结：在入量的项目栏内注明"日间小结"或"24 小时总结"。前者为 7：00～19：00 的出入液量，后者为 7：00 至次日 7：00 的出入液量，总出量记入出量栏中最后一空格内，在其总数下用红笔标识双横线（如"800"），同时将 24 小时总出入量记录于三测单的相应栏内。因故停止或更换液体时，护士应在记录入量栏内注明丢弃量，在数字前加"－"（如"－100"），并在病情观察栏内说明原因。

9. SPO_2 的记录用数字表示，计量符号为"％"。中心静脉压（CVP）的记录以数字表示，计量单位为"cmH_2O"。血糖以数字表示，计量单位为"mmol/L"。

10. 对于记录表中具体措施已实施的项目，如吸痰、口腔护理等以"√"表示。需具体描述的项目，可在"其他"栏内记录，如"吸出脓痰 5 mL"。

11. 呼吸道护理主要是指气管插管或气管切开的护理，包括呼吸道内滴药、更换内套管等。记录时，以"滴药""换药""消毒内管""更换内管"等表示。

12. 皮肤栏内记录可用完好、破损、压疮等，后两项应在其他栏内记录部位、范围、深度、局部处理及效果和皮肤护理的实施情况。

13. 护理记录单示例如下。

护理记录单示例：

护 理 记 录 单

姓名　　　　科室　　　　　床号　　　　　住院病历号

日期	时间	病情	生命体征				神志	瞳孔	入量（mL）		出量（mL）			其他			病情、护理措施及效果	签名
			体温	脉搏	呼吸	血压			项目	量	大便	小便		卧位	皮肤			

续表

日期	时间	病情	生命体征				神志	瞳孔	入量（mL）		出量（mL）				其他		病情、护理措施及效果	签名
			体温	脉搏	呼吸	血压			项目	量	大便	小便			卧位	皮肤		

§7.2 护理文件书写自测试题（附参考答案）

一、选择题

【A型题】

1. 书写交班报告时，白班使用的记录笔是　　　　　　　　　　　　　　　　（　　）

A. 红钢笔　　B. 蓝钢笔　　C. 黑钢笔　　D. 圆珠笔　　E. 铅笔

2. 书写护理记录单时，晚夜班使用的记录笔是　　　　　　　　　　　　　　（　　）

A. 红钢笔　　B. 蓝钢笔　　C. 黑钢笔　　D. 圆珠笔　　E. 铅笔

3. 由护士书写的文件不包括　　　　　　　　　　　　　　　　　　　　　　（　　）

A. 体温单　　B. 医嘱记录单　　C. 医嘱本　　D. 病室交班报告　　E. 护理记录单

4. 病人的出入水量除记录在护理记录单上以外，还应记录于　　　　　　　　（　　）

A. 入院评估单　　B. 护理计划单　　C. 护理措施实施单　　D. 三测单　　E. 医嘱记录单

5. 书写危重病人交班报告时，要用红笔在"诊断"的下一行居中标记　　　　（　　）

A. "♯"　　B. "△"　　C. "○"　　D. "□"　　E. "※"

6. 转抄医嘱时如为免试药物，护士应用蓝钢笔在医嘱单上该条医嘱后标志　（　　）

A. "续用"　　B. "阴性"　　C. "不试"　　D. "免试"　　E. 可不做标志

7. 护理记录单上记录 24 小时总出入水量用　　　　　　　　　　　　　　　（　　）

A. 红钢笔　　B. 蓝钢笔　　C. 黑钢笔　　D. 圆珠笔　　E. 铅笔

8. 表示药物过敏试验阴性用　　　　　　　　　　　　　　　　　　　　　　（　　）

A. 红色"√"　　B. 蓝色"√"　　C. 红色"（一）"　　D. 红色"（＋）"　　E. 红色"※"

9. 书写交班报告时，首先书写的是　　　　　　　　　　　　　　　　　　　（　　）

A. 危重病人　　B. 新进入病室的病人　　C. 手术病人　　D. 分娩病人　　E. 离开病室的病人

10. 必须立即执行的医嘱是　　　　　　　　　　　　　　　　　　　　　　（　　）

A. 肠溶阿司匹林 0.6 tid　　B. 地高辛 0.25 mg st.　　C. 度冷丁 50 mg im q6h prn　　D. 去痛片

0.5 sos   E. 低盐饮食

11. 立即执行的医嘱，在处方开出后多少时间内执行 （   ）

A. 15 分钟内   B. 5 分钟内   C. 30 分钟内   D. 60 分钟内   E. 12 小时内

12. 不属病人的生活状况的项目是 （   ）

A. 饮食   B. 睡眠   C. 排泄   D. 活动   E. 情绪

13. 评估视力时，不规范的描述语是 （   ）

A. 正常   B. 模糊   C. 减退   D. 失明   E. 看不见

14. 危重病人用护理记录单时，不必使用的记录单是 （   ）

A. 三测单   B. 入院评估单   C. 护理计划单   D. 护理措施实施单   E. 医嘱单

15. 下列哪一项不属于生命体征观察的内容 （   ）

A. 体温   B. 脉搏   C. 血压   D. 呼吸   E. 神志

16. 做完青霉素皮试后，其皮试结果除记录在医嘱本上以外，还应记录于 （   ）

A. 入院评估单   B. 三测单   C. 护理计划单   D. 护理记录单   E. 医嘱单

17. 夜间备用医嘱的失效时间是 （   ）

A. 12 pm   B. 7 pm   C. 次日 7 am   D. 次日 7 pm   E. 12 am

18. 日间备用医嘱的失效时间是 （   ）

A. 当日 7 pm   B. 次日 7 pm   C. 7 am   D. 7 pm   E. 12 am

19. 书写手术病人交班报告时，不要求书写的内容是 （   ）

A. 手术名称   B. 麻醉方式   C. 生命体征   D. 手术者姓名   E. 伤口情况

20. 评估病人的生活习惯时不包括 （   ）

A. 吸烟   B. 饮酒   C. 偏食   D. 忌食   E. 药物

【X 型题】

21. 书写死亡病人交班报告时，要报告的内容有 （   ）

A. 床号   B. 姓名   C. 诊断   D. 简要抢救经过   E. 死亡时间

22. 护士处理医嘱时要注意 （   ）

A. 必须严格遵守三查七对，确认无疑问后方可执行   B. 先执行临时医嘱，再执行长期医嘱
C. 先执行，再转抄   D. 红勾表示已执行，蓝勾表示已转抄   E. 按医嘱的性质分别转抄在病历的长期和临时医嘱单上

23. 书写危重病人交班报告时应报告 （   ）

A. 生命体征   B. 呕吐   C. 神志   D. 瞳孔   E. 抢救和护理情况

24. 记录病人的出入水量时，其出量包括 （   ）

A. 呕吐物   B. 出汗   C. 大小便   D. 引流液   E. 渗出液

25. 书写产科病人交班报告时，应报告婴儿的情况，包括 （   ）

A. 性别   B. 体重   C. 哭声   D. 胎盘   E. 特殊情况

二、填空题

1. 护理措施实施单记录的是护士已经给病人实施的_____以及_____内容。

2. 特别护理记录单用于_____的护理记录。

3. 常用的入院评估单根据 Marjory Gordon 的功能健康形态设计，其内容包括以下几项：_____、_____、_____、_____、_____。

4. 备用医嘱包括_____和_____两种，其中_____的有效期在 12 小时内。

5. 书写护理记录单时，_____用蓝钢笔记录，_____用红钢笔记录。

三、判断题

1. 凡手术、分娩、转科、重整的医嘱，均应在最后一次医嘱下画两条蓝线，以示前面的医嘱一律作废。
（　　）

2. 长期医嘱单另起一页时，则将前一页空白处用红笔画一直线，表示空白处已注销。　（　　）

3. 重整医嘱应按原来的日期顺序书写未停止的医嘱，在两条红线内用红笔写明重整日期、时间即可。
（　　）

4. 凡两种以上药物组成一项医嘱时，应在第一和最后一种药物之间画一整齐直线，写明用法、时间。
（　　）

5. 对病人进行入院评估时，针对"疼痛"应描述其性质和部位。　（　　）

6. 使用三联交班报告本，晚夜班如果病情变化大，交班内容多，估计在白班所留空格内不够书写时，可按本班新病人方法书写，不要将上一个病人的交班内容写在下一个病人的格内。　（　　）

7. 针对某一护理问题采取护理措施后，其护理问题可能出现的结果是解决、改善、存在。　（　　）

8. 负责护士针对病人的某一护理问题在护理计划单的标准栏内打一"√"时，则表示护士将对此病人执行标准护理计划中的护理记录。　（　　）

9. 如果病人的生命体征已记录在护理记录单上，则不需要再记录在三测单上。　（　　）

10. 总结出入水量时，应用红钢笔画两条红线，再用红钢笔写明"××"小时，具体总数记录在该单的相应栏目内并签全名。　（　　）

四、名词解释

1. 长期医嘱
2. 临时医嘱
3. 长期备用医嘱
4. 临时备用医嘱
5. 护理记录单

五、问答题

1. 如何处理电脑医嘱？
2. 如何转抄手工医嘱？
3. 如何停止手工医嘱？
4. 如何书写出院记录单？
5. 特别护理记录单包括哪些内容？

参考答案

一、选择题

1. B　2. A　3. C　4. D　5. E　6. D　7. A　8. C　9. E　10. B　11. A　12. E　13. E
14. D　15. E　16. E　17. C　18. A　19. D　20. E　21. ABCDE　22. ABCDE　23. ABCDE
24. ABCDE　25. ABCE

二、填空题

1. 护理　健康宣教

2. 危重病人

3. 一般情况　生活状况　各系统情况　认识与感觉　心理社会状况

4. 长期备用医嘱　临时备用医嘱　临时备用医嘱

5. 7 am 以后　7 pm 以后

三、判断题

1. －　2. －　3. －　4. ＋　5. ＋　6. ＋　7. ＋　8. －　9. －　10. ＋

四、名词解释

1. 长期医嘱：医嘱有效时间在 24 小时以上，医师注明停止日期和时间后方失效，在医嘱的有效日期内按规定的间隔时间执行。

2. 临时医嘱：医嘱的有效时间在 24 小时以内，应在短时间内执行，即刻医嘱（st）一般在医嘱开出后 15 分钟内执行，一般只执行 1 次。

3. 长期备用医嘱（prn）：医嘱有效时间在 24 小时以上，医师注明停止日期后方失效，病情需要时才执行，写明每次用药的间隔时间，每次执行后应在临时医嘱栏做记录，供下一班参考。

4. 临时备用医嘱（sos）：医嘱有效时间在 12 小时，病情需要时执行。日间备用医嘱仅限于日间有效，下午 7 时后失效；夜间备用医嘱仅限于夜间有效，至次晨 7 时失效。如未用注销时，由护士用红笔在该医嘱后写明"未用"两字。

5. 护理记录单：用于记录病人病情变化及已实施护理措施的护理文件。凡病人的生命体征、主诉、病情变化、出入水量、特殊用药、治疗效果、副作用，以及已实施的护理措施均应按时间顺序逐项记录。

五、问答题

1. 由医师直接输入电脑的医嘱称为电脑医嘱。其大致的处理程序是：①医师在医师工作站将医嘱内容输入电脑后，提交给护士工作站，护士在护士工作站提取、转抄医嘱，并打印成"医嘱本"。②护士逐条校对医嘱无误后，将临时医嘱打印在"临时医嘱单"上，将长期医嘱打印在"长期医嘱单"上，长期医嘱单和临时医嘱单入病案内保存。③将医嘱打印成分类执行单，如"注射单""服药单""输液单""小治疗单"，护士根据分类执行单执行医嘱。

2. 由医师直接书写在医嘱本上的医嘱称为手工医嘱。其转抄程序是：①由护士按医嘱性质分别转抄在长期和临时医嘱单上，并分别在医嘱本的"蓝"标记行内画一蓝勾，表示此条医嘱已转抄。②转抄时应紧靠日期线书写，1 行不够，下一行缩进 1 个字后再写。③药物名称、剂量、用法、时间及第 1 个字的排列应分别成 4 条线。④日期、时间、医师和转抄护士姓名均写在第 1 横格内，核对者签名于医嘱最后 1 行护士签名横格内。

3. 医师开出停止医嘱后，护士用蓝钢笔在长期医嘱单上停止栏内写明日期、时间并签名，同时将有关执行单上的该医嘱注销。如更改医嘱，应同时停止原医嘱。

4. 出院记录单是用于小结病人在住院期间的病情变化和护理过程的护理文件。书写出院记录单时注意：①出院记录单应记录病人在住院期间出现的护理问题，并写明已解决了哪些护理问题，出院时仍存在或潜在的护理问题有哪些。②在出院指导栏内书写出院后病人在饮食、活动、休息、用药、复诊 5 个方面的注意事项。③简单小结出院时病人的一般状况。

5. 特别护理记录单包括：①一般项目，包括姓名、科室、床号、住院号、页码、日期、时间、签名。②记录内容，包括意识、颅内病变指征、生命体征、入量、出量、各种管道、皮肤、病情及护理措施实施情况。

§8

预防与控制医院感染知识

医院感染是指在医院内获得的一切感染，它与医院的建立相依并存，并随着现代医学的发展而日益突出，强调加强医院感染管理，在当前医院管理领域内更具有重大的现实和前瞻性意义。由于临床上抗菌药物的滥用及外环境变化的影响，致病性和条件致病性微生物正在发生变异，导致新发病种或复发性感染，已逐渐成为临床上的诊治难题，如果不在加强医院感染监控管理方面多做一些工作，我们就有可能陷入被动。

医院感染学是一门生机勃勃的新兴学科，它涉及病因学、病原学、免疫学、临床疾病学、流行病学、预防医学、消毒学与管理学等，并各具其特殊的规律。医院感染的研究也有其特点，需多学科相互渗透与合作。加强医院感染监控管理与研究工作需要我们培养一批集理论知识、实践技能与管理经验于一身的医院感染专业人员。

§8.1 预防与控制医院感染基本知识问答

一、医院感染概述

医院环境中，人员密集、病原体种类繁多且耐药性强，由于病人的免疫功能存在不同程度的下降或缺陷，增加了医院感染的机会。医院感染的发生严重影响病人和医护人员的安全，制约医疗护理质量的提升，所以应提高医务人员对医院感染的认识，健全医院感染管理机构和管理制度，加强对医院感染的控制和监测。2015年上半年，由一例输入性埃博拉病毒病（中东呼吸综合征）病人在韩国引起了该病的流行，短短几个月内先后有168人发病，死亡36人，这些病人全部是在医院内感染，并导致15所医院临时关闭。这一严重教训应引起我们对预防与控制医院感染工作的高度重视。

1. 何谓医院感染?

医院感染（hospital infection，HI；nosocomial infection，NI）又称医院内获得性感染，即指住院病人在医院内获得的感染，包括在住院期间发生的感染和在医院内获得出院后发生的感染，但不包括入院前已开始或入院时已存在的感染。医院工作人员在医院内获得的感染也属医院感染。

2. 根据病原体来源不同，医院感染可分为哪几类?

根据病人在医院中获得病原体的来源不同，医院感染可分为外源性和内源性感染两大类。

（1）外源性感染：病原体来自病人体外，即来自于其他住院病人、医务人员、陪护家属和医院环境。感染可散发，也可暴发。通过加强消毒、灭菌、隔离措施和宣传教育可得到预防和控制。

（2）内源性感染：病原体来自病人自身储菌库（皮肤、口咽、泌尿生殖道、肠道）的正常菌丛或外来的已定植菌。感染呈散发，就目前水平还难以有效预防和控制。

3. 目前医院感染研究的主要对象是哪部分人？

医院感染研究的主要对象是住院病人，其次是医务人员。

4. 分别阐述什么情况属医院感染？什么情况不属医院感染？

（1）下述情况属于医院感染：①无明确潜伏期的感染，规定入院48小时后发生的感染为医院感染；有明确潜伏期的感染，自入院时起超过平均潜伏期后发生的感染为医院感染。②本次感染直接与上次住院有关。③在原有感染基础上出现其他部位新的感染（除外脓毒血症迁延灶），或在原有感染已知病原体基础上又分离出新的病原体（排除污染和原来的混合感染）的感染。④新生儿在分娩过程中和产后获得的感染。⑤由于诊疗措施激活的潜在性感染，如疱疹病毒、结核分枝杆菌等的感染。⑥医务人员在医院工作期间获得的感染。

（2）下列情况不属于医院感染：①皮肤黏膜开放性伤口只有细菌定植而无炎症表现。②由于创伤或非生物性因子刺激而产生的炎症反应。③新生儿经胎盘获得（出生48小时内发病）的感染，如单纯疱疹、弓形体病、水痘等。④病人原有的慢性感染在医院内急性发作。

5. 列表说明医院感染与传染病的区别。

医院感染与传染病的区别

项目	医院感染	传染病
病原体	90％为毒力弱、适用性强、具有多重耐药的条件致病菌，一种菌可引起多种感染，一种感染可由多种细菌引起	毒力强的致病菌一种菌只引起一种感染
感染源	来源广泛（内源性＋外源性）	外源性
传播途径	以医源性为主如侵入性操作、输入污染的液体或药物、医务人员污染的手	通过污染的食物、水和空气
易感者	病人，尤其以免疫功能低下者多见	缺乏某一抗体的健康人为主
传染性	小	大
流行方式	散发为主	人数多、波及面大
隔离	以切断传播途径为主，保护易感者	传染源隔离，保护健康人群
临床表现	复杂而不典型，常被原发病、慢性病干扰或掩盖，亦受病人反应性的影响，病原体与临床表现之间无一定规律，常可混合感染	典型
诊断	培养出细菌后需进一步鉴定以区别病原菌或污染菌或携带菌	培养即可确诊
治疗	病原菌为多重耐药株，除用抗微生物制剂外，还需加用微生态制剂和其他综合治疗，常有特效的抗微生物制剂	

6. 试述医院感染监测的概念。

（1）定义：医院感染监测是指系统地观察一定人群中的医院感染发生和分布及其各种影响因素，对监测资料定期进行整理分析，并向有关人员反馈，及时采取各种防治对策和措施，同时对其防治效果和效益进行评价，不断改进，以达到控制医院感染的目的。

（2）监测的类型：

1）全面综合性监测：连续不断地对医院所有单位、所有病人和医务人员的所有感染部位及其有关因素进行综合性监测。这种监测是在开展工作的开始阶段采用。

2）目标性监测：在对医院感染存在问题基本搞清的基础上，将有限的人力、物力用到关键之处，如高危区监测、导管相关性感染的监测等。

（3）监测目的：①提供医院感染本底感染率。②及时发现和鉴别医院感染暴发。③说服医务人员遵守医院感染控制规范和指南。④减少医院感染的危险因素。⑤评价感染控制措施的效果。⑥满足制定医院感染控制政策的需要。⑦为医院在医院感染方面受到的指控提供辩护依据。⑧比较医院内部或医院之间的医院感染率。

7. 试述医院感染发病率的监测和计算方法。

监测工作一般由专职护士实施，首先从医院微生物室、病室医师的报告和各病室病人的体温曲线、化验和影像学检查结果及抗生素处方中发现医院感染，并逐个登记。登记内容包括病人的一般资料、感染时间和诊断、危险因素、病原菌及药敏结果等。

医院感染发病率是指在一定时期内（如1个月）处于一定危险的人群中新发病例的频率：

$$医院感染发病率(\%) = \frac{同期新发生医院感染病例(例次)数}{观察期间危险人群人数} \times 100\%$$

由上述公式可以计算全院医院感染率、各科室和各部门的感染率。当月住院总人数可用同期出院人数替代。

$$漏报率(\%) = \frac{漏报病例数}{已报病例数 + 漏报病例数} \times 100\%$$

从病案室查阅所有出院病历，查出所有医院感染病例数，减去医师上报的总病例数，即为漏报病例数。统计漏报率的目的是评价监测的质量。医院分级管理中要求漏报率少于20%。

8. 试述医院感染管理委员会的职责。

（1）认真贯彻医院感染管理方面的法律法规及技术规范、标准，制定本医院预防和控制医院感染的规章制度、医院感染诊断标准并监督实施。

（2）根据预防医院感染和卫生学要求，对本医院的建筑设计、重点科室建设的基本标准、基本设施和工作流程进行审查并提出意见。

（3）研究并确定本医院的医院感染管理工作计划，并对计划的实施进行考核和评价。

（4）研究并确定本医院的医院感染重点部门、重点环节、重点流程、危险因素以及采取的干预措施，明确各有关部门、人员在预防和控制医院感染工作中的责任。

（5）研究并制定本医院发生医院感染暴发及出现不明原因传染性疾病或者特殊病原体

感染病例等事件时的控制预案。

（6）建立会议制度，定期研究、协调和解决有关医院感染管理方面的问题。

（7）根据本医院病原体特点和耐药现状，配合药事管理委员会提出合理使用抗菌药物的指导意见。

（8）处理其他有关医院感染管理的重要事宜。

二、清洁、消毒、灭菌

清洁、消毒、灭菌是预防和控制医院内感染的重要环节，它包括医院病室内外环境的清洁、消毒，诊疗用具、器械、药物的消毒、灭菌，以及接触传染病病人的消毒隔离和终末消毒等措施。

1. 试述清洁、消毒和灭菌的概念。

清洁、消毒、灭菌是预防和控制医院内感染的重要环节，它包括医院病室内外环境的清洁、消毒，诊疗用具、器械、药物的消毒、灭菌，以及接触传染病病人的消毒隔离和终末消毒等措施。

（1）清洁：是指用清水、清洁剂及机械洗刷等物理方法清除物体表面的污垢、尘埃和有机物，其作用是去除和减少微生物，并非杀灭微生物。适用于医院地面、墙壁、家具、医疗护理用品等物体表面的处理，也是物品消毒、灭菌的前期步骤。

（2）消毒：杀灭或去除外环境中除细菌芽胞以外的各种病原微生物的过程称为消毒。这里所说的"外环境"，目前一般认为，除包括液体、气体和固体外，也包括有生命机体的体表和表浅体腔。这里所说的"病原微生物"，包括除细菌芽胞以外的各种致病性微生物，例如：细菌繁殖体、真菌、病毒、立克次体、衣原体等。消毒并不要求杀灭或去除污染物体的全部病原微生物，而是使其减少到不至于引起疾病的数量。若用消毒对象上污染的自然微生物的杀灭率来评定消毒效果，一般以杀灭或清除率达到90％为合格。

（3）灭菌：是指清除或杀灭传播媒介上的所有微生物（包括芽孢），使之达到无菌程度。灭菌处理适用于需进入人体内部，包括进入血液、组织、体腔的医用器材，如手术器械、注射用具等。

2. 试述各类微生物对消毒因子的敏感性。

微生物对消毒因子的敏感性从高到低的顺序：①亲脂病毒（有脂质膜的病毒），例如乙型肝炎病毒、流感病毒等。②细菌繁殖体。③真菌。④亲水病毒（没有脂质包膜的病毒），例如甲型肝炎病毒、脊髓灰质炎病毒等。⑤分枝杆菌，例如结核分枝杆菌、龟分枝杆菌等。⑥细菌芽孢，例如炭疽杆菌芽孢、枯草杆菌芽孢等。⑦朊粒（感染性蛋白质）。

3. 简述清洁法的操作和注意事项。

（1）操作方法：操作者戴橡胶手套，将器具或物品用清水冲洗，再用肥皂水或洗涤剂刷洗，去除物品上的污秽，最后用清水洗净擦干。清洁是消毒、灭菌的前奏，也是对具低度传染性的物品如天花板、病床、桌椅、地板、墙壁等物品的常用处理方法。

（2）注意事项：①最初洗刷时宜用冷水，因蛋白质类物质易被热或消毒剂凝固，不易清洗。②刷洗时保持刷子始终处于水面下，以防止形成气溶胶并播散。③刷子用毕须做去污处理并干燥。④污染器具在清洁处理之前先进行消毒或灭菌处理。

4. 列表简示消毒与灭菌的具体方法。

消毒与灭菌方法

方法	物理法	化学法
消毒	煮沸法	浸泡法
	蒸汽法	擦拭法
	辐射法（日晒法、紫外线法）	熏蒸法
	臭氧法	喷雾法
	微波消毒法	
	超声波消毒法	
灭菌	燃烧法	过氧乙酸灭菌法
	干烤法	戊二醛灭菌法
	高压蒸汽灭菌法	含氯消毒剂灭菌法
		过氧化氢灭菌法
		环氧乙烷灭菌法

5. 简述紫外线消毒法的具体应用。

（1）设备：①紫外线灯管，常用的紫外线灯管有 15 W、20 W、30 W 和 40 W 四种，主要用于空气消毒、表面消毒和液体消毒。②紫外线消毒器，包括紫外线空气消毒器、紫外线表面消毒器和紫外线消毒箱 3 种。

（2）消毒原理：①紫外线可杀灭病毒、真菌、细菌繁殖体和芽孢等，其杀菌机制为：作用于微生物 DNA，使之失去转换能力而死亡。②破坏菌体蛋白质中的氨基酸。③使空气中的氧电离产生具有极强杀菌作用的臭氧。

（3）消毒方法：①用于空气消毒，首选紫外线空气消毒器，不仅消毒效果可靠，而且可在室内有人时使用；也可用紫外线灯管消毒法，每 10 m² 安装 30 W 紫外线灯管一支，有效距离不超过 2 m，消毒时间为 30～60 分钟。②用于物品表面消毒，有效距离为 25～60 cm，消毒时将物品摊开或挂起，使其充分暴露以受到直接照射，消毒时间为 20～30 分钟。③用于液体消毒，可采用水内照射法或水外照射法，水层厚度应小于 2 cm。

（4）注意事项：①保持紫外线灯管清洁。②正确掌握消毒条件：消毒的适宜温度为 20 ℃～40 ℃，适宜湿度为 40％～60％。③正确记录消毒时间：应从灯管开亮后 5～7 分钟开始计时。④使用超过 1 000 小时，需更换灯管。⑤加强防护：紫外线对人的眼睛和皮肤有伤害作用，照射时人应离开房间，必要时戴防护镜、穿防护衣。⑥定期检测灭菌效果。

6. 试述化学消毒灭菌剂的使用原则。

（1）根据物品的性能及病原体的特征，选择合适的消毒剂。

（2）严格掌握消毒剂的有效速度、消毒时间、使用方法和影响消毒效果的因素等。

（3）挥发剂应加盖并定期测定相对密度，及时调整浓度。

（4）消毒剂应定期更换，对浸泡容器应进行灭菌处理。

（5）使用时防止对皮肤、黏膜的损伤，防止有毒有害气体的泄漏。

（6）稳定性差的消毒剂应现配现用，对皮肤、黏膜有刺激的消毒剂配制时戴橡皮手套。

（7）按规定定期进行消毒灭菌效果监测。

7. 阐述消毒作用水平的含义及分类。

消毒作用水平是指消毒、灭菌方法杀灭微生物的种类和作用的大小。可分为下述 3 类：

（1）灭菌方法：指可杀灭包括细菌芽孢在内的各种微生物，达到灭菌水平的方法。主要有热力灭菌、电离辐射灭菌、微波灭菌、低温等离子体灭菌等物理灭菌方法及甲醛、戊二醛、环氧乙烷、过氧乙酸、过氧化氢等化学灭菌方法。

（2）高效消毒方法：是指可以杀灭各种微生物包括细菌芽孢在内的物理和化学方法，达到高水平消毒要求。高效消毒方法除物理和化学灭菌方法外，还包括紫外线、过氧戊二酸、臭氧、含氯消毒剂等。

（3）中效消毒方法：是指可以杀灭除细菌芽孢之外的各种微生物的物理和化学方法。中效消毒剂主要有含碘类消毒剂（聚维酮碘、碘酊等）、醇类消毒剂、酚类消毒剂等。

（4）低效消毒方法：指只能杀灭细菌繁殖体、有包膜病毒和部分无包膜病毒等，不能杀灭细菌芽孢、真菌、结核分枝杆菌的物理和化学消毒方法。低效消毒方法主要有超声波方法、氯己定、聚六亚甲基胍、单双链季铵盐、氯羟二苯醚消毒等。

8. 按照物品污染后造成危害的程度，将其分为哪几类？

按照物品污染后造成危害的程度可分为三类：

（1）高度危险性物品：这类物品穿过皮肤或黏膜进入无菌的组织或器官内部的器材，或与破损的组织、皮肤、黏膜密切接触的器材和用品，例如，手术器械和用品、穿刺针、输血器材、输液器材、注射的药物和液体、透析器、血液和血液制品、导尿管、膀胱镜、腹腔镜、脏器移植物和活体组织检查钳等。

（2）中度危险性物品：这类物品仅和皮肤、黏膜相接触，而不进入无菌的组织内。例如，体温表、呼吸机管道、胃肠道内镜、气管镜、麻醉机管道、压舌板、子宫帽、避孕环、喉镜等。

（3）低度危险性物品：虽有微生物污染，但在一般情况下无害。只有当受到一定量的病原微生物污染时才造成危害的物品。这类物品和器材仅直接或间接地和健康无损的皮肤、黏膜相接触。包括生活卫生用品和病人、医护人员生活和工作环境中的物品。例如，毛巾、面盆、痰盂（杯）、便器、餐具、茶具、墙面、桌面、床面、被褥、一般诊断用品（听诊器、听筒、血压计袖带）等。

9. 根据物品污染后造成危害的程度，如何选择消毒、灭菌方法？

（1）高度危险性物品：必须选用灭菌方法处理。

（2）中度危险性物品：一般情况下达到消毒即可，可选用中水平或高水平消毒法。但中度危险性物品的消毒要求并不相同，有些要求严格，如内镜、体温表等必须达到高水平消毒，需采用高水平消毒法消毒。

（3）低度危险性物品：一般可用低水平消毒方法，或只作一般的清洁处理即可，仅在特殊情况下，才作特殊的消毒要求。例如，在有病原微生物污染时，必须针对所污染病原微生物的种类选用有效的消毒方法。

10. 根据消毒、灭菌物品的性质，如何选择消毒、灭菌方法？

选择消毒、灭菌方法时，一是要保护消毒物品不受损坏，二是要求消毒方法易于发挥作用。应遵循以下基本原则：

（1）耐高温、耐湿热的物品和器材，应首选压力蒸汽灭菌。耐高温的玻璃器材、油剂类和干粉类等可选用干热灭菌。

（2）不耐热、不耐湿，以及贵重物品，可选用环氧乙烷或低温蒸汽甲醛气体消毒、灭菌。

（3）器械的浸泡灭菌，应选择对金属基本无腐蚀性的消毒剂。

（4）选择表面消毒方法时应考虑物体表面性质。光滑表面可选择紫外线消毒器近距离照射，或用液体消毒剂擦拭。多孔材料表面可采用喷雾消毒法。

11. 按医疗机构《消毒管理办法》，医疗器械、器具的消毒工作应达到哪些要求？

（1）进入人体组织、无菌器官的医疗器械、器具和物品必须达到灭菌水平。

（2）接触皮肤、黏膜的医疗器械、器具和物品必须达到消毒水平。

（3）各种用于注射、穿刺、采血等有创操作的医疗器具必须一用一灭菌。

医疗机构使用的消毒药械、一次性医疗器械和器具应当符合国家有关规定。一次性使用的医疗器械、器具不得重复使用。

12. 试述消毒、灭菌效果监测的主要方法。

医院必须对消毒、灭菌效果定期进行监测。灭菌合格率必须达到100%，不合格物品不得使用。灭菌效果的监测有以下3种方法。

（1）机械监测：根据安装在灭菌器上的量器（压力表、温度表、计时表）、图表、指示针、报警器等，指示灭菌设备工作正常与否。此法能迅速指出灭菌器的故障，但不能确定待灭菌物品是否达到灭菌要求。此法作为常规监测方法，每次灭菌均应进行。

（2）化学指示监测：利用化学指示剂在一定温度与作用时间条件下受热变色或变形的特点，以判断是否达到灭菌所需参数。常用的有自测测温管、压力灭菌指示胶带等。

（3）生物指示剂监测：利用耐热的非致病性细菌芽孢作指示菌，以测定热力灭菌的效果。可利用含细菌芽孢的纸条或生物培养等方法。

13. 试述对化学消毒剂的监测要求。

（1）生物监测：①消毒剂每季度监测1次，其细菌含量必须＜100 cfu/mL，不得检出致病性微生物。②灭菌剂每月监测1次，不得检出任何微生物。

（2）化学监测：①应根据消毒、灭菌剂的性能定期监测，如含氯消毒剂、过氧乙酸等应每天监测，对戊二醛的监测应每周不少于1次。②应同时对消毒、灭菌物品进行消毒、灭菌效果监测，消毒物品不得检出致病性微生物，灭菌物品不得检出任何微生物。

14. 试述压力蒸汽灭菌的监测频次及种类。

（1）工艺监测：应每锅进行，并详细记录。

（2）化学监测：①每包均需监测，手术包尚需进行中心部位的化学监测。②预真空压力蒸汽灭菌器每天灭菌前进行 B-D 试验。

（3）生物监测：①应每月进行，新灭菌器使用前必须先进行生物监测，合格后才能使用。②拟采用的新包装容器、摆放方式、排气方式及特殊灭菌也必须先进行生物监测，合格后才能使用。

15. 试述紫外线消毒的监测内容及合格标准。

（1）日常监测：包括灯管应用时间、累计照射时间和使用人签名。

（2）照射强度监测：对新的和使用中的紫外线灯管进行照射强度监测。新灯管照射强度不得低于 $90\sim170\ \mu W/cm^2$；使用中灯管不得低于 $70\ \mu W/cm^2$；照射强度监测应每半年一次。

（3）生物监测：必要时进行，经消毒后的物品或空气中的自然菌应减少 90% 以上，人工染菌杀灭率应达到 99.90%。

16. 简述医院选择消毒、灭菌方法的原则。

（1）根据医院用品的危险性选择消毒、灭菌的方法：①高度危险性物品，必须选用灭菌法以杀灭一切微生物。②中度危险性物品，一般情况下达到消毒水平即可。③低度危险性物品，一般可用低水平消毒法或只做一般的清洁处理即可。

（2）根据污染微生物的种类、危险性选择消毒、灭菌的方法：①对受到致病性芽孢、真菌孢子和抵抗力强、危险程度大的病毒污染的物品，选用灭菌法或高水平消毒法。②对受到致病性细菌、真菌、亲水病毒、螺旋体、支原体、衣原体污染的物品，选用中水平以上的消毒法。③对受到一般细菌和亲脂病毒污染的物品，可选用中水平或低水平消毒法。

（3）根据消毒物品的性质选择消毒、灭菌的方法：既要保护消毒物品不被破坏，又要使消毒剂易于发挥作用。①耐热、耐湿物品和器材，应首选压力蒸汽灭菌法；耐高温的玻璃器材、油剂类和干粉类可选用干热灭菌法。②怕热、忌湿和贵重物品，可选择甲醛或环氧乙烷气体消毒、灭菌。③金属器械的浸泡灭菌，应选择腐蚀性小的灭菌剂。

17. 何谓预防性消毒和疫源性消毒？

（1）预防性消毒：在未发现明确感染源的情况下，为预防感染的发生对可能被病原微生物污染的环境、物品、个体等进行消毒及对粪便和污染物的无害化处理。

（2）疫源性消毒：在有感染源或曾经存在病原微生物污染的情况下，为预防感染播散而进行的消毒，包括随时消毒和终末消毒。

18. 内镜及其附件的清洗、消毒或者灭菌必须遵照哪些原则？

（1）凡进入人体无菌组织、器官或者经外科切口进入人体无菌腔室的内镜及附件，如腹腔镜、关节镜、脑室镜、膀胱镜、宫腔镜等，必须灭菌。

（2）凡穿破黏膜的内镜附件如活检钳、高频电刀等，必须灭菌。

（3）凡进入人体消化道、呼吸道等与黏膜接触的内镜如喉镜、气管镜、支气管镜、胃镜、肠镜、乙状结肠镜、直肠镜等，应当按照《消毒技术规范》的要求进行高水平消毒。

（4）内镜及附件用后应当立即清洗、消毒或者灭菌。

（5）医疗机构使用的消毒剂、消毒器械或者其他消毒设备，必须符合《消毒管理办法》的规定。

（6）内镜及附件的清洗、消毒或者灭菌的时间应当使用计时器控制。

（7）禁止使用非流动水对内镜进行清洗。

19. 试述各类环境中空气、物体表面、医护人员手细菌菌落总数的卫生标准。

各类环境中细菌菌落总数卫生标准

环境类别	范围	空气 （cfu/m³）	物体表面 （cfu/cm²）	医护人员手 （cfu/cm²）
Ⅰ类	层流洁净手术室、层流洁净病房	≤10	≤5	≤5
Ⅱ类	普通手术室、产房、婴儿室、早产儿室、普通保护性隔离室、供应室无菌区、烧伤病房、重症监护病房	≤200	≤5	≤5
Ⅲ类	儿科病房、妇产科检查室、注射室、换药室、治疗室、供应室清洁区、急诊室、化验室、各类普通病房和房间	≤500	≤10	≤10
Ⅳ类	传染病科及病房	—	≤15	≤15

三、手卫生

在临床实践中，各种诊疗、护理工作都离不开医务人员的双手，如不加强手卫生就会直接或间接地导致医院感染的发生。为保障病人安全，提高医疗质量，防止交叉感染，医院应加强医务人员的规范化管理，提高医务人员手卫生的依从性。

1. 何谓手卫生？

手卫生是医务人员洗手、卫生手消毒和外科手消毒的总称。

2. 何谓洗手？简述其临床意义。

洗手指医务人员用肥皂（或皂液）和流动水洗手，去除手部皮肤污垢、碎屑和部分致病菌的过程。

洗手是清除皮肤污垢和大部分暂住菌，切断通过手传播感染的途径。有效的洗手可清除手上99％以上的各种暂住菌，是防止医院感染传播最重要的措施之一。

3. 试述卫生手消毒与外科手消毒的区别。

（1）卫生手消毒：指医务人员用速干手消毒剂揉搓双手，以减少手部暂住菌的过程。

（2）外科手消毒：指外科手术前医务人员用肥皂（或皂液）和流动水洗手，再用手消毒剂清除或者杀灭手部暂住菌和减少常居菌的过程。使用的手消毒剂可具有持续抗菌活性。

4. 试述医务人员洗手的意义与注意事项。

医务人员的手经常直接或间接地与污染物品或病人接触，极易引起医院感染。洗手是防止医院感染传播最重要的措施之一。

（1）洗手技术：将双手涂满清洁剂并对其所有表面按序进行强有力的短时揉搓，然后用流水冲洗的过程称洗手。有效的洗手可清除手上99％以上的各种暂住菌，切断通过手传播感染的途径。

（2）适用范围：医务人员在下列情况下应认真洗手：①进入和离开病房前。②接触清洁物品前、处理污染物品后。③无菌操作前后。④接触伤口前后。⑤护理任何病人前后。⑥上厕所前后。

（3）注意事项：①洗手方法正确，手的各个部位都需洗到、冲净。②注意调节合适的水温、水流，避免污染周围环境。③洗手后，手上不能检出致病性微生物。

5. 试述医务人员手消毒的目的、方法与注意事项。

医务人员接触污染物品或感染病人后，手常被大量细菌污染，一般洗手不能达到预防交叉感染的要求，必须在洗手后再进行手的消毒。

（1）目的：清除致病性微生物，预防感染与交叉感染，避免污染无菌物品和清洁物品。

（2）适用范围：医务人员在下列情况下必须进行手的消毒：①实施侵入性操作前。②护理免疫力低下的病人或新生儿前。③接触血液、体液和分泌物后。④接触被致病性微生物污染的物品后。⑤护理传染病病人后。

（3）方法：手消毒的方法包括涂擦消毒法、浸泡消毒法和刷手消毒法。

（4）注意事项：①消毒前先洗手并保持手的干燥。②按操作规程进行消毒，消毒过程中不可污染干净的刷子、水龙头、洗手液或消毒液等，不可溅湿工作服。③消毒完毕，手离开消毒液时避免接触容器边缘。

6. 医务人员洗手和手消毒的指征有哪些？

（1）洗手指征：①直接接触病人前后。②当医务人员的手有可见污染或被病人的血液、体液污染后。③接触不同病人或从病人身体的污染部位移到清洁部位时。④无菌操作前后。⑤处理清洁或无菌物品之前。⑥处理污染物品后。⑦穿脱隔离衣前后，摘手套后。⑧接触病人的血液、体液、分泌物、排泄物、黏膜、破损皮肤或伤口敷料后。⑨接触伤口前后。⑩护理特殊易感病人前后。

（2）手消毒指征：①进行无菌操作之前。诊查、护理、治疗免疫功能低下的病人之前。②进入隔离病房、重症监护病房、烧伤病房、新生儿重症病房和传染病房等重点部门之前及离开这些病房脱隔离衣后。③接触未经消毒的仪器和设备后。④双手直接为传染病病人检查、治疗、护理或处理传染病病人污物之后。⑤接触具有传染性血液、体液和分泌物之后；接触被传染性致病微生物污染的物品后。⑥需双手保持较长时间抗菌活性，如需戴无菌手套时。

7. 试述速干手消毒剂有哪些？

速干手消毒剂包括醇类和护肤成分的手消毒剂，如乙醇、异丙醇、氯己定、聚维酮碘等，剂型包括水剂、凝胶和泡沫型。手消毒剂应为符合国家有关规定的产品，医务人员有良好的接受性，宜使用一次性包装，并且无异味、无刺激性。

8. 试述医务人员手卫生管理的主要内容。

（1）制订管理制度：医院应制订相应的手卫生管理制度，并严格执行。

（2）配备必要设施：医院应配备有效、便捷、合乎要求的手卫生设施，为执行手卫生措施提供必要条件。

（3）定期开展培训：医疗机构应定期开展广泛的手卫生培训，使广大医务人员能掌握必要的手卫生知识和技能，提高其无菌观念和自我保护意识。

（4）加强监督指导：医疗机构应加强对临床、医技部门及其他部门人员的手卫生监督，包括对手卫生设施的管理；对医务人员的指导与监督，提高医务人员手卫生的依从性。

（5）开展效果监测：应每季度对手术室、产房、导管室、层流洁净病房、骨髓移植病房、器官移植病房、重症监护病房、新生儿室、母婴室、血液透析病房、烧伤病房、感染疾病科、口腔科（门诊及病房）等部门工作的医务人员进行手消毒效果监测。

四、无菌技术

无菌技术是预防医院感染的一项基本而重要的技术，其基本操作方法根据科学原则制订，任何一个环节都不能违反，每个医务人员都必须熟练掌握并严格遵守。

1. 何谓无菌技术？

无菌技术指在医疗、护理操作过程中，防止一切微生物侵入人体和防止无菌物品、无菌区域被污染的技术。

2. 何谓无菌区和非无菌区？

（1）无菌区：指经灭菌处理且未被污染的区域。

（2）非无菌区：指未经灭菌处理，或虽经灭菌处理但又被污染的区域。

3. 何谓无菌物品和非无菌物品？

（1）无菌物品：指通过灭菌处理后保持无菌状态的物品。

（2）非无菌物品：指未经灭菌处理，或虽经灭菌处理后又被污染的物品。

4. 试述无菌技术操作原则。

（1）操作环境清洁宽敞，定期消毒，无菌操作前半小时停止清扫，避免扬尘。

（2）操作人员应着装整洁、修剪指甲、洗手、戴口罩，必要时穿无菌衣、戴无菌手套。

（3）无菌物品存放环境温度应低于 24 ℃，相对湿度＜70％。

（4）无菌包或无菌容器外需标明物品名称、灭菌日期。

（5）无菌物品只能在存储有效期内使用。

（6）无菌物品一经取出，即使未用，也不可放回无菌容器内。

（7）如无菌物品疑有污染或已被污染，即不可使用，应予以更换。

5. 试述使用无菌持物钳的注意事项。

（1）取、放无菌持物钳时应闭合钳端，不可触及容器口边缘。

（2）使用过程中始终保持钳端向下，不可触及非无菌区。

（3）无菌持物钳一旦污染或可疑污染应重新灭菌。

（4）盛放无菌持物钳的消毒液面需浸没持物钳轴节以上 2～3 cm 或镊子长度的 1/2。

（5）无菌持物钳及其浸泡容器每周清洁、消毒 2 次，同时更换消毒液，使用频率较高的部门应每天清洁、灭菌（如门诊换药室、注射室、手术室等）。

（6）放入无菌持物钳时需松开轴节以利于钳与消毒液充分接触。

6. 试述使用无菌容器的注意事项。

(1) 严格遵循无菌操作原则。

(2) 移动无菌容器时，应托住底部，手指不可触及无菌容器的内面及边缘。

(3) 从无菌容器内取出的物品，即使未用，也不可再放回无菌容器中。

(4) 无菌容器应定期消毒灭菌；一经打开，使用时间不超过 24 小时。

7. 试述使用无菌包的注意事项。

(1) 严格遵循无菌操作原则。

(2) 打开无菌包时手只能接触包布四角的外面，不可触及包布内面，不可跨越无菌区。

(3) 包内物品未用完，应按原折痕包好，注明开包日期及时间，限 24 小时内使用。

(4) 无菌包应定期消毒灭菌，有效期 7～14 天；如包内物品超过有效期、被污染或包布受潮，则需重新灭菌。

8. 试述倒取无菌溶液的方法及注意事项。

(1) 操作方法：①查对。检查并核对药名名称、剂量、浓度和有效期；检查溶液有无沉淀、浑浊或变色。②开瓶。用起瓶器撬开瓶盖，消毒瓶塞，待干后打开瓶塞。③倒液。手持溶液瓶，瓶签朝向掌心，倒出少量溶液旋转冲洗瓶口，再由原处倒出溶液至无菌容器中。④盖塞。倒完溶液后立即塞好瓶塞。⑤记录。在瓶签上注明开瓶日期及时间并签名，放回原处。

(2) 注意事项：①严格遵循无菌操作原则。②不可将物品伸入无菌溶液瓶内蘸取溶液，倾倒液体时不可直接接触无菌溶液瓶口。③已开启的无菌溶液瓶内的溶液，有效使用期为 24 小时。

五、隔离技术

隔离是将传染源、高度易感人群安置在指定地点，暂时避免和周围人群接触。隔离的目的就是切断感染链中感染源、传播途径、易感人群之间的联系，防止病原微生物在病人、工作人员及媒介物中扩散。隔离是控制传染病流行和预防医院感染的重要措施，护理人员应自觉遵守隔离制度，熟悉掌握并善于应用有关的隔离技术，同时通过教育使出入医院的所有人员理解隔离的意义并能主动配合隔离工作。

1. 试述隔离的基本概念。

隔离可分为传染病隔离和保护性隔离两种。

(1) 传染病隔离：是指将处于传染病期的传染病病人、可疑病人安置在指定的地点，暂时避免与周围人群接触，便于治疗和护理。通过隔离，可以最大限度地缩小污染范围，减少传染病传播的机会。如传染病流行时的疫区、传染病院等。

(2) 保护性隔离：是指将免疫功能极度低下的易感者置于基本无菌的环境中，使其免受感染，如器官移植病区等。

2. 简述隔离的分类。

(1) 以切断传播途径作为制订措施依据的隔离系统：包括严密隔离、接触隔离、呼吸道隔离、肠道隔离、血液-体液隔离、引流物-分泌物隔离、昆虫隔离。

（2）保护性隔离：以保护易感人群作为制订主要依据而采取的隔离则称保护性隔离，又称反向隔离，适用于抵抗力低下或极易感染的病人，如严重烧伤、早产儿、白血病、脏器移植及免疫缺陷病人等。

（3）体内物质隔离：又称全面性屏障隔离，即对所有来自病人体内的物质实施全面隔离。

3. 何谓隔离 A 系统和隔离 B 系统？

（1）隔离 A 系统：即类目隔离，是指按不同的传染病的特性来制订的隔离方法和措施，并依据传染病的传播途径、致病力及危害性划分为严格隔离，接触隔离，呼吸道隔离，结核菌（病）隔离，肠道隔离，引流物、分泌物隔离，血液、体液隔离等。

（2）隔离 B 系统：即以疾病为特点的隔离系统（B 系统）。在这一系统中，采用的隔离措施是根据每种疾病的需要单独考虑的，即"依病选择"其隔离措施。其隔离原则是：一般患有同样性质感染的病人可安置在同一病房内，并根据不同的传染病采取相应的隔离措施。

4. 试述隔离 A 系统的分类。

（1）严格隔离（黄色标志）：专为预防高度传染性及致命性的感染，以防止经空气和接触传播。如咽白喉、艾滋病、免疫力低下病人中的疱疹感染。要求单人隔离室，入室人员戴口罩、帽子和穿隔离衣。室内一切物品专用，不能随意拿出。接触病人前后必须洗手。用过的物品应装入有标志的袋中，再送消毒处理。

（2）接触隔离（橙色标志）：用于预防高度传染性或流行病学有重要意义的微生物感染，但又不需要严格隔离者。如皮肤白喉、耐药金黄色葡萄球菌感染、大面积烧伤等。要求病人进入隔离室，接触病人戴口罩，护理病人穿隔离衣，接触污物戴手套、洗手。污物处理同严格隔离。

（3）呼吸道隔离（蓝色标志）：用于主要通过短距离内空气传播的感染，其中某些疾病也可通过直接、间接接触传播，但不常见。如麻疹、腮腺炎、流行性脑膜炎等。要求病人住入隔离室，密切接触病人戴口罩，不必穿隔离衣和戴手套。洗手与污物处理要求同上。

（4）抗酸杆菌隔离（灰色标志）：结核病传染性较低，但有长距离传播倾向，故另成一类。凡痰抹片阳性或胸片示活动性病变者才进行隔离，一般婴幼儿的肺结核不需隔离。要求病人进入有空气过滤设置的隔离室。与正在咳嗽的病人接触需戴口罩，工作服可能受到污染时穿隔离衣。洗手和污物处理要求同上。

（5）肠道隔离（棕色标志）：用于可因直接或间接接触感染性粪便而传播的疾病。如感染性腹泻、甲型肝炎、脊髓灰质炎等。病人可入隔离室，亦可床旁隔离。接触粪便戴手套，工作服可能污染时穿隔离衣，接触病人及其污物后洗手，排泄物、呕吐物应灭菌后才能进入下水道，污染用品装袋并贴上标志送消毒。

（6）引流液/分泌物隔离（绿色标志）：用于预防直接或间接接触感染性引流液或分泌物而传播的感染，如小面积烧伤。

（7）血液、体液隔离（红色标志）：用于艾滋病、乙肝等疾病的隔离。

5. 试述严密隔离的对象和隔离措施。

凡传染性强、死亡率高的传染病均需采取严密隔离。适用于经飞沫、分泌物、排泄物直接或间接传播的烈性传染病，如霍乱、鼠疫、埃博拉出血热、传染性非典型性肺炎（SARS）、禽流感等，其主要隔离措施包括以下各点。

（1）设专用隔离室：同类病人可同居一室，通向过道的门窗须关闭，室内用具力求简单、耐消毒。室外挂有明显的标志。

（2）进出隔离室要求：进入隔离室前必须戴好口罩、帽子，穿隔离衣、隔离鞋，戴手套，必要时注射疫苗。接触病人或污染物品后、护理另一病人前、离开隔离室前均必须消毒双手。

（3）污物处理：病人的分泌物、呕吐物或排泄物应严格消毒处理。污染敷料装袋标记后送焚烧处理。

（4）室内环境消毒：室内空气、地面、物品表面用消毒液喷洒或紫外线照射消毒，每天1次。

（5）禁止探陪：原则上禁止病人离开病室、禁止探陪。

6. 试述保护性隔离的对象及隔离措施。

以保护易感人群作为制订措施的主要依据而采取的隔离称保护性隔离，又称反向隔离，适用于抵抗力低下或极易感染的病人，如严重烧伤、早产儿、白血病、脏器移植及免疫缺陷病人等。其隔离措施包括以下各点。

（1）设专用隔离室：病人应住单间病室隔离，室外悬挂明显的隔离标志。病室内空气应保持正压通风，定时换气，地面、家具等均应严格消毒。

（2）进出隔离室要求：凡进入病室内人员应穿戴灭菌后的隔离衣、帽子、口罩、手套及拖鞋；未经消毒处理的物品不可带入隔离区。接触病人前、后及护理另一位病人前均应洗手。

（3）污物处理：病人的引流物、排泄物、被其血液及体液污染的物品，应及时分装密闭，标记后送指定地点。

（4）探陪要求：凡患呼吸道疾病或咽部带菌者，包括工作人员均应避免接触病人。原则上不许探视。

7. 试述隔离区域的划分及隔离要求。

（1）清洁区：是指未被病原微生物污染的区域。如治疗室、配餐室、更衣室、值班室、库房等场所以及病区以外的地区，如食堂、药房、营养室等。

（2）半污染区：是指有可能被病原微生物污染的区域。如医护办公室、病区内走廊、检验室等。

（3）污染区：是指被病原微生物污染的区域。如病房、病人洗手间、浴室、病区外走廊等。

隔离要求：污染区的物品未经消毒处理，不得带到他处；工作人员进入污染区时，必须穿隔离衣，戴口罩、帽子，必要时换隔离鞋；离开前脱隔离衣、鞋，并消毒双手。

8. 试述传染病区隔离单位的设置要求。

（1）传染病区应与普通病区分开并远离食堂、水源和其他公共场所，以防止空气对流传播。

（2）传染病区应设工作人员与病人各自的进出门、梯道，配置必要的卫生、消毒设备。

（3）传染病区有单人隔离室和同室隔离两种。发生混合感染或具有强烈传染性的病人应尽可能住单人隔离室。同一病种的病人可安排在同一病室内，但病原体不同者，应分室收治。

（4）应用隔离室来控制感染的对象主要包括患有高度传染性疾病的病人、免疫状况较差的易感病人、细菌培养分离出感染有多重性耐药菌的病人。

9. 试述隔离病区一般消毒隔离的原则。

（1）明确清洁与污染的概念，病室门口和病床要悬挂隔离标志。门口备有泡手的消毒液及洒有消毒液的擦鞋垫和挂隔离衣用的立柜或壁橱。

（2）进入隔离区按规定戴工作帽、口罩及穿隔离衣。穿隔离衣后只能在规定范围内活动。

（3）病室每天需要紫外线行空气消毒 1 次，或用消毒液喷洒消毒。每日晨起后用消毒液擦拭病床及床旁桌椅。

（4）凡病人接触过的物品或落地的物品应视为污染，必须经过消毒后再用。

（5）在对病人严密隔离的同时，要给予心理上的支持，防止病人因隔离而出现恐惧、自卑、孤独。

（6）病人的传染性分泌物经培养 3 次，结果为阴性或确已度过隔离期，方可解除隔离。

10. 何谓负压隔离病区？

负压病区是指在特殊的装置之下，病区内的气压低于病区外的气压，只能是外面的新鲜空气可以流进病区，病区内被病人污染过的空气通过专门的通道处理后排放。适用于经空气传播疾病病人的隔离。

11. 试述终末消毒的概念和要求。

终末消毒是指对出院、转科或死亡病人及其所住病室、所用的物品及医疗器械等进行的消毒处理。

（1）病人的终末消毒：病人出院或转科前应沐浴，换上清洁衣服，个人用物须消毒后带出。如病人死亡，须用消毒液作尸体护理，并用浸透消毒液的棉球填塞口、鼻、耳、阴道、肛门等孔道，然后用一次性尸单包裹尸体。

（2）病室的终末消毒：关闭病室门窗、打开床旁桌、摊开棉被、竖起床垫，用消毒液熏蒸或用紫外线照射；然后打开门窗，用消毒液擦拭家具、地面；体温计用消毒液浸泡，血压计及听诊器放熏蒸箱消毒；被服类消毒处理后再清洗；床垫、棉被和枕芯可用日光曝晒或用紫外线消毒。

12. 何谓标准预防？

标准预防为认定病人的血液、体液、分泌物、排泄物均具有传染性，必须进行隔离，不论是否有明显的血迹污染或是否接触非完整的皮肤、黏膜，接触上述物质者，必须采取防护措施。其基本特点为：①既要防止血源性疾病的传播，也要防止非血源性疾病的传播。②强调双向防护，既防止疾病从病人传至医务人员，又防止疾病从医务人员传至病人。③根据疾病的主要传播途径，采取相应的隔离措施，包括接触隔离、空气隔离和微粒隔离。

13. 试述标准预防的措施。

（1）洗手：接触血液、体液、排泄物、分泌物后可能污染时，脱手套后，要洗手或使用快速手消毒剂洗手。

（2）手套：当接触血液、体液、排泄物、分泌物及破损的皮肤黏膜时应戴手套；手套可以防止医务人员把自身手上的菌群转移给病人的可能性；手套可以预防医务人员变成污染微生物的媒介，即防止医务人员将从病人或环境中污染的病原在人群中传播。在两个病人之间一定要更换手套；手套不能代替洗手。

（3）面罩、护目镜和口罩：戴口罩及护目镜也可以减少病人的体液、血液、分泌物等液体的传染性物质飞溅到医护人员的眼睛、口腔及鼻腔黏膜。

（4）隔离衣：穿隔离衣为防止被传染性的血液、分泌物、渗出物、飞溅的水和大量的传染性材料污染时才使用。脱去隔离衣后应立即洗手，以避免污染其他病人和环境。

（5）可重复使用的设备：①可重复使用的医疗用品和医疗设备，在用于下一病人时根据需要进行消毒或灭菌处理。②处理被血液、体液、分泌物、排泄物污染的仪器设备时，要防止工作人员皮肤和黏膜暴露，工作服的污染，以致将病原微生物传播给病人和污染环境。③需重复使用的利器，应放在防刺的容器内，以便运输、处理和防止刺伤。④一次性使用的利器，如针头等放置在防刺、防渗漏的容器内进行无害化处理。

（6）物体表面、环境、衣物与餐饮具的消毒：①对医院普通病房的环境，物体表面包括床栏、床边、床头桌、椅、门把手等经常接触的物体表面定期清洁，遇污染时随时消毒。②在处理和运输被血液、体液、分泌物、排泄物污染的被服、衣物时，要防止医务人员皮肤暴露、污染工作服和环境。③可重复使用的餐饮具应清洗、消毒后再使用，对隔离病人尽可能使用一次性餐饮具。④重复使用的衣服置于专用袋中，运输至指定地点进行清洗、消毒，并防止运输过程中的污染。

14. 医务人员发生艾滋病病毒职业暴露后，应当立即实施哪些局部处理措施?

（1）用肥皂液和流动水清洗污染的皮肤，用0.9%氯化钠注射液冲洗黏膜。

（2）如有伤口，应当在伤口旁轻轻挤压，尽可能挤出损伤处的血液，再用肥皂液和流动水进行冲洗。禁止进行伤口的局部挤压。

（3）受伤部位的伤口冲洗后，应当用消毒液如75%乙醇或者0.5%聚维酮碘进行消毒，并包扎伤口。被暴露的黏膜，应当反复用0.9%氯化钠注射液冲洗干净。

15. 试述甲型H5N1禽流感的预防和隔离措施。

（1）普通人群的预防措施：①远离家禽的分泌物，尽量避免触摸活的鸡、鸭等家禽及鸟类，尤其是禽类的排泄物、分泌物。②保持室内空气流通，应每天开窗通风2次，每次至少10分钟。③多摄入富含维生素C等有助于提高免疫力的食物或药物，并适当地进行体育锻炼。

（2）经常与活禽密切接触者的预防措施：①穿特殊防护服，戴防护口罩。②工作前后彻底消毒、洗手。③及时接种流感疫苗。④多摄入一些富含维生素 C 等有助于提高免疫力的食物。⑤适当进行体育锻炼。

（3）一旦出现疑似流感或确诊为甲型 H5N1 流感病人，应立即捕杀有关禽类，并严密隔离病人。

16. 医务人员被 HBsAg 阳性血液污染的针头刺伤后应如何处理？

（1）以聚维酮碘处理伤口。

（2）肌内注射高效价乙型肝炎免疫球蛋白。成人 500 U，免疫力可维持 21 日。

（3）可联合用乙型肝炎疫苗。

（4）定期进行乙型肝炎血清学检查，半年至一年一次。

17. 如何预防中心静脉导管相关性感染？

（1）手卫生：①遵守正确的手卫生程序，除了可以常规使用抗菌皂和流动水洗手外，也可使用无水乙醇消毒液。在触摸导管置入部位前后应遵守手卫生原则，应在置管前后、换管前后、使用敷料时亦应遵守手卫生原则。使用了消毒措施后不应再进行置管部位的触诊。②使用手套不能代替洗手。

（2）插管和护理中的无菌技术：①在插管和护理过程中严格无菌技术。在插管时使用最大限度的无菌防护屏障（如口罩、帽子、无菌手套、无菌衣和大的无菌巾）。②更换导管敷料时应戴无菌手套。

（3）导管和置管部位护理：①一般措施：如果多腔的导管用来肠道外营养给药，则限定其中一个口作为静脉输注高营养物专用。②不应常规使用抗菌的封管溶液来预防中心静脉导管相关性感染。③置管部位敷料的更换：当置管部位敷料变潮、松动、污染或必须查看置管部位时应该更换。短期留置中心静脉导管，纱布每 2 日更换一次，透明敷料至少 7 日更换一次。隧道式或植入式中心静脉导管一周更换不超过一次，直到置管部位愈合。

18. 对免疫功能低下者如何预防医院感染？

（1）避免扰乱宿主的防御系统：首先要保护皮肤黏膜的屏障作用，防止细菌侵入。

（2）避免扰乱宿主的正常菌群：正常菌群可通过细菌的生物拮抗作用防止病原微生物在皮肤黏膜上定植。如鼻腔正常菌群可抵制金黄色葡萄球菌定植，口腔菌群抵制链球菌定植，肠道菌群抵制肠杆菌定植等。抗生素可扰乱正常菌群组成。

（3）对潜在性感染进行治疗：凡接受细胞毒药物或可能发生粒细胞减少症的病人均应先行全面检查有无感染灶，包括龋齿、鼻旁窦炎、复发性疖、肛门裂和无症状泌尿系感染等。还需检查金黄色葡萄球菌、沙门菌、肺炎链球菌、粪类圆线虫、溶组织阿米巴的带菌状态以及有无巨细胞病毒、疱疹病毒、弓形虫等潜在性感染。如有以上情况，在进行降低免疫功能治疗前应尽快治愈。

（4）采取保护性隔离措施：这是切断传播途径的一种方法，不仅控制空气源的污染，还必须注意接触污染及食物污染等，力争做到全面隔离。病人可处于单独房间或空气层流室或塑料帐篷中。

（5）采取去污染措施：这是减少自身感染的方法，最常用的是选择性去污染，如对肠道进行去污染时，只消除肠道内的需氧革兰阴性菌和真菌，而使对病原菌定植有拮抗作用的厌氧菌不受影响。在选择去污染的药物时，应考虑其效果、适应证、药理特性、耐药程度、与细胞毒药物合用的毒性以及价格等因素。

19. 试述使用口罩时的注意事项。

（1）口罩应罩住口鼻部。

（2）戴上口罩后，口罩不可以悬挂于胸前，不可用污染的手触摸口罩。

（3）离开污染区前将口罩放入特定污物袋内，以便集中处理。

（4）始终保持口罩的清洁、干燥。纱布口罩使用 2～4 小时应更换。一次性口罩使用不超过 4 小时。口罩潮湿或可疑污染应立即更换。

§8.2 预防与控制医院感染自测试题（附参考答案）

一、选择题

【A 型题】

1. 发生医院内尿路感染最常见的诱因是　　　　　　　　　　　　　　　（　　）

A. 长期卧床　　　B. 留置导尿管　　　C. 膀胱冲洗　　　D. 膀胱内注药　　　E. 膀胱镜检查

2. 下列消毒剂中属中效消毒剂的是　　　　　　　　　　　　　　　　　（　　）

A. 戊二醛　　　B. 过氧乙酸　　　C. 氯己定　　　D. 臭氧　　　E. 聚维酮碘

3. 以 15% 过氧乙酸原液配制 0.3% 过氧乙酸 100 mL，下列方法中正确的是　（　　）

A. 原液稀释 200 倍　　　B. 原液 30 mL 加水 70 mL　　　C. 原液 20 mL 加水 80 mL　　　D. 原液 15 mL 加水 85 mL　　　E. 原液 2 mL 加水 98 mL

4. 关于锐器伤的预防，错误的是　　　　　　　　　　　　　　　　　　（　　）

A. 应立即采取相应的保护措施，清创，对创面进行严格消毒处理　　　B. 对发生锐器伤者进行血源性疾病的检查和随访　　　C. 被 HBV 阳性病人血液、体液污染了的锐器刺伤，应在 1 周内注射乙型肝炎高效价免疫球蛋白　　　D. 被 HBV 阳性病人血液、体液污染的锐器刺伤，应进行血液乙型肝炎标志物检查　　　E. 被 HBV 阳性病人血液、体液污染了的锐器刺伤，血液乙型肝炎标志物阴性者按规定接种乙型肝炎疫苗

5. 传染性非典型肺炎的最主要传播途径是　　　　　　　　　　　　　　（　　）

A. 经呼吸道飞沫传播　　　B. 经消化道传播　　　C. 经粪-口途径传播　　　D. 接触传播　　　E. 虫媒传播

6. 除灭菌速度快、灭菌效果好、经济、环境污染小的压力蒸汽灭菌法外，目前最常用的低温灭菌方法是　　　　　　　　　　　　　　　　　　　　　　　　　　　　　（　　）

A. 环氧乙烷灭菌法　　　B. 戊二醛浸泡灭菌法　　　C. 辐射灭菌法　　　D. 过氧乙酸浸泡灭菌法　　　E. 微波灭菌法

7. 关于无菌器械保存液和消毒剂的描述，下列哪项是正确的　　　　　　　（　　）

A. 无菌器械保存液应该是无菌的，最多允许检出少量微球菌　　B. 使用中消毒剂细菌总数应≤200 cfu/mL，致病性微生物不得检出　　C. 无菌器械保存液细菌总数应≤5 cfu/ mL，致病性微生物不得检出　　D. 使用中消毒剂细菌总数应≤10 cfu/ mL，允许检出金黄色葡萄球菌　　E. 使用中消毒剂细菌总数应≤100 cfu/ mL，致病性微生物不得检出

8. 医院感染主要发生在　　　　　　　　　　　　　　　　　　　　（　　）

A. 门诊、急诊病人　　B. 探视者　　C. 医务人员　　D. 住院病人　　E. 陪护人员

9. 关于地面和拖洗工具的消毒，下列哪项是正确的　　　　　　　　（　　）

A. 地面应经常用含氯消毒剂拖洗，既能消毒，又能增白　　B. 因为2%戊二醛是高水平消毒剂，有条件时最好用戊二醛拖地，消毒效果好　　C. 地面应湿式清扫，保持清洁，局部有血迹等污染时局部用消毒剂处理　　D. 拖洗工具使用后先洗净，再消毒，然后晾干　　E. 检验科的地面每天均需用消毒剂拖洗

10. 属于低水平消毒剂的是　　　　　　　　　　　　　　　　　　（　　）

A. 戊二醛　　B. 过氧乙酸　　C. 聚维酮碘　　D. 洗必泰　　E. 异丙醇

【X型题】

11. 医院污物的处理原则包括　　　　　　　　　　　　　　　　　　（　　）

A. 防止污染扩散　　B. 分类收集　　C. 分别处理　　D. 少量医疗垃圾可与生活垃圾一同处理　　E. 尽可能采用焚烧处理

12. 医务人员洗手的指征包括　　　　　　　　　　　　　　　　　　（　　）

A. 接触病人前后　　B. 进行无菌技术操作前后　　C. 带口罩和穿、脱隔离衣前后　　D. 接触血液、体液和被污染的物品前后　　E. 脱手套后

13. 下列哪些细菌是目前医院感染常见的细菌　　　　　　　　　　　（　　）

A. 葡萄球菌特别是金黄色葡萄球菌和凝固酶阴性葡萄球菌　　B. 大肠埃希菌　　C. 沙门菌　　D. 铜绿假单胞菌　　E. 肺炎链球菌

14. 关于消毒因子对人体的危害，下述哪些是正确的　　　　　　　　（　　）

A. 微波对人体无害　　B. 紫外线直接照射可伤害人体皮肤和角膜　　C. 液体消毒剂可以造成人体过敏　　D. 环氧乙烷泄漏不仅对人体直接有毒，还可以发生爆炸　　E. 吸入戊二醛气体对人体有害

15. 经血液、体液传播的病原体包括　　　　　　　　　　　　　　　（　　）

A. 乙型肝炎病毒　　B. 丙型肝炎病毒　　C. 人类免疫缺陷病毒　　D. 麻疹病毒　　E. 疟原虫

16. 有关医院感染预防与控制的概念，下述哪些是正确的　　　　　　（　　）

A. 部分医院感染是可以预防的　　B. 洗手是预防医院感染的重要措施　　C. 医院感染一定是由于消毒隔离缺陷所致　　D. 内源性医院感染是医院感染的重要原因　　E. 滥用抗菌药物可致二重感染

17. 关于消毒灭菌方法的选择，下述哪些是正确的　　　　　　　　　（　　）

A. 耐热耐湿的物品首选压力蒸汽灭菌法灭菌　　B. 手术器具与物品首选压力蒸汽灭菌法灭菌　　C. 消毒应首选物理方法，不能用物理方法消毒时选择化学消毒方法消毒　　D. 不耐热的物品如各种导管、精密仪器、人工移植物可以选择化学灭菌方法，如环氧乙烷灭菌　　E. 化学灭菌剂浸泡灭菌方便实用，应加以推广

18. 有关护理工作的描述，下述哪些是正确的　　　　　　　　　　　（　　）

A. 各种治疗、护理、换药操作应按清洁伤口、感染伤口、隔离伤口依次进行　　B. 起封抽吸的各种溶媒超过36小时不得使用，最好采用大包装　　C. 无菌物品必须一人一用一灭菌　　D. 灭菌物品提倡使用小包装，无菌棉球或纱布罐一经打开，使用时间不得超过24小时　　E. 治疗室、处置室布局合

理，清洁区、污染区分区明确

19. 输血可以引起的感染包括 （   ）

A. 梅毒　　B. 丙型病毒性肝炎　　C. 弓形虫病　　D. 艾滋病　　E. 巨细胞病毒感染

20. 属于高度危险物品的有 （   ）

A. 手术器械　　B. 心导管　　C. 听诊器　　D. 体温表　　E. 压舌板

21. 医院应每月对下列哪些科室进行环境卫生学监测 （   ）

A. 手术室、供应室无菌区、治疗室、换药室　　B. 重症监护室（ICU）　　C. 产房、母婴室、新生儿病房　　D. 骨髓移植病房、血液病房、血液透析室　　E. 传染病房

22. 有关外科手术切口感染的危险因素的描述，正确的是 （   ）

A. 术前住院时间长，感染危险性低　　B. 术前使用抗生素时间长，感染危险性高　　C. 侵入手术切口的细菌毒力强，感染危险性高　　D. 手术部位剃毛比剪毛的感染危险性低　　E. 术前使用抗生素时间短，感染危险性高

23. 下列消毒剂中哪些能达到灭菌水平 （   ）

A. 甲醛　　B. 戊二醛　　C. 含氯消毒剂　　D. 环氧乙烷　　E. 过氧化氢

24. 人体正常菌丛的作用有下列哪几项 （   ）

A. 抵制病原菌的入侵　　B. 提高机体免疫力　　C. 合成人体需要的部分维生素　　D. 引起自身感染　　E. 合成抗生素

25. 标准预防的具体措施包括 （   ）

A. 视一切血液、体液均有传染性而采取相应措施　　B. 强调病人与医务人员间的双相防护　　C. 接触隔离　　D. 空气隔离　　E. 微粒隔离

二、填空题

1. 纤维内镜消毒首选_____。

2. 医院感染发生的主要身体部位为_____、_____、_____、_____、_____、_____。

3. 医院内泌尿道感染最常见的诱因为_____。

4. 医院感染监测方法包括_____和_____。

5. 压力蒸汽灭菌效果监测方法有_____、_____、_____3种。压力蒸汽生物监测指示菌为_____。

三、判断题

1. 少量的医疗废物可以丢弃在生活垃圾中，与生活垃圾一起处理。 （   ）

2. 传染性非典型肺炎是我国法定管理的传染病，属乙类传染病。 （   ）

3. 医院感染就是交叉感染。 （   ）

4. 抽出的药液、开启的静脉输入用无菌液体须注明时间，超过2小时后不得使用；启封抽吸的各种溶媒超过24小时不得使用，最好采用小包装。 （   ）

5. 出院后1个月内的手术切口感染属医院感染。 （   ）

6. 医院使用的锐器（针头、穿刺针等）用后应放入防渗漏、耐刺的容器内，然后进行无害化处理。 （   ）

7. 对于有明确潜伏期的感染，病人自住院第1天算起，超过其平均潜伏期而发病者属于医院感染。 （   ）

8. 厌氧菌是消化道内最多的细菌，对机体有利，医疗过程中应注意保护。 （   ）

9. 在医院中出生的新生儿感染，均属医院感染。 （   ）

10. 重复使用的医疗器械，用完后应立即送中心供应室灭菌处理。 （   ）

四、名词解释

1. 医院感染

2. 医院感染监测

3. 高度危险性物品

4. 灭菌

5. 消毒

五、问答题

1. 试述乙醇的消毒作用。

2. 医院感染的感染链包括哪些部分？

3. 医疗垃圾对公众健康可能造成哪些危害？

4. 试述医院感染的危险因素。

5. 试述抗生素的使用原则。

参考答案

一、选择题

1. B 2. E 3. E 4. C 5. A 6. A 7. E 8. D 9. C 10. D 11. ABCE 12. ABCDE
13. ABDE 14. BCDE 15. ABCE 16. ABDE 17. ABCD 18. ACDE 19. ABCDE 20. AB
21. ABCD 22. BC 23. ABDE 24. ABCD 25. ABCDE

二、填空题

1. 2%戊二醛

2. 呼吸道 泌尿道 胃肠道 手术部位 皮肤软组织 血液

3. 留置导尿管

4. 全面综合性监测 目标性监测

5. 工艺监测 化学监测 生物监测 嗜热脂肪杆菌芽孢

三、判断题

1. − 2. + 3. − 4. + 5. − 6. + 7. + 8. + 9. − 10. −

四、名词解释

1. 医院感染：指住院病人在医院内获得的感染，包括在住院期间发生的感染和在医院内获得、出院后发病的感染；但不包括入院前已存在或入院时已处于潜伏期的感染。医院工作人员在医院内获得的感染也属医院感染。

2. 医院感染监测：是指长期、系统、连续地观察、收集和分析医院感染在一定人群中的发生、分布及其影响因素，并将监测结果报送和反馈给有关部门和科室，为医院感染的预防控制和管理提供科学依据。其监测内容包括：①综合性监测，是指对全院住院病人进行综合性医院感染及其相关因素的监测。②目标性监测，是指根据医院感染管理的重点，对选定目标开展的医院感染监测，如 ICU 病人的监测、外科术后病人的监测、新生儿的监测、抗感染药物耐药性的监测等。

3. 高度危险性物品：这类物品是穿过皮肤或黏膜而进入无菌的组织或器官内部的器材，或与破损的组织、皮肤黏膜密切接触的器材和用品，或血液流经其中的器材和用品，如手术器械和用品、穿刺针、输血器材、输液器材、注射的药物和液体、透析器、血液和血液制品、导尿管、膀胱镜、腹腔镜、组织器官移植物和活体组织检查钳等。

4. 灭菌：是指杀灭或去除外环境中媒介物携带的一切微生物的过程。

5. 消毒：是指杀灭或消除医院环境中和媒介物上污染的病原微生物的过程。

五、问答题

1. 乙醇的杀菌作用是使菌体细胞的蛋白质凝固、变性，干扰细菌的新陈代谢，从而杀灭之。乙醇浓度为 75%（按容量计）或 70%（按重量计）时杀菌力最强。乙醇属中效消毒剂。

2. 医院感染的感染链由 3 部分组成，即感染源、感染传播途径和易感者。

3. 医疗垃圾是指医疗卫生机构在医疗、预防、保健以及其他相关活动中产生的具有直接或者间接感染性、毒性以及其他危害性的废物，对公众健康可能造成危害，如传播艾滋病，传播乙型病毒性肝炎和丙型病毒性肝炎，传播胃肠道、呼吸道感染，造成血液感染、皮肤感染，甚至造成放射性损害或中毒。

4. 医院感染的危险因素如下：①介入性诊疗操作，破坏皮肤黏膜屏障，如外科手术、各种穿刺、各种插（留置）导管、气管切开等。②现代医疗新技术如器官移植、人工装置（人工瓣膜、人工关节、人工晶体等）。③损伤免疫功能的各种细胞毒药物、免疫抑制药、放射治疗等的广泛使用，如抗肿瘤药、肾上腺皮质激素、环孢素、^{60}Co 治疗等。④基础疾病致宿主免疫功能低下，如糖尿病、肝硬化、慢性肾炎、艾滋病、恶性肿瘤等。⑤使用能引起正常微生态失衡的抗菌药物，破坏机体正常微生态屏障。⑥其他原因，如医院消毒、灭菌工作存在缺陷，医疗场所过于简陋等。

5. 抗生素的使用原则：

（1）有效控制感染，争取最佳疗效。

（2）预防和减少抗生素的毒副作用。

（3）注意剂量、疗程和给药方法，避免产生耐药菌株。

（4）密切注意病人体内正常菌群失调。

（5）根据药敏结果严格选药和给药途径。

§9

基本护理
技能训练

护理学是一门操作性很强的学科，包括 50 多项常用的操作技能，如铺床、注射、现场心肺复苏等。

护士对各项护理技能规范化操作的熟练程度，对护理质量有十分重要的影响。

医院分级管理评审考核，除试卷考核外，又增加了基本护理技能操作考核，以便全面测评临床护士对医学"三基"掌握的程度。

§9.1 基本护理技能操作

§9.1.1 铺床法

一、备用床

病人出院后，床单位经终末消毒处理后，铺成备用床，其目的是保持病室整洁，准备迎接新病人（图 9-1）。

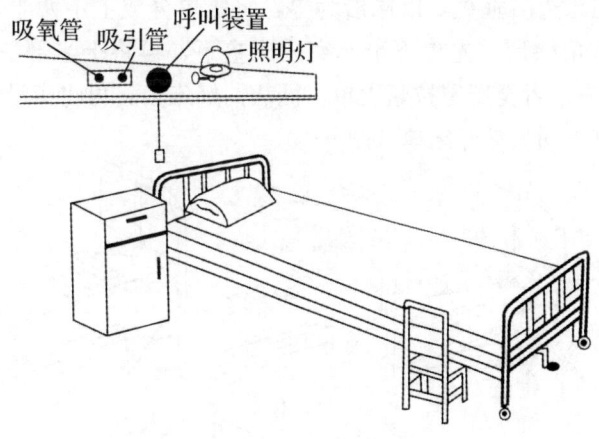

图 9-1 床单位

【评估】

1. 病床是否完好、符合安全要求，床褥、被单有无破损。

2. 同室病友有无进餐、治疗或换药等。

【计划】

（一）预期目标

1. 床铺平紧、舒适、安全、实用。

2. 病室整洁，准备迎接新病人（图 9-2）。

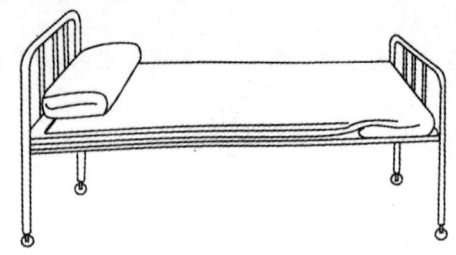

图 9-2 备用床

（二）准备

1. 操作者准备：衣帽整齐、洗手、戴口罩。

2. 用物准备：大单、被套、棉胎或毛毯、枕套、枕芯、床刷及刷套。按便于操作的原则折叠好各被单，并按使用先后顺序摆放于护理车上。

【实施】

1. 护理车推至床尾。移开床旁桌约 20 cm，凳移至床尾一侧。

2. 将床褥从床头至床尾湿扫干净，卷放在床边凳上，翻转床垫，上缘紧靠床头，再将床褥翻转铺上。

3. 铺大单：将大单正面向上，与床中线对齐，依次打开。先铺床头，后铺床尾。一手托起床头的床垫，另一手伸过床头中线，将大单塞入床垫下，在距床头约 30 cm 处，向上揭起大单边缘使其同床边沿垂直，以床沿为界，将床单分成上下两半，上半呈一等腰直角三角形，下半呈一直角梯形。先将下半部塞入床垫下，再将上半部三角翻下折于床垫下，将角铺成 45°斜角。操作者至床尾拉紧大单，同法铺好床角，再将床沿中段部分床单拉紧塞入床垫下。转至对侧，同法铺好床单（图 9-3）。

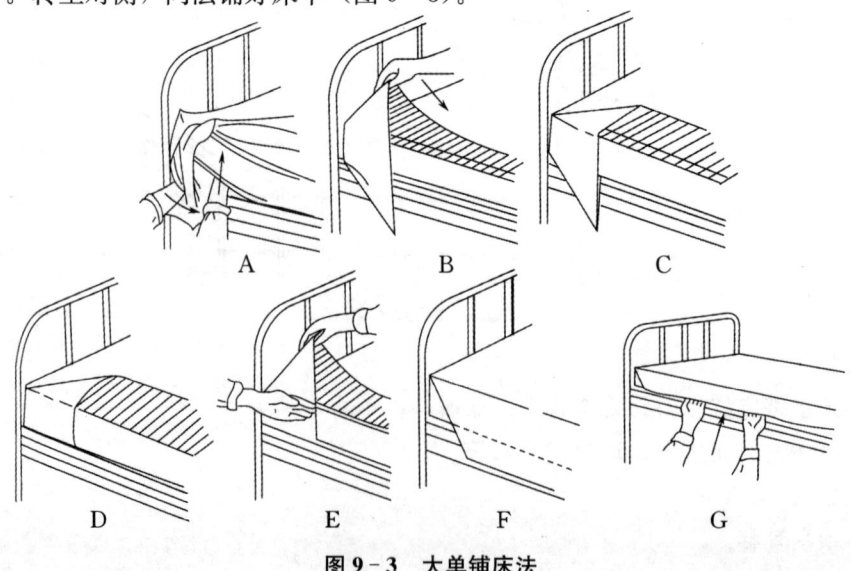

图 9-3 大单铺床法

240

4. 套被套：

（1）套被式：被套正面在外，中线与大单中线对齐，依次打开平铺于床上，将棉絮先纵行三折，再"S"形横三折，置于被套开口处，拉棉胎上边至被套封口处，拉开铺平，系好各带（图9-4A、图9-4B）。

（2）卷筒式：被套反面在外，中线与大单中线对齐，依次打开平铺于床上，将开口端朝向床尾，将棉胎或毛毯平铺在被套上，上缘与被套封口边平齐，先将毛毯与被套床头两角向上折成直角，再一并由床头卷至床尾，自开口处翻转系带，再向床头翻卷拉平（图9-4C）。

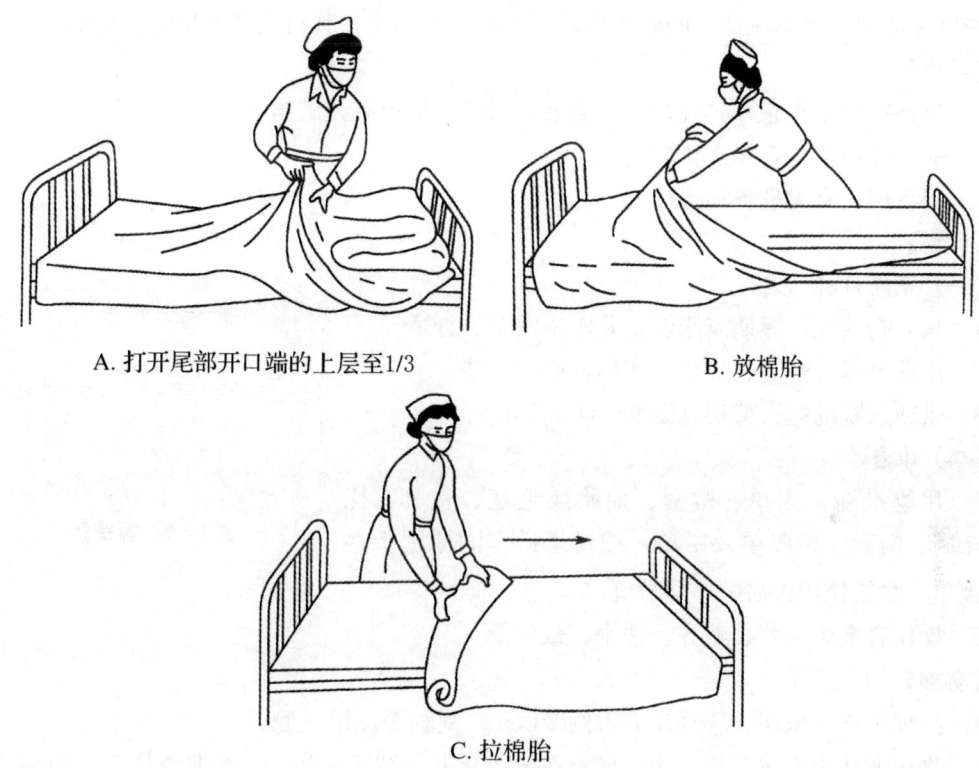

A. 打开尾部开口端的上层至1/3

B. 放棉胎

C. 拉棉胎

图9-4 套被套

5. 铺成被筒：被头平床头，两侧被缘向内折叠与床缘平齐，尾端向内折叠与床尾平齐。

6. 套枕套：于床尾或护理车上将枕套套于枕芯上，使四角充实，开口端背门，置于床头。

7. 桌凳归还原处，整理好用物。

8. 洗手。

【评价】

1. 手法正确，动作轻稳，操作熟练，符合节力原则。

2. 床铺平紧、整齐，各层床单均中线对齐，四角方正，舒适、美观。

3. 同室病友进餐或治疗、换药时暂停铺床。

【注意事项】

1. 铺床前后均应洗手，避免病菌经过操作者的手传播，以达到保护病人和自身的目的。

2. 操作前应仔细评估床的各部有无损坏，以确保病人安全。

3. 在同室病友进行治疗、换药或进餐时应暂停铺床。

二、暂空床

暂空床适宜暂时离床活动的病人或新入院的病人使用，其目的是保持病室整洁。

【评估】

1. 检查病床是否完好、符合安全要求，床褥、被单有无破损。

2. 病人的病情是否允许暂时离床活动。

3. 同室病友有无进餐和治疗。

【计划】

（一）预期目标

1. 病人病情允许短期离床者，其座位安全、舒适。

2. 床铺平紧、舒适、安全、实用，病室整洁。

3. 供新入院的病人使用（图 9-5）。

（二）准备

1. 用物准备：大单、被套、棉胎或毛毯、枕套、枕芯、床刷、刷套、橡胶单及中单，按便于操作的原则折叠好各被单，并按使用先后顺序摆放好。

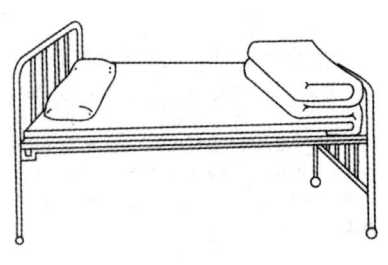

图 9-5 暂空床

2. 操作者准备：着装整齐、洗手、戴口罩。

【实施】

1. 护理车推至床尾，移开床旁桌约 20 cm，凳移至床尾一侧。

2. 将床褥从头至尾湿扫干净，卷放在床边凳上。翻转床垫，上缘紧靠床头，再将床褥翻转铺上。

3. 铺大单：按铺备用床法铺好大单，将橡胶中单与大单中线对齐，上端距床头 45～50 cm，铺平，依法将中单铺于橡胶单上，床缘部分与橡胶单一并塞入床垫下，同法铺好对侧各单。

4. 套被套：被套正面在外，中线与大单中线对齐，依次打开平铺于床上，将棉胎按竖三折、横"S"形三折，置于被套开口处，拉棉胎上边至被套封口处，拉开铺平，系好各带。

5. 铺成被筒：被头平床头，两侧被缘向内折叠与床缘平齐，尾端向内折与床尾平齐，将盖被三折于床尾。

6. 套好枕套：于床尾或护理车上将枕套套于枕芯上，四角充实，开口端背门，置于床头。

7. 桌凳归还原处，整理好用物，洗手。

【评价】

1. 手法正确，动作轻稳，操作熟练，符合节力原则。

2. 各层床单均中线对齐，四角方正，床铺平紧、整齐、舒适、美观。

3. 适合暂时离床活动的病人和新入院病人使用。

【注意事项】

1. 同"备用床"注意事项。

2. 被褥应保持清洁，定期更换。

三、麻醉床

麻醉床适宜麻醉手术后病人使用，其目的是保护被褥不被血液或呕吐物污染，预防并发症。

【评估】

1. 查对医嘱，了解病人手术部位、手术名称、麻醉种类及要求。

2. 病人病情及术后是否需要引流装置及适宜的急救设备等。

3. 病床是否完好、符合安全要求，床褥、被单有无破损，是否与季节相符。

4. 同室病友有无进餐、治疗和换药。

【计划】

（一）预期目标

1. 备用的急救器械、设备适应抢救需要。

2. 床铺平紧、舒适、安全、实用，适应麻醉后病人需要。

（二）准备

1. 操作者准备：着装整洁、洗手、戴口罩。

2. 用物准备：大单、被套、棉胎或毛毯、枕套、枕芯、床刷、刷套、橡胶单2个、中单2个，治疗盘内盛血压计、弯盘、听诊器、护理记录单、开口器、舌钳、压舌板、卫生纸、笔，必要时备热水袋。

3. 按便于操作的原则折叠好各被单，并按使用先后顺序摆放好。

4. 根据病情需要准备急救用品。

【实施】

1. 护理车推至床尾，查对床号、姓名，撤去污单。移开床旁桌约20 cm，凳移至床尾一侧。

2. 将床褥从床头至床尾湿扫干净，卷放在床边凳上，翻转床垫，上缘紧靠床头，再将床褥翻转铺上。

3. 铺大单：按铺备用床法铺好一侧大单。根据手术部位需要在床尾或床中部铺橡胶单。橡胶单铺于床中部时，中线与大单中线对齐，上端距床头45～50 cm，铺平；依法将中单铺于橡胶单上，床沿部分与橡胶单一并塞入垫下，铺床头橡胶单和中单，上端与床头平齐，下端压在中段橡胶单及中单上，床沿部分一并塞入床垫下，转至对侧，同法铺好各单。

4. 套被套：可按套被式或卷筒式套好被套，被头平床头，两侧边缘向内折叠与床沿平齐，尾端向内折叠和床尾平齐，盖被呈扇形三折叠于距门远侧床边。便于病人手术后由平车移至床上。如天冷，被中放带套的热水袋保温。

5. 套好枕套，将枕头开口端背门横立于床头，用床头罩或别针固定，以保护病人头部避免撞伤（图9-6）。

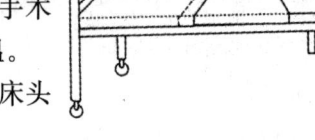

图9-6 麻醉床

6. 桌凳归还原处，摆放好急救盘等物品。

7. 处理污物袋，洗手。

【评价】

1. 手法正确，动作轻稳，操作熟练，符合节力原则。

2. 床铺平紧、整齐，各层床单中线对齐，四角方正，美观舒适。

3. 适合于不同麻醉手术后病人使用。

4. 急救物品符合病人救治需要。

【注意事项】

1. 同"备用床"注意事项。

2. 更换全部被服，以保证病人术后安全、舒适。

§9.1.2 基础护理操作

一、床上擦浴

床上擦浴适用于使用石膏、牵引和长期卧床、衰竭及无法自行沐浴的病人。其目的是维持皮肤清洁，使病人舒适；促进血液循环，增强皮肤排泄功能，预防皮肤感染和压疮等并发症；观察病人的一般情况，如精神状态、身体情况等。

【评估】

（一）病人评估

1. 全身情况：目前病情，自理能力，卫生状况，意识状态。

2. 局部情况：皮肤颜色、温度、清洁度，有无污垢及特殊气味，有无破损、皮疹、水疱和结节，有无伤口和感觉障碍，四肢活动情况。

3. 心理状态：对床上擦浴的顾虑和心理反应。

4. 健康知识：卫生习惯，对疾病的认识，皮肤护理的重要性。

（二）环境评估

室温是否适合、门窗是否完好。

（三）用物评估

1. 用物是否齐备、排列有序、便于操作。

2. 热水是否充足，温度是否适宜（47 ℃～50 ℃）。

3. 操作者评估：是否熟悉病人的情况，准备是否充分，着装是否整齐。

【计划】

（一）预期目标

1. 病人感觉舒适。

2. 皮肤完整，无特殊气味。

3. 能明确床上擦浴的意义，对疾病知识有所增加。

（二）准备

1. 用物准备：治疗盘内置 50％乙醇或按摩膏、浴皂、爽身粉、弯盘、1％甲紫（龙胆紫）、松节油、液状石蜡、胶布、棉签、梳子、小剪刀、浴巾、毛巾 2 条、清洁衣裤、被服、面盆 2 个、水桶 2 个（一个桶盛 47 ℃～50 ℃热水）。另备便盆、便盆布、屏风。女病人根据需要另备溶液碗（内盛温开水，大镊子及大棉球数个，作会阴冲洗用）。

2. 病人准备：理解目的，愿意合作。

3. 环境准备：调节室温在 24 ℃±2 ℃，根据季节关门窗，大病房关床帘或用屏风遮挡。

4. 操作者准备：着装整齐、熟悉病人。

【实施】

1. 将用物带至病人床旁，查对床号、姓名。解释目的，移开床旁桌。

2. 遮挡病人，放平床尾、床头支架，按需要给予便盆。

3. 将脸盆放床旁凳上，倒入热水 2/3 满。用毛巾为病人先洗眼：由内眦至外眦；再洗脸：从前额、鼻翼、面部，洗颈部及耳后。

4. 脱上衣放于护理车底层，在擦洗部位下垫浴巾，以肥皂涂于较湿毛巾上，按顺序先擦洗两上肢，再用较湿和拧干的毛巾擦一遍，洗手。换水，擦胸腹部。助病人侧卧，擦洗背部、臀部。按摩骨隆突部位，穿清洁衣服，使病人仰卧。换水。

5. 脱裤遮盖会阴，擦洗部位下垫浴巾，以肥皂涂在较湿毛巾上，按顺序擦洗两下肢，再用较湿和拧干的毛巾擦一遍。助病人斜卧，将两脚垂于床旁，大毛巾置床边，脸盆置床旁凳上，病人双脚浸入水中洗脚，擦干。助病人睡正。

6. 冲洗或抹洗会阴，穿裤拉平。必要时修剪手指甲、脚趾甲。

7. 按需要梳头、换床单、整理床铺、清理用物、洗手。

8. 有特殊情况做记录。

【评价】

1. 病人清洁、舒适、安全。

2. 床铺平整、干燥。

3. 擦洗有序、动作敏捷、用力适当，便盆放置方法正确，按摩手法正确，穿脱衣服方法正确。

【注意事项】

1. 要掌握用毛巾擦洗的步骤，先用涂肥皂较湿毛巾擦洗，再用湿毛巾擦净肥皂，拧干毛巾后再擦一遍，最后用大毛巾擦干。

2. 操作者应站在要擦浴的一边，擦完一边后再转至另一边。注意姿势要节力。

3. 为病人脱衣服时，应先脱近侧，如有外伤，应先脱健侧。

4. 操作时应以病人为中心，关心病人，动作轻柔、敏捷。尽量减少翻动病人，注意不暴露病人。冬天时要注意调节好室温，保持适当的水温，防止受凉。

5. 擦浴过程中要注意密切观察病情变化，如出现寒战、面色苍白、脉数等现象时，应立即停止擦洗，并及时给予适当处理。

二、口腔护理

口腔护理适用于高热、昏迷、禁食、留置胃管、口腔疾患、生活不能自理者和血液病人。其目的是：①保持口腔清洁、湿润，预防口腔感染等并发症。②防止口臭、口垢，促进食欲。③观察口腔黏膜及舌苔，注意特殊口腔气味，如肝臭味等。

【评估】

（一）病人评估

1. 全身情况：目前病情，自理能力，治疗、用药情况。

2. 局部情况：口唇颜色，口腔黏膜是否有炎症、溃疡、出血；有无龋齿、义齿、缺齿；牙龈的颜色，有无红肿、溢脓，口腔有无特殊气味等。

3. 心理状况：对接受口腔护理的反应、顾虑和合作程度。

4. 健康知识：卫生习惯、保健常识，对疾病的认识。

（二）用物评估

评估漱口液和用物是否符合病人的具体情况，用物是否齐全。

【计划】

（一）预期目标

1. 病人口唇湿润、口腔清洁，口气清新、舒适，无异味。

2. 口腔原有病灶痊愈或减轻。

3. 会正确地漱口、刷牙，学会一定的口腔保健知识。

（二）准备

1. 用物准备：治疗盘内盛漱口溶液；口腔护理包（内盛治疗碗2个、棉球、弯血管钳2把、弯盘2个、压舌板、吸水管、液状石蜡、棉球）；方盘（内盛开口器、纱布）；治疗巾和手套，手电筒，根据病人口腔情况准备漱口溶液和局部用药。

常用的漱口溶液有下列几种：

清洁口腔预防感染：等渗盐水、2%～3%硼酸液、0.02%呋喃西林液。

轻度口腔感染：朵贝溶液。

口腔感染、口臭：1％～3％过氧化氢溶液。

白假丝酵母菌感染：1％～4％碳酸氢钠溶液。

铜绿假单胞菌感染：0.1％醋酸溶液。

2. 病人准备：病人明确口腔护理的目的，主动配合。

3. 操作者准备：着装整齐、洗手、戴口罩。

【实施】

1. 将用物带至病人床旁，查对床号、姓名，向病人解释目的。助病人侧卧（或头偏向一侧），面向操作者，颌下围干毛巾，弯盘置病人口角旁。

2. 取下活动义齿，用冷开水冲刷干净，暂不用时浸于清水中。

3. 擦净口唇，用压舌板轻轻撑开颊部，用弯血管钳夹棉球蘸漱口水，先上后下，依次纵向擦净牙齿颊面和唇面。嘱病人张口（昏迷病人用开口器从磨牙处放入）擦净牙齿的舌面、牙合面以及舌的上下面和硬腭部。

4. 擦洗完毕，助病人用吸管吸漱口液漱口。

5. 为昏迷病人作口腔护理时，棉球要夹紧，一次一个棉球，棉球不可过湿，禁忌漱口。

6. 根据病人口腔情况涂药，口唇干燥者可涂液状石蜡，取下毛巾，擦干面部。

7. 整理床单位，清理用物，清洁消毒后备用（传染病人按隔离原则处理），洗手。

【评价】

1. 护士操作方法正确、动作轻巧、细致，病人满意。

2. 病人感觉舒适，未湿衣被。

3. 病人口腔保健知识增加。

【注意事项】

1. 关爱病人，动作轻柔，边操作边进行有效的沟通，特别对于凝血功能差的病人，要防止碰伤黏膜及牙龈。

2. 昏迷病人严禁漱口，需用张口器时，应从磨牙处放入（牙关紧闭者不可用暴力助其张口）。擦洗棉球不宜过湿，以防病人将溶液吸入呼吸道；擦洗时须用血管钳夹紧棉球，防止棉球遗留在口腔内；操作前后要清点棉球数，有活动义齿应取下，浸入清水中保存。

3. 对于长期应用抗生素者，应观察口腔黏膜有无真菌感染。

三、卧床病人更换床单

卧床病人更换床单，适用于生活不能自理、昏迷、危重等长期卧床的病人。其目的是使床铺平整、舒适，预防压疮，保持病室整洁美观。

【评估】

（一）病人评估

1. 全身情况：目前病情，自理能力，卫生状况，意识状态。

2. 局部情况：有无伤口、肢体功能障碍、活动受限、排便异常、局部皮肤红肿、溃烂等情况。

3. 心理状态：有无焦虑反应和怕麻烦的心理。

4. 健康知识：对疾病的认识，根据病情指导自我护理。

（二）环境评估

室温是否适合、门窗是否完好。

（三）用物评估

用物是否齐备，床单、被套有无破损，用物排列是否有序、便于操作。

（四）操作者评估

对病人病情是否了解，是否做好充分的思想和物质准备。

【计划】

（一）预期目标

1. 病人感觉清洁、舒适，情绪愉快。

2. 病室、病床整洁。

3. 病人明确更换床单的意义，主动配合，能学会一定的自我护理能力。

（二）准备

1. 用物准备：护理车上置按摩膏或 50％乙醇，大单、被套或套好的被子、中单、枕套、床刷、刷套、弯盘、洗手消毒液、便盆及便盆布、屏风。

2. 环境准备：关门窗，调节室温 24 ℃～25 ℃或以上，遮挡病人。

3. 病人准备：病人理解更换床单的目的和意义，主动配合。

4. 操作者准备：着装整齐、洗手、戴口罩。

【实施】

1. 将用物带至病人床旁，查对床号、姓名，向病人解释目的。移开床旁桌。

2. 遮挡病人，放平床尾、床头支架。按需要给予便盆。

3. 按摩：助病人侧卧（背向护士），用按摩膏按摩骨突处（脊柱、肩胛、肩峰、髂脊、尾骶）。

4. 换大单、中单：松开近侧大单、中单，将中单卷起擦净橡胶中单，塞入病人身下，橡胶单搭于病人身上，将大单卷起塞入病人身下，扫净床褥上渣屑；将清洁大单中线对齐，对侧一半平卷好塞入病人身下，近侧一半依大单法铺好；放平橡胶单，铺中单于橡胶单上；对侧中单的半幅卷起塞入病人身下，近侧半幅橡胶单和中单一并塞入床垫下，助病人侧卧或平卧于铺好的一边；转至对侧松下底层各单，将污中单擦净橡胶单后卷放床尾，橡胶单搭于病人身上，将污大单卷至床尾与污中单一并放于治疗车下（或污物袋内）；扫尽床褥上屑渣，依序将大单、橡胶单、中单各层铺好；助病人仰卧。

5. 换被套：解开污染被套，将棉胎在污被套内竖折三折，再按扇形横折三折于床尾或车上，将清洁被套正面在外铺于盖被上，然后将棉胎套入清洁被套内，对好上端两角，整理床头盖被，将清洁被套往下拉平，将盖被上缘压在枕下或病人双手握住，从床头至床尾将污被套撤出放于污物袋内；系好被套各带，叠成被筒，为病人盖好（或用已套好的清洁盖被换下污盖被），尾端内折与床尾平齐。

6. 换枕套：征得病人同意后，一手托起病人头颈部，一手取出枕头，更换枕套，拍松后置于病人头下。

7. 整理床单位、清理用物，桌椅归位，洗手。

8. 根据病人情况进行健康教育。

【评价】

1. 护士操作熟练、方法正确、动作轻稳、姿势符合节力原则，操作过程中注意观察病情变化。

2. 换单过程中病人无不适，无病情变化。

3. 换单后病人感觉清洁、舒适，心情愉快。

4. 病人对疾病有所了解并学会了一定的自我护理知识。

【注意事项】

1. 保护病人，冬天防止病人受凉。

2. 替多管道病人更换床单时，应注意维持各导管的效能。操作时动作轻稳，防止导管折叠、脱出，保持各导管通畅。

四、床上洗头

床上洗头适用于昏迷、年老体弱、大手术后、高热等身体虚弱者或生活不能自理、长期卧床和上肢功能障碍的病人。其目的是：增进头皮血液循环，除去污秽，使病人感到头发清洁整齐、舒适美观，并可预防感染。

【评估】

（一）病人评估

1. 全身情况：目前病情，自理能力，治疗、用药、卫生情况。

2. 局部情况：头发的质量，头皮有无伤口、皮疹，有无头屑、头虱等。

3. 心理状态：对疾病的顾虑、反应，对护理的要求和合作程度，有无特殊要求，日常洗发习惯以及心理感受等。

4. 健康知识：卫生习惯、保健常识，对疾病的认识。

（二）环境评估

室温是否适合、门窗是否完好。

（三）用物评估

1. 洗头车是否完好或马蹄垫有无漏气。

2. 用物是否齐备、排列有序、便于操作。

3. 热水是否充足，温度是否适宜。

（四）操作者评估

着装是否整齐，对病人病情是否了解。

【计划】

（一）预期目标

1. 病人感觉舒适，头发清洁、无头屑、无气味。

2. 刺激血液循环，促进头发健康。

3. 头发护理知识增加。

（二）准备

1. 用物准备：治疗车上置水壶盛热水（40 ℃～50 ℃）、面盆、浴巾、毛巾、眼罩、棉球、小橡胶单、水桶、梳子、洗发液、面巾、胶布、别针、洗头车或马蹄形橡胶气垫。

2. 环境准备：根据季节关门窗，调节室温。

3. 病人准备：了解床上洗头的目的，愿意合作，排空大小便。

4. 操作者准备：着装整齐，洗手，根据情况戴口罩，熟悉病人情况。

【实施】

1. 将用物带至病人床旁，查对床号、姓名，向病人解释目的，移开床旁桌，按需要给予便器。

2. 松开衣领向内反折、颈部围毛巾、别针固定。助病人斜卧在床上，枕头移至对侧或肩下，头部斜向近侧。

3. 将橡胶单及浴巾铺在枕头上，马蹄形橡胶垫放在病人头下，开口朝外，下端垂入水桶内。

4. 双耳塞棉球，戴眼罩并固定。

5. 为病人梳头，用手背测水温，先用温水将头发湿透，用洗发液揉搓头发与头皮，最后用热水冲净头发及橡胶垫。

6. 洗发过程中应注意观察病情变化，如有异常应停止洗发。

7. 撤去眼罩及棉球，脸盆盛热水，用面巾为病人洗净面部、耳及颈部，擦去头发上的水，松开颈部毛巾包住头发，助病人睡正，头枕在浴巾上，马蹄垫放入水桶内。

8. 用包头发的毛巾和浴巾擦干头发，为病人梳发，待干后撤去浴巾及小橡胶单。

9. 助病人卧于舒适的卧位，整理床单位，清理用物，洗手（图9-7）。

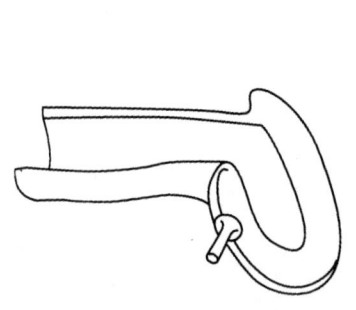
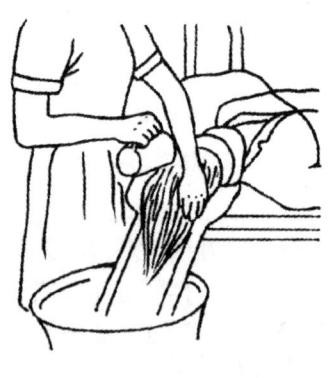

A. 马蹄形垫　　　　　　　　B. 马蹄形垫床上洗头

图9-7　马蹄形垫床上洗头法

【评价】

1. 护士操作熟练、方法正确、动作轻稳、姿势符合节力原则，操作过程中注意观察病情。

2. 洗头过程中病人无不适，无病情变化。

3. 洗头后病人感觉清洁、舒适，未湿衣被。

【注意事项】

1. 随时观察病人病情变化，如面色、脉搏、呼吸有异常时应停止操作。

2. 注意室温和水温，冬季关好门窗，调节室温，及时擦干或吹干头发，防止病人受凉。

3. 防止水流入眼和耳内，避免沾湿衣服和床单。

4. 衰弱病人和颅内出血病人不宜洗头发。

五、鼻　饲

鼻饲法适用于：①不能由口进食者，如昏迷、口腔疾患及口腔手术或不能张口进食者。②拒绝进食的病人。③早产儿及病情危重的婴幼儿等。

【评估】

（一）病人评估

1. 全身情况：目前病情，有无咀嚼、吞咽困难；食欲和进食方式，意识状态，活动能力，营养状态，鼻饲的原因。

2. 局部情况：鼻孔是否通畅、鼻腔黏膜有无红肿、破损，有无义齿、缺齿及有无食管疾患等情况。

3. 心理状态：有无焦虑、悲伤或忧郁反应，对鼻饲的认识与合作程度。

4. 健康知识：对饮食与营养及插胃管知识的了解程度。

（二）用物评估

胃管有无破损，是否通畅，粗细、软硬是否适合。

（三）环境评估

环境是否清洁、整齐。

（四）操作者评估

着装是否整洁，是否了解鼻饲的原因。

【计划】

（一）预期目标

1. 病人理解插胃管的意义和必要性，主动配合。

2. 病人基本的营养需求得到满足。

3. 病人饮食与营养的知识有所增加。

（二）准备

1. 用物准备：治疗盘内置换药碗（内盛胃管 1 根、纱布盖上）、弯盘、50 mL 注洗器

（或注射器）、血管钳、纱布 2 块、液状石蜡、压舌板、棉签、胶布、治疗巾或一次性垫巾、橡皮圈、听诊器、别针、温开水、鼻饲饮料（量 200 mL、温度 38 ℃～40 ℃）、一次性手套。

2. 环境准备：保持病室环境整齐、清洁。

3. 病人准备：明确鼻饲的目的和意义，主动配合，做好准备。

4. 操作者准备：洗手，根据情况戴口罩。

【实施】

（一）插胃管

1. 备齐用物带至床旁，对床号、姓名，解释目的。

2. 病人取坐位或半坐卧位，昏迷者平卧，头稍后仰，颌下铺治疗巾，用湿棉签检查并清洁鼻孔，备胶布，戴手套。

3. 比量胃管长度，发际至剑突（成人 45～55 cm，婴幼儿 14～18 cm），做好标记，润滑胃管前段。

4. 左手持纱布托住胃管，右手用钳子夹住胃管前端，自鼻孔轻轻插入约 14 cm 处时，清醒病人嘱其做吞咽动作，将胃管乘势送入所需长度。昏迷病人可将胃管末端置换药碗内用物放在病人口角旁，当插入 14～16 cm 时应检查胃管是否盘曲在口中，左手托起病人头部，使下颌贴近胸骨柄以加大咽部通道弧度，便于管端沿咽部后壁滑行插入。

5. 插管时如病人恶心应停止片刻，嘱病人做深呼吸；如插入不畅应检查胃管是否盘曲在口中；如出现呛咳、呼吸困难、发绀等情况，可能误入气管应立即拔出重插。

6. 用注射器抽吸出胃液（或将胃管开口端置于水中，无气体逸出。注射器注入 10 mL 空气，同时用听诊器在胃部听到气过水音），证实胃管在胃内后，夹紧胃管开口端，胶布固定胃管。昏迷病人枕头复位，头偏向一侧。

（二）饲食

1. 饲食：先注入少量温开水，再注入流质食物或药液，最后再注入少量温开水以清洁管腔，饲食过程中，防止空气进入，手指勿触及管口，应用纱布托住。

2. 将胃管末端抬高后反折，纱布包好管口后用橡皮圈缠紧，并用别针固定于病人衣肩上。

3. 整理床单位和用物，记录饲食量。

（三）拔管

病人停止鼻饲或长期鼻饲需要更换胃管时拔管。

1. 应于末次喂食后拔管。

2. 揭去固定的胶布，一手将胃管折叠捏紧，另一手持纱布近鼻孔处包裹胃管，边拔管边用纱布擦净胃管，拔到咽喉处时快速拔出，以免液体滴入气管。拔出后将胃管盘于弯盘内，倒入医用垃圾桶内。

3. 清洁病人口鼻面部，助病人漱口，擦净胶布痕迹，取舒适卧位。

【评价】

1. 病人插管安全、顺利，确保胃管在胃内，无脱出。

2. 病人学会了一定的健康知识。

3. 插管姿势正确、操作熟练、保持清洁，食量、温度、间隔时间适宜。

【注意事项】

1. 胃管插入会给病人带来很大压力，护患之间必须进行有效的沟通，让病人或家属理解鼻饲的必要性和安全性。

2. 动作轻柔，态度真诚。

3. 每次饲食前必须检查胃管确在胃内方可饲食。每次量不超过 200 mL，间隔时间不少于 2 小时。

4. 鼻饲者须服药时，应将药片研碎，溶解后再注入。

5. 长期鼻饲者，应每日进行口腔护理。胃管应每周更换。

六、压疮的预防护理

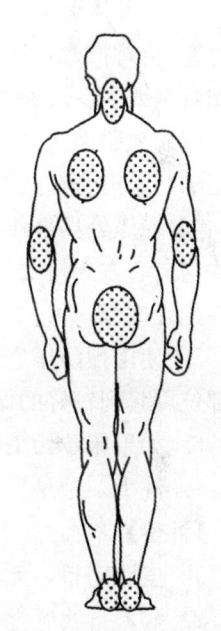

压疮是局部组织长期受压，血液循环障碍，持续缺血、缺氧，营养不良而致软组织溃烂和坏死。预防压疮是一项重要的护理工作，一旦发生压疮，不仅增加病人躯体的痛苦，加重病情，而且对心理产生极坏的影响，严重时可因继发感染引起败血症而危及生命。因此必须加强护理，杜绝压疮的发生（图 9-8）。

【评估】

（一）病人评估

1. 全身情况：目前病情，意识状况，自理能力。

2. 心理状态：有无紧张、焦虑、羞涩等情绪反应。

3. 健康知识：卫生习惯，对疾病的认识等。

4. 局部情况：受压部位皮肤情况。①颜色，有无苍白、发绀、潮红、黄染等。②温度，是否过热或过冷。③清洁度，有无污垢和特殊气味。④完整性与病灶，有无破损、斑点、丘疹、水疱和结节等。⑤感觉，有无感觉迟钝。

图 9-8　压疮的好发部位

（二）环境评估

环境是否符合病人需要，光线是否充足。

（三）用物评估

用物是否符合病人的病情，是否齐全。

（四）操作者评估

是否了解病人病情，着装是否整洁。

【计划】

（一）预期目标

1. 皮肤保持完好状态。

2. 病人舒适，活动增加。

3. 原有皮肤损害改善或痊愈。

（二）准备

1. 用物准备：按摩膏或红花乙醇、气圈、气垫、棉圈或海绵垫、翻身卡、笔、脸盆、毛巾、热水（47 ℃～50 ℃）、床刷和刷套。

2. 环境准备：关门窗，调节室温，关床帘或用屏风遮挡。

3. 病人准备：病人接受护理，主动配合，排空大小便。

4. 操作者准备：着装整齐、剪指甲、洗手，根据病人病情戴口罩。

【实施】

1. 携用物至床旁，对床号、姓名，解释目的，以取得合作。

2. 移开床旁桌，将盛热水的脸盆置于床旁。

3. 全背按摩：协助病人俯卧或侧卧露出背部，先以热水进行擦洗，再以两手或一手沾按摩膏（或 50％乙醇，红花乙醇做按摩）从病人臀部上方开始沿脊柱两旁向上按摩（力量要足够刺激肌肉组织）至肩部时转向下至臀部。如此有节奏地按摩数次，再用拇指指腹由骶尾部开始沿脊柱按摩至第 7 颈椎处。

4. 受压处局部按摩：沾按摩膏（或 50％乙醇），以手掌大小鱼际部分紧贴皮肤，做压力均匀向心方向按摩，由轻至重，再由重至轻，每次 3～5 分钟。对软组织已有损伤者，不得在此处按摩，可用拇指指腹以环状动作由近压疮处向外按摩。

5. 使用预防压疮垫：近些年来，预防不同部位的压疮垫已在临床较普遍应用，对易受压部位可起到较好的保护作用。

6. 如果床单污染则更换床单。助病人取舒适的卧位，整理床单位。

7. 洗手，记录。

【评价】

1. 皮肤完整，无红肿和破溃。

2. 病人自我感觉良好。

3. 病人及家属满意。

【注意事项】

1. 避免局部长期受压。

2. 避免潮湿、摩擦及排泄物的刺激。

3. 增进局部血液循环。

4. 增加营养的摄入。

七、尸体料理

病人死亡后的护理既是对死者的同情与尊重，又是对亲属的极大安慰。尸体料理的目的是使尸体清洁无渗出液，姿势良好，易于鉴别，遗容安详，使死者亲属得到安慰。

【评估】

1. 医师确定病人死亡，开出死亡诊断书。

2. 死者生前一般情况，病情、诊治及抢救经过，死亡原因及时间。

3. 主要家属的社会背景，及其对死亡的态度。

【计划】

（一）预期目标

1. 尸体整洁，姿势良好，易于鉴别。

2. 家属节哀，对尸体料理表示满意。

（二）准备

1. 用物准备：治疗盘内备有衣裤、尸单、尸体识别卡 3 张，血管钳、不脱脂棉花适量、剪刀、绷带。有伤口者需备换药敷料，按需要备擦洗用具，必要时备隔离衣和手套、松节油、屏风等。

2. 环境准备：大病室用屏风遮挡，尊重死者，避免对其他病人的不良刺激。

3. 操作者准备：着装整洁，态度严肃，根据情况穿隔离衣，戴手套。

【实施】

1. 填写尸体识别卡。备齐用物携至床边。

2. 劝慰家属，请暂时离开病房，家属如此时不在医院，应设法将病人已故消息尽快通知，让死者亲属来院探视遗体。

3. 撤去治疗用物，将床放平，使尸体仰卧，头下垫一枕，防止面部淤血变色，双臂放于身体两侧，用大单或被套遮盖尸体。

4. 有伤口者更换敷料，如有引流管应拔出后缝合伤口，或用蝶形胶布封闭，再用棉垫盖好包扎。

5. 洗脸，协助闭上眼睑。如眼睑不能闭合，可用毛巾湿敷或在上眼睑下垫少许棉花，使上眼睑下垂闭合。嘴不能闭紧者，轻揉下颌或用绷带托住。如有义齿代为装上。为死者梳理头发。

6. 脱去衣裤，依次洗净上肢、胸、腹、背、臀及下肢，如有胶布痕迹用松节油擦净。必要时用棉花填塞口、鼻、耳、阴道、肛门等孔道，以免液体外溢。棉花不能外露。

7. 穿上衣裤，梳头，铺上尸单包裹尸体，在单外及手腕部系尸体识别卡。

8. 移尸体于平车或担架上，送太平间，置于停尸屉内，系尸体识别卡于停尸屉外。

9. 整理用物及床单位，经终末消毒处理后，重新铺好备用床。

10. 消毒双手。

11. 按医院规定进行病人死亡后的各种处理，在体温单 40 ℃～42 ℃之间用红笔纵写死亡时间，停止一切药物、治疗及饮食等。按出院手续办理结账。有关医疗文件及床单位处理方法同出院病人。如死者为传染病，应按传染病病人终末消毒处理。

【评价】

1. 尸体整洁，无渗液。

2. 尸体位置良好，家属满意。

【注意事项】

1. 病人经过抢救无效，由医师证明确已死亡，方能进行尸体料理。

255

2. 态度要严肃认真。

3. 要使尸体位置良好、清洁、无液体外流。

4. 将尸体包裹固定好，符合要求。

5. 尸体识别卡正确。

6. 安慰家属。清点遗物交给家属。若家属不在时，应由两人共同清点，将贵重物品列出清单，并签上两人的名字后交护士长保存，以便交还死者家属或工作单位。

§9.1.3　无菌技术

一、无菌技术操作

无菌技术是指在医疗、护理操作中，防止一切微生物侵入人体和防止无菌物品、无菌区域不被污染的操作技术。

【评估】

（一）环境评估

环境是否清洁、宽敞、符合无菌技术操作要求。

（二）用物评估

1. 护士查对无菌物品灭菌日期，查看指示胶带是否变色；查对手套号码。

2. 检查其他操作用物是否齐全，摆放是否符合无菌操作原则。

（三）操作者评估

着装是否符合无菌技术操作要求。

【计划】

（一）预期目标

1. 操作符合无菌要求。

2. 保证已灭菌的无菌物品处于无菌状态。

3. 保证无菌物品、无菌溶液和无菌区域不被污染。

（二）准备

1. 操作者准备：衣帽整齐、剪指甲、取下手表、洗手、戴口罩。

2. 环境准备：操作前半小时停止清扫地面、避免不必要的人群流动，湿抹治疗台和治疗盘。保持环境清洁、干燥、宽阔。

3. 用物准备：无菌容器及持物钳、敷料缸、棉签、消毒液瓶、无菌溶液、无菌巾包、小无菌物品包、有盖方盘或储槽内盛无菌物品、无菌手套、弯盘、笔、抹布（操作前半小时湿抹治疗盘），另备清洁治疗盘2个。仔细检查无菌物品、无菌溶液的名称、灭菌日期、是否在有效期内。

【实施】

（一）无菌持物钳使用法

1. 无菌持物钳应浸泡在盛有消毒液的大口容器内，溶液应浸没钳轴关节以上 2～3 cm 或镊的 1/2。每个容器只能放 1 把无菌持物钳（镊）。有条件者也可使用干燥无菌持物钳，但无菌持物钳和容器应每 4 小时更换一次。

2. 取放无菌持物钳时，应将钳端闭合，不可触及容器边缘或液面以上的容器内壁。使用持物钳时应保持钳端向下，用后立即放回容器中，并松开关节，将钳端打开。

3. 无菌持物钳只能用来夹取无菌物品，不能触碰非菌物品，也不能用于换药或消毒皮肤。到远处取物应连同容器一起搬移，就地取出使用。如有被污染或可疑时应重新灭菌（图 9-9）。

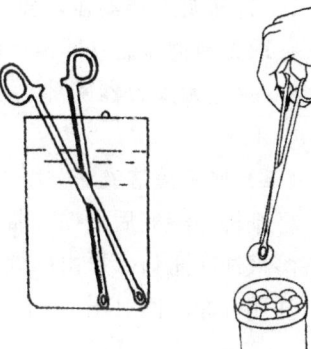

图 9-9　无菌持物钳使用法

（二）无菌包使用法

1. 取无菌包查对包外标签（物品名称、灭菌日期、指示胶带是否变色、包布是否干燥等）。

2. 放置：无菌包平放在清洁、干燥、平坦处。

3. 开包：手只能接触包布外面，依次揭开包布四角（图 9-10）。

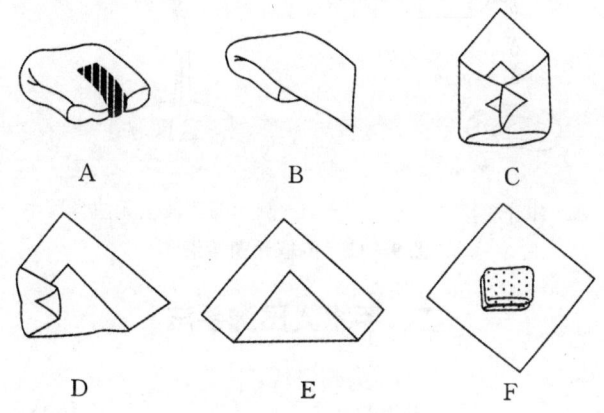

图 9-10　打开无菌包

4. 取物：用无菌钳夹取所需物品，放在备妥的无菌区。

5. 回包：按原折痕包盖。

6. 记录：注明开包日期及时间并签名。

（三）铺无菌盘法

1. 单巾铺盘法：①展开无菌巾（双层，边缘对齐）平铺于治疗盘上。开口边在对（近）侧均可。②双手捏住无菌巾上层之两角，呈扇形折叠开口边缘向外（无菌面朝上）。③放入无菌物品后，将无菌巾边缘对合整齐盖严，将开口处向上翻折两次，两边向下翻折一次，露出治疗盘边缘。④将铺好的治疗盘注明铺盘时间。

2. 双巾铺盘法：①取出一治疗盘放于治疗台适当的位置。②取已用过的无菌巾包，查

257

对开包时间。③打开无菌巾包，用无菌持物钳取一块无菌巾，按原痕将包折好。④双手展开无菌巾，由对侧向近侧平铺于盘上。无菌面向上。⑤放入无菌物品后，夹取另一块无菌巾，双手展开后由近侧向对侧覆盖于无菌盘上，边缘剩余部分向上反折，不暴露无菌物品。

（四）无菌容器使用法

1. 打开无菌容器盖，盖的内面朝上，平放于桌上，夹取无菌物品后立即由近侧向对侧盖严。

2. 手托无菌容器底部，不触及容器内面及边缘（图9-11）。

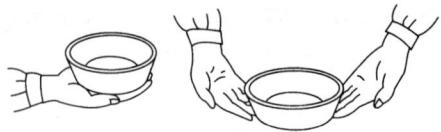

图9-11　手持无菌容器

（五）取无菌溶液法

仔细检查溶液后，揭开瓶盖，手握瓶签，先倒出少许溶液冲净瓶口，再由原处倒出适量溶液于容器内，盖上瓶盖，消毒翻转部分后立即盖严。注明开瓶时间（图9-12）。

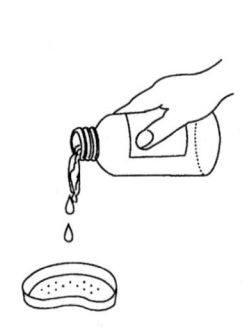
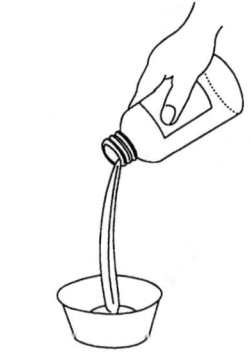

A. 冲洗瓶口　　　　　　B. 倒无菌溶液至无菌容器中

图9-12　倒取无菌溶液

二、手术人员洗手法

【适用范围】

凡进入手术室直接参加手术的医护人员都必须洗手。

【禁忌证】

手臂皮肤破损或有化脓性感染。

【准备工作】

1. 洗手前必须更换手术室专用衣、裤、鞋，戴好消毒口罩、帽子。口罩必须遮住口与鼻孔，帽子应完全遮住头发。修剪指甲，除去甲缘下积垢。

2. 将双侧衣袖卷至上臂上1/3处，上衣的下摆塞在裤腰内。

【操作方法】

手臂消毒方法很多，现介绍6种方法供手术人员选择应用。

（一）肥皂洗刷乙醇浸泡法

1. 将双手及手臂先用肥皂擦洗1遍，再用自来水冲洗干净（图9-13）。

2. 取消毒毛刷沾消毒肥皂水，按顺序交替刷洗双侧指尖、手指、手掌、手背、前臂、肘部至肘上 10 cm。应特别注意刷洗甲缘、指蹼、掌纹及腕部的皱褶处。刷洗动作要稍用力并稍快，刷完一遍后用自来水冲洗干净。在刷洗和冲洗过程中，应保持手指在上，手部高于肘部，使污水顺肘部流下，以免流水污染手部（图 9-14）。

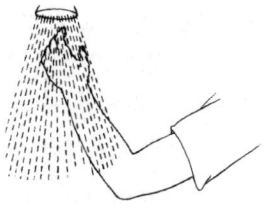

图 9-13　冲洗方法

3. 另换一个毛刷，按上法再洗刷 2 遍。刷洗 3 遍时间共计 10 分钟。

4. 用无菌干毛巾自手指向上臂方向依次拭干已刷洗过的部位（图 9-15）。

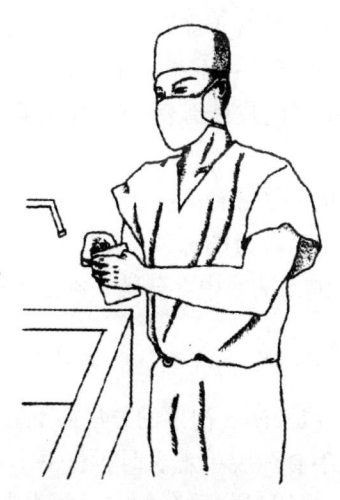

图 9-14　消毒毛刷刷洗

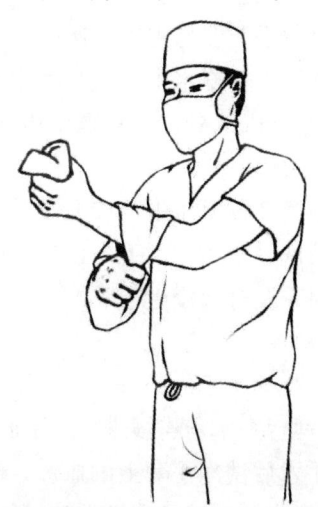

图 9-15　无菌干毛巾拭干

5. 将手和臂部浸泡于 70％～75％乙醇中 5 分钟，浸泡范围到肘上 6 cm。

6. 在刷洗过程中，如不慎污染了已刷洗的部位，则必须重新刷洗。如经消毒液浸泡处理后不慎被污染，必须重新刷洗 5 分钟，拭干，并重新在 70％～75％乙醇中浸泡 5 分钟。浸泡手臂时，手在乙醇中手指要张开、悬空，并时时移动。

7. 浸泡 5 分钟后，悬空举起双手前臂，使手上乙醇沿肘流入浸泡桶中，双手上举胸前呈拱手姿势进入手术间内，待手臂上消毒液干后再穿无菌手术衣和戴无菌手套。担任消毒病人皮肤者，应在替病人消毒皮肤后再在乙醇内泡手 1～3 分钟，方可穿无菌手术衣和戴无菌手套。

（二）聚维酮碘洗手法

首先用肥皂水洗双手、前臂至肘上 10 cm，清水冲净，再用浸透 0.5％聚维酮碘纱布涂擦手、前臂至肘上 2 遍，第 1 遍擦至肘上 10 cm，第 2 遍擦至肘上 6 cm，共 5 分钟，稍干后穿手术衣及戴手套。

（三）消毒液洗手法

1. 按普通七步卫生洗手法将双手及前臂用肥皂液清洗，并用流水冲净。

2. 用无菌毛刷蘸手术洗手消毒液（如灭菌王溶液）3～5 mL 刷手、前臂至肘上 10 cm

处，约 3 分钟，流水冲净，用无菌小毛巾擦干。

3. 用吸足手术洗手消毒液（如灭菌王溶液）的纱布或海绵块涂擦，从手指尖到肘上 6 cm 处，自然待干。

（四）氨水洗手法

1. 取消毒脸盆 2 个，各盛温热水 2 000 mL，每盆内加入 10％氨水 10 mL，配成 0.05％氨水。氨水温度最好在 30 ℃～39 ℃，温度过高则氨分解快，过低则离子活动差。每个盆内放入消毒小毛巾 2 块，可供两人使用，但两人必须同洗第 1 盆后再洗第 2 盆，不得各洗一盆后再交叉使用。

2. 将双手及臂部先用普通肥皂刷洗一遍后，用自来水冲洗干净。

3. 在第 1 盆氨水中，用小毛巾按顺序交替揉擦双侧指尖、手指、手掌、手背、前臂、肘部至肘上 10 cm 处。注意擦洗甲缘、指蹼、掌纹和腕部的皮肤皱褶处，避免遗漏，擦洗时间为 3 分钟。

4. 在第 2 盆氨水中，按上法重复擦洗 1 遍，时间也为 3 分钟。

5. 擦洗完毕后拧干毛巾，从手向上臂方向依次拭干已洗过的部位。

6. 将手及臂部浸泡于 70％～75％的乙醇（或其他消毒液）中 5 分钟，浸泡范围到肘上 6 cm。

（五）连续手术洗手法

如有两台手术需连续进行，手套与手术衣的更换，以及洗、泡手的方法如下。

1. 手术后洗净手套上的血迹，先脱手术衣，后脱手套。脱手术衣时，将手术衣自背部向前反折脱去。此时，手套的腕部就随之翻转于手上。先用仍戴手套的右手脱去左手手套，注意右手手套不能接触左手的皮肤；然后以左手拇指伸入右手手套掌部之下，并用其他各指协助提起右手手套的翻转部，将右手手套脱下。

2. 双手在 70％～75％乙醇（或其他消毒液）内浸泡 5 分钟后，悬空举起双手前臂待干，然后再穿手术衣，戴手套。

3. 进行第 1 个手术时，如双手已被污染或第 1 个手术为有菌手术，则在做第 2 个手术之前，必须重新洗手、泡手。

（六）急诊手术洗手法

在十分紧急的情况下，来不及做常规手臂消毒准备，偶可按下列步骤于 2～3 分钟内完成，即可参加手术。

1. 更换手术室的洗手衣、裤及鞋子，戴好口罩、帽子。

2. 用肥皂洗手臂，只要求一般清洁，不用毛刷，也不用乙醇等消毒液浸泡。

3. 戴干手套。将手套上端翻转部展开盖于腕部，然后穿无菌手术衣，将衣袖留在手套腕部外面，由手术室洗手护士用无菌纱布条将衣袖口扎紧，然后在第一双手套外面再戴一双无菌手套，并使手套翻转部将手术衣袖口盖住。

除上述方法外，在紧急情况下也可用 2.5％～3％碘酊涂擦手及前臂 1 次，再用 75％乙醇擦净碘酊，接着戴手套和穿手术衣（如上法），但不用纱布条扎紧衣袖口。

三、穿无菌手术衣、戴无菌手套法

【适用范围】

任何一种洗手方法，都不能完全消灭皮肤深处的细菌，这些细菌在手术过程中逐渐移行到皮肤表面并迅速繁殖生长，故洗手之后必须穿上无菌手术衣，戴上无菌手套，方可进行手术。

【准备工作】

1. 在穿无菌手术衣与戴无菌手套前，手术人员必须洗手，并经消毒液泡手和晾干。
2. 无菌手术衣包事先由巡回护士打开，无菌手套亦由巡回护士备好。

【操作方法】

（一）穿无菌手术衣

1. 从已打开的无菌衣包内取出无菌手术衣一件，在手术间内找一较空旷的地方穿衣（图 9 - 16A）。先认准衣领，用双手提起衣领的两角（图 9 - 16B），充分抖开手术衣（图 9 - 16C），注意勿将手术衣的外面对着自己。

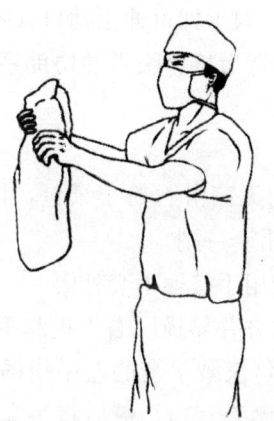
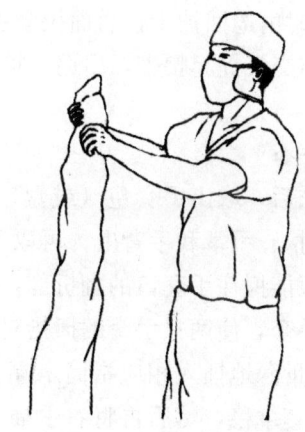

A. 拿起手术衣并辨别方向轴　　　　　　B. 手提衣领两角

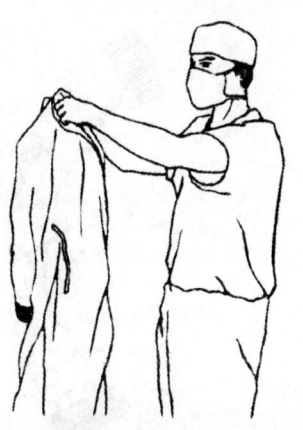
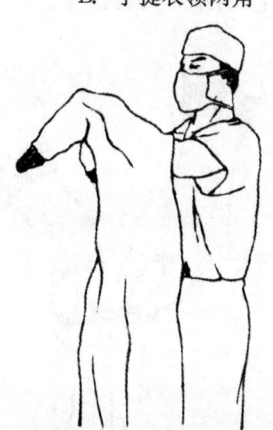

C. 充分抖开全衣　　　　　　D. 抛起手术衣，双手伸入衣袖

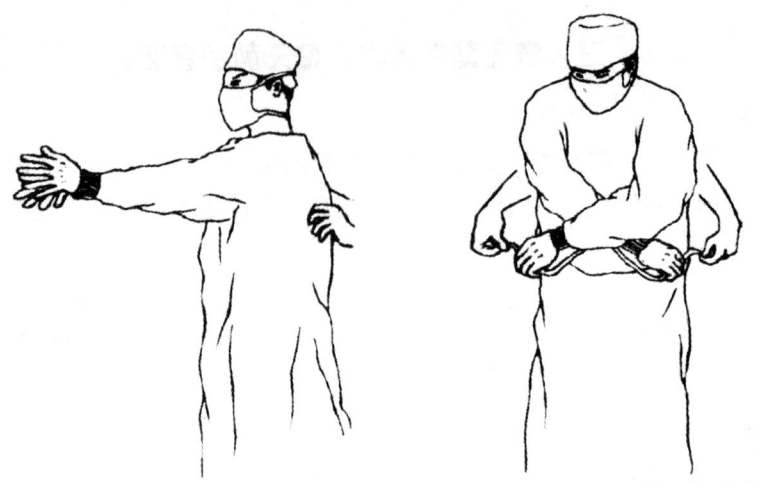

E. 巡回护士协助穿衣　　　　　F. 双手交叉提起腰带，巡回护士协助系腰带

图 9－16　穿无菌手术衣

2. 看准袖筒的入口，将衣服轻轻抛起，双手迅速同时伸入袖筒内（图 9－16D），两臂向前平举伸直，此时由巡回护士在后面拉紧衣带，双手即可伸出袖口（图 9－16E）。

3. 双手在身前交叉提起腰带，由巡回护士在背后接过腰带并协助系好腰带和后面的衣带（图 9－16F）。

（二）戴无菌手套

1. 穿好手术衣后，取出手套包（或盒）内的无菌滑石粉小纸包，将滑石粉撒在手心，然后均匀地抹在手指、于掌和手背上，再取无菌手套一副。

2. 取手套时只能捏住手套口的翻折部，不能用手接触手套外面。

3. 对好两只手套，使两只手套的拇指对向前方并靠拢。右手提起手套，左手插入手套内，并使各手指尽量深地插入相应指筒末端。再将已戴手套的左手指插入右侧手套口翻折部之下，将右侧手套拿稳，然后再将右手插入右侧手套内，最后将手套套口翻折部翻转包盖于手术衣的袖口上（图 9－17A～图 9－17E）。

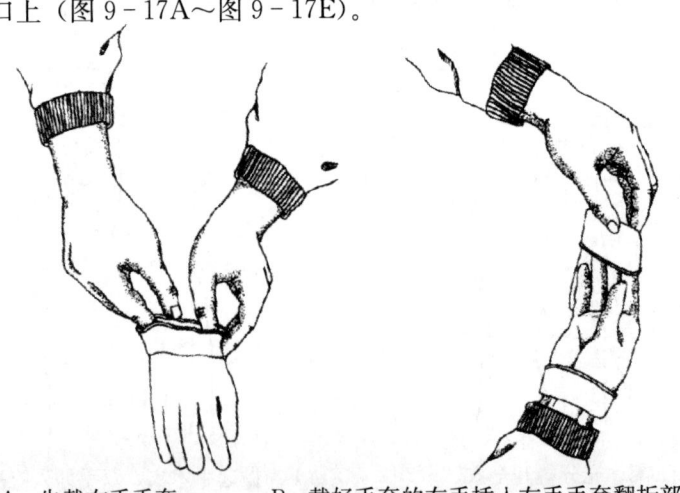

A. 先戴右手手套　　　　　B. 戴好手套的右手插入左手手套翻折部

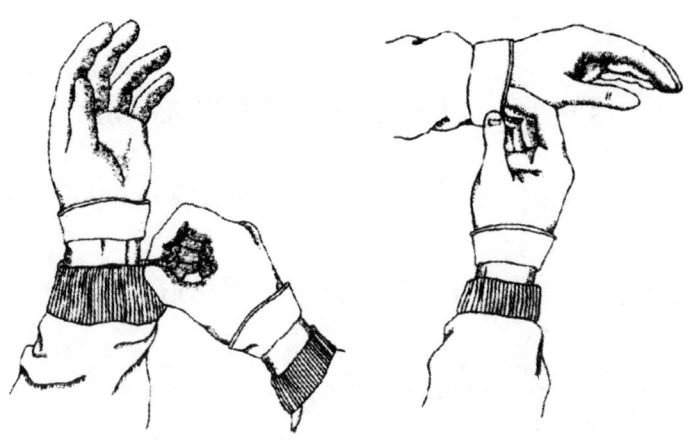

C. 戴左手手套　　　D. 左手手套翻折部翻回 A

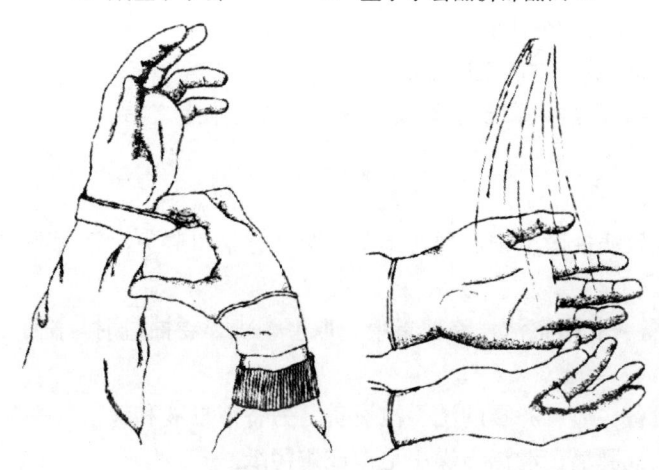

E. 左手手套翻折部翻回 B　　　F. 冲洗滑石粉

图 9 - 17　戴无菌手套

4. 用消毒外用 0.9%氯化钠注射液洗净手套外面的滑石粉（图 9 - 17F）。

【注意事项】

（一）穿无菌手术衣注意事项

1. 穿无菌手术衣必须在手术间内比较空旷的地方进行。一旦接触未消毒的物件，立即更换。

2. 若发现手术衣有破洞，应立即更换。

3. 穿好手术衣后，如手术不能立即开始，应将双手插入胸前特制的衣袋中，并选择手术间内较空旷处站立等待。

（二）戴无菌手套注意事项

1. 手术人员应根据自己手的大小选择合适的手套。

2. 一定要掌握戴无菌手套的原则，即未戴手套的手，只允许接触手套内面，不可触及手套的外面；已戴手套的手则不可触及未戴手套的手或另一手套的内面。

3. 手套破损须及时更换，更换时应以手套完整的手脱去应更换的手套，但勿触及该手的皮肤。

§9.1.4 卫生洗手法（七步洗手法）

将双手涂满肥皂或清洁剂，并对其所有表面按序进行强有力的短时揉搓，然后用流水冲洗的过程称洗手。

有效的洗手可清除手上99%以上的各种暂住菌，切断通过手传播感染的途径。

【适用范围】

医务人员在下列情况下必须进行卫生洗手：

1. 实施侵入性操作前。

2. 诊断、护理、治疗免疫力低下的病人或新生儿前。

3. 接触血液、体液和分泌物后。

4. 接触被致病性微生物污染的物品后。

5. 护理每例传染病病人和多重耐药菌株定植或感染者之后。

【计划】

（一）预期目标

通过洗手清除致病性微生物，预防感染与交叉感染，避免污染无菌物品和清洁物品。

（二）准备

1. 操作者准备：衣帽整洁，修剪指甲，取下手表，卷袖过肘，洗手。

2. 用物准备：

（1）洗手池设备：应有齐腰的洗手池设备，另备消毒液和清水各一盆。

（2）备消毒液或肥皂、清洁干燥小毛巾或避污纸。

3. 环境准备：清洁、宽敞，物品放置合理、取用方便。

【实施】

卫生洗手法亦称七步洗手法，具体操作步骤如下（图9-18）：

1. 第一步：洗手掌，流水湿双手，涂抹洗手液或肥皂，掌心相对，手指并拢，相互揉搓。

2. 第二步：洗背侧指缝，掌心对手背沿指缝相互揉搓，交换进行。

3. 第三步：洗掌侧指缝，掌心相对，双手交叉指缝相互揉搓。

4. 第四步：洗指背，弯曲手指关节，半握拳，把指背放在另一手掌心旋转揉搓，交换进行。

5. 第五步：洗拇指，一手握住另一手大拇指旋转揉搓，交换进行。

6. 第六步：洗指尖，将5个手指尖并拢放在另一手掌心旋转揉搓，交换进行。

7. 第七步：洗手腕，一手握住另一手的手腕进行揉搓清洗，交换进行。

【注意事项】

1. 洗手操作应使用洗手液在流动水下进行。最好用感应水龙头，抗菌洗手液。避免用手关闭水门，防止再次污染。

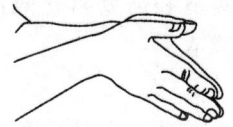

A. 掌心相对，手指
并拢，相互揉搓

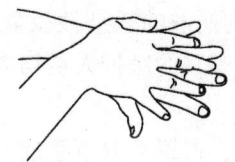

B. 掌心对手背沿指缝相
互揉搓，交换进行

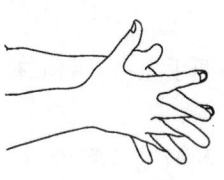

C. 掌心相对，双手交
叉指缝相互揉搓

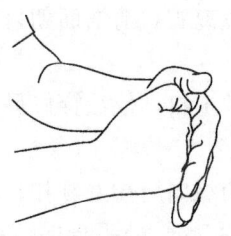

D. 弯曲手指使关节另一手掌
心旋转揉搓，交换进行

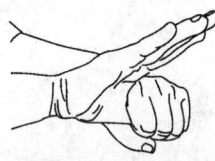

E. 一手握住另一手大拇指
旋转揉搓，交换进行

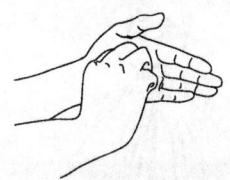

F. 5个手指尖并拢在另一手掌
心中旋转揉搓，交换进行

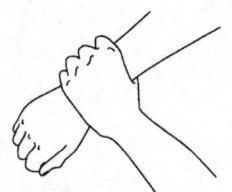

G. 握住手腕回旋摩擦，交换进行

图 9-18 七步洗手法

2. 摩擦后双手下垂充分清洗。
3. 每个步骤最少进行 10 次，时间不少于 15 秒。

§9.1.5 穿、脱隔离衣

【适用范围】
1. 进入严格隔离病区时，需穿隔离衣。
2. 检查、护理需特殊隔离病人，工作服可能受分泌物、排泄物、血液、体液沾染时，需穿隔离衣。

3. 进入易引起院内播散的感染性疾病病人病室和需要特别隔离的病人（如大面积烧伤、器官移植和早产儿等）的医护人员均需穿隔离衣。

【准备工作】

穿衣前须戴好帽子、口罩，取下手表、卷袖至前臂以上并行清洁洗手。

【操作方法】

（一）穿隔离衣

1. 手持衣领取下隔离衣，清洁面朝自己，将衣领向外折，对齐肩缝，露出袖笼（图9－19A）。

2. 左手伸入袖内并上抖，依法穿好另一袖，两手上举，将衣袖尽量抖上（图9－19B～图9－19D）。

3. 两手持衣领顺边缘向后扣好领扣，然后系好袖口（图9－19E、图9－19F）。

4. 双手在腰带下约5 cm处平行向后移动至背后，捏住身后衣服正面的边缘，两侧对齐，然后向一侧按压折叠，系好腰带（图9－19G～图9－19K）。

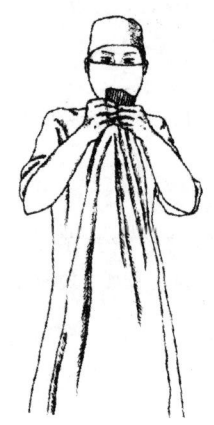

A. 取隔离衣

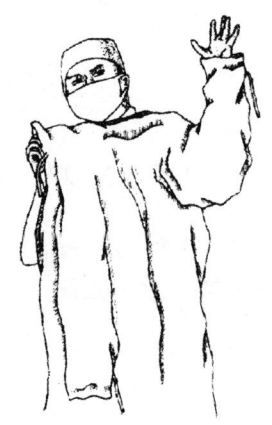

B. 左手穿衣

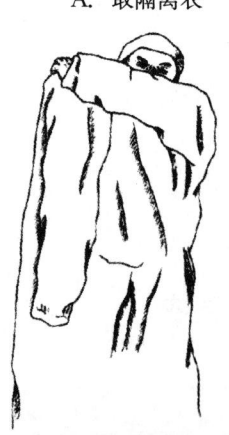

C. 右手穿衣

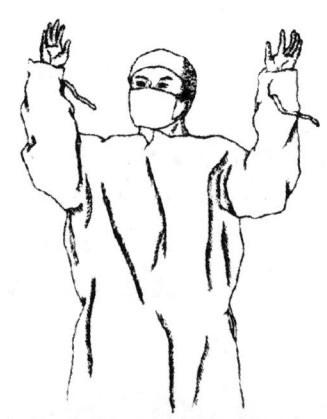

D. 衣袖抖上

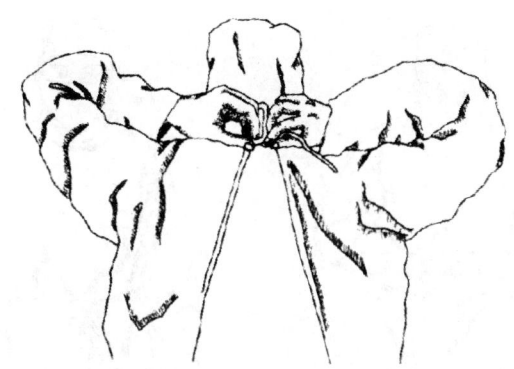

E. 扣好衣领

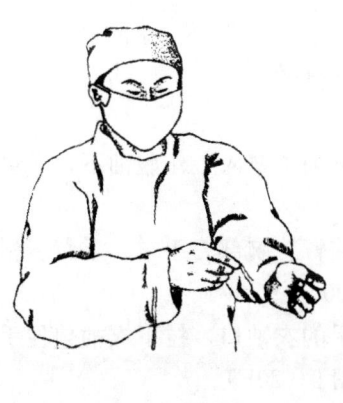

F. 扣好袖扣

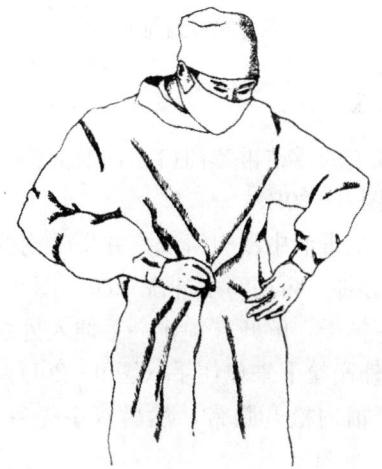

G. 捏住左侧边缘

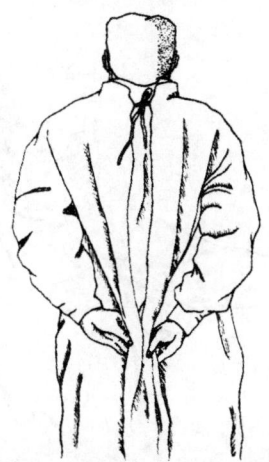

H. 捏住右侧边缘后，对齐两侧衣边

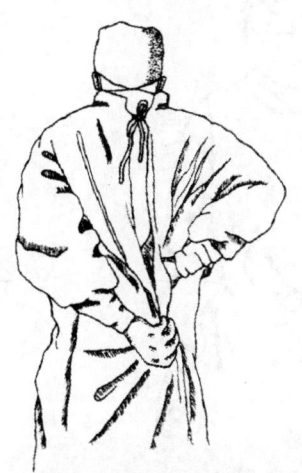

I. 将两侧衣边折叠

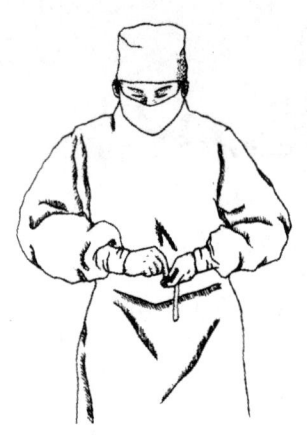

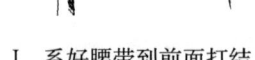

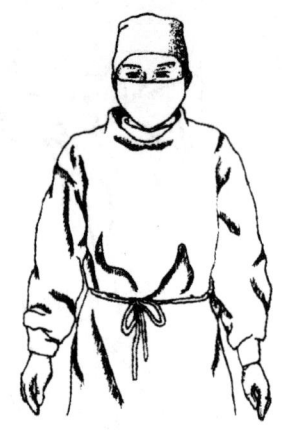

J. 系好腰带到前面打结   K. 穿衣完毕

图 9-19 穿隔离衣

（二）脱隔离衣

1. 解开腰带的活结再解袖口，在肘部将部分袖子塞入工作服袖下，尽量暴露双手前臂（图 9-20A、图 9-20B）。

2. 双手于消毒液中浸泡清洗，并用毛刷按前臂、腕部、手掌、手背、指缝、指甲、指尖顺序刷洗两分钟，再用清水冲洗干净（图 9-20C）。

3. 洗手后拭干，解开衣领，一手伸入另一手的衣袖口，拉下衣袖包住手，用遮盖着的手将另一袖的外面拉下来包住手（图 9-20D、图 9-20E）。

4. 两手于袖内松开腰带，然后双手先后退出，手持衣领，整理后，按规定挂好（图 9-20F～图 9-20H）。

5. 如脱衣备洗，应使清洁面在外，将衣卷好，投入污衣袋中。

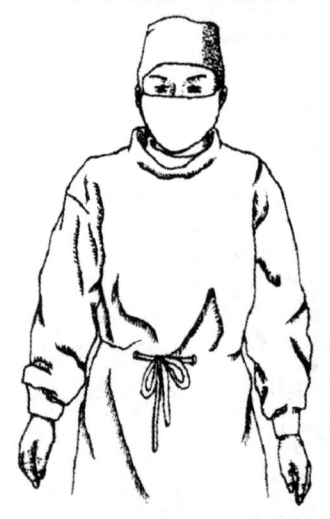

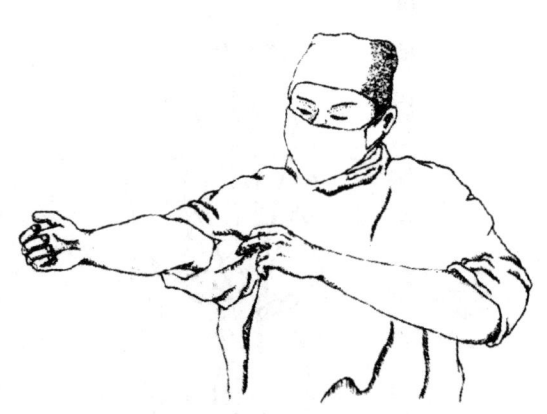

A. 解开腰带并打结   B. 拉袖口到肘部

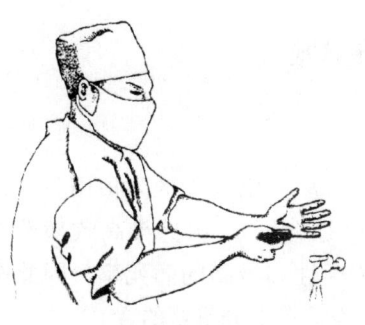

C. 刷洗双手

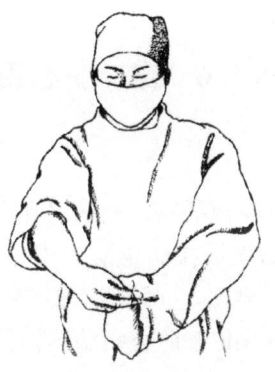

D. 拉左衣袖过手

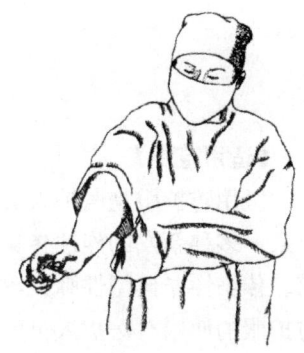

E. 退右手入袖内

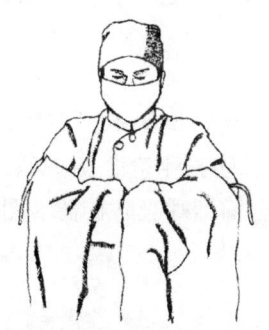

F. 退下隔离衣

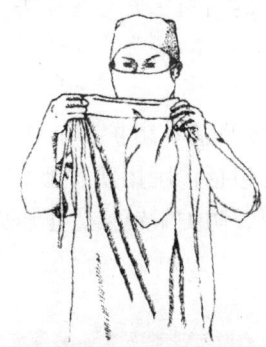

G. 折好隔离衣，使清洁面向外

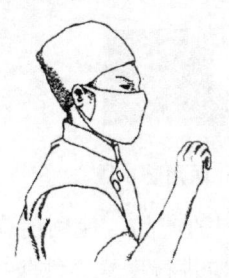

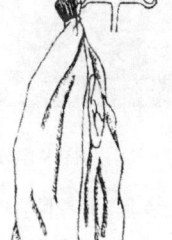

H. 挂好隔离衣

图9-20 脱隔离衣

【注意事项】

1. 已使用过的隔离衣的正面是污染区，衣里及衣领是清洁区。穿脱时应避免污染区与清洁区互相碰触，以保持清洁区不受污染。

2. 已穿过的隔离衣如挂在污染区，应将污染面折叠在外；若挂在清洁区，则清洁面在外。

3. 隔离衣只能在隔离区域内使用，不同病种的传染病病人不能共用隔离衣。

4. 隔离衣应每天更换，如有溅湿或清洁面受污染时，应立即更换。

5. 依照不同隔离分区正确挂放。

§9.1.6　穿、脱医用防护服

【适用范围】

医用防护服是医护人员用以隔离病菌、有害超细粉尘及酸碱腐蚀物的防护用具。近些年来，多种新发的烈性传染病如埃博拉病毒病（中东呼吸综合征）、人感染高致病性禽流感、传染性非典型性肺炎等不断出现，并均具有极强的传染性和极高的病死率，因此医用防护服的使用对医护人员的自身保护和防止疾病感染扩散均具有十分重要的意义。

在接触烈性传染病病人，特别是接触具有强烈传染性或传染途径不明的烈性传染病病人、疑似病人、疫区内的病死禽等传染源及其体液、分泌物、排泄物时均应采取相应的防护措施。

【准备工作】

1. 用品准备：按照基本防护、加强防护和严密防护的不同需要，准备必要的防护用品。主要的防护用品包括：医用防护服、防护鞋、防护手套、防护帽、防护眼镜、防护口罩，必要时应将口罩、防护眼镜换为正压面罩或全面型呼吸防护器（图9-21）。

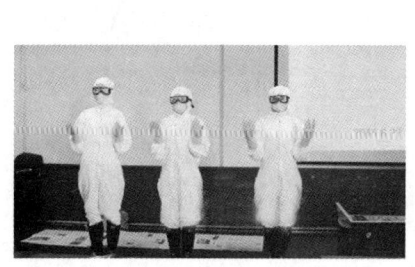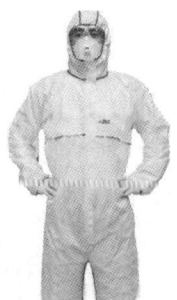

图9-21　医用防护服

2. 人员准备：医用防护装具有多种不同的产品，使用前应详细了解使用产品的特点、性能、使用方法和使用注意事项等。使用前应进行反复穿戴防护装具的训练。

【操作方法】

由于防护服的式样较多，应根据防护用品的具体情况确定防护用品穿脱顺序。工作结束后，脱防护用品的顺序设定原则上是先脱污染较重和体积较大的物品，后脱呼吸道、眼部等最关键防护部位的防护用品。穿戴防护用品的顺序设定以方便脱防护用品为原则，对于常见的防护服，一般可按下列顺序穿脱防护用品：

1. 穿戴防护用品顺序：

步骤1：戴帽子。

步骤2：穿防护服。

步骤3：戴口罩，一只手托着口罩，扣于面部适当的部位，另一只手将口罩带戴在合适的部位，压紧鼻夹，紧贴于鼻梁处。

步骤 4：戴上防护眼镜。

步骤 5：穿上鞋套或胶鞋。

步骤 6：穿隔离服。

步骤 7：戴上手套，将手套套在防护服和隔离服袖口外面。

2. 脱掉防护用品顺序：

步骤 1：解隔离服，将里面朝外放入黄色塑料袋中。

步骤 2：摘掉手套，一次性手套应将里面朝外，放入黄色塑料袋中，橡胶手套放入消毒液中。

步骤 3：脱掉防护服，将里面朝外，放入污衣袋中。

步骤 4：脱下鞋套或胶鞋，将鞋套里面朝外，放入黄色塑料袋中，将胶鞋放入消毒液中。

步骤 5：摘下防护镜，放入消毒液中。

步骤 6：将手指反掏进帽子，将帽子轻轻摘下，里面朝外，放入黄色塑料袋中或污衣袋中。

步骤 7：摘口罩，一手按住口罩，另一只手将口罩带摘下，放入黄色塑料袋中，注意双手不接触面部。

步骤 8：洗手、消毒。

若防护服为连体服，则把步骤 5 变为步骤 2，余顺序不变。

【注意事项】

1. 医用防护服使用人员必须在使用前进行反复操作训练。

2. 现场所有用过的一次性防护用品，包括防护服（隔离衣）、口罩、乳胶手套、脚套等可在现场焚毁。非一次性防护用品要进行高压蒸汽灭菌或药物浸泡灭菌。

§9.1.7　体温、脉搏、呼吸、血压测量法

体温、脉搏、呼吸、血压统称为生命体征，是体内活动的客观反映，是衡量机体状态的可靠指标，也是护士评估病人身心状态的基本资料。

【评估】

（一）病人评估

1. 全身情况：年龄、目前病情、神志和意识状态。

2. 局部情况：30 分钟内有无进食、饮冷饮、吸烟或面颊部冷、热敷和沐浴等。

3. 心理状态：有无害怕、紧张、焦虑等情绪变化。

4. 健康知识：病人对体温、脉搏、呼吸、血压正常与否的认识。

（二）环境评估

环境是否清洁、安静，符合测量要求。

（三）用物评估

1. 检查体温计是否完好，水银柱是否在 35 ℃以下。

2. 检查血压器，注意玻璃管有无损坏，水银有无漏出，加压气球、橡胶管有无老化、漏气，听诊器是否完好。

3. 其他用物是否齐全。

【计划】

（一）预期目标

1. 结果准确，能反映病人的真实情况，协助诊断。

2. 病人明确测量体温、脉搏、呼吸、血压的意义，主动配合。

（二）准备

1. 操作者准备：着装整齐、洗手，根据情况戴口罩。

2. 病人准备：解释目的，根据病情选择体位和测量方法，测量前平静休息 20 分钟。

3. 用物准备：①测温盘内盛体温计、消毒液、纱布、记录本、笔、液状石蜡瓶、有秒钟的表。②听诊器、血压计、垫巾。③将已消毒的体温计甩至 35 ℃以下。

4. 环境准备：向病人做好宣传教育，保持病室安静、舒适。

【实施】

带用物至床旁，对床号、姓名，作解释，根据病情任选一种测温方法。

（一）体温测量法

1. 口温测量法：嘱病人张口将口表水银端斜放于舌下热窝，嘱病人紧闭口唇，3 分钟取出，擦干净看清度数。

2. 腋温测量法：解开衣服，抹干腋下，将体温计水银端放于腋窝深处紧贴皮肤，屈臂过胸，紧夹体温计 7～10 分钟后取出，擦净看清度数。

3. 直肠测温法：使病人屈膝侧卧或仰卧，露出臀部，润滑肛表水银端，将水银头轻轻插入肛门 3～4 cm，3 分钟后取出，卫生纸擦净肛表及肛门，看清度数。

（二）脉搏测量法

使病人手臂放舒适位置，用示指、中指、无名指的指端按在桡动脉表面，一般病人数半分钟，将所测得的脉率乘以 2 即为每分钟脉搏数。异常脉搏应测 1 分钟。脉搏细弱而触不清时，用听诊器听心率 1 分钟。

（三）呼吸测量法

测脉后将手仍按在诊脉部似数脉搏状，观察病人胸腹部起伏，一般成人或儿童数半分钟乘以 2。呼吸不规则者及婴儿默数 1 分钟。气息微弱不易观察者，用棉花少许置于病人鼻孔前，观察棉花吹动情况计数 1 分钟。

（四）血压测量法

目前血压计有 3 种，即水银血压计、无液血压计和电子血压计，现仅介绍水银血压计的使用方法。根据病情，病人取坐位或卧位，露出一臂至肩部，袖口不可太紧，伸直肘部、手掌向上，血压计"0"点应和肱动脉、心脏处于同一水平。放平血压计，驱净袖带内空气，平整无折地缠于上臂中部，其下缘距肘部 2～3 cm，松紧适宜，打开水银槽开关，在肘窝部扪及肱动脉的搏动，戴听诊器，将听诊器胸件贴肱动脉处，关闭气门，打气至肱动脉搏动音消失，再升高 2.7～4 kPa。慢慢放开气门使汞柱缓缓下降，注意汞柱所指刻度，听诊器出现的第一声搏动音，此时水银柱所指的刻度，即为收缩压；当搏动音突然变弱或消失，水银柱所指的刻度即为舒张压。

【评价】

1. 病人对护士操作满意。

2. 测量结果准确地反映病人病情。

3. 护士测量方法正确，操作熟练。

【注意事项】

（一）测量体温注意事项

1. 测量体温前后，应清点体温计的数量，并检查有无破损。定期检查体温计的准确性。

2. 精神异常、昏迷及小儿不可测口腔温度，以防体温计失落或折断。对不合作者、口鼻手术后或呼吸困难者，不宜测口腔温度。进食、沐浴或面颊部作冷、热敷者，应间隔 30 分钟后方可测口腔温度。

3. 腹泻，直肠或肛门手术病人不宜由直肠测温。坐浴或灌肠后，须间隔 30 分钟方可直肠测温。

4. 发现体温与病情不相符合时，要寻找原因，予以复查。

5. 若病人不慎咬破体温计误吞水银时，可立即口服大量蛋白水或牛奶，使蛋白与汞结合，延缓汞的吸收，直至排出体外。另外蛋白水可黏附于胃黏膜上，起到保护作用；在病情许可的情况下，可服大量粗纤维食物，使水银被包裹而减少吸收。同时粗纤维食物能增加肠蠕动，加速汞的排出。

（二）测量脉搏注意事项

1. 测量前应使病人保持安静，如有剧烈活动，应先休息 20 分钟后再测。

2. 不可用拇指诊脉，因拇指小动脉搏动易与病人的脉搏相混淆。

3. 如发现有脉搏短绌，应由两人同时测量脉率及心率 1 分钟。

（三）测量血压注意事项

1. 测量前，应检查血压计的压力表有无裂损，汞柱是否保持在"0"点处，水银量是否充足，橡胶管和输气球是否漏气。

2. 袖带的宽度要符合规定的标准，过窄可使测得的数值偏高，过宽测得的数值可偏低，小儿最合适的袖带宽度是上臂直径的 1/2～2/3。

3. 测量前应使病人保持安静。劳累或情绪紧张者，应休息 20 分钟后再测。

4. 如发现血压听不清或异常时，应重复测量，先将袖带内空气驱尽，使汞柱降至"0"点，稍待片刻再进行测量，直到听准为止。

5. 对要求密切观察血压的病人，应尽量做到定时间、定部位、定体位和定血压计，这样结果才能相对地准确。

6. 对有偏瘫的病人，应测量健侧手臂血压，因患侧血液循环有障碍，不能反映机体血压的真实情况。

7. 血压计要定期检查，保持性能良好，应平稳放置，不可倒置。袖带需保持清洁，用后空气要放尽，卷平，放于盒内固定处。用毕关闭水银槽开关，轻关盒盖，避免玻璃管被压碎。

§9.1.8 给药法

依据药物的性质、剂型、机体组织对药物的吸收情况和治疗需要等，选择不同的给药途径。常用的给药途径有口服、舌下含服、吸入、皮肤黏膜用药、直肠给药以及注射（皮内、皮下、肌内、静脉注射）等。除动、静脉注射药液直接进入血液循环外，其他药物均有一个吸收过程，吸收速度顺序依次为：吸入＞舌下含服＞直肠＞肌内注射＞皮下注射＞口服＞皮肤。有些药物不同的给药途径可产生不同的药物效应，如硫酸镁口服产生导泻与利胆作用，而注射则产生镇静和降压作用。以下就主要的给药途径和方法予以简要叙述。

一、口服给药

口服给药法是一种最常采用的给药方法，口服药包括固体药、水剂和油剂，药物经口腔黏膜或胃肠道吸收，达到治疗的目的。

【准备】

1. 操作者准备：着装整齐，洗手。掌握所用药物的基本作用、不良反应、用药注意事项等。

2. 病人准备：明确用药目的和注意事项，能主动配合。

3. 用物准备：药柜、药车、药盘、服药本、小药卡、水壶内盛凉开水、乳钵、药匙、量杯、滴管、药杯、弯盘、湿纱布、水壶内盛温开水、小桶内盛消毒液、脸盆内盛消毒毛巾。

4. 清洁药盘、药车后洗手。查对后将小药卡按床号顺序插在药盘上。

【实施】

（一）摆药

1. 根据服药本摆药。并按规定核对医嘱、服药本、小药卡。

2. 先配固体药，后配水剂。

（1）固体药（片、丸、胶囊）用药匙取药，不可直接用手取。

（2）水剂：先将药液摇匀，左手持量杯，拇指置于所需刻度，举量杯使所需刻度和视线平，右手持药瓶使瓶签朝掌心，倒入所需药液后，将药液倒入小药瓶中盖好。若同时用几种药液，应分别放置。瓶口用湿纱布擦净，洗净量杯。

（3）药液不足 1 mL，须用滴管吸取。滴管应稍倾斜，使药量准确（按 1 mL 15 滴计算）。

（4）为使药量准确，油剂或用滴计算的药液，应先在药杯内放入少量温开水。

（5）婴幼儿、鼻饲或上消化道出血的病人，应将药物研碎。

（6）药不足1片时要分装均匀，粉剂药物或口含片用纸包好。

（7）若使用单剂量包装的药物，则在发给病人时才拆开。

3. 严格查对制度，防止差错。全部药物配完后，应根据服药本逐个核对药盘内的药物，然后再重新核对一次，准确无误后关上药盘。在发药前需请别人再核对一次，无误后方可发药。

（二）发药

1. 按规定时间发药，发药前认真核对床号、姓名。

2. 同一病人的药一次取离药盘发给病人，向病人交待服药中的注意事项。看病人服药后方可离开。

3. 如果病人有疑问时，应耐心听取病人的疑问，认真查对后向病人解释清楚。

4. 如遇病人不在或因故暂不能服药者，应将药物取回保管并交班。

5. 发药后收回药杯，先浸泡消毒，然后冲洗清洁、消毒待干后备用。整理用物、清洁药盘。

【注意事项】

1. 对牙齿有腐蚀作用和使牙齿染色的药物，如酸类、铁剂，服用时应避免与牙齿接触，可用饮水管吸入或服药后漱口。服用铁剂，应忌饮茶，因铁剂和茶叶中的鞣酸结合，形成难溶性铁盐，妨碍吸收。

2. 止咳糖浆对呼吸道黏膜起安抚作用，服后不宜饮水，以免冲淡药物，降低疗效。同时服用多种药物，则应最后服用止咳糖浆。舌下含化药服后不宜饮水。

3. 磺胺类药和发汗药，服后应多饮水。前者由肾脏排出，尿少时易析出结晶，引起肾小管堵塞；后者起发汗降温作用，多饮水可增强药物疗效。

4. 刺激食欲的健胃药应在饭前服，因其刺激味觉感受器，使胃液大量分泌，可增进食欲。

5. 助消化药以及对胃黏膜有刺激性的药物，应在饭后服，以便使药物和食物均匀混合，有利于食物消化或减少药物对胃壁的刺激。

6. 服用强心苷类药物应先测量脉搏的频率（心率）及节律，如脉率低于60次/min，或节律异常，应停服并报告医师。

7. 舌下含服用药，药物通过舌下口腔黏膜丰富的毛细血管吸收，可避免胃肠刺激、吸收不全和首过消除作用，而且生效快。如目前常用的硝酸甘油剂，舌下含服一般2～5分钟即可发挥作用，用药后病人心前区压迫感或疼痛感可减轻或消除。指导病人此类药物应放在舌下，让其自然溶解吸收，不可嚼碎吞下，否则会影响药效。

二、雾化吸入给药

雾化吸入疗法是利用高速气流（含氧气气流）或超声波等作为动力源，使药液形成雾状，随吸气进入呼吸道达到治疗效果。

【目的】

1. 消炎、镇咳、祛痰。

2. 解除支气管痉挛，使气道通畅，改善通气功能。

3. 在胸部手术前后，预防呼吸道感染。

4. 配合人工呼吸作呼吸道湿化或间歇雾化吸入药物。

5. 应用抗癌药物治疗肺癌。

【设备】

医用雾化器类型有三种，主流类型为压缩式雾化器和超声波雾化器，还有一种是网式雾化器。

1. 超声波雾化器：超声波雾化器是应用超声波声能使药液变成细微的气雾，经由呼吸道吸入，达到治疗目的。其特点是雾量大小可以调节；雾化器电子部分能产热，对雾化液有加温作用，使病人吸入温暖、舒适的气雾。

2. 压缩式雾化器：压缩雾化器是利用压缩空气通过细小管口形成高速气流，产生的负压带动药液一起喷射到阻碍物上，在高速撞击下向周围飞溅时液滴变成雾状微粒从出气管喷出，供病人吸入。如果用氧气源形成高压气流，则此种雾化治疗称氧气雾化吸入疗法。

3. 网式雾化器：通过振动子的上下震动，通过网式喷雾头的孔穴将药液挤出，利用微小的超声波振动和网式喷雾头构造来喷雾，属于雾化器的一种新类型，兼具压缩式和超声波雾化器的特点，它体积小、携带方便，适宜于家庭和小儿病人使用。

【准备】

1. 操作者准备：着装整齐，洗手、戴口罩。

2. 病人准备：明确雾化吸入的目的、意义、注意事项，积极配合。

3. 用物准备：

（1）备雾化吸入器、氧气吸入装置一套（湿化瓶不放水），5 mL 注射器和针头、药液、蒸馏水。

（2）根据病情需要备常用雾化吸入药物：①抗生素，如卡那霉素、庆大霉素等。②解痉药物，如氨茶碱、舒喘灵等。③稀化痰液帮助祛痰，如 α-糜蛋白酶、易咳净（痰易净）等。④减轻水肿，如地塞米松等。

4. 环境准备：移去火源，告诉病人家属及陪人、探视者不吸烟。

【实施】

当前各种医用雾化器的产品多种多样，有专供医院、供个人使用的雾化器；有使用氧气、超声、压力作为动力源的雾化器；有使用面罩、口含嘴式吸入的雾化器；还有不需使用面罩和口含嘴的喷雾式雾化器。它们的使用方法不尽相同，因此应按照产品说明书的使用方法进行操作。以下介绍之使用方法仅供参考。

1. 检查雾化器。

2. 连接雾化器主件与附件。

3. 加冷蒸馏水（或生理盐水）于水槽内。

4. 加药：将药液用生理盐水稀释至 30～50 mL 倒入雾化罐内，检查无漏水后，将雾化罐放入水槽，盖紧水槽盖。

5. 核对：携用物至病人处，核对病人床号、姓名。

6. 开始雾化：

（1）协助病人取舒适卧位。

（2）接通电源，打开电源开关（指示灯亮），预热 3～5 分钟。

（3）调整定时开关至所需时间。

（4）打开雾化开关，调节雾量。

（5）将口含嘴放入病人口中（也可用面罩），指导病人做深呼吸。

7. 结束雾化：

（1）治疗毕，取下口含嘴（或面罩）。

（2）关雾化开关，再关电源开关。

8. 清理用物，雾化器浸泡于消毒液中 30 分钟，然后清洗、擦干、备用。

【注意事项】

1. 雾化器内的药液必须浸没弯管的底部，否则药液喷不出。

2. 湿化瓶内不能放水，否则水易入雾化器而使药液被稀释。

3. 病人在吸入的同时应做深吸气，使药液充分到达支气管和肺内。

4. 操作时，严禁接触烟火和易燃品。

三、插入给药

常用物为栓剂，包括直肠栓剂和阴道栓剂。栓剂是药物与适宜基质制成的供腔道给药的固体制剂。其熔点为 37 ℃左右，插入体腔后缓慢融化而产生药效。

（一）直肠栓剂插入法

【目的】

1. 直肠插入甘油栓，软化粪便，以利排出。

2. 栓剂中有效成分被直肠黏膜吸收，而达到全身治疗作用，如解热镇痛栓剂。

【准备】

1. 病人准备：了解用药目的，掌握放松和配合的方法。

2. 护士准备：衣帽整齐，修剪指甲，洗手，戴口罩。

3. 用物准备：直肠栓剂，指套或手套，卫生纸。

4. 环境准备：需要时用屏风或围帘遮挡病人。

【实施】

1. 核对：携用物至病人床旁，核对病人床号、姓名。

2. 摆体位：协助病人取侧卧位，膝部弯曲，暴露肛门。

3. 施治者戴上指套或手套，并嘱病人放松，让病人张口深呼吸，尽量放松。

4. 插入栓剂：将栓剂插入肛门，并用示指将栓剂沿直肠壁朝脐部方向送入 6～7 cm。

置入栓剂后，保持侧卧位 15 分钟，若栓剂滑脱出肛门外，应予重新插入。

5. 协助病人穿裤子，取舒适体位，整理床单位、清理用物、洗手并记录。

【注意事项】

1. 严格执行查对工作。

2. 注意保护病人隐私部位。

3. 指导病人放松以及配合的方法，采取提高用药效果的措施。

（二）阴道栓剂插入法

【目的】

自阴道插入栓剂，以起到局部治疗的作用，如插入消炎、抗菌药物治疗阴道炎等。

【准备】

1. 病人准备：了解用药目的，掌握放松和配合的方法。

2. 护士准备：衣帽整齐，修剪指甲，洗手，戴口罩。

3. 用物准备：阴道栓剂、栓剂置入器或手套、卫生棉垫。

4. 环境准备：需要时用屏风或围帘遮挡病人。

【实施】

1. 核对：携用物至病人床旁，核对病人床号、姓名、腕带。

2. 摆体位：协助病人取屈膝仰卧位，双腿分开，暴露会阴部。

3. 铺橡胶单及治疗巾于会阴下。嘱病人张口深呼吸，尽量放松。

4. 置栓剂：利用置入器或戴上手套将栓剂沿阴道下后方轻轻送入 5 cm，达阴道穹。

5. 嘱咐病人至少平卧 15 分钟，以利药物扩散至整个阴道组织，利于药物吸收。

6. 取出治疗巾及橡胶单，为避免药物或阴道渗出物弄污内裤，可使用卫生棉垫。协助病人取舒适卧位，整理床单位及用物，洗手并记录。

【注意事项】

1. 严格执行查对工作。

2. 注意保护病人隐私部位。

3. 准确判断阴道口，必须置入足够深度。

四、皮肤给药

皮肤给药是将药物直接涂于皮肤，以起到局部治疗的作用。皮肤用药有溶液、油膏、粉剂、糊剂等多种剂型。

【准备】

1. 病人准备：了解用药目的和注意事项，清洁局部皮肤。

2. 护士准备：衣帽整齐，修剪指甲，洗手，戴口罩。

3. 用物准备：皮肤用药、棉签、弯盘，需要时备清洁皮肤用物。

4. 环境准备：需要时用屏风或围帘遮挡病人。

【实施】

1. 涂搽药物前先用温水与中性肥皂清洁皮肤，如有皮炎则仅用清水清洁。

2. 根据药物剂型的不同，采用相应的使用及护理方法。

(1) 溶液剂：一般为非挥发性药物的水溶液，如 3％硼酸溶液、利凡诺溶液，有清洁、收敛、消炎等作用。主要用于急性皮炎伴有大量渗液或脓液者。用法：用塑料布或橡胶单垫于患处下面，用钳子夹持沾湿药液的棉球洗抹患处，待干。亦可用湿敷法给药。

(2) 糊剂：为含有多量粉末的半固体制剂，如氧化锌糊、甲紫糊等，有保护受损皮肤、吸收渗液和消炎等作用。适用于亚急性皮炎有少量渗液或轻度糜烂者。用法：用棉签将药糊直接涂于患处，药糊不宜涂得太厚，亦可将糊剂涂在纱布上，然后贴在受损皮肤处，外加包扎。

(3) 软膏：为药物与适宜基质制成有适当稠度的膏状制剂如硼酸软膏、硫酸软膏等，具有保护、润滑和软化痂皮等作用，一般用于慢性增厚性皮损。用法：用搽药棒或棉签将软膏涂于患处，不必过厚，如为角化过度的皮损，应略加摩擦，除用于溃疡或大片糜烂受损皮肤外，一般不需包扎。

(4) 乳膏剂：药物与乳剂型基质制成的软膏。分霜剂（如樟脑霜）和脂剂（如尿素脂）两种，具有止痒、保护、消除轻度炎症的作用。用法：用棉签将乳膏剂涂于患处，禁用于渗出较多的急性皮炎。

(5) 酊剂和醑剂：不挥发性药物的乙醇溶液为酊剂，如碘酊；挥发性药物的乙醇溶液为醑剂，如樟脑醑。两者均具有杀菌、消毒、止痒等作用。适用于慢性皮炎苔藓样变。用法：用棉签蘸药涂于患处，注意因药物有刺激性，不宜用于有糜烂面的急性皮炎、黏膜以及眼、口的周围。

(6) 粉剂：为一种或数种药物的极细粉末均匀混合制成的干燥粉末样制剂，如滑石粉、痱子粉等，能起干燥、保护皮肤的作用，适用于急性或亚急性皮炎而无糜烂渗液的受损皮肤。用法：将粉均匀地扑撒在受损皮肤处。注意粉剂多次应用后常有粉块形成，可用生理盐水湿润后除去。

(7) 贴敷剂：是将药物制作成外用膏剂，直接外敷于身体某些特定部位，以治疗相应的病证。用中药制成的多种贴敷剂如止痛膏药、风湿膏药等广泛应用于临床，并具有良好疗效。

将核素制剂贴敷于皮肤表面，可以治疗血管瘤、皮肤瘢痕等，有良好疗效，此即称为核素敷贴治疗。

【注意事项】

1. 观察用药后局部皮肤反应情况，尤其注意对小儿和老年病人的观察。
2. 了解病人对局部用药处的主观感觉，并有针对性地做好解释工作。

五、滴药法

滴药法包括滴眼药法、滴耳药法和滴鼻药法 3 种局部用药法。

（一）滴眼药法

【目的】

1. 眼部检查用：主要为散瞳药，用于手术后，虹膜睫状体炎，检查眼底时及儿童验光时。

2. 局部麻醉用：主要用于眼科手术麻醉或某些眼科疾病治疗时（如角膜异物挑除）。

3. 眼病治疗用：

（1）抗细菌及病毒药水：用于治疗眼部感染。

（2）治疗青光眼药水：这类药物都可能有副作用，一定严格使用。

（3）激素类眼药水：不能长期使用，否则易引起青光眼及白内障。

（4）滋润类眼药水：如人工泪液，用于缓解干眼症的症状。

【准备】

1. 病人准备：告知病人滴药的目的；教会病人自行滴鼻药的方法。

2. 护士准备：整理衣帽，卫生洗手。

3. 用物准备：遵医嘱备药、小治疗盘、无菌棉签、手电筒、小药杯、生理盐水（50 mL）、滴管、无菌干棉球罐、污棉球罐。

4. 环境准备：环境整洁、安静。

【实施】

滴眼药水可由病人本人或他人进行，但具体实施的原则基本相同。

1. 洗手，清洁病人脸部及眼部。

2. 核对眼药水。

3. 拧开眼药水盖子，正确放置盖子，避免污染。

4. 病人取坐位，头部后仰或取仰卧位。眼向头顶方向注视，左手用中指和无名指轻轻将下眼皮拉下成袋状；右手持眼药水瓶（或眼膏），并将其放在眼睛上方，瓶口距眼约2 cm，轻轻滴下眼药水 2～3 滴，然后适当眨两下眼睛，使得眼药水均匀分布。眼药水瓶口尽量不要碰到眼睛、眼睫毛或手，并及时盖好眼药水瓶，以免造成污染。点完眼药水后应闭眼休息 5～10 分钟。

【注意事项】

1. 两种眼药水不能同时滴，应相隔 10 分钟以上。

2. 滴眼药水后用手指压迫泪囊区 2 分钟。

3. 点滴了表麻药后，病人 24 小时内不要用手揉眼，以防揉伤眼角膜。

4. 点滴了散瞳眼药水后，会有怕光、视蒙，病人应避光或配戴墨色眼镜，待药效消退后，症状也将随之消失。

（二）滴耳药法

【目的】

1. 治疗中耳炎及外耳道炎。

2. 软化耵聍。

3. 麻醉或杀死外耳道昆虫类异物。

【准备】

1. 病人准备：告知病人滴药的目的；教会病人自行滴鼻药的方法。

2. 护士准备：整理衣帽，卫生洗手。

3. 用物准备：遵医嘱备药、小治疗盘、无菌棉签、手电筒、小药杯、生理盐水（50 mL）、滴管、无菌干棉球罐、污棉球罐。

4. 环境准备：环境整洁、安静。

【实施】

滴耳药水可由病人本人或他人进行，但具体实施的原则基本相同。

1. 体位：

（1）侧卧，患耳向上。

（2）坐位，将头偏向患耳之对侧。

2. 滴药：

（1）牵引耳郭：滴药前，应将耳郭向后上方轻拉，使外耳道变直，便于药液顺耳道流入。如系病人本人滴药，则应用对侧手从头后将患耳耳郭牵向后上方，另一手向外耳道滴入药液。

（2）顺外耳道后壁缓缓滴入药液3～5滴（药液温度不可太低，否则可刺激内耳发生眩晕），然后轻轻按压耳屏数次，以造成外耳道空气压力的变化，驱使药液进入外耳道深部或中耳腔。

（3）如系治疗中耳炎，滴药后应保持滴药时的体位数分钟，使药液与中耳充分接触。然后塞一消毒棉球于外耳道口，坐起。

（4）如系耵聍栓塞，可直接滴入药液，每次药量可稍多（不溢出外耳道口为度），每日5～6次，3日后做外耳道冲洗（有中耳炎病史者不宜冲洗）或取除。

（5）如系外耳道昆虫类异物，可滴入乙醚乙醇或氯仿（有鼓膜穿孔者不用）使其麻醉，或滴入植物油类，使其窒息，然后冲出或取出。

【注意事项】

1. 滴药前将患侧外耳道内的分泌物，用3％过氧化氢或消毒盐水清洗，消毒棉签拭净，以免药液失效或作用减弱。

2. 滴入药液时，滴管不要接触外耳道，以免污染。药液的温度应同体温相近，以免过冷过热的药液刺激内耳，出现眩晕、恶心、刺痛等不良反应。

3. 滴药后应维持体位数分钟，使药液在耳内充分起作用。有鼓膜穿孔者，滴药后可用手指按压耳屏数次，促药液经鼓膜进入中耳。转化耵聍，每次滴药量可适当增加，最好在睡前滴药。

4. 如需加滴对侧，片刻后再依照上法滴入。几种药液同时使用时，可1～2小时后交替滴入。

（三）滴鼻药法

【目的】

1. 滴入呋麻滴鼻液等，改善鼻腔黏膜状况，保持鼻腔引流通畅，改善通气状况。

2. 保持鼻腔润滑，防止干燥结痂。

3. 滴入抗生素等药物，达到消炎的作用。

【准备】

1. 病人准备：告知病人滴药的目的；教会病人自行滴鼻药的方法。

2. 护士准备：整理衣帽，卫生洗手。

3. 用物准备：遵医嘱备药、小治疗盘、无菌棉签、手电筒、小药杯、生理盐水（50 mL）、滴管、无菌干棉球罐、污棉球罐。

4. 环境准备：环境整洁、安静。

【实施】

滴鼻药水可由病人本人或他人进行，但具体实施的原则基本相同。

1. 病人先擤净鼻涕。

2. 体位：

（1）仰卧位：肩下垫枕头，颈伸直，颏尖朝上，头尽量后仰。采取上述的体位，药液就不会流入喉部而引起不适感。病人仰卧于床上。

（2）斜坡卧位：高血压病人应避免仰卧位，取用斜坡卧位。滴右侧鼻腔时头向右肩倒，反之，滴左侧鼻腔时头向左肩倒。

（3）坐位：紧靠椅背，头尽量后仰，以使药液流入鼻腔。

3. 滴药：交替按压鼻翼，向两侧鼻孔各滴入药液2～3滴，滴药后保持原体位2～3分钟，然后坐起。一般一日滴药3～4次。

【注意事项】

1. 认真查对药液，检查药液有无沉淀变质。

2. 药瓶口、滴管口应距前鼻孔约2 cm，以防污染。

3. 滴鼻时勿吞咽，以免药液进入咽部造成不适。

4. 每为一位病人滴药后应洗手后再为第二个病人治疗。

5. 高血压病人避免头部过分后仰，可取斜坡卧位。

六、注射给药

注射给药是根据不同需要，将无菌药液经不同途径注入人体内，达到预防和治疗疾病的目的。常用的注射给药法包括：皮内注射法、皮下注射法、肌内注射法、静脉注射法、股静脉穿刺，以下分别予以简要介绍。

（一）皮内注射给药法

皮内注射法是将小量无菌药液注射于表皮与真皮之间，用于药物过敏试验、预防接种和局部麻醉的先驱步骤。

【准备】

1. 用物准备：备注射盘、1 mL注射器、$4\frac{1}{2}$号针头、无菌持物钳、0.9%氯化钠注射液、无菌棉签、弯盘、皮肤消毒剂、无菌纱布、砂轮、注射单。

2. 药品准备：按医嘱准备注射药物。如为药物过敏试验，另备0.1%盐酸肾上腺素、地塞米松、注射器、吸痰管、供氧设备等。

【实施】

1. 用物带至病人床旁，对床号、姓名，向病人解释，再次询问过敏史、用药史、家族史。

2. 选定注射部位：药敏试验一般选择前臂掌侧下段，预防接种可选择上臂三角肌下缘，局部麻醉则选取麻醉处。

3. 乙醇消毒皮肤待干。排尽注射器内空气，查对注射卡和药瓶无误。

4. 左手绷紧注射部位皮肤，右手持注射器，针头斜面向上，与皮肤呈5°刺入至针头斜面完全进入皮内（图9-22），待针头斜面完全进入皮内后放平注射器，用绷紧皮肤的手的拇指固定针栓，注入药液0.1 mL，使局部隆起形成一个小皮丘。若需做参照试验，则用另一注射器，在对侧相应部位注入0.1 mL生理盐水。

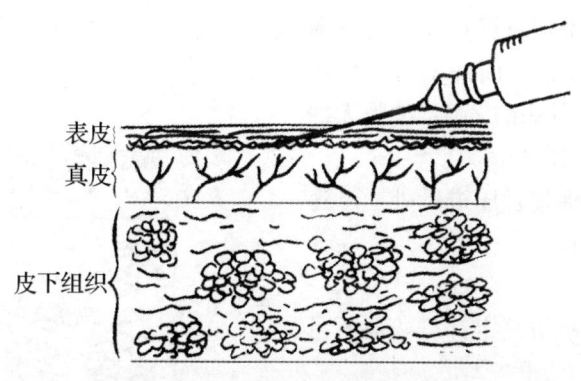

图9-22　皮内注射进针深度示意图

5. 注射完成后迅速拔出针头，嘱病人留观20分钟，并观察结果。

6. 记录时间、签名、清理用物。

7. 注意观察病人反应。

8. 皮试结果判定：

(1) 阴性：皮丘无改变，周围不红肿，无自觉症状。

(2) 阳性：局部皮丘隆起，并出现红晕硬块，直径大于1 cm，或红晕周围有伪足，痒感。严重者可发生过敏性休克。

【注意事项】

1. 操作熟练，皮试剂量准确，一次注射成功。

2. 试验结果可疑或阳性者，需做0.9%氯化钠注射液对照，确为阳性者应做好标记，并通知医师及病人。

3. 为防止延迟反应，须继续观察5~10分钟，并在注射药物前再次询问病人反应，观察有无过敏现象。

4. 各种皮试液必须新鲜配制，剂量要准确。

(二) 皮下注射给药法

皮下注射法是将小量无菌药液注入皮下组织的方法，适用于各种菌苗、疫苗的预防接种，局部麻醉和某些药物的注射。

【准备】

1. 用物准备：治疗盘内盛无菌注射器和针头、皮肤消毒剂、无菌棉签、弯盘、药物、无菌持物钳、无菌纱布、砂轮、注射单。

2. 药物准备：根据计划，备所需之局麻药物，或胰岛素，或菌苗、疫苗等。

【实施】

1. 用物带至病人床旁，对床号、姓名。向病人说明目的，做好解释。

2. 助病人取正确姿势，选择注射部位，告诉病人可取坐位或卧位，注射部位可在上臂三角肌下缘，大腿前侧与外侧，两侧腹壁。常规消毒皮肤待干，排尽注射器内空气，查对注射卡和安瓿。

3. 左手绷紧注射部位皮肤，右手持注射器，示指固定针栓，针尖斜面向上，与皮肤成 $30°～40°$，迅速刺入针头的 2/3，抽吸无回血即可缓慢注入药液（图 9－23）。

4. 注射完毕，用棉签轻压进针处，迅速拔针。注射后查对安瓿。

【注意事项】

1. 注射时，右手示指固定针栓，但不可接触针梗，以免污染。

2. 针头刺入角度不宜超过 45°，以免刺入肌层。

3. 尽量避免应用对皮肤有刺激作用的药物作皮下注射。

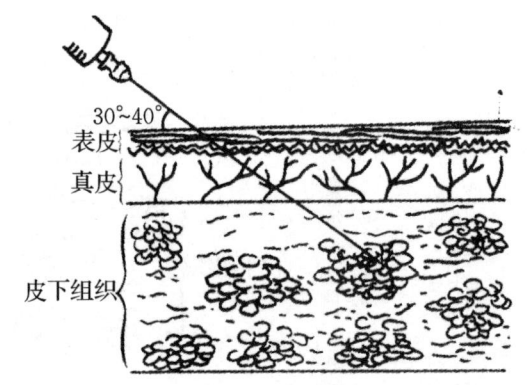

图 9－23　皮下注射进针角度

4. 需经常注射者，每次注射应注意更换注射部位，建立轮流交替注射部位的计划，以达到在有限的注射部位，吸收最大药量的效果。

5. 少于 1 mL 的药液，必须用 1 mL 注射器抽吸药液，以保证注入药液的剂量准确无误。

（三）肌内注射给药法

肌内注射法是将无菌药液注入肌肉组织的方法，适用于需要迅速发挥药效或不能经口服、不宜或不能作静脉注射的药物。

【准备】

1. 用物准备：治疗盘内盛一次性注射器和针头、无菌持物钳、无菌棉签、弯盘、皮肤消毒剂、无菌纱布缸、砂轮、注射卡。

2. 药物准备：根据医嘱备注射药物，必要时备急救药物。

【实施】

1. 铺无菌盘，查对药物，检查质量后，抽吸好药液，安瓿套于针头上，置无菌盘内。

2. 用物带至病人床旁，对床号、姓名，向病人说明目的，作好解释，取得合作。

3. 助病人取正确姿势。选择注射部位，一般选择臀大肌。臀大肌定位的方法有两种：

（1）十字定位法：是从臀裂顶点向左侧或右侧画一水平线，再从髂嵴最高点作一垂直平分线，将臀部分为四个象限，其外上象限并避开内角即为注射区（图9-24A）。

（2）连线定位法：是取髂前上棘和尾骨联线的外上1/3处为注射部位（图9-24B）。

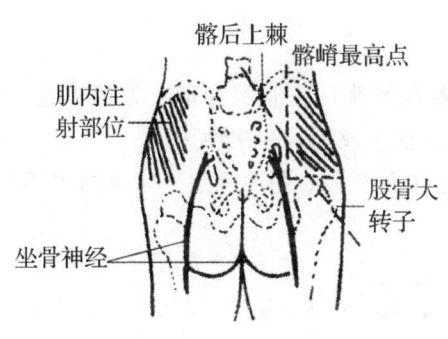
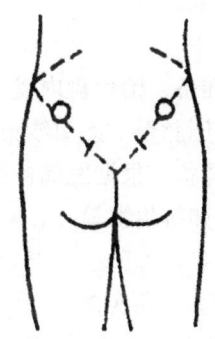

A. 十字定位法　　　　　　　　B. 连线定位法

图9-24　臀大肌注射定位方法

4. 消毒皮肤，待干，排尽空气，查对注射卡和安瓿。

5. 左手错开并绷紧皮肤，右手持注射器如握笔状，垂直迅速刺入，进针2.5～3 cm，消瘦者及病儿应酌减注射深度（图9-25）。

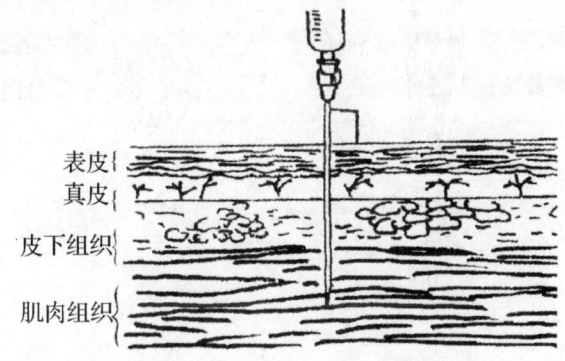

图9-25　肌内注射深度示意图

6. 左手抽回血，右手固定针头，如无回血，缓慢注入药液，注射完毕用干棉签轻压针眼处，迅速拔针，注射后查对安瓿。

7. 安置病人于舒适的卧位，整理床单位，清理用物，洗手。

8. 观察病人用药后的反应。

【注意事项】

1. 切勿将针梗全部刺入，以防针梗从衔接处折断。

2. 如同时注射两种药液时，应注意配伍禁忌。

3. 2岁以下婴幼儿不宜选用臀大肌注射。因幼儿在未能独自走路前，其臀部肌肉一般发育不好，臀大肌注射有损伤坐骨神经的危险。应选用臀中肌、臀小肌注射。

4. 需长期做肌内注射的病人，注射部位应交替更换，以利药物吸收，减少硬结的发生。

（四）静脉注射给药法

静脉注射给药法适宜于需要发挥药效，而药物不宜口服、皮下或肌内注射者。或由静脉注入药物做诊断性检查，如肝、肾、胆囊等 X 线摄片前注射各类造影剂，或核素显像前注射核素显像剂。

【准备】

1. 用物准备：治疗盘内盛无菌注射器和针头，皮肤消毒剂，无菌棉签，弯盘，药物，无菌持物钳，压脉带，无菌纱布，砂轮，注射卡及笔，一次性手套。

2. 药物准备：根据医嘱备所需之静脉注射液（如葡萄糖液、生理盐水等）和所需注射之其他药物（如抗生素等）。

【实施】

1. 铺无菌盘，再次查对药物，检查质量，抽吸药液后排气，安瓿套于针头上，置无菌盘内。

2. 用物带至病人床旁，对床号、姓名，解释目的。

3. 选择合适的静脉：常用的静脉血管为外周静脉血管，成人及儿童一般常用四肢浅静脉（图 9 - 26）。婴幼儿则常选用头皮静脉输液法给药。

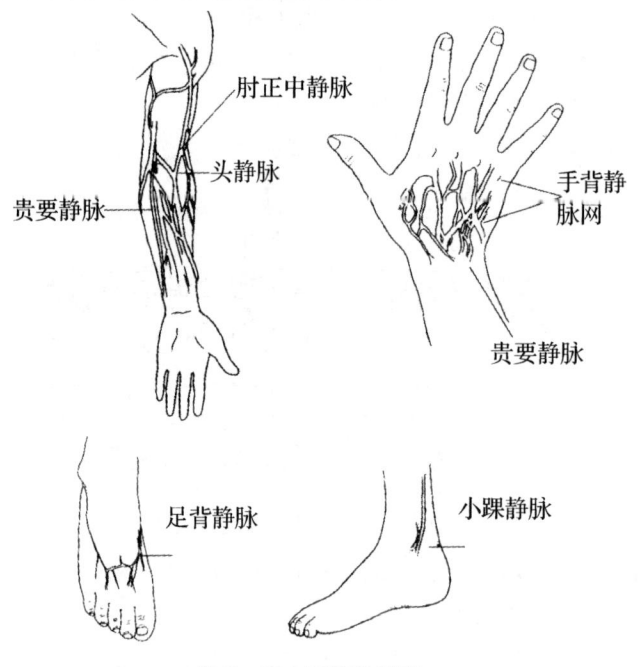

图 9 - 26 四肢浅静脉

4. 在穿刺部位垫小枕。先用聚维酮碘消毒皮肤 1 次，在穿刺部位上 6 cm 处系压脉带，再用聚维酮碘消毒皮肤待干。

5. 排尽注射器内空气，再次查对药物。

6. 左手拇指绷紧注射部位皮肤并固定静脉，右手持注射器使针头斜面向上，与皮肤成 20°角，从静脉上方或侧方刺入皮下，再沿静脉方向潜行刺入静脉，见回血后再顺静脉进针

286

少许，右手继续固定注射器和针头。

7. 放松左手，松压脉带，推动注射器活塞，缓慢注入药液，注意观察病情，询问病人的反应。

8. 注射完毕，用干棉签按压静脉穿刺部位，迅速拔出针头，并继续用干棉签压迫静脉穿刺部位数分钟，以免形成瘀斑或血肿。

9. 整理床单位和用物，洗手。

【注意事项】

1. 静脉注射宜选择相对粗直、弹性好、不易滑动和易于固定的静脉。

2. 需长期静脉给药者，为保护静脉，应有次序地先下后上、由远端到近端地选择血管进行注射。

3. 根据病情及药物性质，掌握注入药物的速度和病人的反应，观察注射局部以及病情变化。

4. 对组织有强烈刺激的药物，应另备盛有等渗盐水的注射器和头皮针，注射时先做穿刺，并注入少量 0.9%氯化钠注射液，证实针头确在血管内，再取下注射器（针头不动），调换抽有药液的注射器进行注射，以防止药液外溢于组织内而发生坏死。

§9.1.9 静脉输液法

静脉输液法是利用液体静压的原理，将一定量的无菌溶液、药液或高营养液等直接滴入静脉的方法。因注射部位的不同，可分为外周静脉输液和中心静脉输液。

一、概　述

自 20 世纪 80 年代以后，随着硅胶管、密闭式瓶（袋）、输液泵、留置针、高能营养液等的出现，静脉输液的内容和方法均有巨大的改进，在临床治疗中发挥了重要作用。

【适用范围】

1. 纠正水、电解质和酸碱平衡失调。

2. 补充营养，供给能量。

3. 输入药物，治疗疾病。

4. 增加循环血量，维持血压。

5. 利尿消肿，降低颅内压。

【溶液种类】

（一）晶体溶液

1. 5%或 10%的葡萄糖溶液：补充水分和热量，也常用作静脉给药的载体和稀释剂。

2. 0.9%氯化钠溶液、复方氯化钠溶液、5%葡萄糖氯化钠溶液：补充水分和电解质，维持体液容量和渗透压平衡。

3. 5%碳酸氢钠和 11.2%或 1.84%乳酸钠溶液：纠正酸中毒，维持酸碱平衡。

4. 20％甘露醇、25％山梨醇、25％～50％葡萄糖溶液：迅速提高血浆渗透压，回收组织水分进入血管内，消除水肿。用于利尿脱水，同时可降低颅内压，改善中枢神经系统的功能。

（二）胶体溶液

1. 右旋糖酐：常用的溶液有右旋糖酐60和右旋糖酐40。右旋糖酐60能提高血浆胶体渗透压，有扩充血容量的作用；右旋糖酐40可降低血液黏稠度，改善微循环和防止血栓的形成。

2. 代血浆：常用的溶液有羟乙基淀粉（706代血浆）、氧化聚明胶、聚乙烯吡络酮等。其扩容效果良好，输入后循环血量和心排血量均增加，且较少发生过敏反应，急性大出血时可与全血共用。

3. 血液制品：有5％白蛋白和血浆蛋白等。主要作用是提高胶体渗透压，扩大和增加循环血容量，补充蛋白质和抗体，纠正低蛋白血症，有助于组织修复和增强机体免疫力。

（三）静脉高营养液

高营养液主要用于供给病人热能，维持正氮平衡，补充各种维生素和矿物质。其主要成分由氨基酸、脂肪酸、维生素、矿物质、高浓度葡萄糖或右旋糖酐以及水分构成。常用溶液有复方氨基酸、脂肪乳剂等。

【输液方式】

（一）按输液密闭程度分类

按输液密闭程度可分为全开放式、半开放式和全路密闭式3种静脉输液方法。

1. 全开放式：使用时需把要输注的液体倒入一个大容量玻璃瓶内，盖上瓶盖，瓶的下端用一根橡胶管与病人连接。加入药物时需打开瓶盖从瓶的开口处加入，使液体大量暴露在空气中，空气中的微生物及微粒可直接污染液体。全开放式输液法已基本停止使用。

2. 半开放式：液体装在封闭的玻璃瓶或塑料瓶内，输液时在瓶口橡胶塞上插入一次性输液器，另一端与病人连接，但在瓶口胶塞处插入通气管路，用于输液过程中空气进入瓶内产生压力。空气中的微生物及微粒仍可通过通气管路进入输液，对人体造成不良影响。半开放式输液法正逐步被全路密闭式输液法所取代。

3. 全路密闭式：液体装在软包装袋内，软袋在通常空气压力下能自动收缩，在输液时无需使用通气管路，即可保证袋内的药液通过封闭的输液管路输注给病人，全部输液过程中药液不与空气接触，从而彻底避免了微生物和微粒对输液的污染。

（二）按静脉输液途径分类

1. 周围静脉输液法：周围静脉通常是指四肢和头颈部的浅静脉，包括四肢浅静脉、头皮静脉和颈外静脉等。

2. 中心静脉输液法：中心静脉主要包括颈内静脉、颈外静脉、锁骨下静脉和股静脉。一般用于需要长期输液的病人，或病情危重、周围静脉难于穿刺成功的病人；以及需要长期观测静脉压的病人。股静脉穿刺通常用于采取血样标本，必要时也可置管输液。

二、密闭式周围静脉输液

【准备】

1. 操作者准备：着装整齐、洗手、戴口罩，必要的药物基本知识准备。

2. 病人准备：明确穿刺输液目的，无紧张、焦虑情绪，主动配合，排空大小便。

3. 环境准备：准备一个清洁、舒适、明亮、宽敞的操作环境。

4. 用物准备：治疗盘内盛持物钳、无菌纱布缸、压脉带、皮肤消毒剂、弯盘2个、小枕、一次性手套、输液胶贴（胶布）、输液器、一次性注射器、输液溶液、药物、砂轮、无菌棉签、剪刀、笔、输液卡、输液架、夹板和绷带。必要时备静脉留置针、输液泵。

5. 药物准备：根据处方备齐用物后查对药物的名称、剂量、浓度及质量；检查一次性注射器、输液器的质量、批号、有效期；注意配伍禁忌。

【配药】

1. 检查药物质量、批号、规格，注意配伍禁忌。去掉输液瓶外包装，检查瓶口有无松动、瓶身有无裂缝、液体名称、有效期及澄明度。在输液瓶标签上注明病人床号、姓名及添加的药物。

2. 取注射器吸取药物，将药液加入瓶内。

3. 再次核对输液卡、液体和药物，无误后在输液卡上签名。

4. 请另一护士核对、签名。

5. 检查打开输液器，将输液管和通气管的针头同时插入瓶内。关闭输液器开关。

【实施】

1. 用物带至病人床旁，对床号、姓名，解释目的。

2. 备好胶布。查对后将输液瓶（袋）挂于输液架上并固定通气管。

3. 选择血管，先消毒皮肤一遍，在穿刺部位上方6 cm系上压脉带，以穿刺点为中心螺旋式消毒皮肤，直径在5 cm以上。用2%碘酊消毒一遍，再用70%乙醇消毒两遍。或用聚维酮碘消毒两遍，再用乙醇消毒一遍。

4. 取下输液管排气。关上调速器。

5. 以左手绷紧消毒部位下的皮肤，右手拇指和示指握针柄，使针尖斜面向上，针头斜面与皮肤成15°～30°，由静脉上方或侧方平稳刺入皮下，再沿静脉走向潜行刺入静脉，见回血后再将针头平行推进少许。如需较长时间静脉输液时，可置留置针，具体操作方法详见"静脉留置针的应用"。

6. 松压脉带。打开调速器，见液体点滴通畅，用输液胶贴固定。必要时用夹板固定。遮盖好病人，冬天注意保暖。

7. 根据病情调节输液速度，成人一般40～60滴/min，小儿20～40滴/min。

8. 注意观察病人输液后的反应。

9. 再次查对无误后，在输液卡上记录时间、滴速并签名。协助病人取舒适的卧位，整理床单位，清理用物，洗手。向病人或家属交代注意事项，并根据情况进行健康教育。

【注意事项】

1. 严格执行查对制度和无菌操作。需长期输液者应注意保护和合理使用静脉，一般从远端小静脉开始。

2. 注意药物的配伍禁忌，刺激性强的药物应确保针头在血管内再加药物。

3. 根据病情有计划地安排输液顺序，如需加入药物，应合理安排，使其尽快达到治疗效果。

4. 药液滴尽前要及时更换输液瓶或拔针，严防造成空气栓塞。

5. 输液中应加强巡视，耐心听取病人的主诉，严密观察，及时处理输液故障。

6. 持续输液 24 小时以上者，需每天更换输液瓶和输液管。

7. 昏迷小儿及不合作的病人输液时可选择头皮静脉，如四肢输液时需用夹板固定。

三、头皮静脉输液

头皮静脉输液法适用于小儿，不影响患儿活动，便于固定和保暖。

【准备】

准备工作大体与"密闭式周围静脉输液法"相同，但需另备 4～5 号头皮针，按需要备 10 mL 注射器（抽吸 0.9％氯化钠注射液备用）和备皮用物，必要时应对小儿双上肢进行适当约束并备相应用品。

【配药】

同"密闭式周围静脉输液法"。

【实施】

1. 备好输液瓶，挂在输液架上，排尽空气，备好胶布。

2. 必要时剃去局部头发，助手固定患儿头部及肢体，操作者立于患儿头侧，选择静脉。注意头皮静脉与动脉的鉴别（图 9 - 27）。

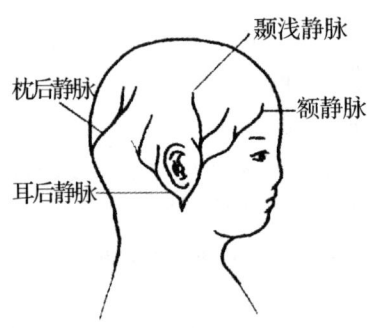

图 9 - 27　小儿头皮静脉分布

3. 用 70％乙醇消毒局部皮肤，待干。

4. 接上头皮针（或用注射器抽吸 0.9％氯化钠注射液接头皮针），再次排气后，用左手拇指、示指分别固定静脉两端，右手持头皮针的针柄沿静脉向心方向平行刺入，见回血后，松开调节器（或血管钳），待点滴通畅后用胶布固定针头。

5. 按病情、年龄和药液性质调节滴速，一般不超过 20 滴/min。

6. 向患儿家属交代注意事项。

7. 整理床单位及用物，观察输液后反应。

【注意事项】

1. 严格无菌操作，坚持三查七对。注意配伍禁忌。

2. 坚持按医嘱调节好输液速度，以免引起肺水肿。

3. 经常巡视患儿，严密观察全身反应，如有面色苍白、发冷、呼吸困难、发绀等情况，立即通知医师，及时处理。

四、经外周中心静脉置管（PICC）输液

经外周中心静脉置管（PICC）输液是由周围静脉穿刺置管，并将导管末端置于上腔静脉中下 1/3 或锁骨下静脉进行输液的方法。此法具有适应证广、创伤小、操作简单、保留时间长、并发症少的优点，常用于中、长期的静脉输液或化疗用药等，一般静脉留置导管可在血管内保留 7 日至 1 年（图 9-28）。

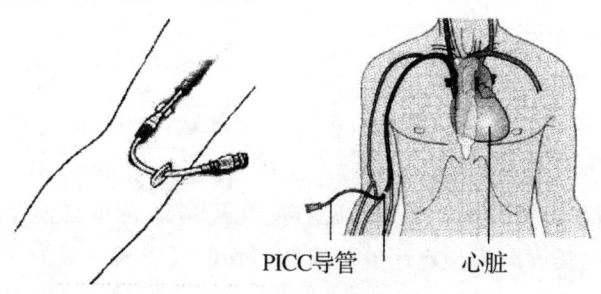

PICC导管　　心脏

图 9-28　PICC 示意图

【适应证】

1. 需要长期静脉输液，但外周浅静脉条件差，不易穿刺成功者。

2. 需反复输入刺激性药物，如化疗药物。

3. 长期输入高渗透性或黏稠度较高的药物，如高糖、脂肪乳、氨基酸等。

4. 需要使用压力或加压泵快速输液者，如输液泵。

5. 需要反复输入血液制品，如全血、血浆、血小板等。

6. 需要每日多次静脉抽血检查者。

7. 需要多次测定中心静脉压者。

【禁忌证】

1. 病人身体条件不能承受插管操作，如凝血机制障碍，免疫抑制者慎用。

2. 已知或怀疑病人对导管所含成分过敏者。

3. 既往在预定插管部位有放射治疗史。

4. 既往在预定插管部位有静脉炎和静脉血栓形成史，外伤史，血管外科手术史。

5. 局部组织因素，影响导管稳定性或通畅者。

【准备】

（一）病人准备

1. 向病人说明穿刺目的。

2. 向病人介绍 PICC 置管的配合方法。

3. 病人签署知情同意书。

（二）用物准备

1. PICC 穿刺套件：PICC 导管（总长约 63 cm）、延长管、链接器、思乐扣、皮肤保护剂、肝素帽或正压接头。

2. PICC 穿刺包：治疗巾 3 块、孔巾、止血钳或镊子 2 把，直剪刀，3 cm×5 cm 小纱布 3 块，6 cm×8 cm 纱布 5 块，大棉球 6 个，弯盘 2 个。

3. 其他物品：注射盘，无菌手套 2 副，0.9％氯化钠溶液 500 mL，20 mL 注射器 2 个，10 cm×12 cm 透明敷贴，皮肤消毒液（0.5％氯己定溶液，或 75％乙醇＋聚维酮碘，或 2％碘酊＋75％乙醇），抗过敏无菌胶布，皮尺、止血带。

4. 视需要准备：2％利多卡因，1 mL 注射器，弹力或自粘绷带。

（三）操作者准备

1. 评估病人合作程度与有无禁忌证。

2. 确定穿刺点：选择粗、直、弹性好的肘部大静脉，首选贵要静脉，次选正中静脉，头静脉为末选。

3. 测量导管预置长度及臂围：上臂外展与躯干成 90°，测量自预穿刺点至右胸锁关节，再下行至第 3 肋间隙的长度即为预置达上腔静脉的长度（成人一般为 45～48 cm）；如将此长度减去 2 cm 即为达锁骨下静脉的长度，在肘窝上 9 cm 处测双臂臂围并记录。

【实施】

1. 病人皮肤消毒：打开 PICC 穿刺包，戴无菌手套，将一块治疗巾铺于穿刺肢体下，用已备消毒液消毒 3 遍，消毒范围上下直径 20 cm，两侧至臂缘。

2. 建立无菌区：更换无菌手套，冲洗手套滑石粉，铺孔巾及治疗巾，并将 PICC 穿刺套件及所需无菌用物置于无菌区域中。

3. 预冲导管：用注射器抽吸 0.9％氯化钠溶液 20 mL 冲洗导管，检查导管是否通畅，再将导管置于 0.9％氯化钠溶液中。

4. 助手协助扎止血带。静脉穿刺，单独推进套管鞘，拔出针芯。助手协助松开止血带。

5. 送管：一手固定套管鞘，一手缓慢匀速送入导管，PICC 顶端至腋静脉时嘱病人向穿刺侧转头并将下颌压肩膀，以防导管误入颈静脉，继续送管至预定长度，拔出套管鞘，穿刺点压迫止血，缓慢抽出导丝（注意勿带出导管）；修正导管长度至保留于体外 6 cm。

6. 安装连接器。

7. 抽回血、冲管，接肝素帽。

8. 导管固定：先用无菌胶布固定 PICC 导管连接器，穿刺点置无菌纱布，透明无菌敷贴加压粘贴，透明敷贴盖住连接器的翼形部分一半左右，再用胶布交叉固定连接器和肝素帽。

9. X线确认：经X线确认导管在预置位置后即可按需进行输液。

10. 记录：穿刺时间、病人姓名、年龄、疾病诊断、导管型号、穿刺位置、置管长度、导管顶端到达位置、上臂臂围、拔管时间。

11. 一般维护：第一个24小时必须换药。以后伤口愈合良好，无感染、渗血时，每7日更换敷料一次。如伤口敷料松开、潮湿时，随时更换。如穿刺部位有红肿、皮疹、渗出、过敏等异常情况，可缩短更换敷料时间，并要连续观察局部变化情况。每次更换敷料时应严格执行无菌操作，贴膜要自下向上撕取，并注意固定导管，防止脱管。更换后记录日期。患儿洗澡时要用保鲜膜包裹穿刺部位，洗澡后要更换敷料。

在使用PICC输液前应用聚维酮碘棉签擦拭肝素帽30秒钟，静脉治疗前后要用不小于10 mL的注射器抽取生理盐水冲洗管腔。在输血制品、营养液等高浓度液体后，用20 mL生理盐水进行脉冲式冲管。如输液速度较慢或时间较长时，应在使用中用生理盐水冲管，以防止堵管。

12. 拔管方法：拔管时应沿静脉走向，轻轻拔出，拔出后立即压迫止血（有出血倾向的病人，压迫止血时间要超过20分钟），并用无菌纱布块覆盖伤口，再用透明敷贴粘贴24小时，以免发生空气栓塞和静脉炎，并对照穿刺记录观察导管有无损伤、撕裂、缺损。

【注意事项】

1. 送管时速度不宜过快，不能强行置入，可将导管退出少许再行置入。

2. 勿将导管放置或滞留在右心房或右心室内，如导管进入右心房或右心室，可发生心律失常、心肌穿孔、心包积液，甚至发生急性心脏压塞。

3. 乙醇和丙酮等物质会对导管物质造成损伤，因此当使用含该类物质的溶液清洁护理穿刺部位时，应等待其完全干燥后再加盖敷料。

4. 置管后应密切观察穿刺局部有无红、肿、热、痛等症状，如出现异常，应及时测量臂围并与置管前臂围相比较。观察肿胀情况，必要时行B超检查。

5. 置管后应指导病人进行适当的功能锻炼，但应避免置管侧上肢过度外展、旋转及屈肘运动，勿提重物，避免物品及躯体压迫置管侧肢体。

6. 输血或血制品、抽血、输脂肪乳等高黏性药物后应立即用0.9%氯化钠溶液20 mL脉冲式冲管，不可用重力式冲管。

7. 疑似导管移位时，应再行X线检查，以确定导管尖端所处位置；禁止将导管体外部分移入体内。

8. 应注意及时发现静脉炎、导管堵塞、静脉血栓等并发症，并做相应处理。

五、颈外静脉输液

颈外静脉穿刺中心静脉置管，是一种从颈外静脉导入且末端位于中心静脉的深静脉置管技术，适用于长期静脉输液、肿瘤化疗、肠外营养、老年病人输液、NICU病人及反复采血、输入血制品者。但此技术对护理人员的操作技术、无菌观念、专业知识水平有着更高的要求，护理人员必须正确掌握相关知识，对穿刺使用后出现的各种并发症如渗液、红肿、导管堵塞、感染等问题有良好的应对和处理方法。

颈外静脉输液法适用于：①抢救危重病人，建立长期输液途径，或周围静脉不易穿刺者。②为周围循环衰竭的危重病人测量中心静脉压，或行静脉高价营养输液。

【准备】

1. 如系短期输液，准备工作同"密闭式周围静脉输液法"。

2. 如系长期输液，可采用颈外静脉穿刺中心静脉置管，准备工作同"经外周中心静脉置管（PICC）输液法"。

【配药】

同"密闭式周围静脉输液法"。

【实施】

1. 携用物至床旁，对床号、姓名，做好解释说明。

2. 备 3～4 条约 10 cm 长的胶布或备专用敷贴。

3. 挂输液瓶于输液架上，固定通气管，将调节器夹紧，针头用无菌纱布保护。

4. 使病人去枕平卧，头偏向一侧，操作者站在穿刺部位对侧。打开无菌穿刺包，戴手套，消毒皮肤，铺孔巾。

5. 选择穿刺点。助手以示指按压颈静脉三角区处，使颈外静脉充盈。

6. 用 1％普鲁卡因在预定穿刺点旁 2 mm 处进行局部麻醉，再用尖刀片于穿刺点上刺破皮肤。

7. 手持穿刺针成 45°进针，入皮肤后成 25°，沿颈外静脉方向穿刺。见回血后按住针孔，右手将硅胶管快速由针孔插入 10～11 cm，同时放开按针孔的左手。见硅胶管内回血即拔出穿刺针，接上输液管。用胶布距离穿刺点 0.5 cm 处固定硅胶管，穿刺处经消毒后覆盖纱布。

8. 根据病情调节好输液速度，向病人或家属交代有关事项，整理床单位及用物。

9. 输液完毕，用 0.4％枸橼酸钠等渗盐水 1～2 mL 注入硅胶管内，用无菌小塞塞住针栓，外套消毒橡胶管，再用别针固定于敷料上。

【注意事项】

1. 硅胶管内如有回血，须及时用 0.4％枸橼酸钠等渗盐水冲注，以免硅胶管被血块堵塞。

2. 遇输液不畅，应注意有无下列情况：硅胶管弯曲，影响液体输入；硅胶管滑出血管外。

3. 拔管时，硅胶管末端接上空针，边抽吸边拔管，防止残留小血块进入血液循环造成血栓。

4. 如果用于输液时可用普通管腔较粗的针头穿刺，然后置入硅胶管或医用硅塑管，也可用动静脉套管针直接穿刺固定。如测量中心静脉压时，用粗针头刺入静脉后，先置入导引钢丝，然后拔出针头，将导管套在导引钢丝上顺势插入血管达预计深度后，退出引导钢丝，固定导管。

5. 对危重病人或血容量明显不足者，静脉穿刺时应重视静脉被刺中时的手感，估计已刺中而无回血时，应以注射器缓慢回抽以鉴别（此类病人往往没有回血，但可抽到）。

六、股静脉穿刺置管输液

股静脉为髂外静脉的延续，在大腿根部腹股沟韧带下方与股动脉同行于股血管鞘内，位于动脉的内侧，在腹股沟韧带下 1.5～2 cm 处有大隐静脉汇入。由于此处股动脉搏动容易触及，定位标志明确，与之伴行的股静脉直径较粗大，因此行股静脉穿刺容易成功。

股静脉穿刺法常用于急救加压输液或输血，或用于婴幼儿、衰竭病人及其他静脉采血困难，又需取血检验者。

【准备】

1. 用物准备：治疗盘内盛皮肤消毒剂、棉签、无菌干燥 10 mL 注射器及 7～8 号针头、弯盘等。

2. 其他准备：根据需要准备加压输液或输血所需之物品，同时应备好采集血标本的容器。

【实施】

1. 将用物带至床旁，对床号、姓名，向病人做好解释说明。

2. 协助病人仰卧，将穿刺侧大腿外旋，小腿屈曲 90°使呈蛙式，穿刺侧臀下垫一小沙袋或小枕。

3. 常规消毒穿刺部位皮肤及术者左手示指。

4. 用左手示指在腹股沟韧带中部，扪准股动脉搏动最明显处并固定；右手持注射器，使针头与皮肤成直角或 45°，在股动脉内侧 0.5 cm 处刺入，见抽出暗红色血，示已进入股静脉，立即固定针头，根据需要采取血标本或注射药物、进行输液（血）等。如无回血，继续刺入或缓慢边退边抽，当抽至见到回血时，表明针头已在股静脉内，即可根据需要采取血标本或注射药物、进行输液（血）等（图 9-29）。必要时，也可通过静脉留置针置管于下腔静脉内进行长期输液，具体操作方法可参见本节"经外周中心静脉置管（PICC）输液法"。

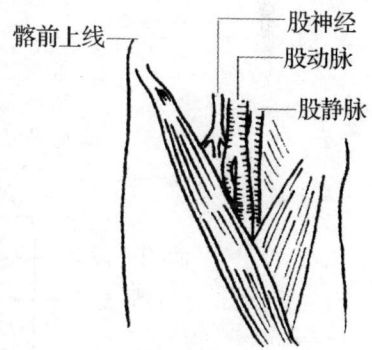

图 9-29　股动静脉的解剖位置

髂前上线　股神经　股动脉　股静脉

5. 抽取血标本或注射药物，或输液、输血等完毕后即可拔出针头，局部用无菌纱布加压止血。

6. 取下针头，将血液沿标本管缓慢注入。

7. 整理床单位及用物，所采标本贴上标签，立即送检。

【注意事项】

1. 严格无菌操作规程，防止感染。

2. 如抽出为鲜红色血液，提示穿入股动脉，应立即拔出针头，用无菌纱布按压穿刺处5～10分钟，直至无出血为止。

3. 抽血或注射完毕，应立即用无菌纱布压迫数分钟，以免引起局部出血或血肿。

4. 不得多次反复穿刺，以免形成血肿。

5. 穿刺处皮肤不得有糜烂或感染。

6. 针头勿向上穿刺太深，以防伤及腹腔脏器。

七、输液泵的应用

输液泵是机械或电子的输液控制装置，它通过作用于输液导管达到控制输液速度的目的。常用于需要严格控制输液速度和药量的情况，如应用升压药物、抗心律失常药物以及婴幼儿的静脉输液或静脉麻醉时，按输液泵的控制原理，可将输液泵分为活塞型注射泵与蠕动滚压型输液泵两类。

【准备】

1. 备静脉输液之全部用品。

2. 备输液泵，检查并确认输液泵功能完好。

【实施】

输液泵的种类很多，其主要结构与功能大致相同（图9-30），现简要介绍输液泵的一般使用方法。

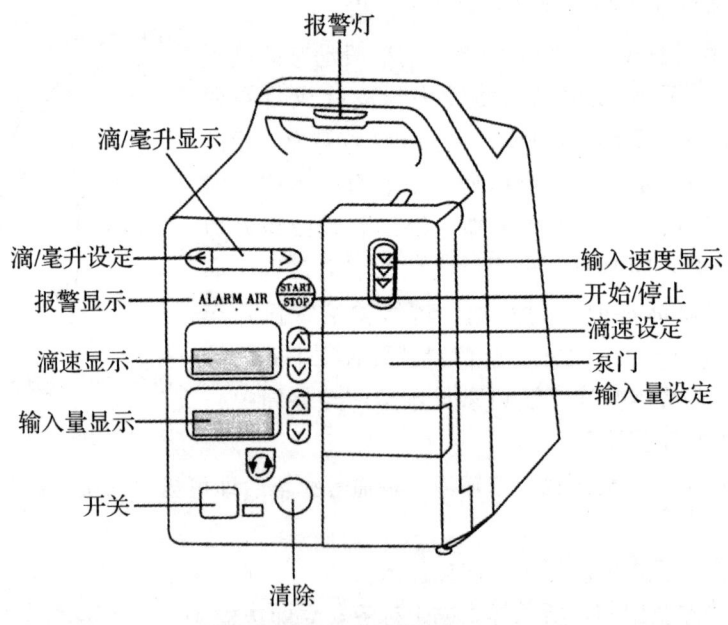

图 9-30 输液泵

1. 将输液泵固定在输液架上。

2. 接通电源，打开电源开关。

3. 按常规排尽输液管内的空气。

4. 打开"泵门"，将输液管呈"S"形放置在输液泵的管道槽中，关闭"泵门"。

5. 设定每毫升滴数以及输液量限制。

6. 按常规穿刺静脉后，将输液针与输液泵连接。

7. 确认输液泵设置无误后，按压"开始/停止"键，启动输液。

8. 当输液量接近预先设定的"输液量限制"时，"输液量显示"键闪烁，提示输液结束。

9. 输液结束时，再次按压"开始/停止"键，停止输液。

10. 按压"开关"键，关闭输液泵，打开"泵门"，取出输液管。

【注意事项】

1. 护士应了解输液的工作原理，熟练掌握其使用方法。

2. 在使用输液泵控制输液的过程中，护士应加强巡视。如输液泵出现报警，应查找可能的原因，如有气泡、输液管堵塞等情况，应予及时的处理。

3. 对病人进行正确的指导：

（1）告知病人，在护士不在场的情况下，一旦输液泵出现报警，应及时求助护士，以便及时处理出现的问题。

（2）病人、家属不要随意搬动输液泵，防止输液泵电源线因牵拉而脱出。

（3）病人输液侧肢体不要剧烈活动，防止输液管道被牵拉脱出。

（4）告知病人，输液泵内有蓄电池，病人如需如厕，可以请护士帮忙暂时拔掉电源线，返回后再重新插好。

八、静脉留置针的应用

静脉留置针输液是指采用专门的静脉留置针输液的方法。静脉留置针又称套管针，由不锈钢的针芯、软的外套管、针柄及肝素帽等组成。穿刺时将外套管和针芯一起刺入血管中，当套管送入血管后，抽出针芯，仅将柔软的外套管留在血管中进行输液（图9-31）。

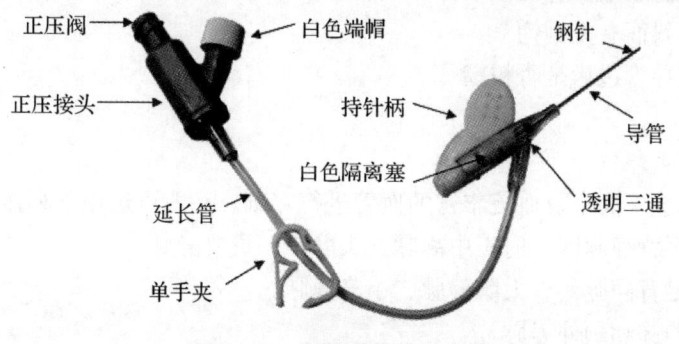

图9-31 静脉留置针示意图

由于留置针的材料与血管的相融性好、柔软无刺激，故能在血管内保存较长时间（3～5日）。留置针输液法具有以下优点：①保护病人的静脉，避免反复穿刺，尤其适用于长期输液、年老体弱、血管穿刺困难的病人。②随时保持通畅的静脉通路，便于紧急情况时的抢救和给药。

静脉留置针的应用已经在很大程度上替代了静脉切开置管输液的方法。

【准备】

（一）操作人员准备

衣帽整洁，修剪指甲；洗手、戴口罩。

（二）用物准备

1. 备常规输液瓶（袋）、输液器及全部输液用品。

2. 备静脉留置针：静脉留置针有多种类型，可分为开放式和密闭式（图 9 - 32、图 9 - 33）。根据病人或病情需要选择合适型号的留置针，一般常用 24 号或 22 号。

3. 备无菌透明胶贴及普通输液贴。

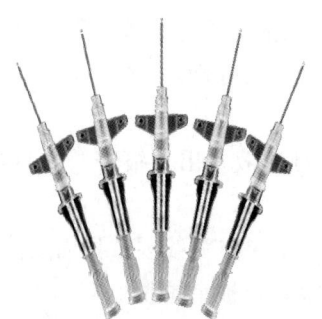

图 9 - 32　开放式静脉留置针

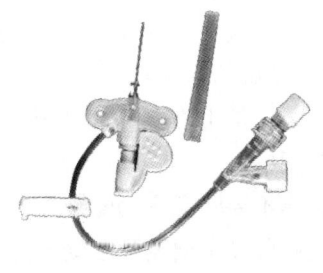

图 9 - 33　密闭式静脉留置针

（三）检查输液瓶（袋）及输液器

1. 检查输液瓶（袋）的完整性、密封性及内容物的有效期。

2. 核对所输的液体种类及药物。

（四）检查留置针

1. 检查包装有效期及有无破损。

2. 检查针头斜面有无倒钩。

3. 检查留置导管边缘是否粗糙。

【实施】

（一）选择穿刺部位

1. 选择粗、直、固定及血流丰富的血管进行穿刺。一般可选用下列血管。

（1）上肢：手背静脉网、肘正中静脉、头静脉、贵要静脉。

（2）下肢：足背静脉网、大隐静脉、小隐静脉。

（3）锁骨下静脉和颈外静脉。

2. 穿刺时应避开表面有感染、渗出或损伤静脉（以免穿刺时将细菌带入血管），尽量避开关节部位（如腕关节、肘关节、膝关节、踝关节，以减少机械摩擦，防止静脉炎的发生）。

3. 长期输液病人，应有计划更换穿刺部位，保护好血管（从远心端至近心端进行穿刺）。

4. 因下肢静脉容易形成血栓，一般不作为穿刺首选（研究证明，下肢静脉血栓发生率比上肢静脉血栓发生率高 3 倍）。

5. 足背静脉容易引起静脉炎，也不主张穿刺。

6. 锁骨下静脉和颈外静脉一般用作中心静脉置管，但必要时也可用作留置针穿刺。

7. 抢救病人时，尽量将液路建在同一侧肢体。

（二）留置针穿刺步骤

1. 扎止血带：穿刺点上方 10～15 cm 处。

2. 消毒：聚维酮碘消毒 2 次，干燥后穿刺。消毒范围为 8～10 cm。

3. 连接留置针与输液器并排空输液管内气体。

4. 再次排气。

5. 取下针套。

6. 旋转松动外套管（松动针芯）：防止针芯与外套管粘连。

7. 穿刺及固定：

（1）绷紧皮肤，右手拇指与示指夹住针芯两翼，在血管上方以 15°～30°角进针，见回血后放平针翼，沿静脉继续进针 0.2～0.5 cm。

（2）左手持 Y 形接口，右手撤针芯 0.5～1 cm，持针座将针芯与外套管一起送入静脉（送外套管），勿全部送入静脉，针管留 0.1～0.2 cm。

（3）左手固定两翼，右手迅速将针芯撤出（撤针芯）。

（4）无菌透明贴密闭式固定留置针管。

（5）用普通胶布固定三叉接口、肝素帽和 Y 形接口处，并在固定三叉接口的小胶布上注明穿刺和拔管的日期、时间，有效期一般为 3 日，穿刺者签全名（图 9 - 34）。

（6）固定输液器针头。

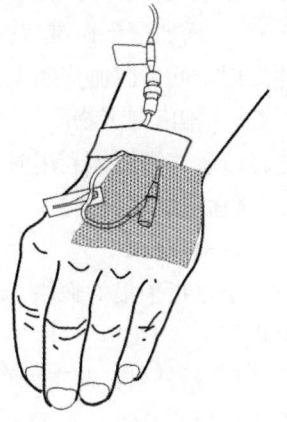

图 9 - 34　静脉留置针固定法

【调节输液速度】

开始输入时速度宜慢，观察 15 分钟左右，如无不良反应后再根据病情、年龄和药物性质的不同来调节滴速。开始滴速不要超过 20 滴/min，成人一般 40～60 滴/min，儿童酌减。

【注意事项】

1. 贴无菌透明贴之前保证穿刺周围皮肤呈干燥状态。

2. 禁止在无菌透明贴里面贴普通胶布，以保证穿刺点周围皮肤的无菌状态。

3. 贴无菌透明贴时尽量避免皮肤扭曲、拉扯，减少皱褶。

4. 固定应保证安全、美观。必要时可用夹板或约束带适当固定关节处。

5. 向病人讲解留置针的护理知识及常见并发症、预防方法等。告知病人勿随意拉扯针管或自行拔管，尽量减少穿刺肢体的活动，避免针管扭曲、受压等，置管期间应保持穿刺部位的清洁干燥，禁止淋浴，如有不适随时请护士协助处理。

§9.1.10 静脉输血法

静脉输血是将全血或成分血如血浆、红细胞、白细胞或血小板等通过静脉输入体内的方法。目前最常用的是密闭式输血。

【目的】

1. 补充血容量：用于失血失液引起的血容量减少或休克病人，成年人一次出血量在 500 mL 以内不需输血；大量出血超过 1 000 mL 者，应及时输血，补充血容量，以增加有效循环血量，升高血压，增加心排血量，促进循环。

2. 纠正贫血：用于血液系统疾病引起的严重贫血和某些慢性消耗性疾病的病人，以增加血红蛋白含量，促进携氧功能。另外手术前有贫血者、血红蛋白过低者，应予以纠正，以提高手术的耐受力。

3. 治疗凝血功能障碍：供给血小板和各种凝血因子，有助于止血，用于凝血功能障碍的病人。

4. 增强机体免疫能力：输入抗体、补体增强机体免疫能力，用于严重感染的病人。

5. 增加白蛋白维持胶体渗透压：输入白蛋白，维持胶体渗透压，减轻组织液渗出和水肿，用于低蛋白血症病人。

6. 排出有害物质：用于一氧化碳、苯酚等化学物质中毒，血红蛋白失去运氧能力或不能释放氧气供组织利用时，以改善组织器官的缺氧状况。

【血液制品种类】

（一）全血

全血指采集的血液未经任何加工而全部于保存液中待用的血液。可分为新鲜血和库存血。

1. 新鲜血：基本保存血液中原有成分。可补充各种凝血因子及血小板，对血液病病人尤为适用。

2. 库存血：在 4 ℃的冰箱内冷藏，可保存 2～3 周。它虽含有血液的各种成分，但白细胞、血小板、凝血酶原等成分破坏较多，钾离子含量增多，酸性增高。

（二）成分血

成分血是根据血液比重不同，将血液的各种成分加以分离提纯，根据病情需要输注有关的成分。

1. 血浆：全血分离后所得的液体部分。主要成分为血浆蛋白，不含血细胞，无凝集原（输注前不需做交叉配血试验）。血浆可分为以下几种。

（1）新鲜血浆：含正常量的全部凝血因子，适用于凝血因子缺乏者。

（2）保存血浆：用于血容量及血浆蛋白较低的病人。

（3）冰冻血浆：−30 ℃保存，有效期 1 年，用时放在 37 ℃温水中融化。

（4）干燥血浆：冰冻血浆放在真空装置下加以干燥而成，保存期限为 5 年，用时可加适量等渗盐水或 0.1％枸橼酸钠溶液溶解。

2. 红细胞

（1）浓缩红细胞：新鲜全血经离心或沉淀移去血浆后的剩余部分，适用于携氧功能缺陷和血容量正常的贫血病人。

（2）洗涤红细胞：红细胞经生理盐水洗涤数次后，再加入适量生理盐水，用于免疫性溶血性贫血病人。

（3）红细胞悬液：提取血浆后的红细胞加入等量红细胞保养液制成，适用于战地急救及中小手术者使用。

3. 白细胞浓缩悬液：新鲜全血经离心后取其白膜层的白细胞，4 ℃保存，48 小时内有效，用于粒细胞缺乏伴严重感染的病人。

4. 血小板浓缩悬液：全血离心所得，22 ℃保存，24 小时内有效，用于血小板减少或功能障碍性出血的病人。

5. 各种凝血制剂：如凝血酶原复合物等，适用于各种原因引起的凝血因子缺乏的出血疾病。

（三）其他血液制品

1. 白蛋白液：从血浆提纯而得，能提高机体血浆蛋白和胶体渗透压，用于低蛋白血症病人。

2. 纤维蛋白原：适用于纤维蛋白缺乏症，弥散性血管内凝血（DIC）者。

3. 抗血友病球蛋白浓缩剂：适用于血友病病人。

【静脉输血方法】

静脉输血方法可分为以下三类：

1. 间接输血法：将抽出的全血或经分离处理的成分血按静脉输液法输给病人的方法。

2. 直接输血法：将供血者的血液抽出后立即输给病人的方法，即为直接输血法。此法适用于无库存血而病人又急需输血，以及婴幼儿的少量输血。

3. 自体输血法：是指术前采集病人体内血液或手术中收集自体失血，经过洗涤、加工，在术后或需要时再输回给病人本人的方法，即回输自体血。自体输血是最安全的输血方法。

【准备】

（一）输血前血液准备

根据医嘱抽取血标本，与已填写的输血申请单一起送往血库，做血型鉴定和交叉配血试验。

1. 血型鉴定：血型是指红细胞膜上特异抗原的类型。根据红细胞所含的凝集原，把人类的血液区分为若干类型。血型是一种染色体特征，是人体的一种遗传性状，狭义来说是指红细胞抗原的差异，广义来说包括白细胞、血小板等血液各成分抗原的不同。1995 年国际输血协会认可的红细胞血型系统有 23 个，201 种抗原。临床上主要应用的是 ABO 血型系统和 Rh 血型系统。

（1）ABO 血型系统：ABO 血型是根据红细胞膜上是否存在凝集原 A 与凝集原 B 而将血液分为 A、B、AB、O 四种血型。

（2）Rh 血型系统：人类红细胞除含 AB 抗原外，还有 C、c、D、d、E、e 六种抗原。Rh 血型是以 D 抗原存在与否来表示 Rh 阳性或阴性。汉族中 99％的人为 Rh 阳性，Rh 阴性者不足 1％。

2. 交叉配血试验：该试验的目的在于检查受血者与献血者之间有无不相合抗体。输血前虽已验明供血者与受血者的 ABO 血型相同，为保证输血安全，在确定输血前仍需再做交叉配血试验。

（1）直接交叉配血试验：用受血者血清和供血者红细胞进行配合试验，检查受血者血清中有无破坏供血者红细胞的抗体。实验结果绝不可出现凝集或溶血现象。

（2）间接交叉配血试验：用供血者血清和受血者红细胞交叉配合，检查输入血液的血浆中有无能破坏受血者红细胞的抗体。实验结果绝不可出现凝集或溶血现象。

3. 取血：间接输血法凭取血单与血库人员共同做好"三查""八对"。"三查"即查血的有效期、血的质量和输血装置是否完好；"八对"即对姓名、床号、住院号、血瓶（袋）号、血型、交叉配血试验结果、血液制品的种类和剂量。查对无误，在交叉配血单上签名。

勿剧烈震荡取出的血液制品，以免红细胞大量破坏而引起溶血，不能将血液加温，防止血浆蛋白凝固变性而引起反应，应在室温下放置 15～20 分钟后再输入。

4. 输血前须与另一护士再次进行核对，确定无误方可输入。

（二）用物准备

1. 间接静脉输血法用物准备：同"密闭式周围静脉输液"，仅将输液器换为输血器（滴管内有滤网，注射针使用 9 号静脉穿刺针头）及生理盐水、血液制品（根据医嘱准备）。

2. 直接静脉输血法用物准备：治疗盘内备 3.8％枸橼酸钠溶液，50 mL 注射器（依输入血量而定）、注射盘、无菌纱布罐、胶布、血压计、止血带、小垫枕。

3. 自体输血法用物准备：同"密闭式周围静脉输液"。仅将输液器换为输血器（滴管内有滤网，注射针使用 9 号静脉穿刺针头）及生理盐水、自体血保存袋。

（三）病人准备

了解输血的目的和方法，排空大、小便，取舒适卧位。

（四）环境准备

保持环境安静，消除干扰，调节工作空间以便于操作。

【静脉输血操作方法】

（一）间接静脉输血法

1. 按周围静脉输液技术进行操作，先输入少量生理盐水。

2. 查对、摇匀血液：再次查对（三查、八对），确定无误后，以手腕旋转动作将血袋内血液轻轻摇匀。

3. 消毒：消毒储血袋上的塑料管，扭转拔弃。

4. 插针、挂袋：从生理盐水瓶塞上拔出输血器针头，插入血袋管内。将血袋倒挂在输液架上。

5. 调速、观察：调节速度，开始滴速宜慢，勿超过 20 滴/min，观察 15 分种无反应，再根据病情调整滴速，一般成年人 40～60 滴/min，儿童酌减。对年老体弱、心肺疾患输血者，更应谨慎，速度宜慢。

6. 交代病人或家属有关注意事项，呼叫器放于易取处（如勿自行调速、局部勿乱动、勿随意加温等）。

7. 输血过程中加强巡视，严密观察病人的情况（局部情况，全身反应，输血装置）。

8. 输血完毕继续滴入少量生理盐水，力求将输液管内的血液全部输入病人体内。

9. 拔针、整理。

（二）直接静脉输血法

1. 将备好的注射器内加入一定量的抗凝剂（50 mL 血中加入 3.8%枸橼酸钠溶液 5 mL）。

2. 供血者与受血者分别躺在邻近的两张床上，各露出一侧上臂。将血压计袖带缠在供血者上臂、充气，使压力维持在 13.3kPa（100 mmHg）左右。常规消毒皮肤，取血。

3. 直接输血法按静脉注射法给受血者注入新鲜血。

（三）自体输血法

自体输血有 3 种形式：

1. 术前预存自体血：即术前抽取病人的血液，在血库低温下保存，待手术时再输还给病人。一般于术前 3 周开始，每周或隔周采血一次。注意最后一次采血应在手术前 3 日，有利机体恢复正常的血浆蛋白水平。

2. 术前稀释血液回输：于手术日手术开始前采血并同时自静脉给晶体或胶体溶液，借此降低红细胞压积（HCT）而同时维持血容量。目的是稀释血液，使术中失血时实际丢失的红细胞及其他成分相应减少。然后根据术中失血及病人情况将自体血回输给病人。

3. 术中失血回输：是指用血液回收装置，将病人体腔积血、手术中失血及术后引流血液进行处理，然后回输给病人。如脾破裂、输卵管破裂，血液流入腹腔 6 小时内，无污染和凝血时，可将血液收集起来，加入适量抗凝剂，经过过滤后输还给病人。

【注意事项】

（一）间接静脉输血

1. 采集配血标本，要求每次为一位病人采集，禁止采集两位病人的血标本以免发生错误。

2. 严格执行查对制度，确保输血治疗准确无误。取血时和输血前必须由两名专业技术人员按要求逐项"三查八对"，确保输入血液准确无误。

3. 输血中须做到：

（1）血液从血库取出后，勿剧烈震动，输血前轻轻摇匀，以免红细胞大量破裂而引起溶血。

（2）库血不能加温，以免血浆蛋白凝固变性而引起反应。如输血量过多时，可在室温内放置15～20分钟后输入。

（3）血液内不得加入其他药，如钙剂、酸性或碱性药物、高渗低渗溶液，以防血液变质。

（4）血液自血库取出后应在30分钟内输入，避免久放血液变质或污染。

（5）输注两个以上供血者的血液时，应间隔输入少量生理盐水，以防两个供血者的血液发生凝集反应，并避免与其他溶液相混，使血液变质。

4. 输血过程加强巡视，严密观察病人情况，注意有无输血反应并及时处理。

（二）直接静脉输血

1. 需输入较多血液时，操作需三人配合，一人抽血，一人做传递和其他辅助工作，另一人将抽出的血液输注给受血者。

2. 在连续抽血、输血过程中，只需更换注射器，不必拔针头，但要放松袖带，用手指压住穿刺部位前端静脉，以减少出血。

3. 输血完毕拔针，以纱布覆盖进针处，胶布固定。

4. 从供血者血管抽血不可过急、过快，要注意其面色与血压的改变，以及受血者病情的变化。

（三）自体输血

1. 严格遵守无菌技术原则和技术操作规程。

2. 自体失血回输的总量应限制在3 500 mL以内，大量回输自体血时，应适当补充新鲜血浆和血小板。

3. 自体输血不需做血型鉴定和交叉配血试验，不会产生免疫反应。

【并发症】

（一）发热反应

1. 相关因素：主要由致热原引起，如保养液或输血用具被致热原污染；违反无菌操作原则，造成污染而导致发热，或多次输血后，受血者血液中产生抗体而引起发热。

2. 处理：反应轻者，先减慢输血速度，若症状继续加重，则暂停输血，给予0.9%氯化钠注射液静脉滴注，以维持静脉通路，密切观察生命体征。

根据情况对症处理：如病人畏寒、寒战时应保暖，给热饮料、热水袋，加盖被。高热时，行物理降温，按医嘱给抗过敏药、退热药或肾上腺皮质激素。

（二）过敏反应

1. 相关因素：由于病人是过敏体质，输入血液中的异体蛋白同过敏机体的蛋白质结合，形成完全抗原而致敏；或献血员在献血前用过可致敏的药物或食物，使输入血液中含致敏物质。

2. 处理：

（1）发生过敏反应时，轻者应减慢其输血速度，继续观察，重者立即停止输血。

（2）出现呼吸困难时，给予氧气吸入；喉头水肿严重时，配合气管插管或切开术；如发生过敏性休克，即协助抗休克治疗。

（3）根据医嘱给予 0.1％肾上腺素 0.5～1 mL 皮下注射，或用抗过敏药物和激素如异丙嗪、氢化可的松或地塞米松等。

（三）溶血反应

1. 相关因素：输入异型血，即供血者和受血者血型不符，造成血管内溶血，一般输入 10～15 mL 即可产生症状。输血前红细胞已被破坏溶血，血液储存过久、保存温度不当（血库冰箱应恒温 4 ℃）、血液震荡过剧、血液内加入高渗或低渗溶液或影响 pH 值的药物、血液受到细菌污染等，均可导致红细胞大量被破坏或 Rh 因子所致溶血。人类红细胞除含有 A、B 凝集原外，还有另一种凝集原，称 Rh 因子。我国人口 99％为阳性，1％为阴性。Rh 阴性者接受 Rh 阳性血液后，其血清中产生抗 Rh 阳性抗体，当再次接受 Rh 阳性血液时可发生溶血反应。一般在输血后 1～2 小时发生，也可延迟 6～7 日后出现症状。

2. 处理：

（1）发生溶血反应时立即停止输血，与医师联系，并保留余血。采集病人血标本重做血型鉴定和交叉配血试验，安慰病人，以缓解其恐惧和焦虑。

（2）维持静脉输液，以备抢救时静脉给药。

（3）口服或静脉滴注碳酸氢钠，以碱化尿液，防止或减少血红蛋白结晶阻塞肾小管。

（4）双侧腰部封闭，并用热水袋敷双侧肾区，防止肾血管痉挛，保护肾脏。

（5）密切观察生命体征和尿量，并记录。对少尿、无尿者，按急性肾衰竭护理。如出现休克症状，即配合抗休克抢救。

（四）循环负荷过重（肺水肿）

1. 相关因素：输血速度过快，使循环容量急剧增加，心脏负荷过重而引起。病人突然出现呼吸困难、气促、咳嗽、咳粉红色泡沫样痰，严重时痰液从口鼻涌出，两肺可闻及湿啰音。

2. 处理：发现肺水肿症状，应立即停止输血，及时与医师联系进行紧急处理。酌情安置病人端坐，两腿下垂，以减少静脉回流，减轻心脏负担。加压给氧，同时给予 20％～30％乙醇湿化吸氧，减低肺泡内泡沫的表面张力，使泡沫破裂消散，从而改善肺部气体交换，迅速减轻缺氧症状。按医嘱给予镇静、扩血管、强心、利尿药物，以减轻心脏负担。必要时进行四肢轮流结扎，可有效地减少静脉回心血量，待症状缓解后，逐步解除止血带。此外，对无贫血的病人可通过静脉放血 200～300 mL，以减少静脉回心血量。

（五）出血倾向和枸橼酸钠中毒

1. 相关因素：长期反复输血，或短时间内输入血液量较多，由于库血中血小板已基本破坏，凝血因子减少而引起出血；大量输血随之输入大量枸橼酸钠，如肝功能不全，枸橼酸钠尚未氧化即和血中游离钙结合而使血钙下降，以致凝血功能障碍、毛细血管张力减低、血管收缩不良和心肌收缩无力等。

2. 防治原则：连续输入几个单位的库存血时，可根据医嘱间隔输入新鲜血或血小板悬液，以补充足够的血小板和凝血因子。输入库血 1 000 mL 以上时，须按医嘱静脉注射 10％葡萄糖酸钙或氯化钙 10 mL，以补充钙离子。

（六）细菌污染

1. 相关因素：在采血、保存、输血任何一个环节无菌操作不严，均可造成血液被细菌污染，其反应的程度，因细菌污染的种类、输血量和受血者的抵抗力不同而不同，严重者可出现中毒性休克、DIC、急性肾衰竭等，死亡率高。

2. 处理：一旦发现，应立即停止输血，通知医师，将剩余血与病人血标本送化验检查，做血培养和药敏试验。高热者按高热病人处理。

（七）疾病感染

1. 相关因素：供血者带菌或带病毒，经输血可传给受血者。经输血传染的疾病有病毒性肝炎、疟疾、艾滋病及梅毒等。

2. 预防原则：对供血者应严格体检，优选供血者，凡艾滋病毒携带者一律不能献血；凡有黄疸史、肝病、肝功能异常，或 3～5 年内患过疟疾、查血抗体阳性者等，均不能献血。严格地把握采血、储血和输血操作的各个环节，是预防上述输血并发症的关键措施。

§9.1.11　药物过敏试验法

药物过敏反应是异常的免疫反应，仅发生于少数人。药物过敏反应的发生与人的过敏体质有关，与所用药物的药理作用及用药的剂量无关。临床表现可有发热、皮疹、血管神经性水肿、血清病综合征等，严重者可发生过敏性休克而危及生命。

药物过敏反应的基本原因在于抗原抗体的相互作用。药物作为一种抗原，进入机体后，有些个体体内会产生特异性抗体（IgE、IgG 及 IgM），使 T 淋巴细胞致敏，当再次应用同类药物时，抗原抗体在致敏淋巴细胞上相互作用，引起过敏反应。

为防止过敏反应，在使用致敏性高的药物前，应详细询问病人用药史、过敏史，并做药物过敏试验。药物过敏试验可以测定 I 型皮肤过敏反应，对预报过敏性休克反应有参考价值，故结果阴性才可用药。但应注意有少数病人会呈假阴性反应，还有少数人在皮肤试验期间即可发生严重的过敏性反应。

一、青霉素过敏试验法

使用青霉素前必须做过敏试验。对青霉素过敏者任何给药途径（如注射、口服、外用等）、任何剂量、任何类型的制剂均可发生过敏反应，故在使用各种类型的青霉素制剂前均须做过敏试验。使用青霉素治疗的病人，对首次用药、已接受治疗但停药 3 日以上者，或中途更换药物批号时，均必须重做过敏试验，结果阴性方可再用药。已知有青霉素过敏史、家族史者，禁止做过敏试验。

【评估】

1. 了解病人病情、用药史、过敏史。

2. 了解试验部位皮肤完整性、心理反应及合作程度。

【计划】

（一）护理目标

1. 病人能说出青霉素皮试的目的及使用时的注意事项。

2. 病人完全地接受青霉素皮试操作。

3. 护患沟通有效，病人合作良好。

（二）用物准备

同"皮内注射法"，另备试验药液及急救药物，如 0.1‰盐酸肾上腺素溶液。

【实施】

1. 护士洗手、戴口罩。

2. 配制试验药液：以 0.9％氯化钠注射液每毫升含 200～500 U 青霉素 G 为标准。具体配制方法如下（以青霉素 1 瓶为 40 万 U 为例）。

（1）注入 2 mL 0.9％氯化钠注射液溶解青霉素，则每毫升含 20 万 U。

（2）取上液 0.1 mL，加 0.9％氯化钠注射液至 1 mL，摇匀，则每毫升含 2 万 U。

（3）取上液 0.1 mL，加 0.9％氯化钠注射液至 1 mL，摇匀，则每毫升含 2 000 U。

（4）取上液 0.1 mL 或 0.25 mL，加 0.9％氯化钠注射液至 1 mL，摇匀，则每毫升含 200 U 或 500 U。

3. 试验方法：按皮内注射法要求，在病人前臂掌侧下段 1/3 处皮内注入青霉素试验液 0.1 mL（含青霉素 G 20 U 或 50 U），20 分钟后观察结果并记录。

4. 结果判断：

（1）阴性：皮丘无改变，周围不红肿，无自觉症状。

（2）阳性：局部皮丘隆起，并出现红晕硬块，直径大于 1 cm，或红晕周围有伪足、痒感。严重时可发生胸闷、气短、发麻等过敏症状，甚至过敏性休克。

5. 记录试验结果：将青霉素试验的结果在病人的体温单、医嘱单、注射卡、门诊卡、床头卡等处做好记录，并交代于病人及家属。

【注意事项】

1. 若病人对要用的药物有过敏史，则不能做皮试，应和医师取得联系，更换其他药物。

2. 消毒皮肤忌用碘酊，注射部位不可用手按揉，以防影响结果观察。

3. 皮试液配制和皮试部位、注射剂量必须准确。

4. 青霉素过敏性休克的处理：

（1）立即停药，就地抢救，同时报告医师。

（2）急救程序如下：

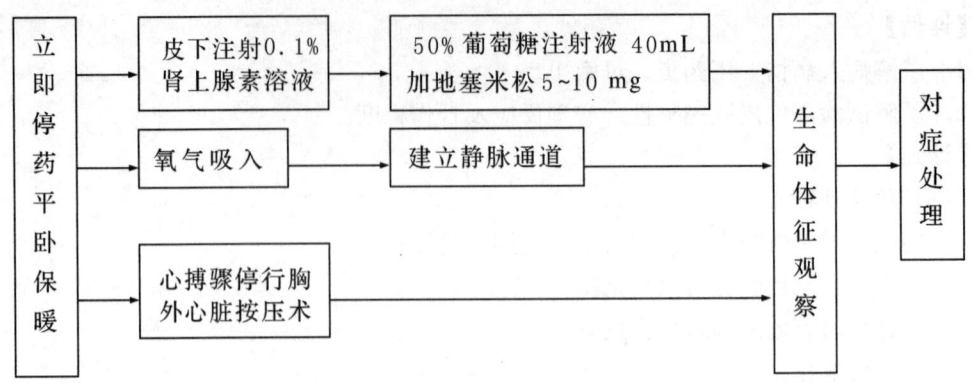

二、链霉素皮肤过敏试验法

【评估】

1. 病人的病情、用药史、过敏史。

2. 试验部位皮肤完整性、心理反应及合作程度。

【计划】

（一）护理目标

1. 病人能说出链霉素皮试的目的及使用时的注意事项。

2. 病人安全地接受链霉素皮试操作。

3. 护患沟通有效，病人合作良好。

（二）用物准备

同"皮内注射法"，另备试验药液。

【实施】

1. 护士洗手、戴口罩。

2. 试验洗液的配制：皮内试验液的剂量以 0.9％氯化钠注射液每毫升含 2 500 U 链霉素为标准。具体配制方法如下［以链霉素 1 瓶为 1 g（100 万 U）为例］：

（1）注入 3.5 mL 0.9％氯化钠注射液溶解链霉素，其体积为 4 mL，每毫升含链霉素 25 万 U。

（2）取上液 0.1 mL，加 0.9％氯化钠注射液至 1 mL 摇匀，则每毫升含链霉素 2.5 万 U。

（3）取上液 0.1 mL，加 0.9％氯化钠注射液至 1 mL，摇匀，则每毫升含链霉素 2 500 U。

3. 试验方法：按皮内注射法要求，在病人前臂掌侧下段注入链霉素试液 0.1 mL（含链霉素 250 U），20 分钟后观察结果并记录。结果判断的方法同"青霉素"。

【注意事项】

1. 一般注意事项及过敏病人的抢救程序原则上与"青霉素"相同。

2. 过敏反应的处理：链霉素过敏反应临床上较少见，其表现与青霉素过敏反应大致相同。常表现为皮疹、发热、荨麻疹、血管性水肿，严重者可致过敏性休克，其抢救措施同

"青霉素"。此外，因钙离子可与链霉素络合，而使毒性症状减轻，因此，可静脉注射葡萄糖酸钙或氯化钙进行治疗。

三、破伤风抗毒素（TAT）过敏试验法

破伤风抗毒素（TAT）是马的免疫血清，能中和病人体液中的破伤风毒素，临床上常用于救治破伤风病人和被动免疫预防注射。TAT 是一种异种蛋白，注射后易引起过敏反应，故用药前应先做过敏试验。曾用过破伤风抗毒素，超过 7 日者，需重做过敏试验。

【评估】

1. 病人病情、用药史、过敏史。

2. 试验部位皮肤完整性、心理反应及合作程度。

【计划】

（一）护理目标

1. 病人能说出 TAT 皮试的目的及使用时的注意事项。

2. 病人安全接受 TAT 皮试方法。

3. 护患沟通有效，合作良好。

（二）用物准备

同"皮内注射法"，另备破伤风抗毒素药液和 0.9% 氯化钠注射液。

【实施】

1. 护士洗手、戴口罩。

2. 试验药液的配制：皮试液的剂量以 0.9% 氯化钠注射液每毫升含 150 U 破伤风抗毒素为标准。具体配制方法如下：以破伤风抗毒素 1 支含 1 500 U 为例，取其 0.1 mL，加 0.9% 氯化钠注射液至 1 mL，摇匀，则每毫升含 150 U。

3. 试验方法：按皮内注射法要求，在病人前臂掌侧下段注入 TAT 试验液 0.1 mL（含 15 U），20 分钟后观察结果并记录。

4. 试验结果判断：

（1）阴性：局部皮丘无改变，无自觉症状。

（2）阳性：局部皮肤红肿，硬结直径大于 1.5 cm，红晕直径超过 4 cm，有时出现伪足、痒感。全身过敏反应、血清病型反应同"青霉素过敏反应"。

【注意事项】

1. 一般注意事项同"青霉素"。

2. 皮试阳性反应者的脱敏注射法：脱敏注射，用少量多次注射药液的方法达到给药目的。其具体步骤如下表。

脱敏注射时，每隔 20 分钟注射 1 次，直至完成总剂量注射（TAT 500 U）。每次注射后均需密切观察病人反应，如发现有全身反应，如气促、发绀、荨麻疹及过敏性休克时，应立即停止注射，迅速对症处理。如反应轻微，待症状消退后，酌情将注射的次数增加，剂量减少，以便于顺利注入总剂量。

次数	抗毒血清（mL）	0.9%氯化钠注射液（mL）	注射方法
1	0.1	0.9	肌内注射
2	0.2	0.8	肌内注射
3	0.3	0.7	肌内注射
4	余量	稀释至 1 mL	肌内注射

四、普鲁卡因过敏试验法

凡首次应用普鲁卡因，或注射普鲁卡因青霉素者均须做过敏试验，结果阴性方可使用。

【评估】同"青霉素"。

【计划】

（一）护理目标

1. 病人了解普鲁卡因皮试的目的及注意事项。

2. 安全第一，进行普鲁卡因过敏试验。

（二）用物准备

1. 供皮内注射的各项用物。

2. 普鲁卡因注射液。

3. 0.1%盐酸肾上腺素注射液。

【实施】

1. 用 0.9%氯化钠注射液配制 0.25%普鲁卡因注射液。

2. 实验方法：皮内注射 0.25%普鲁卡因注射液 0.1 mL，20 分钟后观察试验结果并记录。

3. 结果的判断和过敏反应的处理：同"青霉素过敏试验"及"青霉素过敏反应"的处理。

五、头孢菌素类药物过敏试验法

头孢菌素类药物是一类高效、低毒、广谱的抗生素，因可致过敏反应，故用药前需做皮肤过敏试验。此外，应注意头孢菌素类和青霉素之间可呈现不完全的交叉过敏试验，对青霉素过敏者有 10%～30%对头孢菌素过敏，而对头孢菌素过敏者绝大多数对青霉素过敏。

【评估】

1. 病人病情、药物过敏史（含青霉素及头孢菌素类药物）。

2. 试验部位皮肤完整性、心理反应及合作程度。

【实施】

1. 实验药液的配制：以头孢拉定（先锋霉素Ⅵ）为例，皮试液以含头孢拉定 500 $\mu g/mL$ 的 0.9%氯化钠注射液为标准，皮试注入剂量为 0.1 mL（含头孢拉定 50 μg）。皮试液配制方法如下：

头孢拉定	加 0.9%氯化钠注射液（mL）	每毫升药液头孢拉定含量	要点与说明
0.5 g	2	250 mg	用 2～5 mL 注射器 6～7 号针头
取上液 0.2 mL	0.8	50 mg	换用 1 mL 注射器
取上液 0.1 mL	0.9	5 mg	每次配制时均需将溶液摇匀
取上液 0.1 mL	0.9	500 μg	配制完毕换接 4$\frac{1}{2}$号针头，妥善处置

2. 试验方法：按皮内注射法要求，在病人前臂掌侧下段注入头孢菌素 0.05 mL 或 0.1 mL（含 500 μg），20 分钟后观察结果并记录。

3. 结果的判断和过敏反应的处理：同"青霉素过敏试验"及"青霉素过敏反应"的处理。

【注意事项】

1. 凡初次用药、停药 3 日后再用，以及更换批号时，均需重做过敏试验。

2. 过去使用头孢菌素类药物发生过敏性休克者，不得再做过敏试验。

3. 皮肤试验结果阳性者不可使用头孢菌素类药物，应及时报告医师，同时在体温单、病历、医嘱单、床头卡和注射簿上加以注明，并将结果告知病人及其家属。

4. 头孢菌素类药物可致交叉过敏。凡对某一种头孢菌素过敏者，一般不可再使用其他品种的药物。

5. 若病人对青霉素类药物过敏，但病情确实需要使用头孢菌素类药物时，要在严密观察下做皮肤过敏试验，并做好抗过敏性休克的急救准备。

六、碘过敏试验法

临床上常用碘化物造影剂做肾脏、胆囊、支气管等造影，此类药物也可发生过敏反应，凡首次用药者应在碘造影前 1～2 日做过敏试验，结果阴性者方可做碘造影检查。

【评估】

1. 病人病情，履行碘过敏试验的方法。

2. 碘过敏史。

【计划】

1. 于造影检查前 1～2 日安排过敏试验。

2. 备 5%～10%碘化钾口服液及 30%泛影葡胺。

【实施】

（一）试验方法

1. 口服法：口服 5%～10%碘化钾 5 mL，每日 3 次，共 3 日，观察结果。

2. 皮内注射法：皮内注射碘造影剂 0.1 mL，20 分钟后观察结果。

3. 静脉注射法：静脉注射碘造影剂（30%泛影葡胺）1 mL，5～10 分钟后观察结果。

在静脉注射造影剂前，必须先做皮内注射，然后再行静脉注射，结果阴性时方可进行碘剂造影。

（二）结果判断

1. 口服法：有口麻、头晕、心慌、恶心呕吐、流泪、流涕、荨麻疹等症状为阳性。
2. 皮内注射法：局部有红肿、硬块，直径超过 1 cm 为阳性。
3. 静脉注射法：有血压、脉搏、呼吸及面色等改变为阳性。

【注意事项】

有少数病人虽过敏试验阴性，但在注射碘造影剂时也会发生过敏反应，故造影时仍需备好急救药品。过敏反应的处理同"青霉素过敏反应"的处理。

七、细胞色素 C 过敏试验法

细胞色素 C 是一种细胞呼吸激活剂，常作为组织缺氧治疗的辅助用药，用药前需做过敏试验。

【评估与计划】

1. 了解病人病情及用药目的。
2. 备实验用品，包括细胞色素 C 溶液、无菌针头或缝针、皮内注射用物等。

【实施】

（一）皮内试验法

1. 取细胞色素 C 试验液 0.1 mL（含 0.075 mg）做皮内注射。
2. 注射后 20 分钟观察结果。
3. 皮内试验结果判断：局部发红，直径大于 1 cm，有丘疹者为阳性。

（二）划痕试验法

1. 在前臂掌侧下段，用 70% 乙醇溶液消毒皮肤，待干。
2. 滴细胞色素 C 原液（1 mL 含 7.5 mg）1 滴于皮肤上，用缝针划痕。
3. 20 分钟后观察，结果判断同"皮内试验法"。

§9.1.12 冷、热疗法

冷和热的应用是利用冷和热的物理作用，通过皮肤引起机体循环和代谢的变化，以达到治疗的目的。

（一）热水袋使用法

热水袋主要用于保暖、解痉、镇痛，促进血液循环，减轻局部充血，促进炎症消散或局限。

【评估】

1. 病人评估：
（1）全身情况：目前病情，意识状态，实施冷、热疗的原因。
（2）局部情况：皮肤有无红肿、化脓、疼痛、肿胀及积液等情况。
（3）心理状态：合作程度和自理能力。

（4）健康知识：病人对冷、热疗作用和知识了解的程度。

2. 环境评估：环境是否安静、舒适。

3. 用物评估：热水袋、冰袋、坐浴设备是否符合要求。

【计划】

1. 预期目标：

（1）病人学会使用一般的冷、热疗知识和方法。

（2）病人能达到预期效果，疼痛缓解，无冻伤、烫伤发生。

2. 准备：

（1）操作者准备：着装整齐，洗手，根据情况戴口罩，掌握一定的热疗知识。

（2）病人准备：理解用热疗的目的，主动配合，排空大小便。

（3）用物准备：热水袋及套、水温计、水罐内盛热水（水温60 ℃～70 ℃）。

（4）环境准备：安静、舒适。

【实施】

1. 测水温，将热水灌入热水袋容积的1/2～2/3，排尽袋内空气，旋紧塞子。

2. 擦干、倒提热水袋，如无漏水，装入布袋中。

3. 用物带至床旁，对床号、姓名，向病人解释并指导使用方法。

4. 置热水袋于所需部位。

5. 热水袋使用完毕，将水倒净，倒挂晾干后吹气，旋紧塞子。

【评价】

1. 病人达到预期目标无冻伤、烫伤，并学会了一定的冷疗或热疗知识。

2. 护士关心病人，注意观察病情变化和局部情况。

【注意事项】

1. 必须测量水温，不能直接用开水灌注热水袋。

2. 使用热水袋过程中，应定时检查病人局部皮肤，如发现皮肤潮红，应立即停止使用，并在局部涂凡士林，以保护皮肤，如需要持续使用热水袋，当水温降低后应及时更换热水。

3. 对婴幼儿、老年人、麻醉未清醒、末梢循环不良、昏迷等病人，热水袋水温不能超过50 ℃。袋套外再包大毛巾，不可直接接触皮肤，以免烫伤。

4. 严格执行交接班制度。

（二）热水坐浴法

热水坐浴用于减轻或消除会阴部及肛门部的充血、水肿、炎症、疼痛，保持清洁、舒适，预防感染，促进伤口愈合。

【评估】同"热水袋应用"。

【计划】预期目标和准备（除用物和环境外）同"热水袋应用"。

1. 用物准备：水温计、坐浴椅、消毒坐浴盆、40 ℃～45 ℃水或1∶5 000高锰酸钾溶液、无菌纱布、浴巾、屏风。必要时备换药用物。

2. 环境准备：冬天调节室温，注意遮挡病人，保护隐私。

【实施】

1. 备齐用物携至床旁，对床号、姓名，向病人说明目的和方法。

2. 用屏风遮挡，嘱病人排空大小便及洗净双手，将备好的药液和温水倒入盆内1/2处。

3. 测量水温，调至 40 ℃～45 ℃，嘱病人脱裤至膝，露出臀部坐于坐浴盆内。随时调节水温至病人能耐受。坐浴时间一般为15～20分钟。

4. 坐浴毕，擦干臀部。如有伤口，坐浴后按换药法处理伤口。

5. 清理用物、消毒备用。

【评价】 同"热水袋应用"。

【注意事项】

1. 坐浴中，注意观察病人面色和脉搏，如病人诉乏力、眩晕应停止坐浴。

2. 女病人月经期、妊娠后期、产后 2 周内、阴道出血和盆腔急性炎症均不宜坐浴，以免引起盆腔内感染或早产。

3. 冬天应注意室温和保暖。

4. 注意水温及药液浓度，防止烫伤。

（三）冰袋使用法

应用冰袋可以减轻局部充血、出血及疼痛，控制炎症的扩散，降低体温，减少脑细胞的耗氧量。

【评估】 同"热水袋应用"。

【计划】 除用物外其他事项同"热水袋应用"。

用物准备：冰袋及套、冰块、盆、锤子、帆布袋、勺。

【实施】

1. 将冰块放入帆布袋中，用锤砸成小块，倒入盆中用水冲去棱块。

2. 用勺将冰装入冰袋约 2/3 处，排尽空气，夹紧袋口。擦干后倒提，检查有无漏水，然后套上布套。

3. 用物带至床旁，对床号、姓名，向病人或家属说明方法，取得合作。

4. 将冰袋置于所需的部位，冰融化后，应及时更换。

5. 用毕将水倒出，倒挂晾干。

【评价】 同"热水袋应用"。

【注意事项】

1. 随时检查冰袋有无漏水，布套湿后应立即更换。

2. 经常观察冰敷部位皮肤的变化，防止冻伤。

3. 高热病人冰袋可放置前额、头顶或体表大血管处（如颈部、腋下、腹股沟等处），禁止放在心前区、腹部和足底。

（四）乙醇拭浴

乙醇拭浴是利用乙醇的挥发性及其刺激皮肤血管扩张的作用，通过蒸发而增加机体散热降温的目的。

【评估】

1. 病人评估：

（1）全身情况：目前病情，意识状态、体温、体质情况，有无风湿病等。

（2）局部情况：皮肤颜色、末梢循环情况。

（3）心理情况：对乙醇拭浴的顾虑和担心，合作程度和自理能力。

（4）健康知识：病人对冷疗知识所了解的程度。

2. 环境评估：室温是否适宜、门窗是否完好。

3. 用物评估：用物是否齐备、排列有序、便于操作，乙醇的浓度、剂量是否合适，热水袋有无破损。

【计划】

1. 预期目标：

（1）病人自觉身体舒适，心情舒畅。

（2）安全有效。

（3）明确乙醇拭浴的目的和作用，学会一定的冷疗方法。

2. 准备：

（1）操作者准备：着装整齐，洗手，根据情况戴口罩。

（2）病人准备：明确乙醇拭浴的目的，愿意合作，排空大小便。

（3）用物准备：护理车上置治疗碗（内盛 25％～35％乙醇 100～200 mL，温度 27 ℃～37 ℃）、小毛巾 2 块、大毛巾、冰袋及套、热水袋及套、清洁衣裤及屏风。

（4）环境准备：关门窗，调节室温 22 ℃～24 ℃，屏风遮挡。

【实施】

1. 备齐用物至床旁，对床号、姓名，向病人说明目的，按需给予便器。

2. 移开床旁桌，脱上衣置床尾栏杆上，解松腰带，冰袋放于头部，置热水袋于足底。

3. 露出近侧上肢及半侧胸部，大毛巾垫于拭浴部位下面，将小毛巾拧至半干呈手套式缠在手上，以离心方向拍拭。自颈部侧面沿上臂外侧拍拭至手背，再自侧胸经腋窝沿上臂内侧至手掌，血管丰富处应适当延长时间。用大毛巾拭干。同法拍拭对侧，每侧各拍拭 3 分钟。

4. 助病人侧卧，背向护士。垫大毛巾，背部分左、中、右三部向下拍拭并按摩骨隆突处，全背共拍拭 3 分钟，用大毛巾拭干，更换上衣，助病人仰卧。

5. 助病人脱裤遮盖会阴，露出近侧下肢，下垫大毛巾，自髂骨沿大腿外侧拍拭至足背，再从自腹股沟沿大腿内侧拍拭至内踝，然后自腰经大腿后侧再经腘窝至足跟，用大毛巾拭干皮肤。同法拍拭对侧，每侧下肢各拍拭 3 分钟。更换裤子，取下热水袋。

6. 助病人取舒适的卧位，整理床单位和用物，洗手。

【评价】

1. 病人感觉舒适，拭浴后无皮肤发红、苍白、出血点和感觉异常等情况。

2. 病人学会一定的冷疗知识。

3. 护士操作熟练，手法正确。

【注意事项】

1. 乙醇温度应接近体温，避免过冷的刺激使大脑皮质更加兴奋，进一步促使横纹肌的收缩，致使体温继续上升。

2. 拭浴时以拍拭方式进行，不用摩擦方式，因摩擦生热。在拭腋窝、腹股沟、腘窝等血管丰富处，应适当延长时间，以利散热。

3. 禁拭后颈、胸前区、腹部及足底等处。

4. 拭浴过程中，密切观察病人情况，如出现寒战、面色苍白等，应立即停止，并及时与医师联系。

5. 拭浴后 30 分钟测量体温并记录，如体温降至 39 ℃以下，应取下头部冰袋。

§9.1.13　导尿术

导尿术是在严格无菌操作下，用导尿管经尿道插入膀胱引出尿液的方法。其目的是：①为尿潴留病人放出尿液，以减轻痛苦。②协助临床诊断，如留取不受污染的尿标本做细菌培养，测量膀胱容量、压力及检查残余尿，进行尿道或膀胱造影。③为膀胱肿瘤病人进行膀胱腔内化疗。

【评估】

1. 核对医嘱、床号、姓名、导尿目的。

2. 病人评估：

（1）全身情况：目前病情，诊断、意识状态，生命体征，治疗及导尿目的，饮水和排尿习惯等。

（2）局部情况：膀胱充盈情况、会阴部皮肤及黏膜情况。

（3）心理方面：是否有焦虑不安、自卑等心理，合作程度，对疾病的认识。

（4）健康知识：饮水、卫生习惯，接受保健知识的能力。

3. 环境评估：环境是否安全、舒适，能保护病人的隐私。

4. 用物评估：导尿包的灭菌日期、灭菌效果，消毒液的有效浓度、有效期，无菌手套的号码、灭菌日期、灭菌效果等。

【计划】

（一）预期目标

1. 病人舒适，尿潴留解除，对操作满意。

2. 病人理解导尿目的，主动配合，无不良反应发生。

（二）准备

1. 操作者准备：着装整齐、洗手、戴口罩。

2. 病人准备：理解导尿目的，主动配合。

3. 用物准备：治疗盘内备会阴消毒包、0.9%氯化钠注射液、无菌导尿包（内装双腔气囊导尿管 2 根、弯盘 2 个、小药杯盛消毒棉球数个、液状石蜡瓶、标本瓶、血管钳 2 把、孔巾、纱布数块）、无菌持物钳、无菌手套 1 双、一次性手套 1 双、治疗碗内盛消毒棉球数个、血管钳、聚维酮碘、弯盘、橡胶单、治疗巾、绒毯，车下备便盆及便盆布、屏风。

4. 环境准备：关门窗、调节室温、关床帘或屏风遮挡。

【实施】

（一）女病人导尿术

1. 备齐用物推至床边，查对床号、姓名，向病人做好解释，使其配合操作。

2. 嘱病人清洗外阴，或协助重症病人清洗。

3. 病人取仰卧屈膝位，脱去一侧裤腿，盖另一侧腿部，两腿略向外展，露出外阴，对侧腿部用棉被或毛毯遮盖，注意保暖。

4. 垫橡胶单和治疗巾于臀下，打开会阴消毒包，左手戴手套，右手持血管钳夹 0.1%苯扎溴铵酊（或聚维酮碘）棉球消毒会阴，顺序由内向外，自上而下，每个棉球限用 1 次。污棉球及手套放弯盘内移至车下。

5. 取无菌导尿包置病人两腿之间并依序打开，倒 0.1%苯扎溴铵酊（或聚维酮碘）溶液于小药杯内。

6. 戴无菌手套，铺孔巾，使孔巾和导尿包包布连接形成一无菌区。

7. 按操作顺序排列无菌用物。用液状石蜡棉球润滑导尿管前端后置弯盘内备用。将另一弯盘移近外阴处，左手分开并固定小阴唇，右手持血管钳夹 0.1%苯扎溴铵酊（或聚维酮碘）棉球自上而下，由内向外分别消毒尿道口及双侧小阴唇（尿道口须消毒两次），每个棉球限用一次。用过的血管钳、棉球置弯盘内移至床尾。

8. 左手继续固定小阴唇，右手将盛导尿管的弯盘置于孔巾口旁，用血管钳持导尿管对准尿道口轻轻插入 4～6 cm，见尿液流出再插入 1 cm 左右（气囊导尿管再插入 3～4 cm），松开左手，固定导尿管，将尿液引入无菌弯盘内或留取中段尿标本（图 9 - 35）。

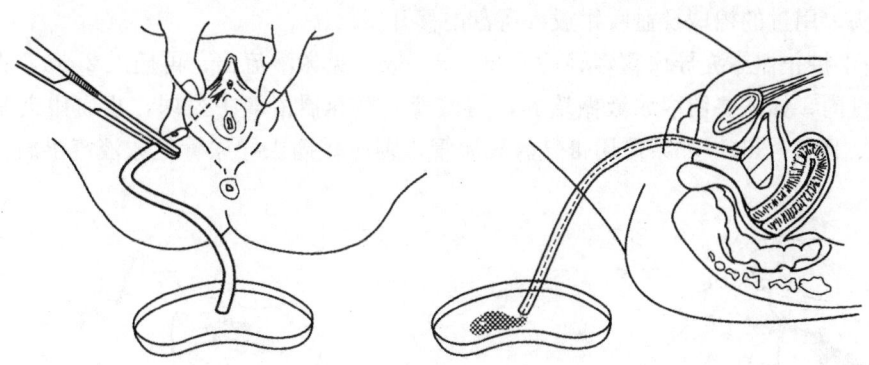

图 9 - 35 插入导尿管（女性）

9. 如需留置导尿管者，要妥善固定导尿管。常用的固定方法有：

（1）胶布固定法：用宽 4 cm、长 12 cm 胶布一块，上 1/3 贴于阴阜上，下 2/3 剪成三

317

条分别贴于导尿管及两侧大阴唇上，或用2～3条胶布分别将导尿管固定在一侧大阴唇和大腿内侧上1/3处（图9-36）。

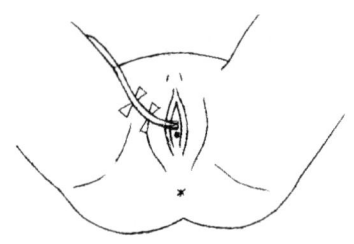

图9-36　女病人导尿管胶布固定法

（2）带气囊导尿管固定法：将导尿管插入膀胱后，向气囊内注入0.9%氯化钠注射液5 mL，夹紧气囊末端，轻拉导尿管以证实导管已固定。

10．导尿完毕，拔出导尿管或根据需要留置导尿管。

11．撤去用物，擦净外阴，协助病人穿好裤子，整理床单位及用物。与病人交流，了解病人对导尿的反应，根据病人具体情况进行健康教育。

12．做好记录，送检标本。

（二）男病人导尿术

1．用物准备、病人导尿体位及消毒方法同"女病人导尿术"。

2．操作者戴一次性手套，右手持止血钳夹消毒棉球消毒外阴、阴囊、阴茎。左手用无菌纱布裹住阴茎，将包皮向后推，用0.1%苯扎溴铵酊棉球擦拭，自尿道口向外旋转消毒龟头、包皮及冠状沟，一个棉球限用一次。外阴清洗完毕脱手套。

3．取无菌导尿包放于病人两腿之间依次打开，倒聚维酮碘溶液于小药杯内；戴无菌手套，铺孔巾，使孔巾下缘连接包布构成一无菌区。

4．润滑导尿管前端置弯盘内，左手用纱布裹住阴茎，自尿道口向外旋转的方法消毒尿道口及龟头，用过的棉球及血管钳放入弯盘内移开。

5．右手持止血钳夹导尿管轻轻插入20～22 cm，见尿液流出，再插入2 cm，将尿液引入无菌弯盘内，如需要留取尿液做培养，用试管或培养器留取中段尿，止血钳夹紧导尿管（图9-37、图9-38）。如系使用带气囊导尿管，则应在插入导尿管见尿液流出后，再插入7～10 cm。

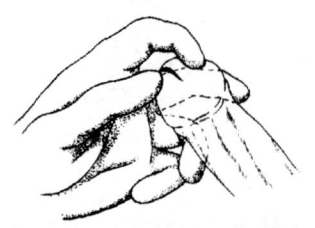

图9-37　分开尿道口（男性）

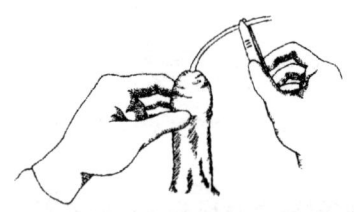

图9-38　插入导尿管（男性）

6. 如需留置导尿管者，要妥善固定导尿管。常用的固定方法有：

（1）胶布固定法：用蝶形胶布粘于阴茎两侧，再用细长胶布作半环形（开口处向上）固定蝶形胶布，在距尿道口 1 cm 处再用细绳将导尿管与蝶形胶布的折叠端扎住。

（2）带气囊导尿管固定法：将导尿管插入膀胱后，向气囊内注入 0.9% 氯化钠注射液 5 mL，夹紧气囊末端，轻拉导尿管以证实导管已固定（图 9-39）。

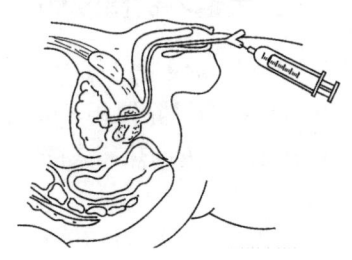

图 9-39 带气囊导尿管固定法

7. 导尿完毕，拔除导尿管。撤下孔巾，用纱布擦净外阴部，脱手套，协助穿裤，撤去绒毯、橡胶单及治疗巾，整理床单位及用物。

8. 护士洗手，作记录，留置尿标本者，将尿标本贴好标签后送检。

【评价】

1. 病人无痛苦、尿潴留症状解除。

2. 衣被无污染。

3. 护士操作熟练、正确，无菌观念强。

【注意事项】

1. 用物必须严格消毒灭菌，按无菌操作进行，以防尿路感染。

2. 选择光滑、通畅、粗细适宜的导尿管，插管动作应轻柔，以防损伤尿道黏膜。同时要注意保护病人自尊，耐心解释，操作环境要遮挡。

3. 为女病人导尿时，如误入阴道，应更换导尿管重新插入。

4. 若膀胱高度充盈且又极度虚弱的病人，第一次放尿不应超过 1 000 mL，因为大量放尿，使腹腔内压力突然降低，血液大量滞留在腹腔血管内，导致血压下降而虚脱；又因为膀胱内突然减压，引起膀胱黏膜急剧充血而发生血尿。

5. 加强对留置导尿管的护理：

（1）随时注意保持导尿管的通畅，防止导尿管脱出、扭曲、受压，以利尿液引流。

（2）每日定时更换集尿袋，及时倾倒尿液，记录尿量，集尿袋及引流管位置应低于耻骨联合，防止尿液反流，每周更换导尿管一次。

（3）保持尿道口清洁，女病人用 0.1% 苯扎溴铵酊棉球擦洗尿道口，每日 1～2 次，如分泌物过多，可先用 0.02% 高锰酸钾溶液清洗，再用 0.1% 苯扎溴铵酊棉球擦洗；男病人用 0.1% 苯扎溴铵酊棉球擦净龟头及包皮污垢。

（4）保持尿道管通畅，鼓励病人多饮水，及时观察尿液有无异常，每周做尿常规检查一次。

（5）长期留置导尿管者，在拔管前可作间歇引流夹管，以锻炼膀胱的反射功能。

§9.1.14 灌肠法

一、大量不保留灌肠

大量不保留灌肠是将 500～1 000 mL 溶液通过肛管，由肛门经直肠灌入结肠，刺激肠蠕动，清除肠腔粪便和积气。其目的是：①解除便秘。②清洁肠道，为手术、检查和分娩做准备。③稀释和清除肠道内有害物质。④为高热病人降温。

【评估】

1. 病人评估：

（1）全身情况：目前病情、治疗情况及饮食、睡眠、排便情况，是否存在意识障碍及意识障碍的程度。

（2）局部情况：腹胀、腹痛的部位；大便的性状；肛周皮肤情况。

（3）心理情况：有无紧张、焦虑情绪，对疾病的认识、合作程度等。

（4）健康知识：饮食结构、睡眠、卫生习惯对排便的影响方面的知识了解程度。

2. 环境评估：环境是否安全、隐蔽。

3. 用物评估：检查灌肠筒、肛管是否符合要求，灌肠液种类、温度和量是否符合病人具体情况。

【计划】

1. 预期目标：

（1）病人能说出灌肠的目的，愿意配合。

（2）腹胀消失，肠道清洁，高热者体温降低。

（3）紧张、焦虑反应减轻或消失。

2. 准备：

（1）操作者准备：着装整齐，洗手、戴口罩，态度端正，准备充分。

（2）病人准备：解除思想顾虑，缓解紧张、焦虑情绪，主动配合操作。

（3）用物准备：治疗盘内备灌肠筒一套（橡胶管和玻璃接管全长 120 cm）、筒内盛灌肠溶液、肛管、弯盘、止血钳、润滑剂、棉签、一次性手套、卫生纸、橡胶单及治疗巾、便盆及便盆布、屏风、绒毯、水温计，根据病人情况备灌肠溶液。

（4）环境准备：关门窗、关床帘或屏风遮挡，保护病人隐私。

【实施】

1. 备齐用物携至床边，对床号、姓名，向病人解释目的，嘱病人排尿。

2. 病人取左侧卧位，双膝屈曲，裤脱至膝部，臀移至床沿，上腿弯曲，下腿伸直或微弯，垫橡胶单与治疗巾于臀下。

3. 挂灌肠筒于输液架上，液面高于肛门 40～60 cm。戴手套。肛管前端涂润滑剂，肛管连接灌肠筒，排气，夹紧肛管，弯盘置于臀边。

4. 左手用手纸分开臀部，显露肛门，右手持血管钳夹住肛管前端轻轻插入 7～10 cm，松开左手固定肛管，松开血管钳，让溶液缓缓流入，观察液面下降情况，观察病人反应。

5. 溶液将流完时夹紧橡胶管，用卫生纸包住肛管拔出，放入弯盘内。用手纸擦净肛门，弯盘移至护理车下，脱手套，助病人穿裤、平卧，保留 5～10 分钟再排便。

6. 排便后取出橡胶单、治疗巾，整理床单位，撤去屏风，开窗换气。

7. 清理用物，记录灌肠结果。洗手。

【评价】

1. 病人腹胀消失，肠道清洁，暴露少，未污染衣、被。

2. 护士操作熟练、敏捷，能观察病人反应，及时处理灌肠过程中的异常情况。

【注意事项】

1. 保护病人的自尊，尽量少暴露病人的肢体，防止受凉。

2. 掌握溶液的温度、浓度、压力和量。为伤寒病人灌肠液量不得超过 500 mL，压力要低（即液面不得高于肛门 30 cm）。

3. 降温灌肠应保留 30 分钟后再排出，排便后 30 分钟再测体温，并做记录。

4. 肝性脑病病人禁用肥皂水灌肠，以减少氨的产生与吸收；充血性心力衰竭或钠潴留的病人禁用 0.9％氯化钠注射液灌肠。

5. 灌肠过程中注意观察病情，如病人感觉腹胀或有便意，可适当降低灌肠筒高度以减慢液体流速或暂停片刻，嘱病人张口呼吸以放松腹肌，减低腹压。如病人出现脉数、面色苍白、出冷汗、剧烈腹痛、心慌气急，应立即停止灌肠，与医师联系给予处理。

6. 急腹症、消化道出血、妊娠、严重心血管疾病等不宜灌肠。

二、保留灌肠

自肛门灌入药物，保留在直肠或结肠内，通过肠黏膜吸收，达到治疗目的。常用于镇静、催眠及灌注肠道杀菌剂等。

【评估】

1. 核对医嘱、灌肠药物、床号、姓名。

2. 病人评估：

（1）全身情况：目前病情、治疗、饮食、睡眠及排便情况，保留灌肠的目的。是否存在意识障碍及意识障碍的程度。

（2）局部情况：病变部位、大便的性状及肛周皮肤情况。

（3）心理情况：目前心理状况、对疾病的认识、合作程度等。

（4）健康知识：饮食结构、睡眠、卫生习惯对排便的影响方面的知识。

3. 环境评估：环境是否安全、隐蔽。

4. 用物评估：检查注洗器、肛管是否符合要求，药液的种类、温度和量是否符合病人具体情况。

【计划】

1. 预期目标：

（1）达到治疗肠道疾病的目的。

（2）无不良反应发生。

2. 准备：

（1）操作者准备：着装整齐，洗手、戴口罩，做好灌肠基本知识准备。

（2）病人准备：缓解紧张情绪，了解目的，主动配合，排空大小便。

（3）用物准备：治疗盘内备注洗器，量杯或小容量灌肠筒，肛管 20 号以下，温开水 5～10 mL、弯盘、止血钳、润滑剂、棉签、卫生纸、橡胶单及治疗巾、便盆及便盆布、屏风、小枕。

（4）环境准备：关门窗，调节室温，屏风遮挡。

【实施】

1. 备齐用物带至床旁，对床号、姓名，向病人解释目的，嘱病人排便，必要时可做不保留灌肠。

2. 根据病情选择适宜卧位（左侧或右侧卧位）。双膝屈曲，裤脱至膝部，臀部移至床沿，上腿弯曲，下腿伸直或微弯，垫橡胶单与治疗巾于臀下，垫小枕于橡胶单下以抬高 10 cm。

3. 抽吸好药液，连接肛管，润滑肛管前端，排气，夹紧肛管。弯盘置臀边。

4. 左手用手纸分开臀部，显露肛门，右手持血管钳夹住肛管前端轻轻插入 15 cm，松开血管钳，缓慢注入药液，注洗器液面距肛门不超过 30 cm。药液宜 15～20 分钟灌入。

5. 药液流尽时夹紧肛管，分离注射器抽温开水 5～10 mL，从肛管缓慢注入。

6. 分离注射器，抬高肛管，反折或捏紧肛管，用手纸包住肛管拔出至弯盆内。

7. 用卫生纸轻揉肛门处。嘱病人屈膝仰卧，抬高臀部，待 10～15 分钟后取出小枕、橡胶单和治疗巾，嘱病人保留 1 小时以上。

8. 整理床单位，撤去屏风，开窗，清理用物，观察病人反应，并做好记录。洗手。

【评价】

1. 病人卧位符合病情需要，灌肠过程中暴露少，衣被无污染，无不适。

2. 护士操作正确、熟练，药物剂量准确，能处理下列情况：肛管插入受阻，灌肠时病人有便意。

【注意事项】

1. 在做保留灌肠前，对灌肠目的和病变部位应了解清楚，以便掌握灌肠的卧位和插入肛管的深度。

2. 灌肠前，应嘱病人先排便。肛管要细，插入要深，液量要少，压力要低，使灌入药物能保留较长时间，以便充分吸收。

3. 肛门、直肠、结肠手术后的病人及排便失禁的病人不宜保留灌肠。

§9.1.15　引流管冲洗法

一、"T"形引流管冲洗法

"T"形引流管冲洗法适用于解除"T"管内胆汁、血块及小结石引起的机械性堵塞，以保持引流通畅。用抗生素冲胆道，可作为控制胆管感染的辅助措施。

【评估】

1. 核对医嘱、床号、姓名。

2. 病人评估：

(1) 全身情况：目前病情，治疗、用药，意识状态。

(2) 局部情况：引流管周围皮肤有无红肿、渗液等情况，引流管是否通畅，引流液颜色、性质、量。

(3) 心理状态：有无紧张、焦虑，对留置引流管的认识和态度。

3. 环境评估：环境是否清洁、安静和安全。

4. 用物评估：检查引流装置和冲洗用物是否符合要求；检查冲洗液的名称、批号，是否在有效期内，有无变质，是否符合要求。

【计划】

(一) 预期目标

1. "T"管通畅。

2. 病人感觉舒适，紧张、焦虑反应减轻或消失。

3. 病人理解"T"管冲洗的意义，主动配合，无不良反应发生。

(二) 准备

1. 操作者准备：着装整洁，洗手、戴口罩，熟悉病人情况和冲洗要求。

2. 病人准备：缓解紧张情绪、排空大小便。

3. 用物准备：治疗盘内盛无菌冲洗包（换药碗、弯盘、钳子、孔巾、纱布、50 mL注射器及针头、5 mL注射器及针头），棉签，皮肤消毒剂，无菌手套，无菌引流袋。根据需要备细菌培养试管。根据病人情况备冲洗液（0.9%氯化钠注射液、抗生素及33%硫酸镁）。

4. 环境准备：环境清洁、舒适、安静、安全。

【实施】

1. 用物带至床旁，与病人交谈，询问是否已排尿。

2. 助病人斜坡卧位或半坐卧位。

3. 查对冲洗液，解开冲洗包。将冲洗液倒入换药碗内。

4. 消毒"T"管与引流袋连接处。

5. 戴手套，用血管钳夹紧"T"管，将"T"管与引流袋分开。铺孔巾，使"T"管从孔巾中伸出，"T"管末端放入弯盘内。松开血管钳，让胆液自然流动，如需做培养，此时可取胆液。

6. 用灌洗器或 50 mL 注射器吸取冲洗液，缓慢低压注入"T"管，每次冲洗 40～60 mL 为宜。放低"T"管，让冲洗液流入弯盘，直至冲洗的液体无结石颗粒。

7. 冲洗完毕，可经"T"管注入抗生素或 33％硫酸镁 15～20 mL，松弛括约肌，以利引流。

8. 取下孔巾，消毒"T"管口，接上无菌引流袋，脱手套，固定引流袋。

9. 助病人于舒适卧位，整理床单位，清理用物，洗手。

【评价】

1. 病人原有感染得到控制或结石被清除，"T"管通畅，无不适，未污染衣被。

2. 护士操作熟练，无菌观念强，能与病人有效沟通，解除其紧张情绪。

【注意事项】

1. "T"管冲洗必须在无菌操作下进行。

2. 冲洗过程中必须缓慢低压冲洗，切不可直接冲洗（压力不超过 2.94 kPa 为宜）。否则高压下冲洗，可将感染的胆汁、血栓注入肝血窦，有引起败血症的可能。

3. 胆管炎症急性期禁做冲洗，术后 5～7 日内不宜做冲洗，因"T"管与周围组织及腹壁尚未形成粘连，此时冲洗可致引流胆汁外溢腹腔，继发腹腔及膈下感染，如确因血块及胆汁堵塞"T"管，导致引流不通，应谨慎低压缓慢冲洗。

4. 冲洗过程中注意病人有无不适，引流液有无胀或沉渣。如病人感到剧烈腹痛，说明"T"管窦道形成不牢固，冲洗液及胆汁漏入腹腔，应立即停止冲洗。

5. 对长期带管的病人应定期用抗生素冲洗。

二、膀胱冲洗及滴药法

膀胱冲洗及滴药法用于稀释尿液，保持留置导尿管及造瘘管引流通畅；清洁膀胱，预防泌尿系感染；治疗膀胱疾病。

【评估】

1. 核对医嘱、床号、姓名、药物。

2. 病人评估：

（1）全身情况：目前病情，治疗用药情况，意识状态。

（2）局部情况：尿液颜色、性状，有无尿频、尿急、尿痛等情况。

（3）心理状态：有无紧张、焦虑，对治疗的认识和态度。

3. 环境评估：环境是否清洁、安静。

4. 用物评估：冲洗用物的灭菌时间、质量，冲洗药液是否适合病人病情，冲洗液温度是否合适。

【计划】

（一）预期目标

1. 病人舒适，原有膀胱感染痊愈或减轻。

2. 病人紧张、焦虑反应减轻或消失。

3. 无不良反应发生。

（二）准备

1. 操作者准备：着装整齐，洗手、戴口罩。

2. 病人准备：缓解紧张情绪，排空大小便。

3. 用物准备：无菌冲洗筒、夹子、输液架、换药碗、乙醇棉球、注射器、药液、冲洗液（温度 38 ℃～40 ℃）。

4. 环境准备：环境清洁、安静。

【实施】

1. 用物带至床旁，对床号、姓名，向病人解释目的。

2. 膀胱冲洗：

（1）倒冲洗液至冲洗筒内，挂输液架上，排气、关紧开关。

（2）消毒导尿管及连接口，连接冲洗管，夹紧 Y 形管。

（3）先引流尿液使膀胱排空，再夹紧引流管，开放冲洗夹，使溶液流入膀胱内 200～300 mL（或病人有尿意感时），再夹住冲洗管，开放引流管，将冲洗液放出，如此反复冲洗，直至流出液澄清为止。

（4）冲洗完毕，清洁管口，接上尿瓶或无菌尿袋。

3. 膀胱滴药：

（1）先做膀胱冲洗或导尿放出尿液。

（2）消毒导尿管口，用注射器吸药注入（或用输液筒滴药，每分钟 80 滴），滴完后停留 15 分钟，为强刺激药物，滴后再用 0.9% 氯化钠注射液冲洗。

（3）药滴毕，将导尿管提起让药液全部注入膀胱，根据需要留置或拔除导尿管。整理用物及床单位。

【评价】

1. 病人感觉舒适，未污染衣被，无不良反应。

2. 护士操作熟练，无菌观念强，能说出注意事项。

【注意事项】

1. 严格执行无菌操作，避免感染。

2. 注意冲洗液温度（38 ℃～40 ℃）。

3. 冲洗膀胱时如有鲜血、剧痛、不适等，应停止冲洗。

4. 准确记录尿色、性状、出水量及病人自觉症状等。

§9.1.16 胸腔引流及其护理

胸腔引流的目的是排除潴留在胸膜腔内的空气、血液、渗出液等。

胸膜腔是保持负压的密闭空间，可使具有弹性的肺脏不断扩张、收缩，以维持正常的呼吸功能。但是，空气、血液、渗出液等潴留在胸腔内时，改变了胸腔的负压状态，将影响肺扩张和气体交换。因此，通过胸腔引流排出空气和液体等，能恢复胸腔内的负压、改善呼吸状况。

【评估】

（一）病人评估

1. 全身状况：病人伤情或病情呼吸状况，生命体征，有无脾下气肿及缺氧等临床表现。

2. 心理状况：有无紧张、焦虑，对留置胸腔引流管的认识和态度。

（二）适应证评估

1. 气胸：气胸是胸腔内的积气压迫肺脏导致的肺不张状态，可分为空气由肺脏进入胸膜腔的自然气胸和空气由胸壁进入胸膜腔的外伤性气胸。

2. 胸腔积液：胸腔积液是潴留在胸腔内液体的总称，血液潴留时称为"血胸"，脓液潴留时称为"脓胸"。胸腔积液会压迫肺脏，导致肺不张。引起胸腔积液的疾患有胸膜炎、急性肺炎、心力衰竭、肝硬化等。

3. 开胸手术后：开胸手术后必须插入引流管。目的是：①通过开胸术使肺扩张。②观察胸腔内有无出血或空气潴留。

【计划】

（一）预期目标

1. 胸腔引流装置通畅，引流效果满意。

2. 病人病情改善，紧张反应减轻，无不良反应。

（二）准备

1. 操作者准备：着装整洁，洗手，戴口罩。熟悉病人病情及胸腔引流装置的使用方法。

2. 用物准备：备治疗盘、胸腔穿刺包、消毒用品及胸腔负压引流装置。

【实施】

1. 根据病情病人取斜坡卧位或半坐卧位。

2. 检查引流部位：

（1）气胸引流部位：因为空气潴留在胸膜腔的上部，引流管多从锁骨中线第2、第3肋间插入（图9-40）。

（2）胸腔积液引流部位：因为胸腔积液潴留在胸膜腔的下部，引流管多从腋中线第6、第 7 肋间插入（图 9-41）。

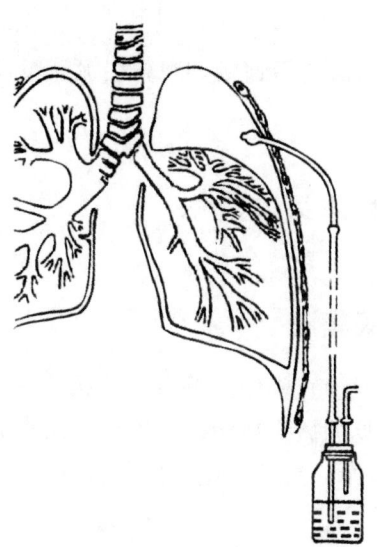

图 9-40　气胸闭式引流部位

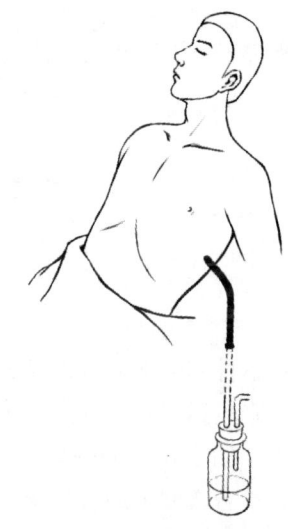

图 9-41　胸腔积液引流部位

（3）开胸术后引流部位：多见手术后直接于胸腔上部（排气）和下部（排液）各插管一根，后接 Y 形管。

3. 检查胸腔闭式引流装置：胸腔闭式引流必须保证空气不会从引流管逆流入胸腔，即保持胸腔的负压状态，通常采用三联负压吸引瓶原理的负压吸引装置。

三联负压吸引瓶即将三个负压吸引瓶用吸引管连起来的装置，由吸引压调整瓶、水封瓶、排液瓶组成。吸引压调整瓶和水封瓶内盛无菌蒸馏水，排液瓶内将储存自胸腔排出的液体。中央的水封瓶用于排出胸腔内的空气，并防止体外的空气进入。吸引压调整瓶具有保持一定负压的作用。

4. 完成胸腔穿刺、置管，并确认引流管通畅。

5. 按无菌操作要求，将胸腔引流管与三联负压吸引装置相连接，并确认引流通畅。

6. 固定胸腔引流法，防止脱落。

【注意事项】

1. 保证引流管引流的有效性：

（1）通过水封瓶液面的呼吸性波动和吸引压调整瓶的气泡判断引流是否有效地进行。

（2）吸引压调整瓶呈持续性吸引状态，无菌蒸馏水会逐渐蒸发减少，应定时检查、补充。

（3）注意观察有无空气自肺组织、引流口、引流管等处漏入胸膜腔的征象。若经水封瓶有气泡溢出，说明有空气漏入，应当注意检查和判断发生漏气的原因并妥善处理。

2. 保证引流管的固定状态良好。

3. 密切观察病情变化及引流状况：

（1）观察呼吸状况及有无缺氧等。

（2）观察有无皮下气肿发生。皮下气肿可发生于引流切口周围，应密切注意其发生的可能。

（3）观察排气、排液状况，注意气体和液体引流是否通畅。观察引流液量及其性质并做好记录。

§9.1.17 病人标本采集法

一、粪标本采集法

正确采集各种粪标本的目的是：①常规标本：检查粪便的颜色、性状及有无脓血、寄生虫卵等。②隐血标本：检查粪便内肉眼不能看见的微量血液。③寄生虫及虫卵标本：检查寄生虫成虫、幼虫及虫卵并计数；进行浓缩集卵、钩蚴孵化、日本血吸虫毛蚴孵化等。④培养标本：检查粪便中的致病菌。

【评估】

1. 核对医嘱：认真核对病室、床号、姓名、采集项目和送检日期。

2. 病人评估：目前病情，诊断、治疗情况，采集粪标本的原因，心理状态，合作程度，自理能力，意识状态，局部情况等。

3. 用物评估：标本容器是否符合要求，并将核对好的检验单附联贴于标本容器上。

【计划】

1. 预期目标：

（1）病人理解粪标本采集的目的，愿意配合。

（2）留取标本的方法正确，符合检验要求。

2. 操作准备：

（1）用物准备：按不同的检验目的和要求准备用物，盛标本的容器（纸盒、带盖容器、无菌试管或无菌纸盒）、棉签、便盆。

（2）环境准备：提供一个清洁、安全、舒适的环境。

（3）病人准备：理解采集粪标本的目的、意义和方法，并主动配合。

（4）操作者准备：着装整齐，细心、负责，熟知检验目的。

【实施】

1. 容器上贴好标签，查对无误。

2. 携用物至床旁，核对床号、姓名，做好解释，取得合作。

3. 标本采集：

（1）常规标本采集：用竹签采取少量粪便（约蚕豆大小）放入蜡纸盒内送检。应选择脓血黏液部分，如无脓血黏液，可采取多个不同部位及两端的粪便。

（2）隐血标本采集：嘱病人在采集标本前3日禁食肉类、鱼、肝、血、大量绿叶蔬菜等食物及含铁药物，以免出现假阳性反应，3日后按常规标本留取粪便送检。

（3）寄生虫及虫卵标本采集：①检查寄生虫卵，用棉签采集不同部位的标本 5～10 g 装入带盖容器中及时送检。取标本时应尽量取异常便中脓、血及黏液部分。②查阿米巴原虫，在采取标本前用热水将便盆加温，便后连同便盆立即送检。因阿米巴原虫在低温下可失去活力难以找到。③检查蛲虫卵，在清晨病人起床前或晚上临睡前，用特制的肛门拭子或湿棉签轻擦病人肛门周围皱裂处，放入置有温盐水的试管中立即送检。

（4）培养标本采集：嘱病人排便于便盆中，用无菌棉签采取粪便的脓血、黏液部分少许，置培养试管中，立即送检。必要时可用无菌棉签蘸等渗盐水，由肛门插入 6～7 cm，轻轻转动棉签取出粪便少许，插入培养试管中送检。

【评价】

1. 采集的标本准确、无误。

2. 能与病人有效沟通，病人满意。

【注意事项】

1. 病人服驱虫药后或做血吸虫孵化检查，应留取全部粪便，及时送检。检查阿米巴原虫时容器应加热。

2. 采集培养标本应取未接触便盆的大便，注意无菌操作，以免因污染而影响培养结果。

二、尿标本采集法

【评估】

1. 核对医嘱、采集项目、病室、床号、姓名和送检日期。

2. 病人评估：目前病情，诊断、治疗情况，采集尿标本的原因，心理状态，合作程度，自理能力，意识状态，局部情况等。

3. 用物评估：标本容器是否符合要求，并将核对好的检验单附联贴于标本容器上。

4. 环境评估：环境是否安静、清洁，能保护病人隐私。

【计划】

1. 预期目标：

（1）病人理解尿标本采集的目的，愿意配合。

（2）留取标本的方法正确，符合检验要求。

2. 准备：

（1）用物准备：治疗盘内盛导尿包、冲洗用物、无菌手套、防腐剂、清洁容器（50～100 mL），清洁带盖的大口容器（3 000～5 000 mL）。

（2）环境准备：提供一个安全、舒适、能保护病人隐私的环境。

（3）病人准备：理解采集尿标本的目的、意义和方法，乐意配合。

（4）操作者准备：着装整洁，认真细致。

【实施】

1. 容器上贴好标签，查对无误。

2. 用物带至床旁，核对床号、姓名，做好解释，取得合作。

3. 采集标本：

（1）常规标本采集：嘱病人留清晨首次尿液 50～100 mL 于标本容器中，立即送检。

（2）12 小时或 24 小时尿标本：嘱病人于清晨 7 时排空膀胱（弃去尿液）后开始留尿。留第一次尿后加入防腐剂，至次日清晨 7 时排净最后一次尿，将 24 小时尿液全部送检。如收集 12 小时尿标本时，则从晚上 7 时至次日清晨 7 时止。

（3）尿培养标本采集：按无菌操作给病人导尿或留取中段尿，用无菌试管接取 5 mL 尿液，塞好管口，立即送检。

【评价】

1. 无菌观念强，采集的标本准确、无误。

2. 能与病人有效沟通，病人满意。

【注意事项】

1. 留取尿标本时，不可混入粪便，以防粪便中的微生物使尿液变质，女病人月经期不宜留尿标本，必要时先清洁外阴，再用干燥棉球塞住阴道口后留取。

2. 昏迷或尿潴留病人可通过导尿术留取标本。

3. 留取尿培养标本要严格执行无菌操作。

4. 留取 12 小时或 24 小时尿标本时，应将盛尿容器置阴凉处，并根据检验要求在尿液内加入防腐剂。

三、痰标本采集法

收集痰标本的目的有：①常规标本，采集痰标本作涂片，经特殊染色检查细菌、虫卵或癌细胞等。②24 小时标本，检查 1 日的痰量，观察痰液的性状，协助诊断，或者找结核分枝杆菌，或作 24 小时虫卵计数。③培养标本，检查痰液中的致病菌。

【评估】

1. 核对医嘱、化验单、检验项目、姓名、床号。

2. 病人评估：

（1）全身情况：病人目前病情、意识状态，留痰前的用药情况，留痰标本的种类和原因，能否有效地咳出痰液。

（2）局部情况：咽喉部有无痰液，痰液的颜色、量、气味，有无呼吸困难、发绀程度等。

（3）心理状态：对收集痰标本的认识及配合能力。

（4）健康知识：①病人对自身疾病的认识程度。②病人对采集痰标本的要求、目的、注意事项的认识程度。

3. 用物评估：检查标本容器是否与检验项目相符，标签是否贴好。

【计划】

1. 预期目标：收集的标本符合检验要求。

2. 准备：

（1）操作者准备：同"尿标本采集法"。

（2）病人准备：病人明确采集痰标本的目的、要求和注意事项。

（3）用物准备：蜡纸盒或大口瓶，痰杯，无菌培养皿，漱口溶液。

将容器贴好标签，容器标签上注明病人科室、姓名、床号、住院号。

【实施】

1. 用物带至病人床旁，对床号、姓名。向病人解释目的，说明方法，仔细核对检验单。

2. 常规标本采集：嘱病人晨起漱口后用力咳出气管深处的痰液，盛于清洁容器内送检。如找癌细胞，应立即送检。

3. 24 小时痰标本采集：标签贴于容器上，注明留痰起止时间；嘱病人将 24 小时（晨 7 时至次日晨 7 时）痰吐入容器内，不可将唾液、漱口水、鼻涕等混入痰内；及时送检。

4. 痰培养标本采集：嘱病人清晨用复方硼砂溶液漱口，再用清水漱口，深吸气后用力咳嗽，将痰吐入无菌培养瓶（皿）内，立即送检。

【评价】

1. 标本采集方法正确，有效地收集痰标本。

2. 病人明确收集痰标本的意义，掌握留痰标本的方法。

【注意事项】

1. 痰标本容器应加盖，避免痰中微生物播散。标本收集后应尽快送检，无法立即送检者应存放冰箱内。

2. 痰培养及药物敏感性试验标本应在使用抗生素之前收集，以免影响检查结果。

3. 痰标本内应避免混入唾液、漱口水或鼻涕。

四、静脉血液标本采集法

静脉血液标本采集的目的：①采集全血标本，进行血常规检查或测定血液中某些物质的含量。②采集血清标本，测定血清酶、脂类、电解质和肝功能等。③采血培养标本，查找血液中的病原体。

【评估】

1. 核对医嘱、检验单、检验项目、姓名、床号。

2. 病人评估：

（1）全身情况：目前病情、症状、体征，采血的原因与种类，采血前的用药情况，是否正在输液、输血，有无干扰血液检验的饮食习惯。

（2）局部情况：采血部位的皮肤有无水肿、感染、皮疹等，静脉血管的弹性、粗细、充盈度。

（3）心理情况：对采血的认识和合作程度，有无恐惧、紧张等心理及其他思想顾虑。

3. 用物评估：注射器的批号、包装、有效期。试管和容器是否符合检验要求，标签是否贴好。

4. 环境评估：环境是否清洁、安静。

【计划】

1. 预期目标：

(1) 采集的血标本符合要求。

(2) 标本量准确，能根据不同的检验目的选择合适的试管与容器。

2. 准备：

(1) 操作者准备：着装整洁，洗手、戴口罩，明确采血的目的和意义。

(2) 病人准备：空腹抽血者，禁食 6 小时以上，明确采血目的，做好准备。

(3) 用物准备：注射盘内盛无菌 5～10 mL 一次性注射器、皮肤消毒剂、棉签、压脉带、弯盘、小枕、检验单、标本容器（根据检验目的备干燥试管、抗凝试管或血培养瓶），按需要备酒精灯、火柴，试管贴好标签，查对无误。

(4) 环境准备：同"静脉注射"。

【实施】

1. 带用物至床旁，对床号、姓名，与病人交流，解除其紧张心理。

2. 备好注射器，选择静脉，扎压脉带，嘱病人握拳，使静脉充盈，进行皮肤消毒，按静脉穿刺法抽吸血液至所需量。松压脉带，干棉签按压静脉穿刺处，迅速拔针。根据检验目的的不同，标本装入不同容器中。

3. 采集血培养标本：首先检查容器是否符合要求，严格无菌操作、防污染，抽血后容器塞取出，迅速将容器口在酒精灯火焰上消毒，血液注入容器中。冉将瓶塞在酒精灯火焰上消毒后盖好，及时送检。

4. 采集全血标本：按需要量抽吸血液，取下针头，沿试管壁缓慢将血液注入抗凝管中，立即轻轻摇动，防止血液凝固。

5. 采集血清标本：采血后取下针头，将血液缓慢沿试管壁注入干燥试管内，切勿将泡沫注入，避免震荡，以防红细胞破裂溶血。

6. 采血毕，整理用物，洗手。

【评价】

1. 病人明确注意事项，按要求做好准备。

2. 采集的标本量准确，试管容器无误。

3. 病人对护士操作满意，沟通效果好，无菌观念强。

【注意事项】

1. 血标本做生化检验，应在空腹时采取，应事先通知病人，避免因进食而影响检验结果。

2. 根据不同的检验目的选择标本容器，计算所需采血量。一般血培养采血量为 5 mL，亚急性感染性心内膜炎病人，为提高培养阳性率，采血量增至 10～15 mL。

3. 严禁在输液、输血的针头处抽取血标本，以免影响检验结果。应在对侧肢体抽取。

4. 同时抽取几个项目的血标本，一般应先注入血培养瓶，其次注入抗凝管，最后注入干燥试管，动作需迅速准确。均不能将泡沫注入标本容器内。

五、咽拭子培养采样法

咽拭子培养采样是从咽部及扁桃体采取分泌物做细菌培养。

【评估】

1. 核对医嘱、采集项目、病室、床号、姓名和送检日期。

2. 病人评估：

（1）全身情况：病人目前病情、意识状态。

（2）局部情况：口腔黏膜有无红肿、溃疡，咽喉部有无红肿、化脓等情况。

（3）心理方面：对采取咽、扁桃体部分泌物的认识和配合程度。

（4）健康知识：①病人对自身疾病的认识程度。②病人对采集咽拭子标本的要求、目的、注意事项的认识程度。

3. 环境评估：环境是否清洁、光线是否充足。

4. 用物评估：检查标本容器是否与检验项目相符，试管是否贴好标签。

【计划】

1. 预期目标：所取标本符合要求，反映病人真实病情。

2. 准备：

（1）操作者准备：着装整齐，洗手、戴口罩。掌握咽拭子取样的方法。

（2）病人准备：理解目的，主动配合。

（3）用物准备：无菌咽拭子培养管，酒精灯，火柴，压舌板，0.9％氯化钠注射液，填写好标签贴在试管上。

（4）环境准备：环境清洁，安全、舒适。

【实施】

1. 备齐用物带至床旁，向病人解释目的，以取得合作。

2. 点燃酒精灯。

3. 嘱病人张口发"啊"音，必要时用压舌板压舌。用蘸 0.9％氯化钠注射液的消毒长棉签以敏捷轻柔的动作，擦拭两侧腭弓及咽、扁桃体上分泌物。做真菌培养时，须在口腔溃疡面上采取分泌物。

4. 将试管口在酒精灯火焰上消毒后，然后将棉签插入试管中，塞紧。

5. 清理用物，及时送检，洗手。

【评价】

1. 动作轻稳，无菌观念强。

2. 病人明确注意事项，主动配合，标本符合检验要求。

【注意事项】

1. 标本容器应清洁干燥，无菌容器应保持无菌。

2. 按要求正规采集标本，做真菌培养时需在口腔溃疡面上采取分泌物。

3. 及时送检。

§9.2 基本护理技能训练自测试题（附参考答案）

§9.2.1 基本护理技能训练自测试题一

一、选择题

【A 型题】

1. 铺备用床时下述哪项不必要   （   ）

A. 评估同室病友有无进餐、治疗或换药   B. 按便于操作的原则折叠好各被单   C. 按使用先后摆放好各单   D. 核对床号、姓名   E. 扫净床上渣屑

2. 床上擦浴适宜的水温是   （   ）

A. 32 ℃～34 ℃   B. 36 ℃～40 ℃   C. 41 ℃～45 ℃   D. 47 ℃～50 ℃   E. 55 ℃～60 ℃

3. 口臭病人应选择的漱口液是   （   ）

A. 1%～4%碳酸氢钠溶液   B. 1%～3%过氧化氢溶液   C. 0.1%醋酸溶液   D. 2%～3%硼酸溶液   E. 0.02%呋喃西林溶液

4. 接触传染病病人后，关于手消毒错误的叙述是   （   ）

A. 双手浸泡于消毒液中，并相互揉搓 2 分钟   B. 双手浸于消毒液中，并用刷子每只手刷 1 分钟

C. 用肥皂水、流动水冲两遍   D. 烘干或擦干双手   E. 消毒液应每日更换

5. 取用无菌溶液时，先倒出少量溶液的目的是   （   ）

A. 检查瓶口有无裂缝   B. 冲洗瓶 V 口   C. 查看溶液的颜色   D. 检查溶液有无沉淀   E. 嗅察溶液有无异味

6. 男，42 岁，发热 2 周，伴进行性贫血，全身乏力，急诊入院。体温 39.2 ℃，脉搏 98 次/min，B 超检查提示脾大，初诊为亚急性心内膜炎，需做血培养进一步明确诊断。该病人应取血   （   ）

A. 2～3 mL   B. 4～5 mL   C. 6～8 mL   D. 10～15 mL   E. 18～20 mL

7. 王某，静脉补液 1 000 mL，50 滴/min，从上午 8 时 20 分开始，估计何时可滴完   （   ）

A. 上午 11 时   B. 中午 12 时 20 分   C. 下午 1 时 20 分   D. 下午 2 时   E. 下午 2 时 20 分

8. 进行青霉素皮肤试验前应重点评估的内容是   （   ）

A. 用药史和过敏史   B. 意识状态与合作能力   C. 目前诊断与病情   D. 注射局部有无红肿硬结   E. 目前心理状态与家庭经济状况

9. 成人通过胃管鼻饲喂食时，其胃管插入的深度为   （   ）

A. 15～25 cm   B. 25～35 cm   C. 35～45 cm   D. 45～55 cm   E. 55～65 cm

10. 尿蛋白定量测定，尿标本中应加入何种防腐剂   （   ）

A. 甲苯   B. 浓盐酸   C. 甲醛   D. 碳酸   E. 高锰酸钾

11. 有关生命体征的概念，下列哪项正确   （   ）

A. 体温、脉搏、呼吸、血压的总称   B. 体温、脉搏、呼吸、血压、瞳孔的总称   C. 体内一切

生命活动的总称　　　D. 体温、脉搏、呼吸、血压、意识的总称　　　E. 体温、脉搏、呼吸、血压和神志的总称

12. 物理降温后半小时测得的体温记录应　　　　　　　　　　　　　　　　（　　）

A. 在降温前的同一纵格内用红点红虚线表示　　　B. 在降温前的同一纵格内用红圈红虚线表示
C. 在降温前的同一纵格内用蓝点蓝圈表示　　　D. 在降温前的下一纵格用蓝圈蓝虚线表示　　　E. 在降温前的下一纵格用蓝圈红虚线表示

13. 插胃管时，病人出现呛咳、发绀时，护士应　　　　　　　　　　　　　　（　　）

A. 嘱病人深呼吸　　　B. 立即拔出胃管重插　　　C. 嘱病人做吞咽动作　　　D. 让病人休息一会再插
E. 请病人坚持一下

14. 膀胱高度膨胀又极度虚弱的病人，首次导尿量不得超过　　　　　　　　　（　　）

A. 100 mL　　　B. 500 mL　　　C. 1 000 mL　　　D. 2 000 mL　　　E. 3 000 mL

15. 乙醇拭浴时头部置冰袋的目的是　　　　　　　　　　　　　　　　　　（　　）

A. 防止感冒　　　B. 防止腹泻　　　C. 防止血管扩张引起出血　　　D. 防止表皮血管收缩、头部充血
E. 预防血压下降

16. 使用超声雾化器时，水槽中的水温不应超过　　　　　　　　　　　　　　（　　）

A. 40 ℃　　　B. 50 ℃　　　C. 60 ℃　　　D. 70 ℃　　　E. 80 ℃

17. 李某，进行青霉素皮肤试验5分钟后突然晕倒在地，面色苍白，呼吸微弱，脉搏细弱，意识丧失。护士首先应　　　　　　　　　　　　　　　　　　　　　　　　　　　（　　）

A. 立即通知医师　　　B. 立即给予氧气吸入　　　C. 立即肌内注射洛贝林　　　D. 立即皮下注射异丙肾上腺素　　　E. 立即皮下注射盐酸肾上腺素

18. 对破伤风抗毒素皮肤试验阳性病人采用脱敏注射的原理是　　　　　　　　（　　）

A. 促进吞噬细胞对 IgE 的灭活作用　　　B. 抑制肥大细胞吸附 IgE　　　C. 逐步结合消耗体内的 IgE
D. 与体内的 IgE 竞争受体　　　E. 封闭 IgE，阻断与抗原结合

19. 张某，在输液过程中突然感到胸部异常不适，随后出现呼吸困难，严重发绀，其最大可能及首要处理是　　　　　　　　　　　　　　　　　　　　　　　　　　　　　　　（　　）

A. 肺水肿，停止输液　　　B. 空气栓塞，立即左侧卧位　　　C. 过敏，皮下注射地塞米松　　　D. 心脏病发作，立即遵医嘱用强心药　　　E. 低血容量性休克，立即补充血容量

20. 徒手心肺复苏时胸外心脏按压的部位为　　　　　　　　　　　　　　　　（　　）

A. 胸骨中 1/3 与下 1/3 交界处　　　B. 心尖部　　　C. 剑突下 2 横指处　　　D. 胸骨中段　　　E. 胸骨左缘

【X 型题】

21. 对芽孢有效的化学消毒剂包括　　　　　　　　　　　　　　　　　　　（　　）

A. 过氧乙酸　　　B. 环氧乙烷　　　C. 聚维酮碘　　　D. 碘酊　　　E. 乙醇

22. 发热程度的划分正确的是　　　　　　　　　　　　　　　　　　　　　（　　）

A. 低热：口温 37.3 ℃～38.0 ℃　　　B. 中等热：口温 38.1 ℃～39.0 ℃　　　C. 高热：口温 39.1 ℃～41.0 ℃　　　D. 超高热：口温 42.0 ℃以上　　　E. 超高热：口温在 41.0 ℃以上

23. 下列哪些情况不宜选用直肠测体温　　　　　　　　　　　　　　　　　（　　）

A. 腹泻病人　　　B. 直肠癌手术后　　　C. 昏迷病人　　　D. 婴幼儿　　　E. 清洁灌肠后 10 分钟

24. 对长期卧床病人应注意局部皮肤受压情况，评估要点包括　　　　　　　　（　　）

A. 皮肤颜色　　　B. 皮肤的温度　　　C. 皮肤的完整性与病灶情况　　　D. 皮肤感觉　　　E. 皮肤

的清洁度

25. 下列哪些情况不宜进行热水坐浴 （　　）

A. 月经期　　B. 产后10日　　C. 妇科手术前　　D. 急性盆腔炎　　E. 会阴部充血水肿

二、填空题

1. 灭菌后的无菌包有效期为_____日。

2. 同时注射两种以上药物时，配药前应特别注意_____。

3. 在给病人吸氧时，应先_____，而后_____；停氧时应先_____，而后关闭_____，以避免一旦开（关）错开关，大量氧气突然冲入呼吸道造成损伤。

4. 有机磷农药中毒最有效的解毒剂是_____。

5. 休克病人体位宜采用_____，腹部手术后病人病情稳定后宜采用_____。

三、判断题

1. 温水擦浴一般用低于体温2℃的水擦浴。 （　　）

2. 从无菌容器中取出的物品如未使用，可放回无菌容器中，以避免浪费。 （　　）

3. 皮下注射时应于针头刺入2/3后迅速推药。 （　　）

4. 股静脉穿刺点位于腹股沟股动脉的内侧0.5 cm处。 （　　）

5. 青霉素在医师开医嘱后即可进行注射。 （　　）

6. 已戴好手套的手不能接触手套的内面。 （　　）

7. 为病人进行超声雾化时，应在水槽中加温水或热水，以缩短雾化器的预热时间。 （　　）

8. 做人工呼吸时应先检查口腔中有无异物堵塞。 （　　）

9. 正常女性较男性体温略高，但在月经期和孕期体温下降。 （　　）

10. 磷化锌中毒病人禁忌鸡蛋、牛奶等食物。 （　　）

四、名词解释

1. 病区

2. 压疮

3. 无菌技术

4. 主动卧位

5. 濒死状态

五、问答题

1. 试述半坐卧位的意义。

2. 试述无菌技术的基本原则。

3. 试述测量脉搏的注意事项。

4. 试述洗胃的适应证和禁忌证。

5. 试述输血前的准备。

参考答案

一、选择题

1. D　2. D　3. B　4. B　5. B　6. D　7. C　8. A　9. D　10. A　11. A　12. B　13. B

14. C 15. D 16. C 17. E 18. C 19. B 20. A 21. ABD 22. ABCE 23. ABE
24. ABCDE 25. ABD

二、填空题

1. 7

2. 配伍禁忌

3. 调节流量　应用　拔出导管　氧气开关

4. 阿托品

5. 中凹卧位　半坐卧位

三、判断题

1. －　2. －　3. －　4. ＋　5. －　6. ＋　7. －　8. ＋　9. －　10. ＋

四、名词解释

1. 病区：住院病人接受诊疗、护理及休养的场所，也是医护人员全面开展医疗、预防、教学、科研活动的重要基地。

2. 压疮：是指局部组织长期受压，血液循环障碍，持续缺血、缺氧，营养不良而致软组织溃烂和坏死。

3. 无菌技术：是指在医疗、护理操作中防止一切微生物侵入人体，防止无菌物品、无菌区域被污染的操作技术。

4. 主动卧位：病人在床上自己采用最舒适、最随意的卧位。

5. 濒死状态：又称临终状态，各种迹象显示生命即将终结，是生命活动的最后阶段。

五、问答题

1. 半坐卧位的意义如下：①减轻某些病人面部及颈部手术后局部出血。②减轻急性左心衰病人的肺淤血和心脏负担。③改善心肺疾患所引起的呼吸困难。④对腹腔、盆腔手术后或炎症的病人，可促使感染局限，减少炎症扩散和毒素吸收，减轻中毒反应，同时可防止感染向上蔓延引起膈下脓肿。⑤可减轻腹部手术后病人腹壁伤口缝合处的张力，缓解疼痛，促进舒适，有利于伤口的愈合。

2. 无菌技术的基本原则如下：①保持环境清洁。无菌操作前30分钟通风，停止清扫地面，减少人群流动，以降低室内空气中的尘埃。②工作人员修剪指甲，洗手，戴好帽子、口罩。必要时穿无菌衣，戴无菌手套。③无菌物品和非无菌物品应分别放置。保存期一般以 7 日为宜，过期或包布受潮均应重新灭菌。④取无菌物品时工作人员面向无菌区域，用无菌钳取无菌物品，手臂须保持在腰部水平以上，注意不可跨越无菌区域。无菌物品一经取出，即使未使用，也不可放回无菌容器内。⑤保持无菌：操作时，不可面对无菌区讲话、咳嗽、打喷嚏。怀疑无菌物品被污染，不可再用。⑥一套无菌物品，只能供一位病人使用，防止交叉感染。

3. 测量脉搏时应注意以下事项：①测量脉搏前应使病人保持安静，如有剧烈活动，应先休息 20 分钟后再测。②不可用拇指诊脉，因拇指小动脉搏动易与病人的脉搏相混淆。③如发现有脉搏短绌时，应同时由两人分别测脉率和心率 1 分钟。

4. （1）洗胃的适应证：①非腐蚀性毒物中毒的病人，如有机磷、安眠药、重金属类与生物碱等。②食物中毒的病人。③胃肠道手术前病人。

（2）洗胃的禁忌证：①强腐蚀性毒物（如强酸、强碱）中毒。②肝硬化伴食管胃底静脉曲张、胸主动脉瘤、近期内有消化道出血及胃穿孔病人。③上消化道溃疡、癌症病人不宜洗胃。

5. 输血前的准备工作如下：①备血，根据医嘱抽取标本进行血型鉴定和交叉配血试验。②取血，凭取血单到血库取血，取血时与血库人员共同做好三查八对。三查，查血的有效期、血液质量和输血装置是否完好；八对，对姓名、床号、住院号、血瓶（袋）号、血型、交叉配血结果、血液种类和剂量。③取血后避免剧烈震荡而引起溶血；不能将血液加温。④输血前须与另一护士再次核对，确定无误后方可输血。

§9.2.2 基本护理技能训练自测试题二

一、选择题

【A 型题】

1. 铺麻醉床将橡胶单铺于床中部时，上端应距离床头　　　　　　　　　　　　（　　）

A. 30～40 cm　　B. 33～40 cm　　C. 40～45 cm　　D. 45～50 cm　　E. 50～60 cm

2. 为右上臂受伤的病人穿脱衣服时正确的是　　　　　　　　　　　　　　　　（　　）

A. 先脱左侧，先穿左侧　　B. 先脱左侧，先穿右侧　　C. 先脱右侧，先穿右侧　　D. 先脱右侧，先穿左侧　　E. 先脱患侧，后穿患侧

3. 清洁口腔、预防感染应选择的漱口液是　　　　　　　　　　　　　　　　　（　　）

A. 2%～3%硼酸溶液　　B. 1%～3%过氧化氢溶液　　C. 0.1%醋酸溶液　　D. 1%～4%碳酸氢钠溶液　　E. 复方硼砂溶液

4. 护理一般传染病病人时，应使用几层纱布口罩　　　　　　　　　　　　　　（　　）

A. 2～4层　　B. 4～6层　　C. 6～8层　　D. 8～12层　　E. 12～14层

5. 某病人颅内压增高症状明显，医嘱静脉滴注甘露醇 250 mL，30 分钟滴完，每分钟应滴（　　）

A. 60 滴　　B. 80 滴　　C. 100 滴　　D. 125 滴　　E. 140 滴

6. 某病人于输血过程中出现畏寒、寒战，体温 40 ℃，伴头痛、恶心、呕吐，首先考虑是（　　）

A. 发热反应　　B. 超敏反应　　C. 溶血反应　　D. 急性肺水肿　　E. 枸橼酸钠中毒反应

7. 乙醇拭浴时足下置热水袋的主要目的是　　　　　　　　　　　　　　　　　（　　）

A. 防止感冒　　B. 促进舒适和减少头部充血　　C. 保暖　　D. 防止体温过低　　E. 防止腹泻

8. 不保留灌肠时肛管插入的长度为　　　　　　　　　　　　　　　　　　　　（　　）

A. 2～3 cm　　B. 4～6 cm　　C. 7～10 cm　　D. 10～12 cm　　E. 10～15 cm

9. 关于灌肠的注意事项，下列哪项不正确　　　　　　　　　　　　　　　　　（　　）

A. 为病人解除便秘时，液体应保留 5～10 分钟　　B. 为病人降温时，液体的温度宜为 4 ℃　　C. 保留灌肠宜保留 1 小时以上　　D. 大量不保留灌肠的压力宜为 40～60 cmH$_2$O　　E. 肝性脑病病人不能用肥皂水灌肠

10. 少尿是指 24 小时尿量　　　　　　　　　　　　　　　　　　　　　　　（　　）

A. ＜100 mL　　B. ＜200 mL　　C. ＜300 mL　　D. ＜400 mL　　E. ＜500 mL

11. 口服给药的注意事项下列哪项正确　　　　　　　　　　　　　　　　　　（　　）

A. 铁剂、阿司匹林宜饭前服　　B. 止咳糖浆服后宜多饮水　　C. 磺胺类药服后应多饮水　　D. 强心苷类药物服药前要先测血压　　E. 镇静安神药宜清晨空腹服用

12. 下列注射进针的角度错误的是　　　　　　　　　　　　　　　　　　　　（　　）

A. 皮内注射针头与皮肤成 5°角　　B. 皮下注射针头与皮肤成 30°～40°角　　C. 肌内注射针头与皮肤成 50°～60°角　　D. 静脉注射针头与皮肤成 20°～25°角　　E. 动脉注射针头与动脉走向成 40°角

13. 下列皮试液的剂量哪项不正确　　　　　　　　　　　　　　　　　　　（　　）

A. 青霉素皮试剂量 20～50U/0.1 mL　　　B. 链霉素皮试剂量 25U/0.1 mL　　　C. TAT 皮试剂量 15U/0.1 mL　　　D. 细胞色素 C 皮试剂量 0.075mg/0.1 mL　　　E. 普鲁卡因皮试剂量 0.25mg/0.1 mL

14. 下列哪项不是大量快速输血的反应　　　　　　　　　　　　　　　　　（　　）

A. 心脏负荷过重　　B. 出血倾向　　C. 高血钙　　D. 枸橼酸中毒　　E. 酸碱平衡失调

15. 大便隐血试验，检查前 3 日内禁食　　　　　　　　　　　　　　　　　（　　）

A. 牛奶　　B. 豆腐　　C. 淀粉类食物　　D. 猪肝　　E. 高热量饮食

16. 心肺复苏 A、B、C 中的 A 是指　　　　　　　　　　　　　　　　　　（　　）

A. 胸外心脏按压　　B. 开放呼吸道　　C. 人工呼吸　　D. 止血　　E. 转运病人

17. 尸冷至与环境温度相同时，一般是在死亡后　　　　　　　　　　　　　（　　）

A. 10 小时　　B. 14 小时　　C. 18 小时　　D. 20 小时　　E. 24 小时

18. 在三测单上用红钢笔纵行在 40 ℃～42 ℃ 相应时间栏内填写的内容，不包括下列哪项　　（　　）

A. 入院　　B. 出院　　C. 分娩　　D. 抢救　　E. 手术

19. 病室湿度过高时，病人表现为　　　　　　　　　　　　　　　　　　　（　　）

A. 闷热、难受　　B. 呼吸道黏膜干燥、咽喉痛　　C. 血压升高、头晕　　D. 多汗、面色潮红　　E. 食欲不振、疲倦

20. 吸气时脉搏明显减弱或消失称为　　　　　　　　　　　　　　　　　　（　　）

A. 脉搏短绌　　B. 交替脉　　C. 水冲脉　　D. 细脉　　E. 奇脉

【X 型题】

21. 弛张热常见于下列哪些病人　　　　　　　　　　　　　　　　　　　　（　　）

A. 伤寒　　B. 败血症　　C. 疟疾　　D. 化脓性疾病　　E. 风湿热

22. 导致测得的血压高于实际值的因素有　　　　　　　　　　　　　　　　（　　）

A. 手臂肱动脉位置低于心脏水平　　B. 手臂肱动脉位置高于心脏水平　　C. 袖带缠得太松　　D. 袖带缠得太紧　　E. 视线低于水银柱的弯月面

23. 禁忌用冷敷的部位是　　　　　　　　　　　　　　　　　　　　　　　（　　）

A. 胸前区　　B. 腹部　　C. 腹股沟　　D. 后颈部　　E. 足心

24. 服药后不宜饮水的口服药是　　　　　　　　　　　　　　　　　　　　（　　）

A. 川贝枇杷露　　B. 磺胺噻唑　　C. 硝酸甘油片　　D. 甘草合剂　　E. 阿司匹林

25. 病人，女，34 岁，风湿性心脏病史 16 年，因感冒、发热住院。医嘱静脉输液，上午 8 点开始输液，每分钟滴速 40 滴，但病人自己嫌滴得太慢，自行调节滴速达 100 滴/min，半小时后病人出现呼吸急促，剧烈咳嗽，痰液呈泡沫血性，不能平卧。护士应采取的正确护理措施是　　　　　　　（　　）

A. 立即停止输液　　B. 病人端坐，双腿下垂　　C. 必要时进行四肢轮扎　　D. 给予高流量氧气吸入　　E. 遵医嘱给予强心、利尿、扩血管的药物

二、填空题

1. 铺好的无菌盘有效期为_____。

2. 发生青霉素超敏反应最早出现的症状是_____和_____。

3. 一般普通病室适宜的温度是_____，相对湿度为_____。

4. 一般软组织挫伤后_____小时内禁用热敷。

5. 小量不保留灌肠液量一般不超过_____ mL，灌肠后保留_____分钟再排泄。

三、判断题

1. 颈椎骨折行颅骨牵引的病人翻身时应先放松牵引。 （ ）
2. 环氧乙烷为易燃、易爆的气体，应放入冰箱内保存，以防止受热后发生爆炸。 （ ）
3. 为上臂有伤的病人脱衣服时，应先脱伤侧，后脱对侧。 （ ）
4. 长期鼻饲的病人每次喂食前必须证实胃管在胃内方可喂食。 （ ）
5. 无菌操作中所有物品必须用无菌持物钳夹取。 （ ）
6. 给2岁以下婴幼儿进行肌内注射时宜选择肌肉丰厚的臀大肌。 （ ）
7. 使用静脉切开持续输液一般不超过3日，以免发生静脉炎。 （ ）
8. 需要长期进行静脉给药者，为保护静脉应从远端至近端选择血管进行注射。 （ ）
9. 输血潜在并发症溶血反应的主要相关因素是输入异型血。 （ ）
10. 长期留置导尿管者，在拔管前作间歇引流夹管的目的是锻炼膀胱的反射功能。 （ ）

四、名词解释

1. 皮下注射法
2. 导尿术
3. 心电监护
4. 生命体征
5. 呼吸困难

五、问答题

1. 如何确定鼻饲病人的预期目标？
2. 试述体温测量的注意事项。
3. 试述给药时对病人进行评估的内容。
4. 试述超声雾化吸入疗法的目的。
5. 试述判断病人心搏骤停的步骤。

参考答案

一、选择题

1. D 2. B 3. A 4. D 5. D 6. A 7. B 8. C 9. B 10. D 11. C 12. C 13. B 14. C 15. D 16. B 17. E 18. D 19. A 20. E 21. BDE 22. ACE 23. ABDE 24. ACD 25. ABCDE

二、填空题

1. 4小时
2. 喉头水肿 气促
3. 18 ℃～22 ℃ 50%～60%
4. 24
5. 200 10～20

三、判断题

1. － 2. － 3. － 4. ＋ 5. － 6. － 7. ＋ 8. ＋ 9. ＋ 10. ＋

四、名词解释

1. 皮下注射法：是将小量无菌药液注入皮下组织的方法，适用于各种菌苗、疫苗的预防接种，局部麻醉和某些药物的注射。

2. 导尿术：是在严格无菌操作下，用导尿管经尿道插入膀胱引出尿液的方法。

3. 心电监护：是应用心电监护仪长时间显示和记录病人心电变化，及时发现和诊断心律失常的一种方法。

4. 生命体征：是体温、脉搏、呼吸、血压的总称。

5. 呼吸困难：是一个常见的症状及体征，病人主观上感到空气不足，客观上表现为呼吸费力，可出现发绀、鼻翼扇动、端坐呼吸、辅助呼吸肌参与呼吸活动，造成呼吸频率、深度、节律的异常。

五、问答题

1. 应根据下列原则确定鼻饲病人的预期目标：①病人理解鼻饲的意义和必要性，主动配合。②病人基本的营养需求得到满足。③病人饮食与营养的知识有所增加。

2. 体温测量的注意事项如下：①测量体温前应清点体温计的数量，并检查有无破损。定期检查体温计的准确性。②精神异常、昏迷及小儿不可测口温，以防体温计失落或折断。对不合作者、口鼻手术后或呼吸困难者，不宜测口腔温度。进食、沐浴或面颊部作冷、热敷者应间隔30分钟后方可测量口腔温度。③腹泻、直肠或肛门手术病人不宜由直肠测温，坐浴或灌肠后须间隔30分钟方可直肠测温。④发现体温与病情不符合时，要寻找原因，予以复查。⑤若病人不慎咬破体温计误吞水银时，可立即口服大量蛋白水或牛奶，使蛋白与汞结合，延缓汞的吸收，直至排出体外。在病情许可的情况下，可吃大量粗纤维食物，使水银被包裹而减少吸收。

3. 给药时应对病人下述内容进行评估。①全身情况：年龄、体重、性别及目前病情，治疗、用药、意识状态、生命体征，沟通能力、自理能力，有无禁食、手术等情况。②病人的用药情况：包括既往病史、用药史、过敏史、家族史及有关习惯，目前用药的目的与计划。③心理社会情况：服药的动机，对治疗的态度，是否有药物依赖以及对给药计划的了解与认识程度及社会、经济状态。

4. 超声雾化吸入疗法的目的如下：①消炎，镇咳，祛痰。②解除支气管痉挛，减低呼吸道阻力，使呼吸道通畅，改善通气功能。③在胸部手术前后，预防呼吸道感染。④为长期使用人工呼吸机的病人做呼吸道湿化或间歇雾化给药。

5. 判断心搏骤停的步骤如下。①判断意识：轻摇病人肩膀，呼唤其姓名，压眼眶、掐人中穴无反应。②判断呼吸：观察胸廓无起伏，并将耳部贴近病人口鼻，感觉无气体逸出。③判断心搏：触摸颈动脉或股动脉，无搏动。④检查口腔、鼻咽部有无异物，观察面色和瞳孔。

✎ §9.2.3 基本护理技能训练自测试题三

一、选择题

【A型题】

1. 床单位的设备不包括 （ ）
A. 床   B. 床上用品   C. 床旁桌   D. 椅子   E. 输液架

2. 床上擦浴时应将室温调节在 （ ）
A. 18℃±2℃   B. 20℃±2℃   C. 22℃±2℃   D. 26℃±2℃   E. 28℃±2℃

3. 铜绿假单胞菌感染病人应选择的漱口液是 （ ）

A. 1%~4%碳酸氢钠溶液　　B. 1%~3%过氧化氢溶液　　C. 0.1%醋酸溶液　　D. 2%~3%硼酸溶液　　E. 0.02%呋喃西林溶液

4. 测量血压，被测者坐位或仰卧位时，肱动脉应分别平 （ ）

A. 第3肋软骨，腋中线　　B. 第4肋软骨，腋中线　　C. 第5肋软骨，腋前线　　D. 第6肋软骨，腋后线　　E. 第6肋软骨，腋前线

5. 赵某，输血15分钟后感觉头胀、四肢麻木、腰背部剧痛，脉细弱，血压下降，下列护理措施错误的是 （ ）

A. 减慢输血速度　　B. 立即通知医师　　C. 热水袋敷腰部　　D. 观察血压、尿量　　E. 取血标本和余血送检血型鉴定和交叉试验

6. 昏迷病人用热水袋时要求水温不超过50 ℃的原因是 （ ）

A. 机体对热敏感度增加　　B. 局部感觉迟钝　　C. 皮肤抵抗力下降　　D. 血管对热反应过敏　　E. 可加深病人昏迷程度

7. 对体温过低的老年病人，下列护理措施哪项不妥 （ ）

A. 提高室温　　B. 保暖　　C. 饮热饮料　　D. 持续监测体温变化　　E. 增加病人活动量

8. 临床上须同时测心率和脉率的病人是 （ ）

A. 心动过速病人　　B. 心房颤动病人　　C. 心动过缓病人　　D. 心律失常病人　　E. 阵发性心动过速病人

9. 无菌包被无菌等渗盐水浸湿后应 （ ）

A. 晾干后再使用　　B. 烘干后使用　　C. 立即使用完　　D. 4小时内用完　　E. 停止使用，重新灭菌

10. 呼吸和呼吸暂停现象交替出现，称为 （ ）

A. 陈-施呼吸　　B. 比奥呼吸　　C. 库斯莫呼吸　　D. 浮浅性呼吸　　E. 鼾声呼吸

11. 体温骤降时，病人最易出现 （ ）

A. 虚脱　　B. 头痛　　C. 谵妄　　D. 昏迷　　E. 寒战

12. 仰卧屈膝位适用于何种检查 （ ）

A. 腰部检查　　B. 胸部检查　　C. 腹部检查　　D. 会阴检查　　E. 背部检查

13. 张某，妊娠35周，分娩一女婴，体重2 200 g，产妇平安，女婴一般情况稍差。此时女婴应给予 （ ）

A. 呼吸道隔离　　B. 昆虫隔离　　C. 保护性隔离　　D. 消化道隔离　　E. 接触性隔离

14. 肺炎链球菌性肺炎病人发热的热型为 （ ）

A. 间歇热　　B. 弛张热　　C. 不规则热　　D. 稽留热　　E. 波状热

15. 乙醇拭浴降温的主要机制是 （ ）

A. 传导　　B. 蒸发　　C. 辐射　　D. 对流　　E. 折射

16. 某病人今晨距小腿关节扭伤，局部青紫，为防止皮下出血与肿胀，早期应选用 （ ）

A. 局部按摩　　B. 红外线照射　　C. 冷湿敷　　D. 热湿敷　　E. 热水袋热敷

17. 张某，妊娠32周，产前检查发现为臀先露胎位，护士应指导其采取 （ ）

A. 头低脚高位　　B. 截石位　　C. 侧卧位　　D. 胸膝卧位　　E. 俯卧位

18. 在无菌技术操作中，启封的无菌溶液在未被污染的情况下限用 （ ）

A. 2小时　　B. 4小时　　C. 12小时　　D. 24小时　　E. 36小时

19. 戴无菌手套过程中，错误的是 （　）

A. 戴手套前先将手洗净擦干　　B. 核对手套袋外所注明的手套号码，灭菌日期　　C. 取出滑石粉，用后放回袋内　　D. 戴好手套后，两手置腰部水平以上　　E. 脱手套时，将手套口翻转脱下

20. 一70岁老年人，测得血压为150/90mmHg，应考虑为 （　）

A. 正常血压　　B. 临界高血压　　C. 高血压　　D. 低血压　　E. 脉压减小

【X型题】

21. 热水坐浴适用于 （　）

A. 外阴部炎症　　B. 肛门部充血　　C. 女性月经期　　D. 肛门周围感染　　E. 妊娠后期痔疮疼痛

22. 有关无菌持物钳的使用，正确的是 （　）

A. 无菌持物钳应浸泡在盛有消毒液的大口容器或干燥无菌容器内　　B. 干燥无菌持物钳和容器应每4小时更换1次　　C. 取放无菌持物钳时应钳端闭合，不可触及容器边缘　　D. 无菌操作中取物品都须用无菌持物钳　　E. 到远处取物时，应将容器一起搬移，就地取出使用

23. 测量呼吸正确的是 （　）

A. 评估有无影响呼吸的因素　　B. 测脉搏后手仍似诊脉状按在诊脉部位　　C. 观察病人胸腹起伏　　D. 一般成人默数半分钟乘以2　　E. 呼吸不规则者及婴幼儿默数1分钟

24. 下列哪些情况不宜灌肠 （　）

A. 急腹症病人　　B. 消化道出血　　C. 严重心血管疾病　　D. 初产妇宫口开大2 cm　　E. 肠道手术前

25. 高压氧治疗减压过程中应 （　）

A. 夹住各种导管、引流管　　B. 调节滴管中的液平面，防止空气进入静脉　　C. 病人的手术伤口应加压包扎，防止出血　　D. 嘱病人平稳呼吸，避免屏气和用力咳嗽，防止肺气压伤　　E. 指导病人做吞咽、鼓腮动作，避免气压伤

二、填空题

1. 无菌巾包打开后未用完无污染，可继续使用的有效期为＿＿＿＿。

2. 护理操作前后洗手可避免＿＿＿＿经过操作者的手传播，以达到保护＿＿＿＿和＿＿＿＿的目的。

3. 每次鼻饲前必须检查胃管确在＿＿＿＿方可饲食，每次喂食量不超过＿＿＿＿ mL，间隔时间不少于＿＿＿＿小时。

4. 注射少于1 mL的药液时，必须用＿＿＿＿注射器抽吸药液，以保证注入＿＿＿＿准确无误。

5. 静脉输液时应根据病人病情调节输液速度，成人一般＿＿＿＿滴/min，小儿＿＿＿＿滴/min。

三、判断题

1. 一旦发现病人突然意识丧失和大动脉搏动消失就应开始复苏抢救。 （　）

2. 病人处于休克、衰竭或濒危状态时禁忌进行腰椎穿刺。 （　）

3. 心包穿刺抽液时第1次抽液不超过500 mL。 （　）

4. 亚急性细菌性心内膜炎病人做血培养时，为提高阳性率，采血量应为5~8 mL。 （　）

5. 采集咽拭子标本进行真菌培养时，须在口腔溃疡面上采集分泌物。 （　）

6. 肝穿刺前护士应指导病人在穿刺过程中避免咳嗽及深呼吸，以免加重损伤。 （　）

7. 在高压氧治疗过程中如病人出现面肌或口角抽搐、刺激性咳嗽等，应考虑氧中毒，并立即停止吸氧。

（　）

8. 做隐血检查的病人，采集标本前3日只能吃绿叶蔬菜和米饭，以免出现假阳性。 （　）

9. 腹腔穿刺放液时，初次放液一般不超过2 000 mL。 （　）

10. 需要注射几种药物时，应先注射刺激性大的药物。　　　　　　　　　　　（　　）

四、名词解释

1. 三查七对
2. 雾化吸入疗法
3. 乙醇拭浴
4. 被迫卧位
5. 间歇脉

五、问答题

1. 试述输血潜在并发症超敏反应的相关因素及处理措施。
2. 试述留置导尿管病人的护理措施。
3. 试述保留灌肠的注意事项。
4. 试述应用心电监护仪的目的。
5. 试述热水坐浴的注意事项。

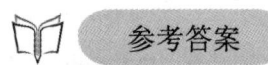

参考答案

一、选择题

1. E　2. C　3. C　4. B　5. A　6. B　7. E　8. B　9. E　10. B　11. A　12. C　13. C
14. D　15. B　16. C　17. D　18. D　19. C　20. A　21. ABD　22. ABCE　23. ABCDE
24. ABC　25. BD

二、填空题

1. 24 小时
2. 病菌　病人　自身（护士）
3. 胃内　200　2
4. 1 mL　药液的剂量
5. 40～60　20～40

三、判断题

1. ＋　2. ＋　3. －　4. －　5. ＋　6. ＋　7. ＋　8. －　9. －　10. －

四、名词解释

1. 三查七对：三查是指操作前查、操作中查和操作后查；七对是指对床号、姓名、药名、浓度、剂量、时间、用法。

2. 雾化吸入疗法：是利用高速氧气气流，使药液形成雾状，随吸气进入呼吸道达到治疗效果的方法。

3. 乙醇拭浴：是利用乙醇的挥发作用及其刺激皮肤血管扩张的作用，通过蒸发而增加机体散热，达到降温目的的一种方法。

4. 被迫卧位：是指病人意识清晰，也有变动卧位的能力，因疾病或治疗的原因，被迫采取的卧位。

5. 间歇脉：是指在一系列正常规则的脉搏中，出现一次提前而较弱的脉搏，其后有一较正常延长的间歇（代偿间歇）。

五、问答题

1. 输血潜在并发症超敏反应的相关因素及处理措施有：

（1）相关因素：①病人过敏体质，输入的血液中的异体蛋白与过敏机体的蛋白质结合，形成完全抗原而过敏。②献血员在献血前用过可致敏的药物或食物，使输入的血液中含致敏物质。

（2）处理措施：①发生超敏反应时，轻者减慢输血速度，继续观察；重者立即停止输血。②出现呼吸困难时给予氧气吸入；喉头水肿严重者，配合气管插管或气管切开术；如出现过敏性休克，即协助抗休克治疗。③根据医嘱给予0.1％的盐酸肾上腺素0.5～1 mL皮下注射；或用抗过敏的药物或激素如异丙嗪、地塞米松等。

2. 留置导尿管病人的护理措施如下：①注意保持导尿管的通畅，防止导尿管脱出、扭曲、受压，以利尿液引流。②每日定时更换集尿袋，及时倾倒尿液，记录尿量，集尿袋及引流管位置应低于耻骨联合，防止尿液反流，每周更换导尿管1次。③保持尿道口清洁，每日用消毒液棉球擦洗外阴1～2次，男性病人注意擦净龟头及包皮垢。④鼓励病人多饮水，及时观察尿液有无异常，每周做尿常规检查1次。⑤长期留置导尿管者在拔管前应作间歇引流夹管，以锻炼膀胱的反射功能。

3. 保留灌肠时应注意以下事项：①在保留灌肠前，对灌肠的目的和病变部位了解清楚，以便掌握灌肠时的卧位及插入肛管的深度。②灌肠前嘱病人先排便。肛管要细，插入要深，液量要少，压力要低，使灌入的药物能保留较长的时间，以便充分吸收。③肛门、直肠、结肠手术后的病人及排便失禁的病人不宜保留灌肠。

4. 应用心电监护仪的目的如下：①对危重病人进行动态心电图观察，及时发现和诊断致命的心律失常，指导临床抗心律失常的治疗。②通过仪器的报警装置，将危重病人的心率及时、准确地向医师进行报告，提高危重病人的抢救成功率。

5. 热水坐浴的注意事项如下：①坐浴中注意观察病人的面色和脉搏，如病人诉乏力、眩晕应停止坐浴。②女病人月经期、妊娠后期、产后2周内、阴道出血和盆腔急性炎症均不宜坐浴，以免引起盆腔内感染或早产。③冬天应注意室温和保暖。④注意水温及药液浓度，防止烫伤。

§9.2.4　基本护理技能训练自测试题四

一、选择题

【A型题】

1. 铺暂空床的目的是　　　　　　　　　　　　　　　　　　　　　　　（　　）

A. 保持病室整洁，准备病人住院　　B. 便于接收和管理麻醉后未清醒病人　　C. 保持床单位整洁、舒适　　D. 供暂时离床活动的病人或新入院的病人使用　　E. 保护被褥不被污染

2. 对需要进行床上擦浴的病人进行心理状态评估的重点是　　　　　　　　（　　）

A. 对疾病的态度　　B. 住院后的心理反应　　C. 对床上擦浴的心理顾虑和心理反应　　D. 住院后的情绪状态　　E. 对床上擦浴是否感到紧张、恐惧

3. 轻度口腔感染病人应选择的漱口液是　　　　　　　　　　　　　　（　　）

A. 1％～4％碳酸氢钠溶液　　B. 1％～3％过氧化氢溶液　　C. 0.1％醋酸溶液　　D. 2％～3％硼酸溶液　　E. 朵贝液

4. 为脉搏短绌病人测量脉搏的方法正确的是　　　　　　　　　　　　（　　）

A. 1人测脉率，1人测心率，各测1分钟　　B. 1人测心率，1人测脉率，2人同时开始测1分钟　　C. 2人均测心率和脉率，然后互相核对　　D. 先测心率，再测脉率，可1人完成　　E. 2人不同时

间，反复测量，分别记录

5. 病人淋浴时水温不可过高，以免产生 ( )

A. 眩晕　　B. 虚脱　　C. 昏迷　　D. 疲劳　　E. 休克

6. 无菌操作中取无菌溶液时不必 ( )

A. 核对瓶签上溶液名称、浓度、有效期　　B. 检查瓶盖有无松动　　C. 检查瓶口有无裂缝

D. 检查无菌溶液有无沉淀、混浊或变色　　E. 注意有无配伍禁忌

7. 肝性脑病病人禁用的饮食是 ( )

A. 低蛋白饮食　　B. 低脂肪饮食　　C. 高蛋白饮食　　D. 高维生素饮食　　E. 高热量饮食

8. 药效发挥最快的给药途径是 ( )

A. 肌内注射　　B. 皮下注射　　C. 吸入法　　D. 静脉注射　　E. 口服给药

9. 抢救青霉素过敏性休克的首选药物是 ( )

A. 盐酸肾上腺素　　B. 去甲肾上腺素　　C. 异丙肾上腺素　　D. 盐酸异丙嗪　　E. 多巴胺

10. 静脉输液过程中病人感觉胸部不适，随即发生呼吸困难、严重发绀，心前区听诊闻及持续响亮的"水泡音"，你认为是 ( )

A. 急性肺水肿　　B. 空气栓塞　　C. 超敏反应　　D. 发热反应　　E. 溶血反应

11. 输入血制品前不需要进行血型鉴定和交叉配血试验的是 ( )

A. 浓集红细胞　　B. 红细胞悬液　　C. 洗涤红细胞　　D. 血浆　　E. 全血

12. 一病人吸氧的流量为 4 L/min，其吸氧的浓度是 ( )

A. 40%　　B. 37%　　C. 33%　　D. 27%　　E. 25%

13. 盆腔手术前留置导尿管的主要目的是 ( )

A. 解除尿潴留　　B. 防止尿失禁　　C. 保持外阴清洁干燥　　D. 避免术中误伤膀胱　　E. 促进膀胱功能

14. 膀胱高度膨胀而又极度虚弱的病人，导尿时首次放尿的量不应超过 ( )

A. 500 mL　　B. 1 000 mL　　C. 1 500 mL　　D. 2 000 mL　　E. 2 500 mL

15. 实验室检查需采集全血标本的是 ( )

A. HBsAg　　B. 血细胞比容测定　　C. 肝功能检查　　D. 血清蛋白酶　　E. ALT

16. 毛细血管采血法常用于 ( )

A. 血常规检查　　B. 血培养　　C. 血中电解质检查　　D. 肝肾功能检查　　E. 血糖测定

17. 禁忌使用鼻饲法的病人是 ( )

A. 口腔手术后病人　　B. 破伤风病人　　C. 昏迷病人　　D. 人工冬眠病人　　E. 食管静脉曲张出血者

18. 某失血性休克病人快速输入全血 1 200 mL 后出现手足搐搦、皮肤黏膜出血、血压下降、心率减慢，你认为可能是 ( )

A. 急性心力衰竭　　B. 血清病型反应　　C. 溶血反应　　D. 枸橼酸中毒　　E. 超敏反应

19. 需要同时服用下列药物时，应最后服用的是 ( )

A. 维生素C　　B. 维生素B_1　　C. 止咳糖浆　　D. 头孢拉定　　E. 复方阿司匹林

20. 给婴幼儿用热水袋保暖时，水温应不超过 ( )

A. 70 ℃　　B. 60 ℃　　C. 50 ℃　　D. 40 ℃　　E. 30 ℃

【X 型题】

21. 应用青霉素过程中需要重做过敏试验的是 ( )

A. 曾使用青霉素，但已停药 12 小时以上　　B. 曾使用青霉素，但已停药 24 小时以上　　C. 曾使

用青霉素，但已停药 3 日　　D. 使用过程中改用不同生产批号的制剂　　E. 使用过程中出现皮肤瘙痒等症状

22. 输液过程中溶液不滴的原因有　　　　　　　　　　　　　　　　　　　（　　）

A. 针头阻塞　　B. 静脉痉挛　　C. 针头滑出血管外　　D. 针头斜面紧贴血管壁　　E. 压力过低

23. 用氧安全"四防"措施是　　　　　　　　　　　　　　　　　　　　　　（　　）

A. 防热　　B. 防火　　C. 防震　　D. 防水　　E. 防油

24. 幽门梗阻病人洗胃的时间是　　　　　　　　　　　　　　　　　　　　　（　　）

A. 饭后即刻　　B. 饭后 1 小时内　　C. 空腹　　D. 饭后 2 小时　　E. 饭后 4～6 小时

25. 常用的抗过敏药物有　　　　　　　　　　　　　　　　　　　　　　　　（　　）

A. 盐酸肾上腺素　　B. 盐酸异丙嗪　　C. 异丙肾上腺素　　D. 地塞米松　　E. 解磷定

二、填空题

1. 使用干燥无菌持物钳和容器时，应每＿＿＿＿小时更换 1 次。

2. 病人死亡后，应在体温单＿＿＿＿处用＿＿＿＿笔纵写＿＿＿＿。

3. 青霉素皮试结果可疑阳性或阳性者，需做＿＿＿＿对照。确为阳性者，应做好＿＿＿＿，并通知医师及病人。

4. 连续输入库存血 1 000 mL 以上时，必须按医嘱静脉注射 10％葡萄糖酸钙或氯化钙＿＿＿＿ mL，以补充钙离子，防止＿＿＿＿和＿＿＿＿中毒。

5. 应用氧气雾化吸入疗法时，应调节氧流量至＿＿＿＿L/min。

三、判断题

1. 进行无菌操作时必须戴无菌手套，手套外面为无菌面，内面为有菌面，不可相互接触。（　　）

2. 在生理情况下，同龄女性体温高于男性。（　　）

3. 软组织损伤初期用热敷可制止皮下出血和血肿形成。（　　）

4. 被动体位是病人由于疾病的影响，为减轻痛苦而被迫采取的某种姿势。（　　）

5. 皮内注射进针后回抽无血才能注入药液。（　　）

6. 急性肺水肿是由于在短时间内输入了大量液体，引起了循环血量急剧增加，心脏负担过重所致。

（　　）

7. 体温骤降时，容易引起病人虚脱。（　　）

8. 为女病人导尿时，如误插入阴道应拔出消毒导尿管后再插。（　　）

9. 一般双侧上肢血压差别为 5～10 mmHg。（　　）

10. 半坐卧位时抬高床头 30°～45°，同时膝部抬高 15°～30°，其目的是防止下滑。（　　）

四、名词解释

1. 口服给药法

2. 静脉输液法

3. 保留灌肠法

4. 徒手心肺复苏术

5. 潮式呼吸

五、问答题

1. 试述静脉输液的目的。

2. 试述超声雾化吸入疗法的注意事项。

3. 试述大量不保留灌肠的目的。

4. 试述膀胱高度膨胀病人第1次放尿不超过1 000 mL的原因。

5. 试述促进高热病人舒适的护理措施。

参考答案

一、选择题

1. D 2. C 3. E 4. B 5. A 6. E 7. C 8. D 9. A 10. B 11. D 12. B 13. D
14. B 15. B 16. A 17. E 18. D 19. C 20. C 21. CD 22. ABCDE 23. ABCE
24. CE 25. ABD

二、填空题

1. 4

2. 40 ℃～42 ℃ 红 死亡时间

3. 生理盐水 标记

4. 10 出血倾向 枸橼酸钠

5. 6～10

三、判断题

1. ＋ 2. ＋ 3. － 4. － 5. － 6. ＋ 7. ＋ 8. － 9. ＋ 10. ＋

四、名词解释

1. 口服给药法：是指药物经过胃肠道吸收和利用，达到治疗目的的一种给药方法。它是最常用的给药方法。

2. 静脉输液法：是利用液体静压原理，将一定量的无菌溶液或药液直接滴入静脉的方法。

3. 保留灌肠法：是插入肛管，自肛管灌入药物，保留在直肠或结肠内，通过肠黏膜吸收，达到治疗疾病目的的一种方法。

4. 徒手心肺复苏术：是利用人工的方法使病人迅速建立起有效的循环和呼吸，恢复全身的血氧供应，防止加重脑缺氧，促进脑功能恢复。

5. 潮式呼吸：又称陈-施呼吸，是一种呼吸由浅慢逐渐变深、变快，然后又由深快转为浅慢，再经过一段呼吸暂停（5～30秒）后，又开始重复以上的周期性变化，其形态就如潮水涨落。

五、问答题

1. 静脉输液的目的为：①纠正水、电解质失调，维持酸碱平衡。②补充能量和水分。③输入药物，治疗疾病。④增加血容量，维持血压。⑤利尿消肿，降低颅内压。

2. 超声雾化吸入疗法的注意事项包括：①使用前先检查超声雾化器各部分有无松动、脱落等异常情况，机器与雾化罐编号要一致。注意仪器的保养与维修。②水槽底部的晶体换能器和雾化罐底部的透声膜薄而质脆，易破碎，应轻按，不能用力过猛。③水槽内无足够的冷水及雾化罐内无液体的情况下，不能开机。水槽和雾化罐中切忌加温水和热水，以免损坏仪器。④若连续使用，中间应间隔半小时。

3. 大量不保留灌肠的目的为：①解除便秘。②清洁肠道，为手术、检查和分娩做准备。③稀释和清除肠道内有害物质。④为高热病人降温。

4. 膀胱高度膨胀病人第 1 次放尿不能超过 1 000 mL，是因为：①大量放尿使腹腔内压力突然降低，血液大量滞留在腹腔血管内，导致血压下降而虚脱。②膀胱内突然减压，引起膀胱黏膜急剧充血而发生血尿。

5. 促进高热病人舒适的措施包括：①休息，可减少能量的消耗，有利于机体的恢复。②口腔护理。③皮肤护理。

§9.2.5　基本护理技能训练自测试题五

一、选择题

【A 型题】

1. 麻醉护理盘内不需准备的物品是 （　　）
A. 输氧导管　　B. 通气导管　　C. 导尿管　　D. 吸痰导管　　E. 牙垫

2. 病人的义齿取下后应浸泡在哪种溶液中 （　　）
A. 70% 乙醇　　B. 温开水　　C. 冷开水　　D. 0.5% 过氧乙酸溶液　　E. 0.1% 苯扎溴铵溶液

3. 不适合昏迷病人口腔护理的用物是 （　　）
A. 液状石蜡　　B. 压舌板　　C. 弯血管钳　　D. 吸水管　　E. 治疗碗

4. 测体温时病人不慎咬破玻璃水银体温计，首先应 （　　）
A. 立即服大量蛋白水或牛奶　　B. 立即服大量蛋清　　C. 立即服泻药　　D. 立即服大量的韭菜
E. 及时清除口腔内玻璃碎屑

5. 急性阑尾炎穿孔病人术后采取半坐卧位的主要目的是 （　　）
A. 缓解呼吸困难　　B. 减少静脉回心血量，减轻心脏负担　　C. 有利于腹腔引流，使感染局限化
D. 减轻腹壁伤口的疼痛　　E. 减少局部出血

6. 用于限制病人坐起的约束方法是 （　　）
A. 加床栏　　B. 约束腕部　　C. 约束踝部　　D. 固定双膝　　E. 固定肩部

7. 静脉输液时，下列哪项不是液体检查的内容 （　　）
A. 液体的名称　　B. 浓度和剂量　　C. 生产日期和有效期　　D. 开瓶时间　　E. 液体的质量

8. 下列哪项不是颈外静脉输液法的适应证 （　　）
A. 长期输液，周围静脉不易穿刺者　　B. 长期静脉内滴注高浓度的药物者　　C. 进行静脉高营养治疗病人　　D. 周围循环衰竭者用来测中心静脉压　　E. 急腹症病人术前建立静脉通路

9. 输液速度过快导致急性肺水肿的特征性症状是 （　　）
A. 呼吸困难、发绀　　B. 胸闷气促、烦躁不安　　C. 心悸、恶心、呕吐　　D. 呼吸困难、咳嗽、胸闷、咳粉红色泡沫痰　　E. 寒战、高热、呼吸困难

10. 氧气筒内的氧不可用尽，压力表指针降至下列哪项时不可再用 （　　）
A. 0.1 MPa（1 kg/cm²）　　B. 0.3 MPa（3 kg/cm²）　　C. 0.5 MPa（5 kg/cm²）　　D. 0.7 MPa（7 kg/cm²）　　E. 1 MPa（10 kg/cm²）

11. 使用人工呼吸机的禁忌证是 （　　）
A. 急性呼吸衰竭呼吸停止者　　B. 肺通气明显不足者　　C. 大量胸腔积液者　　D. 慢性重症呼吸衰竭经治疗无效者　　E. 急性呼吸衰竭呼吸微弱经积极治疗无改善者

12. 三大营养物质在体内氧化时所释放的能量用来维持体温的能量占总量的 （ ）

　　A. 30% 　　B. 40% 　　C. 50% 　　D. 60% 　　E. 70%

13. 当外界温度高于人体皮肤温度时，人体唯一的散热方式是 （ ）

　　A. 辐射 　　B. 传导 　　C. 对流 　　D. 蒸发 　　E. 反射

14. 大量不保留灌肠时灌肠筒的液面应高于肛门 （ ）

　　A. 10～20 cm 　　B. 20～30 cm 　　C. 30～40 cm 　　D. 40～60 cm 　　E. 65～80 cm

15. 胆道 T 形引流管冲洗后注入 33% 硫酸镁 15～20 mL 的目的是 （ ）

　　A. 松弛括约肌，以利引流 　　B. 镇静、解痉 　　C. 降低血压 　　D. 导泻 　　E. 消炎、止痛

16. 膀胱冲洗时冲洗液的温度为 （ ）

　　A. 30 ℃～32 ℃ 　　B. 33 ℃～36 ℃ 　　C. 38 ℃～40 ℃ 　　D. 45 ℃～50 ℃ 　　E. 50 ℃～60 ℃

17. 为病人吸痰时导致缺氧加重，每次抽吸的时间应 （ ）

　　A. <10 秒 　　B. <15 秒 　　C. <30 秒 　　D. <1 分钟 　　E. <3 分钟

18. 高热病人应用冰袋降温时，冰袋不能放置在 （ ）

　　A. 前额 　　B. 头顶 　　C. 腋下 　　D. 心前区 　　E. 腹股沟

19. 尸体料理中，错误的是 （ ）

　　A. 根据医师的死亡诊断进行尸体料理 　　B. 劝慰家属暂时离开病房 　　C. 撤去治疗用物，使尸体去枕仰卧 　　D. 全身抹洗，穿好衣裤，梳理头发 　　E. 包裹好尸体，系好尸体识别卡

20. 给长期卧床病人进行按摩，错误的是 （ ）

　　A. 每次翻身时应按摩病人骨隆突处，以促进血液循环 　　B. 先从臀部上方开始沿脊柱两旁向上按摩，至肩部时转向下至臀部 　　C. 力量要足够刺激肌肉组织 　　D. 如软组织已有损伤者应加大按摩的力度，以促进组织康复 　　E. 再用拇指指腹由骶尾部开始沿脊柱按摩至第 7 颈椎处

【X 型题】

21. 胸膝位适用于 （ ）

　　A. 直肠检查 　　B. 纠正臀先露胎位 　　C. 保留灌肠 　　D. 结肠镜检 　　E. 孕妇胎膜早破

22. "1、2、3" 灌肠溶液的组成是 （ ）

　　A. 50% 硫酸镁 30 mL 　　B. 甘油 60 mL 　　C. 新霉素溶液 30 mL 　　D. 生理盐水 90 mL E. 温开水 90 mL

23. 无菌包外标签应注明 （ ）

　　A. 物品名称 　　B. 灭菌日期 　　C. 打包者姓名 　　D. 灭菌效果 　　E. 失效时间

24. 股静脉穿刺常用于 （ ）

　　A. 急救加压静脉输液 　　B. 急救加压静脉输血 　　C. 婴幼儿采集血标本 　　D. 衰竭病人其他静脉采血困难者 　　E. 静脉套管针留置输液者

25. 小儿头皮静脉输液正确的是 （ ）

　　A. 准备液体，排尽空气 　　B. 剃去局部头发，选择静脉 　　C. 用 70% 乙醇消毒穿刺部位皮肤后待干 　　D. 固定静脉两端，持针沿静脉离心方向平行刺入 　　E. 见回血后松开调节器，等点滴通畅后固定

二、填空题

1. 成人胃管插入的长度为_____cm。

2. 股静脉穿刺部位应在股动脉_____侧_____cm 处刺入，抽血完毕后拔出针头，局部用无菌纱布_____止血。

3. 女病人导尿时导尿管应插入_____cm，男病人导尿时导尿管应插入_____cm。

4. 气胸病人胸腔穿刺部位常选择锁骨中线第_____肋间或腋中线第_____肋间。

5. 为伤寒病人灌肠时压力要低，液面不得高于肛门_____cm。

三、判断题

1. 病人出院后，床单位经终末消毒处理后应铺成备用床，以保持病室整洁。 （　　）

2. 每一项护理操作都要以病人为中心，以满足病人需要为原则。 （　　）

3. 进行口腔护理时，应根据病人口腔情况准备漱口液和局部用药。 （　　）

4. 滴管内液面自行下降原因多为输液胶管太粗，滴速过快。 （　　）

5. 对于意识障碍的病人约束带应尽量使用以保证安全。 （　　）

6. 电动吸引器吸痰法利用的原理是空吸原理。 （　　）

7. 一级护理的病人护士应每 15～30 分钟观察 1 次。 （　　）

8. 青霉素过敏性休克的临床表现中常以呼吸道症状或皮肤瘙痒最早出现，应注意倾听病人的主诉。

（　　）

9. 利用热疗法缓解疼痛的机制是温热能使神经末梢的敏感性降低。 （　　）

10. 应用煮沸消毒法时在水中加 1％～2％ 的亚硝酸钠，可提高沸点、增强杀菌作用。 （　　）

四、名词解释

1. 间接输血法

2. 肌内注射法

3. 洗胃法

4. 尿失禁

5. 护理评估

五、问答题

1. 试述由输液引起的循环负荷过重的护理措施。

2. 试述口腔护理的目的。

3. 对需要鼻饲的病人插胃管前应注意评估哪些内容？

4. 试述膀胱冲洗的注意事项。

5. 试述锁骨下静脉穿刺的目的。

参考答案

一、选择题

1. C　2. C　3. D　4. E　5. C　6. E　7. D　8. E　9. D　10. C　11. C　12. C　13. D
14. D　15. A　16. C　17. B　18. D　19. C　20. D　21. ABD　22. ABE　23. ABC
24. ABCD　25. ABCE

二、填空题

1. 45～55

2. 内　0.5　加压

3. 4～6　20～22

4. 2 4～5

5. 30

三、判断题

1. ＋ 2. ＋ 3. ＋ 4. － 5. － 6. － 7. ＋ 8. ＋ 9. － 10. －

四、名词解释

1. 间接输血法：是将抽出的供血者的血液，按静脉输液法输给受血者的过程。

2. 肌内注射法：是将无菌药液注入肌肉组织的方法，适用于需要迅速发挥药效或不能经口服、不宜或不能做静脉注射的药物。

3. 洗胃法：是通过胃管向胃内灌注溶液再吸出，以排出胃内毒物和潴留食物的方法。

4. 尿失禁：是指排尿失去控制，尿液不自主地流出。

5. 护理评估：是一个系统地、连续地收集、组织、核实和记录护理对象有关健康资料的过程。

五、问答题

1. 当病人出现循环负荷过重的症状时，应立即停止输液，及时与医师联系进行紧急处理。①病人采取端坐位，两腿下垂，以减少静脉回流，减轻心脏负担。②加压给氧，同时给予20％～30％的乙醇湿化吸氧，减低肺泡内泡沫的表面张力。③按医嘱给予镇静、扩血管、强心、利尿等药物，以减轻心脏负担。④必要时进行四肢轮扎，以减少静脉回心血量。⑤对无贫血的病人可通过静脉放血200～300 mL，以减少静脉回心血量。

2. 口腔护理的目的有：①保持口腔清洁、湿润，预防口腔感染等并发症。②防止口臭、口垢，促进食欲。③观察口腔黏膜及舌苔，注意特殊口腔气味，如肝臭味等。

3. 对鼻饲病人插胃管前应注意评估以下内容：①评估病人全身情况，包括目前病情，有无咀嚼、吞咽困难；食欲和进食的方式，意识状态，活动能力，营养状态，鼻饲的原因。②局部情况，包括检查鼻孔是否通畅，鼻腔黏膜有无红肿、破损，有无义齿、缺齿以及有无食管疾患等情况。③心理状态，评估病人有无焦虑、悲伤或忧郁反应，对鼻饲的认识与合作程度。④健康知识，评估病人对饮食与营养及插胃管知识的了解程度。

4. 膀胱冲洗的注意事项有：①严格执行无菌操作，预防感染。②注意冲洗液的温度（38 ℃～40 ℃）。③冲洗过程中出现鲜血、剧痛、不适等症状时应停止冲洗。④准确记录尿的颜色、性状、出水量及病人的自觉症状。

5. 锁骨下静脉穿刺的目的是：①对长期不能进食或丢失大量体液者，如食管手术后病人、危重病人等，用以补充大量高热量、高营养液体及电解质。②对各种原因所致的大出血，迅速输入大量液体，纠正血容量不足，以提高血压。③用于癌症病人进行化学治疗，注入刺激性较强的药物。④测定中心静脉压。

§9.2.6 基本护理技能训练自测试题六

一、选择题

【A 型题】

1. 床上铺橡胶单，其上端距床头相当于　　　　　　　　　　　　　　　　　　　（　　）

A. 一手掌宽　　B. 3 横指　　C. 肘至指端　　D. 腕至指端　　E. 肘关节至腕关节

2. 白假丝酵母菌口炎病人应选择的漱口液是　　　　　　　　　　　　　　　　　（　　）

A. 1％～4％碳酸氢钠溶液　　B. 1％～3％过氧化氢溶液　　C. 0.1％醋酸溶液　　D. 2％～3％硼

酸溶液　　E. 0.02％呋喃西林溶液

3. 口腔护理的目的不包括 （　　）

A. 保持口腔清洁　　B. 防止口臭、口垢　　C. 观察口腔黏膜及舌苔　　D. 清除口腔内一切细菌

E. 预防口腔感染

4. 心室舒张时射血停止，但血液仍在流动，其动力来自 （　　）

A. 心脏收缩力的余波　　B. 外周阻力相对减小　　C. 主动脉的弹性回缩　　D. 动脉管口径增大

E. 惯性作用

5. 为昏迷病人实施口腔护理错误的是 （　　）

A. 应用开口器时应从磨牙处放入　　B. 擦洗时棉球不宜过湿　　C. 应夹紧棉球　　D. 操作前后

应清点棉球数量　　E. 注意选择合适的漱口液漱口

6. 急性左心衰病人采取端坐位的主要目的是 （　　）

A. 减少静脉回心血量，减轻肺淤血和心脏负担　　B. 使膈肌下降，减轻对心脏的压迫　　C. 扩大

胸腔容量，增加肺活量　　D. 扩张冠状动脉，改善心肌血液循环　　E. 病人舒适，有利于休息

7. 使用约束带时，错误的是 （　　）

A. 使用约束带前应向家属解释目的和意义，取得配合　　B. 严格掌握约束带的适应证　　C. 带下

应垫衬垫，固定时松紧适宜　　D. 为便于松解，宽绷带应打活结　　E. 注意观察约束部位的血液循环

8. 开放式输液过程中添加药液错误的操作是 （　　）

A. 认真查对药液名称与质量　　B. 添加溶液时溶液瓶勿触及输液瓶口　　C. 用注射器加药时应拧

紧针栓　　D. 加药时应距离输液瓶口约 1 cm　　E. 加药后应轻轻摇匀药液

9. 可以上人工呼吸机的病人是 （　　）

A. 心肌梗死病人　　B. 大量的活动性咯血病人　　C. 大量胸腔积液病人　　D. 严重的气胸病人

E. 呼吸骤停经各种治疗无效者

10. 人体在安静状态下处于低温环境中的主要散热形式是 （　　）

A. 辐射　　B. 传导　　C. 蒸发　　D. 对流　　E. 运动

11. 病人长期仰卧时，最容易发生压疮的部位是 （　　）

A. 枕部　　B. 足跟　　C. 骶尾部　　D. 髂前上棘　　E. 肩胛部

12. 下列各类病人不需鼻饲法进食的是 （　　）

A. 昏迷病人　　B. 口腔手术后病人　　C. 早产儿　　D. 破伤风病人　　E. 休克病人

13. 测量血压时导致测得的血压偏高的因素是 （　　）

A. 袖带过宽　　B. 袖带过窄　　C. 手臂位置高于心脏　　D. 袖带缠得过紧　　E. 水银不足

14. 在输血前后和在两瓶血输入之间应输入少量 （　　）

A. 5％葡萄糖溶液　　B. 4％碳酸氢钠溶液　　C. 5％葡萄糖生理盐水　　D. 0.9％氯化钠溶液

E. 复方氯化钠溶液

15. 颈外静脉穿刺正确的部位是 （　　）

A. 下颌角与锁骨上缘中点连线上 1/3 处　　B. 下颌角与锁骨上缘中点连线上 1/2 处　　C. 下颌角

与锁骨上缘中点连线下 1/3 处　　D. 下颌角与锁骨下缘中点连线下 1/2 处　　E. 下颌角与胸骨柄连线上

1/3 处

16. 进行下述哪项检查时，不必通知病人空腹采集血标本 （　　）

A. 抽血检查甘油三酯　　B. 抽血做交叉配血试验　　C. 检查血糖　　D. 检查二氧化碳结合力

E. 检查肝功能

17. 穿隔离衣时何时开始手被污染 （ ）

A. 取隔离衣时　　B. 扣领扣时　　C. 扣肩扣时　　D. 扣袖扣时　　E. 系腰带时

18. 需要日间用蓝钢笔，夜间用红钢笔书写的是 （ ）

A. 医嘱单　　B. 病程记录　　C. 入院评估表　　D. 住院评估表　　E. 病区报告

19. 住院病人病历首页是 （ ）

A. 住院病历封面　　B. 入院记录　　C. 体温单　　D. 长期医嘱单　　E. 病程记录

20. 皮内注射的皮肤消毒剂为 （ ）

A. 络合碘　　B. 2％碘酊和70％乙醇　　C. 70％乙醇　　D. 0.1％苯扎溴铵　　E. 2％过氧化氢

【X型题】

21. 截石位适用于 （ ）

A. 导尿　　B. 会阴部检查　　C. 直肠镜检查　　D. 阴道灌洗　　E. 膀胱镜检查

22. 高蛋白饮食适用于 （ ）

A. 恶性肿瘤病人　　B. 大面积烧伤病人　　C. 急性肾炎病人　　D. 肾病综合征病人　　E. 甲状腺功能亢进症病人

23. 青霉素过敏试验阳性病人，应将结果醒目地注明在 （ ）

A. 医嘱单　　B. 注射单　　C. 床头卡　　D. 体温单　　E. 门诊卡

24. 稀释干燥血浆时可选用 （ ）

A. 复方氯化钠溶液　　B. 0.9％氯化钠溶液　　C. 蒸馏水　　D. 0.1％枸橼酸钠溶液　　E. 0.5％碳酸氢钠溶液

25. 关于血压的生理性变化正确的是 （ ）

A. 同年龄组的女性低于男性　　B. 小儿低于成人　　C. 清晨高于傍晚　　D. 左上肢高于右上肢　　E. 下肢高于上肢

二、填空题

1. 氧气筒压力表上指针降至＿＿＿＿时即不可再用，以防止＿＿＿＿进入筒内，于再次充气时引起＿＿＿＿。

2. 为肺水肿病人进行加压给氧的目的是使＿＿＿＿增高。

3. 采集粪标本查寄生虫卵时应采取粪便的＿＿＿＿送检。

4. 呼吸与呼吸暂停交替出现称为＿＿＿＿呼吸。

5. 低盐饮食成人每日进食食盐应少于＿＿＿＿g，或酱油＿＿＿＿mL/d。

三、判断题

1. 为防止长期卧床病人产生压疮，可使用气圈保护受压部位，但气圈应充足气。 （ ）

2. 慢性炎症使用冷疗可促进炎症的消散。 （ ）

3. 成人脉率超过100次/min时称为心动过速。 （ ）

4. 洗胃时每次灌入量一般为300～500 mL。 （ ）

5. 心肺复苏过程中，胸外心脏按压的力度应使胸骨下陷4～5 cm。 （ ）

6. 药液不足1 mL时应用滴管取药。为使剂量准确，应滴入干燥的药杯内。 （ ）

7. 输血时从血库取回血液后，勿剧烈震荡，必要时加温后输入。 （ ）

8. 玻璃类物品煮沸消毒时应待水沸后放入，以防止损坏。 （ ）

9. 给药次数和间隔时间取决于药物的半衰期。 （ ）

10. 需输注两瓶（袋）以上血液时，两瓶（袋）之间，必须加注少量等渗盐水，以防发生反应。

（ ）

四、名词解释

1. 弛张热

2. 间歇脉

3. 尿潴留

4. 留置导尿管术

5. 剪切力

五、问答题

1. 试述破伤风抗毒素（TAT）脱敏注射方法。

2. 试述压疮的预防措施。

3. 试述体温计的检查方法。

4. 试述输血过程中出现溶血反应的处理措施。

5. 现有 80 万 U 青霉素 1 瓶，欲配制成每毫升含青霉素 500 U 的皮肤试验溶液，试述其具体的配制方法。

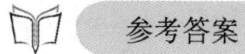 参考答案

一、选择题

1. C　2. A　3. D　4. C　5. E　6. A　7. D　8. C　9. E　10. A　11. C　12. E　13. B
14. D　15. A　16. B　17. D　18. E　19. C　20. C　21. ABDE　22. ABDE　23. ABCDE
24. BD　25. ABE

二、填空题

1. 0.5 MPa（5 g/cm²）　灰尘　爆炸

2. 肺泡内压力

3. 多个部位

4. 比奥（间断）

5. 2　10

三、判断题

1. —　2. —　3. ＋　4. ＋　5. ＋　6. —　7. —　8. —　9. ＋　10. ＋

四、名词解释

1. 弛张热：又称败血症热型。体温常＞39 ℃，波动幅度大，24 小时内波动范围＞2 ℃，但均在正常水平以上。常见于败血症、风湿热、重症肺结核及化脓性炎症等。

2. 间歇脉：即在一系列正常均匀的脉搏中，出现一次提前的脉搏，其后又有一较正常延长的间歇，称为间歇脉或期前收缩，简称早搏。

3. 尿潴留：是指尿液大量存留于膀胱内而不能自主排出。

4. 留置导尿管术：是在导尿后，将导尿管保留在膀胱内，引流尿液的方法。

5. 剪切力：是由两层组织相邻表面间的滑行而产生的进行性的相对移动所引起的，是由摩擦力与压

力相加而成，与体位有密切关系。

五、问答题

1. 破伤风抗毒素（TAT）过敏试验阳性者需进行脱敏注射，脱敏方法为多次小剂量注射药液，每隔20分钟注射1次，每次注射后，应密切观察病人。如发现病人有全身反应，如气促、发绀、荨麻疹及过敏性休克时，应立即停止注射，并迅速处理；如反应轻微，待症状消退后，酌情将注射次数增加，剂量减少，以达到顺利注入所需的全量。具体注射方法如下表：

破伤风抗毒素脱敏注射法

次数	抗毒血清	等渗盐水	注射法
1	0.1 mL	0.9 mL	肌内注射
2	0.2 mL	0.8 mL	肌内注射
3	0.3 mL	0.7 mL	肌内注射
4	余量	稀释至1 mL	肌内注射

2. 压疮的预防主要在于消除压疮发生的原因。要求做到五勤：即勤翻身、勤抹洗、勤按摩、勤整理、勤更换。措施要落实，并做好交接班。(1) 避免局部长期受压：①鼓励和协助卧床病人经常更换卧位，使骨骼突出部位交替地受压。②保护骨隆突处和支持身体空隙处。将病人体位安置妥当后，可在身体空隙处垫软枕、海绵垫，使支持体重的面积宽而均匀，从而降低在隆突部位皮肤上所受到的压力。③对使用石膏、夹板或其他矫形器械的病人，松紧要适度，衬垫应平整，随时听取和观察病人的反应，并给予适当处理。

(2) 避免潮湿、摩擦及排泄物的刺激。

(3) 避免摩擦力和剪切力，采用适当的方法防止病人滑动。

(4) 增进局部血液循环：对容易发生压疮的病人，要经常用温水擦澡，进行全背按摩和局部按摩。

(5) 增加营养：给予高蛋白、高热量、高维生素饮食，保证正氮平衡，以促进创面愈合。

(6) 鼓励病人活动。

3. 在使用新体温计前或定期消毒体温计后，为保证体温计的准确性，应对体温计进行检查。其具体检查方法为：将所有体温计的水银柱甩至35 ℃以下，于同一时间放入已测好的40 ℃以下（一般为36 ℃～40 ℃）的温水中，3分钟后取出检视，若体温计之间相差0.2 ℃以上者或水银柱有裂痕者，不能再使用，合格的体温计用纱布擦干，放于清洁的容器内备用。

4. 输血过程中出现溶血反应的处理措施有：①发生溶血反应立即停止输血，与医师联系，并保留余血。采集病人血标本重做血型鉴定和交叉配血试验，安慰病人，以缓解其恐惧和焦虑。②维持静脉输液，以备抢救时静脉给药。③口服或静脉滴注碳酸氢钠，以碱化尿液，防止或减少血红蛋白结晶阻塞肾小管。④双侧腰部封闭，并用热水袋敷双侧肾区，防止肾血管痉挛，保护肾脏。⑤密切观察生命体征和尿量，并记录。对少尿、无尿者，按急性肾衰竭护理；如出现休克症状，即配合抗休克抢救。

5. 青霉素皮肤试验溶液的配制方法：以每毫升含500 U青霉素等渗盐水溶液为标准液，注入剂量0.1 mL含50 U。具体配制如下：如青霉素1瓶为80万U，注入4 mL等渗盐水，则1 mL含20万U；取上液0.1 mL，加等渗盐水至1 mL，则1 mL含2万U；取上液0.1 mL，加等渗盐水至1 mL，则1 mL含2 000 U；取上液0.25 mL，加等渗盐水至1 mL，则1 mL含500 U，即成青霉素皮肤试验溶液。每次配制时均须将溶液混合均匀。

§10

疾病诊断步骤和临床思维方法

临床思维方法指对疾病现象进行调查研究、分析综合、判断推理等过程中的一系列思维活动，由此认识疾病、判断鉴别，做出决策的一种逻辑方法。

　　临床思维方法在以前的教科书中很少提及，课堂上也很少讨论，学生常常是经过多年实践后逐渐领悟其意义。这样势必事倍功半，"觉悟"恨晚。为了使学生从一开始就意识到其重要性，在实践活动中注意其基本训练，本书列出专章讨论，旨在使初学者从临床学习之初就认识到它的重要性，能够在每次实践活动中注重临床思维方法的基本训练并遵循基本原则，这样，无疑将事半功倍，受益终生。

§10.1　疾病诊断步骤和临床思维方法基本知识问答

1. 试述诊断疾病的步骤。

（1）搜集资料：包括详尽、完整、真实可靠的病史，全面系统而又重点深入的体格检查，以及含三大常规在内的各项实验室和特殊检查。

（2）分析综合资料，形成印象：对上述资料进行综合归纳，分析比较，去粗取精，去伪存真，由表及里总结病人的主要问题，将可能性较大的问题罗列出来，形成假设、印象，也就是初步诊断。

（3）验证或修正诊断：初步诊断经过临床实践的验证，并进一步研究、分析病情，对初步诊断进行验证或修正，以明确诊断。一时难于确诊的病例，进行实验性治疗也是一项公认可行的准则，但需十分慎重。

2. 选择各种化验和特殊检查时应考虑哪些问题？

（1）哪种项目最合适，正常范围如何。

（2）检查的敏感性、特异性、准确性如何。

（3）各种疾病中检查结果的频率分布。

（4）确定诊断的概率是多少。

（5）检查对病人的利弊及安全性如何。

（6）成本效果（cost effectiveness）分析。

3. 试述临床思维的两大要素。

（1）临床实践：即床旁接触病人，观察病情变化，实施诊疗操作，分析问题，解决问题。

（2）科学思维：这是将疾病的一般规律运用于判断特定个体所患疾病的思维过程，是对疾病资料整理、分析的过程，是对临床问题综合比较、分析推理的过程，并在此基础上建立疾病的诊断。

4. 临床思维方法可概括为哪10个步骤？

(1) 从解剖的观点，有何结构异常。

(2) 从生理的观点，有何功能改变。

(3) 从病理生理的观点，提出病理变化和发病机制的可能性。

(4) 考虑几个可能的致病原因。

(5) 考虑病情的轻重，勿放过严重情况。

(6) 提出1~2个特殊的假说。

(7) 检验该假说的真伪，权衡支持与不支持的症状体征。

(8) 寻找特殊的症状体征组合，进行鉴别诊断。

(9) 缩小诊断范围，考虑诊断的最大可能性。

(10) 提出进一步检查及处理措施。

5. 试述临床思维的基本原则。

(1) 实事求是的原则：掌握第一手资料，尊重事实，全面分析，避免主观性和片面性。

(2) "一元论"原则：即单一病理学原则，就是尽量用一个疾病去解释多种临床表现的原则。因为在临床实际中，同时存在多种关联性不大的疾病的概率是很小的。

(3) 用发病率和疾病谱观点选择诊断的原则：疾病谱随不同年代、不同地区而变化。当几种诊断可能性同时存在的情况下，要首先考虑常见病、多发病的诊断，这种选择符合概率分布的基本原理，减少误诊的机会。

(4) 首先考虑器质性疾病的诊断，然后考虑功能性疾病的原则：以免延误了器质性疾病的治疗。

(5) 首先考虑可治疾病的原则：以便早期及时地对疾病予以恰当的处理。

(6) 简化思维程序的原则：医师参照疾病的多种表现，把多种多样的诊断倾向，归纳到一个最小范围中去选择最大可能的诊断。这种简化程序的诊断思维方式，有利于抓住主要矛盾，予以及时处理。

(7) 见病见人的原则：切忌见病不见人的弊端。同样的疾病在不同的人身上表现会有差异，年龄、性别、体质、心理状况、文化程度等都会对疾病产生影响，要用生物-心理-社会医学模式的观点去思考和分析。

6. 常见的误诊、漏诊的原因有哪些？

(1) 病史资料不完整，不确切，未能反映疾病进程和动态，以及个体的特征，因而难以作为诊断的依据。亦可能由于资料失实，分析取舍不当，导致误诊、漏诊。

(2) 观察不细致或检验结果误差。临床观察和检查中遗漏关键征象，不加分析地依赖检验结果，是误诊的重要因素。

(3) 先入为主，主观臆断，妨碍了客观而全面地搜集和分析资料。

(4) 医学知识不足，缺乏临床经验，对一些病情复杂、临床罕见疾病造成误诊，是误诊的常见原因。

7. 为达到确诊的目的，临床上常用哪些诊断方法？

(1) 直接诊断：病情简单、直观，根据病史或体征，无需化验和特殊检查即能做出诊断。如荨麻疹、外伤性血肿、急性扁桃体炎、急性胃肠炎等。

（2）排除诊断：临床症状、体征不具有特异性，有多种疾病可能性，经深入检查，稍加分析，容易发现不符之点，予以摒除，留下1～2个可能的诊断进一步证实。

（3）鉴别诊断：主要症状体征有多种可能性，一时无法确定诊断，需不断搜集多种资料予以鉴别。若新的资料不支持原有的诊断，应将原有的可能性剔除，或提出新的诊断。

8. 综合的临床诊断应包括哪些内容？

（1）病因诊断：根据临床的典型表现，明确提出致病原因和本质，如风湿性心瓣膜病、结核性脑膜炎、血友病等。

（2）病理解剖诊断：对病变部位、性质、细微结构变化的判断。

（3）病理生理诊断：是疾病引起机体功能变化，如心功能不全、肝肾功能障碍等，它不仅是机体和脏器功能判断所必需的，而且也可由此作出预后判断和劳动力鉴定。

（4）疾病的分型与分期：不少疾病有不同的型别与程期，其治疗及预后意义各不相同，诊断中亦应予以明确。

（5）并发症的诊断：是指原发疾病的发展，导致机体、脏器的进一步损害，虽然与主要疾病性质不同，但在发病机制上有密切关系。如慢性肺部疾病并发肺性脑病、风湿性心瓣膜病并发亚急性感染性心内膜炎等。

（6）伴发疾病诊断：是指同时存在的，与主要诊断的疾病不相关的疾病，其对机体和主要疾病可能发生影响，如龋齿、肠蛔虫症等。

9. 何谓循证医学？

循证医学（evidence based medicine，EBM）是遵循科学证据的临床医学。它提倡将临床医师个人的临床实践和经验与客观的科学研究证据结合起来，将最正确的诊断、最安全有效的治疗和最精确的预后估计服务于每位具体病人。

循证医学不同于传统医学。传统医学是以经验医学为主，即根据非实验性的临床经验、临床资料和对疾病基础知识的理解来诊治病人。循证医学并非要取代临床技能、临床经验、临床资料和医学专业知识，它只是强调任何医疗决策应建立在最佳科学研究证据基础上。

10. 试述循证医学的基本特征。

（1）将最佳临床证据、熟练的临床经验和病人的具体情况这三大要素紧密结合在一起寻找和收集最佳临床证据，旨在得到更敏感和更可靠的诊断方法，更有效和更安全的治疗方案，力争使病人获得最佳治疗结果。掌握熟练的临床经验旨在能够识别和采用那些最好的证据，能够迅速对病人状况作出准确和恰当的分析与评价。

（2）重视确凿的临床证据，这是和传统医学截然不同的。传统医学主要根据个人的临床经验，遵从上级或高年资医师的意见，参考来自教科书和医学刊物的资料等为病人制订治疗方案。显然，传统医学处理病人的最主要的依据是个人或他人的实践经验。

§10.2 疾病诊断步骤和临床思维方法自测试题（附参考答案）

一、选择题

【A型题】

1. 某病人长期发热，皮肤、关节、心、肝、肾各方面都有病态表现时，下列哪种诊断可能性最大 （   ）

A. 风湿　　B. 结核　　C. 肝炎　　D. 系统性红斑狼疮　　E. 肾脏疾病

2. 下述哪项不属诊断思维的注意问题 （   ）

A. 现象与本质　　B. 主要与次要　　C. 临床表现与主诉　　D. 局部与整体　　E. 典型与不典型

3. 一咯血病人，胸片示右上肺阴影，首先应考虑的诊断是 （   ）

A. 肺癌　　B. 肺炎　　C. 肺不张　　D. 肺结核　　E. 肺脓肿

4. 下述哪项不属常见诊断失误的原因 （   ）

A. 病史资料不完整、不准确　　B. 体查不细致、不全面　　C. 医学知识不足　　D. 主观臆断

E. 病人欠合作

【X型题】

5. 常见的误诊、漏诊的原因包括下面哪几种 （   ）

A. 病史资料不完整、不确切　　B. 观察不细致或检验结果误差　　C. 先入为主、主观臆断

D. 医学知识不足、缺乏临床经验　　E. 疾病的临床表现不同

6. 临床思维的基本原则有 （   ）

A. 实事求是的原则，"一元论"原则　　B. 用发病率和疾病谱观点选择诊断的原则　　C. 首先考虑器质性疾病的诊断，然后考虑功能性疾病的原则　　D. 首先考虑可治的疾病的原则，简化思维程序的原则　　E. 见病见人的原则

7. 综合的临床诊断应包括 （   ）

A. 病因诊断　　B. 病理解剖诊断　　C. 病理生理诊断　　D. 疾病的分型与分期　　E. 并发症及伴发疾病诊断

8. 以下哪些项目是循证医学的应用范围 （   ）

A. 医疗管理　　B. 制定卫生政策　　C. 卫生技术评价　　D. 指导临床实践　　E. 药物研究与应用

9. 造成临床表现不典型的因素有 （   ）

A. 年老体弱　　B. 治疗的干扰　　C. 医师的认识水平　　D. 主诉不清楚　　E. 器官移位

10. 诊断失误包括 （   ）

A. 漏诊　　B. 误诊　　C. 病因判断错误　　D. 疾病性质判断错误　　E. 延误诊断

二、填空题

1. 临床思维的两大要素是_____、_____。

2. 常用的诊断方法有_____、_____、_____。

3. 循证医学所要求的临床证据有以下3个主要来源，即_____、_____、_____。

4. 正确诊断疾病的必备条件包括_____、_____、_____。

5. 在疾病诊断过程中应首先考虑_____病与_____病。

三、判断题

1. 临床思维方法是指对疾病现象进行调查研究、分析综合、判断推理等过程中的一系列思维活动，由此认识疾病、判断鉴别、做出决策的一种逻辑方法。　　　　　　　　　（　　）

2. 诊断疾病的步骤包括搜集资料、分析综合资料及形成印象、验证或修正诊断3个步骤。（　　）

3. 疾病诊断过程中，临床思维时应坚持"多元论"原则。　　　　　　　　　　　（　　）

4. 疾病诊断过程中应尽可能以一种疾病去解释多种临床表现。　　　　　　　　（　　）

5. 在器质性疾病与功能性疾病鉴别有困难时，首先应考虑功能性疾病的诊断。　（　　）

四、名词解释

1. 循证医学

2. 荟萃分析

3. 临床思维方法

4. 待诊

5. 个体化诊断

五、问答题

1. 试述诊断疾病的步骤。

2. 常见的误诊、漏诊的原因有哪些？

3. 试述临床上疾病常用的诊断方法。

4. 试述循证医学的主要应用。

5. 试述循证医学的基本特征。

参考答案

一、选择题

1. D　2. C　3. D　4. E　5. ABCD　6. ABCDE　7. ABCDE　8. ABCDE　9. ABCE
10. ABCDE

二、填空题

1. 临床实践　科学思维

2. 直接诊断　排除诊断　鉴别诊断

3. 大样本的随机对照临床试验　系统性评价　荟萃分析（汇总分析）

4. 广博的医学知识　正确的临床思维　准确的逻辑分析

5. 常见　多发

三、判断题

1. ＋　2. ＋　3. －　4. ＋　5. －

四、名词解释

1. 循证医学：是从20世纪90年代以来在临床医学领域内迅速发展起来的一门新兴学科，是一门遵循科学证据的医学，其核心思想是"任何医疗卫生方案、决策的确定都应遵循客观的临床科学研究产生的最佳证据"，从而制订出科学的预防对策和措施，达到预防疾病、促进健康和提高生命质量的目的。

2. 荟萃分析：荟萃分析（meta-analysis）又称汇总分析。这是一种将收集到的已完成临床研究的结果，进行系统、定量和定性的综合性统计分析的方法。

3. 临床思维方法：指对疾病现象进行调查研究、分析综合、判断推理等过程中的一系列思维活动，由此认识疾病、判断鉴别、做出决策的一种逻辑方法。

4. 待诊：有些疾病一时难以明确诊断，临床上常常用主要症状或体征的原因待诊作为临时诊断，如发热原因待诊、腹泻原因待诊、黄疸原因待诊、血尿原因待诊等。

5. 个体化诊断：将被检个体的基因背景及病理生理状态的综合分析的结果应用于该个体的预防、诊断和治疗上，这种诊断称个体化诊断。

五、问答题

1. （1）搜集资料：包括详尽、完整、真实可靠的病史，全面系统而又重点深入的体格检查，以及含血、尿、大便常规在内的各项实验室和特殊检查。

（2）分析综合资料，形成印象：对上述资料进行综合归纳，分析比较，去粗取精，去伪存真，由表及里总结病人的主要问题，将可能性较大的问题罗列出来，形成假设、印象，也就是初步诊断。

（3）验证或修正诊断：初步诊断经过临床实践的验证，并进一步研究、分析病情，对初步诊断进行验证或修正，以明确诊断。一时难于确诊的病例，进行实验性治疗也是一项公认可行的准则，但需十分慎重。

2. （1）病史资料不完整、不确切，未能反映疾病进程和动态以及个体的特征，因而难以作为诊断的依据。亦可能由于资料失实，分析取舍不当，导致误诊、漏诊。

（2）观察不细致或检验结果误差。临床观察和检查中遗漏关键征象，不加分析地依赖检验结果，是误诊的重要因素。

（3）先入为主，主观臆断，妨碍了客观而全面地搜集和分析资料。

（4）医学知识不足，缺乏临床经验，对一些病情复杂、临床罕见疾病造成的误诊，是误诊的常见原因。

3. 临床上常用的诊断方法有：

（1）直接诊断：病情简单、直观，根据病史或体征，无需化验和特殊检查即能做出诊断。如荨麻疹、外伤性血肿、急性扁桃体炎、急性胃肠炎等。

（2）排除诊断：临床症状、体征不具有特异性，有多种疾病可能性，经深入检查，稍加分析，容易发现不符之点，予以排除，留下1～2个可能的诊断进一步证实。

（3）鉴别诊断：主要症状体征有多种可能性，一时无法确定诊断，需不断搜集多种资料予以鉴别。若新的资料不支持原有的诊断，应将原有的可能性剔除或提出新的诊断。

4. 循证医学的主要应用如下：

（1）循证医学管理医疗：对同类病人的诊断、治疗方法进行规范化管理称管理医疗（managed care）。管理医疗的实施将有效地提高医疗工作效率和减少医疗开支，而管理医疗就是根据循证医学的原则制定的。

（2）卫生政策：美国、加拿大、澳大利亚等国均利用循证医学的系统评价结果，制订了癌症和一些其他疾病的治疗指南。

（3）卫生技术评价：用系统评价的方法对卫生技术的有效性、安全性、经济性和社会影响进行综合分析评价，为卫生行政部门决策提供依据。

（4）循证医学通过对资料的临床系统评价，按照特定的病种和疗法找出可靠的结论，指导临床实践。例如，丹麦根据系统评价结果，取消了对孕妇进行常规超声波检查的规定，有些国家还取消了手术前常规进行胸透的规定，从而节约了大量的人、财、物。

（5）药物研究与应用：近年来，许多药厂和医院通过循证医学的方法了解药物研究的趋势，确定药物的临床疗效及科学使用方法，收到良好效果。

5.（1）将最佳临床证据、熟练的临床经验和病人的具体情况这三大要素紧密结合在一起寻找和收集最佳临床证据，旨在得到更敏感和更可靠的诊断方法，更有效和更安全的治疗方案，力争使病人获得最佳治疗结果。掌握熟练的临床经验旨在能够识别和采用那些最好的证据，能够迅速对病人状况做出准确和恰当的分析与评价。

（2）重视确凿的临床证据，这是和传统医学截然不同的。传统医学主要根据个人的临床经验，遵从上级或高年资医师的意见，参考来自教科书和医学刊物的资料等为病人制订治疗方案。显然，传统医学处理病人的最主要的依据是个人或他人的实践经验。

§11

内科护理学基本知识

§11.1 内科护理学基本知识问答

一、心血管内科

1. 何谓原发性高血压、继发性高血压和高血压危象？

（1）原发性高血压：指病因未明的，以体循环动脉血压升高为主要表现的临床综合征。病因尚未明了，临床所见高血压 95% 属此类。

（2）继发性高血压：又称症状性高血压，由其他疾病引起的高血压，其血压升高仅为某种疾病的临床症状之一。

（3）高血压危象：是指高血压病人在短期内，血压明显升高，以收缩压升高为主，并出现头痛、烦躁、心悸、多汗、恶心、呕吐、面色苍白或潮红、视力模糊等征象。其原因多为交感神经活性亢进、循环血中儿茶酚胺过多。收缩压可高达 33.8 kPa（260 mmHg），舒张压 15.6 kPa（120 mmHg）以上。

2. 风湿性心脏病为什么会发生血栓栓塞？常见栓塞发生在哪些部位？

风湿性心脏病二尖瓣狭窄病人左心房扩张和淤血，易有血栓形成、脱落，可引起体循环栓塞，其中以脑动脉栓塞为常见。长期卧床的心力衰竭病人，栓子可来自下肢静脉，导致肺动脉栓塞。栓塞是风湿性心脏病的常见死亡原因之一。

3. 试述急性心肌梗死的诱因、先兆、抢救原则、并发症及护理。

（1）诱因：急性心肌梗死发生于冠心病的基础上，其诱因包括紧张、劳累、情绪激动、饮食过饱、用力排便、感染等。

（2）梗死先兆：表现为大多数病人发病前数日至数周有乏力，胸部不适，活动时心悸、气急、烦躁、心绞痛等前驱症状，其中以新发生心绞痛或原有的心绞痛加重最为突出。心绞痛发作较以往频繁、性质较剧、持续较久、硝酸甘油疗效差。

（3）心肌梗死的并发症：①乳头肌功能失调或断裂，二尖瓣乳头肌缺血、坏死等使收缩功能发生障碍，造成二尖瓣脱垂及关闭不全。②心脏破裂，心室游离壁或室间隔破裂、穿孔。③栓塞，左心室附壁血栓脱落所致。④心室膨胀瘤，又称室壁瘤，主要见于左心室。⑤心肌梗死后综合征，表现为心包炎、胸膜炎或肺炎，可能为机体对坏死物质的过敏反应。

（4）抢救原则：①进行心电监护。②解除疼痛。③再灌注心肌。④消除心律失常。⑤控制休克。⑥治疗心力衰竭。

（5）主要护理措施：①绝对卧床休息 1 周，护士或家属协助一切日常活动，尽量减少病人的体力活动；保持大便通畅，切勿用力排便。②保持环境安静，减少探视，防止不良刺激，解除焦虑。③严密监测心电图、血压和呼吸的变化 5～7 日，发现心律失常，特别是室性期前收缩和室颤，要立即报告。发生心搏骤停，应争分夺秒进行心肺复苏，并迅速报告医师。④尽快有效地控制胸痛，保持情绪稳定。⑤记录 24 小时出入水量，防止血容量过多诱发心力衰竭，过少发生脱水，造成血液黏度增高或低血容量休克。⑥给予高浓度氧吸入，改善心、脑、肾等重要器官的缺氧症状。⑦注意保暖及做好皮肤护理。

4. 试述急性心肌梗死的主要症状。

（1）疼痛：是最先出现的症状，疼痛部位和性质与心绞痛相同，但程度较重，持续时间较长，可达数小时或数天，休息或含用硝酸甘油片不能缓解。

（2）全身症状：有发热、心动过速、白细胞增高或红细胞沉降率增快等，系由坏死物质引起。

（3）胃肠道症状：疼痛剧烈时常伴有频繁的恶心、呕吐和上腹胀痛，与迷走神经受坏死组织刺激以及心排血量降低、组织灌注不足等有关。

（4）心律失常：见于 75%～95% 的病人，以室性心律失常最多，常为室颤先兆。

（5）低血压和休克：多在起病后数小时至 1 周内发生。约 20% 的病人发生休克。

（6）心力衰竭：主要是急性左心衰，可在起病最初几日内发生，或在疼痛、休克好转阶段出现，发生率为 32%～48%。

5. 试述急性心肌梗死溶栓疗法的原理。

溶栓疗法系从静脉或冠状动脉内注入溶栓剂，以溶解冠状动脉中的血栓，使冠状动脉再通。其原理基于以下各点：①冠状动脉内血栓引起阻塞是透壁 AMI 的常见原因。②冠状动脉阻塞后最初数小时如能获得再灌注，可以挽救缺血心肌。③溶栓剂如尿激酶等可以溶解冠状动脉内血栓，使血管再通，故溶栓疗法和经皮冠状动脉腔内成形术（PTCA）两者统称心肌再灌注疗法。

6. 试以尿激酶为例，具体说明静脉溶栓疗法的方法。

可用尿激酶 100～150 万 U 静脉滴注，于 30 分钟内输入。如血管再通，可用肝素 7 500 U 肌内注射以维持，每 12 小时 1 次，共用 1 周。使凝血时间保持在正常值的 1.5～2 倍。

7. 试述心律失常的概念及分类。

心律失常是指心脏冲动的频率、节律、起源部位、传导速度与激动次序的异常。心律失常按其原理，区分为冲动形成异常和冲动传导异常两大类。

冲动形成异常：

（1）窦性心律失常：①窦性心动过速。②窦性心动过缓。③窦性心率不齐。④窦性停搏。

（2）异位心律：①被动性异位心律，包括逸搏（房性、房室交接区性、室性）、逸搏心律（房性、房室交接区性、室性）。②主动性异位心律，包括期前收缩（房性、房室交接区性、室性）；阵发性心动过速（房性、房室交接区性、室性）。③心房扑动、心房颤动。④心室扑动、心室颤动。

冲动传导异常：

（1）生理性：干扰及房室分离。

（2）病理性：①窦房传导阻滞。②房内传导阻滞。③房室传导阻滞。④室内传导阻滞（左、右束支及左束支分支阻滞）。

（3）房室间传导途径异常：预激综合征。

8. 心力衰竭病人水肿的原因及特点是什么？

心力衰竭病人的水肿主要由于水钠潴留和静脉淤血而毛细血管压增高所致。水肿的特点：水肿出现于身体的下垂部（重力性水肿）。仰卧时则以腰骶部最显著。能下床活动者，以脚、踝内侧较明显。水肿为对称性、凹陷性。

9. 为什么心肌梗死病人要检查血清磷酸肌酸激酶（CPK）的含量？

在心肌梗死发生后，心肌酶升高。其中血清磷酸肌酸激酶及其同工酶可在起病后 6 小时以内升高，24 小时达到高峰，3～4 日恢复正常。其增高的程度能较准确地反映梗死的范围，其高峰出现时间是否提前有助于判断溶栓治疗是否成功。

10. 动脉硬化与血浆胆固醇增高有什么关系？

动脉硬化与脂质代谢失常密切相关。其主要的病理变化是动脉壁出现粥样斑块，而胆固醇和胆固醇酯是构成粥样斑块的主要成分。虽然动脉壁也能合成胆固醇和其他的脂质，但近年来对动脉壁的生理和病理研究以及对粥样硬化病变的组织化学和免疫化学检查结果证实，粥样斑块中的脂质主要来自血浆。血浆胆固醇增高，通过各种方式侵入动脉壁，形成粥样斑块。

11. 世界卫生组织（WHO）和国际高血压学会（ISH）联合提出的高血压的标准是多少？

高血压是指体循环动脉血压收缩压和/或舒张压的持续升高，即收缩压≥140 mmHg 和/或舒张压≥90 mmHg。

12. 试述心肺复苏后的主要护理措施。

（1）备好各种抢救器械和药品，以备再次心肺复苏。

（2）继续严密监测心电、血压、呼吸等变化2～3 日。发现异常及时报告和处理。

（3）降温：降低体温可降低颅内压和脑代谢。以 32 ℃为宜，不得低于 31 ℃，以免诱发室颤。可用冰帽、冰袋物理降温或加用人工冬眠。对于抽搐和躁动者，适当镇静止痉，防止脑水肿的发展。并加床栏防意外。

（4）持续给氧，保持呼吸道通畅，预防肺部感染，可应用抗生素。

（5）保持静脉输液通畅，根据病人的尿量、中心静脉压、血压等调节输液速度。准确记录24 小时出入水量，必要时留置导尿管，防止急性肾衰竭。

13. 试述心脏电复律后的主要护理措施。

（1）严密监护和观察病人的心律、心率、呼吸、血压直到苏醒及病情稳定。

（2）必要时给予氧气吸入。

（3）观察病人的面色、神志及肢体活动情况，以及皮肤是否灼伤。

（4）卧床休息1~2日。给予高热量、高维生素易消化的饮食，保持大便通畅。

（5）按时给予口服奎立丁0.2g，每6~8小时1次，并观察其药物的不良反应。对于有栓塞史者，宜给予抗凝治疗2周，以防新生成的血栓于转复时脱落。

14. 试述阿-斯综合征的临床表现及处理。

（1）临床表现：因心率过慢导致脑缺氧，病人可出现暂时性意识丧失，甚至抽搐，称为阿-斯综合征。如发作短暂，仅持续2~3秒，病人出现一时性眩晕及意识混乱；若脑缺氧持续5~6秒，病人可发生突然跌倒；若脑缺氧长达12秒，则出现全身抽搐；缺氧2~3分钟，则出现发绀，脉搏和血压测不到，瞳孔散大，对光反射消失等症状，危及病人生命。

（2）处理：①给氧。如发生心搏骤停，立即行胸外心脏按压或心前区叩击，必要时施行开胸手术行心脏按压。②迅速行心电、血压、呼吸等监护。根据心电示波选择治疗措施，如心率过慢者，可静脉注射阿托品或静脉滴注异丙肾上腺素等药物。③完全性房室传导阻滞药物治疗无效，阿-斯综合征反复发作者，应考虑安置人工起搏器。

15. 试述左心衰的临床表现与处理原则。

（1）临床表现：左心衰时，以肺淤血及心排血量降低表现为主。表现为劳力性呼吸困难、端坐呼吸、夜间阵发性呼吸困难或出现急性肺水肿，咳嗽、咳痰、咯血、乏力、疲倦、头昏、心悸，少尿及肾功能损害症状。听诊可闻及肺部湿啰音、舒张期奔马律等。

（2）处理原则：左心衰病情危重，应积极而迅速地进行抢救，具体措施包括：①病人取坐位，双腿下垂。高流量吸氧（10~20 mL/min 纯氧鼻管吸入），可应用乙醇吸氧或有机硅消泡剂。动脉氧分压低于8 kPa（60 mmHg）左右时，宜予正压呼吸。②镇静：可选用吗啡，肺水肿伴颅内出血、神志障碍、慢性肺部疾患禁用，年老体弱者减量。③快速利尿，选用呋塞米（速尿）静脉注射。④血管扩张剂选用硝普钠或硝酸甘油静脉滴注，如有低血压宜与多巴酚丁合用。⑤强心苷常选用毛花苷C或毒毛花苷K，禁用于重度二尖瓣狭窄伴窦性心律者。⑥有支气管痉挛可用氨茶碱。⑦治疗病因，去除诱因。

16. 试述右心衰的临床表现与治疗原则。

（1）临床表现：右心衰竭时，以体静脉淤血的表现为主。表现为消化道症状和劳力性呼吸困难，肝大，颈静脉征，身体低垂部位的对称性可压陷性水肿，严重时可出现胸腔积液、腹水及全身水肿。听诊有三尖瓣关闭不全的反流性杂音。

（2）治疗原则：①去除或限制基本病因、消除诱因，如控制高血压，控制感染，纠正电解质紊乱等。②减轻心脏负担：休息，低盐饮食，应用利尿药和血管扩张药。③增加心排血量：应用洋地黄类药及β受体激动药。④使用β受体阻滞药：β受体阻滞药可增强心肌收缩力，改善心功能，并可降低死亡率。

17. 试述洋地黄的主要适应证与禁忌证。

（1）适应证：①以心肌收缩功能不全为主要的急性或慢性充血性心力衰竭。②阵发性室上性心动过速。③心房颤动尤其是快速性心房颤动。④心房扑动。

（2）禁忌证：①洋地黄中毒或过量及其引起的心衰加重与心律失常。②预激综合征伴心房颤动或扑动。③二度或高度房室传导阻滞。④肥厚梗阻型心肌病而无心房颤动或明显心力衰竭者。

18. 试述急性左心衰的处理原则。

（1）病人取坐位或半坐卧位，两腿下垂。

（2）立即高流量给氧。急性左心衰时，氧气通过50％乙醇的湿化瓶以除泡沫。

（3）迅速注射强心、利尿药。急性左心衰应给镇静、解除支气管痉挛药物，减轻呼吸困难。

（4）应用扩张血管的药物，减轻心脏后负荷。

（5）四肢轮扎，以减少回心血量，减轻心脏前负荷。

（6）除去诱因，根据病情，采取相应的治疗措施。

19. 试述影响洋地黄中毒的因素及洋地黄中毒的表现和处理。

（1）影响洋地黄中毒的因素：洋地黄轻度中毒剂量约为有效治疗量的2倍，表明洋地黄用药安全窗很小。心肌缺血缺氧、水和电解质紊乱、低血钾、肾功能不全以及与其他药物的相互作用也是引起中毒的因素。

（2）洋地黄中毒表现：最重要的反应是各类心律失常，最常见者为室性期前收缩，多表现为二联律。快速房性心律失常又伴有传导阻滞是洋地黄中毒的特征性表现。

（3）洋地黄中毒的处理：立即停药。对快速心律失常者，如血钾浓度低则可用静脉补钾，如血钾不低可用利多卡因或苯妥英钠。电复律一般禁用，因易致心室颤动。有传导阻滞及缓慢性心律失常者可用阿托品0.5～1.0 mg皮下或静脉注射。

20. 何谓病态窦房结综合征？试述其临床表现及护理。

病态窦房结综合征是由于窦房结病变导致功能减退，产生多种心律失常的综合表现。病人可在不同时间出现一种以上的心律失常。病窦综合征经常同时合并心房自律性异常和房室传导阻滞。主要特征是心动过缓。发生快速性室上性心动过速时，又称心动过缓-心动过速综合征，心电图表现为阵发性室上性心动过速或房扑、房颤。

（1）临床表现：①严重的窦性心动过缓或窦性停搏，有可能导致危及生命的室性心律失常。②脑供血不足，出现发作性眩晕、黑蒙、乏力等，严重者可引起阿-斯综合征反复发作甚至出现昏厥抽搐。③快速性室上性心动过速或室性心动过速时，心脏舒张期短，心肌缺血，出现心悸、胸闷、心绞痛、心室充盈不足、心排血量低，导致心衰，重者可有急性肺水肿。

（2）主要护理措施：①全日心电监护、严密观察心电示波变化，熟知各种心律失常之心电图，必要时进行心电图记录。②备好急救用物或药品，随时警惕出现并抢救阿-斯综合征。③熟知对各种不同心律失常有效之药物和控制方法，观察药物疗效、反应，静脉给药时严格按要求调节速度。④加强心理护理，并协助做好生活护理。

二、呼吸内科

1. 何谓呼吸困难?

呼吸困难是指病人自觉空气不足,呼吸费力,常伴有呼吸频率、深度与节律的改变,严重呼吸困难时呈张口端坐呼吸及出现三凹征(胸骨上窝、锁骨上窝及肋间隙在吸气时明显下降),伴吸气相高调哮鸣音。

2. 呼吸困难临床表现有几种类型?

呼吸困难按其发生机制和临床表现不同,分为 3 种类型。

(1)吸气性呼吸困难:由于呼吸道阻塞(如慢性支气管炎、阻塞性肺气肿)或肺扩张受到限制(如气胸、血胸)或肿瘤、异物等引起的狭窄、梗阻所致,导致通气量不足,严重缺氧。

(2)呼气性呼吸困难:由于肺组织弹性减弱及小支气管痉挛性狭窄所致(如肺气肿、哮喘等),导致二氧化碳潴留。

(3)混合性呼吸困难:由于广泛性肺部病变使呼吸面积减少所致。通气/血流比例失调,生理无效腔增大,导致缺氧和二氧化碳潴留。

3. 支气管扩张有哪些典型症状?

支气管扩张典型症状为慢性咳嗽和大量咯脓痰,以及反复肺部感染和反复咯血。

4. 列表说明咯血与呕血的鉴别。

咯血与呕血的鉴别

鉴别要点	呕血	咯血
病因	消化性溃疡、肝硬化食管胃底静脉破裂、出血性糜烂性胃炎等	肺结核、支气管扩张症、支气管肺癌、二尖瓣狭窄等
出血方式	呕出	咯出
出血先兆	恶心、上腹部不适、呕吐	咳嗽、胸闷、喉痒
血液性状	咖啡渣样,棕褐色,有时混有食物,常呈酸性	鲜红色,混有气泡与痰液,常呈碱性

5. 试述大咯血的处理原则。

(1)消除紧张情绪,必要时可用小量镇静药。宜取侧卧位,便于将血咯出,保持呼吸道通畅。若有窒息,应立即取头低脚高 45°的俯卧位,并轻拍背部,迅速排出在呼吸道和口咽部的血块,可用较粗的鼻导管进行器械吸引,或借助支气管镜夹取血块。

(2)高浓度氧疗(<50%)。

(3)垂体后叶素静脉注射或静脉滴注,速度需缓慢。

(4)咯血过多要输血。反复大咯血,药物治疗不易控制,根据病情和病变范围作肺段或肺叶切除治疗。

(5)咯血停止后可给温或凉的流质饮食。卧床休息、避免咳嗽,保持大便通畅。

6. 肺性脑病早期可出现哪些症状？能不能注射巴比妥类药物？

肺性脑病是由慢性肺部、胸部疾病引起呼吸衰竭，出现缺氧和二氧化碳潴留，并导致精神障碍、神经症状的一种综合征。肺心病病人出现头痛、多汗、烦躁、白天嗜睡、夜间失眠，往往是肺性脑病的早期表现。严重者有谵妄、昏迷、抽搐、扑翼样震颤、视盘水肿，重症可因脑水肿、脑疝而死亡。

巴比妥类药物对呼吸中枢的抑制较强，可加重肺心病病人体内的二氧化碳潴留，使肺性脑病加重，甚至可引起昏迷或呼吸停止，故不能注射巴比妥类药物，可用奋乃静或水合氯醛对呼吸中枢抑制较少的药物，已开放人工呼吸道及机械通气者，可放宽使用镇静药。

7. 重症肺炎病人为何选用超声雾化吸入？

超声雾化雾滴小而均匀，温度接近体温，药液可被充分散布，直达终末支气管及肺泡，因而可解痉止喘，稀释痰液，维持呼吸道湿化和通畅，有利于消除炎症和减轻呼吸困难。

8. 使用人工呼吸器的适应证有哪些？

（1）各种原因（疾病、中毒、外伤等）所致的呼吸停止。

（2）呼吸中枢衰竭以及呼吸肌疲劳，或呼吸肌瘫痪时的抢救。

（3）麻醉时的呼吸管理。

9. 何谓呼吸衰竭？

呼吸衰竭是由于各种原因引起的肺通气和/或换气功能严重障碍，不能进行有效的气体交换，导致缺氧 [PaO_2 低于 7.89 kPa(60 mmHg)] 伴（或不伴）二氧化碳潴留 [$PaCO_2$ 高于 6.65 kPa（50 mmHg）]，从而引起一系列生理功能和代谢紊乱的临床综合征。

10. 何谓成人呼吸窘迫综合征？简述其病因及临床表现。

成人呼吸窘迫综合征（简称 ARDS）是一种继发的，以急性呼吸窘迫和低氧血症为特征的综合征。主要特点是肺毛细血管通透性增加，间质水肿和肺表面活性物质丧失致肺泡萎陷。

（1）病因：休克、颅脑损伤、严重感染和创伤、骨折后的脂肪栓塞、输血输液过量、DIC、刺激性气体吸入、氧中毒、长期使用呼吸器、体外循环、昏迷或全身麻醉后误吸、烧伤等均可导致 ARDS。

（2）临床表现：ARDS 多见于青壮年，原多无心肺疾患，主要表现为进行性呼吸窘迫、气促、发绀，并伴有烦躁、焦虑、出汗等。其特点在于不能用通常的氧疗法使之改善。早期体征和 X 线检查可无异常或呈轻度间质改变。尸检肺重量增加，呈暗红色或暗紫色肝样变。早期镜检示在 $50\sim100$ μm 肺血管中可见微栓塞，病情稍长者出现血管充血、出血及间质水肿。

11. 试述成人呼吸窘迫综合征的治疗要点。

（1）纠正缺氧：有利于萎陷的肺泡扩张，一般均需高浓度（$>50\%$）氧疗，使 PaO_2 升至较为安全的低水平（$7.8\sim9.3$ kPa）。神志清醒者可用面罩给氧，昏迷者需留管，超过 3 日者可考虑气管切开，重症 ARDS 病人需要用呼气终末正压呼吸（PEEP）。

（2）治疗肺间质水肿：应限制入水量，控制输液。应用利尿药，促进水肿消退。在

ARDS后期输入血浆蛋白，可提高胶体渗透压，有利间质水肿的回收。

（3）纠正微循环障碍：主要用α受体阻滞药或其他血管扩张药、糖皮质激素及抗血小板凝聚药等。

（4）治疗原发病。

12. 试述成人呼吸窘迫综合征的护理要点。

（1）病情允许时采取端坐位，以利膈肌下降，胸廓扩张，从而增大呼吸量。

（2）以采用间歇吸氧法为宜。

（3）做好心理护理，以减轻病人烦躁焦虑情绪，必要时给予镇静药。

（4）做好口腔及皮肤护理，注意更换体位，预防压疮。

（5）给予易消化、富营养、高热量流质或半流质饮食。

13. 试述支气管哮喘近代观点及治疗原则。

支气管哮喘是由多种细胞（嗜酸性粒细胞、肥大细胞、T淋巴细胞、中性粒细胞、呼吸道上皮细胞等）和细胞组分参与的呼吸道慢性炎症性疾病。这种炎症使呼吸道反应性增高，引起广泛多变的可逆性气流受限。临床表现为反复发作性的喘息、气急、胸闷或咳嗽等症状。

哮喘的治疗原则是通过长期规范治疗，包括使用消炎及平喘药物，喘息缓解后，停用或按需使用支气管舒张药。为消除慢性呼吸道炎症，应继续应用激素治疗，直至呼吸道炎症消炎为止（可逐渐减量，防止复发）。

吸入药物治疗是目前推荐最佳给药途径，其优点是用药剂量小，局部浓度高，全身不良反应小，特别是长期激素吸入治疗，对垂体肾上腺轴影响小，无明显不良反应。吸入治疗亦方便平喘药物外按需使用。

14. 急性发作的重度至危重度哮喘应如何处理？

重度至危重度急性哮喘发作，应立即给予氧疗、联合使用糖皮质激素及平喘药物。可持续雾化吸入β₂受体激动药（如沙丁胺醇或特布他林），或合并抗胆碱能药，或静脉滴注沙丁胺醇及氨茶碱。静脉滴注糖皮质激素，如甲泼尼龙或氢化可的松 $100\sim300$ mg/d，病情控制后，可改为口服给药，乃至吸入用药。可加用白三烯拮抗剂（孟鲁司特或扎鲁司特）。注意维持水、电解质平衡，防止失水造成痰液黏稠咳不出或痰栓形成阻塞呼吸道。病情恶化缺氧严重不能纠正者，可进行机械通气治疗。选用敏感抗生素治疗合并的下呼吸道感染。消除诱因，避免接触过敏原，注意及时处理并发症，如气胸、纵隔气肿应及时引流。

15. 何谓耐多药结核病（MDR-Tb）和超级耐多药结核病（XDR-Tb）？简述耐多药结核病治疗原则。

MDR-Tb 指结核分枝杆菌至少耐异烟肼和利福平的结核病。在耐多药基础上，同时对≥3种二线抗结核药耐药，称超（泛）耐药结核病。

MDR-Tb 治疗至少应含4种可能敏感药物，疗程18～24个月。

16. 如何鉴别胸腔积液为渗出液还是漏出液？

渗出液是炎症性积液，可以由感染性（如结核性、化脓性胸膜炎）或非感染性（如肿瘤、结缔组织病）疾病引起。漏出液为非炎症性积液，多为全身性疾病所致，如心力衰竭时毛细血管内静水压升高，肾病、营养不良时低蛋白血症胶体渗透压下降引起胸腔内液体积聚。两者鉴别参见下表。

漏出液与渗出液的鉴别

鉴别要点	漏出液	渗出液
原因	非炎症性	炎症性
外观	淡黄、水样透明	混浊、血性、脓性、乳糜性
相对密度	<1.016	>1.018
Rivalta 试验	（一）	（＋）
蛋白定量	<25 g/L（2.5 g/dL）	>30 g/L（3 g/dL）
细胞计数	$<100/\mu L$	$>200/\mu L$
细胞分类	以淋巴、间皮细胞为主	化脓性以中性粒细胞为主
乳酸脱氢酶（LDH）	<200 U/μL	结核性以淋巴细胞为主>200 U/μL

17. 哪些临床表现提示肺癌的诊断？

40 岁以上男性，重度吸烟者，出现下列情况，应怀疑肺癌，进行排癌检查：

（1）出现刺激性咳嗽持续 2～3 周，治疗无效。

（2）原有慢性呼吸道疾病，咳嗽性质改变者。

（3）持续痰中带血，而无其他原因可解释者。

（4）反复出现的同一部位肺炎，特别是段性肺炎。

（5）原因未明的肺脓肿，无中毒性症状及大量浓痰，无异物吸入史，抗炎治疗效果不显著者。

（6）X 线表现局限性肺气肿或段、叶性肺不张。

（7）孤立性圆形病灶和单侧性肺门阴影增大者。

（8）无中毒性症状的胸腔积液，特点是血性、量大，生长迅速者。

三、消化内科

1. 列表比较胃溃疡与十二指肠溃疡疼痛的区别。

胃溃疡与十二指肠溃疡疼痛的区别

区别要点	胃溃疡	十二指肠溃疡
疼痛部位	多位于剑突下正中或偏左	位于上腹偏右，并可向背部、肋缘和胸部放射
疼痛节律	多在餐后半小时至 1 小时出现，持续 1～2 小时后逐渐缓解，下次餐后疼痛复发，形成进食—疼痛—缓解的规律	多在餐后 3～4 小时出现，持续至下次进餐后减轻或缓解，多为空腹痛或"午夜痛"，形成疼痛—进食—缓解的规律

2. 列表说明上消化道出血的观察要点。

上消化道出血的观察要点

观察要点	活动性出血	已止血
呕血	有或不一定有	无
柏油便	有	黄或柏油样（成形）
全身情况和意识	烦躁、淡漠、意识模糊	安静、清醒
口渴	有	无
出冷汗或晕厥	有	无
血压	有下降趋势	正常或稳定
脉搏及脉压	脉细数、脉压小	脉率正常、脉压变大
肢端皮肤温度	急性肾功能不全引起肢端冷，皮肤湿冷，呈灰白色或紫灰花斑	肢端转暖、肤色转红
胃液	咖啡色或鲜红	黄色或混有食物

3. 试述消化道出血的治疗护理措施。

（1）嘱病人安静卧床做好心理护理，稳定情绪，取平卧下肢抬高位，以保证脑部供血。保持呼吸道通畅，必要时吸氧，要避免呕血引起窒息。

（2）饮食：呕血病人应禁食，仅有少量柏油便者，可进温凉、清淡流质，大便转黄改半流质。出血停止后改为营养丰富、易消化、无刺激性半流质软食，少食多餐，逐步过渡到正常饮食。

（3）检查血型，做好交叉配血。

（4）补充血容量：快速静脉输液。补液量根据失血量而定，右旋糖酐 24 小时内不宜超过 1 000 mL。应及时输入足量全血，以恢复血容量与有效血循环。最好保持血红蛋白不低于 90～100 g/L。宜用新鲜血，应注意避免因输液、输血过多而引起肺水肿。

（5）止血措施：应用止血药，可用去甲肾上腺素 8 mg 加入 1 000 mL 水中分次口服或胃管注入。对胃出血可行胃降温止血，用加有止血药的冰盐水行胃灌洗。食管静脉破裂出血者可将血管加压素 10 U 加入 5％葡萄糖 200 mL 中，缓慢静脉滴注，每日用量不宜超过 3 次，以降低门脉压，对食管、胃底静脉曲张破裂出血有止血效果。并可用三腔或四腔气囊管压迫止血。输液输血，防止休克及电解质平衡紊乱。预防并发症，必要时手术。

（6）注意口腔护理，呕血后温开水漱口。

（7）仔细观察病情：①注意有无呕血及便血。②全身情况和神志变化。③反复测生命体征并做好记录。④肢体是否温暖，皮肤与甲床色泽。⑤周围静脉特别是颈静脉充盈情况。⑥记录每小时尿量。⑦定期复查红细胞计数、血红蛋白、血细胞比容与血尿素氮。⑧必要时测中心静脉压。⑨准确记录 24 小时出入水量。

4. 溃疡病常见的并发症有哪些？

溃疡病常见的并发症有：①上消化道出血。②急性穿孔。③幽门梗阻。④癌变。

5. 何谓应激性溃疡?

应激性溃疡是指以胃黏膜糜烂和急性溃疡为特征,引起急性上消化道出血的黏膜病变。可见于严重烧伤、创伤、脑血管意外、颅内病变、败血症、肺气肿、肺源性心脏病、重症心力衰竭、休克、大手术后、恶性肿瘤和长期使用某些对胃有刺激性的药物及肾上腺糖皮质激素治疗等。

6. 溃疡病禁用哪些药物?

溃疡病禁用的药物包括阿司匹林、乙醇、氯化氨、奎宁、洋地黄、铁剂、激素、稀盐酸、溴化物、氯化钾、氨茶碱、胃蛋白酶、抗组胺药等。

7. 试述使用三腔气囊管压迫止血时的护理要点。

(1) 导管置入 24 小时后应放气,15～30 分钟后再注气加压,以防食管、胃底黏膜因受压过久而致缺血坏死。应警惕置管引起血液反流进入呼吸道而致窒息。同时严密观察体温、脉搏、呼吸、血压、胃肠减压量以及大便次数、颜色和量等,以判断有无继续出血。

(2) 保持口鼻黏膜清洁湿润,及时清除分泌物及结痂。经常用液状石蜡棉签涂口唇以防干裂。

(3) 牵引绳与人体的角度宜成 45°,拉力为 0.5 kg。如三腔气囊管向上外移位时,应立即放松牵引并将气囊放气,防止气囊压迫气管而发生呼吸困难和窒息。

(4) 三腔气囊放置 48～72 小时后,先将气囊放气,然后观察 12 小时,如无继续出血,可考虑拔管。拔管前让病人口服 30 mL 液状石蜡润滑管壁以免拔管时损伤黏膜造成再次出血。

8. 何谓肝性脑病? 试述其护理要点。

肝性脑病又称肝昏迷,指严重肝病引起以代谢紊乱为基础的中枢神经系统功能失调的综合病症。由于肝功能衰竭时血氨增高,NH_3 通过血脑屏障进入脑细胞后影响大脑能量代谢,导致意识障碍,故临床以意识障碍和昏迷为主要表现。

肝性脑病护理要点:

(1) 昏迷病人应加强安全护理,保持呼吸道通畅,预防感染。

(2) 及时灌肠以清除肠道积物、积血。用 0.9%氯化钠注射液或略微偏酸性的溶液(如用盐水 100 mL 加白醋 10 mL)灌肠。口服或鼻饲 50%硫酸镁 30～50 mL 导泻。

(3) 用抗生素抑制肠内细菌生长。

(4) 限制蛋白质摄入,全天蛋白质＜30～40 g,给予高维生素及糖类为主的食物,胃不能排空时禁食。

(5) 注意水、电解质和酸碱平衡,及时纠正低血钾和碱中毒。记录每日出入液量。需输血者要输新鲜血。

(6) 定时检查肝肾功能与血气分析,严密观察病情,及时发现出血、休克、脑水肿、肝肾综合征等并发症。

(7) 应用肾上腺皮质激素时,要严密观察不良反应,防止应激性溃疡和继发感染等。

9. 试述结核性腹膜炎的临床表现。

结核性腹膜炎是由结核分枝杆菌引起的慢性、弥漫性腹膜感染。主要是结核病的全身毒血症状，如发热、盗汗等，同时可有腹胀、腹水和不同程度的腹痛，以及腹泻或便秘与腹泻交替等症状。

10. 试述纤维胃镜检查的术前护理要点。

（1）向病人解释检查的目的、方法和可能产生的不良反应，取得病人的合作。检查前取下义齿。

（2）检查前禁食、禁药、禁烟12小时，有幽门梗阻者术前晚应洗胃。接受胃肠钡餐检查者，3日内不宜做胃镜检查。

（3）术前半小时皮下注射阿托品0.5 mg，以减少唾液和胃液的分泌，并减慢肠蠕动。

（4）检查前5~10分钟应给病人进行咽喉部的麻醉。

（5）检查器械是否准备完善。

11. 试述纤维胃镜检查术后护理要点。

（1）术毕2小时后方能进水、进食，检查当日给半流质。

（2）少数病人检查后出现咽部水肿，这些症状1~2日会自行消失，也可用温水含漱或含喉片。

（3）检查后部分病人可出现腹胀，可嘱病人坐起哈气，亦可腹部按摩，促进肠道气体排出。

（4）术后数日内应观察病人大便颜色，必要时送大便隐血试验。

（5）彻底清洗和消毒内镜及有关器械，避免交叉感染。

四、血液内科

1. 试述急性白血病的临床表现及护理。

急性白血病的临床表现主要为发热、出血、贫血及器官浸润四大特征。其护理要点如下：

（1）做好心理护理。

（2）注意休息和保暖。

（3）给予高热量、高蛋白、高维生素、易消化清淡饮食。

（4）病情观察：注意出血倾向，尤其是颅内出血。拔针时针眼久压，注意有无中枢神经系统白血病浸润表现。

（5）熟悉化疗药物的作用和不良反应，注意有无脱发、口腔溃疡、恶心呕吐、白细胞减少、尿液异常，以及心肌毒性反应所致的心率变化和心律失常。

（6）做好化疗期的护理：特别要注意预防感染，如口腔黏膜感染、肛周感染和肺部感染等。鼓励多喝水。保护静脉并掌握推药的速度，一般20 mL药液需在2~3分钟内注射完毕。

2. 试述常见贫血的分类。

（1）按贫血的病因分类，可分为红细胞生成减少和红细胞破坏增多两类。

（2）按红细胞形态分类，可分为3类：①大红细胞性高血色素性贫血，主要有叶酸和

维生素 B_{12} 缺乏引起的巨幼红细胞性贫血。②小细胞性低血色素性贫血，有缺铁性贫血、珠蛋白生成障碍性贫血和铁粒幼红胞贫血。③正常红细胞正常血色素性贫血，有再生障碍性贫血、溶血性贫血、急性失血后贫血和慢性系统性疾病伴发的贫血等。

3. 试述贫血病人的护理要点。

（1）根据病情注意卧床休息。

（2）给予高蛋白、高维生素、富有营养和易消化的食物。

（3）观察用药反应和治疗效果，预防出血、感染。

4. 列表说明过敏性紫癜与血小板减少性紫癜的鉴别要点。

血小板减少性紫癜与过敏性紫癜鉴别表

鉴别要点	血小板减少性紫癜	过敏性紫癜
发病年龄	首次发病多见于青少年	各年龄均可发生，也以青少年多见
病因	血小板减少所致	与接触物、吸入物、食物等均有关
部位	多见于躯干，分布不均匀	多见于四肢远端，伸面为主，并呈对称分布
形态	不高于皮肤，呈斑疹、瘀块，有融合趋势	对称性立疹，高于皮肤
化验	血小板计数减少，出血时间延长，血块回缩不佳，骨髓象有相应改变	血小板计数正常，出血时间正常，血块回缩正常，骨髓象正常
伴随症状	无	可有腹痛、便血、关节疼痛、肿胀、血尿，还可有肾炎症状
病程	长	短
治疗	用激素及中药等，其他可对症治疗，有出血倾向，可给予输血或输血小板。如长期使用激素效果不明显，可试用免疫抑制药	抗过敏治疗及用激素治疗，消除过敏因素

5. 为什么血小板减少会有出血倾向？

血小板具有黏附、聚集等性能。当血管破损后血小板会聚集成团，形成栓子堵塞创口而止血。所以，当血小板减少时，身体各部位均可出现出血，尤其是脑出血或子宫出血易致生命危险。

6. 缺铁性贫血用铁剂治疗时应注意什么？

（1）铁剂一般以口服为宜，应饭后服，减少对胃的刺激。禁用茶水、牛奶、咖啡送服。维生素 C 能促进食物中铁吸收。

（2）铁剂刺激胃肠道。肠道对铁的吸收有障碍者、溃疡病、慢性腹泻、胃切除或胃肠吻合术后、妊娠晚期伴有严重缺铁性贫血、结肠炎等病人应用注射铁剂。

（3）注射铁剂除局部可有疼痛外，全身反应有面部潮红、头痛、头昏，重者可有肌肉及腹部疼痛、恶心、呕吐、腹泻、眩晕、寒战及发热，更严重者可有气促、胸前压迫感、心动过速、大量出汗以至过敏性休克等。全身反应可在数分钟内发生，也可长达几小时以后发生。为了防止铁剂过敏，首剂从 50 mg 开始，如无反应，以后每日或隔日注射 100 mg，在两侧臀部交替作深部肌内注射。铁的总剂量应精确计算，以免引起急性铁中毒。有严重肝肾疾病者禁用。

（4）注射铁剂时应备好肾上腺素，以防发生过敏性休克。

7. 何谓再生障碍性贫血？怎样预防？

再生障碍性贫血（简称再障）是由多种原因致造血干细胞的数量减少和/或功能异常，从而引起红细胞、中性粒细胞、血小板减少的一个综合征。主要临床表现为进行性贫血、出血、感染。本病的预防措施如下：

（1）防止滥用对造血系统有损害的药物。如氯霉素、抗风湿药、磺胺类药等。必须用药者应定期检查血常规。

（2）对长期接触毒害骨髓功能的化学、物理因素者，要严格执行劳动防护措施，定期做预防性检查。

（3）对本病病人应加强疾病教育及如何预防感染和出血的知识宣教，并告知某些化学药物只要接触的剂量较大，任何人均能发生骨髓再生障碍。而某些药物及化学物质，某些人即使接触到一般治疗剂量，也可引起骨髓再生障碍。

8. 试述贫血病人输血的适应证。

（1）各种溶血性贫血，如自体免疫性溶血性贫血、阵发性睡眠性血红蛋白尿、葡萄糖-6-磷酸酶缺乏急性发作，大量溶血，缺氧症状严重，危及生命时，急需输血减轻缺氧症状。自体免疫性溶血性贫血和阵发性睡眠性血红蛋白尿病人，输血后溶血可能加重，常用洗涤红细胞。

（2）伴有缺氧症状的各种骨髓增生低下疾病，如再生障碍性贫血、纯红细胞再生障碍性贫血、骨髓纤维化晚期。靠输血将血红蛋白提高到 70 g/L 以上，使病人无缺氧症状即可。

（3）恶性血液病，如白血病、淋巴瘤、多发性骨髓瘤、骨髓增生异常综合征等，在治疗过程中或晚期出现严重贫血时。

（4）重型 β-珠蛋白生成障碍性贫血、镰状细胞性贫血。

（5）急性大量失血后的贫血。

（6）因血浆凝血因子缺乏或血小板缺乏有严重出血和贫血时。

9. 何谓类白血病反应？与慢性粒细胞白血病有何区别？

类白血病反应大多发生于严重感染、恶性肿瘤等病症，故尚有这些病症的各种临床表现同时存在。白细胞计数大多在 $50 \times 10^9 / L$ 以下，中性粒细胞常有中毒性颗粒和空泡，嗜酸性粒细胞和嗜碱性粒细胞不增多。主要鉴别要点是类白血病的 NAP 反应强阳性。Ph 染色体阴性。血小板计数和血红蛋白量大多正常。

10. 简述血小板的功能。

血小板的作用为止血，它通过以下功能完成其止血作用：

（1）黏附功能：血小板具有黏附于血管内皮下胶原及带负电荷物质表面的功能。血小板膜上的糖蛋白Ⅰb与vWF结合，vWF与胶原结合，完成黏附过程。

（2）聚集功能：血小板之间相互黏附称为聚集，血小板聚集则形成白色血栓。聚集时所需的诱聚剂有 ADP、肾上腺素、凝血酶及胶原等。聚集过程需血小板膜糖蛋白Ⅱ、Ⅲ及纤维蛋白原及钙离子等因素参与。

（3）分泌功能：血小板能分泌 ADP、5HT 等，这些分泌物能促进血小板聚集和收缩。

（4）促凝功能：血小板能提供 PF_3，能加速因子Ⅻ转变为Ⅻa，能直接活化因子Ⅺ，以完成其促凝作用。

（5）血块收缩功能：血小板含有血栓收缩蛋白，使血块收缩。

五、内分泌内科

1. 糖尿病有哪些常见的并发症？

糖尿病常见并发症有：①急性并发症，如糖尿病酮症酸中毒和高渗性非酮症糖尿病昏迷，感染。②慢性并发症，如心血管病变、神经病变、肾脏病变、眼部病变和糖尿病足。

2. 试述口服葡萄糖耐量试验的原理、方法及意义。

（1）原理：正常人一次食入大量葡萄糖后，其血糖浓度略有升高，一般不超过 8.88 mmol/L，于 2 小时内恢复正常，这种现象为耐糖现象。

（2）方法：空腹抽血，1 次口服葡萄糖 75 g，然后于 30 分钟、1 小时、2 小时、3 小时各抽血分别测血糖及胰岛素。

（3）诊断意义：葡萄糖耐量试验中 2 小时血浆葡萄糖＜7.8 mmol/L 为正常，≥7.8～＜11.1 mmol/L 为糖耐量减低，≥11.1 mmol/L 考虑为糖尿病（需另一日再次证实）。

3. 糖尿病病人为什么容易发生疖、痈？护理上应注意什么？

（1）原因：①糖尿病病人由于代谢障碍，引起蛋白质负平衡，以致抗感染能力低下。②皮肤小动脉病变造成局部营养障碍，局部抵抗力降低，因此糖尿病病人易发生化脓性感染，如疖、痈等。

（2）护理：①积极治疗糖尿病，必要时应用胰岛素治疗。②注意皮肤卫生，保持皮肤清洁。③对疖、痈应及时换药和应用抗生素，面部的疖、痈不要挤压，以防感染向颅内扩散。对成熟的疖、痈须切开引流。④发热者应及时降温并补充水分、电解质。

4. 试述糖尿病酮症酸中毒、低血糖昏迷与高渗性非酮症糖尿病昏迷的抢救与护理。

（1）按昏迷病人常规护理，去枕侧卧，及时清除分泌物或呕吐物，做好口腔护理，保持皮肤清洁，维持呼吸道通畅，防止吸入性肺炎。

（2）密切观察体温、脉搏、呼吸、血压及神志的变化。

（3）留置导尿管时，注意防止继发感染。

（4）正确记录出入水量。

（5）糖尿病酮症酸中毒昏迷应及时皮下或静脉给足量普通胰岛素，并根据尿糖与血糖浓度随时调整剂量。高渗性糖尿病昏迷也要适量应用胰岛素治疗。而低血糖昏迷则应及时静脉注射高渗葡萄糖。

（6）糖尿病酮症酸中毒早期应及时输入足量 0.9％氯化钠注射液。高渗性糖尿病昏迷，应输入 0.45％氯化钠注射液。酮症酸中毒显著者可输入适量 5％碳酸氢钠。

（7）糖尿病酮症酸中毒早期，因酸中毒脱水，肾循环障碍，血钾可能不降低，但随着输液后血容量的纠正，以及应用胰岛素，血钾可能骤降，故在用胰岛素治疗后 2～6 小时，应根据血钾情况补充氯化钾。高渗性糖尿病昏迷病人有低血钾时亦须补充适量氯化钾。

（8）糖尿病性酮症酸中毒在治疗早期不宜应用葡萄糖，但经治疗后血糖浓度下降至 13.9 mmol/L 左右时，酌情适量应用 5％葡萄糖注射液，并在葡萄糖注射液中加入普通胰岛素。如病人清醒，可鼓励饮水。

5. 试述甲状腺危象的临床表现。

（1）突起高热，常超过 39 ℃，有时可达 40 ℃以上。

（2）烦躁不安、恐惧、谵妄甚至昏迷。

（3）心率常在 140 次/min 以上，严重者可达 240 次/min，可伴心房纤颤或心房扑动。

（4）呼吸急促，大汗淋漓，常有恶心、呕吐、腹泻、脱水。重者可致休克、嗜睡、谵妄或昏迷。

（5）可出现心力衰竭及肺水肿等。

6. 试述甲状腺危象的急救措施。

去除病因，积极治疗甲亢是预防危象发生的关键，尤其要注意积极防治感染和做好充分的术前准备。

（1）迅速控制甲状腺功能亢进状态：①甲硫嘧啶或丙硫嘧啶，口服或胃管注入，每 6 小时 1 次，以抑制甲状腺素的合成。②复方碘口服液 30～60 滴口服（首剂），以后每 6 小时口服 5～10 滴，并在 10％葡萄糖注射液 500 mL 中加碘化钠液 0.5 g 静脉滴注，每 8 小时 1 次，以抑制甲状腺素的分泌。③抗交感药物：利血平，1～2 mg 肌内注射，每 8 小时 1 次；如无心功能不全用普萘洛尔 20 mg 口服，每 4 小时 1 次，以降低周围组织对甲状腺素的反应。

（2）为拮抗应激可给氢化可的松 300～500 mg，每日静脉滴注 1 次，病情好转后逐渐减量。

（3）如有高热，应行物理或药物降温，每 2 小时测体温 1 次，必要时行人工冬眠。

（4）神志不清或昏迷病人，需加强皮肤护理，预防压疮。

（5）按时测量生命体征，并详细记录在护理记录单上。

7. 嗜铬细胞瘤病人为什么并发高血压？护理上应注意哪些问题？

嗜铬细胞瘤起源于肾上腺髓质、交感神经节或其他部位的嗜铬组织。这种瘤持续或间断地释放儿茶酚胺引起持续或阵发性高血压及多器官功能及代谢紊乱，故嗜铬细胞瘤病人易并发高血压。

护理上应注意：观察血压波动情况，如病人主诉头痛加剧，往往是血压突然升高之前兆，要检测血压。另外，如为膀胱内外嗜铬细胞瘤，在排尿前后由于膀胱收缩对它压迫，亦可引起阵发性血压升高。故排尿时最好有医护人员陪同，以防意外。如为腹部可触及之嗜铬细胞瘤要注意避免不必要的腹部按压，以免引起症状加重。

8. 胰岛素治疗糖尿病的适应证有哪些?

胰岛素治疗糖尿病的适应证包括: ①1 型糖尿病。②2 型糖尿病经饮食及口服降糖药治疗未获得满意控制者。③糖尿病糖症酸中毒和高渗性昏迷。④合并重症急性感染和急性严重心、脑、肾疾病。⑤糖尿病病人大型外科手术前、术中和术后。⑥糖尿病合并妊娠和分娩时。⑦胰腺全切除引起的继发性糖尿病。⑧某些特殊类型糖尿病。

9. 糖皮质激素的禁忌证有哪些?

(1) 相对禁忌证: ①活动性肺结核或肺外结核。②过去有溃疡病史,目前无活动性。③有未控制的慢性感染性疾病。

(2) 绝对禁忌证: ①有重大精神病病史。②显性糖尿病。③骨质疏松。④早期妊娠。⑤重度高血压。⑥未控制的严重感染。⑦青光眼。⑧严重低钾血症。⑨皮质醇增多症。

10. 何谓糖皮质激素的撤药症群?

撤药症群是指在生长期每日分次服用药理剂量的糖皮质激素后,撤药过程中所出现的一组症状,包括: ①肌肉僵硬和疼痛。②关节痛。③全身软弱无力。④食欲减退,恶心和呕吐。⑤直立性低血压或虚脱。⑥体重减轻。撤药症群的发生系由于撤药过快使血循环中皮质激素急剧下降所致。

六、肾病内科

1. 试述急性肾炎的病因及护理。

急性肾炎是由于某些微生物,特别是溶血性链球菌,引起机体免疫反应而导致的两侧肾脏弥漫性炎症反应。本病的护理要点如下:

(1) 休息: 患急性肾炎时休息甚为重要。休息可降低能量代谢,减少代谢产物生成,从而减轻肾脏负担。卧位时还可使肾血流量增加,有利于疾病的恢复。

(2) 避免受凉: 寒冷可以引起肾小动脉痉挛,加重肾脏缺血。寒冷又易诱发呼吸道感染,使肾炎加重。

(3) 饮食: 应给易消化、富含维生素的低盐饮食。有水肿及高血压时,应限制食盐入量,每日 1～3 g。根据尿量的多少、心功能状况、高血压和水肿的程度决定水分摄入量。水肿严重而尿少者应限制入水为每日 500 mL,因此要精确记录出入水量。肾功能不全时,应限制蛋白质摄入量。

2. 试述急性肾炎常见的并发症。

(1) 高血压脑病: 如有剧烈头痛甚至伴有呕吐者,应考虑并发高血压脑病的可能性,须及时测血压。若血压急剧升高,要及时报告医师,采取降压、镇静或脱水降低颅内压等措施,以防惊厥或昏迷等严重症状发生。

(2) 急性心力衰竭: 高血压、尿量减少、水钠潴留,使心脏前后负荷均增加,极易发生心力衰竭,因此需密切观察脉搏、呼吸。如果脉搏增快,呼吸困难时应考虑并发心力衰竭。

(3) 急性肾功能不全: 尿少伴恶心、呕吐、呼吸深大、意识淡漠时,提示可能为尿毒症,须与医师及时联系,予以相应检查和治疗,如人工肾透析治疗等。

3. 试述尿毒症的护理要点。

（1）按肾病护理常规护理。

（2）尿毒症后期病人由于贫血、心力衰竭、电解质紊乱、肾性营养不良等导致体力虚弱，情绪悲观，凡事依赖并易激怒，应做好心理护理，给病人以安全感和可信赖感，帮助其逐步恢复治疗信心。

（3）病情观察：观察意识改变，如嗜睡、谵妄、昏迷；观察有无酸中毒；注意呕吐物和大便的颜色、性质及有无消化道出血；注意有无脱水或水肿，有无电解质紊乱和低血钾、高血钾等临床表现；还应观察贫血、出血症状。

（4）皮肤护理：因尿素从汗腺排出后形成尿素霜刺激皮肤，引起奇痒，抓破可导致感染，故应勤用温水擦澡，勤换衣被。但忌用肥皂和乙醇擦洗。

（5）预防感染：尿毒症病人抵抗力极差，易继发肺部和泌尿系感染，且感染后可无明显全身反应，故应特别注意肺部体征和尿改变。

4. 试述急性肾衰竭的护理要点。

（1）控制入水量：少尿期应严格控制入水量，按"量入为出"的原则补充入液量，每日进水量为前一日液体排出量加 500 mL，若病人体重增加，表明水分摄入过多。

（2）供给足够的热量，限制蛋白质摄入，蛋白质限制在每日 20 g 以下，葡萄糖每日不少于 150 g，根据病情给适量脂肪。若热量不足，蛋白质分解，会加重氮质血症和高血钾。

（3）密切观察病人的尿量、尿相对密度、尿色及利尿的效果。

（4）做好口腔、皮肤护理及导尿管的护理，保持会阴部清洁，预防尿路感染。

（5）多尿期要注意脱水和低钾低钠，并及时给予补充。蛋白质可逐日加量，以利组织修复。

（6）恢复期应定期复查肾功能，避免用损害肾脏的药物。

5. 管型尿有何临床意义？

红细胞管型对急性肾小球肾炎、白细胞管型对肾盂肾炎或间质性肾炎的诊断有重要价值。颗粒管型常见于各种肾小球疾病和肾小管损伤。脂肪管型多见于肾病综合征。上皮细胞管型可见于急性肾小管坏死或活动性肾小球肾炎。蜡状管型常见于慢性肾小球肾炎。

6. 肾脏疾病常见的临床综合征有哪些？各有何临床特点？

（1）肾病综合征：①大量蛋白尿（大于 3.5 g/d）。②明显低蛋白血症（清蛋白小于 30 g/L）。③明显水肿。④高脂血症。其中①②两项为诊断所必需的条件。

（2）肾炎综合征：病人常有蛋白尿、血尿、水肿和高血压等临床表现。按病程可分为急进性肾炎综合征、急性肾炎综合征和慢性肾炎综合征。

（3）隐匿性肾炎综合征：可有单纯性蛋白尿和/或单纯性血尿，起病隐匿，除尿检查异常外，无水肿、高血压和肾功能异常。

（4）尿路感染综合征：有尿路感染刺激症状，可伴脓尿或菌尿。

7. 肾病综合征的主要并发症有哪些？

（1）感染：与蛋白质营养不良、免疫功能紊乱及应用糖皮质激素有关。常见部位为肺部，泌尿道、皮肤。由于应用激素，感染的临床征象常不明显。

（2）血栓、栓塞：由于血液浓缩及高脂血症造成血液黏滞度增加，加之其他原因引起机体凝血，抗凝和纤溶系统失衡，导致血栓形成。以肾静脉和下腔静脉血栓形成最常见。此外，肺血管、脑血管和冠状血管梗死也不少见，是影响肾病综合征治疗效果和预后的重要原因。

（3）急性肾衰竭：可因有效血容量不足所致肾血流量下降诱发肾前性氮质血症。少数病例由于肾间质水肿压迫肾小管，及大量蛋白管型阻塞肾小管，并诱发肾小管上皮细胞损伤、坏死，导致急性肾衰竭。表现为少尿、无尿，扩容、利尿无效，血肌酐和尿素氮升高，水、电解质紊乱和酸中毒。此外，尚常伴有全身各系统并发症。

8. 试述慢性肾功能不全病人饮食疗法的一般原则。

优质低蛋白饮食，增加必需氨基酸的补充，充足的热量和维生素。水肿并有尿少者应限水，有脱水者应及时补充。水肿或高血压者应适当限制钠的摄入。

9. 试述腹膜透析的术前护理。

（1）严密观察病情变化：包括体温、脉搏、呼吸、血压、尿量、皮肤四肢的色温情况，以及水肿程度等，并做详细观察和记录。

（2）给低盐、低蛋白饮食。

（3）病房的准备：①要严防交叉感染，避免并发症的发生，透析操作应尽量在治疗室进行。②擦地板，抹桌椅及一切用品，并用紫外线灯照射 2～3 次，每次 0.5～1 小时。

（4）物品准备：无菌腹透内管、Y 形外管、铜丝、隧道针、腹带、止血钳、阑尾手术包及布类包。

（5）药物准备包括各种急救药品、透析液、肝素（先把肝素配制成 1 mL 含肝素 1 mg 的溶液）、抗生素（氨苄西林、庆大霉素）、50％葡萄糖注射液及 1％～2％普鲁卡因。

10. 试述腹膜透析的术中护理。

（1）协助医师摆好体位。

（2）严格执行无菌操作，将透析接管接好，开管后先采集各种化验标本，并将特制的灌洗管接上，进行透析液灌注。

（3）密切观察病情变化，按时测血压、脉搏、呼吸、体温并记录。

11. 试述腹膜透析的术后护理。

（1）透析液根据医嘱配制，每次灌注 1 000 mL，然后排出体外。

（2）透析液要保温，一般维持在 35 ℃～37 ℃。

（3）灌注透析液前和操作时必须严格执行查对制度，仔细检查透析液的澄明度、保险期，确保无误再体内灌注。

（4）精确记录透析液出入量，并 24 小时总结 1 次，以此观察超滤和差额情况。

（5）注意伤口出血否，如伤口渗血应及时更换敷料，必要时加压止血。

12. 试述腹膜透析病人的一般护理要点。

（1）鼓励病人进高蛋白、高维生素、高热量的饮食，以补充透析中丢失的蛋白。

（2）注意保暖，给病人做好口腔及皮肤护理，以防发生压疮。

（3）鼓励病人在排出腹腔透析液时更换体位，以增强滤过的作用。

（4）保持呼吸道通畅，以防肺部感染。

（5）一般在透析期间，不需严格限制盐、蛋白与液体的入量。

（6）收集腹腔回流液：定期收集腹腔回流液标本，检查钾、钠、氯、非蛋白氮、钙、磷、白细胞等，定时做细菌及真菌培养。

13. 试述血液透析过程中故障和意外的处理。

（1）透析液排出障碍，此种情况经常出现，由于透析管小孔被血块、纤维素、大网膜或肠壁等阻塞而引起，一般用 0.9％氯化钠注射液或 0.1％肝素氯化钠溶液 20～80 mL 加压推入管内，借以冲洗管道小孔上凝结的物质或转动导管位置或令病人改变体位，如仍无效，则需通知医师用铜丝通管。

（2）尿毒症本身有出血倾向，如发现透析回流呈粉红色或鲜红色，则考虑在透析时暂不给肝素，严重时可稍停灌注透析液。

（3）透析时间长，因皮下漏液可出现皮肤刺激症状，可用四环素软膏涂擦。如导管阻塞，腹腔过度膨胀，此时可由导管内注入 1％～2％利多卡因 5～10 mL，并严密观察，症状较重时可考虑暂停透析。

§11.2 内科护理学自测试题（附参考答案）

§11.2.1 内科护理学自测试题一

一、选择题

【A 型题】

1. 急性心肌梗死最突出的症状是 （ ）

A. 休克 B. 心前区疼痛 C. 心律失常 D. 充血性心力衰竭 E. 胃肠道症状

2. 心脏病病人用力排便可能引起的严重意外是 （ ）

A. 肛裂 B. 心搏骤停 C. 直肠曲张 D. 便血 E. 血压升高

3. 急性心肌梗死常见的死亡原因是 （ ）

A. 心源性休克 B. 心力衰竭 C. 严重心律失常 D. 电解质紊乱 E. 发热

4. 最常见的咯血原因是 （ ）

A. 支气管扩张 B. 慢性支气管炎 C. 肺结核 D. 支气管肺癌 E. 风湿性心脏病二尖瓣狭窄

5. 护理咯血窒息病人的第一步骤是 （ ）

A. 解除呼吸道阻塞 B. 加压给氧 C. 使用呼吸兴奋剂 D. 输血 E. 口对口人工呼吸

6. 采集血气分析标本的方法，下列哪项不正确 （ ）

A. 选用 2 mL 干燥注射器 B. 先抽少许经过稀释的肝素充盈针筒 C. 在严格无菌操作下抽动脉血 2 mL 左右 D. 拔出针头后立即送检 E. 抽血后立即用软木塞封闭针头

7. 消化道出血应用三腔气囊管压迫止血，放气的时间是术后　　　　　　　　　（　　）

A. 12 小时　　B. 24 小时　　C. 48 小时　　D. 72 小时　　E. 96 小时

8. 上消化道大出血伴休克时的首要护理措施为　　　　　　　　　　　　　　（　　）

A. 准备急救用品和药物　　B. 建立静脉输液途径　　C. 去枕平卧头偏一侧　　D. 迅速配血备用

E. 按医嘱应用止血药

9. 三腔气囊管使用过程中发生窒息的原因是　　　　　　　　　　　　　　（　　）

A. 喉头水肿　　B. 牵引过紧　　C. 胃气囊阻塞咽喉　　D. 血液反流至气管　　E. 食管气囊充气过多

10. 护理白血病病人最重要的是　　　　　　　　　　　　　　　　　　　　（　　）

A. 注意出血　　B. 高热处理　　C. 预防感染　　D. 观察病情变化　　E. 记录药物反应

11. 孕妇最易并发哪种贫血　　　　　　　　　　　　　　　　　　　　　　（　　）

A. 恶性贫血　　B. 缺铁性贫血　　C. 再生障碍性贫血　　D. 溶血性贫血　　E. 珠蛋白生成障碍性贫血

12. 过敏性紫癜与血小板减少性紫癜的主要区别是　　　　　　　　　　　　（　　）

A. 毛细血管脆性试验阳性　　B. 紫癜呈对称分布　　C. 血小板正常　　D. 下肢皮肤有紫癜

E. 有过敏史

13. 诊断原发性甲状腺功能减退最敏感的试验是　　　　　　　　　　　　　（　　）

A. 基础代谢率测定　　B. 血清胆固醇测定　　C. 红细胞三碘甲腺原氨酸摄取试验　　D. 甲状腺摄^{131}I率测定　　E. 血清促甲状腺激素（TSH）测定

14. 糖尿病最常见的神经病变是　　　　　　　　　　　　　　　　　　　　（　　）

A. 周围神经病变　　B. 神经根病变　　C. 自主神经病变　　D. 脊髓病变　　E. 脑神经病变

15. 鉴别糖尿病酮症酸中毒和高渗性非酮症糖尿病昏迷的主要症状为　　　　（　　）

A. 神志改变　　B. 多饮多尿症状明　　C. 局限性抽搐　　D. 血压偏低　　E. 食欲减退

16. 尿毒症最常见的病因是　　　　　　　　　　　　　　　　　　　　　　（　　）

A. 原发性高血压　　B. 慢性肾小球肾炎　　C. 慢性肾盂肾炎　　D. 肾动脉硬化　　E. 红斑狼疮性肾炎

17. 肾小球肾病的主要临床特点是　　　　　　　　　　　　　　　　　　　（　　）

A. 肾功能减退　　B. 出血性膀胱炎　　C. 大量蛋白尿　　D. 高血压　　E. 尿中纤维蛋白降解产物增加

18. 尿毒症伴高血钾时，最有效的治疗方法是　　　　　　　　　　　　　　（　　）

A. 输入小苏打　　B. 输入钙剂　　C. 输入高渗葡萄糖加胰岛素　　D. 血液透析　　E. 口服钠型阳离子交换树脂

19. 急性心肌梗死最突出的症状是　　　　　　　　　　　　　　　　　　　（　　）

A. 休克　　B. 心前区疼痛　　C. 心律失常　　D. 充血性心力衰竭　　E. 胃肠道症状

20. 诊断小儿重度脱水的主要依据是　　　　　　　　　　　　　　　　　　（　　）

A. 眼眶及前囟门凹陷　　B. 精神萎靡、烦躁不安　　C. 出现休克症状　　D. 哭时少泪及尿量减少　　E. 口唇黏膜干燥，皮肤苍白

【X型题】

21. 慢性呼吸衰竭应用机械通气的指征为　　　　　　　　　　　　　　　　（　　）

A. 意识障碍，呼吸不规则　　B. 呼吸道分泌物多且排痰障碍　　C. 极易发生呕吐及误吸

D. 全身状态差　　E. 严重缺氧和/或 CO_2 潴留

22. 胸痛的护理措施包括　　　　　　　　　　　　　　　　　（　　）

A. 病人取病侧卧位　　B. 使用胶布于病人呼吸之末紧贴在患侧胸部　　C. 使用吗啡或哌替啶止痛

D. 给予小剂量镇静药　　E. 病因护理

23. 哪些心脏病需要绝对卧床休息　　　　　　　　　　　　　　（　　）

A. 心功能Ⅳ级　　B. 冠心病早期　　C. 风湿性心脏炎　　D. 急性心肌梗死　　E. 室性心动

过速

24. 尿毒症可有　　　　　　　　　　　　　　　　　　　　　（　　）

A. 低钙　　B. 高磷　　C. 高钾　　D. 低钠　　E. 低血糖

25. 贫血按病因及发病机制可分为　　　　　　　　　　　　　　（　　）

A. 造血不良性贫血　　B. 溶血性贫血　　C. 失血性贫血　　D. 珠蛋白生成障碍性贫血

E. 缺铁性贫血

二、填空题

1. 风湿性心脏病是指急性风湿性心脏炎所遗留的心脏瓣膜病变，临床上常以_____最为常见。

2. 胃溃疡与十二指肠溃疡的区别是疼痛的_____、_____、周期性不同。

3. 白血病的临床表现有发热、出血、_____和_____四大特征。

4. 糖尿病最易发生的并发症是_____。

5. 人体内分泌腺有_____、_____、_____、_____、_____、_____。

三、判断题

1. 心绞痛是主动脉供血不足，心肌暂时缺血缺氧所引起的临床症候群。　　　　　（　　）

2. 肺心病病人出现失眠、烦躁时，可用巴比妥类药物治疗。　　　　　　　　　（　　）

3. 肝穿刺术前应做超声定位，并取压痛最明显或脓肿最低处作穿刺或活检。　　（　　）

4. 肝性脑病前兆是出现意识模糊、扑翼样震颤及脑电图异常。　　　　　　　　（　　）

5. 治疗巨幼红细胞性贫血最常见又有效的药物是硫酸亚铁。　　　　　　　　　（　　）

6. 尿崩症的主要临床表现是排尿增多，每日排尿可达 1～2 L。　　　　　　　　（　　）

7. 胰岛素注入人体后半小时开始起作用，所以糖尿病病人应在饭前半小时注射胰岛素。　（　　）

8. 慢性肾衰竭尿毒症期可出现酸中毒和高血钾。　　　　　　　　　　　　　（　　）

9. 平静呼吸时，每分钟进入肺泡参与气体交换的气体量称为每分钟肺通气量。　（　　）

10. 急性心力衰竭时，病人应取坐位或半坐卧位，两腿抬高。　　　　　　　　（　　）

四、名词解释

1. 慢性支气管炎

2. 法洛四联症

3. 溶栓疗法

4. 期前收缩

5. 骨质疏松

五、问答题

1. 试述肝硬化产生腹水的主要原因。

2. 试述急性心肌梗死的主要护理措施。

3. 试述糖尿病病人必须在饭前 30 分钟注射胰岛素的原理。

4. 试述发生血尿的常见病因。

5. 呼吸系统疾病有哪五大常见症状？

参考答案

一、选择题

1. B　2. B　3. C　4. C　5. A　6. D　7. B　8. B　9. C　10. C　11. B　12. C　13. E
14. A　15. C　16. B　17. C　18. D　19. B　20. C　21. ABCDE　22. ABCDE　23. ACDE
24. ABCD　25. ABCE

二、填空题

1. 单纯性二尖瓣狭窄

2. 节律　部位

3. 贫血　器官浸润

4. 感染

5. 甲状腺　甲状旁腺　肾上腺　垂体　胰岛　性腺

三、判断题

1. －　2. －　3. ＋　4. ＋　5. －　6. －　7. ＋　8. ＋　9. －　10. －

四、名词解释

1. 慢性支气管炎：是指气管、支气管黏膜及其周围组织的慢性非特异性炎症。表现为咳嗽、咳痰或伴喘息，每年发病持续 3 个月，连续 2 年或以上，并排除其他心肺疾患。

2. 法洛四联症：是指室间隔缺损、肺动脉口狭窄、主动脉骑跨和右心室肥大 4 种情况并存的先天性心脏病，是成人最常见的发绀型先天性心脏病，发病率占先天性心脏病的 11％～13％，男女比例接近。

3. 溶栓疗法：溶栓疗法系从静脉或冠脉内注入溶栓剂，以溶解冠脉中的血栓，使冠脉再通。

4. 期前收缩：是指在规则心律基础上，突然提出现一次心跳，其后有一较长间歇。如果期前收缩规律出现，可形成二联律或三联律。

5. 骨质疏松：一种以低质量和骨组织微结构破坏为特征，导致骨骼脆性增加和易发生骨折的全身性疾病。

五、问答题

1. 肝硬化产生腹水的主要原因为：①正常门静脉压力为 90～120 mmHg（12～16 kPa），肝硬化时可达 300～600 mmHg（40～80 kPa），故肝硬化时可致门静脉高压，它导致腹腔脏器毛细血管床静水压增高，使血液中的水分、电解质及少量蛋白质自门脉系统漏入腹腔，形成腹水。②肝硬化致内分泌失调，醛固酮和抗利尿激素增高，水、钠潴留，尿量减少，对腹水形成亦起了促进作用。③肝功能减退，白蛋白合成少，造成血浆蛋白减少，引起血浆胶体渗透压下降，促使血浆外渗入腹腔。血浆白蛋白低于 30 g/L 时，即可出现腹水。④肝淋巴液生成过多。

2. 急性心肌梗死的主要护理措施为：①绝对卧床休息 1 周，护士或家属协助一切日常活动，尽量减少病人的体力活动；保持大便通畅，切勿用力排便。②保持环境安静，减少探视，防止不良刺激，解除焦虑。③严密监测心电图、血压和呼吸的变化 5～7 日，发现心律失常，特别是室性期前收缩和心室颤动，要立即报告。发生心搏骤停，应争分夺秒进行心肺复苏，并迅速报告医师。④尽快有效地控制胸痛，保持情绪稳定。⑤记录24小时出入水量，防止血容量过多诱发心力衰竭，过少发生脱水，造成血液黏滞度增高或低血容量性休克。⑥给予高浓度氧吸入，改善心、脑、肾等重要器官的缺氧症状。⑦注意保暖及做好皮肤护理。

3. 糖尿病病人必须在饭前30分钟注射胰岛素的原理为：因速效普通（正规）胰岛素皮下注射后半小时开始起效，2～4小时作用最强，饭前30分钟注射，其高峰浓度恰与餐后血糖高峰浓度一致。如注射后半小时未进食易发生低血糖反应。

4.（1）泌尿系统疾病：如肾小球肾炎、泌尿系感染、结石、结核、肿瘤、损伤、血管病变、先天畸形、某些药物反应和过敏反应。

（2）尿路邻近器官疾病的影响：如急性阑尾炎、盆腔炎、急慢性前列腺炎。

（3）全身性疾病：如败血症、流行性出血热、钩端螺旋体病、血液病、结缔组织疾病。

（4）功能性血尿，如运动性血尿。

5. 咳嗽、咳痰、咯血、胸痛、呼吸困难。

§11.2.2 内科护理学自测试题二

一、选择题

【A 型题】

1. 世界卫生组织规定的高血压标准是 （ ）

A. 血压≥160/95 mmHg　　B. 血压≥140/90 mmHg　　C. 血压≥160/90 mmHg　　D. 血压≥160/105 mmHg　　E. 血压≥128/90 mmHg

2. 引起猝死最常见的心律失常是 （ ）

A. 心房颤动　　B. 心房扑动　　C. 心室颤动　　D. 阵发性室上性心动过速　　E. 频发性室性期前收缩

3. 急性心肌梗死病人第1周必须 （ ）

A. 绝对卧床　　B. 床上四肢活动　　C. 由人搀扶室内行走　　D. 日常生活自行料理　　E. 开始功能锻炼

4. 下列哪种病人临床上不出现发绀 （ ）

A. 急性肺炎　　B. 慢性阻塞性肺气肿　　C. 自发性气胸　　D. 严重贫血　　E. 右心衰

5. 不宜用于治疗胃溃疡的药物是 （ ）

A. 前列腺合成剂　　B. 甲氰咪胍　　C. 丙谷胺　　D. 三钾橼络合铋　　E. 阿托品

6. 上消化道出血病人的饮食护理，下列哪项不正确 （ ）

A. 严重呕血者要暂时禁食8～24小时　　B. 溃疡伴小量出血一般不需禁食　　C. 食管静脉曲张破裂出血要禁食　　D. 一般溃疡出血可进牛奶等流质　　E. 大便隐血试验持续阳性，应暂时禁食

7. 三腔气囊管使用注意事项中，下列哪项不妥 （ ）

A. 充气量要适当　　B. 牵引宜适度　　C. 经常抽吸胃内容物　　D. 拔管前宜服石蜡油　　E. 出血停止后口服少量流质

8. 再生障碍性贫血引起贫血最主要的原因是什么 （ ）

A. 造血原料缺乏　　B. 无效性红细胞生成　　C. 红细胞破坏过多　　D. 骨髓造血功能低下

E. 失血

9. 正常止血取决于以下哪项因素 （　）

A. 血小板的质和量及血管壁的正常　　B. 皮肤的完整性和凝血因素的正常　　C. 血小板的质和量及凝血因素的正常　　D. 血小板的质和量、血管壁及凝血因素的正常　　E. 机体正常免疫功能

10. 铁剂可用于治疗 （　）

A. 巨幼红细胞性贫血　　B. 溶血性贫血　　C. 小细胞低色素性贫血　　D. 自身免疫性贫血　　E. 再生障碍性贫血

11. 嗜铬细胞瘤的诊断试验中，下列哪项最有价值 （　）

A. 组胺激发试验　　B. 腹膜后空气造影　　C. 酚妥拉明（Rigitin）试验　　D. 铬胺试验　　E. 测定24小时尿中肾上腺素及去甲肾上腺素总量

12. 甲亢治疗方法中，哪种最易引起甲状腺功能减退 （　）

A. 甲硫氧嘧啶　　B. 他巴唑　　C. 放射性^{131}I　　D. 手术切除甲状腺　　E. 中药治疗

13. 糖尿病膳食治疗的目的中，下列哪项是错误的 （　）

A. 调整膳食中糖的供给量　　B. 减轻胰岛细胞的负担　　C. 纠正糖代谢紊乱　　D. 降低血糖　　E. 消除症状

14. 急性肾衰竭少尿无尿早期主要死亡原因是 （　）

A. 低钙血症　　B. 低钠血症　　C. 高钾血症　　D. 低钾血症　　E. 高镁血症

15. 成人引起肾性高血压最常见的疾病是 （　）

A. 肾动脉缩窄　　B. 慢性肾盂肾炎　　C. 急性肾小球肾炎　　D. 肾动脉硬化　　E. 慢性肾炎

16. 下列哪项为少尿期 （　）

A. 24小时尿量少于200 mL　　B. 24小时尿量少于100 mL　　C. 24小时尿量少于400 mL　　D. 24小时尿量少于300 mL　　E. 24小时尿量少于500 mL

17. 肺性脑病早期病人头痛、烦躁、失眠时可用的镇静药为 （　）

A. 巴比妥类药　　B. 奋乃静或10%水合氯醛　　C. 地西泮　　D. 艾司唑仑　　E. 安眠酮

【X型题】

18. 有关妊娠期生殖系统的变化，下述哪些是正确的 （　）

A. 子宫增大主要是子宫肌细胞肥大及数目增多　　B. 子宫峡部变软　　C. 输卵管伸长　　D. 阴道pH值增高，以防止感染　　E. 外阴部皮肤增厚

19. 肝硬化腹水病人的护理措施有 （　）

A. 安置病人半卧位　　B. 给予低盐饮食　　C. 定期测量腹围和体重　　D. 准确记录每日出入水量　　E. 经常给予冷敷

20. 体温在生理情况下波动可表现为 （　）

A. 早晨略低，下午略高　　B. 24小时波动幅度<1 ℃　　C. 老年人体温略低　　D. 月经前或妊娠妇女体温略低　　E. 进食后体温略高

21. 吸气性呼吸困难的特点是 （　）

A. 呼吸深而慢　　B. 严重时出现三凹征　　C. 吸气时间大于呼气时间　　D. 呼吸频率增加　　E. 高调的吸气性哮鸣音

22. 高血压危象可有 （　）

A. 血压显著升高　　B. 心力衰竭　　C. 脑血管痉挛　　D. 心绞痛　　E. 呕吐和神志改变

23. 溃疡病呕血病人的正确护理措施是 （　）

A. 卧床休息　　B. 禁食 4 小时　　　C. 早期使用三腔气囊管　　D. 定期测量生命体征　　E. 禁用巴比妥类药物

24. 糖尿病饮食治疗的原则包括　　　　　　　　　　　　　　　　　　　　( )

A. 按理想体重计算总热量　　B. 体重超过理想体重 20％者应减少总热量　　C. 饮食分配应根据病人习惯，最好少吃多餐　　D. 饮食固定后则不要更改　　E. 糖类占饮食总热量的 50％～60％

25. 急性白血病治疗原则包括　　　　　　　　　　　　　　　　　　　　　( )

A. 防治感染　　B. 纠正贫血　　C. 控制出血　　D. 抗生素治疗　　E. 骨髓移植术

二、填空题

1. 急性心肌梗死的诱因包括紧张、劳累、情绪激动、_____、_____、_____等。

2. 呼吸困难按其发病机制和临床表现的不同，可分为 _____、_____、混合性呼吸困难 3 种类型。

3. 溃疡病常见的并发症有上消化道出血、_____、_____、_____。

4. 肝素的药理作用是_____、_____。

5. 临床上以水肿、高血压、血尿和蛋白尿为主要表现者应考虑为_____。

6. 急性肾小球肾炎的三大并发症是_____、_____、_____。

7. 纤维胃镜检查前应禁食_____小时。

8. 肾炎综合征临床特点为_____、_____、_____。

9. 糖尿病最易发生的并发症是_____。

10. 地方性甲状腺肿最常见的原因是_____。

三、判断题

1. 病人出现端坐呼吸、发绀、咳粉红色泡沫痰、两肺布满湿啰音、心率快等是大叶性肺炎的临床表现。　　　　　　　　　　　　　　　　　　　　　　　　　　　　　　( )

2. 呼吸窘迫综合征纠正缺氧时可吸入高浓度氧。　　　　　　　　　　　　　　( )

3. 判断消化道出血停止的依据是症状渐趋好转，血压、脉搏稳定，大便隐血试验阴性。　　( )

4. 口服葡萄糖耐量试验的方法是：空腹抽血 1 次，口服葡萄糖 75 g 后分别在 30 分钟、60 分钟、120 分钟、180 分钟时各抽血 1 次测血糖及胰岛素。　　　　　　　　　　　　　　　　( )

5. 肥胖型 2 型糖尿病初发者可首选二甲双胍类或噻唑烷二酮类口服降糖药。　　( )

6. 蜘蛛痣常见部位有肩部、颈部。　　　　　　　　　　　　　　　　　　　　( )

7. 流行性出血热的传播媒介是螨。　　　　　　　　　　　　　　　　　　　　( )

8. 肺性脑病病人可用巴比妥类药物镇静。　　　　　　　　　　　　　　　　　( )

9. 肝性脑病病人可给予高蛋白饮食，以补充营养。　　　　　　　　　　　　　( )

10. 口服铁剂治疗缺铁性贫血时，应饭后服，以减少对胃的刺激。　　　　　　　( )

四、名词解释

1. 阻塞性肺气肿

2. DIC

3. 三凹征

4. 单纯性甲状腺肿

5. 铁锈色痰

五、问答题

1. 试述心力衰竭病人水肿的原因及特点。

2. 试述大咯血的处理原则。

3. 试述贫血的护理要点。

4. 试述安装人工心脏起搏器前后的主要护理措施。

5. 何谓肺性脑病？如何处理？

参考答案

一、选择题

1. B 2. C 3. A 4. D 5. E 6. E 7. E 8. D 9. D 10. C 11. E 12. C 13. A
14. C 15. E 16. C 17. B 18. BCE 19. ABCD 20. ABCE 21. ABE 22. ABCD
23. AD 24. ABC 25. ABCDE

二、填空题

1. 饮食过饱　排便用力　感染

2. 吸气性呼吸困难　呼气性呼吸困难

3. 急性穿孔　幽门梗阻　癌变

4. 抗凝血作用　降血脂作用

5. 急性肾小球肾炎

6. 急性心力衰竭　高血压脑病　急性肾衰竭

7. 12

8. 血尿　蛋白尿　高血压

9. 感染

10. 碘缺乏

三、判断题

1. －　2. ＋　3. ＋　4. ＋　5. ＋　6. －　7. ＋　8. －　9. －　10. ＋

四、名词解释

1. 阻塞性肺气肿：是由于吸烟、感染，大气污染等有害因素的刺激，引起终末细支气管远端的呼吸道弹性减退，过度膨胀、充气和肺容量增大，并伴有气管壁的破坏。

2. DIC：即弥散性血管内凝血，是一种发生在很多疾病基础上，由致病因素激活凝血系统，导致全身微血栓形成，凝血因子被大量消耗并激发纤溶亢进，引起全身出血的综合征。

3. 三凹征：严重呼吸困难时病人呈张口端坐呼吸，同时可出现三凹征，即胸骨上窝、锁骨上窝及肋间隙在吸气时明显下降形成凹陷。

4. 单纯性甲状腺肿：是由多种原因引起的非炎症性或非肿瘤性甲状腺肿大，不伴有甲状腺功能减退或亢进表现。

5. 铁锈色痰：肺炎球菌肺炎病人，因渗入肺泡内的红细胞被破坏，含铁血黄素混入痰中，而出现铁锈色痰。

五、问答题

1. 心力衰竭病人的水肿主要是由于水、钠潴留和静脉淤血而毛细血管压增高所致。水肿的特点为：水肿出现于身体的下垂部（重力性水肿）；仰卧时则以腰骶部最显著；能下床活动者，以脚、踝内侧较明显；水肿为对称性、凹陷性。

2. 大咯血的处理原则为：①消除紧张情绪，必要时可用小量镇静剂。宜取侧卧位，便于将血咯出，保持呼吸道通畅。若有窒息，应立即取头低脚高45°的俯卧位，并轻拍背部，迅速排出在气道和口咽部的血块，可用较粗的鼻导管进行机器吸引，或借助支气管镜夹取血块。②高浓度氧疗（＜50%）。③垂体后叶素静脉注射或静脉滴注，速度需缓慢。④咯血过多要输血。反复大咯血，药物治疗不易控制，根据病情和病变范围作肺段或肺叶切除治疗。⑤咯血停止后可给温或凉的流质饮食。卧床休息、避免咳嗽，保持大便通畅。

3. 贫血的护理要点为：①根据病情注意卧床休息。②给予高蛋白、高维生素、富有营养和易消化的食物。③观察用药反应和治疗效果，预防出血、感染。

4.（1）术前按医嘱使用抗生素，建立输液通路。

（2）术后病人取平卧位或略向左侧卧位，并于导管通过处放置沙袋，以防导管电极移位。嘱病人手术侧手臂不能高举至头或较大幅度活动。永久起搏器安装者拆线后方能下床活动，以防电极松动或脱落。临时起搏器安装者至撤离起搏导管后方能下床。

（3）心电监护数日，通过观察起搏讯号、心室除极波是否存在以及起搏频率，了解起搏器之起搏、感知功能和电极情况。

（4）观察血压、伤口有无渗血及有无胸痛等，早期发现心脏穿孔、心脏压塞等并发症。

（5）做好出院指导，强调一旦出现心率减慢或增快，均需迅速就诊。

5. 肺性脑病是指由于呼吸衰竭导致机体严重缺氧及二氧化碳潴留出现的精神、神经症状综合征。早期有失眠、烦躁或躁动。病人夜间失眠，白天嗜睡，表情淡漠，肌肉震颤，可出现扑翼样震颤及间歇抽搐，严重者昏睡甚至昏迷。腱反射减弱或消失，锥体束征阳性。

治疗肺性脑病主要是加强通气措施，改善缺氧及二氧化碳潴留。可适当应用脱水药减轻脑水肿。忌用镇静药、催眠药和抑制呼吸的药。

§11.2.3 内科护理学自测试题三

一、选择题

【A型题】

1. 下列哪项不是心绞痛的疼痛特点 （　　）

A. 阵发性前胸、胸骨后部痛　　B. 劳动或情绪激动时易发作　　C. 可放射至心前区与左上肢

D. 胸痛一般持续3～5分钟　　E. 多数病人伴有心律失常

2. 下列哪项不是右心衰的临床表现 （　　）

A. 颈静脉充盈或怒张　　B. 肝脏肿大和压痛　　C. 周围型发绀　　D. 咳粉红色泡沫痰

E. 下垂性凹陷性水肿

3. 对肝性脑病病人要注意水、电解质平衡，但下列哪项不妥 （　　）

A. 水不宜摄入过多　　B. 不需补钾　　C. 限制钠盐　　D. 正确记录出入水量　　E. 根据需要测定血电解质

4. 呕血病人的饮食应该是 （　　）

A. 软食　　B. 冷流质　　C. 普食　　D. 暂禁食　　E. 半流质

5. 溃疡病病人出现下列哪项病情提示有穿孔发生 （　　）

　　A. 饮量突然减少　　B. 嗳气反酸加重　　C. 恶心、腹胀明显　　D. 上腹剧痛、腹肌紧张
E. 常发生"午夜痛"

6. 肝性脑病病人进行清洁灌肠，其溶液最好选用 （　　）

　　A. 0.1％～0.2％肥皂水　　B. 甘油稀释液　　C. 50％硫酸镁溶液　　D. 高渗盐水　　E. 生理
盐水 100 mL 加白醋 10 mL

7. 溃疡病病人腹痛剧烈，疑有穿孔合并症，禁止使用 （　　）

　　A. 阿托品　　B. 西咪替丁　　C. 灭吐灵　　D. 胃肠减压　　E. 吗啡

8. 肝硬化出现腹水时，一般血浆白蛋白应低于 （　　）

　　A. 30 g/L　　B. 25 g/L　　C. 50 g/L　　D. 27 g/L　　E. 40 g/L

9. 肝硬化腹水产生的机制不包括 （　　）

　　A. 门静脉内压增高　　B. 血清白蛋白减少　　C. 肾小球滤过减少　　D. 醛固酮分泌增多
E. 脾功能亢进

10. 腹膜炎三联征是指 （　　）

　　A. 腹肌紧张，腹痛，腹部压痛　　B. 腹肌紧张，腹部压痛和反跳痛　　C. 腹痛，腹部压痛和反跳
痛　　D. 腹肌紧张，腹痛和休克　　E. 腹痛，休克和腹部压痛

11. 胃溃疡疼痛规律为 （　　）

　　A. 进食—缓解　　B. 进食—疼痛　　C. 疼痛—进食—缓解　　D. 进食—缓解—疼痛　　E. 进
食—疼痛—缓解

12. 胃肠道中起消化作用的最主要的消化液是 （　　）

　　A. 胃液　　B. 胰液　　C. 肠液　　D. 唾液　　E. 胆汁

13. 最容易产生丙氨酸氨基转移酶增高的是 （　　）

　　A. 肝细胞再生　　B. 肝细胞变性坏死　　C. 炎症细胞浸润　　D. 肝实质细胞蛋白合成功能障碍
E. 结缔组织增生

14. 再生障碍性贫血应选用 （　　）

　　A. 铁剂　　B. 叶酸　　C. 丙酸睾酮　　D. 硫酸亚铁　　E. 维生素 B_6

15. 关于铁的吸收，哪项错误 （　　）

　　A. 低铁比高铁好　　B. 与维生素 C 同时服好　　C. 与维生素 B_{12} 同时服好　　D. 主要在十二指
肠上段吸收　　E. 每日约吸收 1 mg

16. 下列哪项不是白血病的临床表现 （　　）

　　A. 发热　　B. 出血　　C. 血糖降低　　D. 贫血　　E. 器官浸润

17. 目前糖尿病主要死亡原因是 （　　）

　　A. 心血管并发症　　B. 糖尿病酮症酸中毒昏迷　　C. 神经病变　　D. 高渗性非酮症糖尿病昏迷
E. 感染

18. 关于尿糖，下列哪项是正确的 （　　）

　　A. 尿糖阳性肯定血糖升高　　B. 尿糖阳性是由于肾小管不能将糖全部重吸收　　C. 尿糖阳性肯定
有糖代谢紊乱　　D. 根据尿糖阳性即可诊断糖尿病　　E. 班氏试剂只检查尿中有无葡萄糖

19. 下列哪项不是甲状腺功能亢进的临床表现 （　　）

　　A. 体重下降　　B. 易激动　　C. 多食善饥　　D. 月经量增多　　E. 疲乏无力

20. 慢性肾炎肾病型在用氮芥治疗中应特别注意观察 （　　）

A. 消化道症状　　B. 出血性膀胱炎　　C. 肝功能损害　　D. 白细胞减少　　E. 脱发

21. 下列哪项内容有助于区别肾盂肾炎和膀胱炎　　　　　　　　　（　　）

A. 尿频、尿急　　B. 尿中有白细胞　　C. 尿中有红细胞　　D. 尿中有白细胞管型　　E. 肉眼血尿

22. 下列哪项不属于肾病综合征尿检查结果　　　　　　　　　　　（　　）

A. 尿蛋白（＋＋＋）或更多　　B. 选择性或非选择性蛋白尿　　C. 不同程度血尿　　D. 尿糖（＋＋＋）或更多　　E. 尿纤维蛋白降解产物增多

23. 血尿是指尿离心沉淀后镜检每高倍视野有多少个红细胞　　　　（　　）

A. 1～2个　　B. 2个　　C. 3个以上　　D. 5个　　E. 10个以上

24. 发生脑脊液鼻漏最常见的是　　　　　　　　　　　　　　　　（　　）

A. 自发性　　B. 非外伤性　　C. 原发性　　D. 外伤性　　E. 先天性

25. 诊断接触性皮炎的最简单可靠的方法为　　　　　　　　　　　（　　）

A. 皮试　　B. 检查血清中抗原　　C. 检查血清中抗体　　D. 皮肤病理检测　　E. 斑贴试验

【X型题】

26. 以下哪些疾病常有晕厥发生并可能猝死　　　　　　　　　　　（　　）

A. 预激综合征　　B. 肥厚性心肌病　　C. 室间隔缺损　　D. 主动脉瓣狭窄　　E. 心室颤动

27. 大咯血病人咯血停止后的护理措施是　　　　　　　　　　　　（　　）

A. 给予温或凉的流质饮食　　B. 适当活动以利恢复　　C. 保持大便通畅　　D. 及时治疗原发病　　E. 继续加强观察防止病情反复

28. 少尿可见于以下哪些情况　　　　　　　　　　　　　　　　　（　　）

A. 休克　　B. 大出血　　C. 心功能不全　　D. 急性肾炎　　E. 原发性醛固酮增多症

29. 肾脏的主要功能有　　　　　　　　　　　　　　　　　　　　（　　）

A. 排泄体内的代谢废物　　B. 调节酸碱平衡　　C. 调节机体内的水和渗透压　　D. 调节电解质浓度　　E. 调节血糖

30. 甲状腺功能亢进的特征性临床表现包括　　　　　　　　　　　（　　）

A. 突眼　　B. 多尿　　C. 易激动　　D. 胫骨前黏液性水肿　　E. 多食善饥

二、填空题

1. 左心衰时_____淤血，右心衰时_____淤血。

2. 抢救大咯血窒息的首要关键是_____。

3. 引起呕血的常见疾病有_____、_____、胃癌、慢性胃炎、胆道疾患。

4. 贫血按红细胞形态可分成3类：_____、_____、_____。

5. 常用的抗甲状腺药物分为_____和_____两类。

三、判断题

1. 肺源性心脏病病人出现头痛、失眠、烦躁，往往是肺性脑病的早期表现。（　　）

2. 有低氧血症，又伴有二氧化碳潴留为Ⅰ型呼吸衰竭。（　　）

3. 对上消化道出血病人的观察，主要是注意尿量。（　　）

4. 应激性溃疡是以胃黏膜糜烂和急性溃疡为特征，引起急性上消化道出血的黏膜病变，它发生于某些疾病应激过程中。（　　）

5. 血小板减少性紫癜的病因与接触物、吸入物、食物等有关。（　　）

6. 在我国肝硬化的病因主要为酒精中毒。（　　）

7. 肾炎是由细菌直接感染肾脏而发生的。 （ ）

8. 控制高血压危象首选药物是硝普钠。 （ ）

9. 对腹膜透析病人，应给予病人低蛋白饮食，以免影响透析效果。 （ ）

10. 口服葡萄糖耐量试验是空腹抽血后，1 次口服葡萄糖 150 g，于 1、2、3、4 小时各抽血 1 次测血糖及胰岛素。 （ ）

四、名词解释

1. 呼吸衰竭

2. 被动体位

3. 小细胞低色素性贫血

4. 体温"再燃"

5. 低血糖症

五、问答题

1. 试述成人呼吸窘迫综合征的概念及临床表现。

2. 试述肝动脉插管栓塞术的术后护理要点。

3. 试述急性白血病的护理要点。

4. 试述急性肾炎常见的并发症。

5. 糖尿病病人为什么容易发生疖、痈？护理上应注意什么？

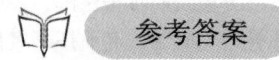

一、选择题

1. E 2. D 3. B 4. D 5. D 6. E 7. E 8. A 9. E 10. B 11. E 12. B 13. B
14. C 15. C 16. C 17. A 18. B 19. D 20. D 21. D 22. D 23. C 24. D 25. E
26. BDE 27. ACDE 28. ABCD 29. ABC 30. ACE

二、填空题

1. 肺 体循环

2. 立即解除呼吸道阻塞

3. 溃疡病 门脉性肝硬化

4. 大细胞性贫血 小细胞低色素性贫血 正常细胞性贫血

5. 硫脲类 咪唑类

三、判断题

1. ＋ 2. － 3. － 4. ＋ 5. － 6. － 7. － 8. ＋ 9. － 10. －

四、名词解释

1. 呼吸衰竭：由于呼吸系统或其他系统疾病所致使动脉血氧分压降低（$PaO_2 < 60$ mmHg）和/或伴有动脉血二氧化碳分压增高（$PaCO_2 > 50$ mmHg）。

2. 被动体位：是指病人不能自己调整或变换身体的位置。见于极度衰竭或意识丧失者。

3. 小细胞低色素性贫血：红细胞平均体积（MCV）$< 80 \ \mu m^3$，红细胞平均血红蛋白浓度（MCHC）$< 32\%$。属于此类贫血的有缺铁性贫血、珠蛋白生成障碍性贫血、铁粒幼细胞贫血及某些慢性病贫血。

4. 体温"再燃"：有些病人在恢复期时，体温未稳定下降至正常，又出现发热。

5. 低血糖症：是指血糖低于正常的临床综合征。成人血糖低于 2.8 μmol/L 可认为是低血糖症。

五、问答题

1. 成人呼吸窘迫综合征（ARDS）是一种继发的，以急性呼吸窘迫和低氧血症为特征的综合征。其主要特点是肺微血管通透性增加，间质水肿和肺表面活性物质丧失致肺泡萎陷。

临床表现：ARDS多见于青壮年，原多无心肺疾患，主要表现为进行性呼吸窘迫、气促、发绀，并伴有烦躁、焦虑、出汗等。其特点在于不能用通常的氧疗法使之改善。早期体征和 X 线检查可无异常或呈轻度间质改变。尸检肺质量增加，呈暗红色或暗紫色肝样变，早期镜检在 50～100 μm 肺血管中可见微栓塞，病情稍长者可出现血管充血、出血及间质水肿。

2. 肝动脉插管栓塞术的术后护理要点为：①观察有无发热、恶心、呕吐等症状。②防止导管脱出。③注意观察疗效。大部分病人经栓塞治疗后自觉症状减轻，肝脏缩小。④巨块型肿瘤栓塞范围超过全肝70%以上者，要防止急性肝、肾衰竭的发生。

3. 急性白血病的护理要点如下：①做好心理护理。②注意休息和保暖。③给予高热量、高蛋白、高维生素、易消化清淡饮食。④病情观察：注意出血倾向，尤其是颅内出血。拔针时针口久压，注意有无中枢神经系统白血病浸润表现。⑤熟悉化学治疗药物的作用和副作用，注意有无脱发、口腔溃疡、恶心、呕吐、白细胞减少、尿液异常，以及心肌毒性反应所致的心率变化和心律失常。⑥做好化学治疗期的护理：特别要注意预防感染，如口腔黏膜感染、肛周感染和肺部感染等。鼓励多喝水。保护静脉并掌握推药的速度，一般 20 mL 药液需在 2～3 分钟内注射完毕。

4. 急性肾炎常见的并发症如下：①高血压脑病。如有剧烈头痛甚至伴有呕吐者，应考虑并发高血压脑病的可能性，须及时测血压。若血压急剧升高，要及时报告医师，采取降压、镇静或脱水降低颅内压等措施，以防惊厥或昏迷等严重症状发生。②急性心力衰竭。高血压、尿量减少及水、钠潴留，使心脏前后负荷均增加，极易发生心力衰竭，因此需密切观察脉搏、呼吸。如果脉搏增快，呼吸困难时应考虑并发心力衰竭。③急性肾功能不全。尿少伴恶心、呕吐、呼吸深大、意识淡漠时，提示可能为尿毒症，须与医师及时联系，予以相应检查和治疗，如人工肾透析治疗等。

5. （1）原因：①糖尿病病人由于代谢障碍，引起蛋白质负平衡，以致抗感染能力低下。②皮肤小动脉病变造成局部营养障碍，局部抵抗力降低，因此糖尿病病人易发生化脓性感染，如疖、痈等。

（2）护理：①积极治疗糖尿病，必要时应用胰岛素治疗。②注意皮肤卫生，保持皮肤清洁。③对疖、痈应及时换药和应用抗生素，面部的疖、痈不要挤压，以防感染向颅内扩散。对成熟的疖、痈须切开引流。④发热者应及时降温并补充水分、电解质。

§12

外科护理学基本知识

§12.1 外科护理学基本知识问答

一、普通外科

1. 试述代谢性酸中毒的主要临床表现。

轻者症状常被原发病掩盖，重者症状可有疲乏、眩晕、嗜睡、感觉迟钝或烦躁不安。较典型的症状为呼吸深而快，呼吸频率每分钟可高达 40～50 次，呼出气体有酮味；病人面部潮红，心率加快，血压偏低，严重者可出现神志不清或昏迷，伴对称性肌张力、腱反射减弱或消失。病人常伴有不同程度的缺水症状，且易发生休克、心律失常和急性肾功能不全。尿液检查一般呈酸性反应。

2. 试述休克的临床表现。

按照休克的病程演变过程可分为休克前期、休克期和休克晚期。

（1）休克前期（微循环缺血期）：机体失血量低于 20％。病人表现为精神紧张、烦躁不安，面色苍白、四肢湿冷，脉搏增快（＜100 次/min），呼吸增快。血压变化不大，但脉压缩小（＜30 mmHg）。尿量正常或减少（＜25～30 mL/h）。

（2）休克期（微循环淤血期）：机体失血量达 20％～40％。病人表情淡漠、反应迟钝。皮肤黏膜发绀或花斑，四肢冰冷。脉搏细数（＞120 次/min），呼吸浅促，血压进行性下降，尿量减少，浅静脉萎陷，毛细血管充盈时间延长，病人出现代谢性酸中毒的症状。

（3）休克晚期（DIC 期）：机体失血量超过 40％。病人意识模糊或昏迷。全身皮肤、黏膜明显发绀，甚至出现瘀点、瘀斑，四肢厥冷。脉搏微弱，血压测不出，呼吸微弱或不规则，体温不升，无尿。并发 DIC 者，可出现鼻腔、牙龈、内脏出血等。若出现进行性呼吸困难、烦躁、发绀，虽给予吸氧仍不能改善时，提示并发急性呼吸窘迫综合征。此期病人常继发多器官功能衰竭而死亡。

3. 简述休克的治疗原则。

尽早去除病因，迅速恢复有效循环血量，纠正微循环障碍，恢复组织灌注，增强心肌功能，恢复正常代谢和防止多器官功能障碍综合征（MODS）。

4. 试述休克病人观察的要点。

（1）意识和表情：是脑组织血液灌流和全身循环状况的反映。观察病人是否呈兴奋或烦躁不安状态。观察病人有无表情淡漠、意识模糊、反应迟钝甚至昏迷。观察病人对刺激有无反应等。

（2）皮肤黏膜：皮肤黏膜的色泽、温度和湿度是体表灌流情况的标志。观察病人皮肤和口唇黏膜是否苍白、发绀或呈花斑状，观察四肢是否湿冷或干燥潮红。补充血容量后，观察四肢有无转暖，皮肤是否变干燥。

（3）尿量：尿量是反映肾脏血液灌注情况的重要指标之一。尿量＜25 mL/h，表明血容量不足。尿量大于 30 mL/h 时，表明休克有改善。

（4）血压及脉压：休克前期由于机体代偿机制，血压变化不大。休克晚期机体失代偿，血压呈进行性下降。通常认为收缩压<90 mmHg、脉压<20 mmHg 是休克存在的表现。血压回升、脉压增大则是休克好转的征象。

（5）脉搏：休克早期脉率增快，加重时脉率细弱。临床常根据脉率与收缩压的比值计算休克指数：<0.5 为正常，>1.0～1.5 表示休克，>2.0 为严重休克。

（6）呼吸：呼吸增速、变浅、不规则，表示病情恶化。呼吸增至 30 次/min 以上或降至 8 次/min 以下，均表示病情危重。

（7）体温：病人体温是否偏低或高热。多数病人体温偏低，感染性休克病人有高热，若体温突升至 40 ℃以上或骤降至 36 ℃以下，常提示病情危重。

5. 外科感染通常按致病菌种类和病变性质分为哪两大类？临床上各常见于哪些疾病？

（1）非特异性感染：又称化脓性感染或一般感染，外科感染大多数属于此类。常见的有疖、痈、丹毒、手部感染和急性淋巴结炎等。

（2）特异性感染：是由结核分枝杆菌、破伤风杆菌、产气荚膜杆菌、炭疽杆菌、白假丝酵母菌等特异性致病菌引起的感染。其特点是一种致病菌仅引起一种特定性的感染，而每一种感染的病程演变和防治措施又各有其特点。

6. 何谓全身性感染？分为哪两类？

全身性感染是指致病菌侵入人体血液循环，并在体内生长繁殖或产生毒素而引起的严重的全身性感染或中毒症状，通常指脓毒症和菌血症。

（1）脓毒症：是指伴有全身性炎症反应，如体温、循环、呼吸等明显改变的外科感染的统称。

（2）菌血症：是指在脓毒症的基础上，血培养检出致病菌者称之。

7. 破伤风有哪些临床表现？

（1）潜伏期：一般为 6～12 日，个别病人可于伤后 1～2 日发病，长者可迟达数月。

（2）前驱期：无特征性表现，病人感全身乏力、头晕、头痛、咀嚼肌紧张、烦躁不安、打哈欠等，常持续 12～24 小时。

（3）发作期：典型的症状是在肌紧张性收缩的基础上，呈阵发性的强烈痉挛。通常最先受影响的肌群是咀嚼肌，以后依次为面部表情肌，颈、背、腹、四肢肌和膈肌。病人相继出现咀嚼不便、张口困难（牙关紧闭）、蹙眉、口角下缩、咧嘴"苦笑"、颈项强直、头后仰等症状。当背、腹肌紧张性收缩时，因背部肌群较为有力，躯干因此扭曲成弓形，腰部前凸、足后屈，而四肢呈屈膝、弯肘、半握拳等痉挛姿态，形成"角弓反张"或"侧弓反张"状。膈肌痉挛可致病人面唇青紫、呼吸困难，甚至呼吸暂停。在肌肉持续紧张收缩的基础上，任何轻微的刺激，如光线、声响、接触或饮水等，均可诱发全身肌群强烈的阵发性痉挛。发作时，病人口吐白沫、大汗淋漓、呼吸急促、口唇发绀、流涎、牙关紧闭、磨牙、头颈频频后仰，手足抽搐不止。每次发作持续数秒至数分钟不等，间歇时间长短不一。发作时神志清楚，表情痛苦。

8. 试述恶性肿瘤的转移方式。

（1）直接浸润：肿瘤细胞向与原发灶相连续的组织扩散生长，如直肠癌、子宫颈癌侵及骨盆壁。

（2）淋巴道转移：多数情况为区域淋巴结转移，也可出现"跳跃式"越级转移。此外，还可发生皮肤淋巴管转移，有些可形成卫星结节。

（3）血行转移：肿瘤细胞侵入血管，随血流转移至远隔部位，如腹内肿瘤可经门静脉系统转移到肝。

（4）种植性转移：肿瘤细胞脱落后在体腔或空腔内脏器官内发生的转移，例如胃癌种植转移至盆腔。

9. 试述甲状腺次全切除术后并发甲状腺危象的原因及主要表现。

（1）引起甲状腺危象的主要原因：①术前准备不足，甲亢症状未能很好地控制。②手术应激反应使儿茶酚胺大量释放。③手术操作时大量甲状腺激素释放入血。

（2）甲状腺危象的临床表现：危象多发生于术后 12～36 小时内，表现为高热（＞39 ℃），脉快而弱（＞120 次/min），大汗淋漓，烦躁不安，谵妄甚至昏迷，常伴呕吐、水泻。若处理不及时或不当，病人常迅速死亡。

10. 试述胃大部分切除术前护理要点。

（1）做好细致的解释工作，避免精神上过度紧张。

（2）调理饮食，选择营养丰富、高热量、高维生素、易消化的食物，保持少量多餐，忌食酸辣、生冷、油炸、浓茶、烟酒等食物。术前 1 日进流质饮食。

（3）手术日晨置胃管。

（4）有幽门梗阻者，术前应行胃肠减压，手术前 3 日每晚用 300～500 mL 0.9％氯化钠注射液洗胃，以减轻胃壁水肿。

（5）做好手术前常规准备，如备皮、配血及重要脏器功能检查等。

11. 试述胃大部分切除术后护理要点。

（1）做好术后健康知识指导和心理护理。

（2）严密观察术后病情变化，按时测量体温、脉搏、呼吸及血压。

（3）术后 24 小时内经常检查胃管抽吸胃液的量和颜色，如短期内抽出较大量的血液，尤其是鲜血，提示术后出血。准确记录 24 小时出入水量。

（4）术后 1 周内要高度注意腹部情况，如发现剧烈腹痛、压痛、反跳痛，则提示有十二指肠端或胃肠吻合口破裂。

（5）术后 24～48 小时肠蠕动恢复后，即可拔除胃管。拔管后当日可饮水，第 2 日进食半量流质，第 3 日进食全量流质。如术后恢复正常，第 4 日可进食半流质，10～14 日后可进普食。

（6）进行康复护理指导，防止胃肠功能紊乱导致营养缺乏等并发症。

12. 试述绞窄性肠梗阻的临床特点。

绞窄性肠梗阻是指肠梗阻伴有肠管血运障碍者，其临床特点如下。

（1）急起腹痛，腹痛发作急骤，起始即表现为剧烈腹痛，由阵发性转为持续性，无静止期。

（2）病情发展迅速，早期即可出现休克，抗休克治疗效果不明显。

（3）腹部有明显的腹膜炎体征，全身变化较快出现。

（4）腹部不对称，可有局部隆起或可触及的孤立胀大的肠襻。

（5）呕吐物、胃肠减压抽出物、肛门排出物、腹腔穿刺液为血性。

（6）非手术治疗不能改善其症状和体征，且症状和体征进行性加重。

（7）腹部 X 线平片显示有孤立、胀大的肠襻，不因时间而改变位置。

（8）肠坏死 3 小时后血磷将会升高。

13. 试述肠梗阻的护理要点。

（1）维持体液平衡：输液并记录出入水量。密切观察病情变化，准确记录 24 小时出入水量，根据病人脱水情况及有关血生化指标合理计划输液。

（2）营养支持：肠梗阻时禁食，给予胃肠外营养，若梗阻解除，肠蠕动恢复正常，可经口进食流质饮食，以后逐步过渡为半流质及普食。

（3）禁食、胃肠减压：尽早留置胃管减压，清除胃肠内积气、积液，有效缓解腹胀腹痛症状。保持胃肠减压引流通畅，密切观察并记录引流液的性状和量，若发现血性液应考虑绞窄性肠梗阻。若病人为不完全性、痉挛性或单纯蛔虫所致的肠梗阻，可顺时针轻柔按摩腹部缓解腹部不适。

（4）缓解腹痛：如明确诊断，遵医嘱使用解痉药如阿托品肌内注射缓解腹部症状。

（5）病情观察及生命体征监测：观察腹部情况，如有无肠型和肠蠕动波和肠鸣音亢进等症状，警惕绞窄性肠梗阻的发生。病人呕吐时，应协助其坐起或将头偏向一侧，呕吐后及时清洁口腔，并记录呕吐物的量、颜色和性状。观察病人是否发生呛咳，有无咳嗽、咳痰、胸痛及寒战、发热等全身感染症状，警惕吸入性肺炎的发生。密切监测 T、P、R、BP 等变化，注意休克先兆。

14. 试述急性胰腺炎的主要临床表现。

（1）腹痛：是主要症状，常于饱餐和饮酒后突然发作。腹痛剧烈，轻者为钝痛，重者为绞痛、刀割样痛，常呈持续性伴阵发性加重。疼痛部位通常在上腹正中或偏左，并向腰背部放射，当累及全胰时可呈束带状向两侧腰部放射。轻症急性胰腺炎疼痛在弯腰或坐起前倾时可减轻，往往 3～5 日内缓解。重症急性胰腺炎（急性坏死性胰腺炎）腹肌紧张，腹部压痛，反跳痛，腹胀，肠鸣音减弱或消失。上腹部可触及包块。

（2）腹胀、恶心、呕吐：与腹痛并存，呕吐物为胃、十二指肠内容物，重者呕吐胆汁，呕吐后疼痛不减轻。随病情的发展，可引起肠麻痹，腹胀更为严重，呕吐可呈持续性。

（3）发热：轻症多为低、中度发热，伴有脉率增快。如有寒战和高热，则提示胰腺炎继发化脓性感染或合并胆道感染。如有脉数、血压下降以至休克，应疑为出血坏死性胰腺炎。

（4）黄疸：胆道结石或胰头肿大压迫胆总管可引起黄疸。

（5）其他：可不同程度出现水、电解质及酸碱平衡紊乱，低血压及休克，早期以低血容量性休克为主，晚期合并感染性休克。

15. 试述经皮肝穿刺胆道造影（PTC）病人护理注意事项。

（1）术前注意事项：①做碘过敏试验及普鲁卡因过敏试验。测定出、凝血时间及凝血酶原时间，做血小板计数。②有出血倾向者，给予注射维生素K，待出血症状纠正后再行检查。必要时，术前2～3日使用敏感抗生素预防感染。③术前1日晚口服缓泻剂或灌肠，术晨禁食、禁水。

（2）术后注意事项：①术后上腹部用腹带加压包扎。②术后平卧4～6小时，卧床12小时，禁食8小时。每小时测血压、脉搏、呼吸至平稳。③密切观察腹部体征，注意有无腹膜刺激征及穿刺点出血等现象。④静脉输液、补充维生素K、使用止血药物及敏感抗生素。⑤行PTCD置管引流者，床旁接无菌引流袋，妥善固定引流管，维持有效引流，观察并记录引流液的量、色及性质。

16. 胆石症病人为何晚间症状容易加重？

因晚间迷走神经兴奋，使胆囊、胆囊颈管收缩，易产生胆绞痛。另外夜间平卧，特别是右侧卧位时，胆石易自胆囊滑进胆囊颈管，发生嵌顿，引起胆绞痛。

17. 术后病人为什么易出现尿潴留？

（1）全麻、腰麻及静脉麻醉后，排尿反射初级中枢受到抑制。

（2）手术直接刺激或损伤排尿反射的传出神经、盆腔神经。

（3）会阴部手术致膀胱括约肌反射性痉挛或尿道炎症水肿，尿排出受阻。

（4）腹部手术切口疼痛，影响腹壁肌肉和膈肌收缩运动，不能产生较高的腹内压协助排尿。

（5）术前未行卧床排尿训练，术后不习惯。

（6）膀胱膨胀过度，失去收缩能力。

（7）某些药物（如氯丙嗪等）抑制膀胱逼尿肌收缩。

18. 试述术后尿潴留的预防和处理。

（1）腹部手术后常规包扎腹带，切口疼痛应有效止痛。

（2）术后尽早拔除导尿管，鼓励病人排尿（最好在6小时以内）。

（3）发生尿潴留时，可行膀胱区热敷、按摩及各种神经反射诱导，如听流水声等。

（4）针刺足三里、关元、阴陵泉等穴位。

（5）用上法仍不能排尿者，可在严格无菌操作下施行导尿。

（6）对择期手术病人，应于术前训练卧床排尿。

19. 急性梗阻性化脓性胆管炎（AOSC）的四大典型症状是什么？

（1）腹痛：常表现为突发的右上腹和剑突下持续性疼痛，阵发性加重，并向腰背部及右肩胛下放射。局部有压痛或腹膜刺激征，可有肝大及肝区叩痛，可扪及肿大的胆囊。

（2）畏寒、高热：起病初期即可出现畏寒、发热的症状，严重时寒战、高热。体温持续39 ℃以上，呈弛张热型，此为大量细菌及内毒素向血行播散的结果。

（3）黄疸：多数病人可出现黄疸，一侧肝胆管梗阻或行胆肠内引流手术后的病人，如没有肝外胆管梗阻的存在，即使胆道感染很严重，也可以不出现黄疸或黄疸很轻。

（4）中毒症状：表现为休克及神经中枢受抑制，如病人出现呼吸急促、心率增快、脉搏细弱、四肢厥冷，伴有发绀、血压及脉压下降、少尿、烦躁不安、谵妄、神志恍惚甚至昏迷等临床表现。

20. 试述急性梗阻性化脓性胆管炎的治疗原则。

（1）紧急手术解除胆道梗阻并引流，及早而有效地降低胆管内压力。

（2）积极抗休克，维持水、电解质及酸碱平衡，控制感染。

（3）改善各组织器官的灌流，保护心、肺、肝、肾的功能。

21. 试述常见的腹腔脓肿及其治疗原则。

（1）常见的腹腔脓肿：①膈下脓肿，指脓液积聚在膈肌下、横结肠及其系膜上方的间隙内。②盆腔脓肿：在膀胱直肠窝或子宫直肠窝内形成的脓肿。③肠间隙脓肿：脓液积聚于肠管、肠系膜和网膜之间。

（2）腹腔脓肿的治疗原则：积极治疗原发病，合理选用敏感抗生素，经皮穿刺或插管引流，必要时手术切开引流。

二、神经外科

1. 脑室系统由哪些结构组成？

脑内各个相应腔室称脑室。脑室系统由侧脑室、室间孔、第三脑室、中脑导水管、第四脑室和脊髓中央管组成。

2. 简述脑神经的组成及其主要功能。

脑神经有 12 对，用罗马数字依次命名。

（1）嗅神经（Ⅰ）：主要功能为传导嗅觉。

（2）视神经（Ⅱ）：主要功能为传导视觉。

（3）动眼神经（Ⅲ）：主要功能为上提眼睑，使眼球向上、下、内运动，使瞳孔缩小和晶体变厚。

（4）滑车神经（Ⅳ）：主要功能为使眼球向下向外运动。

（5）三叉神经（Ⅴ）：周围支主要功能为支配头皮前部和面部皮肤以及眼、鼻、口腔内黏膜（包括角膜及舌）的触觉、痛觉及温度觉，中枢支支配咀嚼肌、鼓膜张肌。

（6）展神经（Ⅵ）：主要司眼球外展。

（7）面神经（Ⅶ）：支配除咀嚼肌和上睑提肌以外的面肌及耳部肌、枕肌、颈阔肌、镫骨肌等，并传导味觉。

（8）位听神经（Ⅷ）：传导听觉和平衡觉。

（9）舌咽神经（Ⅸ）：传导味觉，接受黏膜感觉，与血压、脉搏、呼吸有关，提高咽穹，支配腮腺分泌。

（10）迷走神经（Ⅹ）：耳部感觉，胸腹腔内脏器的感觉、副交感功能，司软腭、咽及喉部肌肉运动。

(11) 副神经（Ⅺ）：支配胸锁乳突肌及斜方肌上部，支配声带。

(12) 舌下神经（Ⅻ）：支配舌肌。

3. 神经外科病人病情观察主要包括哪些内容？

(1) 意识：主要观察意识是否清醒，意识障碍的程度和演变过程。通过对病人语言刺激反应、疼痛刺激反应、生理反应、能否配合检查等来判断病人是清醒、嗜睡、昏睡、浅昏迷或深昏迷。

(2) 瞳孔：正常瞳孔直径为 2.5～5 mm，直接、间接对光反应灵敏，双侧瞳孔等大等圆。原发性动眼神经损伤时可引起一侧瞳孔散大。一侧瞳孔进行性散大、对侧肢体瘫痪、意识障碍，提示脑受压或脑疝。双侧瞳孔散大、对光反射消失、眼球固定伴深昏迷或去皮质强直，是脑疝晚期或原发性脑干损伤的表现。脑桥出血时，双侧瞳孔缩小呈针尖样，但应用阿托品类扩瞳药也可使瞳孔散大。蛛网膜下腔出血或使用冬眠药物，病人的瞳孔也可缩小。因此，分析瞳孔改变时，应了解瞳孔变化的发展过程、病人的意识状态、生命体征和神经系统体征等是否异常，才能评价瞳孔变化的临床意义。

(3) 生命体征：即体温、脉搏、呼吸和血压。监测颅脑损伤病人时，应先测呼吸，再测脉搏，后测血压，以免病人躁动影响结果的准确性。急性而严重的颅内压增高时，病人常出现典型的库欣综合征，即脉搏缓慢而洪大、呼吸深慢、血压升高。

(4) 颅内压增高表现：头痛、呕吐及视神经盘水肿为颅内压增高三主症，但不一定同时出现。头痛为最常见的症状，以持续性头痛、阵发性加剧为特点。呕吐多为喷射状，呕吐后头痛可缓解。视神经盘水肿为颅内压增高的客观征象，长期、慢性颅内压增高可导致视神经萎缩而失明。

(5) 肢体活动及癫痫发作：如果病人逐渐出现肢体活动障碍，尤其是继发于意识障碍加重和瞳孔改变之后，则提示病情恶化。病人癫痫发作时应注意观察抽搐的初始部位、眼球和头部转动的方向及发病后有无肢体活动障碍等。

4. 采用分级法评估肢体肌力时，将肌力分为哪几级？

采用分级法评估肢体肌力时，将肌力分为 0～5 级，共六级。

(1) 0 级：完全瘫痪。

(2) 1 级：肌肉轻微收缩，但不能产生动作。

(3) 2 级：肢体能在床上移动，但不能对抗地心引力。

(4) 3 级：肢体能抬离床面，但不能抵抗阻力。

(5) 4 级：肢体不能抵抗较强阻力。

(6) 5 级：正常肌力。

5. 何谓 GCS（glasgow coma scale）昏迷分级计分法？

GCS 昏迷分级计分法是根据病人睁眼、言语、肢体运动情况，判定颅脑损伤病人意识障碍的程度，满分为 15 分（见下表）。

GCS 昏迷分级计分法

睁眼反应	计分	言语反应	计分	运动反应	计分
自动睁眼	4	回答正确	5	按吩咐动作	6
呼唤睁眼	3	回答有错误	4	刺痛定位	5
刺痛睁眼	2	回答含糊不清	3	刺痛躲避	4
不睁眼	1	只能发音	2	刺痛屈肢（去皮质）	3
		不能言语	1	刺痛过伸（去皮质强直）	2
				肢体不动	1

6. 何谓颅内压增高？

颅内压是指颅内容物对颅腔壁所产生的压力，成人正常（平卧位）颅内压为 0.69～1.96 kPa（70～200 mmH$_2$O），儿童正常颅内压为 0.49～0.98 kPa（50～100 mmH$_2$O）。

颅内压增高是指颅内疾病使颅腔内容物体积增加或颅腔容积减少超过颅腔可代偿的容量，引起颅内压持续高于 1.96 kPa（200 mmH$_2$O）。

7. 简述颅内压增高病人的护理要点。

（1）指导病人保持安静，绝对卧床休息，并抬高床头 15°～30°，以利颅内静脉回流，减轻脑水肿。

（2）密切观察病人意识、瞳孔及生命体征变化，注意原有症状是否加重，一旦发现急性颅内压增高表现，应立即给予处理。

（3）高热者降温，以改善脑缺氧状况。

（4）保持呼吸道通畅，充足给氧。意识障碍及排痰困难病人应配合医师尽早行气管切开术。定时为病人翻身拍背，防止肺部并发症。

（5）限制液体摄入量。补液量每 24 小时不超过 2 000 mL，保持尿量每天不少于 600 mL，并记录 24 小时出入水量。

（6）保持大小便通畅，避免用力排便，便秘者给予轻泻剂或低压小量液体灌肠。躁动者查明原因，及时予以保护，防止意外，不盲目使用镇静药或强制性约束。

（7）及时控制抽搐发作，以免加重脑缺氧和脑水肿，并防止病人发生坠床、窒息等意外。

（8）行脑室引流和颅内压监护者，应注意保持管道通畅，记录颅内压，保持引流或监护系统的密闭性，预防逆行感染。

（9）有手术指征者积极做好一切术前准备。

8. 颅内压增高脱水疗法包括哪几种方法？

（1）渗透性脱水疗法：脑水肿时，快速静脉注射高渗性药物，因血-脑屏障的选择作用，这些药物进入脑和脑脊液的速度大多缓慢。在有效时间内，血液与脑、脑脊液中因药物浓度不同而产生的渗透压差，使脑组织和脑脊液中多余的水分向血液循环转移并经肾脏排出，从而使颅内压下降。常见的渗透性脱水药有：①20%甘露醇。②高渗葡萄糖。

③20％白蛋白。对有血脑屏障破坏的脑水肿病人,如长期使用此类药物,脑组织内的浓度逐渐升高,更多的水分反而进入脑组织内,出现颅内压的"反跳现象"。

（2）利尿性脱水治疗:通过利尿药的利尿作用以降低颅内压。常用的利尿药有呋塞米和依他尼酸（利尿酸钠）。

9. 试述颅脑损伤或颅脑手术后出现中枢性高热的原因。

（1）体温调节功能紊乱:正常情况下,流经丘脑下部体温调节中枢的血液温度改变0.5 ℃就能激动体温调节中枢。若颅脑损伤或开颅手术累及下丘脑,导致丘脑下部体温调节功能紊乱,即可出现中枢性高热。

（2）体热蓄积体内不能及时发散:脑干损伤或高颈段脊髓损伤后交感神经麻痹,汗腺分泌功能下降,皮肤血管麻痹,大量体热蓄积体内不能及时发散,反而促进细胞新陈代谢产生更多的热,形成恶性循环,终至产生持续性高热。

10. 如何观察颅脑手术后继发颅内出血?

颅脑手术后继发颅内出血多发生在手术后24～48小时,应严密观察病人的意识、瞳孔及肢体活动情况,每1～2小时测血压、脉搏、呼吸1次,必要时连续监测心电图、脉搏、呼吸、血压及意识、瞳孔。如发现下列情况之一,应考虑有继发颅内出血的可能:①剧烈头痛,呕吐频繁。②术后意识清醒后,又出现嗜睡或躁动甚至进入昏迷状态。③术后出现一侧瞳孔散大,对光反应迟钝或消失。④一侧肢体瘫痪或失语。⑤血压升高和脉搏缓慢等。

术后继发颅内出血常需与术后脑水肿鉴别。脑水肿一般在术后2～4日达高峰,症状出现晚。

11. 试述颅脑手术后尿崩症产生的原因及特点。

尿崩症是指每24小时尿量在4 000 mL以上,相对密度在1.005以下,病人出现口渴、多饮。下丘脑的视上核、室旁核细胞产生血管升压素,经垂体束输送至垂体后叶储存。鞍上手术后,尤其是颅咽管瘤、垂体腺瘤等影响下丘脑血管升压素分泌,导致肾水分重吸收减少,尿液不能浓缩,尿量异常增多,尿相对密度降低。颅脑手术后尿崩症可表现为下列不同过程:

（1）一过性多尿:术后开始,持续数日后消失。

（2）三相型:术后2～6日出现多尿,数日后减轻或消失。几天后,再次出现持续性尿崩。

（3）持续性多尿:术后长期持续尿崩。

12. 试述颅脑手术后尿崩症的观察要点。

（1）准确记录24小时出入水量,必要时记录1小时入量和尿量。

（2）注意观察病人有无脱水及水、电解质平衡失调的表现,并及时报告医师。

（3）使用抗利尿激素时,防止尿量突然减少而发生水中毒,并观察用药后有无血压升高等不良反应。

13. 试述脑脓肿手术前护理要点。

（1）对有颅内压增高症状者,应严密观察意识、瞳孔及生命体征的变化。如发现头痛及意识障碍呈进行性加重，呕吐频繁，尤其是一侧瞳孔呈进行性散大，光反应迟钝或消失时，提示有发生脑疝的危险，需进行紧急处理。

（2）如病情危急，接诊后应立即做好手术准备，如备皮、配血、备穿刺器械和物品准备。

（3）早期出现持续性高热应及时行物理降温，或行人工冬眠治疗。

（4）颞叶及小脑半球脓肿，可出现癫痫发作和精神症状，应密切观察，必要时加床栏，以防坠床。

14. 试述脑脓肿手术后护理要点。

（1）了解术中情况，按开颅术后护理常规护理。

（2）脑脓肿引流时，引流袋低于脓腔至少 30 cm，并保持引流管通畅。

（3）保持敷料清洁干燥，有脓液或渗血时应及时更换。

（4）给予高蛋白和高热量饮食。

（5）控制感染，遵医嘱使用易透过血-脑屏障和对致病菌敏感的抗生素。

（6）配合医师定期进行腰椎穿刺检查，以了解是否合并化脓性脑膜炎。

（7）密切观察病情变化，经脓肿切除术或穿刺抽脓症状好转后又出现症状逐渐加重时，应警惕多发性脓肿或继发颅内出血。

（8）做好出院指导，对已痊愈的病人，尤其是行脓肿穿刺治疗的病人应进行较长时间随访，以及时发现脑脓肿复发。

15. 试述脑疝病人的急救措施。

（1）立即快速静脉滴注 20％甘露醇 100～200 mL，以脱水利尿，降低颅内压。

（2）病人原发病灶位于颅后窝或导水管阻塞，应协助医师行侧脑室穿刺，缓慢放出脑脊液，同时给予脱水药物，必要时行持续脑室引流。

（3）遵医嘱使用地塞米松静脉滴注以减轻脑水肿。

（4）保持呼吸道通畅，充足给氧。

（5）配合医师紧急行术前检查和手术准备。

16. 试述脑疝病人的护理要点。

（1）密切观察病情变化，必要时连续监测意识、瞳孔、心电、脉搏、呼吸、血压及肢体活动，发现异常及时报告医师处理。

（2）随时保持呼吸道通畅并充足给氧。必要时辅助通气或协助医师行气管插管术。

（3）留置导尿管，密切观察 24 小时出入水量和每小时尿量。

（4）加强生活护理，及时翻身，防止压疮。

（5）遵医嘱积极完善术前准备，床旁备气管（插管）切开包、呼吸机等抢救物品。

17. 试述小脑幕裂孔疝和枕骨大孔疝的临床表现以及它们的不同点。

（1）小脑幕裂孔疝：

1）早期：头痛加剧，呕吐频繁，意识由清醒转为烦躁不安，继而昏睡。患侧瞳孔先缩小后散大，对光反应迟钝。

2）中期：意识障碍呈进行性加重，渐至昏迷，患侧瞳孔明显散大，呼吸深慢，血压升高，脉搏减慢，对侧上下肢瘫痪。

3）晚期：中枢衰竭期，病人处于深昏迷状态，双侧瞳孔散大，对光反应消失，潮式或叹息样呼吸。

（2）枕骨大孔疝：①枕下部疼痛。②颈部强直或强迫头位。③后组脑神经受累症状。④呼吸先减慢，随之出现潮式呼吸，最后呼吸停止，或表现为早期呼吸骤然停止。急性枕骨大孔疝多突然发生，或是在慢性疝的基础上由于某些使颅内压突然增高的原因而诱发。如剧烈呕吐、咳嗽、喷嚏以及用力排便均使颅内压急剧升高，腰椎穿刺放液也是诱因之一。因此，颅后窝病变引起的颅内压增高病人，禁忌行腰椎穿刺治疗。

（3）枕骨大孔疝与小脑幕切迹疝临床表现的不同点：枕骨大孔疝时呼吸和循环障碍出现较早，瞳孔变化和意识障碍则在稍后出现，这是因为疝出脑组织直接压迫延髓生命中枢所致。而小脑幕切迹疝与此相反，瞳孔变化和意识障碍出现较早，延髓功能受累表现在较晚期才出现，这是因为疝出脑组织直接压迫动眼神经和脑干网状上行激动系统所致，表现为一侧瞳孔散大和意识障碍加深。

18. 试述急性枕骨大孔疝与小脑幕切迹疝抢救方法的主要区别。

枕骨大孔疝多由颅后窝病变引起，常有脑室系统梗阻，抢救时采用脱水疗法加侧脑室穿刺放液或持续引流。小脑幕切迹疝则多由大脑半球病变引起，常采用脱水疗法救治。

19. 何谓脊髓压迫综合征？其临床表现如何？

脊髓压迫综合征是指脊髓受压迫所致的脊髓损伤症状，其临床表现如下。

（1）运动障碍：表现为损伤平面以下肢体痉挛性瘫痪。

（2）感觉障碍：损伤平面以下深、浅感觉减退或消失。

（3）反射障碍：损伤平面以下浅反射消失，腱反射亢进，并出现病理反射。

（4）自主神经功能障碍及括约肌功能异常：损伤平面以下泌汗异常，大小便功能障碍。

20. 试述脑室穿刺引流术的术后护理。

脑室穿刺引流术后护理十分重要，特别要注意做好以下各点。

（1）妥善固定引流管：引流管开口高于侧脑室平面 10～15 cm，以维持正常颅内压。

（2）控制性引流：记录每日脑脊液流出量，控制引流量每日不超过 500 mL，以保持脑室内压在正常范围。因为当脑室显著扩大时，在短时间内引流出大量脑脊液，颅内压突然下降，可使脑皮质塌陷，以致皮质通向矢状窦的桥静脉撕裂，引起硬脑膜下血肿；或由于硬脑膜塌陷而形成硬膜外血肿。

（3）观察脑脊液的性状：正常脑脊液无色透明，无沉淀。若术后脑脊液中有大量鲜血常提示有脑室内出血。若脑脊液混浊或呈絮状，提示有颅内感染，应遵医嘱送检脑脊液标本。

（4）保持引流管通畅：引流管不可受压、扭曲、成角，以免造成脑脊液流通受阻，出现急性颅内压增高。病人头部活动应适当限制，翻身和操作时，避免牵拉引流管。

（5）防止感染：伤口敷料渗湿或污染时立即报告医师及时更换。更换引流管时，应先夹闭引流管，以免脑脊液逆流入脑室，并严格无菌操作。

（6）拔管要点：引流时间一般为 3～4 日。拔管前先夹闭引流管 24 小时，并密切观察是否有颅内压增高表现。

21. 人工冬眠配合物理降温时应注意什么？

（1）年老体弱病人、婴幼儿、心血管功能不全或休克未纠正以及呼吸衰竭者，不宜进行冬眠低温治疗。

（2）注射冬眠药物半小时后再行物理降温。治疗前要测量呼吸、脉搏、血压、体温，并注意意识状态和瞳孔变化。治疗期间要严密观察病情。

（3）当病人出现寒战、躁动不安、肌张力增高、皮肤起鸡皮疙瘩时，应暂时撤除冰袋，待补充冬眠药物或镇静药后再继续使用。

（4）适当减少输液量，注意维持水、电解质和酸碱平衡。

（5）保持呼吸道通畅，按时翻身、拍背，预防肺部感染。

（6）加强基础护理，保持床单位干燥、平整，翻身时不可突然抬高头部，以免引起直立性低血压；冰袋需包以毛巾或双层棉布，并注意每 30 分钟更换一次部位；防止冻伤和压疮等并发症的发生。

（7）停止冬眠治疗时，先停物理降温，再逐渐停用冬眠药物，病人加盖被褥自行复温。

三、胸外科

1. 试述胸部外伤病人的急救原则。

（1）如病人心跳呼吸停止，应立即进行心肺复苏术。

（2）迅速清除呼吸道分泌物或血块，保持呼吸道通畅，防止窒息，缺氧时给予氧气吸入。

（3）发现有张力性气胸，立即用粗针头从第 2 前肋间刺入排气并连接水封瓶闭式引流。

（4）处理开放性气胸时，要有效封闭创口，越快越好。如一时找不到无菌敷料，应随手取清洁布类，甚至用手掌堵塞伤口，以待进一步处理。

（5）如发现病人有浮动胸壁，可用大棉垫或弹力绷带胸外加压固定，以减轻反常呼吸运动。

（6）如有大量血液积聚于胸膜腔内，应立即行胸膜腔穿刺排除积血。

（7）若有心脏穿入性或穿通性损伤，发生心脏压塞时，应迅速做心包穿刺放液。

（8）如病人有出血性休克，应立即建立一条以上静脉通道供快速补液，并抽血标本配血，尽快输血。

（9）密切观察有无颅脑或腹部脏器及其他复合损伤。未排除食管或腹部脏器损伤前，病人应禁饮水、禁食。

（10）协助进行床旁透视、胸片及心电图检查。

（11）备好心肺复苏仪器及药品，做好紧急手术准备。

2. 试述胸膜腔闭式引流的护理及注意事项。

（1）胸膜腔闭式引流的目的是排除胸膜腔内的液体、气体和血液，恢复和保持胸膜腔内负压，促进肺复张，预防胸内感染。

（2）置入胸腔引流管的部位：若引流液体，一般选在腋中线和腋后线之间的第6～8肋间；引流气体时，常选锁骨中线第2肋间。

（3）严格检查整个装置是否密封。引流管各衔接处，包括皮肤接口处，均要求密封，以免漏气及滑脱。

（4）水封瓶的长玻璃管以浸入水面下3～4 cm为宜，以防气体进入。

（5）保持引流通畅：①引流术后，如病人血压平稳，应取半坐卧位，以利于引流及呼吸。②鼓励病人咳嗽及深呼吸，使进入胸腔内气体及液体排出，促进肺复张。③防止引流管道受压、折曲、阻塞。④定时往下捏挤引流管，以免管腔被血块、脓液阻塞。如水封瓶内的水柱随呼吸动作上下波动，说明引流通畅。

（6）水封瓶内装0.9％氯化钠注射液500 mL，液面应低于引流管腔出口平面60～100 cm，以防液体倒流入胸膜腔。

（7）观察与记录：注意观察引流液的量、性状、水柱波动范围，并准确记录。

3. 损伤性气胸有哪几种类型？如何进行急救及护理？

（1）闭合型气胸：多为肋骨骨折的并发症，肋骨断端刺破肺表面，空气漏入胸膜腔所造成。因伤口迅速闭合，气体不再继续进入胸膜腔，故对胸膜腔负压影响不大。肺萎陷在30％以下者，多无明显症状，不需特殊治疗。超过30％，有胸闷、气促，应行患侧胸膜腔穿刺排气或行胸膜腔引流术并用抗生素预防感染。

（2）开放性气胸：刀刃锐器或弹片火器所致的胸壁伤口，使胸膜腔与外界相通，空气可随呼吸而自由出入胸膜腔内，称为开放性气胸。应迅速用多层无菌凡士林纱布外加棉垫封闭伤口，再用胶布和绷带包扎固定。伤情稳定后，争取早期清创，并行闭式胸膜腔引流，注射破伤风抗毒素及大剂量抗生素。

（3）张力性气胸：又称高压性气胸。伤侧肺被压缩，纵隔移位，气肿，病人出现极度呼吸困难，甚至发绀和休克。治疗的关键是尽快排除胸膜腔积气。紧急时可用粗针头在伤侧第2肋间锁骨中线处刺入胸膜腔，暂时排气减压后再作处理。

4. 试述急性脓胸的治疗原则。

（1）应用抗生素控制感染。

（2）排尽脓液促使肺早日扩张。及早反复胸膜腔穿刺，抽除稀薄脓液，向胸膜腔内注入抗生素，多可获得满意效果。若经过治疗，脓量不见减少或脓液稠厚、混浊，或发现有大量气体，疑有支气管瘘者应及早行胸膜腔闭式引流术。

5. 试述肺癌的病理分型。

（1）鳞状细胞癌（鳞癌）：最为多见。

（2）小细胞癌（未分化小细胞癌）：细胞形态与小淋巴细胞相似，形如燕麦穗粒，因而又称燕麦细胞癌，恶性程度高。

（3）腺癌：细支气管肺泡癌是腺癌的一种类型。

（4）大细胞癌：分化程度低，预后差。此型肺癌甚为少见。

6. 房间隔缺损的手术适应证有哪些?

(1) 继发孔缺损病人，如诊断明确，心电图示右束支传导阻滞或右心室肥大，X线检查示心影扩大，肺门血管充血，即使无症状，都应施行手术。

(2) 不典型病人经心导管检查，肺循环血流量为体循环的1.5倍以上者，可考虑手术。

(3) 肺动脉高压仍有左向右分流者，应争取手术。

(4) 50岁以上高年病人如有症状，甚至出现心力衰竭，经内科治疗控制后亦应手术治疗。

(5) 原发孔缺损，更应争取早日手术。

7. 试述心脏手术病人术前主要护理措施。

(1) 掌握病情：了解病人的诊治过程，呼吸和循环系统情况，是否有过心肌梗死、感染性心内膜炎、肺动脉栓塞、凝血机制异常等。询问有无过敏史及输血反应史。

(2) 病人的身体准备：控制心力衰竭，纠正水、电解质紊乱。术前除应做详细的心血管检查外，还应做心脏B超、血气分析、肺功能测定，并检查心率、脉搏、血压、身高、体重及全身营养情况等。

(3) 病人心理准备：①鼓励病人叙述恐惧、紧张的心理感受。②组织与已行手术病人交谈，听取亲身体验，以增加手术信心。

(4) 术前指导：术前向病人及家属做好解释工作，告知术后进监护室应如何配合，以及术后可能出现的各种情况。对于小儿要特别关心，使他们对护士产生信赖感，即使在无陪人的情况下，也能很好地配合治疗。

(5) 术前日备皮，嘱病人洗澡、洗头、剪指甲、剃胡须。做青霉素皮试、备血。手术日晨测体重，供术中计算用药。

8. 试述心脏手术后的主要护理措施。

(1) 术后麻醉未清醒前，密切观察病人的神志、瞳孔、生命体征以及四肢活动情况。清醒拔管后，如生命体征平稳，可抬高床头，术后第1日可坐卧拍背，活动四肢，术后第2日可床边活动。拔除气管插管后可少量饮水，若无呕吐，术后第1日可进流质。

(2) 心血管的监护：连续进行血压、心率及心电图的监测，及时发现心律失常。根据病情测中心静脉压、左房压、肺毛细血管嵌压或平均动脉压。注意观察引流液的性质和量，防止因引流不畅致心脏压塞。注意皮肤颜色改变。

(3) 呼吸的监测：保持呼吸道通畅。保持胸腔闭式引流通畅。

(4) 肾功能的监测：尿量维持1 mL/(kg·h)，注意尿色及尿相对密度。

(5) 补充血容量：一般根据左房压、右房压、血压情况决定。

(6) 维持水、电解质平衡：注意输液速度，保持出入水量的平衡，特别注意血钾的监测应维持在4.5 mmol/L左右。

(7) 气管插管使用呼吸机者，可经静脉给适量吗啡，使病人能较好地耐受气管插管同步呼吸。伤口疼痛者应给予足量止痛药，以保证病人休息。

(8) 出院时，应告诉病人，出院后按时服用强心、利尿药、抗凝血药等药物，定期复查。鼓励病人在 3 个月内逐步增加活动量。

9. 试述体外循环后病人的生理变化。

（1）代谢改变，以代谢性酸中毒较多见。这与组织灌注不良有关。过度换气亦可引起呼吸性碱中毒。

（2）电解质失衡：主要是低血钾，术前长时间服用强心利尿药而转流中尿量又多的病人尤为多见。

（3）血液改变：由于红细胞破坏，游离血红蛋白升高，纤维蛋白原和血小板减少，常引起凝血机制紊乱，造成术后大量渗血。

（4）肾、肺等器官的功能减退：长时间的低血压、低灌流量，以及酸中毒和大量游离血红蛋白等都影响肾的排泌功能，甚至引起肾衰竭。肺脏则可因微栓、间质水肿、出血和肺泡萎缩等导致呼吸功能不全，以致衰竭。

10. 试述胸部外伤后纵隔及皮下气肿的产生原因、处理原则及护理要点。

（1）产生原因：肺泡破裂造成间质性肺气肿，气体进入纵隔和皮下。张力性气胸时胸腔内空气在高压下被挤入纵隔和皮下组织引起皮下气肿。

（2）处理方法：及时施行胸腔闭式引流进行减压是处理纵隔气肿的关键。由肺泡破裂造成的纵隔气肿，呼吸循环功能受影响者，可在颈根部做一切口排气，紧急需要时还可在胸骨切迹上方，切开皮下组织及气管前筋膜，使气体排出；亦可在皮下气肿张力最大处，做小切口减压。如病人已做气管切开术，为避免造成纵隔感染，此时可在两侧锁骨上切开减压。

（3）护理要点：注意血压、脉搏、呼吸及气管是否受压等，同时要保持胸腔引流通畅。严格消毒防止感染。应经常协助病人变换体位，以利胸腔内气体排出。

四、泌尿外科

1. 何谓血尿？试述其常见病因。

将尿经离心沉淀后，在显微镜下每高倍视野有 3 个及以上红细胞称为镜下血尿。肉眼血尿是指肉眼能见到尿中有血色或血块。1 000 mL 尿中有 1 mL 血液即呈肉眼血尿。肉眼血尿的常见病因如下。

（1）泌尿系统损伤、肿瘤、结核、结石、感染、先天畸形及梗阻性疾病。

（2）泌尿系统邻近部位疾病波及本系统，如前列腺炎、盆腔炎、直肠癌、宫颈癌等。

（3）全身疾病，如感染性疾病、血液病和造血系统的疾病等。

2. 试述血尿病人的护理要点。

（1）心理护理：出现血尿时病人常常会感到焦虑不安、恐惧、无助，此时护士应镇定，并安慰鼓励病人，稳定病人情绪，使其放松，积极配合检查和治疗。

（2）血尿发生后，嘱病人减少活动，卧床休息。

（3）严密观察出血情况，嘱病人多饮水，冲淡血尿，保持排尿通畅。如果尿色鲜红，伴有血块，应报告医师及时处理。必要时遵医嘱留置导尿管，持续膀胱冲洗，防止血块在膀胱内凝聚过多，致排尿障碍。

（4）遵医嘱给予止血治疗。

（5）抽血查血常规、血型，交叉备血，血红蛋白下降者输入新鲜血既可补充红细胞、血容量，又能增加止血的作用。

（6）询问病人是否患有其他疾病，如糖尿病，必须控制好血糖利于止血。

（7）积极协助医师诊查，寻找出血的原因和部位。

3. 试述急性尿潴留产生的原因、处理方法及护理要点。

（1）产生原因：

1）机械性梗阻：膀胱颈部和尿道的任何梗阻性病变，都可以引起急性尿潴留。常见的疾病有前列腺增生、尿道损伤、尿道狭窄、膀胱尿道结石、肿瘤、异物、盆腔肿瘤等。

2）动力性梗阻：排尿反射功能障碍，如麻醉、手术后尿潴留，肛管直肠手术后，以及中枢和周围神经系统损伤、炎症、肿瘤等都可以引起急性尿潴留。

（2）处理方法：①导尿，是解决尿潴留最直接最有效的方法。严格无菌操作，对前列腺增生、神经性膀胱功能障碍、昏迷、颅脑损伤、肛门手术等急性尿潴留应保留导管。②耻骨上膀胱造瘘。因尿道水肿、狭窄不能插入导尿管时可采用耻骨上膀胱穿刺造瘘术。③处理原发病。

（3）护理要点：①导尿时选择对组织刺激性小的导尿管，以F16号为宜。②操作正规、无菌、轻柔，以免造成尿道再损伤或致泌尿系感染。③尿液应缓慢放出，放出过多过快引起膀胱内迅速减压，易造成膀胱出血。④每日清洁尿道口，注意会阴部护理。⑤定期更换尿管及引流袋。⑥持续引流间歇开放并训练逼尿肌功能。⑦注意造瘘管周围皮肤护理。

4. 何谓急性肾衰竭？简述其临床表现。

由各种原因引起的急性肾功能损害，及由此导致的氮质血症、水与电解质紊乱等一系列病理生理改变，称急性肾衰竭。急性肾衰竭的临床表现可分为三期。

（1）第一期：少尿期。为肾实质损伤期，一般持续7～14日。有时可长达1个月。少尿期临床特点为：①少尿。每24小时尿量不足400 mL或每小时少于17 mL，尿相对密度低，且固定在1.010左右。②水中毒，表现为水潴留、恶心、呕吐、昏迷、呼吸困难及高血压、心力衰竭、脑水肿、肺水肿等。③酸碱平衡紊乱，表现为代谢性酸中毒。④电解质紊乱，主要表现为高钾血症及稀释性低钠血症等。高钾血症是死亡最常见原因。⑤氮质血症，可出现厌食、恶心、呕吐、腹痛、腹胀等消化道症状。严重者出现烦躁、谵妄、昏迷等神经精神症状。⑥贫血及出血倾向。

（2）第二期：多尿期。为肾实质恢复期，此期尿量逐渐增加，日尿量可达3～5 L，尿相对密度仍低于1.010，甚至可低达1.002。常为等渗或低渗尿。此期早阶段由于血非蛋白氮继续上升，少尿期的各种危险依然存在；后阶段由于排出大量水分及电解质，可出现低血钠、低血钾和脱水症状。

（3）第三期：康复期。为肾实质痊愈期。此期肾小管功能继续恢复，血尿素氮及肌酐水平迅速下降，水和电解质紊乱得以纠正，尿量回落至正常。肾浓缩功能逐渐恢复，尿相对密度可达 1.015~1.018，1 年以后才能达 1.025 以上。病人仍有乏力、苍白、消瘦、肌肉萎缩等营养失调症状，需加强调理，以避免并发症的发生或发展为慢性肾衰竭。

5. 尿路梗阻对肾功能有何影响？

当尿路某部位有梗阻时，其近侧管腔内压力增高，最终均可导致肾积水。当肾盂内压增高，致肾小球滤过压为零甚至为负值时，肾小球停止过滤，不再形成尿液。一侧输尿管梗阻引起单侧肾积水，健侧肾功能可代偿，对全身影响不大。如果下尿路梗阻，则引起双侧肾积水，晚期将出现严重肾功能不全，如电解质紊乱、氮质血症、酸中毒。长期梗阻时肾实质萎缩，即使解除梗阻，肾功能亦不能恢复。

6. 试述肾脏肿瘤的主要症状。

肾肿瘤以恶性多见。常见有肾癌、肾母细胞瘤及肾盂肾盏肿瘤。其主要症状为血尿、肿块、疼痛和肾外临床表现。

（1）全身症状：即肾外表现。主要为肿瘤坏死、出血、毒性物质吸收所引起毒性反应的症状（发热、贫血、红细胞沉降率加快、肝功能异常、消化道症状）和肿瘤本身各种异常内分泌导致的一系列症状如高肾素所致的高血压、高甲状旁腺素所致的高钙血症、促红细胞生成素增加所致的红细胞增多症等。

（2）血尿：肿瘤侵犯肾盏、肾盂后才有血尿。血尿的特点是无痛间歇性肉眼全程血尿。

（3）40%~50%的病例，有腰部钝痛，20%~30%可触及肿块。平卧位不能消失的左侧精索静脉曲张要考虑左肾癌的可能。

7. 试述膀胱肿瘤的临床表现。

（1）血尿：最常见的症状为间断全程无痛性肉眼血尿，严重时常有血块，血块堵塞尿道可引起尿潴留。

（2）膀胱刺激症状：表现为尿频、尿急、尿痛等，常因肿块坏死、溃疡和合并感染所致。当肿瘤较大或堵塞膀胱出口时可发生排尿困难及尿潴留。

（3）晚期病人可引起输尿管梗阻、腰痛、腹痛、消瘦、严重贫血等。盆腔浸润时可有腰骶部疼痛及下肢浮肿。

8. 试述膀胱肿瘤手术后护理要点。

（1）经尿道膀胱肿瘤电切的护理：术后注意保持膀胱冲洗的通畅。注意观察引流液颜色，如果颜色由浅变红或加深，应加快冲洗速度，防止血块形成堵塞导尿管。膀胱冲洗停止后，嘱病人多饮水，保持排尿通畅。

（2）膀胱部分切除的护理：注意观察伤口引流管引流液及导尿管引流液的颜色、量并保持通畅，如有异常应及时报告医师处理。

（3）膀胱全切输尿管皮肤造口的护理：观察造口处有无渗血，敷料渗湿后及时更换，保证造瘘口皮肤清洁干燥。保证内支撑引流管固定牢靠，引流通畅。指导病人正确使用人工尿袋。

（4）膀胱全切回肠原位膀胱的护理：术后保持各支撑管和导尿管引流通畅，做好间断膀胱冲洗，防止回肠分泌的黏液堵塞引流管。拔除导尿管前训练新膀胱，拔管后嘱病人定时利用腹压排尿，嘱病人多饮水，冲淡肠黏液，利于排尿通畅。

（5）并发症的观察与护理：①出血：伤口引流管引流出鲜血且量渐增多时，或导尿管尿液的颜色由浅红变深时，说明有活动性出血，应及时报告医师处理。②漏尿：膀胱全切原位膀胱术后注意观察病人尿量及腹部情况。如果导尿管引流量减少，腹腔引流管引流量多，且为淡黄色液体或伴有腹胀，要警惕漏尿的可能。③感染：保持伤口干燥及各引流管通畅，预防感染。

（6）定期复查：嘱病人每3～6个月进行膀胱镜检查或定期进行全身系统检查。

（7）指导病人自我护理：尿流改道术后佩带人工尿袋者应教会病人自我护理。使用一次性人工尿袋时，应注意在贴胶板前先剪一个与造瘘口大小一致的孔，清洁造瘘口周围的皮肤，擦干皮肤后将胶板紧密贴在皮肤上，然后扣上尿袋。避免胶板的边缘压迫造瘘口。保持清洁，定期更换尿袋。原位膀胱术后教会病人利用腹压排尿，多饮水，冲淡肠黏液，保持排尿通畅。

9. 试述前列腺增生的临床表现。

前列腺增生症是老年男性常见病。症状与梗阻程度，病变发展的速度，以及是否合并感染和结石有关，而不在于前列腺本身增生程度。主要症状有尿频、排尿困难、急性尿潴留、充溢性尿失禁、血尿等。

10. 试述前列腺增生的围术期护理。

（1）术前护理：①病人多系年老体弱者，大部分合并有心血管疾病。术前控制好血压，治疗心肺疾病，停止吸烟。②残余尿量多或有尿潴留者，应留置导尿管。③避免便秘，忌饮酒，以免诱发急性尿潴留。④适当活动，增加手术耐受性。

（2）术后护理：①观察尿液颜色，保持导尿管通畅。用无菌等渗盐水持续膀胱冲洗，滴速根据引流液颜色深浅而定。肉眼观察无血尿后1～2日停止冲洗。②注意观察有无稀释性低钠血症（电切综合征）的症状，主要表现为恶心、呕吐、烦躁、抽搐、昏迷，严重者出现肺水肿、脑水肿、心力衰竭等。③保持气囊导尿管于持续牵引状态，以防导管松脱而引起大出血。④气囊导尿管松开牵引后，应密切观察有无出血现象。如有血尿则应加快冲洗速度或重新牵引。⑤拔除导尿管后，注意观察病人有无尿频或尿失禁现象。及时指导病人进行肛提肌收缩练习。⑥避免腹压增高的因素，保持大便通畅，避免咳嗽。⑦术后1周内禁肛管排气或灌肠。

11. 试述肾、输尿管结石的临床表现。

肾、输尿管结石是泌尿外科最常见的疾病。输尿管结石大多数是来自肾脏的结石，常停留在输尿管3个狭窄处，其主要临床表现如下。

（1）疼痛：肾结石常表现为钝痛、隐痛，输尿管结石常表现为绞痛。典型的绞痛常突然发生，如刀割样，沿输尿管向下腹部、外阴部和大腿内侧放射。疼痛时伴有面色苍白、大汗、恶心、呕吐、脉搏快而弱、血压下降。输尿管末端结石可引起尿频、尿急、排尿终末痛。

（2）血尿：一般先疼痛后血尿，可为镜下血尿或肉眼血尿。

（3）脓尿：并发感染时尿中有脓细胞。

（4）肾脏肿大：肾积水体积增大时可触及肿大的肾脏。

（5）双侧结石可导致无尿及肾衰竭。

12. 试述肾、输尿管结石术后护理要点。

（1）经腹腔镜肾盂切开取石术的护理：①注意观察尿液颜色和量。②保持引流管通畅，定时更换引流袋。③观察伤口有无渗血及漏尿，并保持敷料干燥、清洁。④严密观察病人的面色、呼吸。观察病人有无胸闷、气促、呼吸困难等由于二氧化碳气腹致血液中二氧化碳分压（$PaCO_2$）增高所引起的症状。给予吸氧，保持呼吸道通畅。⑤应用抗生素预防或治疗感染。

（2）经皮肾镜碎石、取石术的护理：①严密观察血压、脉搏、呼吸、体温的变化。②观察并记录尿液颜色、量，如果尿液的颜色由淡红色转浓，伴有血压下降、脉搏增快，提示有活动性出血，需及时处理。③保持引流管通畅。④绝对卧床休息1～2周。⑤预防感冒，防止咳嗽，保持大便通畅，避免用力过度继发出血。⑥保持伤口干燥，伤口敷料渗湿应及时更换，防止感染。⑦做好皮肤护理及会阴部护理。

（3）输尿管镜碎石、取石术的护理：严密观察导尿管引流尿液的颜色，保持导尿管引流通畅，多饮水。

13. 试述肾损伤的分类。

（1）肾挫伤：肾包膜和肾盂黏膜完整。

（2）肾部分裂伤：肾实质部分破裂，但未累及全层，肾包膜或肾盂黏膜破裂。可有肾周积血，但无尿外渗。

（3）肾全层裂伤：肾实质、肾包膜、肾盂肾盏黏膜均破裂，常有肾周血肿、血尿和尿外渗。

（4）肾蒂损伤：肾蒂裂伤或撕脱。

14. 试述肾损伤后非手术病人护理原则。

（1）给予补液、输血，纠正血容量，防止和纠正休克，维持充足的肾灌注量。

（2）绝对卧床休息，一般要求尿转清后继续卧床2周。

（3）严密观察生命体征的变化。如体温超过38.5 ℃，应警惕肾脏感染继发大出血。

（4）严密观察尿的颜色。有肉眼血尿者，每4小时留一份尿标本，对尿的颜色进行动态观察。

（5）观察腰部、腹部情况，如肾区有无肿胀及有无腹膜刺激症状，警惕肾出血或尿外渗的发生。

（6）遵医嘱早期应用止血药、抗生素，并碱化尿液。

（7）常规备血。

15. 试述男性尿道损伤的临床表现。

男性尿道损伤居泌尿系统损伤之首。尿道损伤的主要并发症是尿道狭窄、尿瘘等。

（1）休克：骨盆骨折所致的后尿道损伤，常常伴有前列腺周围静脉丛的撕裂，盆腔、腹膜外血肿，并伴有不同程度休克。

（2）尿道口滴血或血尿。

（3）疼痛：骑跨式前尿道损伤，常伴有会阴部肿胀，且排尿时疼痛加重。后尿道损伤伴骨盆骨折者，身体移动时疼痛加剧。

（4）排尿困难与尿潴留。

（5）血肿与尿外渗。前尿道损伤时血肿及尿外渗位于会阴浅袋及下腹壁浅筋膜。后尿道损伤时，血肿及尿外渗位于盆腔腹膜外。

16. 试述尿道损伤的护理要点。

（1）定时测量血压、脉搏、呼吸。后尿道损伤伴有骨盆骨折时，易引起失血性休克，应严密观察病情变化。

（2）骨盆骨折者睡硬板床，同时注意预防压疮和肺炎的发生。

（3）禁止病人自行排尿。

（4）有尿潴留者，应行膀胱穿刺或造瘘。禁止反复试插导尿管，以免加重尿道损伤。

（5）手术后保持引流管通畅。

17. 何谓尿道下裂？试述其手术前后的护理。

尿道下裂是由于前尿道发育不全所致的尿道外口异位，部分病人并发阴茎下屈畸形、系带缺如和包皮发育不对称等。尿道下裂根据尿道口开口的位置不同一般分为四型。①阴茎头型：尿道口位于阴茎头或冠状沟。②阴茎型：尿道口可位于阴茎体腹侧。③阴囊型：尿道口位于阴茎根部与阴囊交界处。④会阴型：尿道口位于会阴部。尿道下裂手术前后护理要点如下。

（1）心理护理：由于先天性生殖器畸形、功能障碍及排尿状态改变，病人常有羞怯、孤独、自卑、人格不完整的病态心理。因此应多与病人沟通，尊重其隐私，安慰、鼓励病人，使其树立战胜疾病的信心。

（2）手术前，会阴部用1∶5 000呋喃西林或1∶10 000高锰酸钾溶液坐浴，每次15分钟，每日1～2次。

（3）术后头3日给予流质、半流质，使肛门排便控制在术后3日以后。防止过早经肛门排便，造成伤口污染，或用力排便致伤口裂开、尿外渗。

（4）手术后引流管的护理：讲解留置引流管的目的和意义，防止病人躁动时抓脱引流管，必要时用约束带约束双手。引流管应以胶布在腹部或大腿内侧皮肤上加强固定，防止牵拉、扭曲、脱落。使用支架托，防止盖被直接压于伤口和引流管上。引流管引流不畅时，可缓慢、低压、少量反复冲洗，同时鼓励病人多饮水，起到内冲洗的作用。

（5）伤口疼痛、膀胱痉挛是术后常见的症状，通过应用镇静药避免躁动致尿道出血或损伤。通过抑制膀胱痉挛药物的应用，降低膀胱对导尿管刺激的敏感性，减轻疼痛。

（6）会阴部皮肤护理：尿道下裂手术在会阴部施行，邻近肛门，细菌极易污染伤口。术后注意保持床单位清洁、皮肤干燥，引流管冲洗后及时更换伤口敷料。保持肛周皮肤清洁，每次排便后温水擦洗，避免污染伤口。注意观察包皮有无水肿，必要时可用10%氯化钠溶液湿敷。

(7) 遵医嘱适量给予雌激素，避免阴茎勃起使伤口张力增加，影响伤口愈合。

18. 试述肾移植手术前护理要点。

(1) 术前准备：按一般泌尿外科手术前护理常规，协助病人完成各项特殊检查。

(2) 心理护理：病人及家属在移植前的心理反应是否健康，会影响病人移植后的身心状态。因此，应向病人介绍有关肾移植的基本知识，加强对疾病的认识，在完全自愿的情况下以最佳的心理状态接受手术，并对手术后可能出现的不良情况或并发症有充分的思想准备。

(3) 饮食护理：根据病情给予低盐饮食。当病人规律性透析后，应鼓励病人进食高蛋白、高糖类、高维生素饮食，以增强抵抗力。

(4) 观察病情：了解病人有无发热、高血压等症状。

(5) 术前1～2日将病人移至单人房间或隔离病房，为病人创造安静、舒适、清洁的环境，避免交叉感染。

19. 试述肾移植手术后护理要点。

(1) 严格消毒隔离：肾移植病人术后因大量应用激素和免疫抑制药，机体免疫力下降，容易感染，有效的预防措施就是严格的消毒隔离，具体应做到以下各点：①每天用消毒液擦拭病室门窗、桌椅、地面及一切物品。病室空气定时消毒，保持病房良好通风。②禁止非工作人员进入病室，有感染灶的工作人员不宜参与移植病人的治疗护理工作。医护人员进入病室前应换隔离鞋，用消毒液洗手，戴帽子、口罩，穿好隔离衣。③病人的病服、床单等均需经清洗消毒后使用。病人的餐具需煮沸消毒后使用。病人的血压计、听诊器、便器等物品，一人一套，不交叉使用。④对于非单人病室，必须做好床边隔离，防止交叉感染。若病人发生感染，尽量安排单人房间。⑤病人若需外出检查、治疗，必须戴口罩及帽子，在医务人员陪同下尽量减少外出逗留时间。

(2) 体位：病人手术后取平卧位，肾移植侧髋、膝关节各屈曲 $15°～25°$。禁止突然变换体位，以减少切口疼痛和血管吻合处的张力。待手术切口拆线后可起床适当活动。

(3) 饮食：肾移植术后第1～2日应禁食。术后第2～3日，肛门排气后，可给予低糖优质低蛋白流质，此时病人的肾功能尚未完全恢复正常，应适当限制蛋白质摄入。第3～5日后，病人的肾功能已逐渐恢复，可给予易消化、优质蛋白、高维生素、低盐低脂饮食，以后逐渐过渡到普食。

(4) 各种导管的护理：肾移植病人术后通常有静脉输液导管、负压引流管、伤口引流管及导尿管等。要经常检查各种导管是否通畅，保持引流管的正确位置，经常挤压引流管并保证其处于负压状态，以利引流。每日更换引流袋，并详细记录。

(5) 口腔护理：每日给予口腔护理2次，每餐前后均应漱口，以保持口腔清洁。

(6) 保持大便通畅：防止因大便干结而屏气，增加腹压，以致血管吻合处的张力增加、不利于吻合口愈合。

(7) 并发症的护理：肾移植术后病人可发生各种并发症，应注意观察，以便及时发现并处理，确保移植肾的功能正常。如感染、应激性溃疡、尿瘘、尿路梗阻、出血或血肿等。

20. 试述肾移植术后病情观察要点。

（1）监测生命体征：术后 3 日内每小时监测并记录一次，以后根据病情改为每 2～4 小时一次。对血压、体温异常者，应警惕感染或排斥反应的发生。

（2）尿液的观察：

1）尿量：术后 3 日内，每小时测量尿量并记录。

2）尿色：术后 3～5 日内常有一定程度的血尿，如尿色深并伴有血块或新鲜出血，应观察全身状况，判断有无活动性出血灶。

3）尿相对密度：术后 3 日内每 1～2 小时测尿相对密度一次，以后改为每日 1～2 次。正常情况下，尿相对密度与尿量成反比，与尿中固体成分成正比。

4）多尿的观察和护理：约 60% 的病人在移植肾的血液循环建立后出现多尿现象，每小时尿量可达 800～1 000 mL 以上。补液原则应"量出为人"。

5）少尿或无尿的观察及护理：若病人每小时尿量＜30 mL，首先考虑血容量问题。若在短时间内增加输液量或应用呋塞米后尿量仍不增加，而血压有上升趋势，则应减慢输液速度，甚至停止输液，进一步查找少尿或无尿的原因。

（3）监测体重：术后每日测体重 1 次。

（4）静脉输液：穿刺点原则上不选择手术侧的下肢及血液透析的动静脉造瘘的上肢，以保证静脉通路的循环。

（5）排斥反应的观察：排斥反应的表现为①体温常突然增高至 38.5 ℃以上或为清晨低热，以后逐渐升高。②移植肾区闷胀感、肾区肿胀、变硬、压痛。③病人尿量突然减少而体重增加。④血压增高。⑤无明显诱因的头痛、乏力、食欲减退或情绪变化。⑥实验室检查，血肌酐、尿素氮持续上升，内生肌酐清除率下降等。

21. 试述肾移植病人的出院指导要点。

指导肾移植病人掌握出院后自我监测及护理的方法，减少感染的机会，预防排斥反应，保证移植肾的功能。

（1）自我监测：病人通过对体温、脉搏、血压、尿量等指标的自我监测，正确判断病情，防止延误治疗。①体温：每日晨起测量体温并记录。②体重：每日准确测量 1 次，最好在早饭前，大小便后。③尿量：每日记录 24 小时总尿量。④移植肾的观察：指导病人掌握检查移植肾的方法，包括检查移植肾的大小、软硬度及触痛等。

（2）预防感染：病人由于长期服用免疫抑制药，机体抵抗力低下，易感染。因此，应做到：①外出时戴口罩，减少出入公共场所。②注意预防感冒。③注意个人卫生及饮食卫生。

（3）服用药物：肾移植病人出院后需终身服用免疫抑制药。根据医嘱，指导病人掌握服用药物的方法、剂量和注意事项，以及不良反应的观察等。告之病人不能随意增减服用药物的剂量，必须根据医师的意见，修改药物剂量。出现不良反应，及时就诊。有些药物如复方氨基比林、吲哚美辛等，可增加免疫抑制药的不良反应，不提倡使用。

（4）活动与休息：指导病人术后不可从事激烈运动，作息应有规律。手术后 3 个月可从事一些不消耗体力的轻工作。

（5）定期复诊：以便医师随时掌握病人情况，根据病情调整用药。

（6）保护移植肾：移植肾一般置于髂窝内，距体表较近，且无脂肪囊保护，故缺乏缓冲能力，在受外力挤压时极易使移植肾挫伤。因此，病人在乘车时要注意选择位置，不要靠近座位扶手站立，以防扶手碰到腹部而挫伤移植肾。同时手掌放置于移植肾侧下腹部，保护肾脏，避免意外伤害。

22. 试述膀胱尿道镜检查的目的、适应证及禁忌证。

（1）检查目的：①确定血尿的原因及出血部位。②进行逆行造影。③确定膀胱肿瘤部位、大小、数量，取组织活检。④确认及取出膀胱异物或结石等。

（2）检查适应证：经过 B 超、X 线等检查仍不能明确诊断的膀胱、尿道及上尿路疾患，均可做膀胱尿道镜检查。

（3）检查禁忌证：尿道狭窄、膀胱容量小于 50 mL、急性炎症期和妇女月经期一般不做此项检查。状况不能耐受此项检查及治疗的病人亦应列为禁忌。1 周内不能重复检查。

23. 试述膀胱冲洗的目的、方法及护理。

（1）膀胱冲洗目的：①保持引流通畅，防止血凝块形成。②长期留置导尿管者，通过冲洗、稀释尿液以达到防止感染和维持尿流通畅的目的。

（2）膀胱冲洗方法：可分为间断膀胱冲洗法和持续膀胱冲洗法。持续膀胱冲洗多用于前列腺摘除及膀胱手术后。间断膀胱冲洗适用于留置导尿管发生阻塞或尿液出现混浊、沉淀者，以及需膀胱注入药物治疗者。每次用液量 200～500 mL。

（3）膀胱冲洗护理要点：①冲洗前先排尽尿液，注意无菌操作。②严密观察引流液的颜色，根据引流液颜色深浅调节冲洗速度。③冲洗过程应保持引流通畅，如出现引流液滴速减慢甚至停止时应及时处理。④有膀胱痉挛者给予解痉止痛药物缓解症状。

五、骨 科

1. 骨折病人进行急救时应掌握哪些原则？

骨折病人急救的原则是：①抢救生命。②包扎伤口。③妥善固定。④迅速转运。

2. 简述评估肢体末端血液循环之 5P 征的具体内容。

（1）由疼痛变无痛（painless）。

（2）苍白（pallor）。

（3）感觉异常（paresthesia）。

（4）麻痹（paralysis）。

（5）脉搏消失（pulseless）。

3. 影响骨折愈合的因素有哪些？

（1）全身因素：与年龄与健康状况有关，年龄越小，身体强壮者，骨折容易愈合；年老体弱，长期患病者骨折愈合慢。

（2）局部因素：

1）骨折部位血液供应：这是决定骨折愈合的重要因素。若骨折端血液供应均良好（如干骺端骨折），骨折愈合快；若骨折段血液供应较差（如胫骨干中、下 1/3 骨折），骨折愈合较慢；若骨折段两端血液供应均差，骨折愈合慢；若骨折完全丧失血液供应（如股骨颈囊内骨折），容易发生缺血性坏死。

2）骨折的类型和数量：骨折断面接触面大，愈合较快；反之愈合较慢。多发性骨折或一骨多段骨折，愈合也较慢。

3）软组织损伤情况：严重的软组织损伤影响骨折的愈合，若有肌、肌腱等组织嵌入两骨折端之间，骨折难以愈合甚至不愈合。

4）感染：开放性骨折后伤口感染，软组织坏死和死骨形成严重影响骨折愈合。

（3）治疗因素：①反复多次手法复位，可损伤局部软组织和骨外膜，不利于骨折愈合。②切开复位时，软组织和骨膜剥离过多，影响骨折段的血液供应，可致骨折延迟愈合或不愈合。③开放性骨折清创时，过多地摘除碎骨片，造成骨质缺损影响骨折愈合。④行持续牵引治疗时，牵引力过大，可造成骨折段分离，并可因血管痉挛而致局部血液供应不足，导致骨折延迟愈合或不愈合。⑤骨折固定不牢固，骨折处仍可受到剪力和旋转力的影响，干扰骨痂生长，不利于骨折愈合。⑥过早和不恰当的功能锻炼可妨碍骨折部位的固定，影响骨折愈合。

4. 骨折复位有哪些方法？

骨折复位有非手术复位和手术复位。非手术复位包括手法复位和牵引复位。

5. 简述骨折病人康复治疗应遵循的原则，各阶段如何进行功能锻炼？

骨折病人应遵循动与静相结合、主动与被动相结合，循序渐进的原则。

（1）早期阶段：即骨折后 1～2 周内，功能锻炼应以患肢肌主动舒缩活动为主。

（2）中期阶段：即骨折 2 周以后，患肢肿胀已消退，局部疼痛减轻，骨折处已有纤维连接，日趋稳定。此时，开始进行骨折上、下关节活动，根据骨折的稳定程度，其活动强度和范围逐渐缓慢增加，并在医务人员指导和健肢的帮助下进行。

（3）晚期阶段：骨折已达临床愈合标准，外固定已拆除，是康复治疗的关键时期，特别是早、中期康复治疗不足的病人，肢体部分肿胀和关节僵硬应通过锻炼，尽早使之消除。还可辅以物理治疗和外用药物熏洗，促进关节活动范围和肌力的恢复，早日恢复正常功能。

6. 试述持续骨牵引的护理要点。

（1）牵引前准备：向病人及家属解释牵引的意义、目的、步骤，以便配合。此外，应进行局部皮肤准备，了解药物过敏史，牵引前摆好病人体位，准备牵引用物及协助医师进行牵引。

（2）操作中配合医师进行操作。

（3）操作后护理：凡做牵引的病人，应列入交接班项目。保持有效牵引，避免过度牵引，预防牵引针眼感染。维持患肢有效血液循环。加强生活护理，做好局部皮肤护理，预防足下垂、压疮、坠积性肺炎、泌尿系感染、便秘、血栓性静脉炎等并发症。

7. 试述脊柱骨折的处理原则及护理措施。

（1）处理原则：抢救生命、卧硬板床、复位固定、腰背肌锻炼。

（2）护理措施：①保持皮肤的完整性，预防压疮发生。在损伤早期每2～3小时轴线式翻身一次。保持床单位的清洁干燥和舒适。②预防营养不良。③搬运病人时注意避免加重脊髓损伤。④加强心理护理。

8. 试述脊柱骨折并发脊髓损伤病人的护理要点。

（1）体温失调：观察病人皮肤的颜色、温度和有无体温调节障碍。对体温失调者采用物理降温或升温以维持正常体温。

（2）呼吸衰竭与呼吸道感染：加强观察和保持呼吸道通畅，做好抢救准备。根据医嘱应用减轻脊髓水肿的药物。翻身，叩背，辅助咳嗽排痰。吸痰，吸氧，雾化吸入，深呼吸锻炼，对气管插管或气管切开的病人做好相应护理。

（3）预防泌尿生殖道感染结石：鼓励病人多饮水，保持会阴部的清洁，定期更换导尿管，训练膀胱功能等。

（4）腹胀与便秘：观察有无麻痹性肠梗阻的表现，保持大便通畅。

（5）失用性肌萎缩和关节僵硬：重视康复护理和功能锻炼，尽量促使病人早期活动和功能锻炼。保持适当体位，预防畸形。加强全范围关节活动和腰背肌功能锻炼，重视生活能力训练。

9. 试述断肢（指）再植的急救原则与断肢（指）保存方法。

（1）断肢（指）现场急救：包扎止血、包扎、保存断肢和迅速转送。

（2）断肢（指）保存方法：离断肢（指）体的保存视运送距离而定，如受伤地点距医院较近，可将离断的肢（指）体用无菌敷料或清洁布类包好，无须做任何处理，连同病人一起迅速送往医院即可。如需远距离运送，则应采用干燥冷藏法保存，即将断肢（指）用无菌或清洁敷料包好，放入塑料袋中，再放在加盖的容器内，外周加冰块保存。但不能让断肢（指）与冰块直接接触，以防冻伤，也不能用任何液体浸泡。到达医院后，立即检查断肢，用无菌敷料包好，放在无菌盘上，置入4℃冰箱内，若为多个手指，应分别予以标记，按手术程序逐个取出，以缩短热缺血时间。但不能放入冷冻层内，以免冻坏肢（指）体。

10. 试述骨盆骨折的护理措施。

（1）补充血容量和维持正常的组织灌注。①密切观察生命体征：骨盆骨折常合并静脉丛及动脉出血，可出现低血容量性休克。应注意观察病人的意识、脉搏、血压和尿量，及时发现和处理血容量不足。②迅速建立静脉输液通路：输液途径不宜建立于下肢，应建立于上肢或颈部，以便及时按医嘱输血和补液，纠正血容量不足。③止血和处理腹腔内脏损伤：若经抗休克处理仍不能维持血压，应及时通知医师，并协助做好手术准备。

（2）维持排尿、排便通畅。①观察：注意病人有无排尿困难、尿量及色泽；有无腹胀和便秘。②导尿护理：对于尿道损伤致排尿困难者，予以导尿或留置导尿管，并加强尿道口和导尿管的护理，保持导尿管通畅。③通便：鼓励病人多食富含膳食纤维的食物、新鲜水果和蔬菜，多饮水，以利大便通畅。明显便秘病人，可根据医嘱予以轻泻剂通便。

（3）维持有效牵引：做好侧方牵引、股骨髁上牵引、骨盆兜带牵引的护理。

（4）皮肤护理：病人卧于按摩气垫床上，定时按摩受压部位，保持个人卫生清洁，防止发生压疮。

（5）协助和指导病人合理活动。

11. 试述骨筋膜室综合征的定义、常发生的部位及临床表现。

（1）定义：骨筋膜室综合征主要是由于骨折部位骨筋膜室内压力增加致室内肌和神经缺血、水肿、血液循环障碍而产生的一系列严重病理改变，是一组症候群。

（2）常发生的部位：小腿和前臂。

（3）临床表现：患肢持续性剧烈疼痛，进行性加重，麻木、肤色苍白、肢体活动障碍，被动活动时引起剧痛。

12. 试述石膏固定病人的护理措施。

（1）石膏干固前的护理：合理采取加快石膏干固的方法，搬运时平托并维持肢体的位置，维持石膏固定的位置直至石膏完全干固，以避免石膏折断。卧硬板床，翻身及改变体位时注意保护石膏，避免折断。四肢石膏固定时需抬高患肢。

（2）石膏干固后的护理：①病情观察：观察石膏边缘处皮肤色泽、温度，石膏下有无出血或渗出，有无压疮，石膏内有无异味等感染迹象；观察肢端血液循环；石膏有无变形、潮湿、污染或断裂，有无过紧或过松；注意病人有无持续恶心，反复呕吐、腹胀及腹痛等石膏综合征的表现。②做好皮肤护理。③保持石膏清洁、干燥。④预防并发症：包括缺血性肌挛缩或肢体坏死、压疮、坠积性肺炎、失用性骨质疏松及化脓性皮炎等。⑤做好石膏拆除的护理。

六、烧伤科

1. 试述烧伤面积计算法。

（1）新九分法：见下表。

计算烧伤面积的中国新九分法

部　　位		占成人体表面积（％）	占儿童体表面积（％）
头部	发部　　3		
	面部　　3	9	9＋（12－年龄）
	颈部　　3		
双上肢	双上臂　7		
	双前臂　6	9×2	9×2
	双手　　5		

部　　位		占成人体表面积（%）		占儿童体表面积（%）
躯干	躯干前面	13		
	躯干后面	13　9×3		9×3
	会阴	1		
双下肢	双臀	5（男）、6（女）		
	双大腿	21	9×5+1	（9×5+1）－（12－年龄）
	双小腿	13		
	双足	7（男）、6（女）		

（2）手掌法：即以病人自己一只五指并拢的手掌面积为1%。

临床上常将以上两种方法配合应用。

2. 试述烧伤深度的鉴别。

皮肤损害的程度与热源的温度及接触的时间呈正比，不同深度烧伤的病理损害特点见下表。

不同深度烧伤的病理损害特点

深度	损伤程度	临床特征	感觉	拔毛试验	局部温度	创面愈合过程
Ⅰ度	仅伤及表皮浅层（角质层、透明层、颗粒层），生发层健在，再生能力强	表面似红斑，轻度红、肿、热痛，无水疱，干燥	微痛、过敏，常为烧灼痛	痛	微增	2～3日内症状消失，3～5日脱屑，痊愈无瘢痕，短期内有色素沉着
浅Ⅱ度	伤及表皮的生发层及真皮乳头层	局部红肿明显，有大小不等的水疱形成，内含淡黄色澄清液体，水疱皮如剥脱，创面红润、潮湿	剧痛，感觉过敏	痛	增高	如无感染，1～2周愈合，一般不留瘢痕，多数有色素沉着
深Ⅱ度	伤及皮肤的真皮深层	肿胀明显，间或有小水疱，创面微潮，发白或红白相间，可见红色小点或细小血管支（蜘蛛网状血管栓塞）	疼痛、感觉迟钝	微痛	降低	如无感染，真皮层内有残存的皮肤附件，可赖其上皮增殖，形成上皮小岛。一般3～4周愈合，可遗留瘢痕，如残留上皮因感染而破坏，则成Ⅲ度

深度	损伤程度	临床特征	感觉	拔毛试验	局部温度	创面愈合过程
Ⅲ度	伤及皮肤全层甚至皮下组织、肌肉、骨骼等	创面无水疱，呈蜡白或焦黄色甚至炭化，干燥，多数部位可见树枝样栓塞的血管	疼痛消失，感觉迟钝	不痛且易拔除	局部发凉	3～4周后焦痂脱落，必须靠植皮而愈合，遗留瘢痕或畸形，只有很局限的小面积Ⅲ度烧伤才有可能靠周围健康皮肤的上皮爬行而收缩愈合

3. 试述烧伤严重程度的分类。

（1）轻度烧伤：烧伤总面积在10%以下的Ⅱ度烧伤。

（2）中度烧伤：烧伤总面积11%～30%Ⅱ度烧伤或Ⅲ度面积在10%以下的烧伤。

（3）重度烧伤：烧伤总面积在31%～50%或Ⅲ度面积在11%～20%，或烧伤总面积虽不足上述百分比，但有下列情况之一者：①伴有休克。②有较重的复合伤或合并伤（严重创伤、化学中毒、冲击伤等）。③中、重度吸入性损伤。④婴儿头面部烧伤面积超过5%。

（4）特重度烧伤：总烧伤面积在50%以上，或Ⅲ度烧伤面积在20%以上，或已有严重的并发症。

4. 试述烧伤现场急救原则及措施。

（1）迅速脱离致伤源：

1）火焰烧伤：应迅速离开火区，尽快脱去着火衣服或就地翻滚，亦可跳入水池熄灭火焰，切忌奔跑喊叫或用手扑打火焰，以免助火燃烧而引起头面部、呼吸道和手部烧伤。

2）热液烫伤：应立即脱掉被热液浸湿的衣服，或迅速以冷水冲淋后剪开衣服，勿强力剥脱以免撕脱水疱皮。

3）化学烧伤：应立即脱掉浸有化学物质的衣服，迅速用大量清水冲洗创面或浸泡在冷水中，既可减痛，又可以稀释和除去创面上存留的化学物质。头面部化学烧伤伴有眼睛烧伤时，首先冲洗眼睛。若眼无烧伤，面部冲洗时注意保护好眼睛，勿使冲洗液流入眼内。生石灰烧伤应用干布擦净生石灰颗粒，再用水冲洗，以免生石灰遇水产热，加重烧伤。磷烧伤应迅速脱去染磷的衣服，并用大量清水冲洗创面或将创面浸泡在水中以洗去磷粒，禁用任何含油质的敷料包扎，以免增加磷的溶解和吸收。

4）电烧伤：应使伤者迅速脱离电源，关闭电源开关或用干木棒、竹竿等不导电物品切断电源，切不可用手触病人或电器，以免急救者触电。对心跳、呼吸停止的病人应立即就地进行有效的口对口人工呼吸和胸外心脏按压。

（2）冷疗：冷疗就是在热力烧伤后立即以冷水或冰水湿敷或浸泡伤区，可以减轻烧伤深度，清洁创面，并有止痛效果。常用的方法是伤后立即用大量的自来水或清洁的河、塘水冲洗或浸泡，时间不少于30分钟。中小面积Ⅱ度烧伤特别是肢体烧伤实施非常方便。头面部等特殊部位则以冰水或冷水湿敷。Ⅲ度烧伤一般不必冷疗。

（3）合并伤的处理：在现场救治烧伤的同时，应注意是否伴有颅脑损伤、内脏损伤、窒息、急性中毒等表现，如出现以上情况应在现场积极抢救的同时，优先送至邻近医疗单位处理。合并大出血者应加压包扎，伴有骨折者应先简易固定，脊柱损伤者应先制动。火焰烧伤呼吸道常受烟雾、热力等损伤，特别应注意保持呼吸道通畅，要及时气管切开，勿等待明显呼吸困难时才进行。对昏迷的烧伤者尤其注意保持呼吸道通畅。合并 CO 中毒者应移至通风处，给予吸氧。

（4）保护受伤部位：烧伤创面在现场急救时只求不再污染，不再损伤，不涂任何药物，避免用有色药物涂抹，以免影响对创面深度的判断和增加清创的困难。保留水疱皮，也不要撕去腐皮，只需外用敷料或清洁被单包裹，避免转送途中污染。

（5）其他救治措施：①大面积严重烧伤早期应避免长途转送，休克期最好就地输液抗休克或加做气管切开。必须转送者途中应继续输液，保证呼吸道通畅。转送路程较远者，应留置导尿管，观察尿量。②高度口渴、烦躁不安者，表示休克严重，应加快输液，只可少量口服含盐溶液或烧伤饮料，每次不超过 50 mL。不宜单纯喝白开水，以防发生水中毒。③安慰和鼓励受伤者，使其情绪稳定。剧痛或烦躁者可酌情使用哌替啶（度冷丁）、地西泮等镇痛、镇静药。对年老体弱、婴幼儿合并吸入性损伤或颅脑外伤者应慎用或尽量不用冬眠合剂和吗啡，以免抑制呼吸。尽量减少镇静止痛药的使用，避免掩盖病情或转送途中引起体位性休克。

5. 试述烧伤病人入院后的初步处理程序。

（1）轻度烧伤：Ⅰ度烧伤创面只需保持清洁和防止再损伤。Ⅱ度以上烧伤需行创面清创术。小面积烧伤可在床旁施行清创。创面处理包括用清水清洁健康皮肤，剃净创面周围毛发，修剪指（趾）甲。创面可用 0.1％苯扎溴铵等消毒液清洗，清除异物。浅Ⅱ度水疱皮应予保留，水疱大者，可用空针抽去水疱液。深度烧伤的水疱皮应予清除。如果用包扎疗法，内层用油质纱布或生物敷料、人造皮等，外层用吸水敷料均匀包扎，包扎范围应超过创周 5 cm。面颈与会阴部烧伤不适合包扎处，则予暴露。

（2）中、重度烧伤：中、大面积烧伤一般应在手术室内清创。已并发休克者须首先抗休克治疗，待休克好转后方可施行。为缓解疼痛，清创前可注射镇痛镇静药，均应注射破伤风抗毒血清，并用抗生素治疗。中、重度烧伤应按下列程序处理：①简要了解受伤史，记录血压、脉搏、呼吸，注意有无呼吸道烧伤及其他合并伤，严重呼吸道烧伤应及早行气管切开。②立即建立静脉输液通道，进行输液。③留置导尿管，观察每小时尿量、尿相对密度、pH 值，并注意有无血红蛋白尿。④清创，估算烧伤面积、深度，并绘图示意。特别应注意有无Ⅲ度环状焦痂的压迫，其在肢体部位可影响血液循环，躯干部可影响呼吸，应切开焦痂减压。⑤按烧伤面积、深度制订第一个 24 小时的输液计划（详见烧伤补液）。

6. 烧伤休克有哪些临床表现？如何防治？

大面积烧伤后，由于局部毛细血管通透性增加，大量血浆样液体渗至组织间隙形成水肿。同时创面渗液，从而导致血液浓缩，有效循环血量减少，可急剧发生低血容量性休克。体液渗出是逐渐的，伤后 2～3 小时最为急剧，8 小时达高峰，随后逐渐减慢，一般要持续

36～48 小时，以后渐趋恢复，渗出于组织间的水肿液开始回吸收。临床上习惯称伤后 48 小时为休克期，临床表现为口渴、尿量减少、烦躁不安、心率增快，休克早期血压往往表现为脉压减小，随后为血压下降，呼吸浅快，末梢循环不良，病人诉畏冷。血液化验，常出现血液浓缩（血细胞比容升高）、低血钠、低蛋白、酸中毒等。

防治烧伤休克的主要措施是补液治疗。补液量不足，低血容量休克不能纠正；补液过量，不仅可引起肺水肿、脑水肿等并发症，还可使创面水肿加重。应根据烧伤的深度和面积，以及创面渗出和组织水肿程度来计算补液量和决定所补液体的内容，并通过对尿量、神志、心率和脉搏、血压、末梢循环、口渴程度、胃肠道反应等情况的临床监测进行调整。

休克期在补液治疗的同时，还应注意保暖、镇痛等辅助治疗措施。

7. 烧伤补液量如何计算？并述补给的具体方法。

（1）烧伤后第 1 个 24 小时补液总量：①成人，Ⅱ、Ⅲ度烧伤面积(％)×体重(kg)×1.5(mL)＋生理需要量(2 000 mL)。②儿童：Ⅱ、Ⅲ度烧伤面积(％)×体重(kg)×1.8(mL)＋生理需要量(60～80 mL/kg)。③婴儿：Ⅱ、Ⅲ度烧伤面积(％)×体重(kg)×2(mL)＋生理需要量(100 mL/kg)。

（2）补液的具体要求和注意事项：①胶体和晶体之比一般为 0.5∶1，广泛深度烧伤者比例可改为 1∶1。生理需要量一般用 5％葡萄糖注射液补给，每 8 小时补给每日生理需要量的 1/3。②烧伤后第 1 个 8 小时输入总量中的晶、胶体量的 1/2 及生理需要量的 1/3，后两个 8 小时各输入晶、胶体量的 1/4 及生理需要量的 1/3。

（3）伤后第 2 个 24 小时所需补充的胶体液和晶体液为第 1 个 24 小时的半量，仍需补给生理需要量。

8. 何谓烧伤休克延迟复苏？如何治疗？

由于转送条件、医疗条件的种种限制，一些大面积深度烧伤病人难以得到及时、有效的复苏治疗，入院时已发生明显休克，如此时才开始给予液体复苏治疗，称为烧伤休克延迟复苏。此类病人应在入院后 1～2 小时内补充按公式计算第 1 个 24 小时应该补充的液体量，尽快纠正休克。但快速输液应在严密观察下进行，有条件者应连续监测中心静脉压、肺动脉楔压和心排血量等。配合医师使用氧自由基清除剂、钙通道阻滞药等，保护组织细胞，防止再灌注损伤。

9. 烧伤创面护理的基本原则是什么？

烧伤创面护理无论采用暴露、半暴露或包扎疗法均需注意以下事项：

（1）根据病情及烧伤部位正确选择和使用翻身床或小儿人字形床。

（2）一般 2～4 小时翻身 1 次，防止创面受压过久而加深创面损害。

（3）注意调节室温及相对湿度。室温要求冬天 30 ℃～32 ℃，夏天 28 ℃～30 ℃，相对湿度为 40％～50％。

（4）勤换垫，保持床单位清洁干燥。

（5）做好消毒隔离，大面积烧伤病人实行保护性隔离，尤其是烧伤早期 1 周之内要严防交叉感染。

10. 烧伤创面采用包扎疗法应如何护理?

包扎疗法适应于四肢和躯干部浅Ⅱ度烧伤,寒冷季节保暖条件差及需转运的病人。

(1) 包扎时用力要均匀适当,各层敷料应铺平,敷料覆盖范围应超过创缘5 cm,厚3~4 cm。

(2) 包扎肢体应从远端开始,指(趾)外露,指(趾)间应以油质敷料分隔,防止粘连,并注意保持功能位置。抬高包扎肢体,以促进静脉及淋巴回流,减轻肿胀。观察末梢血液循环,一旦出现指(趾)端青紫、发凉、麻木感时,应拆开包扎绷带,如仍不能缓解,立即报告医师及时处理。

(3) 保持外层敷料干燥、清洁,防止敷料湿透,招致感染。如无湿透或感染,浅度烧伤可延至伤后7~10日更换敷料,深度烧伤3~4日更换。如病人出现高热、血常规高,即使外层敷料虽未见渗透,仍应及时打开敷料,检查创面情况,排除感染。当渗液或脓液渗至外层敷料,敷料发绿,有臭味,或病人主诉疼痛,表示创面已感染,应立即更换敷料,检查创面,调整治疗方案。同时注意改变体位,避免某些部位创面长期受压而加重感染或引起压疮。

11. 试述烧伤创面采用暴露、半暴露疗法时的护理要点。

(1) 维持病室相对恒定的温度、湿度(参见烧伤创面护理的基本原则):正常皮肤水蒸发量为$6.5\sim15.1$ mL/(h·m²),烧伤后创面水蒸发量即刻升高至(65.2 ± 10.3) mL/(h·m²),采用暴露疗法的病人,创面水分蒸发会带走大量体热,尤其是体液渗出期热量丧失更多,所以对暴露疗法的病人,要求相对恒定的环境温度、湿度。将病人置于铺有无菌纱布垫的病床上,再用烧伤治疗机、烤架、烤灯等使创面直接暴露于温暖、清洁、干燥的空气中,促使创面尽快干燥、结痂。

(2) 做好消毒隔离工作:中小面积烧伤、新老病人一般应分开病房收治。特大面积的烧伤,放单间时要进行彻底整理、清洁消毒及空气消毒后才能收容,并减少人员流动,控制探视,一切接触创面物品均应消毒,纱布垫、海绵垫和被褥如被污染浸湿应及时更换。工作人员应勤洗手,必要时戴手套,做好床旁隔离。

(3) 充分暴露创面:定时翻身。除特大面积烧伤病人必须卧翻身床外,有条件的地方,凡是有背、臀部、大腿后侧烧伤,都应睡翻身床,便于定时改变体位,防止受压部分暴露不彻底而加深创面,并有利于做好大小便护理,随时保持会阴部清洁干燥。

(4) 需要保痂的深度创面,定时涂药,保持痂皮或焦痂的干燥完整,延长自溶时间,便于分批切痂。如有痂下积脓,应剪除焦痂换药。

(5) 加强创面护理,经常清除创面污物及渗液,特别注意及时清除眼、耳、鼻、口周创面的分泌物,以免造成创面糜烂感染。创面脓液多时要勤换药,如有结痂,应先将脓痂浸润变潮后再换药,以减少出血、损伤与疼痛。

12. 试述烧伤脓毒症的临床表现。

(1) 精神症状:有狂躁兴奋和抑制忧郁两型,但到晚期均为抑制型。

(2) 体温变化:体温骤升或骤降,波动幅度较大(1℃~2℃),呈间歇热或稽留热。

革兰阳性细菌脓毒症起病时常伴有寒战，体温骤升。肠杆菌属感染时呈弛张热或稽留热。铜绿假单胞菌等革兰阴性杆菌感染时，体温呈低热，甚至体温不升或低于正常体温。

（3）心率和呼吸：心率加快（成人常在 140 次/min 以上），与体温不平行，呼吸急促。

（4）血压变化：血压下降多系晚期现象，但有时来势凶猛的脓毒症，血压下降可能为较早出现的症状，多为固紫染色阴性杆菌脓毒症感染。如病人出现全身情况突然变化，特别是出现尿量减少时，应及时测血压。

（5）胃肠功能变化：较早表现为食欲减退或不振，随后出现腹部饱满，肠鸣音减弱。重症者肠麻痹，腹部隆起如鼓，亦可出现胃扩张，有的还可出现腹泻、大便次数增多、稀溏，主要为黏液。

（6）创面变化：创面骤变，创面出现出血坏死斑，创面加深，创缘变钝，上皮生长停滞、色泽褐暗、恶臭；或创面崩溃、糟烂，有侵蚀现象；或创面干枯无生机，很少分泌物等。

（7）水肿：在烧伤早期，水肿尚未回收时，临床表现水肿迟迟不消退。在早期水肿回收的消肿过程中，表现为水肿又重复加重。在水肿回收完毕后，表现为水肿又起。这种水肿可以是全身性的，但多数发生在创面下或创面相邻的区域。创缘水肿常表示这个部位感染严重，这是皮下组织中大量液体积聚的缘故。

（8）血液检查方面的变化：脓毒症发生时，血生化检查等多有变化，白细胞计数骤升或骤降。其他如尿素氮、肌酐清除率、血糖、血气分析、血小板等都可能变化。

13. 试述烧伤后脓毒症的防治原则。

（1）及时积极地纠正休克，维护机体的防御功能，保护肠黏膜的组织屏障，对预防感染脓毒症有重要意义。

（2）早期诊断和治疗：在病人使用抗生素前、在发热高峰时抽血送细菌培养，一般较易获得阳性结果。如已使用抗生素，应停用 24 小时，不能停用者，应在下一次用药前抽取血标本。

（3）正确处理创面：正确处理创面是防治脓毒症的关键，应加强创面的处理，勤换药，勤翻身，充分暴露创面，保持干燥，及时切（削）痂植皮。

（4）合理使用抗生素：一旦出现脓毒症早期症状，立即选择针对革兰阴性杆菌、并兼顾阳性球菌的 2 种或 3 种抗生素联用，并送血培养及细菌敏感试验。同时要注意防止真菌感染。

（5）提高机体抵抗力：应注意加强营养，保证热量、蛋白质和多种维生素供给，必要时应输入全血、血浆、白蛋白及脂肪乳剂等。

（6）消毒隔离：大面积烧伤病人入院后应置于通过彻底消毒的房间，使用无菌被服，实行保护性隔离。每日定时通风，房间墙壁、地面、家具每日用消毒水抹拖 3 次，空气消毒 3 次，避免交叉感染。

14. 小儿烧伤有何特点？

（1）小儿烧伤面积的估计：根据小儿头面部占体表面积大，下肢占体表面积小的特点估计烧伤面积：

头面部体表面积(%)＝9%＋(12－年龄)%

双下肢及臀部体表面积(%)＝46%－(12－年龄)%

(2) 严重程度分类：见下表。

小儿烧伤严重程度分类表

严重度	总面积（%）	Ⅲ度面积（%）
轻度	<5	0
中度	5～15	<5
重度	16～25	5～10
特重	>25	>10

15. 小儿烧伤补液应注意哪些事项？

建立静脉通道后穿刺针或静脉置管应固定牢靠，必要时约束肢体。遵医嘱按补液计划计算出每小时输入液体量及每分钟滴数。胶体、电解质、水分必须交替输入，用输液泵控制输液速度。静脉输液量应根据下列情况予以调整。

(1) 尿量：尿量是判断血容量的重要指标，留置导尿管观察尿量，每千克体重每小时应不低于 1 mL。

(2) 神志：注意小儿神志是否清楚、安静，如出现躁动不安，应首先考虑是否有血容量不足，其次要考虑是否有呼吸道梗阻或脑水肿。在未否定这些可能性之前，不应给予任何镇静药，以免引起呼吸抑制，加重休克或其他病情。

(3) 心率：心跳有力，心率维持在 140 次/min 以下，当心率超过 180 次/min，除应积极纠正休克外，还要考虑心力衰竭、肺水肿的可能。

(4) 周围循环：注意外周静脉及毛细血管充盈是否良好。

(5) 血压：婴幼儿血压大致为 86/60 mmHg，比成人稍低。若血压低于正常值，且有少尿或无尿，应视为休克。若输液过程中收缩压大于正常值，说明输液过量。

(6) 定期化验检查：要求以下化验维持在正常范围：①血细胞比容。②血浆晶体渗透压。③尿渗透压和血渗透压的比值大于 1.3～2。

16. 试述老年人烧伤的特点。

(1) 死亡率高，且与年龄和Ⅲ度烧伤面积成正比。

(2) 伤前疾病多，抵抗力低。

(3) 伤后并发症多，烧伤后休克、急性肾衰竭、肺水肿及肺炎等并发症的发生率高。

(4) 休克时血压、心率变化特点：老年人血压随年龄增长而增加，对原有高血压病史的老年人，若收缩压低于 140 mmHg，即可能出现休克症状；若收缩压下降至 90 mmHg，表明已有严重休克。由于老年人心功能差，代偿功能不及青壮年，所以休克时心率很少超过 120 次/min。常见的心电图改变为心肌缺氧、心肌损害及传导阻滞、多发室性期前收缩、心房颤动等。

（5）烧伤后早期即可出现消化道溃疡出血等应激反应。

（6）老年人对周围环境温度和感染的反应能力差，即使有明显的感染，特别是革兰阴性菌感染，也不出现相应高热。

（7）烧伤创面愈合时间长，浅Ⅱ度创面修复需2周，深Ⅱ度创面有时需长达4周。Ⅲ度创面容易感染，肉芽创面由于低血浆蛋白而致水肿，植皮失败机会多。

§12.2 外科护理学自测试题（附参考答案）

§12.2.1 外科护理学自测试题一

一、选择题

【A 型题】

1. 下列哪项违反手术进行中的无菌原则　　　　　　　　　　　　　（　　）

A. 洗手护士腰以下，肩以上视为有菌区　　B. 手术台边以下的器械不能使用　　C. 器械不能从手术者背后传递　　D. 手套接触非无菌区后，应用乙醇消毒　　E. 前臂碰触有菌物，应更换无菌手术衣或加套无菌袖套

2. 代谢性酸中毒的临床表现为　　　　　　　　　　　　　　　　　（　　）

A. 呼吸快而浅　　B. 呼吸慢而浅　　C. 尿液呈碱性　　D. 呼吸慢而深　　E. 呼吸快而深

3. 休克代偿期的临床表现为　　　　　　　　　　　　　　　　　　（　　）

A. 血压稍低，脉快，脉压缩小　　B. 血压稍低，脉快，脉压正常　　C. 血压稍升高，脉搏无变化，脉压缩小　　D. 收缩压正常或稍高，脉稍快，脉压缩小　　E. 血压稍升高，脉细数，脉压缩小

4. 关于腹外疝手术前后的护理，下列哪项是错误的　　　　　　　　（　　）

A. 术后患侧膝下垫枕头　　B. 术前应治愈或控制引起腹内压升高的症状　　C. 严格准备会阴部皮肤　　D. 腹股沟斜疝术后不需要托起阴囊　　E. 术后3个月内避免重体力劳动

5. 甲状腺危象多发生于术后　　　　　　　　　　　　　　　　　　（　　）

A. 12～36 小时　　B. 1～4 小时　　C. 4～6 小时　　D. 8～12 小时　　E. 24～36 小时

6. 开放性气胸急救首先是　　　　　　　　　　　　　　　　　　　（　　）

A. 抗生素治疗　　B. 药物止痛　　C. 颈封　　D. 手术治疗　　E. 闭合伤口

7. 肋骨骨折最常见于　　　　　　　　　　　　　　　　　　　　　（　　）

A. 1～3 肋骨　　B. 4～7 肋骨　　C. 7～9 肋骨　　D. 9～10 肋骨　　E. 11～12 肋骨

8. 膀胱肿瘤术后化疗灌注常用药物为　　　　　　　　　　　　　　（　　）

A. 等渗盐水　　B. 0.02%呋喃西林　　C. 塞替派　　D. 3%硼酸溶液　　E. 庆大霉素

9. 肾损伤病人绝对卧床时间为　　　　　　　　　　　　　　　　　（　　）

A. 2 周　　B. 尿液转清后　　C. 1 个月　　D. 不需卧床休息　　E. 尿液转清后继续休息2周

10. 上尿路结石主要症状是　　　　　　　　　　　　　　　　　　　（　　）

A. 肾绞痛呈放射状　　B. 尿频、尿痛　　C. 疼痛、血尿　　D. 尿频、血尿　　E. 血尿并发热

11. 骨牵引病人为防止针孔感染，护理上应注意　　　　　　　　　　（　　）

A. 除去针孔血痂　　B. 全身应用抗生素　　C. 移动钢针调正位置　　D. 定期更换牵引钢针

E. 每日 2 次乙醇滴针孔处

12. 骨盆骨折最常见并发症为 （　　）

A. 尿道损伤　　　B. 膀胱破裂　　　C. 血管损伤　　　D. 直肠损伤　　　E. 脾脏破裂

13. 下列哪种症状不是骨折特有的表现 （　　）

A. 畸形　　B. 反常活动　　C. 疼痛与压痛　　D. 功能障碍　　E. 精神障碍

14. 男，5 岁，烧伤总面积为 30％（Ⅱ度），则该病人烧伤严重程度为 （　　）

A. 轻度　　B. 中度　　C. 重度　　D. 特重度　　E. 深度

15. 防止烧伤休克的主要措施是 （　　）

A. 保暖　　B. 镇痛、镇静　　C. 创面处理　　D. 补液治疗　　E. 多饮水

16. 病人手指并拢一手掌面积为体表总面积的 （　　）

A. 0.5％　　B. 0.75％　　C. 1.0％　　D. 1.25％　　E. 1.5％

17. 男性，全身烧伤 59％总面积，无Ⅲ度烧伤，抗休克补液额外，丧失晶体与胶体的比例应是（　　）

A. 2∶1　　B. 3∶2　　C. 1∶1　　D. 3∶1　　E. 4∶3

18. 肾结核最常见的症状是 （　　）

A. 肾积水　　B. 尿频　　C. 肾区疼痛　　D. 潮热、盗汗　　E. 贫血

19. 外科中最常见的两种休克是 （　　）

A. 感染性休克、心源性休克　　B. 低血容量性休克、感染性休克　　C. 低血容量性休克、过敏性休克　　D. 感染性休克、神经源性休克　　E. 低血容量性休克、心源性休克

【X 型题】

20. 骨折长期卧床病人，为了预防压疮，护理上应采取的措施包括 （　　）

A. 保持皮肤清洁干燥　　B. 经常翻身　　C. 按摩受压部位　　D. 应用气垫床或受压处用海绵垫　　E. 加强功能锻炼

21. 为防止肿瘤病人化学药物治疗的副作用，应做到 （　　）

A. 某些刺激性强的化学治疗药物不可漏出血管外　　B. 抗肿瘤药漏出血管时，应热敷，帮助消散　　C. 定期查血常规，以了解有无骨髓抑制现象　　D. 若出现胃肠反应，可用巴比妥、冬眠灵、灭吐灵等药物减轻反应　　E. 病人出现脱发现象，应立即停药

22. 截瘫病人常见并发症包括 （　　）

A. 压疮　　B. 坠积性肺炎　　C. 泌尿系感染　　D. 心力衰竭　　E. 痔疮

23. 前列腺增生病人的术后护理要点为 （　　）

A. 观察尿液的颜色，保持引流通畅　　B. 用无菌等渗盐水持续膀胱冲洗，滴速根据引流液颜色深浅而定　　C. 避免腹压增高的因素，保持大便通畅，避免咳嗽　　D. 拔除导尿管后，注意有无尿频或尿失禁现象，指导病人进行肛提肌收缩练习　　E. 术后 1 周内禁肛管排气或灌肠

24. 胸膜腔闭式引流不畅的原因是 （　　）

A. 引流导管残渣阻塞　　B. 引流管侧孔紧贴胸壁　　C. 胸壁置管伤口太小　　D. 引流管内压力太大　　E. 引流管扭曲

25. 烧伤休克期补液调节依据的指标是 （　　）

A. 尿量　　B. 心率　　C. 血压　　D. 末梢循环　　E. 中心静脉压

二、填空题

1. 休克为两期，即_____期和_____期或称_____期和_____期。

2. 装置胸膜腔闭式引流管时，短管应至瓶塞，长管则应深入液面下_____cm。

3. 肾肿瘤的血尿特点为：_____，_____，_____。

4. 骨折愈合大致分为_____、_____、_____ 3 期。

5. 临床计算烧伤体表面积的常用方法是_____法和_____法。

三、判断题

1. 代谢性酸中毒临床表现为呼吸慢而浅，同时伴有低钾血症。 （　　）

2. 休克代偿阶段的临床表现有精神兴奋，烦躁不安，面色苍白，皮肤湿冷，脉搏细数。收缩压正常，脉压变小，尿量减少。 （　　）

3. 术前晚为保证病人有充分的睡眠，一般睡前给予鲁米那 0.1 g。 （　　）

4. 开放性气胸急救处理的原则是使开放性气胸变为闭合性气胸。 （　　）

5. 肾衰竭分急性肾衰竭和慢性肾衰竭。 （　　）

6. 急性尿潴留产生的原因为机械性梗阻。 （　　）

7. 严重粉碎性骨折，破坏骨外膜血液供应，伴有骨缺损及周围软组织损伤，骨折愈合困难。 （　　）

8. 男，22 岁。开水烫伤双足，局部肿胀明显，有大小不等水疱，创面红润，潮湿，诉创面剧痛，诊断为开水烫伤 7%（浅Ⅱ度）。 （　　）

9. 最易发生肋骨骨折的部位是第 4～7 肋。 （　　）

10. 柯雷骨折多发生于儿童。 （　　）

四、名词解释

1. 败血症

2. 肠外营养

3. 胶体溶液

4. 九分法

5. 胸腹联合伤

五、问答题

1. 试述破伤风的护理要点。

2. 简述颅内压增高的临床表现。

3. 何谓脑膜刺激征？

4. 闭合性多根多处肋骨骨折应如何治疗？

5. 试述膀胱尿道镜检查后的护理。

参考答案

一、选择题

1. D　2. E　3. D　4. D　5. A　6. E　7. B　8. C　9. E　10. C　11. E　12. A　13. E　14. D　15. D　16. C　17. A　18. B　19. B　20. ABCD　21. ACD　22. ABC　23. ABCDE　24. ABCE　25. ABCDE

二、填空题

1. 休克代偿　休克抑制　休克前　休克

2. 3～4

3. 无痛　间歇性　全程血尿

4. 血肿机化演进期　原始骨痂形成期　骨痂改造塑性期

5. 新九分　手掌

三、判断题

1. －　2. ＋　3. ＋　4. ＋　5. ＋　6. －　7. ＋　8. ＋　9. ＋　10. ＋

四、名词解释

1. 败血症：是指致病菌侵入血液循环，并在血液中迅速生长繁殖，产生大量毒素，引起的全身反应。

2. 肠外营养：是通过静脉途径给予适量的蛋白质（氨基酸）、脂肪、糖类、电解质、维生素和微量元素，以达到营养治疗的一种方法。

3. 胶体溶液：胶体的相对分子质量大，在血管内停留时间较长，具有较好的扩容效果。临床上常用的胶体溶液有新鲜血浆和冻干血浆、代血浆制品和人血白蛋白等。

4. 九分法：按体表面积9%的倍数来估计体表解剖分区面积的一种方法，用于估计烧伤面积。

5. 胸腹联合伤：闭合性或开放性胸部损伤，无论膈肌是否穿破，都可能同时伤及脏器，这类多发性损伤，称为胸腹联合伤。

五、问答题

1. 破伤风的护理要点如下：

（1）保持呼吸道通畅：有效排出呼吸道分泌物，对痰液黏稠咳嗽排痰困难者，必要时采用吸引器吸出呼吸道分泌物。如抽搐频繁或持久，发绀明显或窒息，痰分泌量多或肺部感染较重者，应尽早行气管切开并供氧。痉挛发作控制后，协助病人翻身、叩背或给予雾化吸入，促进排痰。

（2）急救准备：床旁常规备气管切开包及氧气吸入装置，急救药品和物品准备齐全，保证急救所需。

（3）尽量减少外界刺激：住单人病室，避免光、声、震动等刺激。检查、治疗、护理应尽量集中进行。

（4）严格消毒隔离：破伤风杆菌具有传播性，应严格执行接触隔离制度，防止播散。护理人员接触病人应穿隔离衣，戴帽子、口罩和手套等防护设备，身体有伤口者不能参与护理。所有器械及敷料均须专用，使用后器械灭菌处理，敷料焚烧。病人的用品和排泄物应严格消毒，防止交叉感染。严格执行无菌技术，预防继发感染。床单位终末处理按严格隔离进行消毒处理。

（5）重型病人应设专人护理：密切观察病情，详细记录抽搐发作的症状、持续时间和间隔时间等。保护病人，防止意外伤害，如病人抽搐发作时，应用适合的牙垫，防止舌咬伤。使用带护栏的病床，必要时加用约束带固定病人，防止坠床或自我伤害。关节放置软枕保护，防止肌腱断裂或骨折。

（6）控制和解除痉挛：肌痉挛抽搐是破伤风病人最大的痛苦，也是直接导致某些并发症甚至致命性并发症如窒息的主要原因。因此，控制和解除痉挛是破伤风综合治疗的中心环节。常用的药物有地西泮（安定）、氯丙嗪、苯巴比妥、苯巴比妥钠、10%水合氯醛或冬眠Ⅰ号合剂（氯丙嗪、异丙嗪各50 mg，哌替啶100 mg及5%葡萄糖注射液250 mL配成）。保持静脉输液通畅，随病情变化而调节静脉输液速度，使病人处于浅睡，呼之能应的状态。

（7）维持营养和体液平衡：痉挛抽搐时能量消耗甚大，故应进食高热量、高蛋白、高维生素饮食。不能经口进食者，予以鼻饲或静脉输液，必要时予以 TPN 治疗，维持水、电解质及酸碱的平衡。

（8）加强基础护理和管道护理：加强口腔及皮肤护理，保持床单位清洁、干燥、舒适。留置尿管者，保持尿液引流通畅，同时做好尿道口和会阴部的护理，防止感染。

2.（1）头痛：头痛常为持续性，伴阵发性加剧，夜间、清晨较重，咳嗽或喷嚏、用力、弯腰、低头时加重。

（2）呕吐：是因迷走神经核团或神经根受刺激所引起，典型表现为与饮食无关的喷射性呕吐。

（3）视神经盘水肿：系因颅内压增高引起眼底静脉回流受阻之故，可引起视力减退或失明。

（4）其他表现：意识障碍、外展神经麻痹、癫痫发作、血压升高、呼吸深慢、脉搏减慢。儿童常有头围增大、颅缝分离、头皮静脉怒张、前囟门隆起及张力增高等。

3. 脑膜刺激征为脑脊膜及神经根受刺激而引起的临床表现，常见于颅内感染和蛛网膜下腔出血等病人。表现为：①颈项强直。②克匿格征阳性。③布辛斯基征阳性，并伴有原发病的症状如头痛、恶心、呕吐、体温升高等。

4.（1）若胸壁软化范围较小，除止痛外仅需局部压迫包扎。

（2）大块胸壁软化或两侧胸壁有多根多处肋骨骨折，反常呼吸运动明显时，应施行肋骨牵引固定。对呼吸道分泌物多或血痰堵塞，病情危急者，要紧急清除呼吸道分泌物，保证呼吸道通畅。对咳嗽无力、不能有效排痰或呼吸衰竭者，要做气管插管或气管切开，以利给氧、抽吸痰和施行辅助呼吸。

5.（1）病情允许的情况下，嘱病人多饮水，尿液得到稀释，可减轻血尿及尿痛的症状。

（2）注意病人的体温变化，注意预防泌尿系感染，遵医嘱给予抗生素、补液等治疗。

（3）注意观察有无排尿困难。因为检查可能有尿道黏膜损伤，致尿道黏膜充血、水肿而影响排尿。

（4）逆行插管造影的病人，由于造影剂的推注，病人会感到腰痛，一般可自行缓解。做好解释工作，嘱病人多饮水，利于造影剂排出。

§12.2.2 外科护理学自测试题二

一、选择题

【A型题】

1. 休克病人的神志意识变化可反映 （　）

A. 血容量的变化　　B. 周围血管阻力的变化　　C. 心排血量的变化　　D. 脑部血液灌流情况

E. 组织缺氧程度

2. 败血症的含义是 （　）

A. 由细菌毒素进入血液而引起症状者　　B. 仅化验发现血液已有细菌而无症状者　　C. 血内既有细菌也有细菌毒素并产生症状者　　D. 化脓性细菌栓子进入血液并随血流播散而不断产生症状者

E. 化脓性感染伴发热者

3. 破伤风最早发生强直性痉挛的肌群是 （　）

A. 咽肌　　B. 面肌　　C. 咀嚼肌　　D. 颈背肌　　E. 腹肌

4. 急性乳腺炎多发生于 （　）

A. 产后哺乳期的经产妇　　B. 产后哺乳期的初产妇　　C. 任何哺乳期的妇女　　D. 青年妇女

E. 乳房较大的产妇

5. 幽门梗阻病人术前胃肠道准备内容为 （　）

A. 禁食输液　　B. 术前3日每晚洗胃　　C. 清洁灌肠　　D. 口服肠道制菌药　　E. 应用维生素K

6. 下列哪种情况不需预防应用抗生素 （　）

A. 结肠手术　　B. 胃癌根治术　　C. 髂内动脉瘤手术　　D. 慢性阑尾炎阑尾切除术　　E. 胰十二指肠切除术

7. 关于胸膜腔闭式引流装置，下列哪项是正确的 （　）

A. 水封瓶长玻管在水下 3～4 cm，水封瓶低引流口 60 cm　　B. 水封瓶长玻管在水下 3～4 cm，水封瓶低引流口 40 cm　　C. 水封瓶长玻管在水下 4～6 cm，水封瓶低引流口 30 cm　　D. 水封瓶长玻管在水下 4～6 cm，水封瓶低引流口 60 cm　　E. 水封瓶长玻管在水下 2～3 cm，水封瓶低引流口 50 cm

8. 膀胱肿瘤行肠代膀胱术后，膀胱冲洗最重要的是 （　）

A. 严防引流管被肠黏液阻塞　　B. 膀胱冲洗速度要快　　C. 膀胱冲洗速度要慢　　D. 冲洗中观察膀胱出血　　D. 冲洗管位置要固定

9. 下列哪种疾病最易引起无痛性血尿 （　）

A. 肾结核　　B. 肾结石　　C. 肾癌　　D. 肾母细胞瘤　　E. 肾脓肿

10. 体外冲击波碎石最适宜于多大的结石 （　）

A. ＞2.5 cm　　B. ＜2.5 cm　　C. ≥2.5 cm　　D. ＞3 cm　　E. ＜3 cm

11. 处理骨折病人时，应首先掌握的原则是 （　）

A. 抢救生命　　B. 妥善处理伤口，并简单有效固定　　C. 迅速安全转移伤员　　D. 输液并输血　　E. 立即将骨折端嵌入进行复位

12. 最严重的石膏综合征是 （　）

A. 呼吸困难　　B. 剧烈疼痛　　C. 急性胃扩张　　D. 寒战　　E. 末梢血运差

13. 脊柱骨折最严重的并发症为 （　）

A. 脂肪栓塞　　B. 骨筋膜室综合征　　C. 压疮　　D. 脊髓损伤　　E. 周围神经损伤

14. 老年人烧伤易发生休克和急性肾衰竭，输液时应注意维持每小时尿量在 （　）

A. 20～30 mL　　B. 10～20 mL　　C. 30～40 mL　　D. 40～50 mL　　E. 50 mL

15. 大面积烧伤现场急救时，下列哪种情况需要气管切开后方可转院 （　）

A. 呼吸道烧伤　　B. 严重休克　　C. 头部烧伤　　D. 上呼吸道梗阻　　E. 心搏骤停

16. 适宜包扎疗法的烧伤创面是 （　）

A. 面颈部浅度烧伤　　B. 会阴部烧伤　　C. 四肢浅Ⅱ度及深Ⅱ度烧伤　　D. 四肢高压电接触伤　　E. Ⅲ度烧伤

17. 烧伤休克的主要原因是 （　）

A. 大量红细胞丧失　　B. 大量水分蒸发　　C. 疼痛　　D. 大量体液从血管内渗出　　E. 创面感染

18. 下列哪个部位严重损伤，易发生挤压综合征 （　）

A. 胸部　　B. 手和前臂　　C. 肾区　　D. 脊柱　　E. 臀部和大腿

19. 中老年男性出现无痛血尿，应首先考虑 （　）

A. 前列腺增生　　B. 前列腺炎　　C. 膀胱肿瘤　　D. 膀胱炎　　E. 肾结石

20. 防治烧伤休克的主要措施是 （　）

A. 保暖　　B. 镇痛镇静　　C. 创面处理　　D. 补液治疗　　E. 多饮水

【X 型题】

21. 手术进行中的无菌原则有 （　）

A. 手术台边缘以下视为有菌区　　B. 切开肠腔以前应用盐水垫保护周围组织　　C. 无菌区布单被浸湿后应加盖无菌巾　　D. 缝皮肤前需用碘酊、乙醇消毒　　E. 手套破了用碘酊、乙醇消毒

22. 前列腺增生病人的术后护理主要有哪些 （　　）

A. 妥善牵引固定导尿管，保持引流管的通畅　　B. 有血尿则应加快膀胱冲洗液的速度　　C. 术后1周内禁用肛管排气或灌肠　　D. 预防压疮及保持大便通畅　　E. 情况允许时尽早下床活动

23. 预防切口感染应采取哪些措施 （　　）

A. 严格无菌操作　　B. 严密止血　　C. 均应使用有效的抗生素　　D. 做好术前准备，纠正贫血和低蛋白血症　　E. 必要时，正确地放置引流物

24. 下列哪些属于烧伤的治疗原则 （　　）

A. 保护烧伤区，防止和清除外源性污染　　B. 预防和治疗低血容量性休克　　C. 防治局部及全身性感染　　D. 促进创面愈合，减少瘢痕形成及功能障碍　　E. 防治重要器官的并发症

25. 原发性醛固醇增多症的主要临床表现有 （　　）

A. 高血压　　B. 烦渴多尿　　C. 满月脸　　D. 肌无力　　E. 糖尿病

二、填空题

1. 外科感染常分为_____和_____感染两大类。

2. 恶性肿瘤的扩散方式包括_____、_____、_____以及_____4种。

3. 胸外科手术后，安置胸膜腔闭式引流管的目的包括_____以及_____。

4. 膀胱肿瘤主要症状为_____、_____、_____。

5. 皮肤牵引适用于_____者的四肢骨折，骨牵引适宜_____长骨骨折脱位。

三、判断题

1. 非特异性感染包括疖、痈、丹毒、急性乳腺炎、脊椎结核。 （　　）

2. 急症手术，尤其是急腹症手术，需常规灌肠。 （　　）

3. 幽门梗阻者，术前3日每晚用300～500 mL生理盐水洗胃，以减轻胃壁水肿。 （　　）

4. 张力性气胸的紧急处理是：用大号针头自锁骨中线第2或第3肋间穿入胸膜腔内放气减压。（　　）

5. 肾肿瘤的主要症状为血尿、膀胱刺激征、腰部钝痛。 （　　）

6. 膀胱肿瘤血尿严重程度与癌症大小、恶性程度常一致。 （　　）

7. 一旦发现石膏综合征迹象，必须尽早采取措施，立即剖解过紧石膏。 （　　）

8. 烧伤病人感觉创面剧痛，烦躁不安，可短期内重复使用镇静止痛剂哌啶。 （　　）

9. 烧伤休克期，病人口渴明显，可予饮用大量白开水。 （　　）

10. 烧伤创面采用包扎疗法，如无湿透或感染，浅Ⅱ度烧伤可在7～10日、Ⅲ度烧伤可在3～4日更换第一次敷料。 （　　）

四、名词解释

1. 脓毒血症

2. 病理性骨折

3. 气胸

4. 骨筋膜室综合征

5. 血尿

五、问答题

1. 试述甲状腺次全切除术后护理中的注意事项。

2. 何谓病理性骨折？

3. 试述防止烧伤休克常用的复苏液体。

4. 试述骨盆骨折常见的合并损伤。

5. 痔的治疗方法有哪些?

参考答案

一、选择题

1. E 2. C 3. C 4. B 5. B 6. D 7. A 8. A 9. C 10. B 11. B 12. C 13. D
14. A 15. D 16. C 17. D 18. E 19. C 20. D 21. ABC 22. ABCD 23. ABDE
24. ABCDE 25. ABD

二、填空题

1. 非特异性　特异性

2. 直接浸润　淋巴转移　血行转移　种植

3. 排出积液和气体　促进肺复张

4. 血尿　膀胱刺激征　肿块

5. 儿童和年老　青壮年

三、判断题

1. − 2. − 3. + 4. + 5. − 6. − 7. + 8. − 9. − 10. +

四、名词解释

1. 脓毒血症:是指化脓性病灶的细菌栓子,间歇进入血液循环,并带至身体其他部位发生转移性脓肿。

2. 病理性骨折:骨骼发生病变时,如骨质疏松、骨髓炎、骨肿瘤及骨结核等导致骨质破坏,受外力时发生的骨折,称为病理性骨折。

3. 气胸:胸膜腔内积气称为气胸。

4. 骨筋膜室综合征:由于骨折的血肿和组织水肿,使其室内容物体积增加或包扎过紧,局部压迫使筋膜室容积过小,导致骨筋膜室内压力增高所致。

5. 血尿:将尿液离心沉淀后,在显微镜下每高倍视野有 2 个以上红细胞或 24 小时尿红细胞计数超过 1×10^6 个称为血尿。

五、问答题

1. 甲状腺次全切除术后护理中的注意事项:术后早期要加强巡视、观察病情及监测生命体征,一旦出现甲状腺危象的征兆,立即通知医师,并配合急救。急救护理包括给予有效物理降温,减轻组织消耗。吸氧,减轻组织耗氧。快速静脉注射葡萄糖注射液,补充机体失水。遵医嘱口服复方碘化钾溶液 3～5 mL,紧急时将 10% 碘化钠 5～10 mL 加入 10% 葡萄糖注射液 500 mL 中静脉滴注,以降低循环血液中甲状腺素水平和抑制外周 T_4 转化为 T_3。氢化可的松每日 200～400 mg,分次静脉滴注,以拮抗应激反应。普萘洛尔 5 mg 加入葡萄糖注射液 100 mL 静脉滴注,以降低周围组织对儿茶酚胺的反应;常用苯巴比妥钠 100 mg 镇静。

2. 骨骼发生病变时,如骨质疏松、骨髓炎、骨肿瘤及骨结核等导致骨质破坏,受外力时发生的骨折,称病理性骨折。

3. 防止烧伤休克常用的复苏液体有:

(1) 胶体溶液:胶体的相对分子质量大,并带有一定数量的负电荷,在血管内停留时间较长,具有较好的扩容效果。血浆为最理想的胶体,临床上常用的有新鲜血浆和冻干血浆。代血浆制品有右旋糖酐和羟乙基淀粉氯化钠注射液等。人血白蛋白也是较为理想的胶体,其扩张血管内容量的作用甚至比血浆好。

(2) 晶体溶液:即电解质溶液。平衡盐溶液中的 Na^+ 和 Cl^- 的浓度均与血浆十分接近,较符合生理性状态。常用于烧伤休克液体复苏的晶体液为乳酸林格液。碱性晶体液主要用于碱化尿液,以防游离血红蛋白和肌红蛋白在肾小管内沉积,纠正代谢性酸中毒。常用的碱性晶体液有碳酸氢钠溶液和乳酸钠溶液。

(3) 水分:烧伤后通过创面丢失的水分大大增加,休克期的烧伤病人处于高糖应激状态,血糖增高,糖耐量降低。补充高渗葡萄糖会使血糖进一步升高,渗漏到组织间隙的组织水肿液中的糖也会增加,造成感染的机会增加。因此常用 5% 葡萄糖注射液补充丢失的水分。

4. 骨盆骨折常见的合并损伤如下。①尿道损伤:耻骨及坐骨骨折移位时,会阴部的内侧韧带可撕裂和移位,造成尿道完全或部分撕裂。骨折片亦可直接刺伤尿道。②膀胱破裂:当膀胱充盈时或骨折片直接刺伤膀胱而发生,损伤裂口常较大,尿液流向腹膜腔,引起尿外渗及腹膜炎。③腹膜后血肿:骨盆腔内血管丰富,骨折可引起骨盆内广泛出血,出现休克。④神经损伤:骨盆骨折可伤及腰骶神经及坐骨神经丛。⑤直肠损伤:见于严重骨盆骨折时,伴有肛门流血、下腹痛或里急后重时,应想到直肠损伤。指诊直肠有触痛,手指有血迹,有时可摸到直肠裂口。

5. 痔的治疗方法有:①注射疗法,常用 5% 鱼肝油酸钠。②红外线凝固疗法,适用于 Ⅰ、Ⅱ 期内痔。③胶圈套扎疗法,可治疗 Ⅰ、Ⅱ、Ⅲ 期内痔。

§12.2.3 外科护理学自测试题三

一、选择题

【A 型题】

1. 破伤风病人最常见的死因是 （ ）

A. 强烈痉挛引起的骨折　　B. 水、电解质平衡紊乱　　C. 急性肾衰竭　　D. 心力衰竭
E. 窒息

2. 关于术后病人的体位,下列哪项是错误的 （ ）

A. 颅脑手术后,如无休克或昏迷,取 15°～30°头高脚低斜坡卧位　　B. 颈胸手术后,取高半坐卧位
C. 腹部手术后,取低半坐卧位　　D. 脊柱或臀部手术后,取俯卧或仰卧位　　E. 休克病人,应取头低脚高卧位

3. 胃大部分切除术后 24 小时应特别注意 （ ）

A. 切口情况　　B. 腹痛情况　　C. 体温变化　　D. 出血情况　　E. 肛门排气、排便情况

4. 有关急性梗阻性化脓性胆管炎的叙述,哪项是错误的 （ ）

A. 梗阻的原因多是结石、寄生虫或胆管狭窄　　B. 病人过去可有反复发作的胆管炎史　　C. 起病急,右上腹绞痛伴高热、寒战、黄疸　　D. 烦躁、嗜睡、昏迷、血压下降　　E. 血培养可能阳性,但胆囊一定能触到

5. 胃十二指肠溃疡穿孔术前护理哪项不正确 （ ）

A. 禁食　　B. 禁饮　　C. 胃肠减压　　D. 严密观察生命体征和腹部情况　　E. 应用止痛药

6. 病人由于呼吸道分泌物阻塞所致呼吸困难和烦躁不安，在处理上哪项不适当 （ ）

A. 立即给病人氧气吸入　　B. 将病人半卧位协助咳嗽排痰　　C. 立即肌内注射吗啡 10 mg 镇静　　D. 立即鼻导管吸痰　　E. 给予雾化吸入，必要时纤维支气管镜下吸痰

7. 张力性气胸急救处理为 （ ）

A. 立即输氧改善呼吸　　B. 立即穿刺排气降低胸膜腔内压　　C. 立即补液改善循环　　D. 立即应用抗生素减少感染　　E. 立即予以高压氧治疗

8. 生石灰烧伤后，应立即 （ ）

A. 大量生理盐水冲洗　　B. 清除生石灰后大量清水冲洗　　C. 选用广谱抗生素　　D. 3% 硼酸液冲洗　　E. 2% $NaHCO_3$ 液冲洗

9. 值班护士一旦发现前列腺手术后病人持续膀胱冲洗引流液颜色逐渐加深，下列哪项不属于立即处理措施 （ ）

A. 加快冲洗速度　　B. 立即通知医师　　C. 安慰病人，使其不要过于紧张　　D. 给予抗感染治疗　　E. 开通静脉通路

10. 前列腺摘除术后，停止膀胱冲洗的最佳时间为 （ ）

A. 肉眼观察无血尿 10 日　　B. 肉眼观察无血尿 7 日　　C. 肉眼观察无血尿 5 日　　D. 肉眼观察无血尿 2 日　　E. 肉眼观察无血尿

11. 病人颈椎损伤时应立即采取的主要措施是 （ ）

A. 迅速作颅骨牵引　　B. 立即送手术室复位　　C. 给氧、输液、使用呼吸机　　D. 牵引时床尾抬高 25～30 cm，以保持颈部中立位　　E. 定时翻身，翻身时头颈不动，躯体翻动

12. 关于开放性骨折病人的急救处理，下列哪项是错误的 （ ）

A. 用夹板固定患肢　　B. 包扎伤口　　C. 有较大血管出血者可用止血带，并注明时间　　D. 应用止血带者每 30 秒放松 1 次　　E. 观察血压、脉搏，迅速转送病人至医院

13. 下列哪项不是骨盆骨折的临床表现 （ ）

A. 双下肢不等长，不对称　　B. 骨盆分离和挤压试验阳性　　C. 会阴部可有瘀斑　　D. 可有腹痛、腹胀、腹肌紧张　　E. 可有大小便失禁

14. 烧伤休克补液治疗，第 1 个 8 小时输入 24 小时补液计划总量的 （ ）

A. 1/4　B. 1/3　C. 1/2　D. 2/3　E. 2/5

15. 关于烧伤，下列叙述哪项错误 （ ）

A. Ⅰ度烧伤仅伤及表皮，3～5 日愈合　　B. 浅Ⅱ度烧伤伤及真皮浅层，1～2 周愈合　　C. 深Ⅱ度烧伤伤及真皮深层，2～3 个月愈合　　D. Ⅲ度烧伤伤及皮肤全层，甚至肌肉、骨骼等，一般需植皮才能愈合　　E. 窄条状或小块度烧伤可由周围皮肤爬行修复

16. 下列哪项不属于热烧伤 （ ）

A. 热水烫伤　　B. 蒸气烫伤　　C. 火焰烧伤　　D. 硫酸烧伤　　E. 沸油烫伤

17. 烧伤病人出现休克症状时，最早的治疗措施中，下列哪项是错误的 （ ）

A. 立即转往有条件的医院治疗　　B. 镇静止痛　　C. 立即静脉输液　　D. 保护创面，防止再损伤　　E. 注意合并伤的诊断及处理

18. 躯体石膏固定病人最严重的并发症是 （ ）

A. 喷射性呕吐　　B. 剧烈疼痛　　C. 石膏综合征　　D. 寒战　　E. 末梢血运差

19. 适于采用包扎疗法的烧伤创面是 （ ）

A. 面颈部浅度烧伤　　B. 会阴部烧伤　　C. 四肢浅Ⅱ度及深Ⅱ度烧伤　　D. 四肢高压电接触伤

E. Ⅲ度烧伤

20. 烧伤休克的主要原因是 （   ）

A. 大量红细胞丧失　　B. 大量水分蒸发　　C. 疼痛　　D. 大量体液从血管内渗出　　E. 创面感染

【X型题】

21. 胆道手术后经 T 型管胆道造影，下列哪些描述是正确的 （   ）

A. 术后 7 日可以进行造影检查　　B. 造影前用生理盐水冲洗胆道　　C. 造影时为了使胆道充分显影，可改变病人体位　　D. 造影后应开放 T 型管引流　　E. 造影后有发热可用抗生素

22. 胸外伤病人急救处理原则是 （   ）

A. 保持呼吸道通畅　　B. 立即给予氧气吸入　　C. 张力性气胸应立即剖胸探查　　D. 迅速重建胸内负压　　E. 肺裂伤后造成活动性血胸者，应立即行肺叶切除术

23. 膀胱癌术后，膀胱内灌注化学治疗药物时错误的是 （   ）

A. 用药量＞100 mL/次　　B. 严格无菌操作　　C. 吸出的液体可回注　　D. 注药前应先排尽尿液　　E. 灌注后暂不排尿

24. 烧伤急救措施正确的是 （   ）

A. 迅速脱离致热原　　B. 镇静止痛　　C. 减少创面污染　　D. 衣服着火应用手立即扑灭　　E. 避免再损伤创面

25. 法洛四联症是指 （   ）

A. 室间隔缺损　　B. 肺动脉口狭窄　　C. 右心房肥大　　D. 主动脉骑跨　　E. 右心室肥大

二、填空题

1. 腹膜炎的主要体征是_____、_____和_____。

2. 一般胸腔引流管常放于腋中线或腋后线第_____或_____肋间。

3. 急性肾衰竭临床分期可分为_____、_____和_____。

4. 颈椎损伤的特点是_____、_____和_____。

5. 食管癌常见的术后并发症是_____和_____。

三、判断题

1. 严重挤压伤是外科引起高血钾的常见病因。 （   ）

2. 甲状腺危象是甲状腺功能亢进术后严重的并发症，病人表现为高热、脉快、谵妄以至昏迷。 （   ）

3. 机械性肠梗阻主要表现为腹痛、腹胀、呕吐呈溢出性、肠鸣音消失。 （   ）

4. 缺氧性晕厥常见于法洛四联症。 （   ）

5. 肾、输尿管结石主要症状为疼痛、血尿、脓尿、肾脏肿大。 （   ）

6. 颈椎损伤病人应迅速做颅骨牵引。 （   ）

7. 烧伤创面采用包扎疗法，如无湿透或感染，浅Ⅱ度烧伤可在 7～10 日，Ⅲ度烧伤可在 3～4 日更换第 1 次敷料。 （   ）

8. 病人创伤后左前臂双骨折，经手法复位小夹板外固定后，手部肿胀严重、青紫、桡动脉搏动微弱，可能出现的并发症是缺血性肌挛缩。 （   ）

9. 肾肿瘤主要症状为血尿、膀胱刺激征、腰部钝痛。 （   ）

10. 踝部急性损伤后立即热敷，以减少局部出血及肿胀程度。48 小时后可局部理疗，促进组织愈合。 （   ）

四、名词解释

1. 菌血症

2. 烧伤休克延迟复苏

3. 失血性休克

4. 病理性骨折

5. 尿外渗

五、问答题

1. 简述脊神经的组成及功能。

2. 何谓肺大疱？

3. 简述手外伤的急救处理原则。

4. 什么类型的股骨颈骨折常需手术及其术后护理注意点？

5. 试述老年人烧伤补液的注意事项。

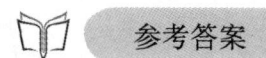

一、选择题

1. E 2. E 3. D 4. E 5. E 6. C 7. B 8. B 9. D 10. D 11. A 12. D 13. E 14. C 15. C 16. D 17. A 18. C 19. C 20. D 21. BCDE 22. ABD 23. AC 24. ABCE 25. ABDE

二、填空题

1. 压痛　反跳痛　肌紧张

2. 7　8

3. 少尿期　多尿期　康复期

4. 头颈痛　颈部活动受限　局部有压痛

5. 吻合口瘘　吻合口狭窄

三、判断题

1. ＋ 2. ＋ 3. － 4. ＋ 5. ＋ 6. ＋ 7. ＋ 8. ＋ 9. － 10. －

四、名词解释

1. 菌血症：是指少量致病菌侵入血液循环，并迅速被人体防御系统所清除，不引起或仅引起轻微而短暂的全身反应。

2. 烧伤休克延迟复苏：由于转送条件、医疗条件的种种限制，一些大面积深度烧伤病人难以得到及时、有效的复苏治疗，入院时已发生明显休克，如此时才开始给予液体复苏治疗，称烧伤休克延迟复苏。

3. 失血性休克：由于大血管破裂，脏器损伤而迅速失血超过全身血量20％时出现的休克。

4. 病理性骨折：有病变的骨骼（如骨肿瘤）遭受轻微外力即发生骨折，称病理性骨折。

5. 尿外渗：尿道断裂后，用力排尿时尿液从裂口渗入周围组织。

五、问答题

1. 脊神经有31对，其中颈段8对、胸段12对、腰段5对、骶段5对、尾神经1对。脊神经主要支配相应节段肌肉的感觉和运动。

2. 慢性阻塞性肺气肿时，由于慢性炎症破坏小支气管壁软骨，使之失去正常的支架作用，吸气时支气管舒张，气体尚能进入肺泡，但呼气时，支气管过度缩小、陷闭，阻碍气体排出，肺泡过度膨胀，可发生破裂，多个肺泡破裂融合而成为肺大疱。

3. 手外伤的急救原则为止血、创口包扎和局部固定。其中局部加压包扎是手部创伤最简便而有效的止血方法。大血管损伤所致大出血可采用止血带止血。

4. 股骨颈骨折时，对无明显移位的外展型或嵌入型等稳定的骨折可行非手术治疗；但对头下型和颈中型骨折需手术治疗。股骨颈骨折易损伤动脉，造成血液供应障碍，骨折不易愈合，甚至发生股骨头缺血性坏死。同时，股骨颈骨折后，多造成骨折畸形错位，手术可处理损伤血管，置换股骨头或作内固定等，以促进早日愈合。术后应行功能位皮肤牵引，维持 2～3 周，以免因肌肉痉挛及关节活动引起疼痛和内固定松动，也可防止人工股骨头脱位。病人大多是老年人，长期卧床易发生压疮、肺部感染、尿潴留或尿路感染等。对于高血压动脉硬化者，还要警惕心肌梗死或脑血管意外的发生。

5. 老年人烧伤补液的注意事项：

（1）尿量：应维持在 20～30 mL/h，并碱化尿液，以预防休克和急性肾衰竭。

（2）病人神清、安静，表明血容量充足。病人烦躁不安、口渴，提示补液量不足。

（3）脉搏：如脉率大于 120 次/min，可能伴有严重休克。

（4）血压：原有高血压者，收缩压应维持在 140 mmHg；无高血压者，应维持在 90 mmHg 以上；脉压维持在 20～30 mmHg。

（5）血细胞比容：一般维持在 40%～42%。

（6）测血、尿渗透压，必要时测中心静脉压，以指导补液。

 **§12.2.4 外科护理学自测试题四（外科体液失调与休克）**

一、选择题

【A 型题】

1. 平衡盐溶液的配方是 （　　）

A. 1/3 复方氯化钠溶液和 2/3 的 1.9%乳酸钠溶液　　B. 1/3 的 1.9%乳酸钠溶液和 2/3 复方氯化钠溶液　　C. 1/3 的 5%碳酸氢钠溶液和 2/3 生理盐水　　D. 2/3 的 5%碳酸氢钠溶液和 1/3 生理盐水 E. 1/3 的 11.2%乳酸钠溶液和 2/3 生理盐水

2. 高血钾引起心律失常应立即 （　　）

A. 静脉注射 11.2%乳酸钠溶液 60 mL　　B. 静脉注射 25%葡萄糖溶液 60 mL　　C. 静脉注射 10%葡萄糖酸钙溶液 20 mL　　D. 静脉注射 11.2%乳酸钠溶液 120 mL　　E. 静脉注射 25%葡萄糖溶液 100 mL

3. 关于水电解质代谢酸碱平衡失调的防治，哪项不正确 （　　）

A. 禁食病人应补液 2 000～2 500 mL　　B. 中度出汗应多补低渗液体 500～1 000 mL　　C. 大量出汗应多补低渗液体 1 000～1 500 mL　　D. 气管切开病人应多补低渗液体 1 000 mL　　E. 体温每升高 1 ℃，每千克体重应多补低渗液体 4～6 mL

4. 代谢性酸中毒时 （　　）

A. 呼吸浅快　　B. 呼吸深大　　C. 对呼吸无影响　　D. 钾离子进入细胞内　　E. 尿液呈碱性

5. 高血钾最常见的病因是 （　　）

A. 急性肾衰竭多尿期　　B. 急性肠梗阻　　C. 长期应用利尿药　　D. 长期应用皮质激素

E. 挤压伤（严重）

6. 休克发生持续时间超过多少小时容易继发内脏器官的损害　　　　　（　　）

A. 8小时　　　B. 9小时　　　C. 10小时　　　D. 12小时　　　E. 14小时

7. 造成休克死亡的三大原因是　　　　　（　　）

A. 心、脑、肾衰竭　　　B. 心、肺、肾衰竭　　　C. 心、肝、肾衰竭　　　D. 肝、肺、肾衰

E. 心、肝、肺衰竭

8. 休克病人的体位一般应采取　　　　　（　　）

A. 头低躯干抬高位　　　B. 头和躯干部抬高15°～20°，下肢抬高20°～30°　　　C. 头和躯干部抬高20°～30°，下肢抬高15°～20°　　　D. 头和躯干部抬高25°～30°，下肢抬高20°～30°　　　E. 头和躯干部及下肢都抬高20°～30°

9. 休克病人尿量稳定在每小时多少以上时，表示休克已纠正　　　　　（　　）

A. 25 mL　　　B. 30 mL　　　C. 35 mL　　　D. 20 mL　　　E. 50 mL

【X型题】

10. 高钾血症的处理原则是　　　　　（　　）

A. 积极防治心律失常　　　B. 立即停止钾盐摄入　　　C. 降低血清钾浓度　　　D. 原发病治疗

E. 改善肾功能

11. 等渗性缺水常见的病因有　　　　　（　　）

A. 肠瘘　　　B. 大量呕吐　　　C. 大创面慢性渗液　　　D. 高热、大量出汗　　　E. 腹腔内感染

12. 引起等渗性缺水的原因有　　　　　（　　）

A. 急性消化道液体丧失　　　B. 大量出汗　　　C. 肠梗阻早期大量呕吐　　　D. 大面积烧伤48小时内

E. 十二指肠早期

13. 对休克病人的一般监测项目包括　　　　　（　　）

A. 中心静脉压　　　B. 肺动脉楔压　　　C. 血压　　　D. 心脏指数　　　E. 动脉血气分析

14. 有效循环血量主要依赖　　　　　（　　）

A. 有充足的血容量　　　B. 有良好的肺功能　　　C. 有效的心排血量　　　D. 良好的周围血管张力

E. 水电解质平衡

15. 感染性休克控制感染的主要措施包括　　　　　（　　）

A. 处理原发感染灶　　　B. 应用抗菌药物　　　C. 改善病人一般情况　　　D. 增强病人抵抗力

E. 应用大量激素

二、填空题

1. 治疗高渗性脱水时，应以_____或_____补充之。

2. 成人每人每天需要水_____ mL，氯化钠_____ g，氯化钾_____ g。

3. 病人尿量必须在_____以上时，才能静脉补钾。

4. 动脉血浆的pH值为_____±_____。

5. 人体通过体液的缓冲系统、_____和_____完成对酸碱的调节。

三、判断题

1. 治疗低血钾时，应力争在1～2日内纠正低血钾状况。　　　　　（　　）

2. 治疗高血钾时，应迅速设法降低血钾。　　　　　（　　）

3. 治疗低血钾较严重的病人可通过静脉推注补钾。　　　　　（　　）

4. 大量出汗而引起的缺水应属等渗性缺水。　　　　　（　　）

5. 人体主要依赖血液缓冲系统来调节酸碱平衡。 （　　）
6. 反复呕吐造成电解质损失最多的是钾。 （　　）
7. 代谢性酸中毒时，呼吸深易快，呼气有酮味，血浆碳酸氢根值下降。 （　　）
8. 休克时的病理生理变化主要是血压下降，尿少和酸中毒。 （　　）
9. 休克病人的最佳体位是头低足高。 （　　）
10. 各种休克的共同点是有效循环血量的急骤减少。 （　　）

四、名词解释

1. 有效循环血量
2. 微循环
3. 中心静脉压
4. 高钾血症
5. 水中毒

五、问答题

1. 试述休克的诊断要点。
2. 试述等渗性缺水的防治原则、补液方法及注意事项。
3. 试述低钾血症的治疗原则、补钾方法和注意事项。
4. 试述代谢性酸中毒治疗原则、方法和注意事项。
5. 试述呼吸性酸中毒的诊断要点和处理原则。

参考答案

一、选择题

1. B　2. C　3. E　4. B　5. E　6. C　7. B　8. B　9. B　10. ABCDE　11. ABE　12. ACDE
13. C　14. ACD　15. ABCD

二、填空题

1. 0.45％氯化钠液　5％葡萄糖液
2. 2 000～2 500　4～5　3～4
3. 40 mL/h
4. 7.40　0.05
5. 肺的呼吸　肾的排泄

三、判断题

1. －　2. ＋　3. －　4. －　5. －　6. －　7. ＋　8. －　9. －　10. ＋

四、名词解释

1. 有效循环血量：是指单位时间内通过心血管系统进行循环的血量，但不包括储存于肝、脾和淋巴血窦中或停滞于毛细血管中的血量。

2. 微循环：是指微动脉和微静脉之间的血液循环。血液循环最根本的功能是进行血液和组织之间的物质交换，这一功能就是在微循环部分实现的。

3. 中心静脉压：当体循环血液经过动脉和毛细血管到达微静脉时，血压下降压 15～20 mmHg。右心房作为体循环的终点，血压最低，接近于零。通常将右心房和胸腔内大静脉的血压称中心静脉压。

4. 高钾血症：血钾度超过 5.5 mmol/L，即为高钾血症。

5. 水中毒：又称稀释性低血钠，系指机体的摄入总量超过了排出水量，以致水分在体内潴留，引起血浆渗透压下降和循环血量增多。

五、问答题

1. 典型的临床表现，结合收缩压降至 12 kPA（90 mmHg）以下，脉压<2.67 kPA（20 mmHg），即可诊断为休克。低血压不一定是休克，休克必须有微循环和组织灌注不足的表现。

2. （1）防治原则：①针对病因治疗。②应用平衡盐溶液或等渗盐水尽快补充血容量。③注意低钾血症发生，尿量达 40 mL/h 后补充氯化钾。

（2）补液方法：①脉搏细数和血压下降等症状常表示细胞外液丧失量已达体重的 5%，可先从静脉快速滴注 3 000 mL 液体（按体重 60 kg 计算），以恢复血容量。如无血容量不足的表现，则可先补上述量的 1/2～2/3。②公式法：补等渗盐水量(L)＝血细胞比容上升值/血细胞比容正常值×体重(kg)×0.25。③还应补给日需要量水 2 000 mL 和氯化钠 4.5 g。

（3）注意事项：①肾功能不好时，输大量等渗盐水，注意防止高氯性酸中毒。②多用平衡盐溶液。③先用盐水，后用糖水。④及早纠正酸中毒。⑤纠正缺水后，注意低钾血症的发生并及时补钾。

3. （1）治疗原则：①治疗原发病。②用氯化钾补钾，能口服者尽量口服，不能口服者静脉滴注补充。③不要求 1～2 日内完全纠正低钾状况。

（2）补钾方法：氯化钾生理需要量为 3～4 g/d。一般轻度低钾者每日应给钾 4～5 g，重度低钾者每日补给钾 6～8 g（含生理需要量）。

（3）注意事项：①严禁静脉推注补钾。②一日总补钾量不超过 8 g。③补钾浓度应<0.3 g/100 mL。④补钾速度应低于 80 滴/min。⑤补钾应在尿量＞40 mL/h 后进行，并注意观察尿量。⑥追踪复查血钾浓度达正常为止。⑦酸中毒及肝功能损害者可用谷氨酸钾。

4. （1）治疗原则：①针对病因治疗。②纠正缺水和电解质失衡。③血浆 HCO_3^- 低于 16 mmol/L，应用碱剂治疗，可用 4%～5% 碳酸氢钠溶液。

（2）补碱公式：

$5\%NAHCO_3$（mL）＝[$CO_2CP(HCO_3^-)$正常值－测得值](mmol/L)×体重(kg)×0.6。

$4\%NAHCO_3$（mL）＝[$CO_2CP(HCO_3^-)$正常值－测得值](mmol/L)×体重(kg)×0.8。

所需[HCO_3^-]的量(mmol)＝[HCO_3^-正常值－测得值](mmol/L)×体重(kg)×0.4。

（3）注意事项：①首日头 2～4 小时补给计算之 1/2，余 1/2 再酌情输入。②防止缺钙性抽搐。③纠正酸中毒同时注意防治低钾血症。④碳酸氢钠宜单独输入。⑤复查 CO_2CP，或 HCO_3^-。

5. （1）诊断要点：①有呼吸功能受影响的病史。②有呼吸困难，换气不足，气促，发绀，胸闷，头痛等临床表现。③血 CO_2CP 下降。④血气分析：急性呼吸性酸中毒显示 pH 值下降，$PaCO_2$上升，血浆 [HCO_3^-] 正常；慢性呼吸性酸中毒，pH 值轻度下降，$PaCO_2$升高，血浆 [HCO_3^-] 升高。

（2）处理原则：①尽快治疗原发疾病。②改善病人的通气功能。③必要时，做气管插管或气管切开，使用呼吸机，以改善通气和换气。④控制感染，扩张小支气管，促进排痰。

§13

围手术期、麻醉及疼痛护理基本知识

§13.1 围手术期、麻醉及疼痛护理基本知识问答

1. 试述术前准备和术后护理的意义。

手术前的准备，就是要采取各种措施，尽可能使病人接近生理状态，以便更好地耐受手术。手术后的护理，是要求尽快地恢复生理功能，防止各种并发症，促使病人早日恢复健康。

2. 手术前准备主要应做哪两方面的工作？

（1）心理准备：对病人做好解说工作，使之自愿接受手术，并能很好地配合治疗。

（2）提高手术耐受力：应对病人全身情况有足够的了解并对手术耐受力做出充分的估计。特别要注意各重要器官系统的功能状态，营养和代谢状况，内分泌、血液和免疫系统的功能状态等。

3. 胃肠道手术应做哪些手术前准备？

手术前 1～2 日开始进流质饮食，术前 12 小时禁食，术前 4 小时禁止饮水。结肠或直肠手术前应口服肠道抗菌药物和泻剂，术前清理肠道，具体做法为：术前口服链霉素 0.5 g，每日 4 次，共 3 日。或口服新霉素 1 g，每日 4 次，共 2 日。服用或注射维生素 K_1，2～3 日。术前口服蓖麻油 10 mL，每日 1 次，共 2 日。手术前晚清洁灌肠，排空肠道，减少肠腔内细菌的数量，预防手术后感染。

4. 呼吸功能障碍的病人，手术前准备应注意什么？

（1）停止吸烟 2 周，鼓励多练习深呼吸和咳嗽，以增加肺通气量和改善引流。

（2）应用麻黄碱、氨茶碱等支气管扩张药及异丙基肾上腺素雾化吸入等，对阻塞性肺功能不全有较好作用，可增加肺活量。痰液稠厚的病人，采用蒸气吸入，口服氯化铵或碘化钾，使痰液稀薄。经常咯脓痰者，术前 3～5 日应使用抗生素，并做体位引流，促使脓性分泌物排出。

（3）经常发作哮喘的病人，可予口服地塞米松 0.75 mg，每日 3 次，以减轻支气管黏膜水肿。

（4）麻醉前给药量要少，以免呼吸抑制和咳痰困难。使用哌替啶比吗啡好，因其具有支气管解痉作用。阿托品要适量，以免增加痰的黏稠度。

5. 试述腹部手术后病人的饮食护理。

一般术后禁食 1～2 日。肛门排气后，可进少量流质饮食，逐渐增加到全量流质，第 5～6 日进半流质，一般在第 7～9 日可恢复普通饮食。

手术后饮食护理的注意事项如下：①禁食期间，应用静脉输液来供给水、电解质和营养。大手术后，如禁食时间长，还需静脉提供高价营养液。②开始进食时，水分和热量往往不够，仍应从静脉途径作适当补充。

6. 试述手术切口缝线拆除的时间和切口分类及愈合分级。

（1）拆线时间：应根据切口部位、局部血液供应情况、病人年龄以及有无感染等来确

定。一般头、面、颈部切口在术后4～5日拆线；下腹、会阴部6～7日；胸、上腹、背、臀部7～9日；四肢10～12日；近关节处可延长一些，减张缝线14日。有时可采用间隔拆线，青少年可适当缩短拆线时间，年老或营养不良者可延迟些。

（2）切口分类：①清洁切口用"Ⅰ"代表，指缝合的无菌切口，如甲状腺部分切除术。②可能污染切口，用"Ⅱ"代表，指术时可能带有污染的缝合切口，如胃大部切除术。皮肤不易彻底灭菌部位，6小时内的伤口经清创缝合，新缝合的切口又再度切开者，都属此类。③污染切口，用"Ⅲ"代表，指邻近感染区或组织直接暴露于感染物的切口，如阑尾穿孔的切除术。

（3）切口愈合分级：①甲级愈合用"甲"字代表，指愈合优良，无不良反应的初期愈合。②乙级愈合用"乙"字代表，指愈合欠佳，愈合处有炎症反应，如红、肿、硬结、血肿、积液，但未化脓。③丙级愈合用"丙"字代表，指切口化脓需切开引流。

（4）切口愈合记录：如甲状腺部分切除术后愈合优良，则记以"Ⅰ－甲"，胃大部切除术后切口发生血肿，则记以"Ⅱ－乙"，余类推。

7. 预防手术后肺不张的措施有哪些？

预防手术后肺不张的措施包括：①手术前练习深呼吸。腹部手术前须练习胸式深呼吸，胸部手术前练习腹式深呼吸，以增进吸气功能。②减少肺泡和支气管内的分泌液。如有吸烟习惯，术前两周应停止吸烟，并注意口腔卫生。③手术后避免限制呼吸的固定或绑扎。④协助排出支气管内分泌物。如鼓励咳嗽，体位引流等。⑤防止手术后呕吐物的吸入。

8. 简述手术后的主要并发症。

（1）术后出血：出血可发生在手术切口、空腔器官及体腔内。出血的主要原因是止血不彻底和凝血机制障碍。

（2）术后发热：可分为非感染性发热和感染性发热。术后早期38℃以下的发热多为非感染性发热，39℃以上的发热则需考虑感染性发热。

（3）术后低体温：人工低体温手术、术中输入大量的冷液体、手术创面扩大等均可造成术后低体温。

（4）术后感染：常见的有伤口感染、肺部感染、腹腔脓肿、尿路感染和真菌感染等。

（5）切口裂开：组织愈合能力差、切口缝合缺陷、腹腔压力突然增高等是切口裂开的常见原因。

9. 试述现代麻醉学的范畴。

现代麻醉学包括临床麻醉学、复苏学、重症监测治疗学及疼痛治疗学等，是一门研究麻醉、镇痛、复苏及危重医学的综合性专业学科。其中临床麻醉不仅包括麻醉镇痛，而且涉及麻醉前后整个围手术期的准备、治疗与护理，以维持病人的生理功能，为手术提供良好的条件，为病人安全地度过手术期提供保障。急救复苏是运用专业知识和技术，包括基础医学知识，采取恢复和维持循环与呼吸功能、保护中枢神经系统功能等一切挽救生命的医疗措施。重症监测治疗病室又称ICU，在危重病人的监护治疗和一些麻醉并发症的治疗方面起着重要作用，需要配备经过专业训练的医护人员。

疼痛治疗主要针对临床各种急慢性疼痛，包括分娩痛、癌性疼痛等。疼痛治疗除运用镇痛药物和常用的针灸、理疗等方法外，还运用麻醉专业所掌握的技术，进行综合治疗。

10. 试述麻醉前的一般准备与护理内容。

（1）精神状态的准备：麻醉与手术不免使病人产生顾虑或紧张恐惧心理，因此应了解病人的心理状态，关心、安慰和鼓励病人，对病人做一些必要的解释，取得病人的信任与合作。对于十分紧张的病人，术前晚可用适量镇静安定药。

（2）改善营养状况：营养不良可降低麻醉与手术的耐受力，术前应经口或其他途径补充营养，提高耐受力。

（3）进行适应术中和术后需要的训练：有关术中体位、语言问答等的配合与术后饮食、体位、大小便、切口疼痛、长时间输液、吸氧、留置导尿管及各种引流管等，应让病人了解，争取配合。对于术后咳嗽、咯痰、排尿方法等，在术前进行训练。术前 2 周应停止吸烟。

（4）胃肠道准备：择期手术成人一般麻醉前禁食 12 小时，禁饮 4 小时；小儿术前至少禁食 8 小时。禁食、禁饮的目的在于防止麻醉中和术后反流、呕吐，避免误吸致肺部感染甚至窒息等意外，其重要性应向病人及家属交代清楚。

（5）膀胱的准备：病人入手术室前应嘱其排空膀胱，防止术中尿潴留。对于危重病人或大手术，术前留置导尿管，以利麻醉中观察尿量。

（6）口腔准备：麻醉前应清洁口腔，有活动义齿的病人进手术室前应将活动义齿摘下，以防麻醉时脱落误吸、误吞。

（7）中等以上手术，麻醉前应检查血型和交叉合血，准备足量全血或血液成分。皮肤准备方面，如行腋路臂丛阻滞，麻醉前应剃除腋毛。

（8）麻醉前应称病人体重，因为全身麻醉大多根据千克体重给药。

（9）手术前晚应巡视病人，发现病人感冒、发热、妇女月经来潮等情况时，除非急症，应推迟麻醉手术。

11. 试述麻醉前用药及其目的。

（1）麻醉前用药的目的：①稳定病人情绪，减轻病人焦虑、恐惧等心理应激状态。②抑制唾液及气管分泌物，保持呼吸道通畅，减少手术后肺部并发症。③对抗某些麻醉药的毒副作用和一些不利的神经反射。④提高痛阈；增强麻醉镇痛效果。

（2）常用的麻醉前用药：①安定镇静药，如地西泮、咪唑西泮、异丙嗪等。②催眠药，如苯巴比妥钠等。③镇痛药，如吗啡、哌替啶等。④抗胆碱药，如阿托品、东莨菪碱等。此类药物主要是抑制多种腺体分泌而减少呼吸道分泌物，保持呼吸道通畅，还可抑制迷走神经反射，对于心动过速、高热、甲亢病人，不用阿托品而改用东莨菪碱。术前药用法：成人苯巴比妥钠 0.1 g 加阿托品 0.5 mg，麻醉前 30 分钟肌内注射。

12. 试述麻醉方法的分类。

麻醉方法主要分为全身麻醉、椎管内麻醉和局部麻醉三大类。全身麻醉又分为吸入麻醉、静脉麻醉和肌内注射麻醉、直肠麻醉等。全身麻醉是可控和可逆的，病人恢复清醒后不留下任何后遗症。椎管内麻醉分为蛛网膜下腔阻滞和硬膜外阻滞。局部麻醉是指表面麻醉、局部浸润麻醉、区域阻滞、神经丛阻滞、神经节阻滞和神经阻滞。

13. 试述手术体位安置的原则和要点及体位安置不当的并发症。

手术体位的安置以既符合手术操作需要，又不过分妨碍病人生理功能为原则。其要点为：①安置体位的操作务必轻柔缓慢，协调一致，注意负重点和支点是否正确。②已安置的体位是否能保持固定不移位。③对呼吸和循环是否产生不良影响。④禁忌将病人任意安置在超过忍受限度的强迫体位上，否则易发生意外。

手术体位不当可引起生理和解剖两类并发症。生理并发症可有呼吸、循环等系统的并发症，如肺通气不足、上呼吸道阻塞、血压下降、产妇仰卧低血压综合征、肢体动脉搏动消失、头面部充血水肿等。解剖并发症主要是因受压旋转、牵拉等引起，如周围神经损伤、肢体坏死、颈髓损伤、眼部损伤、皮肤等浅表组织损伤、腰背痛等。

14. 何谓表面麻醉和局部浸润麻醉？

(1) 表面麻醉：将穿透力强的局部麻醉药施用于黏膜表面，使其透过黏膜而阻滞位于黏膜下神经末梢，使黏膜产生麻醉现象，称表面麻醉。如眼、鼻、咽喉、气管、尿道等处的浅表手术和内镜检查常用此法。根据情况采用滴入法或喷雾法等。常用药物为1%～2%丁卡因溶液或2%～4%利多卡因溶液。眼部组织柔嫩，滴眼需用0.5%～1%丁卡因，尿道用0.1%～0.5%丁卡因，成人丁卡因1次限量为40～60 mg。

(2) 局部浸润麻醉：是将局部麻醉药逐层注射于手术区的组织内，通过阻滞神经末梢达到麻醉作用。最常用的药物是0.5%普鲁卡因，用量大时可改用0.25%的溶液，1次最大剂量为14 mg/kg体重。其次，也可用0.25%～0.5%的利多卡因，一次最大剂量为7 mg/kg体重。局部麻醉药液中一般内含1∶40万的肾上腺素，也就是40 mL局部麻醉药液中加0.1 mg肾上腺素。

15. 试述局部麻醉药中加入少量血管收缩药的目的及应用注意点。

局部麻醉药中加入少量血管收缩药（如肾上腺素）的目的：①减少局部麻醉药中毒的发生。②延长局部麻醉药的作用时效。③减少创面出血。

应用注意点：①肾上腺素要现用现加。打开安瓿后，搁置太久或色泽变黄的不能用。②肾上腺素的用量要确切，应用小注射器抽吸后点滴加入。③肾上腺素用量须严格限制，一次用量应小于0.25 mg。④对末梢动脉部位，如手指、足趾及阴茎等处，局部麻醉药中不应加肾上腺素，以防引起组织坏死。对甲亢、冠心病、高血压、周围血管疾病病人，是否加肾上腺素应慎重考虑。

16. 试述局部麻醉药毒性反应的临床表现及预防措施。

(1) 主要临床表现：轻度毒性反应时，常有嗜睡、寒战、多言和血压升高等表现，进而可发生头昏头痛、烦躁不安、四肢肌肉震颤等，重者可出现全身抽搐和惊厥，甚至导致呼吸循环衰竭而致死。

(2) 预防措施：①一次用药量不超过限量。②使用最低有效浓度。③注药前先回抽有无血液，避免误入血管。④根据用药部位和病人情况酌情减量。⑤如无禁忌，药液中加入少量肾上腺素。⑥麻醉前可适量使用地西泮或巴比妥类药物。⑦严格执行麻醉药物管理制度和查对制度，药名、浓度的标签字迹要清楚，配制要准确。

17. 试述麻醉后苏醒期间的护理。

（1）保持呼吸道通畅：未苏醒的病人应置于侧卧位或去枕仰卧，设法使呼吸道通畅，必要时可置入口咽导气管，密切观察呼吸道的通畅度、呼吸幅度和呼吸频率。

（2）维持循环系统的稳定：监测循环系统的变化，如观察血压、脉搏、尿量、皮肤颜色、静脉输液速度及心电图等。

（3）疼痛的处理：可给予麻醉性镇痛药，手术后可应用神经阻滞或硬膜外腔注射镇痛药物及病人自控镇痛。

（4）体温的观察：术后应注意病人体温变化，夏天尤应注意防止高热，冬天注意保温。

（5）一般处理：长时间未醒或苏醒后病人自己不能翻身者，应定时帮助病人翻身，注意膀胱充盈情况，设法使病人排尿，如不能自行排尿，应予导尿。

18. 试述有关小儿麻醉的护理内容。

（1）应了解不同年龄小儿麻醉手术前的心理，最好是在有家长在场时看小儿，对年长儿做仔细的解释，对年幼儿则要亲切，使他感到放心。

（2）应向父母强调术前禁食的重要性，并争取小儿的理解与合作。小儿禁食时间一般为8小时，乳幼儿4小时前可喂1次蔗糖水。

（3）小儿体重是麻醉给药、术中输液的重要依据，术前称体重要准确，最好在晨起、空腹和排尿后测量，再减去所穿衣服的重量。

（4）1岁以下小儿术前用药仅用阿托品，剂量为0.02 mg/kg。1岁以上可加用镇静药。

（5）应待麻醉诱导准备完善后方让小儿入手术室，不要使小儿在手术室内长时间等待。

（6）妥当安置小儿手术体位，并加以固定。注意不要影响循环呼吸及使肢体压伤。

（7）选择合适的静脉进行穿刺，通常可选手背、踝内侧、足外侧、头皮静脉（婴儿）、腕外侧（年长儿）等处的静脉。估计术中出血多时，应留置静脉套管针输液输血。

（8）术中应认真计数血纱布，估计出血量。

（9）麻醉期间手术室温度是决定小儿体温的重要因素。应保持手术间温度在24 ℃～26 ℃，病儿常能保持正常体温。如环境温度过高，身体覆盖物过厚，手术灯光照射等均可使体温升高。

（10）加强术后护理，病儿清醒前应有专人看护，监测呼吸循环等情况，防止呕吐误吸及躁动而发生意外。未完全清醒前，不要给小儿喂食。

19. 使用过的麻醉器械应如何进行消毒？

常用麻醉器械消毒方法有：

（1）高压蒸汽灭菌法：适用于不致透热损坏的麻醉器械，如硬膜外穿刺包等。

（2）2％戊二醛浸泡消毒：如硬膜外导管、各种塑料导管、三通接头、穿刺针等。

（3）10％甲醛溶液浸泡消毒：适用于硬膜外导管等。

（4）甲醛蒸气消毒法：常用于消毒气管导管、麻醉咽喉镜、螺纹管及钠石灰罐等。

（5）环氧乙烷气体消毒法：适用于麻醉机、电子仪器及橡胶类等。

一、选择题

【A 型题】

1. 局部浸润麻醉选用普鲁卡因时，其常用浓度为 （ ）

A. 0.5％　　B. 1％　　C. 1.5％　　D. 2％　　E. 2.5％

2. 表面麻醉常用局部麻醉药为 （ ）

A. 1％普鲁卡因　　B. 0.5％利多卡因　　C. 1％利多卡因　　D. 0.1％丁卡因　　E. 1％丁卡因

3. 为预防局麻药毒性反应，常用的术前药是 （ ）

A. 巴比妥类药物　　B. 吗啡　　C. 哌替啶　　D. 阿托品　　E. 氯丙嗪

4. 下列哪项不是预防局部麻醉药中毒的措施 （ ）

A. 一次用药量不超过限量　　B. 避免麻醉药误入血管　　C. 局部麻醉药中加少量肾上腺素
D. 麻醉前适量用苯妥英钠　　E. 根据病人情况酌情减量

5. 局部麻醉药中加入少量肾上腺素的目的是 （ ）

A. 对抗局部麻醉药的过敏反应　　B. 延长局部麻醉药的作用时效　　C. 升高病人血压　　D. 减少麻醉药用量　　E. 使病人情绪安定

【X 型题】

6. 现代麻醉学的范畴包括 （ ）

A. 临床麻醉　　B. 急救复苏　　C. 重症监测治疗　　D. 疼痛治疗　　E. 康复治疗

7. 手术体位不当可引起的并发症有 （ ）

A. 肺通气不足　　B. 上呼吸道阻塞　　C. 血压下降　　D. 肢体动脉搏动消失　　E. 头面部充血水肿

8. 慢性疼痛的治疗药物包括 （ ）

A. 麻醉性镇痛药　　B. 解热消炎镇痛药　　C. 催眠镇痛药　　D. 抗癫痫药　　E. 抗抑郁药

9. 手术后非感染性发热的主要原因包括 （ ）

A. 手术时间长（＞2 小时）　　B. 广泛组织损伤　　C. 术后疼痛　　D. 药物过敏　　E. 麻醉剂引起的肝中毒

10. 手术切口裂开的主要原因有 （ ）

A. 组织愈合能力差　　B. 下床太早　　C. 缝合技术缺陷　　D. 伤口感染　　E. 腹内压突然增高

二、填空题

1. 成人择期手术术前禁食_____小时，禁饮_____小时。

2. 全身麻醉分为_____、_____、_____。

3. 手术体位不当可引起_____和_____两大类并发症。

4. 常用的麻醉前用药主要为_____、_____、_____和_____四类。

5. 麻醉后苏醒期间的护理主要有_____、_____、_____、_____、_____等。

6. 目前，手术后镇痛的方法以_____和_____为好。

7. 手术前的一般准备包括_____和_____两方面。

8. 静脉血栓形成是大手术后的重要并发症之一。血栓形成常发生在_____，一旦血栓脱落可发生致命的_____。

9. 最常用的局部浸润麻醉药是_____。

10. 表面麻醉常用药物为_____或_____。

三、判断题

1. 对于心动过速、高热和甲亢病人，麻醉前用药选择抗胆碱药时，应选用东莨菪碱。 （   ）

2. 有关手术体位安置，只要手术需要，可将病人安置在超过忍受限度的强迫体位上。 （   ）

3. 手术室环境温度过高，身体覆盖物过厚，可使小儿体温升高。 （   ）

4. 疼痛可引起免疫功能下降，不利于防治感染和控制肿瘤扩散。 （   ）

5. 血压在 160/100 mmHg 以下的病人，手术前不必做特殊的降压处理。 （   ）

四、名词解释

1. 疼痛

2. 癌痛阶梯疗法

3. 围手术期

4. 手术后医嘱

5. 慢性疼痛

五、问答题

1. 试述肝脏病病人手术前注意事项。

2. 试述癌痛的三阶梯疗法的基本原则。

3. 心脏病病人手术前准备应注意哪些问题?

4. 试述腹部手术切口裂开的原因及其预防和处理。

5. 试述癌痛三阶梯疗法的药物选择。

参考答案

一、选择题

1. A 2. E 3. A 4. D 5. B 6. ABCD 7. ABCDE 8. ABCDE 9. ABDE 10. ACE

二、填空题

1. 12 4

2. 吸入麻醉 静脉麻醉 肌内注射麻醉

3. 生理 解剖

4. 安定、镇静药 催眠药 镇痛药 抗胆碱药

5. 保持呼吸道通畅 保持循环系统的稳定 疼痛的处理 体温的观察 一般处理

6. 硬膜外镇痛 病人自控镇痛

7. 心理准备 生理准备

8. 下肢深动脉 肺动脉栓塞

9. 普鲁卡因

10. 利多卡因　丁卡因

三、判断题

1. ＋　2. －　3. ＋　4. ＋　5. ＋

四、名词解释

1. 疼痛：国际疼痛研究协会把疼痛定义为与实际的或潜在的组织损伤相关联，或者可以用组织损伤描述的一种不愉快的感觉和情绪上的体验。疼痛是人对伤害性刺激的一种主观感受，是人的理性因素、情感因素和生理因素相互作用的结果。不同个体对疼痛的感受是不同的，同一个体在不同时期对疼痛的反应也不一样。

2. 癌痛阶梯疗法：癌症疼痛剧烈而持续，对个人、家庭和社会均有很大影响。为此，WHO 推荐将癌痛病人根据疼痛程度分为 3 个阶梯，并推荐每个阶梯的治疗药物，此即癌痛三阶梯疗法。

3. 围手术期：围手术期应从病人决定需要手术治疗开始。术前期可能短至数分钟，如创伤病人在数分钟内就送进手术室；也可能是数周，以查清复杂病情，充分做好术前准备，以便更安全地耐受手术。手术后，要采取综合治疗措施，防治可能发生的并发症，尽快地恢复生理功能，所以术后期的长短可因不同疾病及术式而有所不同。

4. 手术后医嘱：术后医嘱是指手术后的专用医嘱，这一医疗文件的书写包括诊断、施行的手术、监测方法和治疗措施，例如止痛、抗生素应用、伤口护理及静脉输液，各种管道、插管、引流物、吸氧等处理。

5. 慢性疼痛：是指疼痛持续超过某种急性疾病的一般病程或超过损伤愈合所需的一般时间，或疼痛复发持续超过 1 个月。

五、问答题

1. 术前应做各项肝功能检查。肝功能损害者，手术耐受力削弱，须经较长时间严格准备，方可施行择期手术。肝功能有严重损害，表现有明显营养不良、腹水、黄疸者，一般不宜施行任何手术。急性肝炎病人，除急症抢救外，多不宜施行手术。

对肝病病人，术前应通过各种途径改善全身情况，增加肝糖原储备，小量多次输新鲜血液纠正贫血及增加凝血因素，尚应给予多种维生素，如维生素 B、维生素 C、维生素 K 等。

2. 癌痛的三阶梯疗法的基本原则：

(1) 根据疼痛程度选择镇痛药物。

(2) 口服给药，一般以口服药为主。

(3) 按时服药，根据药理特性有规律地按时给药。

(4) 个体化用药，应根据具体病人和疗效给药。

3. 心脏病病人手术前准备应注意的问题：

(1) 长期使用低盐和利尿药物的病人，手术前应注意纠正水和电解质失调。

(2) 贫血病人的氧合能力差，对心肌供氧有影响，术前应少量多次输血纠正。

(3) 心律失常病人，应根据不同原因区别对待。对偶发的室性期外收缩，一般不需特殊处理。心房纤颤，如伴有心室率增快，每分钟在 100 次以上者，用毛花苷 C 0.4 mg 加入 25％葡萄糖注射液 20 mL 中静脉缓慢注射，或口服普萘洛尔 10 mg，每日 3 次，将心律控制在正常范围内。冠心病病人如出现心动过缓，心室率每分钟在 50 次以下者，术前可皮下注射阿托品 0.5～1 mg，以增快心率。

(4) 对有心力衰竭病史、心脏扩大、心电图显示心肌劳损的病人，手术前可考虑使用洋地黄类药物，一般口服地高辛 0.25 mg，每日 1～2 次。

4. (1) 切口裂开原因：①营养不良，组织愈合能力低。②术后腹压增高，如腹胀、剧烈咳嗽。③缝合腹壁的技术有缺点，如打结不紧，缝合时腹膜有撕裂等。

（2）预防：应根据可能发生的原因采取相应措施，如术前提高营养状况，强调在腹壁松弛状态下，精工缝合技术。对估计容易发生此类并发症的病人，可采取：①术时用减张缝线，即在依层缝合腹壁的基础上，加用全层腹壁缝合。②及时处理腹胀。③咳嗽时，最好平卧以减轻咳嗽时横膈突然大幅度下降所骤然增加的腹内压力。④用腹带做腹部包扎。⑤预防感染。

（3）处理措施：腹壁切口完全或部分裂开，都应立即送手术室，在无菌条件下，用粗丝线或合金线做腹壁全层间断缝合。因常有腹胀肠麻痹，故应采用胃肠减压。

5. 癌痛三阶梯疗法的药物选择：

（1）第一阶梯：轻度疼痛时，选用非阿片类镇痛药，代表药物是阿司匹林。也可选用胃肠道反应较轻的布洛芬和对乙酰氨基酚等。

（2）第二阶梯：在轻、中度疼痛时，单用非阿片类镇痛药不能控制疼痛，应加用弱阿片类药以提高镇痛效果。代表药物是可待因。

（3）第三阶梯：选用强阿片类药，代表药物是吗啡。其选用应根据疼痛的强度（如中、重度癌痛者）而不是根据癌症的预后或生命的时限。常用缓释或控释剂型。

（4）辅助用药：在癌痛治疗中，常采取联合用药的方法，即加用一些辅助药以减少主药的用量和副作用。辅助药有：①弱安定药，如地西泮和艾司唑仑等。②强安定药，如氯丙嗪和氟哌啶醇等。③抗忧郁药，如阿米替林。

§14

妇产科护理学
基本知识

§14.1 妇产科护理学基本知识问答

1. 何谓骨盆轴？试述真骨盆的标记。

（1）骨盆轴：即纵贯骨盆腔各平面的假想线，具有一定的屈向，分娩时，胎儿沿此轴线娩出，故又称产轴。

（2）真骨盆的标记：①骶岬，在骶骨最上缘，第1骶椎向前突出形成，为骨盆入口平面的标志。②坐骨棘，是中骨盆平面的标志。位于坐骨后缘中点突出部分。棘间径正常为10 cm。此平面为骨盆腔最狭窄部分，对胎头入盆后之分娩阻滞特别具有重要性。③耻骨弓，由两耻骨降支相连构成，它们之间的夹角称耻骨角，正常角度为90°～100°，为骨盆腔的出口平面的标志。

2. 试述骨盆外测量的方法及各主要径线的正常值。

（1）髂棘间径（IS）：孕妇取伸腿仰卧位，测量两髂前上棘外缘的距离。正常值为23～26 cm。

（2）髂嵴间径（IC）：取伸腿仰卧位，测量两髂嵴外缘最宽的距离，正常值为25～28 cm。

（3）骶耻外径（EC）：取左侧卧位，右腿伸直，左腿弯曲，测量第5腰椎棘突下凹陷处至耻骨联合上缘中点的距离，正常值为18～20 cm。

（4）出口横径（TO）：取仰卧位，两腿屈曲，双手抱双膝，测量两侧坐骨结节内缘的距离，正常值为8.5～9.5 cm。

（5）耻骨弓角度：两拇指尖斜着对拢，放在耻骨联合下缘，左右两拇指平放在耻骨降支的上面，测量两拇指间的角度即为此角，可反映骨盆出口的宽度，正常值为90°。

3. 试述骨盆内测量的适应证及主要径线正常值。

（1）骨盆内测量的适应证：对初孕妇，有骨盆外伤、狭窄、难产史，或骨盆外测量骶耻外径小于18 cm者，均需做骨盆内测量。

（2）骨盆内测量主要径线及正常值：①骶耻内径，又称对角径，为耻骨联合下缘至骶岬上缘中点的距离。正常值为12.5～13 cm，此值减去1.5～2 cm，即为骨盆入口前后径的长度，又称真结合径。②坐骨棘间径，测量两侧坐骨棘间的距离。正常值为10 cm左右。

4. 胎儿附属物包括哪些？各有何功能？

（1）胎膜：完整的胎膜能保护胎儿，防止羊水流出，预防上行感染。因其含有前列腺素的前身物质花生四烯酸，故胎膜对分娩始动有一定的作用。

（2）羊水：①在妊娠期，羊水可保护胎儿，有利于胎儿活动，保持宫腔的恒温与恒压；亦可保护母体避免由胎动引起的不适或母体与胎儿组织之间的直接压迫。通过羊水检查可检查胎儿的成熟度、性别及某些遗传疾病。②在分娩期，羊水能传导子宫收缩的压力，形成前羊水囊，促进子宫颈扩张，破膜后可滑润产道。

（3）胎盘：是维持胎儿生命的重要器官。①具有代谢、气体交换、供给营养物质、排泄胎儿代谢产物等功能。②防御功能。胎盘有屏障作用，但此作用并不完善，如免疫球蛋白 IgG 可以通过胎盘到胎儿，对胎儿有保护作用。而许多病毒、细菌及原虫也可通过胎盘影响胎儿。分子质量小的药物能通过胎盘，某些药物可使胎儿致畸。③免疫功能。胎儿对母体来说是同种异体的移植物，母体不产生排异反应，是由于母体对胎儿组织产生免疫耐受的结果。④合成功能。胎盘可合成人绒毛膜促性腺激素、人胎盘催乳素、孕激素、雌激素、催产素酶、双胺氧化酶、耐热碱性磷酸酶等，使母体各系统发生一系列适应性生理变化，以满足胎儿生长发育的需要。

（4）脐带：为连接胎儿与胎盘的带状器官。胎儿借助脐带自胎盘吸取母体营养和进行代谢物质的交换。

5. 正常妊娠期有多少日？如何测定预产期？

妊娠的月份以 4 周为 1 个月，共 10 个月，即 280 日左右。预产期月份预算为末次月经的月份减 3 或加 9。预产期日期预算为末次月经第 1 天的日期加上 7。

6. 妊娠几周可听到胎心音及感到胎动？

妊娠 18～20 周时在孕妇腹壁可听到胎心音，此时孕妇可感到胎动。

7. 如何判断孕妇体重的增加是否正常？

在整个妊娠期间，孕妇的体重平均约增加 12.5 kg。自妊娠第 13 周后，平均每周增加 350 g，若每月增长超过 2 kg，则有水肿的可能。

8. 妊娠剧吐者的尿中为何出现酮体？

妊娠剧吐，不能进食，体内糖原消耗以至缺乏，此时脂肪分解产热供机体需要。脂肪分解代谢过程中可产生酮体。酮体产生过多，不能被机体代谢，则由尿中排出。

9. 分娩第一期为什么要特别注意产妇的排尿情况？

分娩第一期如膀胱过度充盈，可影响子宫收缩及先露部下降，因此产妇如超过 6 小时不能排尿，且膀胱充盈，则应进行导尿。

10. 试述第一产程灌肠的目的，哪些情况不宜灌肠？

其目的是清除粪便，避免分娩时污染产道，同时刺激宫缩，加速产程进展。但下列情况不宜灌肠：阴道流血、胎膜早破、胎位异常、有剖宫产史、宫缩很强、估计 1 小时内即将分娩、先兆早产、胎儿窘迫、严重妊娠中毒症与心脏病。

11. 产科名词解释。

（1）胎产式：胎体纵轴与母体纵轴的关系称胎产式。

（2）胎先露：最先进入骨盆入口的胎儿部分称胎先露。

（3）胎方位：胎儿先露部的指示点（指定部位）与母体骨盆的关系称胎方位，简称胎位。

（4）早产：是指妊娠在满 28 周至不满 37 周之间分娩者。

（5）早产儿：是指出生时胎龄达到 28 周，但未满 37 周，体重在 1 000～2 500 g 的活婴。

（6）羊水过多：凡在妊娠任何时期内羊水量达到或超过 2 000 mL 者。

（7）羊水过少：足月妊娠时羊水量少于 300 mL 者。

（8）脐带脱垂：是指胎膜破裂后，脐带脱出于宫颈口外，甚至降至阴道或外阴者。

（9）胎膜早破：是指在临产前胎膜自然破裂，羊水自羊膜腔流出。

（10）恶露：产后随子宫蜕膜的脱落，血液、坏死蜕膜组织经阴道排除体称恶露。

12. 何谓新生儿阿氏评分法？

阿氏评分法是一种判断新生儿窒息严重程度的评分方法。以新生儿出生后 1 分钟及 5 分钟的心率、呼吸、肌张力、喉反射及皮肤颜色五项体征为依据进行评分。10 分为正常新生儿，8～9 分表示轻度窒息，4～7 分表示中度窒息，小于或等于 3 分表示重度窒息。重症新生儿应在出生后 5 分钟、10 分钟再次评分。

13. 为什么要特别注意观察孕妇在妊娠期间有无高血压、蛋白尿及水肿？

高血压、蛋白尿及水肿是妊娠高血压综合征的主要临床表现，所以要注意观察，以便早期发现和治疗。

14. 妊娠高血压综合征使用硫酸镁注射时须注意哪些事项？

（1）静脉给药时速度要慢。

（2）肌内注射时要达深部。为减轻注射时的疼痛，可于 25％硫酸镁 10 mL 中加入 1％～2％普鲁卡因 2 mL。

（3）注射前须准备 10％葡萄糖酸钙 10 mL，如发生镁中毒时，可立即静脉推注。

（4）发现下列情况时必须停止注射硫酸镁：①膝反射消失。②呼吸每分钟少于 16 次。③尿量每小时少于 25 mL。

15. 决定产妇分娩的四因素是什么？什么是衔接？

决定分娩的四因素是产力、产道、胎儿和精神因素。衔接是指胎头双顶径进入骨盆入口平面，又称入盆。

16. 临产的主要标志是什么？

临产的主要标志是有规律且逐渐增强的子宫收缩，初起时持续时间为 30 秒左右，间歇 5～6 分钟，同时伴随进行性子宫颈管展平、子宫颈口扩张和胎先露部下降。

17. 何谓总产程？何谓滞产？

（1）总产程：从规律宫缩开始，至胎盘娩出称总产程。

（2）滞产：总产程超过 24 小时称滞产。

18. 胎膜早破有哪些危害？应如何护理？

胎膜早破的危害是：①早产率升高。②围生儿死亡率增加。③产后感染率增高。

胎膜早破的护理要点如下：①抬高床脚，使病人成臀高头低位，防止脐带脱垂。②保持会阴清洁，破膜超过 12 小时应给予抗生素预防感染。③绝对卧床休息，密切观察胎心率变化。如妊娠已达足月，而产程尚未发动，可行引产或剖宫产。若孕龄未达 37 周，无产兆，无感染，则严密观察。如有任何变化及时报告医师。

19. 何谓胎儿宫内窘迫？有何临床表现？

胎儿宫内窘迫是指孕妇本身疾病或第一、第二产程过长使子宫血管内红细胞携氧不足或通过胎盘的血流减少，导致胎儿出现以缺氧为主要表现的综合征。

胎儿宫内窘迫时，胎儿心率每分钟大于 160 次或每分钟小于 120 次，且弱而不规则。胎动次数减少进而消失。头先露时，可见羊水内混有胎便。

20. 试述会阴裂伤的分度。

会阴裂伤按程度不同可以分为三度。

Ⅰ度裂伤：阴道黏膜、会阴部皮肤及黏膜、阴唇系带、前庭黏膜等裂伤，未及肌层。

Ⅱ度裂伤：裂伤除表浅组织外，盆底肌肉和筋膜也被撕裂，但未涉及肛门括约肌。

Ⅲ度裂伤：裂伤严重。部分或全部伤及肛门括约肌，直肠黏膜外露，手指伸入肛门内无收缩感。

21. 胎盘和胎膜娩出后，为什么要仔细检查它们是否完整无缺？

胎盘或胎膜如果未全部排出，残留在子宫腔内，可妨碍子宫收缩，致使开放的螺旋动脉和静脉窦不能被压缩和栓塞，造成产后出血或继发感染。

22. 何谓前置胎盘？

胎盘的正常附着处是子宫体部的前壁、后壁或侧壁。妊娠 28 周后若胎盘附着于子宫下段或子宫颈口处，其位置低于胎儿先露部时称前置胎盘。

23. 何谓围产期？

从妊娠满 28 周（即胎儿体重达到或超过 1 000 g 或身长 35 cm）至产后 1 周。

24. 试述接种卡介苗的目的和主要接种对象。

接种卡介苗的目的是使未受结核感染者接受一次低毒的结核分枝杆菌感染，使之产生人工自动免疫。主要接种对象为新生儿、婴幼儿、15 岁以下的儿童及青少年，以及结核菌素试验阴性者。

25. 试述宫缩剂的种类及用药注意事项。

（1）缩宫素：使妊娠子宫平滑肌收缩，作用快，持续时间短。小剂量可促进子宫平滑肌节律性收缩，用于中期及晚期妊娠引产和催产，以及产后子宫收缩欠佳而致出血倾向或已出血的产妇。大剂量能使子宫产生强直性收缩，常用于防治产后出血。使用时要有专人护理，严密观察子宫收缩的节律性和速度、胎心变化，以免发生胎儿窘迫或子宫破裂等意外。

（2）垂体后叶素：含有催产素和加压素两种成分，后者使毛细血管及小动脉收缩，血压升高，故血压高及心功能不全病人禁用。

（3）麦角新碱：宫缩作用强，持续时间长。用于产后、刮宫术后、月经过多等子宫出血。总剂量不超过 1 mg，以防止麦角中毒反应。

（4）前列腺素：对各期妊娠子宫均有收缩作用，以妊娠晚期子宫最为敏感。早孕妇女较大剂量阴道内给药，可引起子宫强烈收缩而致流产。前列腺素还有导致子宫颈柔化受容和扩张作用，常用于足月妊娠引产或诱发流产。前列腺素对消化道刺激显著。

26. 简单解释下列妇科名词。

（1）先兆流产：指妊娠 28 周以前出现阴道流血或下腹痛，子宫颈口未开，妊娠产物尚未排出，有希望继续妊娠者。

（2）难免流产：指流产已不可避免，多由先兆流产发展而来。

（3）不完全流产：指部分妊娠物已排出体外，尚有部分残留在子宫腔内。

（4）完全流产：指妊娠物已全部排出。

（5）稽留流产（过期流产）：指胚胎或胎儿在子宫内死亡滞留在宫腔内尚未自然排出者。

（6）习惯性流产：指自然流产连续发生 3 次或 3 次以上者，每次发生流产的时间在或不在同一妊娠月份。

27．何谓葡萄胎？试述其三大病理特点。

葡萄胎是一种滋养细胞的良性病变。胎盘的绒毛形成大小不等的水泡，由细蒂相连成串，形如葡萄，故名葡萄胎，又称水泡状胎块。其病理物点为：①绒毛上皮细胞增生。②绒毛间质水肿及退行性变。③绒毛间质内血管消失。

28．卵巢肿瘤的并发症有哪些？

卵巢肿瘤的并发症有蒂扭转、破裂、感染、恶变。

29．何谓异位妊娠？试述输卵管妊娠流产及破裂的主要症状。

受精卵于子宫腔外着床、发育称异位妊娠，又称宫外孕。

停经、阴道流血和腹痛为异位妊娠流产及破裂三大主要症状。

30．试述膀胱阴道瘘的护理及其并发症的预防。

（1）不少病人因长期漏尿造成精神上和肉体上极大痛苦，因此做好心理护理极为重要。同时要加强营养，增强机体抵抗力。

（2）保持局部清洁和防止继发感染，每日早晚用 1∶5 000 的高锰酸钾清洗会阴部。

（3）经常保持床铺的清洁、平整、干燥。床单、被褥、衣裤浸湿后要及时更换。

（4）发生皮炎和湿疹时可局部涂抹 15％氧化锌软膏，同时用红外线局部照射，每日 1～2 次，每次 15～20 分钟。

31．试述淋病的传染途径。

淋病为淋病奈瑟菌感染引起的性传播疾病。性交时分泌物中的淋菌侵入尿道口、尿道旁腺、阴道、宫颈管等处黏膜而发病。幼女则因污染淋病奈瑟菌的便器、衣裤、医疗器械等间接传播而感染。

32．滴虫性阴道炎的病原体是什么？有何临床表现？传染方式如何？

（1）病原体：滴虫性阴道炎的病原体是阴道毛滴虫。

（2）临床表现：白带增多，色黄稀薄有泡沫，有臭味，有时呈脓样，外阴瘙痒，或有灼热感。检查时可见阴道壁潮红，有散在性小出血点。

（3）传染方式：多通过浴池具、便盆等间接传染，也可由性交直接传染。

33．产科制度改革后的新观念有些什么内容？

（1）实行 24 小时母婴同室。

（2）取消奶头、奶瓶，取消婴儿室，母乳喂养的婴儿禁止用人工奶头作安慰物。

（3）对孕妇及家属定期进行母乳喂养的健康教育。

（4）实行早开奶、早吸吮、早期皮肤接触。

（5）指导母亲正确地哺乳和含接姿势，及时解决母乳喂养中出现的问题，坚持4个月内纯母乳喂养率≥80％。

（6）禁止医院职工为奶粉公司做广告及出售奶粉，不接受任何公司馈赠的乳品，不得以任何借口喂代乳品和饮料。

（7）鼓励按需哺乳。

（8）设母乳喂养咨询门诊及24小时热线电话，促进和支持母乳喂养。

（9）开展陪伴分娩。

34. 母乳喂养的好处有哪些？

（1）母乳是婴儿最理想的食物，它含有婴儿出生后4～6个月内生长发育所需要的全部营养物质，含有适合于新生儿的蛋白质、脂肪、乳糖、盐、钙、磷，有足量的维生素，足够的铁和水分。

（2）母乳尤其是初乳（产后头7日的乳汁）含有丰富的抗感染物质（免疫抗体、溶菌酶等），这些物质都能保护婴儿少得疾病。

（3）母乳可预防过敏性疾病，如湿疹、哮喘。母乳中某些物质，如胆固醇是婴儿脑神经细胞发育的必需物，有利于智力发育。

（4）哺乳可增加母子感情，减少母亲产后出血，有利于子宫恢复，抑制排卵，延长生育时间，并且可降低卵巢癌、乳腺癌的发病机会。

（5）母乳卫生、经济方便、温度适宜，而且新鲜不变质。

35. 何谓24小时母婴同室？

24小时母婴同室是指护理、治疗分离的时间每日不超过1小时。

36. 母亲喂哺时有哪些常用的体位？

（1）卧位：侧卧、仰卧和俯卧。侧卧式时一手托乳房，一手扶着婴儿，注意不要将婴儿头压在母亲手臂上。

（2）坐位：坐椅或坐床。椅子的高度合适，椅背不宜后倾，喂哺时母亲紧靠椅背，以使母亲背部和双肩放松，双膝上用枕头支托婴儿，足底用脚凳，以帮助母亲身体舒适、松弛，有益于排乳反射。

（3）环抱式：适用于剖宫产及双胎婴儿，可避免伤口受压、疼痛，也可使双胎婴儿同时授乳。

（4）站位。

可根据产妇的习惯，不强求采取哪一种体位。要点是：母亲心情愉快、轻松、体位舒适才有益于乳汁的排出，无论婴儿抱在哪一边，婴儿的身体应朝向母亲，并与母亲身体紧紧相贴。

37. 婴儿正确的含接姿势是怎样的？

（1）用母亲乳头刺激婴儿上嘴唇，诱发觅食反射，使嘴张开，将大部分乳头和大部分乳晕含入婴儿口中。

（2）面颊鼓起，嘴唇突起。

（3）含接时可见到下唇外翻，上乳晕比下乳晕露得多。

（4）有慢而深的吸吮，有时会暂停，可看到吞咽动作，听到吞咽的声音。

38. 何谓按需哺乳？

当婴儿啼哭（肚子饿）或母亲感到乳房胀时进行哺乳，不限时，不定量。

39. 母乳不足的原因是什么？如何处理？

母乳不足，并非真正的乳汁不足，最常见的原因是未充分做到有效的母乳喂养，真性乳汁不足只占1%。母乳不足的处理：

（1）要做到频繁吸吮，增加喂哺次数，夜间也要喂哺，促进乳汁分泌。

（2）及时纠正不正确的喂奶体位和含接姿势，做到充分有效地吸吮，婴儿越吸得多，泌乳也就会越多。

（3）4个月前不要给婴儿添加辅食，只要增加母乳喂养的次数，就会有足够的乳汁。

（4）做好心理护理，增加母亲对婴儿母乳喂养的自信心，保持心情舒畅，同时注意合理休息，有利于母乳分泌。

（5）增加乳母膳食中的营养，每日增加2～3次饮食，以保证乳汁的分泌。

（6）寻找影响乳汁分泌的原因，有针对性地进行纠正和治疗，对真性母乳不足的，可采取增加母乳分泌的各种措施，如针灸穴位治疗，服催乳的中西药和催乳食物等。

通过上述方法进行内分泌生理调节，促进泌乳和排乳反射，乳汁量会随着婴儿的需要而不断增加。

40. 母乳是否足够应如何评价？

观察新生儿的喂哺、排泄、精神等情况，可显示母亲的乳汁是否足够。

（1）哺乳次数：按需哺乳6～8次/d以上或更多。

（2）排泄：每日换6次以上湿尿布，并有少量多次或大量一次质软大便。

（3）体重：生理性体重下降不超过10%，10日内回升，每周平均增重150 g（头1个月），以后每周增加200 g左右（减去生理性脱水部分）。

（4）睡眠：婴儿睡眠安静、满足，吸吮后自动放下奶头。

（5）婴儿神清，眼睛明亮，反应灵敏，皮肤弹性好。

哺乳前母亲有乳房充满感，哺乳时有下乳感，哺乳后乳房较松软。

41. 何谓早接触和早吸吮？

早接触是指正常分娩的母婴皮肤接触应在生产后30分钟以内，开始接触时间不得少于30分钟。剖宫产的母婴皮肤接触应在麻醉清醒有应答反应后开始，接触时间不得少于30分钟。

早吸吮是指婴儿出生后30分钟开始吸吮母亲的乳头。

42. 试述正确的挤奶手法。

（1）将大拇指和示指相对称地放在距乳头根部下方2 cm的乳晕上，其他三指托住乳房。

（2）用大拇指和示指向胸壁内方向轻轻下压（不可压得太深，否则将引起导管阻塞），压力应作用在乳晕下方的乳窦上，再挤，手指固定，不要在皮肤上移动。

（3）反复一压一挤，按照同样的方法，更换位置，依次挤、压所有的乳窦。

（4）注意不要挤压乳头，压或拉乳头都无助于挤奶。

（5）一个乳房挤压 3～5 分钟，换挤另一侧乳房，反复交替，双手可交换使用，以免疲劳。

（6）挤奶的持续时间以 20～30 分钟为宜。挤奶前工作人员、产妇应清洗双手，用冷开水清洗乳头。准备消过毒的广口透明的容器。

43. 试述宫颈癌的早期诊断方法。

（1）宫颈刮片细胞学检查：是宫颈非典型增生（癌前病变）和早期宫颈癌的重要初筛方法，是防癌普查的重要手段，必须注意取样正确，镜检仔细，尽量减少假阴性。

（2）阴道镜检查：凡涂片报告Ⅲ级以上或临床可疑，应在阴道放大镜观察下，于可疑区行宫颈活检与细胞涂片，诊断准确率可达 98％。

（3）宫颈多点活检和颈管活检：在无阴道镜条件下，可于宫颈鳞-柱交界部 3、6、9 和 12 点处活检。如涂片阳性而宫颈活检阴性，应行宫颈管活检。

（4）碘试验下宫颈活检：正常宫颈和阴道鳞状上皮富含糖原，可被碘液染为棕色，而鳞状上皮不典型增生、原位癌及浸润癌均无糖原存在，故不着色，于碘不着色区活检，可提高诊断准确率。

（5）宫颈锥形切除活检：遇多次涂片阳性而活检阴性病例，应行锥形切除术，将标本分块连续切片检查，是早期宫颈癌最精确的诊断方法。

44. 试述子宫肌瘤的手术指征。什么情况下宜行肌瘤摘除术？

（1）子宫肌瘤的手术治疗指征：①子宫增大在 3 个月妊娠以上。②症状明显，继发贫血者。③黏膜下子宫肌瘤。④肌瘤导致不孕或流产、死产者。⑤有肉瘤样变或红色变性，保守治疗无效。⑥浆膜小肌瘤并发蒂扭转。

（2）肌瘤摘除术指征：①年龄 40 岁以下。②尚未生育，要求保留生育功能者。③浆膜下或黏膜下子宫肌瘤或个数不多的壁间肌瘤。

45. 试述妇女保健的主要任务。

（1）提高产科质量：普及科学接生，开展围生期保健，加强高危妊娠及胎儿生长发育的监测，开展妇女保健咨询。

（2）定期进行妇科病普查：一般应每 1～2 年普查一次，以普查生殖道癌为重点。

（3）做好妇女各期保健工作：包括青春期保健，婚姻保健，妊娠期保健，产时保健，产褥期保健及哺乳期保健。

（4）做好妇女劳动保护：包括适当减轻负荷量，执行产假制度，建立工厂女工卫生室；孕晚期、哺乳期免夜班；妊娠期调轻不调重等。

一、选择题

【A 型题】

1. 子痫病人最主要的死亡原因是　　　　　　　　　　　　　　　　　　　　　　（　）

A. 脑水肿　　B. 脑出血　　C. 肾衰竭　　D. 急性重型肝炎　　E. 循环衰竭

2. 有关灌肠的禁忌证，下述哪项是错误的　　　　　　　　　　　　　　　　　　（　）

A. 阴道出血，胎膜破裂，先露未衔接　　B. 臀位、横位　　C. 估计 1 小时内结束分娩　　D. 枕横位及枕后位　　E. 严重妊娠中毒症及心脏病

3. 有下列哪项情况者暂不宜上避孕环　　　　　　　　　　　　　　　　　　　　（　）

A. 月经后 3～7 日　　B. 平产 3 个月后　　C. 剖宫产后 6 个月　　D. 人工流产后立即　　E. 引产后立即

4. 关于妇女一生各阶段的生理特点，下列哪项错误　　　　　　　　　　　　　　（　）

A. 有些新生儿可出现少量阴道流血或乳房肿大　　B. 幼年期儿童身体持续发育而生殖器仍为幼稚型　　C. 月经初潮标志青春期的开始　　D. 更年期一般历时 3 年　　E. 60 岁以后卵巢功能衰退、老化，称为老年期

5. 下列哪种胎位分娩最困难　　　　　　　　　　　　　　　　　　　　　　　　（　）

A. 右枕前位　　B. 右枕后位　　C. 左骶后位　　D. 左骶前位　　E. 颏后位

6. 决定分娩的因素为　　　　　　　　　　　　　　　　　　　　　　　　　　　（　）

A. 产力、产道、胎儿　　B. 子宫肌肉收缩、规律性、对称性、缩复作用　　C. 第一产程、第二产程、第三产程　　D. 潜伏期、活跃期、分娩期　　E. 产妇一般情况、骨盆大小、胎儿大小

7. 保护会阴的要点是　　　　　　　　　　　　　　　　　　　　　　　　　　　（　）

A. 用手掌鱼际顶住会阴部　　B. 按分娩机转及时协助胎头俯屈和仰伸　　C. 指导产妇适时放松或加强腹压　　D. 在阵缩间歇期娩出　　E. 胎头娩出后仍不能放松保护

8. 高危妊娠是指　　　　　　　　　　　　　　　　　　　　　　　　　　　　　（　）

A. 对孕妇有较高危险性的妊娠　　B. 对胎儿有较高危险性的妊娠　　C. 对新生儿有较高危险性的妊娠　　D. 对孕妇、胎儿有较高危险性的妊娠　　E. 对孕妇、胎儿和新生儿有较高危险性的妊娠

9. 母乳喂养中，下列哪项方法不正确　　　　　　　　　　　　　　　　　　　　（　）

A. 早吸吮　　B. 按需哺乳　　C. 哺乳时，母亲以示指和中指夹钳乳头给婴儿吸吮　　D. 哺乳毕，将婴儿直抱并轻拍其背部　　E. 乳母患有急性传染病时不应哺乳

10. 下列哪项是卵巢肿瘤最常见的并发症　　　　　　　　　　　　　　　　　　（　）

A. 蒂扭转　　B. 破裂　　C. 感染　　D. 恶变　　E. 腹膜炎

【X 型题】

11. 发现葡萄胎病人小阴唇有一紫蓝色结节，正确的处理方法是　　　　　　　　（　）

A. 不用处理　　B. 用棉签或钳子夹掉　　C. 报告医师　　D. 观察结节发展情况　　E. 观察结节有无活动性出血

12. 妊娠期肝脏负荷加重，体现在哪几个方面　　　　　　　　　　　　　　　　（　）

A. 妊娠期营养需要增加　　B. 母体基础代谢增高　　C. 胎儿的代谢产物经母体排泄　　D. 妊娠期雌激素分泌增加　　E. 妊娠期间血容量增加

13. 下述哪些情况禁止使用硫酸镁　　　　　　　　　　　　　　　　　　（　　）

A. 呼吸每分钟少于 16 次　　B. 膝反射消失　　C. 尿量每日少于 600 mL　　D. 心率每分钟大于 110 次　　E. 血压小于 12/9kPa

14. 母乳喂养的好处包括　　　　　　　　　　　　　　　　　　　　　（　　）

A. 方便、经济、营养丰富　　B. 含钙、磷比例适当，但难以吸收　　C. 含有丰富的抗感染物质　　D. 产后早期哺乳，可刺激子宫收缩引起出血　　E. 可增加母子感情

15. 妊高征的主要临床表现是　　　　　　　　　　　　　　　　　　　（　　）

A. 水、电解质平衡失调　　B. 高血压　　C. 阴道流血　　D. 水肿　　E. 蛋白尿

16. 决定产妇分娩的主要因素包括　　　　　　　　　　　　　　　　　（　　）

A. 产力　　B. 精神因素　　C. 产道　　D. 产程　　E. 胎儿

17. 产后出血的主要原因有　　　　　　　　　　　　　　　　　　　　（　　）

A. 子宫收缩乏力　　B. 凝血功能障碍　　C. 软产道损伤　　D. 内分泌改变　　E. 胎盘滞留

18. 孕妇应禁用或慎用的药物包括　　　　　　　　　　　　　　　　　（　　）

A. 烷化剂　　B. 肾上腺皮质激素　　C. 华法林　　D. 己烯雌酚　　E. 硫氧嘧啶

19. 关于正常产褥，错误的是　　　　　　　　　　　　　　　　　　　（　　）

A. 出汗量多，睡眠和初醒时更为明显　　B. 产后 7 日腹部检查不易摸到子宫底　　C. 子宫复旧主要是子宫肌细胞数减少和体积缩小　　D. 浆液性恶露含细菌，不带红色　　E. 一般在产后 24 小时内体温轻度升高，不超过 38 ℃

20. 慢性宫颈炎的治疗，下列哪些正确　　　　　　　　　　　　　　　（　　）

A. 局部上药　　B. 全身大量抗生素治疗　　C. 微波疗法　　D. 激光治疗　　E. Leep 刀治疗

二、填空题

1. 胎盘有 _____ 、_____ 、_____ 、_____ 等功能。

2. 产后出血的病因有 _____ 、_____ 、_____ 、_____ 。

3. 妊娠晚期早破水可能发生的危险有 _____ 、_____ 。

4. 宫颈癌的好发部位是 _____ 。

5. 闭经包括 _____ 、_____ 、_____ 、_____ 四种。

6. 24 小时母婴同室指 _____ 和 _____ ，分离时间 _____ 。

7. 正常分娩的母亲母婴皮肤接触应在 _____ ，开始接触时间不得 _____ 。

8. 按需哺乳是当婴儿啼哭（肚子饿）或母亲感到 _____ 进行哺乳，_____ 、_____ 。

9. 胎儿附属物包括 _____ 、_____ 、_____ 和 _____ 。

10. 习惯性流产是指自然流产连续发生 _____ 次以上者。

三、判断题

1. 早产儿是指妊娠 26 周以上，未满 36 周，体重在 1 000～2 000 g 的活产新生儿。（　　）

2. 胎儿娩出后 24 小时内，阴道流血超过 500 mL 者称产后流血。（　　）

3. 宫颈炎的主要临床表现为接触性出血。（　　）

4. 霉菌性阴道炎应用酸性溶液冲洗阴道。（　　）

5. 卵巢肿瘤并发症有蒂扭转、破裂、感染、恶变。（　　）

6. 子宫肌瘤分为肌壁间肌瘤、浆膜下肌瘤和黏膜下肌瘤 3 种。（　　）

7. 纯母乳喂养是指婴儿吃自己母亲的奶包括库奶，除母乳外不给其他食物。　　（　　）

8. 开奶前喂食对母乳喂养的影响是产生乳头错觉，减低对母乳的渴求，产生变态反应，母亲对自己有奶缺乏信心。　　（　　）

9. 母乳不足的原因是婴儿含接姿势不正确，没有把大部分乳头、乳晕含入婴儿口中。　　（　　）

10. 按需哺乳是每日喂乳 6~8 次。　　（　　）

四、名词解释

1. 胎先露

2. 早产儿

3. 葡萄胎

4. 恶露

5. 滞产

五、问答题

1. 试述妊娠对心脏病病人的影响。

2. 试述宫颈癌最早出现的症状及其诊断方法。

3. 试述 10 种孕妇应禁用或慎用的药物及其危害性。

4. 试述子宫肌瘤的种类及其临床表现。

5. 试述测量基础体温的目的。

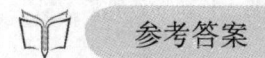

参考答案

一、选择题

1. B　2. D　3. E　4. D　5. E　6. A　7. A　8. E　9. C　10. A　11. CDE　12. ABCD
13. ABC　14. ACE　15. BDE　16. ABCE　17. ABCE　18. ABCDE　19. BCD　20. ACDE

二、填空题

1. 代谢　防御　免疫　合成

2. 子宫收缩乏力　胎盘滞留　软产道裂伤　凝血功能障碍

3. 脐带脱垂　宫内感染

4. 鳞状上皮与柱状上皮交界处

5. 子宫性闭经　卵巢性闭经　垂体性闭经　丘脑下部性闭经

6. 治疗　护理　不超过 1 小时

7. 生后 30 分钟以内　少于 30 分钟

8. 乳房胀时　不限时　不定量

9. 胎膜　羊水　胎盘　脐带

10. 3

三、判断题

1. —　2. —　3. —　4. —　5. ＋　6. ＋　7. —　8. ＋　9. —　10. —

四、名词解释

1. 胎先露：最先进入骨盆入口的胎儿部分称胎先露。

2. 早产儿：是指出生时胎龄达到 28 周，但未满 37 周，体重在 1 000~2 500 g 的活婴。

3. 葡萄胎：葡萄胎是一种滋养细胞的良性病变。胎盘的绒毛形成大小不等的水泡，由细蒂相连成串，形如葡萄，故名葡萄胎，又称水泡状胎块。

4. 恶露：产后经阴道排出的含有血液、坏死蜕膜组织、黏液等的血性液体称恶露。

5. 滞产：总产程超过 24 小时称滞产。

五、问答题

1. 妊娠对心脏病病人的影响如下：妊娠时由于子宫血管网的扩大及胎盘血液循环的建立，使循环血量增加，心脏负担加重，心跳加速。妊娠 32~36 周，心脏每搏量可增加 30%，以后持续此水平直至分娩。同时因心脏扩大，膈肌上升，心脏被推向上向左移位。所以妊娠往往使心脏病病人病情加重。

2. 宫颈癌最早出现的症状为接触性出血或绝经后间断性出血。其早期诊断方法如下：①子宫颈刮片细胞学检查，是发现宫颈前期病变和早期宫颈癌的主要方法，但取材部位必须正确，避免假阴性。②碘试验：正常宫颈或阴道上皮含有糖原，可被碘液染为棕色。在不着色区进行活组织检查既可提高宫颈癌诊断率，又可了解癌肿蔓延范围。③阴道镜检查。④子宫颈和子宫颈管活体组织检查。

3.（1）反应停（肽胺哌啶酮）：可引起无肢症、短肢畸形、无耳症、无眼症、缺肾、肛门闭锁及心脏畸形。

（2）抗肿瘤药：烷化剂、抗代谢剂、抗癌药、抗生素等均可引起流产、死胎或胎儿畸形。

（3）己烯雌酚：可致阴道腺病或生殖器先天畸形。

（4）雄激素：可引起女性胎儿男性化，如阴蒂肥大及阴唇融合等。

（5）肾上腺皮质激素：可引起腭裂畸形。

（6）四环素：对钙盐有亲和力，可抑制骨骼生长，导致乳齿黄染。

（7）链霉素：可引起新生儿听力障碍。

（8）氯霉素：引起新生儿"灰色综合征"，并抑制新生儿造血功能。

（9）硫氧嘧啶或他巴唑：抑制胎儿甲状腺素的合成，造成新生儿甲状腺功能减退。

（10）双香豆素及华法林：可引起胎儿死亡和脑出血。

4. 子宫肌瘤依肌瘤与子宫肌层的关系分为肌壁间肌瘤、浆膜下肌瘤及黏膜下肌瘤 3 种。其临床表现如下。①月经过多：肌壁间肌瘤生长过大时，子宫内膜面积增大，收缩不良致月经过多和继发贫血为主要症状。②压迫症状：肿瘤压迫膀胱，出现尿频、排尿障碍、尿潴留。压迫输尿管可导致肾盂积水。压迫直肠可致便秘、里急后重等。

5. 测量基础体温的目的是：

（1）了解妇女卵巢有无排卵及黄体功能，当基础体温出现双相时，表示卵巢有排卵功能；如为单相则卵巢无排卵功能。

（2）有助于诊断妊娠和月经失调。

（3）掌握安全期、易孕期，便于计划生育。

§ 15

儿科护理学基本知识

§15.1 儿科护理学基本知识问答

1. 试述小儿年龄的分期。

根据小儿解剖、生理和心理特点，一般将小儿年龄分为 7 个时期。

（1）胎儿期：从受精卵形成至胎儿娩出前，在母体子宫内孕育约 280 日。

（2）新生儿期：自胎儿娩出脐带结扎至生后 28 日，此期包含在婴儿期中。

（3）婴儿期：自胎儿娩出脐带结扎至 1 周岁，其中包括新生儿期。

（4）幼儿期：自满 1 周岁至 3 周岁。

（5）学龄前期：自满 3 周岁至 6～7 岁。

（6）学龄期：自 6～7 岁至青春期前，为小学学龄期。

（7）青春期：女孩从 11～12 岁开始到 17～18 岁，男孩从 13～14 岁开始到 18～20 岁，为中学学龄期。

2. 何谓"围生期"?

围生期指胎龄满 28 周至出生后 7 日。

3. 试述新生儿的分类及其划分标准。

（1）按胎龄分：①足月儿，指胎龄等于或大于 37 周并小于 42 周（259～293 日）的新生儿。②早产儿，指胎龄小于 37 周（<259 日）的新生儿。③过期产儿，指胎龄等于或大于 42 周（≥294 日）的新生儿。

（2）按出生体重分：①超低出生体重儿，是指出生体重小于 1 000 g 的新生儿。②极低出生体重儿，是指出生体重为 1 000～1 500 g 的新生儿。③低出生体重儿，是指出生体重 1 500～2 500 g 的新生儿。④正常体重儿，是指出生体重为 2 500～4 000 g 的新生儿。⑤巨大儿，是指出生体重大于 4 000 g 的新生儿。

（3）按出生体重和胎龄的关系分：①小于胎龄儿，指出生体重小于同胎龄儿应有体重第 10 个百分位数以下的新生儿。胎龄足月但体重小于 2 500 g 者称"足月小样儿"。②适于胎龄儿，指出生体重在同胎龄儿体重第 10～90 个百分位之间者。③大于胎龄儿，指出生体重在同胎龄儿体重第 90 个百分位以上者。

4. 如何评定一个正常足月新生儿?

（1）胎龄满 37～42 周，体重为 2 500～4 000 g，身长在 47 cm 以上，无任何疾病者。

（2）皮肤红润，胎毛少，耳郭软骨发育良好，乳晕清楚，可摸到乳房结节，四肢呈屈曲位，足跖纹理遍布且较深。男婴睾丸已降到阴囊，女婴大阴唇完全覆盖小阴唇。

（3）呼吸、心跳及体温平稳，哭声有力。

5. 试述新生儿生理性黄疸的特点。

（1）一般情况良好。

（2）足月儿生后 2～3 日出现黄疸，4～5 日达高峰，5～7 日消退，最迟不超过 2 周；

早产儿黄疸多于生后 3～5 日出现，5～7 日达高峰，7～9 日消退，最长可延迟到 3～4 周。

（3）每日血清胆红素升高小于 85 μmol/L。

6. 试述新生儿溶血症的原因。

（1）母子血型不合：如 ABO 血型不合，多见于母为 O 型，子为 A 型或 B 型。极少数为 Rh 血型不合或 Mn 血型不合。

（2）红细胞酶缺乏：如红细胞磷酸己糖旁路中酶缺乏（如 G6PD 酶），当受到氧化剂损害时，可发生严重溶血。

（3）红细胞膜的缺陷：如遗传性球形红细胞增多症时，红细胞膜面积减少，膜对钠离子渗透性增高，红细胞内因钠和水过多可致破裂。

（4）自身免疫性溶血：可原发或继发于某些疾病或由药物引起。

（5）血红蛋白异常：如珠蛋白生成障碍性贫血。

7. 试述新生儿颅内出血的临床表现及其护理。

（1）临床表现：生后出现呼吸不整或暂停，有脑性尖叫和惊厥，逐渐出现嗜睡、昏迷、肌张力低下、拥抱反射消失等。严重者双侧瞳孔不等大，对光反应消失。前囟门隆起或紧张，提示有颅内压增高。重度出血可使急起的贫血和黄疸加重。

（2）护理：保持患儿安静，避免搬动，抬高头肩部，推迟喂奶，密切观察呼吸情况。有呕吐时应清除口腔呕吐物，并将患儿头偏向一侧，保持呼吸道通畅。立即给氧，止血，降低颅内压。建立静脉通道，液体滴速每分钟 6～8 滴，每日液体总量按 40～60 mL/kg 计算。惊厥时应用药物止惊。有呼吸抑制时应用呼吸兴奋药。各种治疗和护理操作动作应轻柔。

8. 试述新生儿黄疸采用蓝光照射时的护理要点。

（1）用黑布遮盖双眼及会阴肛门部。

（2）注意患儿体温升高和体液平衡，灯管与患儿皮肤的距离为 33～50 cm，照射时间以不超过 4 日为宜。

（3）光疗同时应用酶诱导剂，如苯巴比妥及尼可刹米，以增高肝细胞内葡萄糖醛酸转换酶的活性，加速胆红素的结合。静脉补充白蛋白以增加与胆红素的结合，减少未结合胆红素，对预防维生素 B_2 缺乏（核黄疸）有一定作用。

（4）静脉输液，纠正酸中毒及维持水电解质平衡。

9. 试述新生儿长期给氧的注意事项。

（1）掌握适应证：氧疗法应该用于有缺氧、发绀、窒息、惊厥等症状的患儿。

（2）密切观察病情变化：吸氧过程中一旦呼吸困难好转和青紫减轻，就应减小氧流量和输氧浓度。尽可能用间歇给氧，防止持续长期吸入高浓度氧引起氧中毒。

（3）用鼻导管给氧时，氧流量 1～2 L/min，氧浓度 25%～30%。严重缺氧者，氧流量 5 L/min。冬天，湿化瓶内水可加温，温湿的氧能减少对呼吸道黏膜的刺激。注意保持呼吸道和氧导管通畅。

（4）及时测定血气指标，尽可能用最低浓度给氧，使氧分压维持在 6.7～10.6 kPa。

（5）观察并记录呼吸频率及节律、体温、面色和肤色、尿量。

（6）严格执行消毒隔离技术，防止肺部感染。

10. 5 岁小儿正常体重应如何计算？

1～6 岁小儿体重计算公式：体重(kg)＝年龄×2＋8(kg)

5 岁小儿体重＝5×2＋8(kg)＝18(kg)

11. 监测婴幼儿体重和身长有何临床意义？

婴幼儿体重和身长随着年龄有规律地增长，体重低于标准体重 15％以上则应认为是异常，应分析是营养不良还是疾病所致，以便对症治疗。此外，临床上常需按小儿实际体重计算用药剂量、输液量和热卡的每日需要量。身长反映骨骼发育的情况，身长显著异常可能与先天性骨骼发育异常如骨软骨发育不全或内分泌疾病如生长激素缺乏性侏儒症（垂体性侏儒症）、先天性甲状腺病有关。身长与体重是计算体表面积的两个指标。

12. 如何正确计算婴儿每日所需热量、需水量及给牛奶量？

婴儿每千克体重每日需热量 110 J，需水 150 mL。

（1）根据婴儿月龄，用公式计算体重。

（2）每日需热量＝110 J/kg×体重

（3）每日需水量＝150 mL/kg×体重

（4）每 100 mL 牛奶供热量 66 J。如加入白糖 8 g 后配成的甜牛奶可供热量 100 J，据此即可计算出婴儿每日所需甜牛奶量。

（5）婴儿每日给牛奶量以不超过 700 mL 为宜，所需热量和水分的不足部分，可用辅食、果汁或糖水补充。

13. 试述母乳喂养的优点。

（1）营养丰富，营养成分比例适度，易于消化吸收。

（2）含钙磷比例适当（2∶1），易于吸收。

（3）人乳中乳糖以乙型乳糖为主，有利于乳酸杆菌生长，从而抑制致病性大肠埃希菌繁殖。含有分泌型 IgA，可结合肠道内病原菌和过敏原，阻止其进入肠黏膜，有抗感染和防过敏作用。母乳中含有少量 IgG、IgM、补体、T 淋巴细胞、B 淋巴细胞、巨噬细胞，有助于婴儿抗感染和免疫。

（4）缓冲力小，对胃酸的中和作用弱，对消化有利。

（5）母乳随婴儿对乳汁的需要量而增加，母乳温度适宜，无污染，便于及时哺喂。

（6）母亲哺喂自己的婴儿，可增进母子感情，随时观察婴儿身心变化，以便及时给予护理。

（7）产后早期哺乳，可刺激子宫收缩恢复正常，哺乳期可推迟月经复潮，有利计划生育。

14. 婴幼儿高热应采取哪些急救处理？

（1）宽衣解包去除体表散热的障碍。

（2）给予冷湿敷。冷湿巾放置于前额、腋窝或腹股沟等处。或用 35％～50％乙醇或温水擦浴。必要时用冰枕、冰帽、冰袋冰敷或用冷盐水保留灌肠，促使降温。

（3）应用小剂量解热镇痛药或冬眠药，配合物理降温。

（4）必要时给予吸氧、输液、抗感染等综合治疗措施。

15. 试述先天性心脏病的临床特征。

（1）多在婴幼儿期被发现。

（2）发绀：左向右分流时为潜在性青紫，右向左分流者出生后即出现青紫。

（3）呼吸困难：右向左分流型以呼吸困难为主要表现，婴儿安静时，每分钟呼吸次数超过60次。吸奶困难，吸几口后必须停顿一下。喜竖抱伏于母肩部。

（4）生长发育迟缓，活动后易疲乏，走路时喜蹲踞，哭闹时发绀加重或出现脑缺氧昏厥或抽搐。

（5）心前区隆起，左胸廓饱满或隆起畸形，杵状指（趾）。

（6）左向右分流型有体循环血流量减少和肺充血，常易反复发生呼吸道感染或肺炎，活动后气促加重，心跳增快，心尖冲动增强，甚至反复发生心力衰竭。

（7）多数患儿在胸骨左缘听到心脏杂音。

16. 试述先天性心脏病的护理要点。

（1）避免过度活动，不到人多拥挤的地方，避免呼吸道传染病。

（2）饮食中应富含蛋白质、高热量及维生素，食用易消化饮食。少食多餐，防止过饱，以免加重心脏负担。

（3）按时接受计划免疫，注意口腔卫生，避免受凉，防止亚急性细菌性心内膜炎发生。

（4）及时诊断和彻底治疗感染及合并症。

（5）长期服用洋地黄者，应注意洋地黄中毒症状的出现。

17. 小儿心力衰竭有哪些临床表现？

心力衰竭在不同年龄小儿有不同的临床表现。年长儿的表现与成人相似，如烦躁、发绀、咳嗽、端坐呼吸等。婴幼儿心衰多表现为全心衰，其临床特点如下：

（1）起病急骤，在原发病的基础上突然烦躁不安、面色苍白或青紫。

（2）呼吸困难，呼吸急促，在吃奶时加重，吸吮奶困难。呼吸频率达60次/min以上。

（3）心率快，婴儿可达每分钟180次以上。心音低，出现奔马律。

（4）肝脏肿大，可在短时间内进行性增大超过右肋下1.5 cm以上，边缘钝。

18. 试述重症婴儿腹泻对患儿的危害性。

重症婴儿腹泻主要引起机体水、电解质紊乱和酸碱平衡失调。

（1）脱水：呕吐和腹泻多伴有中度以上脱水，重者可出现低血容量性休克。

（2）电解质紊乱：呕吐腹泻丢失大量含钾碱性肠液，同时钾从尿中继续排泄，加以进食少，钾摄入不足，故可导致低钾血症及酸中毒。腹泻患儿进食少，吸收不良，从大便中丢失钙、镁增多，以致体内钙镁减少。

（3）当补液和纠正酸中毒时，由于排尿增多，钾的排出增加，酸中毒纠正后血钾进入细胞内，可导致严重缺钾，出现腹胀、四肢肌张力低下、呼吸浅弱，甚至出现弛缓性瘫痪和呼吸衰竭。心脏因缺钾可出现心律失常，心收缩无力和血压降低。纠正酸中毒过程中可使血钙减少，出现手足抽搦或惊厥。

（4）长期腹泻可导致营养不良及多种维生素缺乏，且易发生尿路感染、会阴湿疹、红臀、尿布疹等并发症。

19. 婴幼儿液体疗法应注意哪些原则？

（1）制订输液方案：包括每日液体总量，液体成分组成，药品及剂量，输入层次，输液速度。

（2）输液成分的输入次序：一般先输钠及碱性液，后输葡萄糖液；先输晶体液后输胶体液；输液速度先快后慢。

（3）密切观察反应：注意患儿神志、心率、呼吸、尿量、肢温、皮肤弹性等，以确定输液速度是否符合要求。

（4）配制药液时应严格掌握药物配伍禁忌。

20. 肾病综合征患儿的饮食如何管理？

肾病综合征患儿的饮食管理为：对有水肿、高血压者可短期内忌盐。对高度水肿和/或少尿者应适度限水。鉴于尿中长期丢失蛋白，机体呈负氮平衡，加之小儿生长发育的需要，故饮食中应提供适量蛋白。近年研究表明在肾病状态未缓解时，过量蛋白的摄入并无助于提高血浆蛋白水平，而只是尿中排出更多蛋白而已，且高蛋白饮食还有可能加速肾小球硬化，故目前主张给予同龄儿正常需要量之蛋白即可，并以高生物价优质蛋白如蛋、乳、鱼、瘦肉为宜，并供以足够的钙和维生素 D。在应用皮质激素过程中患儿食欲异常亢进，往往过度摄食致体重猛增，并常发现肝大、脂肪肝，对此类患儿热量摄入应控制在正常所需范围。

21. 试述小儿体格检查的顺序。

小儿体格检查的顺序应根据患儿情况灵活掌握，由于婴幼儿注意力集中的时间短，一般趁小儿开始接受检查较安静时，先检查心肺听诊和腹部触诊等易受哭闹影响的部位。皮肤、四肢躯干骨骼、全身浅表淋巴结等容易观察的内容随时检查。口腔、咽部等小儿不易接受的检查应放在较后进行。疼痛部位也应放在后面检查。

22. 试述结核菌素试验阴性反应的临床意义。

（1）未受过结核感染。

（2）结核变态反应前期（初次感染后 4～8 周）。

（3）机体免疫反应受抑制可出现假阴性反应，如部分危重结核病。急性传染病如麻疹、水痘、风疹、百日咳等。免疫抑制剂治疗时，免疫缺陷病，重度营养不良，细胞免疫功能低下者。

（4）技术误差或结核菌素效价不足。

一、选择题

【A 型题】

1. 新生儿生理性体重下降，最多不超过出生体重的　　　　　　　　　(　)

A. 10%　　　B. 15%　　　C. 20%　　　D. 25%　　　E. 30%

2. 营养不良的主要临床表现是　　　　　　　　　　　　　　　　(　)

A. 食欲减退　　　B. 精神萎靡　　　C. 进行性消瘦　　　D. 面色苍白　　　E. 肌肉松弛

3. 小儿结核性脑膜炎的早期临床表现是　　　　　　　　　　　　(　)

A. 性格改变　　　B. 前囟门饱满　　　C. 意识模糊　　　D. 惊厥　　　E. 脑膜刺激征

4. 小儿体格发育最快的时期在　　　　　　　　　　　　　　　(　)

A. 新生儿期　　　B. 婴儿期　　　C. 幼儿期　　　D. 学龄前期　　　E. 学龄期

5. 母乳喂养中，下列哪项方法不正确　　　　　　　　　　　　(　)

A. 早吸吮　　　B. 按需哺乳　　　C. 哺乳时，母亲以示指和中指夹钳乳头给婴儿吸吮　　　D. 哺乳毕，将婴儿直抱并轻拍其背部　　　E. 乳母患有急性传染病时不应哺乳

6. 一岁半小儿患婴儿腹泻伴重度脱水，有关静脉补液措施下列哪项不妥　　(　)

A. 先盐后糖　　　B. 先晶后胶　　　C. 先慢后快　　　D. 见尿补钾　　　E. 注意药物的配伍禁忌

7. 足月新生儿臀位产，生后一日突然惊厥，烦躁不安。体格检查：体温正常，前囟饱满，肌张力高，双眼凝视，唇微绀，心率 132 次/min，肺部未闻及啰音，有关治疗及护理下列哪项不恰当　　(　)

A. 保持安静，避免搬动　　　B. 烦躁不安，惊厥时可用镇静药　　　C. 可使用维生素 K，控制继续出血　　　D. 呼吸循环衰竭时，可连续使用中枢兴奋药　　　E. 吸氧、保暖、保持呼吸道通畅

【X 型题】

8. 对先天性心脏病的护理，下列何者不正确　　　　　　　　　(　)

A. 建立合理的工作制度　　　B. 可参加各种体育运动　　　C. 避免受凉、防止感冒　　　D. 少食多餐，给予高蛋白高热量易消化饮食　　　E. 避免任何的预防措施

9. 母乳喂养的好处包括　　　　　　　　　　　　　　　　(　)

A. 方便、经济、营养丰富　　　B. 含钙磷比例适当，但难以吸收　　　C. 含有丰富的抗感染物质　　　D. 产后早期哺乳，可刺激子宫收缩引起出血　　　E. 可增进母子感情

10. 小儿肺炎合并心力衰竭的诊断标准是　　　　　　　　　　(　)

A. 突然烦躁不安，面色苍白或唇周发绀　　　B. 呼吸困难突然加重，呼吸频率在 60 次/min 以上　　　C. 心率快，在 160～180 次/min　　　D. 肝脏短期内增大，超过 2 cm　　　E. 呼吸不规则

11. 治疗新生儿黄疸时，使用换血疗法的目的是　　　　　　　　(　)

A. 换出已致敏的红细胞和血清中的免疫抗体，阻止继续溶血　　　B. 去除血清中的未结合胆红素，防止核黄疸的发生　　　C. 纠正溶血导致的贫血，防止缺氧及心力衰竭　　　D. 纠正胎儿出生时水肿　　　E. 提高血氧饱和度

12. 治疗缺铁性贫血，铁剂不能与下列哪些物质同服　　　　　　(　)

A. 茶叶　　　B. 维生素 C　　　C. 牛奶　　　D. 咖啡　　　E. 果糖

13. 白血病联合化疗时应注意哪些事项 （　　）

　　A. 积极防治感染　　B. 密切随访周围血常规　　C. 当粒细胞＜0.5×10⁹/L 时应停止化疗

D. 注意碱化尿液　　E. 明显贫血时可输血

14. 高热惊厥的特点是 （　　）

　　A. 年龄多在 3～7 岁　　B. 多发生于病初突然高热时　　C. 发作呈局限性抽搐　　D. 发作次数少，时间短　　E. 神志恢复快，预后好

15. 护理使用洋地黄的患儿时，以下叙述正确的是 （　　）

　　A. 每次给药前应数脉搏或听心率　　B. 患儿应单独服用洋地黄，不要与其他药物混合　　C. 如出现心率慢、肝脏缩小、呼吸改善、尿量增加，说明洋地黄有效　　D. 服用洋地黄时应避免使用排钾利尿药，以免钾低　　E. 如发现心率过缓、心律失常、恶心呕吐、视力模糊、色视，提示洋地黄中毒的可能，应先停药，报告医师处理

二、填空题

1. 新生儿室内温度应是＿＿＿＿＿＿＿，湿度应在＿＿＿＿＿＿水平。

2. 小儿给药剂量按体重计算公式应是＿＿＿＿＿＿＿。

3. 婴儿后囟门在＿＿＿＿＿＿周闭合，前囟门在＿＿＿＿＿＿岁闭合。

4. 5 个月婴儿每分钟心跳＿＿＿＿＿＿次，呼吸＿＿＿＿＿＿次，以＿＿＿＿＿＿呼吸为主。

5. 婴儿辅助食品添加步骤是出生 2 周后加＿＿＿＿＿＿，4 个月后加＿＿＿＿＿＿、＿＿＿＿＿＿，6 个月后加＿＿＿＿＿＿、＿＿＿＿＿＿。辅助食品添加原则是由＿＿＿＿＿＿到＿＿＿＿＿＿，由＿＿＿＿＿＿到＿＿＿＿＿＿。

三、判断题

1. 婴儿 4 个月时应会格格地大声笑，伸手去接给他的东西，扶着站立时双下肢能跳动 （　　）

2. 计划免疫规定婴儿 6 个月以前应先后接受卡介苗、乙型肝炎、白喉、百日咳、破伤风及脊髓灰质炎等疫苗的免疫接种。 （　　）

3. 前囟门闭合过早常见于小头畸形，闭合过晚见于佝偻病、脑积水等。 （　　）

4. 新生儿肺透明膜病主要表现为出生 24 小时后出现进行性呼吸困难和青紫。 （　　）

5. 中度营养不良时体重低于正常均值的 25％。 （　　）

四、名词解释

1. 计划免疫接种

2. 小儿脑性瘫痪

3. 小儿生理性腹泻

4. 小儿肥胖症

5. 小儿高热

五、问答题

1. 试述小儿肥胖症的分度。

2. 试述小儿风湿热的临床主要表现。

3. 简述锌缺乏症的临床表现。

4. 试述小儿急性上呼吸道感染的临床特点。

5. 简述病毒性心肌炎的治疗。

一、选择题

1. A　2. C　3. A　4. B　5. C　6. C　7. D　8. BE　9. ACE　10. ABCD　11. ABC
12. ACD　13. ABCDE　14. BDE　15. ABCE

二、填空题

1. 22 ℃～24 ℃　55％～60％

2. 给药物剂量＝每千克体重每次或每日的药物剂量×体重千克数

3. 6～8　1～1.5

4. 110～130　30～40　腹式

5. 鱼肝油　鸡蛋黄　菜泥　面条　肉末　单一　多种　少量　适量

三、判断题

1. ＋　2. ＋　3. ＋　4. －　5. －

四、名词解释

1. 计划免疫接种：是指根据小儿的免疫特点和传染病发生的情况制定免疫程序，有计划地使用生物制品进行预防接种，以提高人群的免疫水平，达到控制和消灭传染病的目的。

2. 小儿脑性瘫痪：小儿脑性瘫痪简称脑瘫，是一组在小儿早期即发病的非进行性症候群，表现为非阵发性的中枢性随意肌功能受累，并可同时伴有癫痫、智力低下、语言和视觉障碍等。

3. 小儿生理性腹泻：多见于6个月以内婴儿，外观虚胖，常有湿疹，生后不久即出现腹泻，除大便次数增多外，无其他症状，食欲好，不影响生长发育；添加辅食后，大便即逐渐转为正常。

4. 小儿肥胖症：体重超过同年龄、同性别、同身高正常儿均值20％以上者。

5. 小儿高热：小儿腋温达到39.1 ℃～40.4 ℃时称小儿高热。

五、问答题

1. 小儿体重超过同年龄、同性别、同身高正常儿均值20％以上者即可诊断为肥胖症。其中超过均值20％～29％者为轻度肥胖，超过均值30％～39％者为中度肥胖，超过均值40％～59％者为重度肥胖，超过均60％以上者为超重度肥胖。

2. 小儿风湿热主要有以下临床表现：①心肌炎。②游走性多发性关节炎。③舞蹈病。④皮下结节。⑤环形红斑。

3. 锌缺乏症的临床表现为：①消化功能减退。②生长发育落后。③免疫功能降低。④智力发育延迟。⑤反复口腔溃疡、创伤愈合延缓及夜盲症。

4. 小儿急性上呼吸道感染临床症状轻重不一，年长儿症状较轻，婴幼儿较重；年长儿以局部症状为主，婴幼儿以全身症状为主，严重者可发生高热惊厥；有时呼吸道症状较轻或无，而以胃肠道症状为主，可出现类似于急腹症样症状；上呼吸道感染常为某些传染病的前驱症状。另外，有两种特殊的上呼吸道感染，即疱疹性咽峡炎和咽结合膜热。

5. ①休息：急性期至少应休息到退热后3～4周。有心功能不全及心脏扩大者应强调绝对卧床休息，以减轻心脏负担，一般总的休息时间不少于3～6个月。②激素：可提高心肌糖原含量，促进心肌中酶的活力，改善心肌功能，同时可减轻心肌的炎性反应，并有抗休克作用。一般用于较重的急性病例，轻症病例多不主张应用。③控制心力衰竭：常用地高辛或毛花苷C等。由于心肌炎时对洋地黄制剂较敏感，容易中毒，故剂量应偏小，一般用有效剂量的2/3即可。④大剂量维生素C：能清除自由基，增加冠状动脉血流量，改善心肌代谢，有助于心肌炎的恢复。⑤能量合剂：有加强心肌营养，改善心肌功能的作用。⑥抢救心源性休克：静脉滴注大剂量肾上腺皮质激素；静脉注射大剂量维生素 C；及时应用调节血管紧张度药物。

§16

传染科护理学基本知识

§16.1 传染科护理学基本知识问答

1. 何谓传染病的潜伏期？

从病原体侵入人体起，至开始出现临床症状为止的时期，称潜伏期。急性传染病潜伏期一般较短，有的仅数小时。潜伏期1～3日者有细菌性痢疾、流感等。潜伏期7～14日者有阿米巴痢疾、麻疹、百日咳等。两周以上者有病毒性肝炎、水痘等。

潜伏期的长短一般与病原体感染的量成反比。如果主要由毒素引起病理生理改变，则与毒素产生和扩散所需时间有关。如细菌性食物中毒，毒素在食物中已预先生成，则潜伏期短。狂犬病的潜伏期取决于病毒进入体内部位（伤口），与伤口至中枢神经系统的距离成正比。

2. 何谓传染源和传播途径？

（1）传染源：是指病原体已在体内生长繁殖并能将其排出体外的人和动物。包括传染病病人、隐性感染者、病原携带者和受感染的动物。

（2）传播途径：是指病原体离开传染源后，到达另一个易感者的途径。

3. 试述传染病流行过程的特征。

（1）流行性：按传染病流行的强度与广度可分为散发性发病、流行、大流行与暴发流行。

（2）季节性：不少传染病的发病有一定的季节性。主要是由于气温的变化与媒介昆虫的繁殖或传播方式易于实现有关。

（3）地方性：有些传染病与寄生虫病由于中间宿主的存在、地理条件、气温条件、人民生活习惯等原因，常具有地方性。

（4）外来性：某些传染病在国内或地区内原不存在，可由国外或外地而来的外来人口或物品从流行区带入。

（5）人群分布性：有的传染病在人群中的分布可与年龄、性别、职业密切相关。

4. 《中华人民共和国传染病防治法》将法定传染病分为几类？各包括哪些病种？

《中华人民共和国传染病防治法》自2004年12月1日起施行，将法定传染病分为甲、乙、丙三类。

（1）甲类传染病：鼠疫和霍乱。

（2）乙类传染病：传染性非典型肺炎、艾滋病、病毒性肝炎、脊髓灰质炎、人感染高致病性禽流感、麻疹、流行性出血热、狂犬病、流行性乙型脑炎、登革热、炭疽、细菌性和阿米巴性痢疾、肺结核、伤寒和副伤寒、流行性脑脊髓膜炎、百日咳、白喉、新生儿破伤风、猩红热、布鲁菌病、淋病、梅毒、钩端螺旋体病、血吸虫病、疟疾。

（3）丙类传染病：流行性感冒、流行性腮腺炎、风疹、急性出血性结膜炎、麻风病、流行性和地方性斑疹伤寒、黑热病、包虫病、丝虫病，以及除霍乱、细菌性和阿米巴性痢疾、伤寒和副伤寒以外的感染性腹泻病。自 2008 年 5 月 2 日起，手足口病纳入丙类传染病。

5. 传染病常见的热型有哪些?

热型是传染病重要特征之一，具有鉴别诊断意义。

（1）稽留热（sustained fever）：24 小时体温相差不超过 1 ℃，见于伤寒、斑疹伤寒等。

（2）弛张热（remittent fever）：24 小时体温相差超过 1 ℃，但最低点未达正常，见于伤寒缓解期、流行性出血热等。

（3）间歇热（intermittent fever）：24 小时内体温波动于高热与常温之下，见于疟疾、败血症等，又称败血症型热（septic fever）。

（4）回归热（relapsing fever）：骤起高热，持续数天，高热重复出现，见于回归热、布氏菌病等；在多次重复出现，并持续数月之久时，称波状热（undulent fever）。

（5）马鞍热（saddle type fever）：发热数日，退热一日，又再发热数日，见于登革热。

6. 对流行性乙型脑炎高热病人，为什么降温是护理的重要环节?

流行性乙型脑炎（以下简称乙脑）是夏秋流行的虫媒急性传染病，引起中枢神经系统弥漫性炎症损害，临床以高热、昏迷、抽搐、呼吸衰竭及脑膜刺激征阳性为特征。起病急，体温多在发病后 1~2 日达 39 ℃~40 ℃或以上，可持续 7~10 日，甚至延至 3~4 周。高热可加剧惊厥进而加剧呼吸衰竭，导致病人迅速死亡。乙脑的治疗主要是对症处理和加强护理。抓住高热中心环节，采取有效降温措施，就能缓解惊厥，减轻脑水肿，缓解呼吸衰竭，防治中枢神经系统严重损害，是降低病死率的关键。

7. 乙脑降温应注意哪些事项?

（1）首先采用物理降温，最好能住空调病房。因一般解热药对脑炎的降温疗效有限，且降温时间短，并可能因出汗过多而引起电解质紊乱或虚脱。用物理降温，如乙醇擦拭、冰敷、冰盐水灌肠时，应密切观察神志、面色、血压、四肢末梢循环等。如病人有寒战，可用少量镇静药。如高热仍不降可采用冬眠疗法。做深冬眠疗法时，需专人守护。

（2）应重视头部降温。脑耗氧量占全身耗氧量的 1/5 至 1/4。乙脑病人高热、惊厥，全身耗氧量增高。乙脑病人脑水肿、颅内压增高妨碍脑供血，更加重脑缺氧，故头部降温极为重要。头部降温可提高脑细胞对缺氧的耐受性，减少脑组织的耗氧量，从而保护脑细胞。一般认为体温下降 1 ℃，脑代谢可降低 6.5%，颅内压可降低 5.5%，故应设法给予冰帽、冰敷头部等降温。

（3）乙脑病人常有意识障碍，降温时要特别注意安全。冰袋外面要用冰袋套或布包裹，使用中要防止冻伤。置于头下冰袋中的冰块应砸成细小块，防止头部压疮。

（4）用电风扇吹风降温时，应避免让风直接吹向病人面部。

（5）定时测量体温，及时了解体温变化。

8. 流行性出血热病人的"三大主症"是什么?"三痛"、"三红"、"五期"分别是什么?

（1）三大主症：发热、出血、肾衰竭、肾功能不全是流行性出血热的主要特征，表现为突然出现的大量蛋白尿。

（2）三痛：为发热期的中毒症状。由于颅内血管充血，眼球周围软组织水肿及肾组织充血，病人感头痛、眼眶痛及腰痛。其中以腰痛最为突出。

（3）三红：由于皮肤黏膜充血及出血。在发病后1～4日，病人的颜面、颈部及上胸部的皮肤潮红、结合膜充血、出血，即所谓"三红"，病人常似醉酒貌。在腋下、前胸、软腭常发生出血点，这是流行性出血热较为典型的特征。

（4）五期：流行性出血热的病程可分为五期：①发热期。②低血压期。③少尿期。④多尿期。⑤恢复期。

9. 列表鉴别诊断流行性脑脊髓膜炎（简称"流脑"）、化脓性脑膜炎（简称"化脑"）和流行性乙型脑炎（简称"乙脑"）。

流脑、化脑、乙脑的鉴别诊断

鉴别要点		流脑	乙脑	化脑
多发季节	冬春	夏秋	无季节性	
潜伏期	2～4 日	1～2 周		
脑脊液	压力	↑	↑	↑
	外观	清或乳白	清亮	混浊
	白细胞	>1 000×10⁹/L 中性占多数	<1 000×10⁹/L 中性占多数	>1 000×10⁹/L 中性占多数
	蛋白	↑		↑
	葡萄糖	↓	正常	↓
	氯化物	↓	正常	↓
	病原学检查	脑膜炎奈瑟菌	病毒分离可呈阳性	化脓性细菌

10. 试述伤寒病人的饮食护理原则。

（1）高热呕吐不能进食者应静脉补液，补液量成人每日不得少于3 000 mL。

（2）急性发热期应给易消化的无渣流质或半流质饮食，每日摄入的热量不应低于2 000 J，并应补充各种维生素，如维生素B、维生素C等。

（3）体温下降后的缓解期，食欲逐渐好转，但需要特别警惕肠出血和肠穿孔的危险，可酌情进用细软无渣软食。

（4）恢复期病人应少量多餐，不宜过饱。应吃易消化饮食，避免粗糙甚至带骨、带刺的食物，注意防止肠出血和肠穿孔等并发症。

11. 中毒性痢疾病人护理中应注意观察什么？

中毒性痢疾表现以急性微循环障碍为主的病理生理变化，常有高热、惊厥、昏迷和感染性休克。早期肠道症状不明显，有的病例24小时后方出现典型的脓血便。且中毒性痢疾多发生于儿童，故观察难度更大。

（1）休克的观察：休克早期表现为面色苍白，四肢厥冷，脉细数，口唇发绀，皮肤出现花斑，呼吸急促，血压正常或偏低，此时应密切观察血压，包括收缩压、舒张压及脉压。收缩压若低于10 kPa，应每小时测压1次；若低于7 kPa，应每5～15分钟测量1次。细致观察尿量，详细记录。严重休克应留置尿管，每小时放尿 1 次，测尿相对密度及尿量。如每小时尿量在 25 mL 以下，尿相对密度正常或稍低，为休克致肾血流量减少；若相对密度高于 1.020，则说明少尿是由于血容量不足所致，可适当加快输液速度；如尿量少，相对密度又低于 1.016，则可能为肾衰竭，应立即减慢输液速度，并立即通知医师。

（2）呼吸衰竭及酸中毒：因脑循环障碍、脑水肿、缺氧，可引起中枢性呼吸衰竭。表现为面色灰暗、憋气、呼吸不规则，应立即给氧并通知医师，必要时用呼吸机辅助呼吸。遇呼吸深而快，应考虑有酸中毒的可能，及时抽血查电解质和血气分析。

（3）体温变化：体温过高或过低均说明病情恶化。如体温持续在 39 ℃ 以上，有可能发生惊厥、抽搐，应迅速物理降温，并每 15～30 分钟测温 1 次。必要时用人工冬眠降温。

（4）惊厥与抽搐：惊厥、抽搐是脑组织缺氧的表现，高热及刺激均可引起发作。发作时应观察有无窒息，谨防咬破舌头、摔伤、碰伤。

（5）胃肠道症状：细致观察大便量和性质。无大便时，应用直肠拭子或 0.9% 氯化钠注射液灌肠，除可采集大便做常规检查外，还可降温和减轻肠道内脓血便及细菌毒素的刺激和吸收。此外应对呕吐、腹胀、腹痛等亦应进行观察。

12. 列表比较阿米巴痢疾与细菌性痢疾的粪便特征。

阿米巴痢疾与细菌性痢疾粪便比较

项目	细菌性痢疾	阿米巴痢疾
肉眼观察	量少，脓血黏液便，无臭	量多，暗红色，果酱样，有腐臭
镜检	大量脓细胞、红细胞，有巨噬细胞	白细胞较少，红细胞成堆，有夏科-莱登晶体，可找到溶组织阿米巴滋养体
培养	痢疾杆菌阳性	痢疾杆菌阴性

13. 为什么阿米巴痢疾传染源不是急性期病人，而主要是慢性病人或排包囊者？

溶组织阿米巴有大滋养体、小滋养体和包囊三型，以包囊为感染体。急性期病人排出的大滋养体即使经口进入胃腔，也易被胃酸杀灭。而慢性期病人或包囊携带者，其大便中排出的包囊在大便中能存活 2 周以上，在水中能存活 5 周，能耐受常用化学消毒剂的作用。因此，慢性病人或排包囊者是主要传染源。

14. 巨大阿米巴肝脓肿病人护理应注意哪些事项？

（1）绝对卧床休息，防止脓肿因剧烈活动或突然起坐等发生破裂。

（2）如脓肿局部隆起接近膈肌，有反应性胸膜炎和右侧胸腔积液时，可引起血液循环和呼吸功能障碍，出现呼吸困难，此时宜取半坐位，降低膈肌位置。如脓肿局部疼痛，可取右侧卧位减少牵张。

（3）应给病人高热量、高营养、易消化饮食，并补充铁剂和各种维生素。由于巨大肝脓肿常使胃受压移位，应掌握少食多餐原则。

（4）积极给予护肝和全身支持治疗。应用抗阿米巴原虫药物时，应严密观察药物不良反应。

（5）做好肝穿刺抽脓术准备，以备随时进行紧急肝穿刺抽脓减压。如病情允许，一般宜先用抗阿米巴及止血药 2～3 日后，再行抽脓术，以减少原虫迁移性感染和穿刺出血的机会。

（6）密切观察病情变化，如发现有胸闷、心前区痛、呼吸困难加剧、咳巧克力色脓性痰、血痰或腹痛、腹肌紧张等，提示肝脓肿穿入心包、肺或腹腔内，应及时告知医师抢救，并做好急诊手术准备。

15. 试述重症肝炎的主要监护内容。

（1）对体温、脉搏、呼吸、血压等生命体征及肝性脑病早期的精神、神经症状、肝功能、肾功能以及尿相对密度及性状进行动态监测。

（2）准确记录每天出入水量。

（3）为清除肠道内积血，减少病人肠内血氨吸收，可用弱酸溶液灌肠，严禁用碱性溶液灌肠。

（4）为减少肠道内细菌分解尿素产氨，应口服抗生素或甲硝唑（灭滴灵）抑制肠菌。保持大便通畅以减少血氨及其他毒性物质的潴积。

16. 伤寒、痢疾病人的大便应如何处理？

用漂白粉消毒粪便。漂白粉用量与粪便量的比是：稀便 1：5，干便 2：5，搅拌后放置 2 小时。

17. 乙型肝炎三大抗原抗体系统是什么？有何临床意义？

（1）表面抗原（HBsAg），表面抗体（HBsAb）：表面抗原有抗原性，能激发人体产生抗体，是感染的标记。表面抗体是保护性抗体，阳性者，说明有免疫性。

（2）核心抗原（HBcAg），核心抗体（HBcAb）：核心抗原有感染性也有抗原性，使人体产生核心抗体，此抗体无保护作用。如核心抗体中的乙肝病毒（HBV）的免疫球蛋白（IgM、IgG）中 IgM 阳性，表示感染正处于急性期，有病毒增殖，而 IgG 阳性则是既往感染的指标。

（3）E 抗原（HBeAg），E 抗体（HBeAb）：E 抗原阳性者，说明病毒正在增殖且传染性很大。E 抗体阳性者，说明病毒增殖在下降，有传染性，但较小。

18. 试述乙型肝炎病毒（HBV）感染的临床分型。

根据"慢性乙型病毒性肝炎防治指南"（2005 年 12 月中国）将慢性 HBV 感染分为以下类型。

（1）慢性乙型病毒性肝炎：①HBeAg 阳性慢性乙型病毒性肝炎。②HBeAg 阴性慢性乙型病毒性肝炎。

（2）乙型病毒性肝炎肝硬化：①代偿期肝硬化。②失代偿期肝硬化。

（3）携带者：①慢性 HBV 携带者。②非活动性 HBsAg 携带者。

（4）隐匿性慢性乙型肝炎。

19. 麻疹、流脑、伤寒、猩红热的皮疹各有什么特点？

（1）麻疹：发热第 3～4 日后出皮疹，开始为斑丘疹，淡红色至鲜红色。压之褪色，重者压之不褪色。皮疹常从后发际开始，渐及额、面颈、躯干及四肢，最后达手掌及足底，

3～5 日达高峰，经 1～2 周消失并伴脱屑。出皮疹前，90%以上病人出现颊黏膜部位的麻疹黏膜疹。

（2）流脑：高热败血症期出现皮疹，少数病人先有玫瑰疹，但迅速转为瘀斑、瘀点。多数病人开始出现即为瘀点、瘀斑。病情严重者皮疹形状不一，颜色鲜红，后变紫红，但不高出皮肤，压之不褪色，散布在腰臀、胸腹；下肢也可见。

（3）伤寒：发热后第 5 日出疹，为淡红色小斑丘疹，称玫瑰疹，压之褪色，多在 2～4 日内消失。

（4）猩红热：发热后第 2 日出疹。皮疹常开始于耳后、颈部与上胸部，1 日内迅速蔓延至全身。典型皮疹是在全身皮肤弥漫性充血、发红基础上密集均匀散布的充血性斑疹，少数病人可有带小脓头的"粟粒疹"，严重中毒者可有出血性皮疹。出疹同时皮肤瘙痒。皮疹多于 48 小时达高峰，2～3 日退尽，重者可持续 1 周。

20. 何谓艾滋病？

艾滋病（AIDS）是获得性免疫缺陷综合征，由人免疫缺陷病毒（HIV）所引起的致命性慢性传染病。本病主要通过性接触和血液传播，病毒主要侵犯和破坏辅助性 T 淋巴细胞，使机体细胞免疫功能受损，最后并发各种严重的机会性感染和肿瘤。

21. 试述艾滋病的传染源、传播途径及高危人群。

（1）传染源：是病人和无症状病毒携带者。

（2）传播途径：包括性接触传播、注射途径传播、母婴传播及其他途径如器官移植、人工授精等。

（3）高危人群：男同性恋者、性乱交者、静脉药瘾者、血友病和多次输血者为高危人群。

22. 何谓埃博拉出血热？

埃博拉出血热又称埃博拉病毒病或中东呼吸综合征，是由埃博拉病毒（Ebola virus，EBOV）所引起的一种急性出血性传染病。主要通过病人的血液和排泄物传播，临床主要表现为急性起病，发热，肌痛，出血，皮疹和肝肾功能损害。

埃博拉出血热是一种严重的传染病，病死率最高可达 90%。1976 年，同时在刚果民主共和国和苏丹发生首发病例。此后该病主要在非洲地区传播，其他地区也有少量输入性病例发生。至今该病致死的病例已逾万人。

目前对埃博拉出血热尚无特效治疗方法，一些抗病毒药如干扰素和利巴韦林无效，主要是支持和对症治疗，包括注意水、电解质平衡，控制出血；肾衰竭时进行透析治疗等。使用恢复期病人的血浆治疗埃博拉出血热病人尚存在争议。近期已有疫苗试用于临床，效果有待进一步观察。

23. 何谓寨卡病毒？简述其流行现状。

寨卡病毒于 1947 在乌干达寨卡森林的恒河猴体内被发现，因此被称为"寨卡病毒"。它主要是通过蚊子传播，目前尚无有效治疗方法。本病在非洲、美洲、亚洲和太平洋均曾发生过人感染病例或疫情，但情况都不严重。近一年多来，本病在美洲呈暴发式流行，并漫延至世界许多国家。此次疫情之所以引起世界卫生组织的重视，是因为流行规模扩大，而且现在还高度怀疑这种病毒有可能引发新生儿小脑畸型或神经系统疾病。本轮寨卡病毒病第一例报告病例于 2015 年 5 月发生在巴西。世界卫生组织称，目前巴西国内共计报告 4 000 多例小头症疑似病例，其中确诊 270 例。目前，美洲地区已有 25 个国家和地区报告出现寨卡病毒病，并已采取了大规模灭蚊措施和疫苗研制工作。

§16.2　传染科护理学自测试题（附参考答案）

一、选择题

【A 型题】

1. 确定一种传染病的隔离期是根据　　　　（　　）

A. 该病人传染性大小　　B. 病情严重程度　　C. 病程的长短　　D. 潜伏期长短　　E. 发病季节

2. 下列哪项属于甲类传染病　　　　（　　）

A. 狂犬病　　B. 麻疹　　C. 肺结核　　D. 麻风病　　E. 霍乱

3. 传染性肝炎病人排泄物的处理最好选用　　　　（　　）

A. 来苏　　B. 苯扎溴铵　　C. 漂白粉　　D. 石炭酸　　E. 乳酸

4. 预防肠道传染病的综合措施中，应以什么环节为主　　　　（　　）

A. 隔离治疗病人　　B. 隔离治疗带菌者　　C. 切断传播途径　　D. 疫苗预防接种　　E. 接触者预防服药

5. 流行性乙型脑炎的传播途径是　　　　（　　）

A. 病人排泄物直接或间接传染　　B. 伤口分泌物传染　　C. 血液或注射器传染　　D. 飞沫或鼻咽分泌物传染　　E. 昆虫传染

6. 严格隔离的标志是　　　　（　　）

A. 黄色　　B. 红色　　C. 蓝色　　D. 灰色　　E. 棕色

7. 下列哪项不是阿米巴痢疾的传播途径　　　　（　　）

A. 食物　　B. 水　　C. 苍蝇　　D. 接触　　E. 蚊咬

8. 有关水痘-带状疱疹的流行病学特点，下述哪项是错误的　　　　（　　）

A. 病人是唯一的传染源　　B. 主要通过直接接触水痘疱疹液和空气传播　　C. 处于潜伏期的供血者可通过输血传播　　D. 人群普遍易感水痘，主要是儿童发病，20 岁以后发病者＜2%　　E. 病后免疫力持久，体内高效价抗体能清除潜伏的病毒

【X 型题】

9. 下列哪项属于乙类传染病　　　　（　　）

A. 鼠疫　　B. 流行性出血热　　C. 麻疹　　D. 流行性腮腺炎　　E. 梅毒

10. 下列哪项传染病的病原治疗首选青霉素　　　　（　　）

A. 流脑　　B. 钩端螺旋体　　C. 炭疽　　D. 伤寒　　E. 痢疾

11. 经血液传播的传染病有　　　　（　　）

A. 艾滋病　　B. 百日咳　　C. 肺结核　　D. 乙型病毒性肝炎　　E. 脊髓灰质炎

12. 下列哪项属高效消毒剂 ( )

A. 环氧乙烷　　B. 过氧乙酸　　C. 戊二醛　　D. 氯己啶（洗必泰）　　E. 乙醇

13. 化学消毒方法有 ( )

A. 喷雾　　B. 擦拭　　C. 浸泡　　D. 熏蒸　　E. 日晒

14. 可接种丙种球蛋白进行被动免疫预防的疾病是 ( )

A. 甲型病毒性肝炎密切接触者　　B. 麻疹密切接触者　　C. 丙型病毒性肝炎密切接触者

D. 脊髓灰质炎密切接触者　　E. 戊型病毒性肝炎密切接触者

15. 可用普通显微镜检查涂片来确定病原体而确诊的疾病是 ( )

A. 血液涂片检查微丝蚴　　B. 骨髓涂片检查疟原虫　　C. 皮肤瘀斑涂片检查脑膜炎奈瑟菌

D. 肝脏脓液涂片检查阿米巴原虫　　E. 粪便涂片检查痢疾杆菌

二、填空题

1. 乙型病毒性肝炎为_____隔离，狂犬病为_____隔离。

2. 流行过程的基本条件是_____，_____，_____。

3. 传染病的基本特征包括_____，_____，_____，_____。

4. 急性传染病的发生、发展和转归，通常分为_____、_____、_____、_____4个阶段。

5. 对 H1N1 流感病人，卫生部推荐使用的药物是_____。

三、判断题

1. 传染病房的走廊为清洁区。　　　　　　　　　　　　　　　　　　　( )

2. 通用的隔离标志橙色代表接触隔离。　　　　　　　　　　　　　　　( )

3. 传染病房的隔离衣、口罩、帽子应每日更换 1 次。　　　　　　　　　( )

4. 传染病人应在指定范围内活动，可以适当互串病室和外出。　　　　　( )

5. 蜘蛛痣常见部位有肩部、颈部。　　　　　　　　　　　　　　　　　( )

6. 流行性出血热的传播媒介是螨。　　　　　　　　　　　　　　　　　( )

7. 对 H1N1 流感全世界人口普遍易感。　　　　　　　　　　　　　　　( )

8. 埃博拉出血热目前尚未发现有效的治疗药物。　　　　　　　　　　　( )

9. 对消化道传染病起主导作用的预防措施是切断传播途径。　　　　　　( )

10. 病原体入侵人体后是否引起疾病，主要取决于病原体的致病力和机体的免疫功能。( )

四、名词解释

1. 潜伏性感染

2. 赫氏反应

3. 易感者

4. 传染源

5. 回归热

五、问答题

1. 试述急性重症肝炎的临床特点。

2. 试述阿米巴肝脓肿临床表现。

3. 狂犬咬伤后如何处理伤口？

4. 试述乙肝三大抗原抗体系统及其临床意义。

5. 试述传染病的流行病学特征。

一、选择题

1. D 2. E 3. C 4. C 5. E 6. A 7. E 8. E 9. BCE 10. ABC 11. AD 12. ABC 13. ABCD 14. ABD 15. ABCD

二、填空题

1. 血液/体液　接触

2. 传染源　传播途径　人群易患性

3. 病原体　传染性　流行病学特征　感染后免疫

4. 潜伏期　前驱期　症状明显期　恢复期

5. 奥司他韦（达菲）

三、判断题

1. － 2. ＋ 3. ＋ 4. － 5. － 6. ＋ 7. ＋ 8. ＋ 9. ＋ 10. ＋

四、名词解释

1. 潜伏性感染：病原体进入人体后潜伏于机体的隐蔽部分，无大量繁殖，也不排出体外，不能被机体的免疫系统识别杀灭，在一定条件下可引起感染。

2. 赫氏反应：钩端螺旋体病病人在接受首剂青霉素或其他抗菌药物后，可因短时间内大量钩体被杀死而释放大量毒素，引起临床症状的加重反应，常见为高热、寒战、血压下降。

3. 易感者：对某一传染病缺乏特异性免疫力的人。

4. 传染源：是指病原体已在体内生长繁殖并能将其排出体外的人和动物。包括传染病人、隐性感染者、病原携带者和受感染的动物。

5. 回归热（relapsing fever）：骤起高热，持续数日，高热重复出现，见于回归热、布氏菌病等；在多次重复出现，并持续数月之久时，称波状热（undulent fever）。

五、问答题

1. 急性重症肝炎的临床特点为：既往无肝炎病史，起病后 10 天内出现肝性脑病，黄疸迅速加深，有出血倾向，可出现肝肾综合征，肝脏迅速缩小。

2. 阿米巴肝脓肿的临床表现为：①长期发热、间歇或弛张热。②肝区热。③肝区水肿、叩痛。④右下肺呼吸音改变。

3. 狂犬咬伤后伤口的处理包括：①尽快用 20％肥皂水或 0.1％季胺类消毒液反复冲洗半小时。②冲洗后用 70％乙醇反复涂擦。③伤口一般不要缝合或包扎。④及时全程注射狂犬病疫苗，必要时加用免疫血清。

4.（1）表面抗原（HBsAg），表面抗体（HBsAb）：表面抗原有抗原性，能激发人体产生抗体，是感染的标记。表面抗体是保护性抗体，阳性者，说明有免疫性。

（2）核心抗原（HBcAg），核心抗体（HBcAb）：核心抗原有感染性也有抗原性，使人体产生核心抗体，此抗体无保护作用。如核心抗体中的乙肝病毒（HBV）的免疫球蛋白（IgM、IgG）中 IgM 阳性，表示感染正处于急性期，有病毒增殖，而 IgG 阳性则是既往感染的指标。

（3）E 抗原（HBeAg），E 抗体（HBeAb）：E 抗原阳性者，说明病毒正在增殖且传染性很大。E 抗体阳性者，说明病毒增殖在下降，有传染性，但较小。

5. **传染病的流行过程有以下特征：**

（1）流行性：按传染病流行的强度与广度可分为散发性发病、流行、大流行与暴发流行。

（2）季节性：不少传染病的发病率每年有一定的季节性升高。主要是由于气温的变化与媒介昆虫的繁殖或传播方式易于实现有关。

（3）地方性：有些传染病与寄生虫病由于中间宿主的存在、地理条件、气温条件、人民生活习惯等原因，常具有地方性。

（4）外来性：某些传染病在国内或地区内原不存在，可由国外或外地而来的外来人口或物品从流行区带入。

（5）人群分布性：有的传染病在人群中的分布可与年龄、性别、职业密切相关。

§17

神经内科护理学
基 本 知 识

§17.1 神经内科护理学基本知识问答

1. 何谓谵妄、嗜睡、昏睡和昏迷？

（1）谵妄：病人意识不清，并伴有躁动不安、错觉、幻觉或胡言乱语等精神症状。

（2）嗜睡：是一种病理性的倦睡，可被唤醒，但一旦刺激移去后又迅速入睡。嗜睡是意识障碍的早期表现，应引起重视。

（3）昏睡：较嗜睡深而较昏迷浅的意识障碍状态，施以刺激可唤醒。昏睡时各种反射均存在，如角膜、瞳孔和腱反射。

（4）昏迷：意识完全消失，施以刺激不可能唤醒。昏迷又可分为浅昏迷、深昏迷。常以某些反射（吞咽反射、咳嗽反射、瞳孔对光反射、角膜反射等）的存在或消失作为判断昏迷深度的指标。浅昏迷时对强刺激有反应，上述反射减弱。深昏迷时对各种强刺激均无反应，上述各种反射消失。

2. 试述脑出血的病因及观察、护理要点。

（1）脑出血病因：高血压和动脉粥样硬化是脑出血最常见的病因。先天性脑血管畸形、脑动脉瘤以及血液病、脑动脉炎均可引起脑出血。

（2）脑出血观察要点：①降低血压是控制出血的关键。24小时内是否能将收缩压降至理想水平直接与预后有关。②每2～4小时测意识、瞳孔、血压、脉搏、呼吸1次，以了解病情变化。如果压眶反射消失或昏迷加深、血压升高、瞳孔散大、脉搏缓慢并出现去皮质强直或呼吸不规则时，提示出血扩展，要及时处理。③及时发现脑疝前驱症状。如剧烈头痛，频繁呕吐，意识障碍加深、血压急剧上升，脉搏变慢或出现一侧瞳孔扩大，对光反射迟钝等脑疝的前驱症状，应紧急处理。

（3）脑出血护理要点：①尽量少搬动。为促进静脉回流，减轻脑水肿，降低颅内压，病人的头部可置一软枕，并抬高15°～30°。病人的头应偏向一侧，并及时抽吸口、鼻内的分泌物，必要时做气管切开。②起病72小时内禁食，静脉维持营养。如无呕吐及胃出血，于第3日放置胃管，给予低脂、低盐、易消化的流汁。按昏迷及截瘫病人的护理常规护理，防止并发症发生。③高热时要进行物理降温。

3. 试述蛛网膜下腔出血的病因、临床表现及护理。

（1）病因：蛛网膜下腔出血的病因很多，其中以先天性颅内动脉瘤最常见，脑血管畸形和脑动脉硬化次之，再次为各种感染所致的脑动脉炎、肿瘤破坏血管、血液疾病、胶原系统疾病等。

（2）临床表现：半数以上病例出血前有发作性头痛的前驱期，安静和活动时均可发病，而以活动时发病为常见。病人常有剧烈头痛，先由某一局部开始，最先头痛部位往往指向血管破裂部位。继而呕吐，常可出现神志不清和抽搐、血压升高、烦躁不安及大小便失禁。昏迷常较浅，持续时间短。出血后常有一段时间发热。如出血停止，头痛等症状逐渐减轻，

2～3周后症状可完全消失，或留有轻微神经损害体征。蛛网膜下腔出血常易复发，第二次出血的临床表现与前次相似。

（3）护理：急性期病人绝对卧床4周以上，保持病室安静，避光。要保持大小便通畅，避免因用力大便时发生再出血。严密观察神志、瞳孔、血压、脉搏、呼吸。如发生再出血先兆应及时处理。如有意识障碍按昏迷病人护理常规护理。

4．试述脑血栓形成的病因及临床表现。

（1）病因：最常见的是动脉粥样硬化，其次为各种原因的脑动脉炎，少数病人可因为血管外伤、先天性动脉狭窄、真性红细胞增多症等引起。

（2）临床表现：本病多发于中年以后。多数病人在睡眠、安静等血流缓慢、血压降低的情况下发病。约25％的病人有短暂性脑缺血发作病史。常见各种类型的失语、偏瘫、偏盲，并可有不同程度的意识障碍。

5．试述脑栓塞的病因及临床表现。

（1）病因：最常见的原因有风湿性心瓣膜病伴发慢性心房颤动，亚急性细菌性心内膜炎，心脏人工瓣膜等心源性赘生物脱落，大动脉管壁硬化斑块脱落形成栓子，癌细胞栓子，气体栓子，长骨骨折后的脂肪栓子，心脏直视手术的血栓形成等。

（2）临床表现：常见于青壮年，起病急剧，严重病人在数秒钟之内即发展至最严重的程度。偏瘫、意识丧失、全身抽搐等为常见症状，常因脑水肿、脑疝死亡。轻者可出现脑局部症状，如局限性抽搐、偏盲、偏瘫、失语等。较小的脑栓塞，神经症状可完全恢复，亦可留有不同程度的后遗症。

6．试述急性炎症性脱髓鞘性多发性神经病的症状。

（1）运动障碍：四肢对称性无力，无力自远端向近端发展或者相反。四肢肌萎缩，肌张力减低，腱反射消失，呈弛缓性瘫痪。脑神经受累以双侧周围性面瘫常见，其次以吞咽困难、反呛、构音障碍为表现的舌咽和迷走神经麻痹较多见。

（2）感觉障碍：末梢型感觉异常，腰、腿、肩、颈部受牵拉时疼痛。

（3）呼吸障碍：呼吸困难或呼吸麻痹。

（4）少数有尿潴留、脑膜刺激征、心律失常、心肌损害等。

7．试述急性炎症性脱髓鞘性多发性神经病的处理。

（1）激素疗法：此病并非由于微生物对神经细胞的直接感染，很可能是免疫反应对周围神经组织的间接作用，故用大剂量激素以抑制自身免疫反应。

（2）神经营养药物：可选用大剂量维生素、辅酶A、腺苷三磷酸、细胞色素C。

（3）呼吸麻痹处理：气管切开，机械呼吸，经常吸痰，保持呼吸道通畅。

（4）抗感染：选用有效抗生素，防止因后组脑神经麻痹致反呛等而并发呼吸道感染。

（5）支持疗法：注意营养及水电解质的平衡，必要时静脉补液及补充钾盐。重症病人可考虑输血浆蛋白或复方氨基酸。

（6）有延髓麻痹或吞咽困难者宜行鼻饲，以免反呛引起窒息。

（7）恢复期：以针灸和理疗为主。

8. 试述重症肌无力病人的护理要点。

重症肌无力是一种表现为神经肌肉接头之间传递障碍的获得性自身免疫性疾病。本病护理要点如下：

（1）严密观察病情变化。特别要注意呼吸情况，观察有无发绀（注意肌无力危象和胆碱能危象的鉴别）。症状加重时，备气管切开包和人工呼吸机，以便必要时急用。

（2）使用大剂量激素治疗时，应注意消化道出血和血压升高等不良反应。

（3）避免过度疲劳。忌用有害药物如链霉素等。

（4）严重者需要人工呼吸和鼻饲流汁长达数月始达疗效高峰，护理上要有长期作战的思想准备。

9. 简述癫痫的临床分型。

癫痫按病因可分为原发性癫痫和继发性癫痫。临床上可分为以下类型。

（1）癫痫大发作：以突然发作之意识丧失和全身抽搐为特征。按其发作过程可分为三期。①惊厥前期：少部分病人在发生全身抽搐前的一瞬间意识到要发病，可采取保护措施。②惊厥期：即全身抽搐。在此期中，呼吸暂时中止，瞳孔散大，对光反射和深浅反射消失。③惊厥后期：在阵挛期可有暂时的散在性的强直痉挛，继之全身骨骼肌松弛，包括括约肌松弛出现大小便失禁。

（2）癫痫小发作：以短暂意识障碍为特征。多见于儿童和少年，约半数在青春期痊愈。可为原发性和继发性。分失神小发作、肌阵挛性小发作、不典型性小发作 3 种类型。

（3）癫痫局限性发作：表现为身体某一固定部位的抽搐或感觉障碍。根据起源不同，临床上又可分为局限性运动发作和局限性感觉发作。

（4）癫痫精神运动性发作：又称颞叶癫痫，系局限性而具有复杂症状的发作，病人可做出各种无目的的行为，发作形式可能只限于丰富的精神症状，亦可继而出现大发作。

（5）癫痫持续状态：或称癫痫状态，是癫痫连续发作之间意识尚未完全恢复又频繁再发，或癫痫发作持续 30 分钟以上不自行停止。

10. 试述癫痫大发作的处理。

（1）立即让病人就地平睡，解开衣领和腰带，头偏向一侧，保持呼吸道通畅，及时给氧。

（2）尽快将压舌板或毛巾、手帕置于病人口腔的一侧上下臼齿之间，防止咬破舌头及颊部。

（3）注意保暖和预防感冒，炎热季节要防止中暑。

（4）应有专人陪伴或加床栏，不能往病人嘴里灌汤喂药，防止吸入性肺炎。

（5）对抽搐的肢体不能用暴力硬压，以免骨折、脱臼等。

（6）少数病人在意识恢复过程中有短时间的兴奋躁动，应加以保护，防止自伤和他伤。

（7）积极控制抽搐，可选用地西泮、苯妥因钠、苯巴比妥等抗惊厥药物。

（8）注意水、电解质和酸碱平衡，防止酸中毒。

11. 试述癫痫间隙期的给药方法。

癫痫病人在间隙期应定时服用抗癫痫药物。药物治疗原则是从单一药物开始，剂量由小至大，逐步增加。一种药物增加到最大剂量而仍不能控制发作时再加用第二种药物。经药物控制 2～3 年，脑电图随访癫痫性放电消失方可开始减药。减药过程要慢和稳，应首先从复合治疗转为单一治疗，单一药物从大剂量减至小剂量。

12. 试述神经系统脑电图检查、计算机断层成像检查（CT）和 ECT 检查前的准备工作。

（1）脑电图：检查前一日病人须洗头，去除头皮油脂以减低电阻，有利于脑电图形的显示。检查当日可进食，以免血糖下降影响检查结果。癫痫病人检查前 3 日应停服抗癫痫药，但要观察癫痫有无发作及发作的表现。

（2）计算机断层成像（CT）：检查前一日须洗头，去除油脂，以利检查。在检查中估计要用碘剂加强显像时，须在检查前一天做好碘过敏试验。意识不清、躁动不安病人应适当给予镇静药。颅内压增高病人需降低颅压，以防检查时呕吐窒息。

（3）ECT：检查前无需特殊准备，空腹，排空小便。

13. 试述脑血管及脑室造影的术前准备。

（1）向病人及家属说明脑血管、脑室造影的必要性和造影中及造影后可能发生的反应。做好病人的思想工作，解除顾虑以取得合作。

（2）检查病人的出凝血时间及血小板计数。

（3）做普鲁卡因及碘的过敏试验。

（4）根据造影部位按外科手术前的要求准备皮肤。

（5）术前半小时按医嘱给予镇静药物。

（6）备齐抢救药品及器械。

14. 试述脑血管及脑室造影的术后护理和观察。

（1）造影后穿刺部位盖以消毒纱布。无特殊情况平卧 4 小时后再起床活动或进食。

（2）经常观察穿刺部位有无血肿渗血及呼吸是否正常。

（3）仔细检查原有神经症状是否加重。

（4）椎动脉造影后观察病人的眼球运动、视力，若有黑蒙、视物旋转、眼球震颤，可能为造影之严重并发症——椎基动脉阻塞，应及时处理。

（5）脑室造影后留置脑室引流者应观察是否有脑组织损伤致脑室出血。如出血轻微一般不作特殊处理，出血严重应手术治疗。

§17.2　神经内科护理学自测试题（附参考答案）

一、选择题

【A 型题】

1. 危及急性炎症性脱髓鞘性神经病的病人生命最常见的情况是 （　　）

A. 四肢瘫痪　　B. 发热　　C. 吞咽困难　　D. 呼吸困难　　E. 心动过速

2. 脑出血病人出现昏迷加深与瞳孔不等大，提示 （　　）

A. 丘脑出血　　B. 脑疝形成　　C. 脑室出血　　D. 血流入蛛网膜下腔　　E. 中脑出血

3. 癫痫大发作最具特征的表现是 （　）

A. 发作性偏瘫　　B. 发作性肢体麻木　　C. 发作性意识障碍　　D. 发作性头痛　　E. 发作性强直阵挛抽搐及意识障碍

4. 发生急性脑疝时，以下哪项抢救是错误的 （　）

A. 使用高渗脱水药　　B. 脑室穿刺引流　　C. 减少脑血流量及降低神经细胞耗氧量　　D. 颅压监护　　E. 改变体位

5. 下列哪项不是确诊蛛网膜下腔出血的指征 （　）

A. 剧烈头痛　　B. 呕吐　　C. 脑膜刺激征阳性　　D. 脑脊液为均匀的血性液体　　E. 意识障碍

6. 脑疝急救首选 （　）

A. 20％甘露醇　　B. 地塞米松　　C. 苯巴比妥钠　　D. 呋塞米　　E. 地西泮

7. 脑室穿刺引流术后一般每日引流脑脊液量不超过 （　）

A. 100 mL　　B. 200 mL　　C. 300 mL　　D. 400 mL　　E. 500 mL

【X 型题】

8. 高血压脑病是一种可以致死的病症，必须进行紧急处理，其治疗原则为 （　）

A. 降血压　　B. 控制抽搐　　C. 减轻脑水肿　　D. 降低颅内压　　E. 利尿

9. 脑出血急性期主要护理措施包括 （　）

A. 就地抢救　　B. 头部抬高 30°　　C. 保持呼吸道通畅　　D. 吸氧　　E. 严密观察生命体征变化

10. 中枢性眩晕可有 （　）

A. 眼震　　B. 平衡障碍　　C. 恶心、呕吐　　D. 耳鸣　　E. 视物有旋转感

二、填空题

1. 颅内压增高的三主症是：_____、_____和_____。

2. 蛛网膜下腔出血急性期应绝对卧床休息_____周。

3. 重症肌无力是一种表现为_____接头之间传递障碍的_____。

4. 成年人正常颅内压为_____，腰穿术后病人应_____（卧位）_____（时间）。

5. 正常光线下正常瞳孔大小为_____。

三、判断题

1. 癫痫大发作及小发作都是原发性癫痫。 （　）

2. 癫痫发作时应迅速喂入抗癫痫药。 （　）

3. 脑出血病人出现昏迷加深与瞳孔不等大提示为脑疝形成。 （　）

4. 脑出血的病因最主要的是高血压及动脉粥样硬化。 （　）

5. 急性枕骨大孔疝早期主要表现为呼吸、循环障碍。 （　）

6. 人工冬眠治疗病人不宜翻身。 （　）

7. 颅内压＞2.7 kPa 为颅内压增高的危险临界点，应立即报告医师。 （　）

8. 癔症性痉挛多在白天或暗示下发作，发作时有神经系统病理征。 （　）

9. 晕厥是突然发生的意识丧失，常需 1 小时以上才能恢复。 （　）

10. 腰椎穿刺术后病人应平卧 24 小时，以免引起头痛。 （　）

四、名词解释

1. 重症肌无力

2. 癫痫持续状态

3. 谵妄

4. 颅内压

5. 脑膜刺激征

五、问答题

1. 简述急性炎症性脱髓鞘性多发性神经病的主要护理措施。

2. 试述短暂性脑缺血发作的临床特征和意义。

3. 简述为意识障碍病人行口腔护理时的注意事项。

4. 试述腰椎穿刺的禁忌证。

5. 试述癫痫病人的出院指导。

参考答案

一、选择题

1. D 2. B 3. E 4. E 5. E 6. A 7. E 8. ACD 9. ABCDE 10. ABCE

二、填空题

1. 头痛 呕吐 视盘水肿

2. 4～6

3. 神经肌肉 自身免疫性疾病

4. 70～200 mmH$_2$O 去枕平卧 4～6 小时

5. 2.5～4 mm

三、判断题

1. — 2. — 3. ＋ 4. ＋ 5. ＋ 6. — 7. ＋ 8. — 9. — 10. —

四、名词解释

1. 重症肌无力：是一种表现为神经肌肉接头之间传递障碍的获得性自身免疫性疾病。

2. 癫痫持续状态：癫痫大发作在短期内频繁发生，以致发作间隙中意识持续昏迷者。

3. 谵妄：病人意识不清，并伴有躁动不安、错觉、幻觉或胡言乱语等精神症状。

4. 颅内压：颅腔内容物对颅腔所产生的压力称颅内压，成人颅内压应不高于 200 mmH$_2$O。

5. 脑膜刺激征：指脑脊膜及神经根受刺激而引起的症状，主要表现为颈项强直、克氏征阳性、布氏征阳性。

五、问答题

1. 急性炎症性脱髓鞘性多发性神经病的主要护理措施有：①严密观察病人的呼吸频率、呼吸节律、呼吸深度、心律、心率、血压及吞咽动作的变化，有异常情况及时通知医师。②保持呼吸道的通畅，吸氧、吸痰，准备好气管插管、气管切开、心电监护及机械通气设备，随时准备配合抢救。③给予精神安慰和鼓励，消除病人的紧张、恐惧心理。④保持床单位整洁、干燥和做好皮肤护理，勤翻身，预防压疮。⑤早期进行肢体的被动活动，防止肌肉萎缩和关节挛缩。⑥病人不能吞咽时，尽早胃管鼻饲并按鼻饲法护理。⑦保持大、小便通畅，保持会阴部清洁和做好留置导尿管的护理。⑧为病人提供有关疾病治疗和康复知识的信息。

2. 短暂性脑缺血发作（TIA）的临床表现根据缺血部位和范围不同而多种多样，但有共同的临床特征：

（1）发作突然。

（2）持续时间短暂，发作持续数分钟或十余分钟后缓解，最长不超过 24 小时。

（3）恢复完全，一般不遗留神经功能缺损。

（4）常反复发作，每次发作症状相似，提示每次发作均涉及相同的某一动脉供应的脑功能区。近期频繁 TIA 是脑梗死的高危因素。

3. 为意识障碍病人行口腔护理时应注意：①棉球要夹紧。②一次一个棉球。③棉球不可过湿。④禁止漱口。⑤口腔护理前后应吸痰。

4. 腰椎穿刺的禁忌证包括：穿刺部位有化脓性感染或脊柱结核者、颅内压明显增高、怀疑颅后窝肿瘤、脊髓压迫症的脊髓功能正处于丧失的临界状态者、血液系统疾病有出血倾向者、使用肝素等药物导致的出血倾向者、血小板$<5 \times 10^{10}/L$ 者。

5. 癫痫病人的出院指导包括：①遵医嘱坚持服药 2～5 年不间断，并于每日固定时间服用。②养成良好的生活习惯，按时作息，保证充足的睡眠，避免过度劳累。③外出需有人陪伴，单独外出时随身携带疾病治疗卡及写有姓名、联系电话、家庭住址的个人资料卡片。④有发作先兆时，尽快就近平卧，并于上下齿间咬一手帕或毛巾。⑤不宜从事高空、炉旁、水上、驾驶、高压电机房等危险性工作，不宜参加重体力劳动和剧烈运动。⑥尽量避声、光刺激等特发性因素。

§18

精神科护理学
基本知识

§18.1　精神科护理学基本知识问答

1. 何谓妄想、幻觉、错觉?

(1) 妄想:是一种在病理基础上产生的不能被纠正的错误的信念和判断。

(2) 幻觉:是指无客观事物作用于感觉器官而出现的类感知觉。

(3) 错觉:错觉是指对具体客观存在的事物的整体属性的错误感知,也就是把实际存在的事物被歪曲地感知为与实际完全不相符合的事物。

2. 试述精神分裂症的概念及临床分型。

精神分裂症是以认知、情感、意志行为的分裂,整个精神活动与周围环境的不协调为主要特征的一类最常见的精神疾病。临床分为单纯型、青春型、紧张型、偏执型、未定型。

3. 列表说明癫痫大发作与癔症性痉挛的鉴别。

癫痫大发作与癔症性痉挛鉴别表

鉴别要点	癫痫大发作	癔症性痉挛
发病精神因素	发作无诱因	有诱因
发作先兆	发作前大部分有先兆	无
发作时意识状态	意识完全丧失,常有跌伤,发作后完全遗忘	意识模糊、狭窄,能回忆,不易跌伤
痉挛发作时间	日夜均可发作,尤以夜间易发,不择地点	多在白天人多或暗示下发作,能保护自己,不易跌伤
痉挛表现	强直期→阵挛期→恢复期,发作形式不变	四肢强硬、乱舞,无规律,多变
瞳孔变化	瞳孔多散大,对光反射暂时消失	对光反射存在
大小便失禁	多有大小便失禁,唇舌咬伤	无,偶有例外
病理反射	有神经系统病理征	无
抽搐时间	发作时1~3分钟	10分钟至数小时
暗示作用	精神治疗无效,抗癫痫药有效	精神治疗有效
脑电图	脑电图多异常	正常

4. 试述判断意识障碍的标准。

(1) 定向力障碍:轻时只有周围环境定向障碍,表现为时间、地点、人物定向不准确,其中以时间定向障碍最早出现。严重时自我定向丧失,即不能准确地回答自己的姓名、年龄、职业等。

(2) 感觉阈限增高:对外界事物的感知发生了不同程度的困难或紊乱,严重时甚至完全不能识辨或感知,有的病人表现为意识范围狭窄。

(3) 精神活动紊乱:病人出现幻觉,思维不连贯,分析、综合、计算、理解等能力丧失,情感不稳定,行为凌乱。

（4）记忆障碍：病人在意识障碍过程中的经历，恢复后部分或完全遗忘。

5. 试述观察精神病人的方法。

（1）直接观察法：观察病人的言语、表情及行为，可正面与病人交谈，了解病人的思维内容，也可启发病人自己述说。探视时观察病人与家属接触的态度，亲热或敌视，以及与家属谈话的内容。也可有目的地给病人安排一定的活动，注意观察其反应。

（2）间接观察法：通过病人的书信、日记及绘画等，了解病人的思维内容，或从工作娱乐活动中观察和了解病人注意力是否集中，能否坚持等。

6. 试述精神病人的观察内容。

（1）一般观察：全身有无外伤，个人卫生情况，生活自理程度，接触主动或被动。对人热情、冷淡、粗暴或抗拒。睡眠、饮食、排泄情况。对住院和治疗的态度。

（2）精神状态：有无意识障碍，有无幻觉、错觉及感知综合障碍；有无思维中断、不连贯、破裂性思维和强迫观念；有无妄想；有无自杀、自伤、伤人、毁物及逃跑企图，情感的稳定性和协调性如何，意志行为有无目的性；有否愚蠢、离奇、刻板、模仿动作；有无本能活动增强。

（3）躯体情况：体温、脉搏、呼吸、血压如何。一般健康状况如何。有无呼吸、消化、心血管等系统疾病。

（4）治疗不良反应及其他：病人对治疗的态度如何；治疗效果及不良反应如何；有无皮疹、黄疸、锥体外系等症状；有无其他明显的不适。

（5）心理需求状况。

7. 试述神经症的基本含义和临床类型。

这类疾病的共同特征是起病与心理社会因素有关；病前多有一定的素质和人格基础；症状主要表现为脑功能失调症状、情绪症状、强迫症状、疑病症状、多种躯体不适感等，但无器质性病变，自知力存在。神经症可分为以下临床类型：①恐怖症。②焦虑症。③强迫症。④躯体形式障碍。⑤神经衰弱。

8. 试述情感性精神病的主要临床特征。

情感性精神病是以显著而持久的情感高涨或低落为主要症状的一种精神病，伴有相应的认知和行为改变。其临床特征为躁狂和抑郁相互循环发作或单相发作。躁狂状态的主要症状是情感高涨，思维奔逸，意志增强。抑郁状态的主要症状是情感低落，抑郁，思维缓慢，意志减退。

9. 试述电休克治疗的护理要点。

（1）让病人仰卧于治疗台上，于胸椎5～8节之间垫上沙袋，颈下置以小枕。

（2）将齿垫置于上下白齿之间，并让病人咬住。

（3）左右两名工作人员，分别扶好病人肩胛、肘及膝关节，以保护好肢体。

（4）做好一切准备后便通知开始，此时护理人员应集中注意病人，抽搐开始时，应适当扶好四肢，不可用力过猛，将抽搐的节律稍加控制，防止发生骨折。

（5）抽搐后立即将病人侧卧，使唾液便于流出，并同时进行人工呼吸，以利迅速恢复。

（6）如自主呼吸未能恢复或呼吸困难者，立即给予呼吸中枢兴奋剂，必要时给氧。

（7）让病人卧床休息，专人守护，防止跌伤或碰伤。躁动病人应予保护，待完全清醒后为止。

（8）治疗后注意保暖，防止受凉。

（9）观察治疗后的反应，如有头痛、呕吐、大汗、面色苍白或其他不适时，应立即通知医师处理。

（10）保持环境安静，使病人有较长时间的睡眠。

10. 试述精神病病人的护理内容。

精神病病人的护理内容包括安全护理（自杀、外走、暴力行为）、日常生活护理、饮食护理和睡眠护理。

11. 试述常用抗精神病药的不良反应及其预防和护理。

（1）锥体外系征：

1）帕金森综合征：病人表现为动作迟缓、肌肉僵硬、表情呆滞、流涎、震颤、共济失调，严重者有吞咽困难、语言不清等。持续大剂量服药时，可根据医嘱给予抗震颤麻痹药物，出现上述情况者，除及时通知医师处理外，因病人行动障碍，生活不能自理，故需加强个人卫生及生活护理，如喂食、穿脱衣服，行走时多加扶持，防止跌伤。吞咽困难者，给予软而易消化的食物。流涎者，加强口腔护理，防止口水污染衣服，必要时让病人卧床休息。

2）迟发性运动障碍：临床表现为口舌不自主地刻板运动，如鼓腮吸吮、转舌、咀嚼等，此外，肢体可有不自主摆动，躯干强直或扭转等。出现上述症状时，应加强精神安慰及生活护理，创造条件改善病人睡眠质量。

3）急性肌张力障碍：表现为痉挛性斜颈、角弓反张、动眼危象、躯干或肢体的扭转性运动等。发现后立即遵医嘱给予肌内注射东莨菪碱，并嘱病人卧床休息。

4）静坐不能：表现为烦躁不安，不能静坐，反复走动或原地踏步。地西泮或普萘洛尔对此有效。

（2）心血管系统并发症：主要为直立性虚脱，多由于大剂量及静脉注射药物后突然起床引起。临床表现为眩晕、面色苍白、冷汗、心慌、血压下降等。预防的主要措施是服用较大剂量药物的病人起床时动作要慢，做静脉注射者，让其卧床休息，年老伴有动脉硬化者，尽量避免采用注射法。

（3）消化系统并发症：①黄疸及中毒性肝炎。②恶心、呕吐、食欲缺乏。③便秘。

（4）皮肤并发症：主要为药物皮疹，表现为鲜红色猩红热样疹，也可呈一片，多开始于脸部和双手等暴露部位，也可发生于躯干，局部皮肤发痒、刺痛或烧灼感，严重者可发生糜烂、脱屑或渗出物，并伴有口腔黏膜肿胀和发热。药物皮疹的处理包括：①避免日光照射。②早期发现后立即通知医师处理。③按医嘱给予止痒药物涂擦。④洗澡时切勿用肥皂。⑤保护皮肤清洁、衣服经常更换、防止皮肤感染。⑥安慰病人减轻焦虑痛苦情绪。⑦必要时卧床休息，严重者如全身剥脱性皮炎并伴有发热等，应采取相应对症护理。

（5）其他合并症：如嗜睡、多汗、口干、烦躁不安或忧郁，小便潴留或失禁，内分泌改变等。

12. 试述精神病病人自缢的现场抢救。

（1）发现病人自缢，应立即将其身体向上托起，使缢绳松弛，减轻对颈部血管的压迫，并迅速切断和解除缢绳，使病人平卧于地上或木板床上，解开衣扣和裤带，检查病人有无呼吸及心跳，若无立即行人工呼吸及胸外心脏按压术，并大声呼叫通知医师，积极抢救。

（2）给氧和给予中枢兴奋药物。

（3）如有喉部骨折或颈部软组织损伤而出血，致使气管阻塞并影响呼吸恢复者，可做气管切开术。

（4）自缢病人多数有不同程度的脑水肿，应酌情给予脱水治疗。

（5）当自缢病人的呼吸和心跳恢复后，有的仍继续昏迷，有的出现不同程度的意识模糊或伴有兴奋躁动等。前者按昏迷进行护理，后者按兴奋、躁动护理。

13. 试述大剂量抗精神病药物中毒的抢救及护理。

（1）抢救：

1）洗胃：用1∶5 000高锰酸钾液反复洗胃。

2）导泻及吸附：可用硫酸钠导泻（禁用硫酸镁，因镁离子有抑制中枢神经作用），活性炭吸附，以促进药物排泄及吸附胃内未洗净的药物。

3）输液和利尿：一般先输液，稀释吸收入血的毒素后，再使用20％甘露醇或呋塞米等利尿药，加速毒素从肾脏排出。

4）解毒和护肝：选用拮抗剂对抗药物毒性，保护肝脏的解毒功能。

5）低血压的处理：首先选用扩血管药改善微循环。在血容量充足情况下，如血压仍不回升者可选用阿拉明、多巴胺等升压药物，禁用肾上腺素。

6）中枢兴奋剂：可选用苯丙胺等，禁用士的宁、印防己毒素。

7）吸氧和给予大量能量合剂，改善脑细胞代谢，促进恢复。

8）严重中毒者，可采用腹膜透析或血液透析治疗。

9）防止继发感染和维持水电解质平衡。

（2）护理：

1）按昏迷病人护理常规进行护理，备抢救用品及药物于床旁。

2）制订护理计划，密切观察生命体征，准确记录24小时出入水量，高热时做好物理降温，末梢循环不好者，注意保温，防止受凉。

3）做好病人晨晚间及生活护理，注意更换体位，防止压疮及其他并发感染。

4）注意饮食营养，不能进食者鼻饲流质饮食，及时补充水分，每日摄入量不少于3 000 mL。

一、选择题

【A 型题】

1. 幻觉是 （　　）

A. 对客观事物歪曲的知觉　　B. 没有客观事物作用于感官时出现的知觉体验　　C. 一种想象的知觉体验　　D. 客观事物去除后留下的印象　　E. 一种在幻梦中的感觉

2. 妄想是 （　　）

A. 无法摆脱反复出现的观念　　B. 一种迷信观念　　C. 一种在病理基础上产生的，不能被纠正的，错误的信念和判断　　D. 一种成见　　E. 暂时不能实现的幻想

3. 关于癔症，下列何种说法不正确 （　　）

A. 发病、症状和病情均与病人的病前性格特征有关　　B. 发病有明显的心理因素　　C. 感觉、运动和意识改变缺乏相应的器质性基础　　D. 其症状表现具有做作、夸大、富有情感色彩，可由暗示而诱发或终止　　E. 最有效的治疗方法是镇静

4. 下列哪种病人自杀的可能性大 （　　）

A. 抑郁症　　B. 焦虑症　　C. 严重的神经衰弱　　D. 精神分裂症　　E. 抑郁性神经症

5. 胰岛素休克治疗精神病应注意预防病人出现 （　　）

A. 自伤　　B. 伤人　　C. 低血糖　　D. 中毒性肝炎　　E. 内分泌改变

6. 电抽搐不宜用于治疗下列哪类精神病病人 （　　）

A. 自伤、自杀行为　　B. 极度兴奋躁动　　C. 拒食　　D. 紧张性木僵　　E. 神经衰弱

7. 颅脑手术病人术后 24 小时出现剧烈头痛、喷射性呕吐、一侧瞳孔散大提示 （　　）

A. 脑出血　　B. 精神分裂症　　C. 脑膜刺激征　　D. 颅脑损伤　　E. 颅内压增高

【X 型题】

8. 关于电休克治疗，下列哪几项正确 （　　）

A. 电休克治疗难以被病人或家属接受　　B. 电休克治疗只适应躁狂、极度兴奋状态的精神病人　　C. 电休克治疗也适应于严重抑郁、有强烈自伤、自杀的精神病人　　D. 电休克治疗的不良反应是短暂的记忆障碍　　E. 药物治疗无效才采用电休克治疗

9. 精神疾病的康复和社区服务的宗旨是 （　　）

A. 功能训练　　B. 全面康复　　C. 重返社会　　D. 提高生活质量　　E. 完全治愈

10. 下列哪些情况应怀疑癔症诊断的可靠性 （　　）

A. 40 岁以后首次发病　　B. 首次起病无明显心因　　C. 起病无明显继发性获益机制　　D. 有自知力　　E. 有短暂幻觉

11. 病毒性脑炎病人可出现以下哪些神经精神症状 （　　）

A. 精神运动性兴奋或抑制　　B. 幻觉、妄想　　C. 意识障碍　　D. 自主神经症状　　E. 癫痫发作

12. 精神病病人的特殊护理为 （　　）

A. 防自杀与出走　　B. 日常生活护理　　C. 饮食护理　　D. 睡眠护理　　E. 防暴力行为

13. 器质性精神障碍的特点是 ( )

    A. 有明显的器质性病因   B. 有明显的病理形态学改变   C. 有智能、记忆、人格、意识障碍

    D. 精神刺激常是主要病因   E. 可包括脑外伤性精神障碍、躯体疾病所致的精神障碍、中毒性精神障碍

14. 下列哪些是影响精神分裂症预后差的因素 ( )

    A. 有明显的阳性家族史   B. 有分裂样的性格特征（敏感多疑，依赖性大，离群孤独，固执任性）

    C. 发病年龄较早   D. 起病隐袭，反复发作   E. 早期发现，早期治疗

15. 神经症的主要临床表现为 ( )

    A. 精神易兴奋，脑力易疲劳   B. 头昏、头痛、睡眠障碍   C. 多种躯体不适感和焦虑的情绪

    D. 有不同程度的意识障碍   E. 人格障碍

二、填空题

1. 做胰岛素休克治疗的病人应预防_____。

2. 判断意识障碍的标准是_____，_____，_____，_____。

3. 精神病人的观察内容有_____，_____，_____，_____、_____。

4. 老年性痴呆（AD）的发病危险因素包括_____、_____、_____、_____、_____、_____等。

5. 神经病病人的护理内容包括_____、_____、_____和_____。

三、判断题

1. 精神分裂症临床上分单纯型、紧张型、偏执型、未分型、老年型。 ( )

2. 躁狂抑郁性精神病的主要临床特征是，以情感高涨为主要症状的一种精神病。 ( )

3. 抗精神病药物的副作用，其中有锥体外系征，它包括帕金森综合征，迟发性运动障碍，急性肌张力障碍，静坐不能。 ( )

4. 一位脑瘤病人，住院后常找不到自己的床位与厕所，也记不得当日进食的内容，此症状是逆行性遗忘。 ( )

5. 对于癔症病人最有效的治疗方法是给予足量的镇静剂。 ( )

四、名词解释

1. 妄想

2. 幻觉

3. 错觉

4. 电休克治疗

5. 心理治疗

五、问答题

1. 试述电休克治疗精神病的适应证。

2. 试述胰岛素休克治疗后的护理要点。

3. 试述大剂量抗精神病药物中毒的抢救及护理。

4. 简述真性痴呆和假性痴呆的鉴别要点。

5. 试述精神分裂症的临床诊断标准。

一、选择题

1. B　2. C　3. E　4. A　5. C　6. E　7. A　8. ACD　9. ABCD　10. ABC　11. ABCDE
12. ABCDE　13. ABCE　14. ABCD　15. ABC

二、填空题

1. 低血糖

2. 定向力障碍　感觉阈限增高　精神活动紊乱　记忆障碍

3. 一般观察　精神状态观察　躯体情况　治疗不良反应　心理状况

4. 年老　痴呆家族史　唐氏三体综合征家族史　脑外伤史　抑郁症史　低教育水平

5. 安全护理　生活护理　饮食护理　睡眠护理

三、判断题

1. －　2. －　3. ＋　4. －　5. －

四、名词解释

1. 妄想：是一种在病理基础上产生的不能被纠正的错误的信念和判断。

2. 幻觉：是指无客观事物作用于感觉器官而出现的类感知觉。

3. 错觉：是指对具体客观存在的事物的整体属性的错误感知，也就是把实际存在的事物被歪曲地感知为与实际完全不相符合的事物。

4. 电休克治疗：又称电抽搐治疗，是以一定量的电流通过大脑，引起意识丧失和痉挛发作，从而达到治疗目的的一种方法。目前，有条件的地方已推广采用无抽搐电休克治疗。该方法是通电前给予麻醉剂和肌肉松弛剂，使得通电后不发生抽搐，更为安全，也易被病人和家属接受。

5. 心理治疗：心理治疗是一种以助人为目的的专业性人际互动（interaction）过程。治疗师通过言语和非言语的方式影响病人或其他求助者，引起心理和躯体功能的积极变化，达到治疗疾病、促进康复的目的。

五、问答题

1. 电休克治疗精神病的适应证为：①严重的抑制状态，有强烈的自伤、自杀行为者。②极度兴奋躁动、冲动伤人、难以控制者。③精神分裂症有明显自责自罪、拒食、护理困难以及紧张性木僵病人。

2. 将一定量的正规胰岛素注射到人体后，血糖逐渐降低，从而引起中枢神经系统的抑制及一系列自主神经功能的改变，以治疗精神病。若血糖降得过低，将会出现低血糖反应，如精神萎靡、心慌不安、脉数、出汗等，应立即口服 50％糖水 200 mL，必要时静脉注射 25％～50％葡萄糖注射液 40 mL，并及时报告医师。

3. （1）抢救：

1）洗胃：用 1∶5 000 高锰酸钾液反复洗胃。

2）导泻及吸附：可用硫酸钠导泻（禁用硫酸镁，因镁离子有抑制中枢神经作用），活性炭吸附，以促进药物排泄及吸附胃内未洗净的药物。

3）输液和利尿：一般先输液，稀释吸收入血的毒素后，再使用 20％甘露醇或呋塞米等利尿药，加速毒素从肾脏排出。

4）解毒和护肝：选用拮抗剂对抗药物毒性，保护肝脏的解毒功能。

5）低血压的处理：首先选用扩血管药改善微循环。在血容量充足情况下，如血压仍不回升者可选用阿拉明、多巴胺等升压药物，禁用肾上腺素。

6）中枢兴奋剂：可选用苯丙胺等，禁用士的宁、印防己毒素。

7）吸氧和给予大量能量合剂，改善脑细胞代谢，促进恢复。

8）严重中毒者，可采用腹膜透析或血液透析治疗。

9）防止继发感染和维持水电解质平衡。

（2）护理：

1）按昏迷病人护理常规进行护理，备抢救用品及药物于床旁。

2）制订护理计划，密切观察生命体征，准确记录24小时出入水量，高热时做好物理降温，末梢循环不好者，注意保温，防止受凉。

3）做好病人晨晚间及生活护理，注意更换体位，防止压疮及其他并发感染。

4）注意饮食营养，不能进食者鼻饲流质饮食，及时补充水分，每日摄入量不少于3 000 mL。

4. 真性痴呆与假性痴呆的鉴别要点如下：真性痴呆是指大脑发育基本成熟，智能发育正常者，由于后天各种有害因素，如感染、中毒、头部外伤、内分泌异常或缺氧等因素引起大脑器质性损害，导致智能、记忆和人格的全面受损，抽象、理解、判断推理能力下降，记忆力、计算力下降，后天所获得的知识技能丧失，甚至生活都不能自理，并伴有行为和精神症状，但这类病人没有意识障碍。假性痴呆是指在强烈的精神创伤后产生一种类似痴呆的表现，而大脑组织结构无任何器质性损害，如甘瑟综合征、童样痴呆等，多见于癔症及反应性精神障碍。

5. 精神分裂症的诊断标准如下：

（1）症状标准：在排除了器质性和情感性精神障碍外，需具有下述症状中的至少两项。①联想障碍：明显的思想松弛或思维破裂，逻辑倒错，病理性象征性思维。②妄想：原发性妄想或妄想内容自相矛盾，荒谬离奇，两个或两个以上妄想同时存在。③情感障碍：情感淡漠，情感倒错，或情感不协调。④常以评论性、争论性、命令性幻听的存在，或思维化声，或持续1个月以上的真性或假性幻听。⑤行为障碍：紧张症候群或怪异愚蠢。⑥意志减退、孤僻、离群、懒散、思想贫乏、情感淡漠。⑦有被控制感、被洞悉感或思维被破散。⑧有思维被插入、被撤走、思维中断或强制性思维。

（2）严重程度标准：自知力丧失、不完整，至少有下述情况之一者。①社会功能明显受损。②现实检验能力受损。③无法与病人进行有效交谈。

（3）病程标准：精神症状至少要持续3个月以上。

（4）排除标准：①上述症状并非由器质性精神障碍，也不是躯体疾患、精神活性物质和非依赖性物质所引起的精神障碍。②若症状同时符合情感性精神障碍的诊断标准，则分裂性症状的病程至少要长于情感性疾病的病程2周以上，方可诊断为精神分裂症。

§19

皮肤病性病科护理学基本知识

§19.1 皮肤病性病科护理学基本知识问答

1. 皮肤具有哪些生理功能?

皮肤的生理功能主要有屏障作用、感觉作用、调节体温和分泌、排泄、吸收、代谢及参与免疫反应等作用。

2. 试述外用药物的使用原则。

(1) 剂型选择:根据临床病程分期及皮损部位和特点选择剂型。急性炎症性皮损,仅有潮红、肿胀、斑丘疹而无糜烂时,选用粉剂或洗剂;有水疱、糜烂、渗出时选用湿敷;亚急性炎症性皮损,可选用油剂、糊剂或乳剂;慢性炎症性皮损选用软膏、糊剂或硬膏;如无皮疹(或有抓痕等继发损害)仅有瘙痒,选用醋剂或酊剂,也可选用乳剂、洗剂。

(2) 药物选择:根据病因、病理变化和自觉症状等选择药物。对化脓性皮肤病,可选择抗菌药物;对真菌性皮肤病,可选用抗真菌药;如为变态反应性疾病,可选用抗过敏药;角化不全时可选用角质促成药;角化亢进时,选用角质松解药;有渗出时应选收敛药等。

3. 试述使用外用药的注意事项。

(1) 注意外用药的使用方法,可根据皮损的性质和治疗需要,采取不同的用药方法。如皮损浅在或药物的透入性强时,则可局部涂搽;如果苔藓样变明显,须促进药物深达时,外用软膏后可加塑料薄膜封包。

(2) 对皮肤敏感性强的病人,要选择温和无刺激性的药物,或先用低浓度,再逐步提高浓度。采用新药或易致敏药物时,可先试用于较小面积,如无不良反应再大面积使用。

(3) 嘱咐病人与医师密切配合,要详细说明使用药物的方法,如用药次数、部位、用量和方法等,如有反应须停药来诊。

(4) 注意禁忌证,刺激性强的药物勿用于皮肤薄嫩处,高浓度水杨酸及芥子气软膏等不可应用于乳房下部、外阴及面部等处,幼儿也不可应用。

4. 皮肤病病人的一般护理应注意哪些事项?

(1) 心理护理:皮损致外观不雅,病人有自卑感,精神压力大;慢性期皮损,因久治未愈,易产生急躁、悲观的心理;与精神因素有关的皮肤病,如银屑病、神经性皮炎、瘙痒症等,会因不良的心理刺激而诱发和加重病情。护士应根据病人的具体情况,针对性地进行心理护理,解除或减轻病人的思想负担,树立信心,配合治疗。

(2) 对生活能自理的病人,护士要指导其适应治疗和生活环境,教会病人一般外用药的使用方法。

(3) 对传染性皮肤病的病人,做好消毒隔离。

(4) 对变态反应性皮肤病病人,应避免食用有致敏的食物和药物,嘱其勿饮酒;对于瘙痒性疾病的病人,应避免食用辛辣等刺激性食物,嘱其不要搔抓;对于接触性过敏病人,应帮助其寻找致敏原,并设法避免再接触;有光敏感的病人应避免日光照射。

（5）对于皮损面积较大的病人，如重症药疹、天疱疮等，要注意消毒隔离的操作规程，保持局部清洁，防止继发细菌感染。室温要适宜以防着凉。要勤翻身。

（6）对于病情较重、伴有全身中毒症状的病人，要定时测体温、血压、脉搏，注意纠正水、电解质与酸碱失衡和营养支持。

5. 如何预防药物性皮炎？

药物性皮炎是药物通过内服、注射、吸入等途径进入人体，在皮肤黏膜上引起的炎症反应，严重者可累及机体的各个系统。药物性皮炎为医源性疾病，预防药物性皮炎必须注意以下几点：

（1）用药前应询问病人有无药物过敏史，避免使用已知过敏或结构相似的药物。

（2）用药应有的放矢，可用可不用的尽量不用。用药过程中，应注意药疹的早期反应症状，如突然出现瘙痒、红斑、发热等反应，应立即停药，并确定或排除药疹的可能性。

（3）应用青霉素、血清、普鲁卡因等药物时应按规定方法做皮肤试验，皮试前准备好急救药品，阳性者不可用该药治疗。

（4）已确诊为药疹者，应记入病历并嘱病人牢记致敏药物，每次看病时告诉医师勿用该药。

6. 试述鹅口疮发生的原因及处理。

鹅口疮系由白念珠菌侵犯口腔黏膜所致，多发生于婴幼儿及免疫功能低下者。营养不良、贫血、维生素缺乏及某些传染性消耗性疾病，长期使用抗生素、皮质类固醇激素和免疫抑制剂时可致菌群失调，也易引起念珠菌感染。

治疗可局部涂擦1‰～2‰甲紫液或1‰克霉唑霜，制霉菌素液对鹅口疮有效，同时可用3‰碳酸氢钠溶液漱口。

7. 试述婴儿尿布皮炎发生的原因及预防与护理。

尿布皮炎是由于尿布更换不及时，或于尿布外加用橡皮布、油布或塑料布等，使婴儿臀部较长期地处于湿热状态，此时粪便中的细菌（氨形成菌）分解尿中的尿素产生氨而刺激皮肤，引起皮炎。小儿腹泻护理不当时常易发生尿布皮炎。残留在尿布上的染料、洗涤剂及肥皂等，以及橡胶、塑料等直接接触皮肤也可成为发病原因。

预防与护理：应勤换尿布，保持婴儿外阴及臀部皮肤干燥及清洁。最好用吸水性强的、软的、白色旧布做尿布，洗时宜多用清水，充分洗净污物及残留肥皂等。使用一次性尿布更佳。不用油布、橡皮布或塑料布等包于尿布外。

8. 丘疹样荨麻疹为什么应及早防治？

丘疹样荨麻疹是由于某些节足动物如蚤、螨、蠓、臭虫等的叮咬或由于消化障碍，对某些食物如鱼、虾、蛋等的过敏而引起。是一种风团样丘疹性皮肤病，多见于儿童，有剧烈瘙痒，严重影响青少年的睡眠和食欲，易因搔抓而继发感染，并可诱发肾小球肾炎、败血症等严重疾病，因此应及早防治。

9. 何谓脓疱疮？在护理上应注意什么？

脓疱疮又称脓痂疹，是一种常见的由化脓性球菌引起的急性化脓性皮肤病，俗称黄水疱。

护理上应注意：

（1）注意皮肤卫生，患儿衣被用具等应进行消毒。与健康儿童隔离，以防传染。避免搔抓。有痱子或瘙痒性皮肤病者，应及时治疗，对体弱而损害较广泛的患儿，应加强营养或给予支持疗法。

（2）婴儿室及托儿所、幼儿园如发现脓疱疮患儿应立即隔离，并对居住环境进行消毒。对工作人员应加强卫生教育，必要时可对工作人员用 0.1％呋喃西林喷鼻咽部，以清理病灶，消灭病菌。

10. 试述丹毒的治疗、护理及预防。

丹毒系由 B 型溶血链球菌引起的急性皮肤炎症。中医称火丹、流火。丹毒的治疗与护理要点如下：

（1）注意休息，避免过度劳累。如病在下肢，则应卧床，抬高患肢。隔离病人直至临床症状消失，病人衣被用具应消毒。

（2）全身药物疗：注射抗生素，首选青霉素，其次为庆大霉素、红霉素等药物。加强支持疗法。

（3）外用药治疗：可用 25％～50％的硫酸镁或 0.5％呋喃西林液湿敷，局部可外贴 20％～50％鱼石脂软膏，患部周围皮肤可涂 2.5％碘酊（面部禁用）。发于颜面者，应清洁口鼻，给漱口剂或洗鼻剂。如局部有大疱，可用消毒注射器抽出疱液，用 0.1％利凡诺湿敷。

（4）物理疗法：可选用紫外线照射、高频电疗、超短波红外线。

（5）中医疗法：治则为凉血、清热、解毒，可给普济消毒饮或五味消毒饮。

（6）预防：对慢性复发性丹毒应寻查患部附近有无慢性病灶，并予以清除。如发于颜面者，则应寻找鼻、咽、上颌窦及齿槽等处有无病灶并加以治疗。对下肢复发性丹毒，应追寻病因，如与足癣有关，应同时治疗足癣。

11. 足癣按皮损形态分几型？治疗原则和常见并发症是什么？

（1）足癣分型：鳞屑水疱型、浸渍糜烂型、角化过度型。

（2）治疗原则：鳞屑水疱型，可用复方雷琐辛搽剂，半浓度的复方水杨酸醑，也可考虑用 10％冰醋酸溶液。浸渍糜烂型，可先用醋酸铅溶液、硼酸溶液等湿敷，待渗出多时再给予枯矾粉或足光粉，待干燥脱皮后再改用 2％～3％克霉唑霜、1％益康唑霜或 10％十一烯酸膏或酊剂。角化过度型以软膏及霜剂为主，常用复方苯甲酸软膏、2％～3％克霉唑霜、1％益康唑霜等。如角化增厚较显著，应先用 10％水杨酸软膏厚涂，外用油纸包扎，每晚 1次，使其角质剥脱，然后再外用治癣药物。

（3）常见并发症：丹毒，淋巴管炎，淋巴结炎，疏松结缔组织炎，湿疹样皮炎，手、甲、股癣等。

12. 试述疥疮的病原体、好发部位、皮疹特点及治疗和护理。

疥疮是由疥螨引起的传染性皮肤病，易在集体和家庭中流行。

（1）好发部位：疥螨常侵犯皮肤薄嫩部位，故损害好发于指缝、腕部屈侧、肘窝、腋窝、妇女乳房、脐周、腰部、下腹部、股内侧、外生殖器等部位，多对称发生。

（2）皮疹特点：主要为丘疹、丘疱疹、隧道及结节。丘疹约小米大小，淡红色或正常肤色，有炎性红晕，常疏散分布或密集成群，少有融合，有的可演变为丘疱疹。

（3）治疗：一般外用10％～20％硫黄软膏（婴幼儿用5％硫黄软膏），10％～25％苯甲酸苄酯乳剂等有效杀螨药物。

（4）预防：与护理应注意个人清洁卫生。发现病人应立即隔离治疗，家中病人应同时治疗。未治愈前应避免和别人接触，包括握手。病人穿过的衣服、被褥等必须煮沸消毒或在阳光下曝晒。

13. 日光能引起哪些皮肤病？试述其预防方法。

日光可引起急性和慢性皮炎及过早老化，甚至引起癌前期病变。按其作用机制可分为日晒伤、光毒反应和光变态反应等。

预防日光引起的皮肤病，应经常参加户外活动，使皮肤中产生适当的黑素，增强皮肤对日晒的耐受性。对日光耐受低的人应当避免过度烈日曝晒，外出时注意遮阳或涂防光剂，如5％对氨基苯甲酸酊、5％二氧化钛或10％氧化锌等霜剂。

14. 手足皲裂如何治疗和预防？

（1）治疗：手足皲裂一般可用10％～20％尿素霜、0.05％维甲酸软膏或10％白及软膏外搽，亦可用橡皮膏贴敷。病重者宜先用热水浸泡，再用刀片削薄过厚的角质层，然后搽药。

（2）预防：冬季宜常用温热水浸泡手足，随后外涂润肤性油脂，加强保暖，少用碱性较强的肥皂。若因职业劳动引起的皲裂，应加强防护措施，尽量避免手足直接接触有害的物理性或化学性刺激。若由真菌引起，应治疗真菌病。

15. 带状疱疹与单纯疱疹有何区别？

（1）带状疱疹：是由水痘-带状疱疹病毒引起的一种急性水疱性皮肤病。儿童首次感染时引起水痘，成人则常引起带状疱疹。好发于腰背部，通常沿一侧周围神经分布，一般不超过体表正中线。损害表现为群集米粒至小豆大水疱，周围有红晕，呈带状排列。

（2）单纯疱疹是单纯疱疹病毒引起的。人类单纯疱疹病毒Ⅰ型主要引起生殖器以外的皮肤、黏膜和器官的感染；Ⅱ型主要引起生殖器部位的皮肤黏膜以及新生儿的感染。

16. 试述红斑狼疮的临床分型。

红斑性狼疮是一种炎性结缔组织病。临床上分为两型：盘状红斑狼疮和系统性红斑狼疮。盘状红斑狼疮为慢性经过，主要侵犯皮肤。系统性红斑狼疮可呈急性、亚急性或慢性反复发作，侵犯全身多系统。约5％的盘状红斑狼疮病人，可转化为系统性红斑狼疮。

17. 试述天疱疮的分型，在治疗中要注意哪些事项？

天疱疮是一种比较严重的慢性大疱性皮肤黏膜疾病，多于中年以上发病。本病的特征为成批出现极易破裂的水疱，在组织学上有皮肤棘层细胞松解，并形成表皮内水疱。

天疱疮可分为四型：寻常性、落叶性、增殖性和红斑性天疱疮。

在治疗中由于激素用量较大，时间较长，应严密观察其不良反应，定期观察血、尿常规。常见而较为严重的不良反应是消化道溃疡出血、肺部感染、金黄色葡萄球菌败血症、糖尿病、肺结核变活跃、高血压、精神症状等，应采取相应治疗措施。

18. 试述激光在皮肤科的原理及临床应用。

激光治疗皮肤病主要是利用热力、压力、电磁场及光化效应使组织细胞变性坏死。临床用于治疗皮肤恶性肿瘤、血管瘤、色素痣等。

19. 试述使用激光治疗皮肤病的防护措施。

（1）激光一般有高电压装置，所以电极不能暴露在外面，以防触电的危险。

（2）二氧化碳激光手术刀和较大脉冲钕玻璃激光器治疗肿瘤都有可能使室内空气污染，所以室内要通风好，室内照明要明亮，使眼睛瞳孔缩小，减少激光的刺激。

（3）激光手术室的墙、地板、天花板和仪表器械发光部分必须涂成暗色，减少激光辐射。

（4）激光室工作人员应配戴能防护激光辐射的眼镜，保护眼睛。

20. 试述男性淋病的主要类型。

男性淋病几乎全部是由性接触感染，主要有六型。

（1）淋菌性尿道炎：表现为急性尿道炎，90％的感染者有症状。初起为尿道口红肿、发痒、轻微刺痛，并有稀薄透明黏液流出，约2日后，分泌物变黏稠，为深黄色或黄绿色脓液，并有尿道刺激症状，还可伴发腹股沟淋巴结炎、包皮炎、包皮龟头炎或嵌顿包茎。

（2）附睾炎：发生于5％～10％未经治疗的男性淋病病人，表现为附睾触痛或肿胀。

（3）淋菌性前列腺炎：淋病奈瑟菌进入前列腺排泄管、腺体引起急性前列腺炎，出现发热、寒战、会阴疼痛及排尿困难，前列腺肿胀、压痛。

（4）男性同性恋淋病：男性同性恋病人中的咽部和直肠淋病奈瑟菌感染极为常见。

（5）淋菌性咽炎：咽部淋病奈瑟菌感染率约为20％，但此类感染中又有80％无症状，只有少数病人有轻微咽痛和红肿，咽后壁或扁桃体隐窝淋菌培养阳性。

（6）成人淋菌性眼炎：成人很少发生，一旦发生很严重，淋病奈瑟菌化脓性结膜炎可进一步损害角膜。

21. 试述艾滋病的主要传播途径。

（1）性接触传播：包括同性与异性之间的性接触。单次无保护性性接触传播HIV的概率为0.1％～1％。

（2）血液传播：①输了污染HIV的血液，血液成分或血液制品（例如第Ⅷ因子等）。②与静脉药瘾者共用污染HIV的针头、注射器。③移植或接受HIV感染者的器官、组织或精液。④医疗器具消毒不严等。

（3）母婴传播：又称围生期传播，即感染HIV的母亲通过胎盘、产道、产后母乳哺养时传染给新生儿。母婴传播概率为15％～30％。

§19.2 皮肤病性病科护理学自测试题（附参考答案）

一、选择题

【A型题】

1. 应隔离治疗的皮肤病是 ( )

A. 带状疱疹　　B. 盘状红斑狼疮　　C. 疥疮　　D. 药物性皮炎　　E. 丘疹样荨麻疹

2. 湿疹急性期皮疹无糜烂渗液者外搽 ( )

A. 硼酸软膏　　B. 氧化锌油　　C. 水杨酸软膏　　D. 炉甘石洗剂　　E. 氧化锌糊剂

3. 疥疮皮损好发于 ( )

A. 头部、面部和颈部　　B. 胸背部及腰部　　C. 四肢的伸侧　　D. 臀部及双下肢、手掌及足背

E. 指缝、腕部屈侧、下腹部、股内侧

4. 天疱疮是 ( )

A. 慢性大疱性皮肤、黏膜疾病　　B. 细菌性疾病　　C. 过敏性疾病　　D. 病毒性疾病

E. 传染性疾病

5. 病人张某，右腰背部皮肤疼痛，且呈带状排列的群集米粒至黄豆大水疱，皮损局部治疗应选择 ( )

A. 软膏　　B. 湿敷　　C. 粉剂　　D. 酊剂　　E. 洗剂

6. 不符合皮肤病外用药剂型选择原则的是 ( )

A. 急性炎症性皮损，仅有潮红、斑丘疹而无糜烂，选用粉剂或振荡剂　　B. 有水疱选用湿敷

C. 糜烂、渗出时选用软膏　　D. 亚急性炎症皮损可选用油剂、糊剂或乳剂　　E. 慢性炎症皮损选用软膏、糊剂或硬膏

7. 皮肤病最常见的局部自觉症状是 ( )

A. 疼痛　　B. 烧灼感　　C. 皮疹　　D. 麻木感　　E. 瘙痒

【X型题】

8. 下列哪项属于皮肤病的原发性损害症状 ( )

A. 风团　　B. 溃疡　　C. 皲裂　　D. 脓疱　　E. 丘疹

9. 皮肤病的护理应 ( )

A. 避免病人食用辛辣食物及饮酒　　B. 对传染性皮肤病病人做好消毒隔离　　C. 对皮损处理应注意消毒隔离和无菌操作　　D. 涂药前，用肥皂洗净皮损面　　E. 嘱药疹病人牢记致敏药物，避免再使用

10. 常发生于幼儿的皮肤病有 ( )

A. 红斑狼疮　　B. 脓疱疮　　C. 鹅口疮　　D. 天疱疮　　E. 足癣

二、填空题

1. 皮肤的生理功能主要有保护作用及_____、_____、_____、_____、_____和参与_____等作用。

2. 鹅口疮系由_____所致，多发生于_____。

3. 足癣临床上分_____、_____、_____三型。

4. 疥疮是_____引起的皮肤病，易在_____中流行。皮疹特点主要为_____、_____、____
___及结节。

5. 日光可引起_____、_____和_____，甚至引起_____病变。

6. 带状疱疹是由_____引起的皮肤病，儿童首次感染时引起_____，成人则常引起_____。
皮损特点：通常沿_____分布，一般不超过体表正中线。

7. 红斑狼疮分_____和_____两型。

8. 天疱疮临床上可分为_____、_____、_____和_____四型天疱疮。

9. 引起接触性皮炎的接触物质可分为_____、_____和_____三大类。

10. 黏膜白斑如有_____、_____、_____、_____应考虑癌变可能。

三、判断题

1. 治疗皮肤病，应根据病理变化和自觉症状等选择药物。　　　　　　　　（　　）
2. 对患有变态反应性疾病的病人应避免食用有关的致敏食物和药物，不要饮酒。（　　）
3. 丹毒系由 B 型溶血链球菌引起的慢性皮肤炎症。　　　　　　　　　　　（　　）
4. 单纯疱疹是由单纯疱疹病毒引起的。人类单纯疱疹病毒Ⅰ型主要引起生殖器部位的皮肤黏膜以及
新生儿的感染。　　　　　　　　　　　　　　　　　　　　　　　　　　（　　）
5. 红斑狼疮病人应做日光浴，以增强体质。　　　　　　　　　　　　　　　（　　）

四、名词解释

1. 苔藓样变
2. 尿布皮炎
3. 固位性药疹
4. 药物性皮炎
5. 皮肤划痕症

五、问答题

1. 常见的维生素缺乏病有哪些表现？
2. 试述荨麻疹的常见病因。
3. 试述鸡眼与跖疣的鉴别。
4. 试述痣细胞痣手术切除的适应证。
5. 何谓淋病？

参考答案

一、选择题

1. C　2. D　3. E　4. A　5. B　6. C　7. E　8. ADE　9. ABCE　10. BC

二、填空题

1. 感觉　调节体温　分泌　排泄　吸收　代谢　免疫反应
2. 白假丝酵母菌侵犯口腔黏膜　儿童
3. 鳞屑水疱　浸渍糜烂　角化过度
4. 疥螨　集体和家庭　丘疹　水疱　隧道

5. 急　慢性皮炎　皮肤过早老化　癌前期

6. 水痘-带状疱疹病毒　水痘　带状疱疹　一侧周围神经

7. 盘状红斑狼疮　系统性红斑狼疮

8. 寻常型　落叶型　增殖型　红斑型

9. 动物性　植物性　化学性

10. 浸润　硬结　溃疡　长期不愈

三、判断题

1. －　2. ＋　3. －　4. －5. －

四、名词解释

1. 苔藓样变：为境界清楚的皮肤限局性增厚，皮沟加深，皮嵴隆起，表面粗糙，常见于慢性瘙痒性皮肤病如神经性皮炎。

2. 尿布皮炎：由于尿布更换不及时，或尿布外加用橡皮布、油布或塑料布等，使婴儿臀部处于湿热状态，此时粪便中的细菌分解尿中的尿素产生氨刺激皮肤而引起的皮炎。

3. 固位性药疹：常由磺胺类药、索米痛、解热镇痛药、巴比妥等多种药物引起的皮疹。消退后留灰黑色色素斑，经久不褪，再次服药常于原处再次出疹并扩大。

4. 药物性皮炎：药物性皮炎是药物通过内服、注射、吸入等途径进入人体，在皮肤黏膜上引起的炎症反应，严重者可累及机体的各个系统。

5. 皮肤划痕症：又称人工荨麻疹。由于搔抓或用钝器划过皮肤后，沿划痕发生条状隆起，伴瘙痒，不久即消退。可单独发生或与荨麻疹伴发。

五、问答题

1. （1）维生素 A 缺乏：临床特征为皮肤干燥并出现非炎症性棘状毛囊性丘疹。除皮肤症状外并伴有眼干燥、角膜角化或夜盲等。

（2）维生素 B_2 缺乏：可致皮肤、阴囊、口腔综合征。表现为阴囊炎、舌炎、口角炎及面部脂溢性皮炎样损害。

（3）烟酸缺乏：主要累及皮肤、胃肠道及神经系统。典型者表现为皮炎、腹泻及痴呆，其中以皮炎最为显著。

2. 荨麻疹的常见病因有：①食物，尤以鱼虾、蟹、蛋类最常见。②药物。③感染。④物理因素。⑤动、植物因素。⑥精神因素。⑦内脏和全身性疾病。

3. 鸡眼易发生在成人受压力的掌跖部，皮损为角质增生性损害，应与跖疣鉴别，后者常多发，不限于受压或摩擦部位，黄豆大小，除去表面角质层可见有白色软刺状疣体，表面常有小黑点，有不同程度疼痛。

4. 先天性痣细胞痣有发生黑色素瘤的可能，一般以手术切除为好。交界痣、混合痣发生在掌跖、腰围、腋窝、腹股沟等易摩擦部位，亦应考虑手术切除。后天性痣细胞痣若出现恶变体征：①体积突然增大。②颜色变黑。③表面出现糜烂、渗出、出血、溃疡、肿胀。④自觉疼痛或瘙痒。⑤周围出现卫星病灶等应立即手术切除。

5. 淋病是由淋病奈瑟菌导致的泌尿生殖系统感染，主要通过性交传染，偶尔通过间接接触感染，不仅可引起男性尿道炎、女性宫颈或尿道炎，还可经血行播散引起菌血症。

§ 20

五官科护理学基本知识

§20.1 五官科护理学基本知识问答

1. 试述外耳道异物的处理方法。

（1）活动性异物：如昆虫等，应设法停止其活动，可用乙醇、油类滴入外耳道，再用器械取出。

（2）植物性异物：未膨胀者可用器械取出，最好用耵聍钩、异物夹或耳匙，切不可用钳类夹取，以防异物被推入深处。已膨胀发生嵌顿者可用95％的乙醇滴耳，使其脱水，再行取出。

（3）坚硬异物：深入外耳道，压迫鼓膜或嵌顿不能取出时，则应手术取异物。

（4）外耳道继发感染者，应先行抗感染治疗，待炎症消退后再取异物；或取出异物后积极治疗外耳道炎。

2. 试述外耳道疖的处理。

外耳道疖系外耳道皮肤毛囊或皮脂腺的局限性化脓性感染，肿胀时可用碘酊，每2～3小时涂1次。亦可用鱼石脂甘油滴耳，每日3次。疖肿成熟时则及时挑破脓头或切开引流，用3％过氧化氢溶液清洁外耳道脓液及分泌物。必要时选用抗生素控制感染。

3. 试述耳源性颅内并发症及其护理。

耳源性颅内并发症包括硬脑膜外脓肿、脑脓肿、脑膜炎和乙状窦栓塞性静脉炎，这类病人的护理要点如下。

（1）密切观察生命体征、瞳孔及神志变化，并做好护理记录。

（2）高热或昏迷病人按高热及昏迷护理常规。

（3）疑有脑脓肿者，应严格卧床休息。便秘者给予缓泻剂，嘱病人大便时勿用力过猛。

（4）病人如有剧烈头痛、喷射性呕吐及瞳孔变化时，应及时通知医师进行处理。

（5）禁用影响瞳孔的药物，诊断不明者不用镇痛剂。

（6）有明显开颅手术指征者，须剃光头，并做好术前准备。

4. 试述鼻出血的常见原因。

（1）全身疾患：①凝血机制障碍，如血友病、血小板减少等。②动静脉压力增高及心脏疾患，如高血压动脉硬化、风湿性心脏病等。③营养障碍，如维生素K、维生素C、维生素B等缺乏。④内分泌疾患及汞、磷、砷化学物质中毒等。⑤急性发热性传染病，如流感、出血热、麻疹、疟疾等。⑥遗传性出血性毛细血管扩张症。

（2）局部疾患：①鼻腔和鼻窦炎症、肿瘤、异物。②鼻外伤。③颅底骨折等。

5. 试述鼻出血的止血方法。

（1）压迫法：①鼻腔可吸收性物填塞。②鼻腔纱条填塞。③后鼻孔填塞法。④鼻腔或鼻咽部或水囊压迫。

（2）烧灼法：①化学药物烧灼法。②高频电刀烧灼法。

（3）血管栓塞法。

（4）结扎止血法：经上述各种止血方法无效时，可采用此法。血管结扎前必须判断出血的来源，再决定结扎相应的血管。

6. 试述正常眼压及测量方法。

正常眼压为 1.3～2.8 kPa。测量眼压的方法有指触法和眼压计测量法两种。

7. 试述急性虹膜睫状体炎的临床特点。

（1）视力：减退。

（2）角膜：角膜后有沉着物。

（3）瞳孔：变形。

（4）分泌物：无分泌物。

（5）充血：睫状体充血。

8. 试述急性结膜炎的临床特点。

（1）视力：不减退。

（2）角膜：无损害。

（3）瞳孔：无变化。

（4）分泌物：分泌物增多，呈黏液性、脓性。

（5）充血：睑结膜、穹隆结膜充血。

9. 试述急性闭角型青光眼的临床特点。

（1）视力：急剧减退。

（2）角膜：角膜水肿，呈雾状混浊。

（3）瞳孔：椭圆形散大。

（4）分泌物：无分泌物。

（5）充血：睫状充血。

10. 试述原发性青光眼的分类及治疗原则。

原发性青光眼分为闭角型青光眼和开角型青光眼两大类。

（1）闭角性青光眼：①应先用缩瞳剂及碳酸酐酶房水抑制剂或高渗剂等迅速降低眼压。②以虹膜根部切除术、小梁切除术或激光虹膜根部打孔手术治疗。

（2）开角型青光眼：先用药物治疗，若用各种药物而且在最大药量情况下，眼压仍不能控制者，考虑手术治疗。

11. 何谓白内障？简述老年皮质性白内障的分期及最佳手术期。

透明的晶状体由于某种原因变混浊称白内障。

老年性白内障分为初发期、未成熟期、成熟期、过成熟期。成熟期为最佳手术期。

12. 试述阿托品和毛果芸香碱在眼病中的应用。

（1）阿托品：用于治疗虹膜睫状体炎，使瞳孔充分散大，以防止虹膜与晶状体粘连而发生瞳孔闭锁。降低眼内血管壁的通透性，达到消炎的目的，并可解除睫状肌的痉挛，减少疼痛。

（2）毛果芸香碱（匹罗卡品）：用于治疗青光眼。使瞳孔缩小，开放前房角，降低眼内压。

13. 何谓沙眼？怎样防治？

沙眼是沙眼衣原体感染引起的慢性传染性结膜角膜炎。表现为结膜、角膜上皮和皮下组织的慢性增殖性炎症。

沙眼的防治方法如下：①大力开展卫生宣传教育，把沙眼的危害性及防治方法向群众广泛宣传。②搞好个人及集体卫生，控制沙眼传播途径的各个环节，提倡一人一巾，沙眼病人的洗脸用具与健康人分开使用。③局部滴药必须持久，用 15％磺胺醋酰钠、0.25％氯霉素、0.5％四环素和 0.1％利福平药水或药膏。④对滤泡及乳头较重的病人可采用滤泡压榨术或乳头摩擦法。

14. 试述球后注射的目的。

（1）将药物注入球后，使药物在眼球后段直接发生作用。

（2）内眼手术前，采用球后注射法进行麻醉，以阻滞睫状神经节。

15. 试述滴眼药水的注意事项。

（1）滴药前应洗净双手，防止交叉感染。

（2）严格执行查对制度，防止散瞳、缩瞳及腐蚀性药物的错滴。

（3）操作轻柔，对外伤、手术后和角膜溃疡的病人尤应注意。

（4）如同时需滴数种药物时，每次需间隔 2～3 分钟，应先滴眼药水，后涂眼膏；先滴刺激性弱的药物，后滴刺激性强的药物。

（5）眼内滴用毒性强的药物（如毒扁豆碱等）时，应用棉球压迫泪囊部 2～3 分钟，防止药液经泪道流入泪囊，经鼻腔黏膜吸收后引起中毒反应。

（6）易沉淀的混悬液，滴药前要充分摇匀。

（7）正常结膜囊容量为 0.02 mL，滴眼药每次 1 滴即可。

16. 试述角膜移植术的护理。

（1）角膜移植手术前护理：同眼内手术前护理常规。主要内容包括：①首先要观察病人有无感冒、咳嗽和发热等全身症状以及面颈部疖肿，口、耳、鼻等器官病灶感染，如有异常应积极治疗。②向病人说明手术情况，解除思想顾虑，积极配合治疗。③常规滴抗生素眼药水。④术前 1 日剪睫毛。术前用 0.9％盐水冲洗结膜囊 3 次，并做个人卫生护理。⑤手术前滴 1％毛果芸香碱液缩瞳。

（2）角膜移植手术后的护理：①注意排斥反应，角膜内皮排斥一般发生在术后 10～15日，观察角膜上有无白色排斥线及角膜有无新生血管、混浊和水肿。②滴眼药前要用肥皂水洗手。用无菌棉签轻牵下睑，将药水滴入下穹隆，不要直接滴在角膜上。用 0.5％庆大霉素每日 4 次滴眼；用 0.1％泼尼松滴眼，每小时 1 次，连续 3 周，以后逐渐减量，可预防排斥反应；用 0.5％噻替哌每天 2 次滴眼，可减少新生血管；用 1％速散或 1％阿托品滴眼，可活动瞳孔，防止虹膜粘连。③睡前戴好金属眼罩，防止角膜碰伤。④嘱病人勿用力眨眼，勿做剧烈活动或过度低头弯腰动作，以免碰伤术眼，并应防止呛咳和便秘。

17. 何谓牙本质过敏?

牙本质暴露区受到机械、温度或甜酸食物刺激后,引起牙齿敏感症状。主要表现为激惹性痛,刺激除去后症状立即消失。不痛时,用探针在牙面可找到过敏点。

18. 试述智齿冠周炎的发病机制及临床表现。

智齿即第三磨牙,当智齿萌出时,因没有足够的空隙让其正常萌出,发生阻生。阻生牙的牙冠与龈瓣间形成盲袋,使食物残渣遗留利于细菌的繁殖,又常因与对颌牙咬合时发生创伤而溃疡缺血,更易于感染,从而导致覆盖于牙冠周围的软组织发炎,称智齿冠周炎。

临床表现:起病初期,仅感患侧磨牙区后肿痛不适,影响咀嚼。若病情继续发展,局部可有自发性跳痛,并向耳颞部放射,同时可有张口受限等症状,并伴有头痛、发热等全身症状。口腔检查可见第三磨牙阻生、龈瓣充血、水肿、溃烂、有触痛,龈袋内有脓性渗出物溢出,伴有口臭。盲袋内脓液积聚引流不畅时可出现冠周脓肿。发生在颌骨外的脓肿,脓液可流向前下方,在第一、第二磨牙处破溃形成瘘管,临床上易误认为是第一、第二磨牙病变,应注意鉴别。

19. 何谓龋齿?

龋齿是牙齿硬组织包括牙釉质及牙本质逐渐破坏消失的一种疾病。它能引起牙齿色、形、质的变化,甚至完全丧失咀嚼器官的功能及完整性,并能引起牙槽及颌骨的炎症,影响身体健康。

20. 为什么强调龋齿的早期治疗?

早期病变仅累及牙釉质,龋洞表浅,如及时去净龋洞内坏死组织进行充填治疗,方法简单,效果好,病人痛苦少。

21. 何谓复发性口腔溃疡和牙周病? 其临床表现如何?

(1) 复发性口腔溃疡表现为口腔黏膜反复出现孤立的圆形或椭圆形浅层小溃疡,可单发或多发在口腔黏膜的任何部位,有剧烈的自发性疼痛,病程呈自限性,一般10日左右可自愈。

(2) 牙周病:是指牙齿周围支持组织的原发性慢性进行性损害,以致牙齿松动、脱落,严重破坏咀嚼功能,是一种多发性口腔疾病。表现为牙周组织(包括牙龈、牙周膜、牙槽骨)的慢性进行性破坏。可发生牙龈肿胀、充血、出血,严重时出现牙周脓肿和发热及全身不适等。

22. 颞下颌关节脱位应如何处理?

无论什么原因引起的颞下颌关节脱位均应及时复位,复位后应限制下颌活动以防复发。

复位方法:通常是进行手法复位。病人端坐在椅上,头紧靠椅背或墙壁,坐位宜低,使病人下颌面的位置低于术者前臂下垂时肘关节的水平;术者立于病人正前方,以两手拇指伸入病人口内,放在下颌磨牙面上(两拇指缠以纱布防止病人误伤)或磨牙区的牙槽嵴上;其余手指握住下颌体,拇指向下推压下颌骨,其余手指将颏部向上、后推。复位时,咀嚼肌必须放松,术者可设法分散病人注意力,并将下颌骨轻轻上下摇动,逐渐加大摇动动作,趁病人肌肉放松时立即复位。复位后可用颅颌绷带固定下颌2~3周。

23. 人体缺乏维生素 B₂时，口腔黏膜有何表现？

人体缺乏维生素 B₂时，易发生口角炎，两侧口角对称性的湿白糜烂，亦可致唇炎，表现为唇色红、干燥、刺痛，可有垂直裂口或出血。

24. 试述急性扁桃体炎的并发症。

扁桃体周围脓肿为急性扁桃体炎的主要并发症，其次可引起咽旁脓肿、颈淋巴结炎、急性喉炎、支气管炎及急性中耳炎等。全身并发症有风湿热、脓毒血症、心内膜炎、心肌炎、关节炎、肾炎等。

25. 喉头梗阻常由哪些原因引起？

①急性喉炎。②喉气管异物。③喉外伤。④喉部肿瘤。⑤其他，如过敏性疾病、破伤风等。

26. 试述某些全身性疾病在口腔的表现。

（1）麻疹：初期在双侧颊黏膜上出现"科氏斑"，其特点是中央带蓝白色的小点。

（2）猩红热：出现杨梅样舌，舌红、乳头增大。

（3）维生素 B₂缺乏症：舌体增大，深红色，菌状乳头充血肿胀，丝状乳头萎缩而形成明显红点，后期菌状乳头亦萎缩、消失，舌背变为光滑。

（4）维生素 C 缺乏症：牙龈出血，龈紫红肿胀，黏膜及皮下可见瘀斑。

（5）糖尿病：牙龈红肿，牙龈缘常长出息肉状肉芽组织，牙石多，口渴，口臭，如烂苹果气味等。

（6）白血病：牙龈弥漫性增生，呈暗红色，极易出血。口腔黏膜易出现溃疡及坏疽，牙痛，牙齿松动。颌下、颏下淋巴结肿大。

（7）药物过敏性口炎：如磺胺、青霉素等可引起口腔红斑、水疱、糜烂和假膜。

§20.2 五官科护理学自测试题（附参考答案）

一、选择题

【A 型题】

1. 老年皮质性白内障的最佳手术期是 （ ）

A. 未成熟期　　B. 成熟期　　C. 初发期　　D. 过熟期　　E. 过成熟期

2. 急性虹膜睫状体炎最重要的局部治疗方法为 （ ）

A. 1%毛果芸香碱缩瞳　　B. 抗感染　　C. 1%阿托品扩瞳　　D. 使用高渗脱水药　　E. 抗病毒

3. 沙眼是由哪一种微生物所引起的传染性结膜角膜炎 （ ）

A. 细菌　　B. 病毒　　C. 立克次体　　D. 螺旋体　　E. 衣原体

4. 对一位正在鼻出血的病人首先采用的治疗方法是 （ ）

A. 找出血原因　　B. 局部止血　　C. 输血　　D. 补液　　E. 全身用止血药

5. 下列哪一种是急性扁桃体炎的主要并发症 （　）

A. 扁桃体周围脓肿　　B. 急性喉炎　　C. 心肌炎　　D. 关节炎　　E. 咽旁脓肿

6. 下列何项不是阿托品在眼病中的应用 （　）

A. 用于治疗虹膜睫状体炎　　B. 解除睫状肌痉挛　　C. 用于治疗青光眼　　D. 降低眼内血管壁的通透性　　E. 防止虹膜与晶状体粘连

7. 急性化脓性中耳炎早期最有效的处理是 （　）

A. 抗生素全身应用及滴耳　　B. 抗生素全身应用　　C. 抗生素溶液滴耳　　D. 2％酚甘油滴耳

E. 咽鼓管吹张

8. 关于急性鼻窦炎，下列哪项是错误的 （　）

A. 常为多窦感染　　B. 全身症状明显　　C. 头痛重，有时间规律　　D. 处理以全身用抗生素为主　　E. 立即做上颌窦根治术及筛窦开放术

9. 鼻咽癌的处理首先应选择 （　）

A. 手术疗法　　B. 化疗　　C. 放疗　　D. 对症处理　　E. 中药处理

10. 急性喉梗阻的主要症状是 （　）

A. 吸气性呼吸困难　　B. 喉痛　　C. 呼气性呼吸困难　　D. 吞咽困难　　E. 阵发性咳嗽和呕吐

11. 舌后坠引起的呼吸困难主要的抢救措施是 （　）

A. 清除口腔分泌物　　B. 头低侧卧位　　C. 将舌牵向口外　　D. 环甲膜穿刺　　E. 气管切开

12. 青春期龈炎的主要病因是 （　）

A. 刷牙习惯不良　　B. 牙错合拥挤　　C. 口呼吸习惯　　D. 戴各种正畸矫治器　　E. 青春期内分泌特别是性激素的改变

13. 下列哪种维生素缺乏最易引起牙龈出血 （　）

A. 维生素 A　　B. 维生素 B_1　　C. 维生素 B_2　　D. 维生素 C　　E. 维生素 E

【X 型题】

14. 小儿气管异物发生呼吸困难一般表现为 （　）

A. 呼气性呼吸困难　　B. 吸气性呼吸困难　　C. 可出现喉鸣音　　D. 有三凹症表现　　E. 可出现潮式呼吸

15. 气管切开术后的护理应特别注意 （　）

A. 保持气管套管通畅　　B. 每 4～6 小时清洗消毒内套管一次　　C. 严格无菌操作，吸痰导管一用一消毒　　D. 痰液黏稠时可给予呼吸道雾化吸入　　E. 储液瓶内应先放入 250 mL 消毒液

16. 喉头梗阻的常见原因有 （　）

A. 急性喉炎　　B. 急性咽炎　　C. 喉外伤　　D. 喉气管异物　　E. 喉肿瘤

17. 治疗青光眼的方法有 （　）

A. 缩瞳剂　　B. 扩瞳剂　　C. 高渗脱水剂降眼压　　D. 激光治疗　　E. 手术治疗

18. 耳源性颅内并发症有 （　）

A. 脑膜炎　　B. 迷路炎　　C. 脑脓肿　　D. 面瘫　　E. Beseld 脓肿

19. 鼻出血主要局部原因包括 （　）

A. 鼻和鼻窦外伤　　B. 鼻中隔疾病　　C. 鼻腔炎症　　D. 肿瘤　　E. 变应性鼻炎

20. 颞下颌关节紊乱病的发病因素包括 （　）

A. 精神因素　　B. 社会心理因素　　C. 外伤及微小刨伤　　D. 殆因素　　E. 免疫因素

二、填空题

1. 急性扁桃体炎的主要并发症是_____。

2. 视网膜的生理功能有_____、_____、_____。

3. 鼻出血的止血方法有_____、_____、_____、_____。

4. 喉头梗阻常见原因有_____、_____、_____、_____及_____。

5. 慢性化脓性中耳炎临床分为_____、_____、_____三型。

6. 急性喉梗阻临床特点以_____为主，伴有_____和_____，多数还伴有_____。

7. 小儿气管、支气管异物，最典型的症状是_____和_____。

8. 急性牙髓炎的最佳处理方法是_____，急性尖周炎黏膜下脓肿的最佳处理方法是_____。

9. 头颈部恶性肿瘤病人放射治疗时以及放射治疗后_____年不能拔牙，以免发生_____。

10. 正常眼压为_____，测量眼压的方法包括_____和_____两种。

三、判断题

1. 正常眼压为 1～2 kPa。 （　　）

2. 屈光不正分近视、远视两种。 （　　）

3. 阿托品用于治疗虹膜睫状体炎，毛果芸香碱用于治疗青光眼。 （　　）

4. 急性化脓性中耳炎常为急性上呼吸道感染或急性传染病的并发症。 （　　）

5. 喉癌的病因可能与严重吸烟、饮酒、空气污染、病毒感染及癌前期病变有关。 （　　）

四、名词解释

1. 白内障

2. 干眼症

3. 阻塞性睡眠呼吸暂停综合征

4. 变应性鼻炎

5. 牙本质过敏

五、问答题

1. 沙眼的后遗症与并发症有哪些？如何治疗？

2. 试述假性近视眼的防治要点。

3. 试述喉的生理功能。

4. 简述急性牙髓炎的疼痛特点。

5. 试述牙周病治疗的目的及其在老年病人的特点。

参考答案

一、选择题

1. B 2. C 3. E 4. B 5. A 6. C 7. B 8. E 9. C 10. A 11. C 12. E 13. D
14. BCD 15. ABCD 16. ACDE 17. ACDE 18. AC 19. ABCD 20. ABCDE

二、填空题

1. 急性扁桃体周围脓肿
2. 光觉　色觉　形觉

3. 压迫法　烧灼法　冷冻止血法　结扎法

4. 急性喉炎　喉气管异物　喉外伤　喉部肿瘤　过敏性疾病　破伤风

5. 单纯型　骨疡型　胆脂瘤型

6. 吸气性呼吸困难　喉鸣　三凹征　声嘶

7. 阵发性咳嗽　吸气性喘鸣

8. 开髓引流　开髓引流及切开排脓

9. 3　放射性颌骨骨髓炎

10. 10～21 mmHg（1.3～2.8 kPa）　指触法　眼压计测量法

三、判断题

1. －　2. －　3. ＋　4. ＋　5. ＋

四、名词解释

1. 白内障：透明的晶状体由于某种原因变混浊者称白内障。

2. 干眼症：是指各种原因引起的泪液的质和量，或动力学异常，导致泪膜不稳定和眼表组织病变，并伴有眼部不适症状为特征的一类疾病的总称。

3. 阻塞性睡眠呼吸暂停综合征：由于上呼吸道阻塞造成的睡眠过程中的呼吸暂停现象。一般是指成人在 7 小时的夜间睡眠中，至少有 30 次呼吸暂停，每次发作时，口、鼻气流停止流通至少 10 秒以上。

4. 变应性鼻炎：是发生在鼻黏膜的变态反应性疾病，以鼻痒、喷嚏、鼻分泌亢进、鼻黏膜肿胀等为主要特点的疾病。

5. 牙本质过敏：牙本质暴露区受到机械、温度或甜、酸食物刺激后，引起牙齿敏感症状。

五、问答题

1. （1）睑内翻及倒睫：需做睑内翻矫正术。

（2）上睑下垂：一般不需治疗，严重者行矫正术。

（3）睑球粘连：一般不需治疗，严重者行粘连分离术。

（4）眼干燥症：需长期滴用人工泪液。

（5）角膜溃疡：按角膜溃疡一般治疗原则处理。

（6）慢性泪囊炎：需作鼻腔泪囊吻合术。

2. （1）从小养成良好的用眼卫生习惯，要有正确阅读姿势，不应在躺着、乘车或走路时看书。读书时，眼与阅读物的距离应保持在 30～35 cm；读书时应有良好的照明，勿在暗处或强光直接照射下看书；应避免长时间近距离阅读。工作或看电视，最好每隔 1 小时休息 10 分钟，以松弛调节功能。

（2）建立眼的保健制度，定期做视力及眼部检查。

（3）增强体质，注意营养，使眼部与全身均能正常发育。对真性近视应戴合适的眼镜矫正视力。眼镜应经常戴，才有可能保持良好视力和正常调节集合功能。假性近视多由睫状肌痉挛所致，故可使用睫状肌麻痹剂如 1% 阿托品或托吡卡胺（Tropicamide）眼药水滴眼，也可用针灸或雾视疗法（戴 1.5 D 的凸透镜）等使睫状肌松弛以提高视力。

3. 喉有呼吸、发声、保护、屏气等生理功能。

4. 急性牙髓炎的疼痛特点为剧烈疼痛，疼痛性质具有以下特点：①自发性阵发性疼痛。②夜间痛。③温度刺激诱发或加剧疼痛。④疼痛不能自行定位，放射痛。

5. 牙周病治疗的目的是：消除感染、防止复发、促进牙周组织再生。而老年人牙周炎治疗的目的则侧重于：消除感染，减少病痛，最大限度地改善咀嚼功能，维护口腔健康，增强体质。

§21

中医科护理学基本知识

§21.1 中医科护理学基本知识问答

1. 试述中医学的基本特点。

中医学的基本特点是整体观念、恒动观念和辨证论治。

（1）整体观念：中医学认为，人体是一个有机的整体，人与自然息息相关、密切相连性思想及其与内外环境的统一性，称整体观念。

（2）恒动观念：人体脏腑组织器官的生理活动都处于永恒无休止的运动中，从病因作用于机体到疾病的发生、发展、转归，整个疾病过程是一个不断运动变化的过程。一切病理变化都是阴阳矛盾运动失去平衡、阴阳偏盛偏衰的结果。治病必求其本，治疗应以扶正祛邪、调整阴阳的动态平衡为基本原则，运用对立统一的运动观指导临床治疗。

（3）辨证论治：辨证论治是中医诊断疾病，治疗疾病的基本方法，是中医临床的诊疗特点，也是中医学的基本特点之一。它包含着相互联系的两个内容，即"辨证"和"论治"，辨证是确定治疗的前提和依据，论治是治疗疾病的手段和方法，二者密切相连，不可分割。

2. 何谓辨证论治？中医的辨证方法主要有哪些？

辨证论治包含着相互联系的两个内容，即辨证和论治。

（1）辨证：就是将望、闻、问、切等诊法所收集的资料、症状和体征，在中医理论指导下，通过比较、分析和综合，辨清疾病的原因、性质、部位、发展阶段及正邪之间的关系等，最后概括、判断为某种性质的证或病。

（2）论治：是根据辨证的结果，确定相应的治疗原则和方法。

（3）中医的辨证方法：八纲辨证、脏腑辨证、六经辨证、卫气营血辨证、三焦辨证等，其中八纲辨证是各种辨证的总纲。

3. 按生理功能，脏腑可分哪几类？各自的生理功能特点如何？

脏腑，是内脏的总称，依其生理功能特点分为三类：

（1）五脏：即心、肝、脾、肺、肾。五脏多为实质性脏器，其共同的生理功能主要是化生和储藏精气。

（2）六腑：即胆、胃、小肠、大肠、膀胱、三焦。六腑多为中空管腔性脏器，其共同的生理功能主要是受盛和传化水谷。

（3）奇恒之腑：即脑、髓、骨、脉、胆、女子胞。奇恒之腑多为中空有腔的脏器，形类似于"腑"而不同于腑，其生理功能"藏而不泻"，类似于脏。

4. 精、气、血、津液与脏腑相互关系怎样？

精、气、血、津液是构成人体和维持人体生命活动的基本物质，是脏腑、经络等组织器官进行生理活动的物质基础，也是脏腑生理活动的产物。机体的脏腑、经络等组织器官进行生理活动，其能量来源于精、气、血、津液。同时，精、气、血、津液等的生成和代谢，又依赖于脏腑、经络等组织器官的正常生理活动。因此，精、气、血、津液与脏腑、经络等组织器官始终存在着相互为用的密切关系，以维持人体正常的生理功能活动。

5. 何谓经络？人体经络系统由哪些部分组成？

经络是运行全身气血，联络脏腑肢节，沟通上下内外的通路。

经络系统是由经脉和络脉组成的。其中经脉包括十二经脉和奇经八脉，以及附属于十二经脉的十二经别、十二经筋、十二皮部。络脉有十五别络、浮络、孙络之分。

6. 何谓四诊、八纲？

（1）四诊：是中医诊察和收集疾病有关资料的基本方法，主要包括望、闻、问、切四法，简称"四诊"。望诊，是医师运用视觉观察病人的神色、形态、局部表现、舌象、分泌物和排泄物色质的变化来诊察病情的方法；闻诊，是通过听声音和嗅气味来诊察疾病的方法；问诊，是医师通过对病人或陪诊者进行有目的地询问，了解疾病的起始、发展及治疗经过、现在症状和其他与疾病有关的情况，以诊察疾病的方法；切诊，包括脉诊和按诊，是医师运用指端的触觉，在病人的一定部位进行触、摸、按、压，以了解病情的方法。

（2）八纲：即阴阳、表里、寒热、虚实。

7. 何谓"六淫"？其共同的致病特点是什么？

六淫，即风、寒、暑、湿、燥、火六种外感病邪的统称。风、寒、暑、湿、燥、火在正常情况下称为"六气"，是自然界六种正常的气候变化。当气候变化异常，超过了一定的限度，如六气的太过或不及而出现非其时而有其气，以及气候变化过于急骤都会使机体不能与之相适应，导致疾病的发生。这种情况下的六气，便称为"六淫"。六淫致病，一般具有以下的共同的特点：

（1）外感性：六淫邪气从口鼻或肌表，或同时从这两个途径侵入机体而发病。

（2）季节性：六淫致病具有明显的季节性，如春季多风病，夏季多暑病，长夏多湿病，秋季多燥病，冬季多寒病。

（3）地域性：六淫致病常与生活地域及环境影响密切相关，因此不同的地域，有不同的发病特点，如西北多寒病、燥病，东南沿海多湿病、温病。

（4）相兼性：六淫邪气既可以单独侵袭人体而致病，又可两种以上兼挟同时侵袭人体而致病，如风寒感冒、湿热泄泻、风寒湿痹等。

（5）转化性：六淫邪气在致病中，不仅相互影响，且在一定条件下还可以相互转化，如寒邪入里可以化热，暑湿日久可化燥伤阴。

8. 何谓"七情"？七情致病有何特点？

（1）"七情"是指喜、怒、忧、思、悲、恐、惊7种情志活动，是内伤病的主要致病因素，也称为精神致病因素，又称"内伤七情"。七情是人体对客观事物和现象所做出的7种不同的情志反映，在正常情况下，一般不会使人发病。只有突然、强烈或长期持久的情志刺激，超过了人体生理活动的调节范围与耐受能力，使人体气机紊乱，脏腑阴阳气血失调，才会导致疾病的发生。

（2）"七情"致病特点：直接伤及内脏。影响脏腑气机导致气血运行紊乱，影响病情变化。

9. 望舌色有哪些内容？各有何临床意义？

（1）淡白舌：舌色红少白多，主虚证、寒证，多为阳气衰弱、气血不足之象。

（2）红舌：舌色鲜红或正红，主热证。如鲜红无苔或少苔，多为阴虚内热；鲜红而干，多为热盛伤津。

（3）绛舌：舌色深红甚于红舌，主邪热炽盛，主瘀。外感热病，多为邪热入于营血。内伤杂病，多为阴虚火旺。舌色红绛、舌面如镜，为胃阴大伤。舌绛干枯，为肾阴已涸。

（4）青紫舌：色淡紫无红者为青舌，舌深绛而暗是紫舌，两者常常并见。青舌主阴寒、瘀血，紫舌主气血壅滞、瘀血。

10. 舌的白苔、黄苔、灰苔、黑苔主病各有何不同？

（1）白苔：主表证、寒证、湿证。苔薄白而润，多属风寒表证；薄白而干，多属外感燥邪，肺津耗伤；苔白厚滑腻，多为痰湿内停或食积不化；白厚干燥，多为实热伤津。

（2）黄苔：主热证、里证。黄苔的颜色越深，其热越重。微黄薄苔，多属外感风热；黄而厚腻，多为胃肠湿热或有积滞；黄厚而干燥，为胃热伤津；黄而黏腻，多为湿热，痰、食阻滞。

（3）灰苔：多主痰湿、里证。若苔灰而滑，多为寒湿内阻或痰饮内停；苔灰而腻，多为湿浊蕴积；苔灰而干，多为热盛津伤或阴虚火旺。

（4）黑苔：主里证，主热极，又主寒盛。常见于疾病的严重阶段。若苔黑而燥裂，多为热极津枯；苔黑而滑润，多为阳虚寒盛。

11. 望五色有何临床意义？

（1）青色：主寒、痛、瘀血、惊风。风寒疼痛，里寒腹痛，疼痛剧烈时可见面色苍白而青。慢性心肝等疾病有气血瘀滞者，常见面色青暗，口唇青紫。小儿高热，面部出现青紫，以鼻柱与两眉间较为明显，是惊风的先兆。唇周青紫则为肺气壅滞或心血瘀阻所致。

（2）赤色：主热。热证有虚实之分，实证面赤，常满面通红；虚证常午后颧红，且多在久病后出现。

（3）黄色：主湿、虚、黄疸。黄色鲜明属湿热，黄色晦暗属寒湿。面色萎黄，多是脾胃气虚，营血不足。面目虚浮淡黄，多是脾胃气虚，湿邪内阻。

（4）白色：主寒、虚、失血。血虚者苍白无华，气虚者淡白少华，阳虚者面色白虚浮，面色青白多为寒证。产后面色白多为夺血伤气。卒然失血见苍白，为气随血脱之危候。若突然面色苍白，冷汗淋漓，多为阳气暴脱。

（5）黑色：主肾虚、水饮、瘀血。黑色多为肾阳虚衰、阴寒水盛之象。阳虚火衰，则水寒内盛、血行不畅，故面多见黑色。如面色淡黑，伴有水肿，多是肾阳水泛的水饮症。妇人眼眶灰黑，多为寒湿带下。面黑而干焦，多为肾精久耗；色黑而肌肤甲错，为有瘀血。

12. 何谓平脉？浮、沉、迟、数的脉象怎样？各主何病？

（1）平脉：正常脉象又称"平脉"或"常脉"。其基本形象是三部有脉，不浮不沉，不快不慢（一息四五至），和缓有力，节律均匀。

（2）浮脉：脉象：轻取即得，重按反减，举之有余，按之稍弱而不空。主病：主表证，亦主虚证。

（3）沉脉：脉象：轻取不应，重按始得。主病：里证，有力为里实，无力为里虚。

（4）迟脉：脉象：脉来缓慢，一息脉动不足四至（相当于每分钟脉搏 60 次以下）。主病：寒证，有力为实寒，无力为虚寒。

（5）数脉：脉象：脉来急促，一息脉来五至以上（相当于每分钟脉搏在 90 次以上）主病：热证，有力为实热，无力为虚热。

13. 中医学的治疗原则和八法是什么？

（1）治疗原则：①预防为主，包括未病先防、既病防变。②治病求本，包括正治反治、标本缓急。③调整阴阳，包括损其偏盛、补其偏衰。同病异治，异病同治。因时、因地、因人制宜。

（2）治疗八法：汗法、吐法、下法、和法、温法、清法、消法、补法。

14. 何谓中药的四气五味？各有何作用？

（1）四气：是指药物具有寒、热、温、凉四种不同的药性，又称四性。寒凉药具有清热、泻火、解毒等作用，能治疗温热性疾病。温热药具有温中、助阳、散寒等作用，能治疗寒凉性疾病。

（2）五味：是指药物具有酸、苦、甘、辛、咸五种滋味。药味不同，则作用不同。辛，具有发散、行气、行血作用。甘，具有补益、调和、缓急的作用。酸，具有收敛、固涩作用。苦，具有通泄、燥湿等作用。咸，具有泻下通便、软坚散结等作用。

15. 简述中药的煎药法。

煎药法主要指中药汤剂的煎煮方法，要求如下。

（1）煎药用具：煎药用具以砂锅、瓦罐为最好，搪瓷罐次之，忌用铜、铁锅，以免发生化学反应而影响疗效。

（2）煎药用水：多用自来水、井水等水质洁净新鲜的水。

（3）煎煮火候：有文火及武火之分。

（4）煎煮方法：正确的煎煮方法是先用冷水浸泡药物 30～60 分钟，水量以高出药面为度。煎煮的火候和时间要根据药物性能而定，一般讲，解表药、清热要宜武火急煎，时间宜短，煮沸后煎 3～5 分钟即可；补益药需文火慢煎，时间宜长，煮沸后再续煎 30～60 分钟。煎药时不要频频揭开锅盖，以尽量减少挥发性成分的损失。有些药物因质地不同，煎法特殊，如先煎、后下、包煎、另煎、熔化、泡服、冲服等。一般煎煮 2～3 次，煎液去渣滤净，混合后分 2～3 次服用。

16. 简述中药服药的要求。

中药服药的要求主要包括服药时间及服药方法。

（1）服药时间：汤剂一般每日 1 剂，分 2～3 次服。急性病可不拘时间，慢性病应定时服。一般地讲，病在胸膈以上宜饭后服，病在胸膈以下宜饭前服。补益药多滋腻碍胃宜早晚空腹时服，对胃有刺激的药物宜饭后服，驱虫药及泻下药宜空腹服，宁神安眠药宜睡前服。

（2）服药方法：一般汤剂宜温服，但解表药宜偏热服。寒证用热药宜热服，热证用寒药宜冷服。服用丸、散剂均可用温开水吞服。

17. 试述食物的分类及其宜忌范围？

（1）辛辣类：主要有葱、蒜、韭、姜、胡椒、花椒、酒等食品。少食有通阳健胃作用，适宜于寒证疾病。多食则能散气伤阴，耗血损目，生痰动火，故阴虚阳亢之体及一切血证、咳嗽、目疾、温病、痔瘘、疮疖、痈疽等病均须禁忌。另妊娠前期禁忌。

（2）生冷类：包括大部分瓜果及生冷蔬菜。由于这些食物属性寒凉，能清热解渴，故适于热证疾病，如温病、便秘、喉痛、口渴等病症。但一切虚寒之体及脾胃功能不良者，如腹痛、胃病、呕吐、泄泻、水肿等病人应禁忌。

（3）油腻硬固类：包括动物的油脂及煎炒硬固食物。此类食物有损脾胃的健运，凡外感诸病、黄疸、大便滑泻的病人应禁忌。煎炒的硬固食物不易消化，凡肠胃有病者应禁忌。

（4）海腥类：包括黄鱼、带鱼、虾、蟹、蚌、淡菜等水产品。此类食物性味多咸寒而有浓烈腥气，多属发物之类。少食尚无妨碍，多食则容易伤害脾胃诱发痼疾，故脾肾有病、宿有痼疾及皮肤病病人均应禁忌。

（5）发物类：除海腥类食物外，还有香菇、蘑菇、竹笋、芥菜、雪里红、公鸡、鲤鱼、母猪肉、猪头肉以及一切疫死兽肉等均为动风生痰助火之品。它们能诱发旧病，加重新病，故疔、疮、痈、疡病人应禁忌。肝阳肝风病人则要禁吃公鸡、鹅、鲤鱼、猪头肉等。

18. 饮食调护失当有哪些后果？

合理的饮食能起到积极的治疗作用，促进疾病早愈。反之，不仅达不到补养效果，而且还会促使病情恶化。

（1）影响疾病治疗：如黄疸本由湿热内酿、脾失健运而成，治疗期间又进油腻食物，进而使脾胃运化功能呆滞，湿热不能外泄，导致黄疸久久不能消退。

（2）引起疾病反复：如温热病在热退后，进米饭太早，可致体温再度升高。水肿刚刚消退，早吃咸味食物，可致水肿复发。

（3）产生后遗症：如小儿麻疹后期，吃盐或糖太多可致哮病，于疲劳、受凉、饮食过饱后发作。妇女于经期、产后吃生冷瓜果、醋、冰块等食物可造成痛经、月经不调等。

19. 简述中医整体护理的特色。

中医整体护理的特色包括以下几个方面：

（1）强调人体是一个有机的整体及人和自然界的统一。

（2）整体护理的原则符合治则的要求，急则护标，缓则护本。

（3）重视情志对疾病的影响，强调情志护理。

（4）重视饮食调理对疾病痊愈的重要性，强调饮食护理。

（5）重视因人、因时、因地制宜护理。

（6）重视预防、保健、康复护理。

20. 何谓护理诊断？提出护理诊断有何要求？

护理诊断是指在全面了解病人有关情况的基础上，以整体观念和辨证分析的理论作指导，归纳出需要通过护理手段来解决或部分解决的病人身心存在的和潜在的健康问题。对于护理诊断有以下要求。

（1）护理诊断提出的顺序，可优先解决生理需要，以后随着病情的变化随时提出新的护理问题。

（2）护理诊断应表达准确，说明诊断的依据、原因等相关因素。

（3）在书写原因时，应妥善表达，不应有易引起法律纠纷的陈述。

（4）护理诊断要有针对性，注意病人个体差异，掌握"同病异护""异病同护""因人、因地、因时制宜"的原则。

（5）护理诊断要体现动态性、阶段性，当病情有转归时要及时制订新的护理诊断。

21. 试述高热病人的饮食护理要点。

（1）饮食宜清淡、细软易消化，以流质、半流质为宜。

（2）病人口渴时应鼓励多饮水或果汁，如西瓜汁、梨汁、橘汁等。汗出较多时应注意补充水分，可用鲜芦根煎汤代茶饮或给淡盐水，不能饮水者，应用鼻饲法或静脉输等方法补充流质的消耗，以免脱水。

（3）忌食油腻、辛辣、厚味食品。热病初愈，饮食仍以清淡稀软，逐渐恢复正常饮食，但要注意补充营养，要少食多餐。可选择瘦肉、蛋类、新鲜蔬菜、水果等。

22. 试述高热病人服药护理要点。

（1）外感发热汤剂宜武火快煎，服解表药后，可给热饮料或热粥以助药力。冬季应加盖衣被，使汗出热解。

（2）内伤发热病人所服汤剂应文火慢煎，煎后温服，服药后应静卧，以使正气日渐恢复。

（3）高热病人起病急、病势重、变化快，如按常规每日服 1 剂效果不明显，可每日服 2～3 剂，每 2 小时服 1 次。

（4）服药困难时，可将药液浓煎以减少药量，或用鼻饲给药法灌服。

（5）服药后要密切观察用药后的反应。

§21.2 中医科护理学自测试题（附参考答案）

一、选择题

【A 型题】

1. 七情的主要致病特点是　　　　　　　　　　　　　　　　　　　　　　　（　　）

A. 影响内脏的气机，使气机升降失常，气血功能紊乱　　B. 七情属于人的正常精神活动，不论在什么情况下，都不致病　　C. 一般情况下，七情可引起体内阴阳气血失调，脏腑经络功能紊乱
D. 七情致病与内脏密切相关，不同的持久情志变化对内脏有着相同的影响　　E. 七情属于人的情志活动，是外伤病的主要致病因素

2. 下述哪项不属"五味"的内容　　　　　　　　　　　　　　　　　　　　（　　）

A. 酸　　B. 苦　　C. 甘　　D. 辛　　E. 甜

3. 正常的舌色为 （　）

A. 淡白舌、红舌　　B. 紫舌　　C. 淡黄舌　　D. 淡红舌　　E. 绛舌

4. 何谓中药的四气 （　）

A. 是指中药的四种特殊气味　　B. 寒凉药具有散寒、助阳的作用　　C. 是指中药的寒、热、温、凉四种药性　　D. 是指中药的辛、咸、甘、苦四种味道　　E. 温热药具有清热、解毒的作用

5. 中医学的治疗大法不包括 （　）

A. 汗、吐　　B. 温、清　　C. 下、和　　D. 消、补　　E. 调、涩

6. 顺从疾病假象而进行护理的方法为 （　）

A. 正护法　　B. 反护法　　C. 扶正法　　D. 祛邪法　　E. 标本同护法

【X型题】

7. 中医学的基本特点概括起来是 （　）

A. 治病求本　　B. 整体观念　　C. 扶正祛邪　　D. 辨证论治　　E. 恒动观念

8. 中医诊察疾病的四种方法是 （　）

A. 寒、热　　B. 闻、问　　C. 表、里　　D. 虚、实　　E. 望、切

9. 护理病历应重点记录病人的 （　）

A. 生命体征　　B. 病情变化　　C. 用药治疗　　D. 特殊护理　　E. 饮食情况

10. 中医饮食护理的基本要求是 （　）

A. 饮食适量　　B. 软硬、冷暖相宜　　C. 饮食清洁　　D. 定时进餐　　E. 因证制宜

二、填空题

1. 中医学的基本特点概括起来就是＿＿＿＿、＿＿＿＿、＿＿＿＿三个基本特点。

2. 中医学的辨证方法主要有＿＿＿＿、＿＿＿＿、＿＿＿＿、＿＿＿＿、＿＿＿＿等。

3. 五脏是指＿＿＿＿、＿＿＿＿、＿＿＿＿、＿＿＿＿、＿＿＿＿，其生理功能是＿＿＿＿和＿＿＿＿。

4. 四诊是指＿＿＿＿、＿＿＿＿、＿＿＿＿、＿＿＿＿，八纲是指＿＿＿＿、＿＿＿＿、＿＿＿＿和＿＿＿＿。

5. 中医学把情感活动分为＿＿＿＿、＿＿＿＿、＿＿＿＿、＿＿＿＿、＿＿＿＿、＿＿＿＿、＿＿＿＿7种。

6. 望舌色包括＿＿＿＿、＿＿＿＿、＿＿＿＿、＿＿＿＿。

7. 中医学的治疗原则包括＿＿＿＿、＿＿＿＿、＿＿＿＿、＿＿＿＿、＿＿＿＿等。

8. 中药的四气是指＿＿＿＿、＿＿＿＿、＿＿＿＿、＿＿＿＿4种药性。五味是指＿＿＿＿、＿＿＿＿、＿＿＿＿、＿＿＿＿、＿＿＿＿5种味道。

9. 中医护理病历的内容包括＿＿＿＿、＿＿＿＿、＿＿＿＿。

10. 标本缓急护理原则的内容包括＿＿＿＿、＿＿＿＿、＿＿＿＿。

三、判断题

1. 辨证论治包含着相互联系的两个内容，即辨证和论治。 （　）

2. 六腑是指胃、胆、大肠、小肠、脑、膀胱。 （　）

3. 经络是由神经和血管组成。 （　）

4. 六淫是一切疾病的主要病因。 （　）

5. 煎药容器以砂锅、搪瓷器皿为好，忌用铁器，以免发生物理反应。 （　）

四、名词解释

1. 扶正祛邪

2. 四诊

3. 八纲

4. 中医治疗八法

5. 七情

五、问答题

1. 试述中医肾的生理功能。

2. 简述腐苔和腻苔的特点及病机。

3. 简述寒证、热证的鉴别要点。

4. 何谓"同病异治"？试举例说明。

5. 简述阴虚证与阳虚证的临床表现。

参考答案

一、选择题

1. A 2. E 3. D 4. C 5. E 6. B 7. BDE 8. BE 9. ABCDE 10. ABCDE

二、填空题

1. 整体观念 恒动观念 辨证论治

2. 八纲辨证 脏腑辨证 六经辨证 卫气营血辨证 三焦辨证

3. 心 肝 脾 肺 肾 化生 储藏精气

4. 望 闻 问 切 阴阳 表里 寒热 虚实

5. 喜 怒 忧 思 悲 恐 惊

6. 淡白舌 红舌 绛舌 青紫舌

7. 预防为主 治病求本 调整阴阳 扶正祛邪 同病异治、异病同治 因时、因地、因人制宜

8. 寒 热 温 凉 酸 苦 甘 辛 咸

9. 入院病历 住院病历 出院指导

10. 急则护标 缓则护本 标本同护

三、判断题

1. ＋ 2. － 3. － 4. － 5. －

四、名词解释

1. 扶正祛邪：是指用药物扶助人体正气，使正气加强；用药物驱除病邪，也是为了扶正，从而改变正邪力量，使疾病向痊愈方面转化。

2. 四诊：四诊是中医诊察和收集疾病有关资料的基本方法，主要包括望、闻、问、切四法，简称"四诊"。

3. 八纲：八纲即阴阳、表里、寒热、虚实。

4. 中医的治疗八法：中医的治疗八法即汗、吐、下、和、温、清、消、补8种治疗方法，简称八法：汗法，即发汗；吐法，即涌吐法；下法，即攻下、泻下法；和法，又称和解法；温法，应用温热药消除寒邪之法；清法，清热法；消法，消导法；补法，补益法。

5. 七情："七情"是指喜、怒、忧、思、悲、恐、惊7种情志活动，是内伤病的主要致病因素，又称

精神致病因素，又称"内伤七情"。

五、问答题

1. 肾的生理功能包括肾藏精，肾主水液，肾主纳气，肾主骨。

2. 腐苔和腻苔的特点及病机如下：颗粒粗大，苔厚疏松，状如豆腐渣，边中皆厚，易于刮脱者为腐苔，多因实热蒸化脾胃湿浊所致；颗粒细小，致密而黏，中厚边薄，揩之不去，刮之不脱者为腻苔，多为湿浊内蕴，阳气被遏所致。

3. 寒证、热证的鉴别要点主要在寒热、口渴、面色、四肢、二便、舌脉 6 个方面。寒证：恶寒喜热，口不渴，面色白，四肢冷，大便稀溏，小便清长，舌淡苔白腻，脉迟。热证：恶热喜冷，渴喜冷饮，面红赤，四肢热，大便干结，小便短赤，舌红苔黄，脉数。

4. 同病异治是指同一种疾病由于发病的时间、地区以及病人的反应不同，或处于不同的发展阶段，其表现出的证不同，因而应采取不同的治法加以治疗。如同为感冒，病因有风寒与风热的不同，治疗有辛温解表与辛凉解表之分。又如麻疹，由于病理发展的阶段不同，治疗方法就不一样，初起麻疹未透，宜发表透疹；中期多肺热明显，常须清肺；后期多为余热未尽，肺胃阴伤，须以养阴清热为主。

5. （1）阴虚证的临床表现：阴虚证表现为两颧红赤、形体消瘦，潮热盗汗，五心烦热，咽干口燥，舌红少苔，脉细数。

（2）阳虚证的临床表现：畏寒肢冷，神疲乏力，气短，口淡不渴，或喜热饮，尿清便溏，或尿少浮肿，面白，舌质淡胖，脉沉迟无力。

§22

康复护理学
基本知识

§22.1 康复护理学基本知识问答

1. 试述康复医学的定义。

康复医学是一门促进病、伤、残病人康复的医学学科。具体说，康复医学是研究有关功能障碍的预防、诊断和评估、治疗、训练及处理，促进病、伤、残病人全面康复的一门医学。

2. 试述康复医学的对象。

康复诊疗的对象主要是由于病、损、先天性发育障碍和有各种功能障碍以致影响正常生活、学习和工作的慢性病病人和老年病病人。近年来，一些急性伤病的病人和手术前后的病人也被列为康复的对象，接受适当的康复治疗。骨科与神经系统的疾病是康复治疗最早的和最重要的适应证。近年来，心脏康复和肺科康复、儿童脑瘫康复、老年病康复、癌症康复也在逐步开展。

3. 试述康复医学的特点。

现代康复医学与保健、预防、临床医学比较，具有以下特点：其主要对象是残疾者、慢性病和老年病且有功能障碍者，应按照"功能训练、全面康复、重返社会"三项原则指导康复工作。康复医学大量使用有关功能方面的评估、训练、代替、补偿、增强和适应等技术和心理学、社会学的方法，并采用科际间康复协作的工作方法，对病人进行康复治疗。康复的最终目的是使有功能障碍者有能力参加社会生活，即意识清楚，有辨人、辨时、辨向的能力，个人生活能自理，可以行动（步行或乘坐交通工具或利用轮椅），可进行家务劳动或消遣性作业，可进行社交活动，有就业能力，以求经济上能自给。

4. 试述康复医学与临床医学的关系。

在现代医学体系中，保健、预防、医疗和康复都是必要的组成部分，它们相互联系组成统一体。在实践中，康复医学与临床医学相互渗透的形式是：①利用临床手段矫治或预防残疾（如小儿脊髓灰质炎后遗症矫治手术）。②从临床处理的早期起就引入康复治疗。康复医师及治疗师参与临床治疗计划的制订和实施。③临床医师与康复医务人员组成"康复协作组"进行跨科协作。④把康复护理列为临床常规护理内容之一，以利于病人身心功能障碍的防治。⑤在临床专科设置康复医护人员或康复病床，开展专科康复治疗。

康复与临床医疗虽有着广泛联系和渗透，但又存在着明显的区别。它不是医疗的延续，也不是临床医疗的重复。在许多情况下，单纯的临床处理对功能恢复有很大的局限性，需要大量使用专门的康复技术，进行功能训练的补偿和代替。康复医学非常重视人的整体，包括躯体病变，并关心其心理、社会、经济等方面。因此，在综合医院中应建立和发展康复医学专科，配备专门的康复医疗技术人员和设施，提供专门的康复治疗服务。

5. 试述康复医学的内容。

康复医学主要内容包括康复诊断（包括对运动、感觉、知觉、言语、认知、职业、心理、社会生活等方面功能的评估）、物理疗法（包括运动疗法，物理因子治疗）、作业疗法、语言矫治、心理治疗、假肢及矫形器装配、康复工程、康复护理、文娱疗法、就业咨询及职业前训练、社会服务等，其他如矫形手术、药物治疗、气功、饮食疗法等也占有一定的地位。

6. 何谓康复护理？

康复护理是指在康复过程中，根据总的康复医疗计划，围绕全面康复的目标，紧密配合康复医师和其他康复专业人员的工作，对伤、残、病者和慢性病者进行护理。康复护理的内容包括护理评估、护理措施、健康教育。康复护理措施除一般基础护理内容外，还包括应用各种专门的护理技术，对病人进行残余功能的训练，预防继发性残疾，减轻残疾的影响，以达到最大限度的康复。因此，康复护理是康复医学的重要组成部分。

7. 试述康复护理的对象、目的和护理原则。

（1）护理对象：康复护理对象是残疾者、慢性病病人和有功能障碍者，他们存在着各种生理上、躯体上、心理上的残缺，造成生活、工作和社会交往等能力障碍。因此，给护理工作提出了特殊的任务。

（2）护理目的：一般护理的目的是使疾病减轻或痊愈，指导或帮助病人恢复健康，通常不包括解决病人的功能或能力的重建问题。而康复护理的最终目的是使残疾者或慢性病病人的残余功能和能力得到恢复，最大限度地恢复其生活活动能力，以社会平等一员的资格，重返社会。

（3）康复护理的原则：一般护理以"替代护理"为主，康复护理则更侧重于"自我护理"和"协同护理"。根据不同疾病、功能障碍程度，在康复护理评估后，即在病情允许的条件下，通过耐心的引导、鼓励、帮助和训练残疾病人，充分发挥其潜能，使他们部分或全部地照顾自己，同时鼓励家属参与，以适应新的生活，为重返社会创造条件。

8. 简述康复护理的措施。

（1）改善功能障碍时期的护理：观察病人，评价其残疾情况，包括失去的和残存的功能。对于恢复功能手术后的护理，要加强预防并发症的护理，如预防压疮、泌尿系统感染、肺部感染、关节挛缩和畸形、肌萎缩等。

（2）功能训练的护理：包括残疾者残存功能的强化训练，日常生活活动能力训练如饮食、更衣、移动、个人卫生等，使用辅助工具的训练如义肢、轮椅、餐具等的使用指导及训练。

（3）心理护理：针对残疾者复杂的心理特点，对已发生或可能发生的各种心理障碍和异常行为进行耐心细致的心理护理。护理人员要以和蔼、亲善的语言、态度、仪表、行为去影响他们，帮助病人改变异常的心理和行为，认识自我价值，激励起其重新安排生活的勇气和信心。

9. 试述康复护理的方法。

康复护理以"自我护理"方法为主，"替代护理"为辅。一般护理往往是采用"替代护理"的方法来照料病人，即病人在被动的状态下，接受护理人员喂饭、洗漱、更衣等生活护理。康复护理则侧重于"自我护理"，通过耐心的引导、鼓励、帮助和训练，使他们部分或全部自己照顾自己，以利回归社会，适应新生活。要把功能训练贯穿于康复护理的始终。其方法是通过对残余功能的了解，结合护理工作进行康复功能训练，以促进功能的恢复。

10. 简述康复护理专业技术的内容。

（1）体位及体位转移技术：如良姿位的摆放，不同体位的处理，轮椅移动、床上移动等。

（2）早期预防并发症的护理技术：如翻身，呼吸功能训练，排尿及排便能力训练，关节活动能力的训练，以及预防肌萎缩、压疮、呼吸道和泌尿道感染等。

（3）"自我护理"训练技术：如协助和指导病人进食。帮助和训练病人独立完成日常生活活动动作，如假肢、矫形器、辅助工具的使用指导及训练技术。帮助病人掌握康复的其他有关技术，如运动疗法、作业疗法、心理疗法、语言矫治等。

11. 何谓物理治疗？

物理治疗是康复医疗中重要的辅助手段，常用的物理疗法包括运动疗法和物理因子治疗法。物理因子治疗包括直流电疗法及直流电离子导入疗法，低、中频脉冲电流疗法，高频和超高频电疗法，超声波疗法，光疗，磁场疗法，以及蜡疗、湿热疗、水疗、冷疗、压力治疗等。

12. 何谓运动疗法？

运动疗法又称治疗性运动，分为主动运动、被动运动、等长运动、等张运动、等速运动、放松性运动、力量性运动，耐力运动、局部运动、整体运动、徒手运动和器械运动等。临床上常用的运动疗法治疗技术中有关节活动技术、关节松动技术、软组织牵拉技术、肌力训练技术、神经生理治疗技术等，根据不同疾病和治疗需要选择应用。各种牵引技术、医疗体操、医疗运动都是现代康复的重要手段。

13. 何谓直流电疗法及直流电离子导入疗法？

利用 $50\sim100$ V 的直流电治疗疾病的方法，称直流电疗法。临床应用于促进骨折愈合等。利用电荷"同性相斥，异性相吸"的原理，将各种药物离子经皮肤或黏膜导入体内，这种方法称直流电离子导入疗法，临床上应用广泛，如导入局部麻醉药物作浅表麻醉，中、西药物导入治疗关节炎、骨质增生等疾病。另利用直流电极下的化学反应治疗肿瘤的方法称电化学疗法。

14. 何谓低、中频脉冲电流疗法？

低、中频脉冲电流疗法具有兴奋神经肌肉组织，镇痛、镇静、解痉作用。临床用于下运动神经源性瘫痪的病人，促进病肢血液循环，改善肌营养，防止肌萎缩。对上运动神经源性瘫痪病人，有辅助垂足畸形病人步行，促进瘫痪肢体运动，减轻肌肉挛缩，增进关节活动等作用。有的低、中频脉冲电疗还有明显的镇痛作用，用于各种疼痛症的止痛。

15. 何谓高频和超高频电疗法？

利用频率在 100 kHz 以上的高频交流电进行治疗的方法。有中波透热、短波、超短波、分米波、厘米波、毫米波等，临床用于治疗急、慢性炎症和炎症引起的疼痛，以及解除四肢肌肉和消化道的痉挛。此外，还可治疗脉管炎、急性扭伤、急性肾衰竭等。高频与化疗、放疗配合治疗癌症近来也在开展。

16. 何谓超声波疗法？

医疗应用每秒振动频率 $800\sim1\,000$ kHz、声强 3 W/cm^2 进行治疗的方法，近年来有人采用 $1\sim3$ MHz 及 $30\sim50$ kHz、声强 $0.5\sim1.5$ W/cm^2 以下的机械弹性振动超声波进行治疗。临床上用于松解结缔组织和镇痛，治疗瘢痕挛缩、神经炎、神经痛、肩周炎、椎源性症候群、血肿、脑血管意外后遗症等。

17. 何谓光疗？

光疗是利用各种光辐射能，包括天然的日光和人工光线（红外线、可见光、紫外线等）防治疾病的方法。它有消炎、促进组织再生、修复、镇痛、解痉、杀菌、脱敏和抗佝偻病等作用。临床用于治疗慢性肌纤维组织炎、关节炎、扭伤、挫伤、神经炎等。紫外线、频谱仪在治疗带状疱疹上具有独特功效。紫外线治疗各种表浅炎症和预防手术后伤口感染效果亦甚显著。此外常用的还有激光治疗。

18. 何谓磁场疗法？

医用磁场有静磁场、交变磁场、脉动磁场和脉冲磁场，磁场强度从 $0.05\sim0.3$ T。磁场具有镇痛、镇静、消炎、消肿、降压、排石等作用，常用于治疗高血压、关节炎、慢性结肠炎、急慢性扭挫伤、耳郭假性囊肿、婴儿腹泻、毛细血管瘤、盆腔炎等。

19. 试述物理治疗的禁忌证。

理疗中的声、光、电、磁、热等物理因素多数都可以引起局部或全身产生热量，促进血液循环和增强代谢，引起周围血管扩张，甚至血压下降，同时可产生心跳、呼吸加快等反应；许多物理因素对于核酸、酶、生物膜以及能量代谢，都有显著的影响或某种作用。基于上述情况，理疗亦存在一些相对禁忌证和绝对禁忌证。肿瘤、结核在没有使用足够量的抗癌、抗结核药物和其他治疗之前进行理疗，可能引起结核、癌肿的扩散，如果在积极地足够量的药物和其他有效处理下进行理疗，不但无害，相反可提高疗效。理疗对某些疾病或疾病的某一阶段是绝对禁忌的，如活动性出血疾病、出血倾向、高热、妇女月经期、体内金属存留部、安装了人工心脏起搏器的病人、极度衰弱者、皮肤感觉丧失者，对高频电疗、超声波治疗、热疗等均为绝对禁忌。病人对某些理疗过敏者也视为禁忌。

✎ §22.2　康复护理学自测试题（附参考答案）

一、选择题

【A 型题】

1. 康复医学是一门　　　　　　　　　　　　　　　　　　　　　（　　）

A. 研究残疾人和病人的行为学　　　B. 研究残疾人和病人的社会心理学　　　C. 是一门语言矫治学

D. 是一门有关促进病、伤、残者恢复身体、精神和社会生活功能为目标的学科　　　E. 是一门有关促进残疾人恢复的特殊教育学

2. 康复的对象是 （　）

A. 截瘫、偏瘫病人　　B. 智力低下、语言障碍的病人　　C. 各种功能障碍的病人　　D. 心肺功能障碍的病人　　E. 脊髓灰质炎、精神病病人

3. 下列哪项不是康复护理的主要内容 （　）

A. 改善功能障碍的护理　　B. 功能训练的护理　　C. 心理护理　　D. "替代护理"　　E. 专业技术护理

4. 康复评估的特点是 （　）

A. 重点是与生活自理、学习、劳动有关的综合功能评估　　B. 重点是运动能力的评估　　C. 主要是医学心理学的检查　　D. 职业能力的评估　　E. 针对病因的评估

5. 矫形器的使用目的 （　）

A. 主要是预防或矫正畸形，减轻疼痛，补偿功能活动，支承体重，稳定肢体　　B. 主要是防止骨折和扭伤　　C. 主要是为了加强肌力训练，发展肌肉　　D. 主要是用于各种手术的保护　　E. 主要是用于纠正足下垂

6. 运动疗法的禁忌证为 （　）

A. 脑血管意外　　B. 截瘫　　C. 急性心肌梗死　　D. 颅脑外伤　　E. 严重衰弱病人

7. 下列哪项不是超短波疗法的绝对禁忌证 （　）

A. 月经期下腹部　　B. 使用足够剂量抗肿瘤药的癌症病人　　C. 带有人工心脏起搏器　　D. 机体极度衰弱者　　E. 高热病人

【X 型题】

8. 常用的康复治疗方法有 （　）

A. 物理疗法　　B. 作业疗法　　C. 言语疗法　　D. 心理辅导　　E. 药物治疗

9. 恶性肿瘤康复治疗的主要目的是 （　）

A. 增进食欲　　B. 延长存活时间　　C. 消除心理障碍　　D. 改善功能　　E. 提高生活质量

10. 磁场的主要治疗作用是 （　）

A. 消炎作用　　B. 消肿作用　　C. 镇痛、镇静作用　　D. 止咳、平喘作用　　E. 磁处理后的水有排石作用

二、填空题

1. 功能障碍分为器官水平的_____，个体水平的_____和社会水平的_____。

2. 据世界卫生组织统计，当前全世界残疾人占总人口的_____%左右。

3. 残疾预防的分级中，一级预防的目的是减少各种_____的发生，二级预防的目的是限制或逆转由病损造成的_____，三级预防的目的是防止残疾转化为_____。

4. 肌力强弱通常分为_____级。3级肌力可做_____运动。

5. 下肢功能评定以_____评定、_____为主要内容。

6. 康复护理中的基础护理有：临床护理，如口腔护理、皮肤护理、大小便护理等，还包括_____、_____。

7. 采用"替代护理"的方法，病人是_____接受护理人员_____、_____、_____等生活护理。

8. 现代医学体系有预防、保健、_____与_____，它们都是必要组成部分，而且是相互联系的统一整体。

9. 康复护理的对象是_____。

10. 结核、恶性肿瘤在_____情况下，可以进行高频电疗。

三、判断题

1. 康复护理方法有"替代护理"和"自我护理"，但应以用"替代护理"方法为主。　　　　（　　）

2. 康复护理技术应包括基础护理技术和康复护理专业技术。康复护士只有康复护理的知识是不够的，还必须学习运动疗法、作业疗法、心理疗法等方面的知识。　　　　（　　）

3. 康复护理程序包括收集资料，建立病案，制订计划、实施计划、评价再计划。　　（　　）

4. 早期预防并发症的护理技术只包括体位处理、呼吸功能训练、排尿及排大便能力的训练以及预防发生压疮、呼吸道感染、泌尿道感染，不包括关节活动功能的训练和预防关节挛缩畸形及肌萎缩的训练。

（　　）

5. 女性病人月经期不是超短波的禁忌证。　　　　　　　　　　　　　　　　（　　）

四、名词解释

1. 自我护理训练
2. 康复护理
3. 作业治疗
4. 社区康复
5. 职业康复

五、问答题

1. 试述残疾分类。
2. 何谓职业康复？
3. 教育康复是指什么？
4. 矫形器的使用目的是什么？
5. 常用的康复评定方法有哪些？

参考答案

一、选择题

1. D　2. C　3. D　4. A　5. A　6. E　7. B　8. ABCD　9. BCDE　10. ABCDE

二、填空题

1. 病损　残疾　残障
2. 10
3. 病损　残疾　残障
4. 6　主动
5. 步行能力　步态分析
6. 基本技术　病房管理
7. 被动地　喂饭　洗漱　移动
8. 医疗　康复
9. 残疾者、慢性病者和有功能障碍者
10. 应用足够量的抗结核药和抗肿瘤药

三、判断题

1. — 2. + 3. + 4. — 5. —

四、名词解释

1. 自我护理训练：如协助病人进食，指导饮食动作。帮助和训练病人独立完成日常生活活动动作，如假肢、矫形器、辅助工具的使用指导及训练技术。掌握康复的其他有关技术，如运动疗法、作业疗法、心理疗法、语言矫治等。

2. 康复护理：是指在康复过程中，根据总的康复医疗计划，围绕全面康复的目标，紧密配合康复医师和其他康复专业人员的工作，对伤、残、病者和慢性病者进行护理。康复护理的内容包括护理评估、护理措施和健康教育。

3. 作业治疗：是一门指导病人参与选择性活动的科学和艺术。目的是消除病态，保持健康，增强病人参与社会、适应环境、创造生活的能力。

4. 社区康复：是以社区为基地，依靠社区内自身的力量，包括残疾者本人、残疾者的家庭以及社会的力量和技术，在基层具体条件下，以简便实用的方式向残疾人提供必要的医疗、教育或职业康复等方面的服务。

5. 职业康复：残疾后需要重新就业时，必须通过对残疾后的职业能力进行评价，并根据残疾者所从事的职业进行就业前训练，按照训练结果决定何种就业方式，并协助安排就业。职业康复是以促使残疾人能在职业上自立为目的的康复服务。

五、问答题

1. 残疾（障碍）是指外伤、疾病、发育缺陷或精神因素或解剖结构异常引起的生理功能或心理功能的任何丧失和异常。根据国际残疾分类对残疾者自身和对社会造成的影响，将残疾区分为以下3种水平。

（1）病损（impairment，缺损、缺陷）：为残疾的第一水平（属生物器官系统水平的残疾），病人只在解剖形态和/或生理、心理功能上存在有不同程度的异常或结构功能的缺损丧失，但不一定影响日常生活自理能力。

（2）残疾（disability，能力障碍）：为残疾的第二水平，由于残损使功能受限或缺乏，以致不能按正常的方式和在正常范围内进行活动，是个体水平上的残疾，影响日常生活自理能力。

（3）残障（handicap，残废）：为残疾第三水平，是社会水平上的障碍。功能和能力障碍的累积程度不仅影响到病人日常生活的独立进行，并已造成其经济、职业和社会等其他方面的不利，不能完成正常人对社会的作用。

2. 残疾后需要重新就业时，必须通过对残疾后的职业能力进行评价，并根据残疾者所从事的职业进行就业前训练，按照训练结果决定何种就业方式，并协助安排就业。职业康复是以促使残疾人能在职业上自立为目的的康复服务。

3. 教育康复是指通过特殊教育而进行的康复活动，尤其是指对躯体器官有障碍和/或精神智力有障碍的儿童给予康复性的教育活动。如盲人需通过特殊的、不同于一般文字的盲文，聋哑人需通过特殊的、不同于一般言语的手语等方法进行教育。

4. 预防畸形，矫正肢体挛缩变形，保持功能位置，支持和稳定肢体和躯体，固定骨折部位，减轻疼痛，保护患病组织，抑制不随意运动，补偿功能活动。

5. 最常用的有肌力测定、关节活动度测定、步态分析、电诊断（包括古典的时值测定、强度-时间曲线、直流-感应电检查）和肌电图、神经传导速度测定、神经反射检查、诱发电位，以及日常生活活动能力的测定、心理测验、智力测验、残损分析、心肺功能检查、代谢及有氧活动能力的测定，语言及视听能力检查与评定、职业能力检查与评定等。

§23

高压氧护理学
基 本 知 识

§23.1　高压氧护理学基本知识问答

1. 简述高压氧的发展史。

高压氧疗法已有 100 年的历史，20 世纪 90 年代以后获得快速发展，应用领域不断扩大，已成为临床不可缺少的治疗手段之一。自 1963 年起，至今已召开了十六届国际高气压医学会议，第十一届和第十六届会议在我国举行。我国第一个高压氧治疗舱建于 1964 年，至今全国已有多种类型的高压氧舱近 1 0000 台座，从业医务人员达数万人。中华高压氧医学会于 1992 年成立。

2. 何谓高压氧与高压氧疗法？

机体处于高气压环境中所呼吸的与环境压相等的纯氧或高浓度氧，称高压氧。利用吸入高压氧治疗疾病的方法称高压氧疗法。

3. 何谓标准大气压？

标准大气压值的规定，是随着科学技术的发展，经过几次变化的。最初规定在摄氏温度 0 ℃、纬度 45°、晴天时海平面上的大气压强为标准大气压，其值大约相当于 76 cmHg 高。后来发现，在这个条件下的大气压强值并不稳定，它受风力、温度等条件的影响而变化。于是就规定 76 cmHg 高为标准大气压值。但是后来又发现 76 cmHg 高的压强值也是不稳定的，汞的密度大小受温度的影响而发生变化。

为了确保标准大气压是一个定值，1954 年第十届国际计量大会决议声明，规定标准大气压值为：1 标准大气压＝101325 N/m²

一个标准大气压＝76 cmHg＝101 293 Pa＝0.101 MPa

在高压氧治疗中，一般将标准大气压（常压）定为 0.10 Mpa。此压力略相当于 10 m 水深处的压力。

4. 何谓常压、附加压、绝对压、地方大气压？

（1）常压（标准大气压强）：地球纬度 45°的海平面上，温度 0 ℃时，测出每平方厘米面积所承受的压强为 760 mmHg，称为 1 个标准大气压强，也就是常压。

（2）附加压（表压）：常压以外增加的压强为附加压。其大小可通过压力表显示出来，又称表压。常压时表压显示为"0"。测血压时血压计所显示的压力就是附加压。

（3）绝对压（ATA）：单位面积上所承受的压强谓之绝对压，临床应用高压氧治疗时，常用绝对压作为治疗压力。绝对压＝常压＋附加压（表压）。

（4）地方大气压：不同地区大气压强并不一致，因为不同纬度、温度、不同海拔高度下的大气压是不同的，例如拉萨地区大气压强仅为标准大气压的 65％左右。地球上每个不同的大气压强称为地方大气压。确切说，高压氧治疗应以地方大气压为基准。

5. 试述高压氧的治疗方法。

高压氧治疗包括治疗前准备、加压、稳压吸氧和减压等程序。

高压氧治疗的压力单位是绝对压（大气压＋附加压），可以用 ATA 表示（2 ATA 即为 2 个大气压），也可用 MPa 表示（2 ATA＝0.2 MPa）。

6. 试述高压氧治疗原理。

（1）增加血氧含量，提高血氧分压：人体血液中的血红蛋白（Hb）含量是相对固定的，且常压下吸空气时氧合血红蛋白（HbO_2）的饱合度已达 97% 左右，此时并无多大增加运氧能力的空间。高压氧下，随着治疗压力的不断增高，溶解在血浆中的氧量也会成正比例增加。因此，高压氧治疗主要是增加血浆中的物理溶解氧。在 0.3 MPa 氧下溶解氧量比常压吸空气时增加 21 倍，可以实现无血生存。也就是说，此时去除全部血液中的血红蛋白，机体也可依靠溶解在血浆中的氧气保证生存需要。

（2）提高血氧弥散能力：高压氧下氧分子数量增加，血氧分压升高，氧从毛细血管向组织的弥散能力增强，弥散距离增加，有利于改善组织缺氧。

（3）机体储氧量增加：常温常压下，每千克组织储氧 13 mL，耗氧量为 3～4 mL/（kg·min），因此循环阻断安全时限为 3～4 分钟。在 0.3 MPa 氧下，储氧量可增至 53 mL/kg，循环阻断时间可增至 12～17 分钟。

（4）抑制厌氧菌生长：这是治疗气性坏疽等厌氧菌感染的基础。

（5）抗微生物作用：高压氧可以抑制某些革兰阳性菌和革兰阴性菌，可增强白细胞的吞噬能力，并可增强某些抗菌剂（如磺胺药、抗结核药等）的药效。

（6）高压氧对气泡的作用：高压氧可使血液和组织中的气泡压缩和溶解在体液中，再经呼吸排出，因此高压氧对减压病、气栓症疗效显著。

（7）增强放疗和化疗对肿瘤的疗效。

7. 高压氧舱有哪几种类型？各有何特点？

高压氧舱是高压氧疗法的专用设备，它大多是用钢材制成的。由于应用范围不同，加压舱有各种不同形式，但基本是相同的。主要有以下两种类型。

（1）氧气加压舱：包括成人用的单人舱以及专供婴儿用的婴幼儿氧舱。这类舱舱体积小，只容纳一个病人，舱内直接充满高压氧气，病员在舱内吸纯氧。因此也可称纯氧舱。纯氧舱的特点是：造价低，运输方便，用于一般治疗，不利于危重病员的抢救。

（2）空气加压舱：舱的体积大，整个舱体为 2～3 个舱室连在一起，分别称手术舱、治疗舱和过渡舱。用压缩空气加压，病人在舱内戴面罩吸氧。可在舱内进行手术、治疗、抢救等医疗工作。这种大型舱有利于一批病人同时进行治疗，允许医护人员进入舱内护理病人，有利于抢救及治疗垂危病人，但造价比较贵。近年来，部分单人舱也改用空气加压，以求降低舱内氧浓度，提高治疗安全性。

8. 高压氧治疗的急症适应证有哪些？

高压氧治疗的急症适应证有：急性一氧化碳中毒及其中毒性脑病、急性气栓症、急性减压病、有害气体（硫化氢、液化石油气、汽油等）中毒、厌氧菌感染（气体坏疽、破伤风等）、休克、视网膜动脉栓塞、心肺复苏后急性脑功能障碍（电击伤、溺水、缢伤、窒息、麻醉意外等）、脑水肿、肺水肿、挤压伤及挤压综合征、急性末梢循环障碍、急性脊髓损伤、断肢（指、趾）再植术后等。

9. 列表简示高压氧治疗的非急症适应证。

高压氧治疗的非急症适应证

内科疾病	外科疾病	其他
冠心病（心绞痛、心肌梗死等）	脑外伤（脑震荡、脑挫伤、颅内血肿清除术后）	突发性聋
快速性心律失常（心房颤动、期前收缩、心动过速）	周围神经损伤	视网膜静脉血栓形成
心肌炎	颅内良性肿瘤术后	中心性浆液性脉络膜视网膜病变
支气管哮喘及喘息性支气管炎	脑血管疾病术后	视网膜震荡
缺血性脑血管性疾病（脑动脉硬化症、脑血栓、脑梗死等）	骨髓炎	视神经损伤
血管神经性头痛	骨折及愈合不良	病毒性脑炎
面神经炎（贝尔面瘫）	无菌性骨坏死	放射性损伤（骨、软组织损伤、膀胱炎等）
高原病	慢性皮肤溃疡（动脉供血障碍、静脉淤血、压疮、糖尿病及慢性骨髓炎等所致）	玫瑰糠疹
持续性植物状态	麻痹性肠梗阻	带状疱疹
多发性硬化	周围血管疾病（脉管炎、雷诺病、深静脉血栓形成等）	牙周病（炎）
癫痫（非原发性）	冻伤	
梅尼埃病	烧伤	
糖尿病及其并发症	整形术后	
消化性溃疡	植皮术后	
溃疡性结肠炎	运动性损伤	
药物及化学物中毒		

10. 试述高压氧治疗的禁忌证。

（1）绝对禁忌证：①未经处理的气胸、纵隔气肿。②活动性内出血及出血性疾病。③有氧中毒史。④结核性空洞形成并咯血。

（2）相对禁忌证：①重症上呼吸道感染。②重度肺气肿、肺大疱、支气管扩张症。③重度鼻窦炎。④高碳酸血症。⑤Ⅱ°以上心脏传导阻滞。⑥脑血管瘤、畸形。⑦未经处理的恶性肿瘤。⑧视网膜脱离。⑨病态窦房结综合征。心动过缓（＜50/min）。化脓性中耳炎（鼓膜未穿孔者）。咽鼓管阻塞。血压过高者。

11. 高压氧治疗病人在入舱前要做哪些准备?

（1）在每次进舱前主动向高压氧舱医务人员反映病情变化，进行必要的观察、检查或治疗。

（2）了解高压氧舱内注意事项，严禁将火柴、打火机和汽油等易燃物品以及电动、闪光玩具、爆竹等带入舱内，有以上物品者，入舱前必须交给工作人员保管。另外，机械手表、钢笔、助听器等也不宜带入舱内，以免加压后损坏。

（3）单人纯氧舱严禁穿易产生静电火花的服装（氯纶、腈纶、尼龙、膨体等化学纤维织物）入舱。

（4）服从医务人员指导，掌握适应高压环境的配合动作，如咽鼓管咽口开张动作及如何有效吸氧等。

（5）除非紧急情况，一般不宜在饱餐后、酒后及疲劳状态下立即入舱。入舱前解好大、小便。

12. 试述不同压力下吸氧的安全时限。

常压下连续吸氧不得超过 12～24 小时。0.2 MPa 氧压下，连续吸纯氧不得超过 150 分钟。0.25 MPa 下，不得超过 120 分钟。0.3 MPa 下，不得超过 40 分钟。

13. 试述高压氧治疗的主要并发症。

（1）减压病：是治疗中减压方法不当所致，高压氧治疗中发生率很低。

（2）气压伤：是治疗中加压或减压操作不当，致使体内腔窦器官产生不均匀受压所致，包括中耳气压伤、鼻旁窦气压伤、肺气压伤等。

（3）氧中毒。

14. 何谓氧中毒？

高压氧环境下，长时间吸入高浓度的氧或纯氧，可以造成人体组织和功能的损害，称为氧中毒。

15. 试述氧中毒的分型和临床表现。

氧中毒可累及机体任何细胞，根据临床主要损害可分为三型。

（1）肺型氧中毒：在常压下长时间吸入高于 $40\%～60\%$ 浓度的氧，即有发生肺氧中毒的可能。在 0.2 MPa 下连续吸纯氧 3～6 小时，即可出现肺氧中毒的早期改变，病人开始表现为胸骨后不适，吸气时疼痛、咳嗽等，继而出现肺活量减少、脉率减慢、血压下降等症状，最后可致呼吸困难甚至窒息。检查肺部可有散在啰音和实变体征。X 线检查，肺纹理明显增加或出现片状阴影。病理检查显示增生性肺炎改变。

（2）神经型中毒：典型症状是伴有意识丧失的全身性抽搐，酷似癫痫大发作，脑电变化亦与癫痫大发作相同。抽搐发生前常有短时间的前驱症状，如苍白、出汗、心悸、胸闷、烦躁，以及面、手等处小肌肉颤动。少数病人可有视觉障碍、幻听、情绪异常等反应。抽搐症状一般于停止吸氧 5～10 分钟内消失。神经型氧中毒多于 0.25 MPa 以上吸氧时发生，但在较低压力下亦偶有发生。

（3）高压氧对眼的毒副作用：高压氧一般可引起视网膜血管收缩，在过高的压力下长时间吸氧，可能引起视敏度下降、屈光和视野等改变，亦有报告发生白内障和视网膜电流图消失或视网膜脱离者。

16. 高压氧治疗时对病人体内的导管应如何护理？

病人带导管入舱时，在舱内要注意保持管道通畅，妥善固定管子，使之既不移位，又不掉入体内或脱出。搞清各种管道的通向及作用，切勿弄错。注意观察引流物的性质、颜色及量，防止逆流。在减压开始时，开放所有引流管，如吸引管、胃管、脑室引流管、胸腹腔引流管、导流管、导尿管等，并及时吸出分泌物，保持引流通畅，以免因减压时空气膨胀而造成对软组织的压迫损伤或坏死。对有气管插管（带气囊）病人，加压时应适当加注空气，保证起密闭作用，减压时应开放气囊，以免空气膨胀造成气囊破裂或压迫气管造成损伤。最好在入舱前注入 0.9%氯化钠注射液使气囊鼓，由于水的不可压缩性，加减压时无压缩或膨胀之虑。

17. 高压氧下静脉输液有何特点？

高压氧治疗时，加压阶段和稳压阶段静脉输液过程与舱外输液过程相同，但随着减压的进行，静脉输液瓶内及莫菲滴管内的气体膨胀，瓶内压力增高，使液体滴速加快，气体有进入静脉造成气栓的危险，故减压开始时输液瓶内应插入足够长的针头（通常采用长的血浆分离针头）至液平面以上，以保证排气，并夹住原通气管，防止液体从通气管内喷射而出。同时尽量将莫菲滴管内的液平面调到较高的水平，控制滴速，警惕皮管爆胀或发生气栓危险。尤其是锁骨下腔静脉穿刺补液者更应严密注意。舱内静脉输液最好采用开放式输液。

18. 试述氧舱火灾应急处理原则。

当舱内发生火灾意外事故时，操作人员应沉着果断地做出如下处理：

（1）迅速关闭供氧、供气阀门，切断总电源开关。

（2）迅速打开排气阀、操作安全阀手柄及舱外紧急排气阀应急排气，力争 2 分钟内快速减至常压。

（3）设法迅速打开舱门，救出舱内人员。

（4）打开灭火器，将余火熄灭。

（5）通知医院相关科室进行抢救。如发生减压病应设法加压救治。

（6）立即如实报告上级。

（7）保护现场。

（8）查清起火事故原因。

（9）及时总结并向有关单位报告。

19. 试述气性坏疽的高压氧治疗方案。

治疗压力为 0.25～0.30 MPa。采用"3天7次疗法"，即第 1 日治疗 3 次，第 2 和第 3 日各 2 次，以后改为常规治疗方案。

20. 简述一氧化碳中毒的主要机制。

一氧化碳中毒是以全身缺氧为特征的疾病。在人体内氧气靠血液运输，其主要运输开工是氧与血红蛋白结合，形成氧合血红蛋白（HbO_2）。由于一氧化碳（CO）与血红蛋白的亲和力大十氧与血红蛋白的亲和力，故当人体大量吸入 CO 时会形成大量碳氧血红蛋白（HbCO），导致使大部分 Hb 失去了运氧能力，造成机体缺氧，形成 CO 中毒。

一、选择题

【A型题】

1. 高压氧治疗一氧化碳中毒的主要机制是 （ ）

A. 血液中物理溶解氧增加　　B. 血液中结合氧量增加　　C. 血液中血红蛋白增加　　D. 氧和血红蛋白的亲和力增加　　E. 机体的摄氧能力增强

2. 高压氧的绝对禁忌证之一是 （ ）

A. 急性鼻窦炎病人　　B. 有颅骨缺损者　　C. 妇女月经期与妊娠期　　D. 未经处理的气胸
E. 活动性肺结核

3. 标准大气压是指下列哪种条件下物体在单位面积上所承受的压力 （ ）

A. 在海平面上温度为 4 ℃时　　B. 在赤道海平面上，温度为 0 ℃时　　C. 在赤道海平面上，温度为 4 ℃时　　D. 在纬度为 45°的海平面上，温度为 0 ℃时　　E. 在纬度为 45°的海平面上，温度为 4 ℃时

4. 在高压氧舱内输液有发生气栓症的危险，主要发生在 （ ）

A. 加压过程中　　B. 减压过程中　　C. 高压氧治疗整个过程中均可发生　　D. 0.3 MPa 以上的高压氧治疗中　　E. 0.2 MPa 以下的高压氧治疗中

5. 氧气加压舱急排放应能使最高工作压到降至表压 0.01 MPa 的时间不超过 （ ）

A. 1 分钟　　B. 1.5 分钟　　C. 2 分钟　　D. 2.5 分钟　　E. 3 分钟

6. 高压氧治疗的含义是 （ ）

A. 在常压下呼吸纯氧　　B. 在超过常压的环境下吸 30% 以下浓度的氧气　　C. 在超过一个大气压的密闭的环境下呼吸纯氧或高浓度的氧气　　D. 在超过一个绝对压的环境下吸氧与 CO_2 的混合气体
E. 在高压环境下吸空气

7. 每次治疗完毕，舱内的紫外线空气消毒时间是 （ ）

A. 10 分钟　　B. 20 分钟　　C. 30 分钟　　D. 1 小时　　E. 1.5 小时

8. 高压氧治疗时临床上常用的压力单位是 （ ）

A. 大气压　　B. 表压　　C. 绝对压　　D. 附加压　　E. 氧压

9. 常压下连续吸纯氧的安全时限为 （ ）

A. 4～6 小时　　B. 8～12 小时　　C. 12～24 小时　　D. 24～48 小时　　E. 48 小时以上

10. 外界气压降低时，机体中氮的脱饱和最慢的组织是 （ ）

A. 血液　　B. 淋巴　　C. 脂肪　　D. 肌肉　　E. 脑灰质

【X型题】

11. 高压氧治疗气性坏疽的作用是 （ ）

A. 抑制梭状芽孢杆菌的生长　　B. 抑制 α-外毒素的产生　　C. 阻止组织坏死，促进伤口愈合
D. 增强抗毒血清的作用　　E. 增强抗生素的效力

12. 惊厥型氧中毒发生的原因可能是 （ ）

A. 吸入氧压在 0.25 MPa 以上　　B. 脑内酪氨酸生成减少　　C. 脑内 H_2O_2 浓度升高　　D. 常压下持续吸氧超过 8 小时　　E. 乙酰胆碱酯酶活性降低

13. 医用氧气的质量标准应达到 （ ）

A. 无杂质，无有害气体　　B. 氧浓度不少于 99.5%　　C. 水汽不高于 5 mL/瓶　　D. 温度不高

于 22 ℃　　E. 二氧化碳浓度不高于 0.05%

14. 高压氧对循环系统的影响包括　　　　　　　　　　　　　　　　（　　）

A. 心率减慢　　B. 心排血量减少　　C. 血流减慢　　D. 心脏负荷加重　　E. 血循环时间缩短

15. 高压氧治疗气性坏疽的指征是　　　　　　　　　　　　　　　　（　　）

A. 一经确诊，简单清创，立即行高压氧　　B. 对疑似气性坏疽病人也应做预防治疗　　C. 应同时使用广谱抗生素及注射抗毒血清　　D. 待截肢后再行高压氧治疗　　E. 病人体温应控制在 39 ℃ 以下

16. 人在高气压环境下并不会被"压扁"，这是因为　　　　　　　　　　（　　）

A. 人体是有弹性的　　B. 水的不可压缩性　　C. 人体有强大骨架的支持　　D. 人体各部位均匀受压　　E. 人的适应性强

17. 在高压氧下哪些细菌生长会受抑制　　　　　　　　　　　　　　（　　）

A. 厌氧菌　　B. 某些兼性厌氧菌　　C. 某些需氧菌　　D. 各种细菌　　E. 各种耐药菌

18. 氧瓶使用后，瓶内应保留 1 kg/cm² 的剩余压力，目的在于　　　　　（　　）

A. 表明瓶未作过其他用途　　B. 外界杂质不易进入瓶内　　C. 再充气时，瓶无需清洗　　D. 保护减压器不易损坏　　E. 备核查

19. 影响减压病发生的因素包括　　　　　　　　　　　　　　　　　（　　）

A. 机体所受压力的大小　　B. 高压下暴露时间　　C. 减压速度　　D. 环境温度　　E. 病人体质

20. 惊厥型氧中毒可能发生在　　　　　　　　　　　　　　　　　　（　　）

A. 0.15 MPa 高压氧治疗吸氧过程中　　B. 常压下持续吸氧 8 小时以上时　　C. 0.25 MPa 以上高压氧治疗过程中　　D. 在 0.3 MPa 高压氧治疗吸氧停止后　　E. 0.23 MPa 以上的高压氧治疗过程中

二、填空题

1. 一个标准大气压为_____mmHg，约为_____kPa，相当于每平方厘米面积上承受_____kg压力。

2. 常压下连续吸纯氧的安全时限为_____小时。0.2 MPa 下连续吸纯氧为_____分钟。0.25 MPa 下连续吸氧的安全时限为_____分钟。0.3 MPa 下连续吸氧的时限为_____分钟。

3. 高压氧舱内灭火装置禁用_____或_____灭火气。

4. 氧中毒的类型分为：_____、_____、_____。

5. 按国家标准，空气加压的高压氧舱内，氧浓度不能超过_____。

6. 燃烧的三要素是：_____、_____、_____。

7. 高压氧治疗时由于方法不当，加压时可能使病人患_____，稳压时可能使病人患_____，减压时可能使病人患_____。

8. 高压氧治疗气性坏疽普遍采用_____疗法，即第 1 日治疗_____次，第 2 日治疗_____次，第 3 日治疗_____次。治疗压力应取_____MPa。

9. "氧分压"是指氧气在_____中的压强，"氧张力"是指溶解在_____中的氧气压强。

10. 高压氧下血氧含量的增加主要是_____氧量的增加。

三、判断题

1. 高压氧下心率增快，心排血量增加。　　　　　　　　　　　　　　（　　）

2. 高压氧治疗时，采用间歇吸氧是为了防止减压病。　　　　　　　　（　　）

3. 高压氧舱内禁用二氧化碳灭火器。　　　　　　　　　　　　　　　（　　）

4. 减压时，舱内病人身上的引流管都要关闭。　　　　　　　　　　　（　　）

5. 妊娠者发生中度以上一氧化碳中毒时，原则上应做高压氧治疗。   （   ）

四、名词解释

1. 高压氧疗法

2. 高压氧舱

3. 附加压

4. 绝对压

5. 标准大气压

五、问答题

1. 试述高压氧治疗的作用机制。

2. 试述气性坏疽的高压氧治疗方案。

3. 何谓氧中毒？

4. 高压氧下静脉输液有何特点？

5. 简述高压氧治疗的适应证。

参考答案

一、选择题

1. A 2. D 3. D 4. B 5. A 6. C 7. C 8. C 9. C 10. C 11. ABC 12. ABCE
13. ABCE 14. ABC 15. ABC 16. BD 17. ABC 18. ABCE 19. ABCD 20. CDE

二、填空题

1. 760 100 1

2. 12～24 150 120 40

3. 二氧化碳 四氯化碳

4. 肺型 脑型 眼型

5. 23%

6. 火种 易燃物 氧气

7. 气压伤 氧中毒 减压病

8. 3天7次 3 2 2 0.25～0.3

9. 空气 液体

10. 血浆物理溶解

三、判断题

1. — 2. — 3. ＋ 4. —5. ＋

四、名词解释

1. 高压氧疗法：是指将病人置于超过1个大气压的密闭的特殊环境中，呼吸高浓度的氧气进行疾病治疗的一种方法。

2. 高压氧舱：创造高气压环境和向舱内供氧的设备，称高压氧舱。高压氧舱由金属或有机玻璃制成。为了保证在高压氧舱内的安全、有效治疗，高压氧舱有一系列复杂装置，包括供氧供气系统、排氧通风系统、医疗监护系统，以及通信照明、空气调节、消防灭火系统等，此外还有操作控制系统、氧气供应系统等。

3. 附加压：是指在大气压的基础上人为增加的压力，压力表上所显示的数值就是附加压，又称表压。

4. 绝对压：是指单位面积上实际所承受的压强。

5. 标准大气压：摄氏零度条件下，在纬度45°的海平面上的大气压称为标准大气压。经测量，标准大气压为760 mmHg/cm^2，即每平方厘米承受760 mmHg（约1 kg）的压力。

五、问答题

1. 高压氧治疗的作用机制为：①提高体内血氧分压、血氧含量及血氧张力，增加机体储氧量。②加强血氧弥散能力。③收缩血管，减少渗出，防止水肿。④抑制厌氧菌生长。⑤增强肿瘤细胞对化疗和放疗的敏感性。⑥加速组织内气泡的溶解和吸收。

2. 治疗压力为0.25～0.30 MPa。采用"3天7次疗法"，即第1日治疗3次，第2日和第3日各2次，以后改为常规治疗方案。

首次治疗也可采用0.30 MPa吸氧30～60分钟，减压至0.25 MPa，吸氧60～120分钟（间歇时间同常规治疗方案）。

3. 高压氧环境下，长时间吸入高浓度的氧或纯氧，可以造成人体组织和功能的损害，称氧中毒。

4. 高压氧治疗时，加压阶段和稳压阶段静脉输液过程与舱外输液过程相同。但随着减压的进行，静脉输液瓶内及莫菲滴管内的气体膨胀，瓶内压力增高，使液体滴速加快，气体有进入静脉造成气栓的危险，故减压开始时输液瓶内应插入足够长的针头（通常采用长的血浆分离针头）至液平面以上，以保证排气，并夹住原通气管，防止液体从通气管内喷射而出。同时尽量将莫菲滴管内的液平面调到较高的水平，控制滴速，警惕皮管爆胀或发生气栓危险。尤其是锁骨下静脉穿刺补液者更应严密注意。舱内静脉输液最好采用开放式吊瓶。

5. 高压氧治疗分为急症适应证和非急症适应证，以及探索性适应证，几乎涉及临床所有专科，治疗病种在150种以上。

§24

放疗科护理基本知识

§24.1 放疗科护理基本知识问答

1. 癌症病人的主要治疗方法有哪些？

癌症治疗方法有放射、手术、化学、生物、中医中药和其他扶正治疗。护理工作也应围绕着这些方面进行，护理人员直接和间接参与这些治疗。目前癌症均采用综合治疗方案，如手术与放射治疗的综合（术前放射治疗、术中放射治疗和术后放射治疗）；手术与化学药物治疗的综合（术前辅助化学药物治疗、术中化学药物治疗和术后辅助化学药物治疗）；放射治疗与化学药物治疗的综合；生物治疗和中医中药与上述三者的综合。癌症病人的护理范围是连贯的，无法截然分割的，有其共性，也有其特殊性。例如：癌症的放射治疗护理就有鲜明的特殊性。

2. 试述癌症病人护理的重要性。

在癌症治疗期间和以后的康复期间，都必须得到具有专业知识和高度责任感的护理工作者的医治、指导。通过特殊心理护理，使病人能正确认识癌症和对待癌症，树立战胜癌症的信心。通过护理人员的细心观察，及时了解癌症的消退或进展情况，使医师能及时调整治疗方案，达到癌症的根治或使癌症所致症状得到最大限度缓解。通过饮食护理和指导，改善病人的营养状况，提高机体的免疫功能，促进病人的康复。俗话说"三分治疗，七分护理"，这对癌症病人更为重要。

3. 试述放射治疗护理职责的分类。

按放射治疗方式可分为：远距离治疗护理人员的职责和近距离治疗护理人员的职责。

按放射治疗的病种又可分为各种癌症护理人员的职责，如肺癌、鼻咽癌、食管癌的护理职责等。但肿瘤的护理，都有类同性，如心理护理和饮食护理等。

4. 试述放射治疗皮肤反应的分级和护理。

放射治疗皮肤反应分五级。0级：无反应。Ⅰ级：红斑。Ⅱ级：干性脱屑，水疱形成，瘙痒。Ⅲ级：湿性脱皮溃疡。Ⅳ级：剥脱性皮炎坏死，需外科治疗。在临床一般常规治疗不应出现皮肤坏死。在处理上，Ⅰ、Ⅱ级皮炎可局部外用地塞米松乳剂、四环素可的松软膏。Ⅲ级皮炎应停止放射治疗。双草油乳剂对各级放射皮炎有一定疗效。护理要点是注意维护放射野内皮肤清洁干燥，防止局部摩擦、搔抓。交代病人不用刺激性药物、化妆品及肥皂清洗。表面有脱屑者不要强行撕扯，以免加重皮肤损伤。

5. 试述放射治疗黏膜反应的护理。

黏膜反应，最初为黏膜充血水肿，局部疼痛，继而出现黏膜上皮细胞脱落糜烂，表面出现纤维素性渗出物，在原来肿瘤部位出现白膜。鼻腔、鼻咽、口腔、喉部黏膜反应可出现口干、鼻干及疼痛，护理宜保持口腔清洁，用 Dobells 溶液或 4% 碳酸氢钠漱口，用生理盐水行鼻腔和鼻咽部冲洗，用液状石蜡、复方薄荷油滴鼻，疼痛者可滴入 1% 地卡因溶液。

6. 试述放射治疗时唾液腺反应的处理和护理。

放射治疗时由于腮腺和小唾液腺包括在照射野内，其功能受到抑制和严重损坏，使口涎分泌减少、黏稠，而致口干，牙齿易脱落和易产生牙病，严重影响食欲和消化功能。护理需保持口腔清洁，可进食水果、半流质饮食，或服用增液汤（玄参、生地黄、麦冬）、养津滋阴类中药（芦根、天花粉、玄参、麦冬、生地黄、枸杞子、赤芍等）。

7. 试述放射治疗时脑和脊髓损伤的处理。

脑和脊髓放射治疗剂量超过 $45\sim50$ Gy/（4.5～5）周，可出现放射性脊髓炎和放射性脑病。初期在低头时出现双下肢触电感和麻木感，进一步加重时出现双下肢或一侧肌无力，如再继续加重，则出现瘫痪和大小便失控。初期可给予泼尼松、地塞米松和血管扩张药（地巴唑、烟酸、复方丹参片），并可给予各种神经细胞营养药物（维生素 B_1、维生素 B_6、γ-氨酪酸等）。有放射性脊髓炎或脑病的病人，即使有残余癌灶或局部复发，亦应避免再次使用放射治疗。

8. 试述胸部放射治疗损伤的处理和护理。

肺组织 30 Gy 以上照射剂量时，可出现放射性肺炎，症状为干咳、活动后呼吸困难、发热、胸痛、白细胞升高。胸片见放射野小点状和网状阴影。预防措施为限制 2～3 周放射量在 $18\sim20$ Gy 以下，放射面积在放射量 55 Gy 时限制在 150 cm^2 以下为宜。放疗时避免应用大剂量博来霉素或其他化学治疗药物。治疗和护理采用大剂量抗生素和肾上腺皮质激素，可进行输氧。

当 2 周内食管受量在 30 Gy 以上，常发生放射性食管炎，症状表现为吞咽疼痛，食管镜下可见食管黏膜充血水肿。处理和护理为口服 1% 普鲁卡因 10 mL，每日 3 次。暂停放射治疗，饮食宜清淡，以流质、半流质为主，严重时可使用抗生素预防细菌性食管炎和周围性食管炎。

9. 试述盆腔放射治疗损伤的处理和护理。

照射盆腔器官癌症时，易发生放射性膀胱炎，可出现尿急、尿频、血尿、排尿困难，常有泌尿道感染。处理和护理为暂停放射治疗，使用抗生素，口服碳酸氢钠使尿成碱性，多喝开水，一般几日后症状消失。

在直肠癌和宫颈癌放射治疗时，易发生放射性直肠炎，表现为直肠刺激症状，如大便次数增多、里急后重。镜检下肠壁充血水肿，浅表性和散在性溃疡、渗血。

如不适当处置和护理，易成慢性直肠炎。如长期不愈，可导致直肠狭窄，排便困难和慢性贫血。治疗使用大剂量抗生素，口服复方樟脑酊，以解除直肠刺激症状。局部可使用地塞米松乳剂。饮食以高蛋白、高维生素、少渣为宜，避免服用刺激性食物。如保守治疗无效，应手术治疗。

10. 试述放射治疗引起高热的处理和护理。

发热是机体对致病因素的全身性防御反应过程，肿瘤放射治疗过程中有五种因素可致发热：

（1）并发细菌感染：因化学药物治疗、放射治疗后防御机制受损，免疫功能抑制，易并发感染。

（2）肿瘤致器官腔道阻塞，引流不畅导致感染。

（3）无菌性组织坏死：见于肿瘤坏死及广泛转移病例。

（4）原发肿瘤向周围器官浸润形成瘘道，导致感染发热。

（5）放射区域的皮肤、软组织因免疫功能下降，易发生局部疏松结缔组织炎，常见于鼻咽癌照射后头颈部出现红、肿，全身高热。

处理：一般护理包括卧床休息，给易消化流质或半流质，多饮开水。放射治疗前对感染病灶先行抗炎处理，急性炎症控制后再行放射治疗。体温在 38 ℃ 以上者暂停放射治疗，并适当使用退热药。合理应用抗生素。

11. 试述特殊情况发热的处理和护理。

对由肿瘤扩散引起的发热可加用抗癌药和激素类药物。上颌窦癌发热做上颌窦开窗引流。宫颈癌因宫颈管阻塞发热，有宫腔积脓者，应及时做宫腔引流。肺癌发热经肺门断层照片有癌瘤阻塞支气管时，先做阻塞部放射治疗，以解除阻塞性肺炎，这样才有利于放射治疗的顺利进行。

12. 试述放射治疗时癌症病人昏迷的护理。

很多临床情况可致昏迷，如颅脑外伤、中毒、脑血管意外、传染病、内分泌和代谢性疾病、休克等。放射治疗病人昏迷的原因有：脑肿瘤和脑转移性肿瘤；颅脑并发感染，如中耳癌鼓室向颅内破坏，鼻咽癌颅底骨破坏引起脑膜炎；急性和慢性脑辐射性损害。

此类昏迷病人，应定时测量体温、脉搏、呼吸、血压，观察瞳孔大小和对光反应，保持呼吸道通畅，拉出舌头吸出分泌物。进行吸氧，病人宜用侧卧低头体位，注意大小便护理，注意保暖；应用抗生素预防感染，昏迷者禁用放射治疗，脑水肿时采用脱水治疗，脑瘤所致昏迷多先行手术切除或减压术。

13. 试述放射治疗时鼻出血和鼻咽出血的护理。

鼻腔、鼻旁窦癌和鼻咽癌出血为放射治疗常见急诊，其处理方法如下：

（1）根据出血量采取坐位、半坐卧位或平卧，安慰病人，缓和紧张情绪。

（2）少量出血者，用 2% 麻黄碱滴鼻后加上棉花填塞，多可止血。

（3）前鼻腔填塞和后鼻孔填塞：1% 丁卡因做鼻腔、口咽黏膜表面麻醉，根据情况做一侧和双侧细纱条或细纱球填塞。

（4）鼻出血在难以控制情况下需行颈外动脉结扎术。

（5）急做血常规，出、凝血时间，血型检查，并进行合血，做好紧急输血的准备。

（6）定时测量血压、呼吸、脉搏。

14. 试述放射治疗时咯血的处理和护理。

喉以下的气管、支气管及肺实质出血，经咳嗽由口腔排出，少量为痰中带血，亦可大量咯血。少量咯血为咯血量少于 100 mL，中量咯血为 100～300 mL，大量咯血为大于 300 mL。咯血的特点：咯血前胸闷喉痒，血鲜红混有泡沫或痰液，血液由咳嗽而出，血液呈碱性反应。处理措施为：绝对卧床休息，稳定情绪，给予镇静剂苯巴比妥；用沙袋或夏天用冰袋置于患侧胸部，减少活动，促进凝血；使用止血药，大量出血者需用垂体后叶素 10 U 加 50% 葡萄糖注射液 20 mL，慢慢静脉注射或加入 5% 葡萄糖注射液 500 mL 静脉滴注。测量血压、脉搏和呼吸，保持大便通畅，给予润肠剂和痰剂。

15. 试述放射治疗病人喉源性呼吸困难的处理。

喉癌放射治疗时由于合并炎症、充血水肿及放射治疗反应，造成气管狭窄，加上肿瘤不同程度阻塞声门造成吸入性呼吸困难。按呼吸困难程度分为四度：Ⅰ度，安静时无呼吸困难表现，活动时有吸入性呼吸困难。Ⅱ度，安静时有轻度吸入性呼吸困难，活动时加重，尚无烦躁不安。Ⅲ度，呼吸困难明显，吸气时出现胸骨上窝、锁骨上窝、肋间隙及上腹凹陷，鼻翼扇动、出汗、烦躁不安、轻度发绀。Ⅳ度，症状更加重，发绀、面色苍白，最后昏迷、大小便失禁、窒息以致呼吸、心跳停止。处理：安静休息和吸氧；喉癌放射治疗以小剂量开始，逐日增大到治疗量。Ⅰ度呼吸困难应密切观察，注意病情变化；Ⅱ度者宜先进行气管切开再做放射治疗；Ⅲ度困难应紧急气管切开。

16. 试述近距离后装放射治疗情况。

近距离治疗包括腔内放射治疗、体表模放射治疗和组织间隙插植放射治疗。20世纪80年代，随着原子和电脑工业的飞速发展，开始使用高剂量率（HDR）后装治疗机，解决了在较短时间内治疗大量病人的问题。由于全部操作过程和放射源运行由电脑自动控制，每次治疗只需3～10分钟，理想的剂量分布很容易保证。这样许多癌症如鼻咽癌、食管癌、肺癌、宫颈癌、直肠癌等通过外照射后，再辅加腔内后装放射治疗可起到提高疗效或达到根治效果。但这类工作必须有一组人员包括医师、护士、技术员等人员分工明确，配合默契地进行。护士工作是很重要的。

17. 试述近距离后装治疗肺癌病人的护理。

（1）病人首次来预约后装治疗日期时，做好解释工作，介绍腔内治疗方法、注意事项，以减少病人思想压力，达到积极配合治疗的目的。

（2）治疗当日空腹来院，插管前肌内注射苯巴比妥、阿托品各1支。2%利多卡因雾化吸入麻醉口鼻部15分钟，协助医师气管镜下插置施源器，将施源器用胶布固定在鼻翼部。

（3）肺癌病人优先做治疗计划，优先治疗，减少等候时间。

（4）治疗完毕，在拔施源器时嘱病人咳嗽一下，快速取出施源器，可减少拔施源器时的刺激。清洗施源器，并泡入0.1%苯扎溴铵液中30分钟后取出。

（5）病人治疗1小时后方可进食，因此时麻醉药作用已消失。

18. 试述近距离后装治疗食管癌病人的护理。

（1）食管癌病人治疗当天早晨禁食，治疗前先口含2%利多卡因5 mL，分3次将口含的药液慢慢咽下。

（2）5分钟后协助医师放置施源器，嘱病人积极配合边插边做吞咽动作，置放到靶区后，将食管施源器上固定旋钮旋紧，让病人衔住咬口器。

（3）治疗结束后取出施源器，病人2小时后进食，治疗后当日可食稀软半流质。

19. 试述近距离后装治疗鼻咽癌病人的护理。

（1）治疗时协助医师给病人鼻腔和口腔喷入2%利多卡因，鼻腔插入含1%麻黄碱的棉棒，做局麻和起局部血管收缩作用。

（2）施源器放置前涂一些液状石蜡，使鼻腔组织润滑，避免鼻腔组织受损伤而导致出血。

（3）施源器放置后，用胶布牢固固定在鼻翼部，让病人双手托住导管，使施源器不至于滑动。

（4）治疗完毕，将施源器轻轻拔出，清洗消毒施源器，嘱病人不要用力擤鼻涕，以防局部出血。

20. 试述近距离后装治疗宫颈癌病人的护理。

（1）剃除阴毛，清洁会阴部。

（2）用0.1‰苯扎溴铵液冲洗阴道。有宫颈癌出血，用无菌纱布填塞。

（3）协助医师进行宫腔和穹隆的施源器操作，将施源器用固定架固定好。

（4）送治疗室进行后装治疗，治疗完毕后，护送病人至操作室，取下施源器，检查是否有宫颈出血。

（5）如有疼痛和不良反应，留观1～2小时，进行对症处理。

21. 试述近距离后装治疗直肠癌的护理。

（1）治疗前两天嘱病人进半流质和少渣饮食。

（2）放施源器前进行两次清洁洗肠，肌内注射阿托品0.5 mg，交代治疗时的注意事项，嘱治疗时放松腹肌，以防施源器下移。

（3）扩张肛门后，将圆筒形施源器送进直肠病变部位，再用固定器进行固定。

（4）治疗结束后轻轻取出施源器进行消毒处理，嘱病人卧床休息20～30分钟。

22. 试述电子加速器对于癌症治疗的特点。

加速器是采用微波电场把电子加速至高能状态，或直接引出电子进行治疗，或通过打靶产生高能量X线进行治疗。具有能量高，深度大，皮肤反应低，定位准确，剂量分布均匀，安全可靠，适应证广泛等特点。临床常用于治疗不同部位、不同深度、不同形状、不同大小的全身各种肿瘤，亦适合大面积及全身照射。尤适宜于胸腹深部肿瘤、偏心性肿瘤的放射治疗。

✎ §24.2 放疗科护理自测试题（附参考答案）

一、选择题

【A 型题】

1. 以下哪项不属放射性皮炎的临床表现 （　　）

A. 红斑　　B. 干性脱屑、水疱、形成瘙痒　　C. 湿性脱皮溃疡　　D. 剥脱性皮炎、坏死

E. 荨麻疹

2. 近距离后装治疗直肠癌护理不当的有 （　　）

A. 治疗前两天嘱病人进食半流质　　B. 放施源器前应两次清洁灌肠　　C. 施源器放入病变部位后须固定好　　D. 嘱病人收缩腹部以防施源器下移　　E. 治疗结束后嘱病人卧床休息20～30分钟

3. 避免放射性肺炎发生的重要措施是 （　　）

A. 大剂量博来霉素　　B. 一般不用抗生素　　C. 大剂量联合化疗　　D. 防止癌细胞扩散，不用激素　　E. 大面积照射时，放射剂量应控制在 40 Gy 以下

4. 处理放射治疗鼻出血时，下列哪项是错误的 （　　）

A. 病人取坐位或卧位，为稳定情绪可用镇静药　　B. 出血不多可用麻黄碱滴鼻或填入棉花块　　C. 出血较多者可做鼻腔、后鼻孔填塞　　D. 难以控制的鼻出血可做颈外动脉结扎　　E. 因放射治疗引起的鼻出血不必做合血准备，输液即可

5. 分析头颈肿瘤病人昏迷原因时，不应考虑 （　　）

A. 脑肿瘤和脑转移性肿瘤　　B. 颅内并发感染　　C. 脑辐射损伤引起昏迷　　D. 因天热蚊叮引起乙型脑炎　　E. 颅底骨质破坏引起脑膜炎

6. 放射治疗价值不大的肿瘤为 （　　）

A. 恶性淋巴瘤　　B. 神经母细胞瘤　　C. 鼻咽癌　　D. 宫颈癌　　E. 脂肪肉瘤

【X型题】

7. 放射治疗中皮肤护理的要点为 （　　）

A. 维持放射野内皮肤清洁、干燥　　B. 有脱屑应撕去以防细菌生长　　C. 不用刺激性药物及化妆品　　D. 维持局部清洁可每天用肥皂水清洗　　E. 局部皮肤防止衣物摩擦及抓搔

8. 电离辐射作用于身体后所引起的反应称放射反应，一般分为 （　　）

A. 黏膜反应　　B. 全身反应　　C. 辐射性白内障　　D. 局部反应　　E. 骨反应

9. 放射性肺炎的防治措施是 （　　）

A. 限制放射量　　B. 限制放射面积　　C. 避免用大剂量博来霉素　　D. 应用大剂量抗生素　　E. 应用大剂量皮质激素

10. 放射性膀胱炎的处理措施为 （　　）

A. 多饮水　　B. 使用抗生素　　C. 口服苏打　　D. 口服复方樟脑酊　　E. 使用局部地塞米松乳剂

二、填空题

1. 癌症治疗方法有_____、_____、_____、_____、中医中药等。

2. 放射治疗按放射治疗方式可分为_____和_____。

3. 放射治疗前拔牙者，需拔牙后_____才能放疗，放射治疗后_____不宜拔牙。

4. 无菌性坏死，放射治疗时高热，见于_____及_____病例。

5. 放射治疗昏迷的原因：_____和脑转移性肿瘤，颅脑_____，急性和慢性_____损伤。

三、判断题

1. 照射盆腔器官时，易发生放射性膀胱炎，症状可见尿急、尿频、血尿、排尿困难。　　（　　）

2. 肺癌放射治疗 30 Gy 以上时可出现放射性肺炎，症状为干咳、活动后呼吸困难、发热、胸痛、白细胞升高。　　（　　）

3. 放射性脊髓炎和脑病病人，如有残余癌灶或局部复发，应再次使用放射治疗。　　（　　）

4. 放射治疗病人喉源性呼吸困难Ⅲ度以上者宜做紧急气管切开。　　（　　）

5. 上颌窦癌放射治疗发热时，不应做上颌窦开窗引流；宫颈癌因宫颈管阻塞性发热，而宫腔积脓者，也不宜做宫腔引流，进行保守疗法即可。　　（　　）

四、名词解释

1. 放射治疗

2. 远距离放疗

3. 近距离放疗

4. 半衰期

5. 姑息性放疗

五、问答题

1. 试述放射治疗中的口腔护理要点。

2. 试述肿瘤组织的放射敏感性。

3. 影响放射治疗的临床因素有哪些？

4. 放射治疗后常见的皮肤和黏膜放射反应表现如何？

5. 试述皮肤和黏膜放射反应的处理方法。

📖 参考答案

一、选择题

1. E 2. D 3. E 4. E 5. D 6. E 7. ACE 8. BD 9. ABCDE 10. ABC

二、填空题

1. 放射治疗 手术治疗 化学药物治疗 生物治疗

2. 远距离治疗 近距离治疗

3. 10～14 日 3 年内

4. 肿瘤坏死 广泛转移

5. 脑肿瘤 并发感染 脑辐射

三、判断题

1. ＋ 2. ＋ 3. － 4. ＋ 5. －

四、名词解释

1. 放射治疗：使用放射线来治疗癌症病人，通过放射治疗使癌细胞被消灭，而正常的组织和细胞能得到康复。

2. 远距离放疗：又称外照射，是指放射源位于体外一定距离，集中照射人体的某一部位。

3. 近距离放疗：又称组织间隙放射治疗和腔内放射治疗，是将放射源直接放入病变组织或人体的天然管道内如舌、鼻咽、食管、子宫颈等部位进行照射。

4. 半衰期：放射性核素其原子核数目衰变到原来数目一半所需的时间称放射性核素的半衰期（$t_{1/2}$）。

5. 姑息性放疗：晚期肿瘤或放疗抗拒的肿瘤，通过放疗改善临床症状，达到止痛、止血、缓解肿瘤压迫，减轻痛苦，抑制肿瘤生长的目的。姑息性放疗一般只给予肿瘤根治量的 1/3～1/2 的剂量。

五、问答题

1. 放射治疗前需常规口腔处理，拔除龋齿和残根，进行龋齿充填、洁齿和清除牙石斑垢，取出金属冠，保持口腔清洁。放射治疗前拔牙者，需拔牙后 10～14 日才能放射治疗，放射治疗后 3 年内不宜拔牙。放射治疗时应用塑料和玻璃咬合器以尽量保护下齿龈和下颌骨，以免引起放射性龋齿和放射性下颌骨骨髓炎。

2. 根据肿瘤组织来源和肿瘤分化程度可将肿瘤组织的放射敏感性分为三类。

（1）高度敏感的肿瘤：恶性淋巴瘤、精原细胞瘤、白血病、肾母细胞瘤、神经母细胞瘤、无性细胞瘤等。放射量 35～40 Gy/4～6 周则能杀灭肿瘤。

（2）中等度敏感的肿瘤：大多数上皮性肿瘤属这一类，例如鳞状上皮癌、未分化癌、低分化腺癌等。放射量需 50～70 Gy/5～7 周才能杀灭肿瘤。

（3）放射抗拒的肿瘤：细胞高度分化的肿瘤，如软组织肉瘤、骨肉瘤、大多数神经源性肿瘤等。这类肿瘤宜手术治疗，但可配合术后放疗，亦可进行近距离腔内和插植放疗，使肿瘤局部达到高剂量，而邻近的正常组织由于辐射剂量随距离增加而急剧下降，不会造成严重损伤，从而使正常器官得到保护。

3.（1）全身情况：营养不良或贫血会降低敏感度，恶病质更无法耐受全部疗程。

（2）年龄：年轻人肿瘤敏感性高，但转移机会多；老年人肿瘤敏感性低，耐受性差。

（3）肿瘤分化程度：成熟细胞的分化程度高，其放疗敏感性低；反之，分化程度低，放疗就较敏感。

（4）肿瘤部位和瘤床组织：宫颈癌和食管癌同是鳞状细胞癌，因子宫颈癌的周围组织耐受量高，给予大量放射治疗较少损害，治疗效果好；食管周围组织耐受力低，易造成食管穿孔，治疗效果就差。

（5）肿瘤的大小和分型：肿瘤过大势必影响效果。肿瘤大体分为糜烂型、菜花型、结节型、溃疡型，其疗效也按上述顺序逐次下降。

（6）肿瘤的临床期别及有无合并症：肿瘤早期较晚期敏感，有合并症特别是合并感染时使放射敏感性下降。

4. 恶性肿瘤放射治疗时对正常组织会引起一定损害，称放射反应。

（1）皮肤反应：红斑、色素沉着、干性脱皮、湿性脱皮及坏死。常规治疗时不应该出现皮肤坏死，只有在 6 周之内皮肤接受超出 75 Gy 时，皮肤局部才可能出现坏死。放疗几个月或几年后皮肤可出现远期反应，表现为毛细血管扩张、皮肤萎缩、皮下组织增生和纤维化等。

（2）黏膜反应：最初表现为黏膜充血水肿，局部疼痛，继而出现黏膜上皮脱落糜烂，出现纤维性渗出物，形成白膜。

5. 皮肤和黏膜放射反应的处理方法如下：

（1）干性脱皮和瘙痒时可给予 1% 冰片滑石粉。出现湿性脱皮时应立即停止放射治疗，局部涂抹 2% 硼酸软膏、四环素可的松软膏，也可清洁换药后干燥暴露，经上述处理一般 10～14 日可痊愈。

（2）鼻咽、鼻腔、口腔和喉部的黏膜反应可致局部干燥和疼痛，宜保持口腔清洁，用复方氯己定含漱液或朵贝液或 4% 碳酸氢钠溶液漱口，生理盐水鼻咽冲洗，复方薄荷油或淡鱼肝油滴鼻，口服维生素 B_2 片及中药导赤散。

§25

营养科护理基本知识

§25.1 营养科护理基本知识问答

1. 试述食物的成分与功用。

营养是保证人体健康的基本条件。人们每日通过进食获得身体所必需的营养，俗话说"民以食为天"，说明人体的生存与食物的依存关系。食物中具有营养作用的有效成分称为营养素，营养素概括为七大类：蛋白质、脂类、糖类（碳水化合物）、无机盐、维生素、膳食纤维和水。前三者又称生热营养素。

食物的功用有：①提供人体生长发育及组织更新、修复的材料。②维持基础代谢，调节生理功能，使身体组织器官能正常工作，如心脏跳动、肌肉收缩、体液流动等。③提供维持体温和生活、劳动所需能量。

2. 何谓医院基本膳食？

为了使众多病人的膳食简单化，而又能适应大多数病人病情需要，医院有 4 种基本膳食。①普通饭：又称普食，同健康人平时用膳基本相同。适用于绝大多数消化功能正常、对膳食无特殊要求的病人。②软饭：质地细软，容易咀嚼，适用于咀嚼困难、消化功能减退以及老年、幼儿病人。③半流质膳食：系半流质状食物，如面条、面片、水饺等，较软饭更易咀嚼与消化，适用于发热、胃肠消化功能减退、咀嚼困难、外科术后的病人食用。④流质膳食：呈液体状或在口腔内可融化为液体的食物，适于急性重症、极度衰弱、高热、消化道急性炎症、外科大手术等病人。

3. 列表说明医院常用治疗膳食及试验膳食的种类及适用范围。

医院常用治疗及试验膳食表

膳食种类	适用范围	膳食要点
低渣膳食	消化道疾病，如肠炎、痢疾、伤寒等以及下消化道手术前后病人	清淡、少粗纤维、易消化的全流质、半流质饮食
高蛋白质膳食	营养不良、烧伤、术后等病人	鱼、肉、鸡、蛋、奶、墨鱼、甲鱼等
低蛋白质膳食	急性肾炎尿闭、尿毒症、肝功能衰竭者	每日蛋白质不超过 40 g
限钠膳食	高血压、妊娠中毒症、心肾疾病等	低盐（供钠 2 000 mg/d）、无盐（供钠 1 000 mg/d）、低钠（供钠 <500 mg/d）
低脂肪膳食	肝脏、胰腺、胆道及胆囊疾患、高脂血症等	每日脂肪限 40 g 以下
低胆固醇膳食	胆道及心血管疾病病人	每日胆固醇限 300 mg 以下
糖尿病膳食	糖尿病	属定量称重膳食，依医嘱执行
减肥膳食	需减体重者	据病情制订方案
低嘌呤膳食	痛风	限制嘌呤摄入量，每日少于 150 mg，禁食含嘌呤多食物，如动物脏器、肉汁等

膳食种类	适用范围	膳食要点
低铜膳食	肝豆状核变性	低铜、高蛋白饮食
低苯丙氨酸膳食	苯丙酮尿性	禁用富含蛋白质食物，限用米、面
药膳	各种病人，尤以体虚、癌症放疗、化疗病人适用	药物与食物配合，经特殊烹调而成
胆囊造影膳食	协助胆囊造影检查	油煎蛋 2 个，烹调油 50 g
隐血试验膳食	检查消化道出血病人	选用无色蔬菜，禁用动物血、肉、鱼等
肌酐试验膳食	用于重症肌无力病人，测验尿中肌酐值	全天蛋白质总量不超过 40 g
干膳食	用于检验尿沉淀及尿浓缩功能的病人	用含水分少的食物，如馒头、米饭、面包
钠钾定量试验膳食	诊断原发性醛固酮增多症时应用	称重膳食，须由营养专业人员调配
钙磷定量试验膳食	诊断甲状旁腺功能亢进症时应用	称重膳食，须由营养专业人员调配

4. 何谓管饲营养？

管饲营养是指通过人工管道向胃或空肠内输送营养物质的方法，一般分为鼻饲、胃造瘘口管饲及空肠造瘘口管饲。管饲膳食通常呈流质状态，黏稠度以易于通过管道为度。膳食内容可为混合奶、匀浆膳、要素膳等。要求营养全面，各类营养素平衡适当，膳食卫生安全。管饲方法有分次灌注法以及用细硅胶管间断分次或连续不断缓慢滴注法。

5. 简述匀浆膳的特点及适应证。

匀浆膳是一种外观均匀的浆液流质膳食。匀浆膳是将营养成分齐全的食料，经过捣碎机捣碎配制而成。由于匀浆膳是一种自然饮食，故无不良反应，口味较好，经济实惠，易为病人接受，因此可以长期使用。凡不能经口正常进食及昏迷的病人，均可采用。

6. 何谓要素膳？简述其适应证及使用注意事项。

要素膳是一种化学配制膳，它是按照人体的需要由纯氨基酸或水解蛋白、单糖和低聚糖、必需脂肪酸、维生素、无机盐等营养物质配制而成，是一种不需要消化或稍经消化就可直接吸收的无渣膳食，既可口服也可以管饲。

（1）要素膳的适应证：①需低渣膳食的手术，如胃肠道手术前后。②消化道疾病，如短肠综合征、胃肠道瘘等。③胃肠道外疾病，如肿瘤化学药物治疗、放射治疗的辅助治疗，术前术后营养补充等。

（2）使用要素膳的注意事项：①密切观察病情变化，开始应用时很可能出现胃肠道反应。②配置要素膳浓度应由稀→浓，一般成人为 $10\% \sim 24\%$。③剂量应由少→多，从每日 $500 \sim 1\,000$ mL 开始，逐渐加量。④速度要适当，口服者开始每小时 50 mL，逐渐增至 100 mL。⑤保持适当温度，鼻饲滴入以 38 ℃、空肠造瘘管滴入以 41 ℃为宜。

7. 何谓完全静脉营养？简述其适应证。

从胃肠道以外的途径供给病人所需要的全部营养成分称完全静脉营养，又称完全胃肠外营养或中心静脉营养（简称 TPN），其特点是利用深静脉，主要是腔静脉输入高价营养液，以满足人体需要。其适应证如下：

（1）无法从胃肠道正常摄食，如高位肠瘘、食管瘘、食管胃肠道先天畸形、过短小肠等。

（2）代谢高度亢进，分解代谢旺盛经口摄入不足者，如烧伤、严重创伤、感染等。

（3）胃肠道需要休息或吸收不良，如溃疡性结肠炎、克罗恩病、消化道大出血、长期腹泻等。

（4）特殊病例，如坏死性胰腺炎、急性肾衰竭、心力衰竭、肝性脑病等，都可根据疾病特点设计专用营养配方。

8. 低盐、无盐、低钠膳食有何不同？

低盐、无盐、低钠膳食统称为限钠膳食。根据限盐的程度不同分为：

（1）低盐膳食：限钠量在 2 000 mg/d 以下，全日烹调用食盐量成人不超过 2～3 g（酱油 10～15 mL），6 岁以上儿童每日不超过 1 g，1～6 岁每日不超过 0.5 g，1 岁以下每日不超过 0.25 g，禁用一切咸食，如酱菜、香肠、各种荤素罐头。

（2）无盐膳食：全日供给钠 1 000 mg 左右，除低盐所禁食物外，烹调时不加盐或酱油。

（3）低钠膳食：全日钠供给量控制在 500 mg 以内，除无盐饮食要求外，还应限制食用碱制作的馒头，发酵粉制作的糕点、饼干以及含钠 100 mg 的蔬菜如空心菜、芹菜等。

9. 试述钾、钠代谢试验膳食的目的和要求。

（1）试验目的：诊断原发性醛固酮增多症。因醛固酮有调节电解质代谢的作用，由于肾上腺皮质瘤或增生，使醛固酮分泌增多，潴钠排钾，产生低血钾。当膳食中钾、钠定量以后，测血、尿中钾、钠含量，有助于诊断。

（2）试验要求：①严格按医嘱的钾、钠用量，并根据《食物成分表》计算食物中钾、钠含量由营养师进行膳食设计。其热能、营养素均应满足要求，保证病人合理营养。②试验期间，受试者不得食用规定以外的任何食物。需饮用蒸馏水，不得喝茶、开水或其他饮料。

10. 试述高热能高蛋白质膳食的适应对象及饮食要点。

（1）适应对象：适用于严重营养缺乏的病人或手术前、后的病人，凡处在分解代谢亢进状态下的病人等均可应用。例如营养不良，大面积烧伤、创伤、高热、甲状腺功能亢进症等疾病。

（2）饮食要点：成年人每日热能摄入量应大于 8.4 MJ（2 000 kcal），蛋白质每日不小于 1.5 g/kg 体重，每日 100～120 g，其中优质蛋白质要占 50% 以上。增加热能的供给方法是在一般膳食的基础上增加富含热能的食物，如谷类、食糖和植物油等。提高蛋白质的摄入量可适当增加优质蛋白质食品如牛奶、蛋类及瘦肉类等。

11. 试述低蛋白膳食的适用对象及饮食要点。

（1）适用对象：急性肾炎、急慢性肾功能不全、肝性脑病或昏迷前期。

（2）饮食要点：蛋白质含量要根据病情确定。一般按每日每千克体重 0.26～0.6 g 供给。对于急性肾炎、急慢性肾功能不全病人，在蛋白质限量范围内尽力选食含必需氨基酸的食品（即优质蛋白质食品）如鸡蛋、牛奶、瘦肉，降低植物蛋白质食品量，可采用麦淀粉、粉丝、藕粉、团粉作为主要热能来源，代替大米和面粉。而对于肝性脑病或昏迷前期病人，选用产氨少的食物如豆类及豆制品、牛奶、鸡蛋等。

12. 试述低脂低胆固醇膳食的特点。

本膳食适用于高胆固醇血症、冠心病以及有冠心病的危险因素的病人。该膳食特点为每日膳食中所含胆固醇在 300 mg 以下，脂肪所提供的热量占总热量 20％～25％，或每日脂肪进量不超过 50 g。禁用（或少用）全脂乳、动物内脏、脑、蛋黄、鱼子、肥肉、动物油等。

13. 试述低嘌呤膳食的特点。

痛风症病人适用此膳食。痛风病人应长期控制嘌呤的摄入量，每日限制在 100～150 mg。发作时忌用嘌呤高的食物，如动物内脏、浓肉汁、鱼子等。病轻者可适量食用煮过弃汤的瘦肉类、鱼类、禽类。可选用不含或少含嘌呤的奶类、蛋类、精白米、白面、蔬菜、水果等。病人常肥胖，故总热量宜较正常饮食略低 10％～15％，以适当减轻体重。蛋白质进量应限制，按每日每千克体重 0.8～1 g 计算，以减少尿酸的形成。而高脂肪饮食可使尿酸排出减少，故应控制脂肪，每日 40～50 g 为宜。酒精饮料可使肾脏排出尿酸减少，必须控制。

14. 试述高纤维膳食（多渣膳食）的特点。

纤维膳食适应证为：无张力性便秘、无并发症的憩室病和其他需要增加膳食纤维的情况。高纤维膳食一日所供膳食纤维数量不应低于 40 g。多用富含膳食纤维的食品，如芹菜、韭菜、豆芽等蔬菜，水果和粗粮。此外，如琼脂（洋粉）、魔芋精粉、果胶可大量吸收水制成胶陈，应用于高纤维膳食。多饮水。

15. 简述低铜膳食的特点。

本膳食适应对象为肝豆状核变性病人。该膳食特点是每日限铜在 2.0 mg 以下。避免食用含铜高的食物，如肝、脑、肾、干黄豆、粗粮、坚果、牡蛎、河虾等。选用精白细粮作为主食。不用铜制器皿烹调食物。

16. 试述溃疡病膳食特点。

（1）营养素供给要全面、合理，应给予足够的热量、蛋白质、适量脂肪、糖类和充足的维生素，以促进溃疡面愈合。

（2）饮食应定时定量，少食多餐，以减少胃酸对病灶的刺激。

（3）避免一切化学性和机械性对溃疡面的刺激。忌用刺激胃酸分泌的食物和调味品，如浓肉汤、香料、辣椒、浓茶、咖啡、酒类及其他过咸、过酸、过硬或含纤维素多的食物。此外，还应禁用生冷食物。

（4）进食时应细嚼慢咽，不宜过快，以减轻胃的负担。烹调方法以蒸、煮、炖、汆等为主。各种食品均需切细、煮软。

17. 试述肝脏疾病的饮食治疗。

肝脏具有各种代谢功能。营养不良可以导致肝功能障碍和肝脏疾病的发生，而肝病病人由于代谢紊乱，又易引起营养缺乏病，因此，肝脏疾病的营养治疗尤为重要。下面分别介绍急性肝炎、肝硬化和肝性脑病病人的营养饮食特点。

（1）急性肝炎：应供给高蛋白质（1.2～1.5 g/kg），适量糖类（每日 300～350 g），适量脂肪（占总热量的10%～20%）。宜采用清淡、易消化、少胀气的食物，视病情可用半流质、软饭或普食，食物中应供给多种维生素。

（2）肝硬化：应供给高蛋白、高糖类和含充足的维生素食物，食物要易于消化。腹水或水肿病人应供给少盐或无盐饮食。血氨偏高时应限制蛋白质。食管静脉曲张者应食流质或软食，禁用粗纤维及带骨刺食物。胆汁性肝硬化，应用低脂肪、低胆固醇饮食。

（3）肝性脑病：应给予低蛋白质、低盐、高糖类、高维生素的少渣半流质或鼻饲流质。饮食中蛋白质的摄入量，应酌情决定。若血氨增高无神经系统症状者，可给低蛋白质（每日每千克体重 0.5 g 左右）。有神经系统症状者，应禁食蛋白质。

18. 试述动脉硬化病人的膳食要点。

（1）总热量不宜过高，以能维持正常体重为度。

（2）避免经常食用含高胆固醇的食物及过多的动物脂肪，如肝、脑、肾、骨髓、鱼子、猪油、奶油等。

（3）多食富含维生素 C 的食物，如新鲜蔬菜、水果等。多选用富含植物蛋白质的食物，如豆类及其制品。最好选用含不饱和脂肪酸的油类为烹调油，如豆油、菜油、茶籽油等。

（4）少用或不用刺激性食物，如浓茶、咖啡、辛辣调味品、烈性酒等。

（5）合并有高血压或心力衰竭者，应限制食盐摄入量。

（6）严禁暴饮暴食。如已确诊有冠状动脉粥样硬化者，更应注意，以免诱发心绞痛或心肌梗死。

19. 简述肾脏病的膳食治疗。

肾脏疾病常见的营养代谢障碍是水、电解质平衡失调、低蛋白血症与高氮质血症。

（1）蛋白质和热量：蛋白质的摄入量主要取决于肾功能情况。有严重蛋白尿的病人，无肾衰竭时采用高蛋白膳食；但有肾衰竭及氮质血症时，则限制蛋白质摄入，20～40 g/d，且必须是高生物价的蛋白质（最好来源是牛奶和鸡蛋，肉类次之）。低蛋白质膳食使用时间不宜过长，1～2 周后应增加到每日 40 g 左右。每日热能供给：成人为 7.25～9.20 MJ（1 800～2 200 kcal）。

（2）钠盐：当病人出现水肿、高血压时，就要根据病情采用低盐、无盐或低钠饮食。

（3）水分：病人水的摄入量应按每日排尿量而定，一般入液量的控制方法是：除补足前一日尿量外再摄入 500～1 000 mL/d。

（4）维生素：多供给含维生素 A、维生素 B_1、维生素 B_2、维生素 C 的蔬菜和水果。

20. 试述透析治疗膳食的适用对象和饮食特点。

（1）适用对象：血液透析、腹膜透析病人。

（2）饮食特点：无论是血液或腹膜透析，都会丢失大量的蛋白质和水溶性维生素，所以对于长期透析者，应根据透析次数、蛋白质丢失情况给予补充，一般每日每千克体重 1～

1.5 g 的蛋白质，以维持正氮平衡。可选用优质蛋白质如牛奶、鸡蛋、瘦肉、鱼虾等。每日总热量要 8.4 MJ（2 000 kcal）以上，为防止热量不足，应多补充含糖量高的食物，如藕粉、粉皮、粉丝等。膳食中还应给予含维生素 C、维生素 D 及含铁、锌、钙高的食品，钾、钠的供应，可根据尿量、血压和水肿情况而定。

21. 简述肾移植膳食。

本膳食适应肾移植病人，其饮食特点是术后 1 个月以内，应给予高蛋白、适当糖类、充足热量的膳食。每日膳食中胆固醇在 300 mg 以内，食盐以 2～3 g 为宜。注意饮食的清洁卫生。手术 1 个月以后，病人的膳食应针对出现的问题如肥胖、高脂血症、高血压等，予以处理。

22. 试述糖尿病的膳食治疗。

糖尿病是一种常见的以糖代谢紊乱为主的内分泌疾病。治疗糖尿病最基本、最重要的措施是膳食治疗。

（1）热能：糖尿病病人每日进食的总热量应根据其标准体重、病情轻重和不同工作量而定。一般每日每千克体重需要热能为：休息者 105～126 kJ（25～30 kcal），轻体力劳动者 126～147 kJ（30～35 kcal），中等体力劳动者 147～168 kJ（35～40 kcal），重体力劳动者 168 kJ（40 kcal）。儿童、孕妇、乳母、营养不良者应酌加。

（2）膳食中蛋白质、脂肪及糖类的分配：应有适当比例，总热量中蛋白质占 15% 左右，脂肪占 20%～25%，糖类占 60%～65%。应按规定安排主食、副食。如病人感到饥饿，可食用高纤维食物等，以增加饱腹感。

（3）供给充足的维生素和富含膳食纤维的食物。

（4）合理安排餐次，每日不少于 3 餐。

（5）禁食纯糖食品（如食糖、蜂蜜、蜜饯糖果等），以减轻胰岛负担。

23. 试述肿瘤病人的膳食特点。

（1）宜食用富含热量、易消化吸收的蛋白质食物，如瘦肉、蛋类、鸡、甲鱼、墨鱼、草鱼及蘑菇、香菇、薏苡仁、大豆、白木耳等，以提高机体的抗癌能力。

（2）选用富含维生素 A 和维生素 C 的新鲜蔬菜、水果和动物肝脏。

（3）病人在进行放射治疗或化学药物治疗时，食欲不佳，宜进食清淡、易消化、富含营养的食物。

（4）老年病人由于体质虚弱、食欲差、腹胀，可佐以少量山楂、萝卜等助消化食品。

（5）宜进食海带、海藻、海蜇等海产品，既可软坚散结，又有抗癌作用，亦可应用药膳，以配合治疗改善症状。忌食难以消化的油炸食品，少吃葱、姜、辣椒等刺激性食物。

24. 简述颅脑损伤昏迷病人的营养治疗。

颅脑损伤者，多数病人因昏迷不能正常进食，加之由于损伤组织的分解、手术、长期高热、感染等，消耗很大，常处于负氮平衡；通过膳食治疗，提供足够的营养，是增强抵抗力、减少合并症、促进伤口愈合的重要环节。但是由于颅脑损伤后，自主神经功能紊乱，胃肠功能耐受性差，如果蛋白质和热量供给过高，又常引起腹胀、腹泻、呕吐、恶心等病症，干扰抢救治疗的进行。因此，其治疗原则是：结合病情，按实际需要量，采取循序渐进的方法，供给病人营养充足的治疗饮食。①伤后 24 小时内，有颅内压增高等症，基本不能进食，靠静脉补充营养。②无胃肠道损伤的病人，待肠鸣音恢复后，即可鼻饲少量糖水、米汤。③当病人胃肠功能好转，但仍神志不清时可采用鼻饲混合奶和匀浆液。④如病人意识恢复正常，病情好转，可采用软食，然后再过渡为普食。⑤病人出现消耗性营养不良，可采用高热量流质配方，给匀浆液和要素膳。

25. 试述胆道疾病膳食治疗原则。

胆囊的生理功能是浓缩和储存胆汁，胆汁能协助脂肪的消化和脂溶性维生素的吸收，常见的胆囊疾病有胆囊炎和胆石症。营养治疗的目的是供给低脂肪膳食、减轻疼痛，提供机体充足营养，改善身体营养状况。①维持热量平衡，对肥胖者应限制热量摄入，一般每日 8.4 MJ（2 000 kcal）左右。②限制脂肪摄入。由于脂肪可促进胆囊收缩素的产生使胆囊的收缩增强，故应限制脂肪摄入。在急性发作时，给予完全不含脂肪的纯糖类膳食，症状缓解后，可从严格限制脂肪（20 g/d），逐渐过渡到低脂肪（50 g/d）膳食。胆囊手术后数周内仍应给低脂膳食。主张用植物油。③糖类要充足，它是热能的主要来源。每日 300～350 g。④蛋白质按需提供：每日每千克体重 1 g。⑤适当限制食物胆固醇，一般每日 300 mg 以内。禁用肥肉、蛋黄、肝、脑等。⑥补充丰富的维生素 A、维生素 D、维生素 E、维生素 K。⑦忌用刺激性或产气食品，禁酒。

26. 试述骨折病人的膳食要求。

（1）供给富含蛋白质、钙、维生素 C 和维生素 D 的食物。一般供给蛋白质 1.5～2.0 g/（kg·d），全日蛋白质总量为 100～120 g，钙为 1.5～2.0 g。除正常饮食外，每日可增添牛奶 500 g，鸡蛋 2 个，煨骨头汤 2 碗，豆制品 100 g。多选用含钙丰富的食品，如海带、虾皮、豆制品、油菜、荠菜等。

（2）热量供给充足。长期卧床者，为防止肥胖，应控制热量摄入。

§25.2 营养科护理自测试题（附参考答案）

一、选择题

【A 型题】

1. 完全胃肠外营养是　　　　　　　　　　　　　　　　　　　　　　　　　　（　）

A. 通过静脉输入全部营养　　B. 从胃管内补充营养的不足　　C. 少量口服　　D. 补充要素膳

E. 添加匀浆液

2. 肝性脑病膳食应　　　　　　　　　　　　　　　　　　　　　　　　　　　　（　）

A. 禁食豆类　　B. 禁食鱼类　　C. 低蛋白膳　　D. 低钾　　E. 低钠

3. 肾衰竭病人应　　　　　　　　　　　　　　　　　　　　　　　　　　　　　（　）

A. 供给大量豆制品　　B. 禁用鱼肉类食品　　C. 供给生物价值高的低蛋白膳食　　D. 限制糖类的供给　　E. 限制维生素的供给

4. 溃疡病人膳食不宜 （　　）

　　A. 供给充足热能和蛋白质　　B. 少量多餐　　C. 使用刺激胃酸分泌的调味品　　D. 细嚼慢咽

E. 食物切碎、煮软

5. 蛋白质的生理功能不包括 （　　）

　　A. 构成和修复组织　　B. 供给热能　　C. 调节代谢　　D. 阻止癌细胞分裂　　E. 维持胶体渗透压

6. 膳食纤维的作用不包括 （　　）

　　A. 促进肠蠕动　　B. 有利肠道益生菌生长　　C. 增加粪量　　D. 有利于钙吸收　　E. 治疗便秘

7. 功能性便秘应避免 （　　）

　　A. 食物过于精细　　B. 高纤维膳食　　C. 增加饮水量　　D. 有充分体力活动　　E. 依赖泻药

8. 空肠造瘘管饲流质最佳温度是 （　　）

　　A. 37 ℃　　B. 35 ℃　　C. 41 ℃　　D. 39 ℃　　E. 38 ℃

9. 要素膳是 （　　）

　　A. 低蛋白膳食　　B. 化学配制膳　　C. 需经胃肠道消化　　D. 低脂肪膳食　　E. 低盐膳食

10. 药膳的组成是 （　　）

　　A. 中药与食物　　B. 西药与食物　　C. 中药、食物与调料　　D. 食物与调料　　E. 中药与西药

11. 无机盐的生理功能不包括 （　　）

　　A. 构成人体组织　　B. 维持渗透压　　C. 维持肌肉兴奋性　　D. 构成生物活性物质　　E. 提供必需氨基酸

12. 维生素的生理功能不包括 （　　）

　　A. 保护视力　　B. 影响生殖功能　　C. 提供热能　　D. 参与骨代谢　　E. 维持正常免疫功能

13. 含嘌呤最少的食物是 （　　）

　　A. 猪肝　　B. 牛奶　　C. 豆腐　　D. 猪肉　　E. 鱼子

14. 关于匀浆膳的叙述，下列哪项是正确的 （　　）

　　A. 化学配制膳　　B. 需要胃肠道消化　　C. 无渣膳食　　D. 只能管饲　　E. 仅用于昏迷病人

15. 动脉硬化病人宜食用 （　　）

　　A. 低蛋白饮食　　B. 低纤维膳食　　C. 低胆固醇饮食　　D. 低盐膳食　　E. 高钾低钠膳食

16. 婴儿增添辅食应避免 （　　）

　　A. 根据月龄增食　　B. 由少量开始　　C. 几种食物同时增添　　D. 喂乳以前添加　　E. 上午增添

17. 要素膳的特点不包括 （　　）

　　A. 营养全面　　B. 易于消化　　C. 无残渣　　D. 使用方便　　E. 由肉类、蔬菜加工而成

18. 属脂溶性维生素的是 （　　）

　　A. 维生素 B_1　　B. 维生素 C　　C. 维生素 D　　D. 维生素 B_6　　E. 维生素 PP

【X 型题】

19. 溃疡病饮食治疗原则是 （　　）

　　A. 食物多样化，含营养素全面合理　　B. 低盐低脂肪膳食　　C. 低胆固醇膳食　　D. 少量多餐，不过饥过饱　　E. 避免食用刺激性食物

20. 钾、钠代谢试验膳食是　　　　　　　　　　　　　　　　　　　( )

A. 诊断原发性醛固酮增多症　　B. 确诊肝硬化　　C. 受试者不得食用规定外食品　　D. 饮用蒸馏水不喝饮料　　E. 定期查血、尿中的钾、钠含量

21. 蛋白质按必需氨基酸的含量可分为　　　　　　　　　　　　　　　　( )

A. 完全蛋白质　　B. 半完全蛋白质　　C. 不完全蛋白质　　D. 球蛋白质　　E. 胶质蛋白质

22. 糖尿病饮食治疗需　　　　　　　　　　　　　　　　　　　　　　( )

A. 少量多餐　　B. 终身控制饮食　　C. 膳食要平衡　　D. 合理控制总热量　　E. 维持理想体重

23. 结核病膳食应选择　　　　　　　　　　　　　　　　　　　　　　( )

A. 高热能　　B. 高蛋白质　　C. 低盐　　D. 低渣　　E. 丰富维生素

24. 平衡膳食的优点是　　　　　　　　　　　　　　　　　　　　　　( )

A. 供给充足热能　　B. 食物品种多样　　C. 生长发育所需　　D. 所含营养素全面合理　　E. 预防肿瘤

25. 颅脑损伤昏迷病人的膳食应　　　　　　　　　　　　　　　　　　( )

A. 鼻胃管饲　　B. 胃造瘘口管饲　　C. 供给高热能高蛋白质流质　　D. 半流质管饲　　E. 含有丰富的维生素

二、填空题

1. 人体需要的营养素主要分为七大类：_____、_____、_____、_____、_____、_____、_____。

2. 管饲途径有_____、_____、_____。

3. 低盐膳食每日用食盐_____g，无盐是指_____，低钠是指每天供钠不超过_____。

4. 人体每日脂肪供应量一般以不超过总热量的_____为宜，低脂膳食每日脂肪限于_____g以下。

5. 低蛋白饮食是指每日蛋白质摄入量_____。

6. 营养治疗方式有经口营养、_____、_____。

7. 痛风病人应选用_____膳食。

8. 计算标准体重的简单方法是_____。

9. 脂溶性维生素主要来源于_____和_____。

10. 医院基本膳食为普食、_____、_____及流质4种。

三、判断题

1. 动脉硬化病人应避免食用含胆固醇高的食物。　　　　　　　　　　( )

2. 肾脏疾病病人需严格控制蛋白质的摄入。　　　　　　　　　　　　( )

3. 肝脏疾病病人都应给予高蛋白饮食。　　　　　　　　　　　　　　( )

4. 匀浆膳是一种有渣饮食，可用匀浆机捣碎配制。　　　　　　　　　( )

5. 低脂低胆固醇膳食适应40岁以上的病人。　　　　　　　　　　　　( )

6. 有些食品添加剂是以增加食品营养价值为目的。　　　　　　　　　( )

7. 痛风病人应限制蛋白质食用量，并应禁酒。　　　　　　　　　　　( )

8. 使用要素膳应从低浓度、小剂量、慢速度开始。　　　　　　　　　( )

9. 制备代谢膳食时要严格控制食盐，但味精用量可不受限制。　　　　( )

10. 动物蛋白质中肉类产氨最多，蛋类次之，奶类最少。　　　　　　　( )

四、名词解释

1. 必需脂肪酸

2. 必需氨基酸

3. 食品添加剂

4. 维生素

5. 营养素

五、问答题

1. 何谓优质蛋白质?

2. 何谓绿色食品?

3. 何谓食品等值交换份?

4. 试述合理食谱的要求。

5. 试述烧伤病人的饮食治疗原则。

参考答案

一、选择题

1. A 2. C 3. C 4. C 5. D 6. D 7. E 8. C 9. B 10. C 11. E 12. C 13. B
14. B 15. C 16. C 17. E 18. C 19. ADE 20. ACDE 21. ABC 22. BCDE
23. ABE 24. ABCD 25. ACE

二、填空题

1. 蛋白质 脂类 糖类 维生素 无机盐 水 膳食纤维

2. 鼻饲 胃造瘘 空肠造瘘

3. 2～3 禁用食盐及一切含盐食物 500 mg

4. 30% 40

5. 20～40 g

6. 管饲营养 完全胃肠外营养

7. 低嘌呤

8. 标准体重(kg)＝身高(cm)－105(常数)

9. 动物性食物 食用油

10. 软饭 半流质

三、判断题

1. ＋ 2. － 3. － 4. ＋ 5. － 6. － 7. ＋ 8. ＋ 9. － 10. ＋

四、名词解释

1. 必需脂肪酸:有几种不饱和脂肪酸是维持机体不可缺少的,但在体内不能合成,必须每日从膳食中摄取,这些不饱和脂肪酸称必需脂肪酸,它们是亚油酸、亚麻酸、花生四烯酸。

2. 必需氨基酸:指人体自身不能合成,或合成速率不能满足需要而必需从食物中摄取的氨基酸。共有8种,即亮氨酸、异亮氨酸、赖氨酸、蛋氨酸、苯丙氨酸、苏氨酸、色氨酸、缬氨酸。另外,组氨酸是婴幼儿必需氨基酸。

598

3. 食品添加剂：是有意识地一般以少量添加于食品，以改善食品的外观、风味和组织结构或储存性质的非营养物质。

4. 维生素：维生素是维持人体正常生理功能所必需的一类小分子有机化合物，广泛存在于天然食物中。人体需要维生素量很小，但几乎不能合成，各有其特殊生理功能。其常分为脂溶性及水溶性两大类。

5. 营养素：食物中能被人体所吸收、利用、代谢并在人体内有其特殊功能的有效成分称营养素。营养素总共有 40 多种，可分为蛋白质、脂类、糖类、无机盐、维生素、水和膳食纤维七大类。

五、问答题

1. 优质蛋白质又称完全蛋白质，其蛋白质中的必需氨基酸构成比例与人体组织蛋白质中的氨基酸构成比较相似，易被人体利用。动物性食物中如蛋、乳、肉、鱼中蛋白质以及植物中豆类蛋白质均为优质蛋白质。

2. 绿色食品是遵循可持续发展原则，按照特定生产方式生产，经专门机构认定，使用绿色食品标志商标的无污染的安全、优质、营养类食品。

3. 食品等值交换份是用来进行食物交换的单位。凡食物所含蛋白质、脂肪、糖类及热能相似的食物归纳为一类，每类食物营养价值基本相等，在同一类中的不同食物彼此可以互相交换而不影响营养素的摄入量，用这种方法进行食物交换就称为等值交换份。常分为六大类：①粮谷类。②蔬菜类。③水果类。④瘦肉类。⑤乳、豆类。⑥油脂类。

4. 合理食谱的要求为：①膳食内容需保证营养平衡。②具有吸引力。③能促进消化。④有合理的膳食制度。

5. 烧伤病人的饮食治疗原则如下：

（1）休克期：前 1～2 日应禁食，给予静脉营养。2～3 日后可给米汤为主的试餐和多种维生素饮料，不必过多强调热量和蛋白质，以保护食欲。

（2）感染期：静脉营养和口服相结合，除高维生素膳食外应逐渐增加蛋白质和热量，优质蛋白质应达供给量的 70％。

（3）康复期：给予高蛋白质、高热量、高维生素、丰富而全面的营养膳食。选择质量高、易消化吸收的食物。少食多餐，食物多样化。根据病人的口味和消化情况，采用不同的烹调方法，供给色、香、味俱佳的食物。

§ 26

急诊医学
知　　识

急诊医学又称急救医学或急症医学，它是一门多专业的综合学科，是处理和研究各种急性病变和急性创伤的一门新专业，也就是指在短时间内，对威胁人类生命安全的意外灾伤和疾病，所采取的一种紧急救护措施的学科。

急救医学不处理伤病的全过程，而是把重点放在处理伤病急救阶段，其内容主要是：心、肺、脑的复苏，循环功能引起的休克，急性创伤，多器官功能的衰竭，急性中毒等。急救医学包括现场抢救、运输、通信，以及急救后的后续处理等，即急救医学包括院前处理、医院急诊室、危重病人监护病房（ICU）三部。

§26.1　急诊医学概述

【急诊医学的内容】

（一）初步急救

在发病现场对病人的初步急救，应由现场最初目击者迅速进行。这对某些创伤和疾病是至关重要的。然后再传呼或转送就近的医疗机构进行救治。但关键的问题是普及急救知识，只有这样才能在非医护人员和专业医护人员密切配合下，使伤病人得到及时、有效的救护。

（二）危重病医学

危重症是指某些直接威胁病人生命的急症。如休克、急性心肌梗死、急性心力衰竭、严重多发伤、复杂手术后等。各种急性危重病人可以出现心、肺、脑、肾、肝、能量代谢、氧代谢以及凝血、免疫、内分泌等系统的变化，而且往往同时或连续出现两个以上系统或器官功能不全以至衰竭。因此，抢救急性危重病人的医护人员，应该掌握跨学科、跨专业的知识和技能，才能满足救治工作需要。

（三）灾害医学

任何给灾区造成重大破坏，严重经济损失，大量伤亡，在一定程度上损害健康和破坏卫生服务的事件，称灾害。灾害医学作为一门探讨灾害对人类生存的影响及灾后医疗救护问题的医学分支学科，已有10多年的历史，并在灾害救治和预防工作中发挥了巨大作用。

（四）复苏医学

复苏医学是指抢救急性临终状态和临床死亡病人的科学、技术和实践，即针对心搏、呼吸骤停进行抢救。近30年来复苏医学发展很快，随着心、肺、脑复苏技术的普及和规范化，抢救成功率也有提高。

【急诊医疗体系】

急诊医疗体系，应包括院前急救、医院急诊室或急诊科救治和强化或专科监护病房治疗。

我国缺医少药情况尚未根本解决，在就医条件较差的情况下，农村乡镇和城市社区急救医疗任务更显重要，迅速建立健全我国基层医院急诊医疗体系已势在必行。

（一）院前急救

院前急救主要由群体自救和基层医院医师组成。其任务是通信联络，现场急救和安全护送。它本身并不具备留置病人的床位和必备的设备现场。

1. 通信：应迅速建立健全城乡急救通信"120"传呼号，一旦出事地点发出呼救信号后，规模较大的基层医院或县、市医院（急救中心）即可派遣救护人员随同救护车奔赴现场。

2. 现场急救：主要是维持伤病人的生命和进行初步急救，如心肺复苏、止血、骨折固定等。

3. 安全护送：伤病员经初步急救，由急救人员在救护车内继续治疗，并护送到接收医院。

（二）医院急诊科（或急诊室）救治

1. 急诊科（室）的任务：急诊科（室）的任务是及时、迅速、准确地治疗和抢救急、危重病人，争分夺秒地抢救病人生命。急诊病人不受地区和医疗合同单位的限制。急诊室实行 24 小时应诊。要认真加紧急诊科（室）人才、设备和技术建设，加强管理，提高医疗质量和抢救成功率。同时要积极开展急诊医学的科研和教学工作。

2. 急诊科（室）的建筑要求：急诊科（室）的位置的选择，要从便于就诊和最大限度缩短诊前时间考虑，并自成独立小区。急诊科（室）要设置白天与黑夜都能看清的醒目标志、路标，方便病人就诊并备有规定的抢救设备和药品。急诊科应有良好的通信设备。

急诊科（室）内应设单独的抢救室和一定数量的留观病床，小区内，避免病人往返于门诊部和住院部各处寻找，力争缩短处置时间。

3. 急诊的管理：

（1）急诊应建立业务主管院长领导下的管理体制。急诊工作既要形成独立系统，又要与医院各部门密切协作。急诊值班人员有调动有关人员进行抢救的权利。

（2）急诊医师应由有经验的医师担任。急诊科（室）护理人员要单独建制，长期固定。要有计划地加强急诊人员的专业培训。

（3）急诊工作应严格执行《全国医院工作条例》中有关急诊方面的各项规章制度，并结合实际，建立适合自己医院的急诊工作制度，例如：就诊范围、急诊分诊制度、抢救制度、值班及交接班制度、护理制度、查对制度、观察室工作制度、抢救室工作制度、监护室工作制度、急诊病历书写制度、会议制度、查房制度、病例讨论制度（包括死亡病例）、转诊和转院制度、出诊制度、消毒隔离制度、各级医务人员职责、会议及请示报告制度、卫生工作制度、陪护制度、急诊观察病人须知等。

（4）急诊病人的挂号、收费、检验、取药等应尽量设在急诊科内，以便利病人。

（四）强化监护病房治疗（ICU）

重危病人救治的一般程序是：现场急救→急诊室或手术室处理→重症监护病房（ICU）

救治→普通病房。重症监护病房是危重病治疗的重要环节，其特点是收治对象为病情危重、具有完善的监测和治疗措施、拥有训练有素的医疗队伍，为挽救危重病员的生命创造最佳条件。

【现场急救】

近几十年来，随着工业化及生态环境的破坏、自然界气候的变化、城市内高密度的居住环境以及交通和旅游事业的蓬勃发展，突然发生的灾害及伤害事故不断增加。如地震常造成多发伤、感染；洪水造成溺水、眼病、皮肤病、急性胃肠道传染病；火灾造成烧伤、感染、挤压伤及休克；交通事故造成多发性创伤等。对基层医院的全科医师来说，有的急症可以在社区处理，但更多的急症必须转运到综合医院或专科医院治疗。然后，快速有效的院前急救可使人员的伤亡减少到最低限度。

现场急救也称初步急救，主要包括以下内容：

1. 时间就是生命：全科医师在现场抢救时应强调时间就是生命的观念，通过病人的症状搜寻和认识致命的问题，发现或预测可能出现的情况，采取紧急措施挽救和维持生命，而不应像专科医师那样首先去明确疾病的诊断，寻找支持诊断的依据，然后再施以治疗。

2. 判断伤情：在火灾、交通事故、地震、空难、暴风雨、泥石流、化学事故等大的自然灾害或人为事故时，往往因伤员太多而救护力量不足。急救人员应首先检查伤员的意识、体温、脉搏、心率及血压、呼吸等情况，以及瞳孔的大小与对光反应，并按此将伤情分类。伤情可分 4 类，分别以红、黄、绿、黑四种颜色做为标记，并挂在伤员的胸前或绑在手腕上。①绿色为生命体征正常，轻度损伤，能步行。②黄色为中度损伤。③红色为重度损伤，收缩压小于 60 mmHg（8 kPa），心率＞120 次/min，有呼吸困难及意识不清。④黑色为遇难死亡伤员。对轻度损伤者给予就地处理后，可留在基层医院或家中继续观察、随访。对中、重度伤者必须进行初步的现场急救，如心肺复苏、止血、骨折的固定等，再尽快送往附近的专科或综合性医院抢救治疗。

3. 脱离现场：现场急救的主要目的是去除威胁受伤者生命安全的因素，然后再采用其他抢救措施。因此，救护人员应帮助伤员迅速离开现场。如火灾的受伤者，可以就地打滚，用身体压灭火苗或用棉被、毯子、大衣等覆盖以隔绝空气灭火。在对电击伤者急救时，必须利用现场不导电的物件，挑开引起触电的线路，或关闭开关及拉下电器设备插头，使伤员脱离电源。而遇 CO 中毒者，应尽快使病人脱离现场，保持呼吸道通畅，呼吸新鲜空气等。

4. 紧急处理：现场急救的关键是心、肺、脑复苏，保持呼吸道通畅、包扎止血、骨折固定等。

（1）简要、重点询问病史：向伤者及事故目击者询问受伤的时间，受力的方式，撞击部位，有否昏迷等病史。

（2）迅速判断有无威胁生命的征象：救护人员抵达现场后应先做快速、全面的粗略检查，及时发现伤者神志、瞳孔、呼吸、心跳、血压及出血情况。优先处理下述 3 种凶险情况：呼吸道阻塞、出血和休克。对心跳呼吸停止者，应立即施以胸外心脏按压、人工呼吸、吸氧、电除颤、静脉内药物注射等心肺复苏措施；对于神志不清者，在保持其呼吸道通畅的同时观察和记录神志、瞳孔、呼吸、脉搏和血压的变化。

（3）防止窒息，保持气道通畅：及时清除口咽异物，吸净气管、支气管中的血液和分泌物。昏迷病人可用口咽通气管，必要时可气管插管，予以辅助通气。

（4）外出血：立即予以包扎、止血。如面色苍白、皮肤湿冷、脉搏微弱、血压偏低，为低血容量性休克，应迅速建立两条静脉通路，快速输入生理盐水或乳酸林格氏液 1 000～2 000 mL。

（5）骨折的处理：四肢长骨骨折可用小夹板、树枝及木棍、板等固定。固定的范围要超过骨折的上、下关节，以减轻搬运过程中的疼痛及周围软组织、血管、神经的进一步损伤。

如条件许可，开放性骨折应尽早清创，以免伤口再污染，增加继发急性骨髓炎的机会。

【转诊和运送】

1. 适时转诊：因现场急救和药品的条件有限，在现场对伤病员进行初步处理及建立有效的呼吸与循环后，应将部分病人转运到就近的综合医院或专科医院，使病人获得进一步的治疗及检查。转诊指征如下：

（1）在地震、火灾、车祸等事故中，按伤情应分批转运。

（2）因溺水、重度电击伤及其其他原因引起心搏骤停者，在现场经心肺复苏，生命体征平稳后，宜及时转送。

（3）休克、意识障碍、呼吸困难、心脑血管病、大出血和重度烧、烫伤者。

（4）多发性创伤及骨折者。

（5）各种中毒者，经处理后症状好转，但仍需转院明确毒物的性质。中、重度一氧化碳中毒者，应送往专科医院进行高压氧治疗。

（6）被毒蛇、毒虫咬伤者，现场进行伤口处理后，应紧急转送至综合性医院进一步治疗。

（7）对眼、气管、支气管异物，全科医师处理困难时，需立即将其转入专科医院治疗。

（8）原因不明的晕厥、癫痫、咯血、呕血等，经初步治疗后，既便症状缓解或消失，仍应转诊以明确诊断。

（9）高热疑为重症感染、烈性传染病者，在给予降温的同时，应积极组织转院。

（10）腹痛原因不明、症状未缓解者，随访过程中腹痛程度发生变化，病情有反复者。

2. 转诊运送的注意事项：重危病人进行现场急救后，应根据伤情不同而合理地送入最近的、适合的医疗机构，以便进一步检查及治疗。对某些急症如急性心肌梗死、多发性创伤、气管异物等，应送入有处理经验的医疗中心，使病人获得更好的诊治。因此，基层医师应对所在省、市、地区综合性或专科医院的专业特点、医疗设施、医疗水平有比较详细的了解，以便在运送伤病员到医院前与接诊人员联系，让伤员到达后能得到及时、有效的治疗。转诊运送中具体注意事项如下：

（1）转送既要快速，又要平稳安全，避免巅簸。一般伤者的头部应与车辆行驶的方向相反以保持脑部血供。

（2）伤病员的体位和担架应很好固定，以免紧急刹车时加重病情。

（3）伤病员在车内的体位要根据病情放置，如平卧位、坐位等。

（4）腹腔内脏脱出的伤员，应保持仰卧位，屈曲下肢，腹部保温。

（5）骨盆损伤的伤员，应仰卧于硬板担架上，双膝略弯曲，其下加垫。

（6）疑有脊柱骨折的伤员，应由 4 人同侧托住伤员的头、肩背、腰臀部及下肢，放置于硬板上。

（7）疑有颈椎骨折及脱位者，搬运时应由一人扶持、固定头颈部，保持颈椎和胸椎线一致，切勿过屈、过伸或旋转。伤者应躺在硬板担架上，颈部两侧各放置一沙袋，使颈椎在运送过程中位于较固定的状态。

（8）昏迷、呕吐病人应取头低位且偏向一侧，防止呕吐物吸入呼吸道引起窒息。

（9）鼻腔异物者，应保持低头姿势，以免异物掉入气管中。

对于重危病人，医师最好护送病人到医院，详细记录现场及途中抢救经过，心搏骤停时间，心肺复苏过程，用药的时间、品种、剂量和出入水量等。途中注意观察血压、脉搏、呼吸等重要生命体征，并继续给予吸氧、补液等支持治疗，并向接诊医师递交抢救记录，作详细的介绍。随车还应备足途中所需氧气、抢救药品及器械。

转运病人前，应向家属说明转诊的目的及途中可能发生的情况。转运前还应与转诊医院急诊室电话联系，使病人到达后就能得到诊断和治疗。

3. 后续的全面照顾：除了上述危重症者需转院治疗外，多数较为稳定的急症伤病员经现场处理后可留在社区继续随访。如轻度的一氧化碳中毒、单纯的软组织损伤、Ⅰ度烧烫伤、较轻的电击伤、反射性晕厥、病因明确且病情稳定的上消化道出血等。可在家中设置家庭病床，由基层医院定期访视，或建议病人去当地诊所就诊。

还有一些重症者，经及时的现场急救和专科医师的积极治疗，生命脱离了危险。但有的因骨折造成高位截瘫或肢体缺失；有的因严重的烧、烫伤而留下瘢痕及畸形，呈不同程度的残疾等，在经专科治疗后常需返回家中由基层医院给予后续的照顾。

§26.2　急诊医学基本知识问答

1. 试述急救护理学的范畴。

急诊医学是一门以综合医学知识为基础，对急危重症病人的病情给予及时评估和干预治疗，防止其进一步恶化的专门学科。急诊医学不仅仅与人民的日常生活息息相关，而且与国家应对突发公共卫生事件密切相关。

急救护理学是研究各类急性病、急性创伤、慢性病急性发作及急危重病人抢救护理的一门专业。随着急救医学的发展和仪器设备的不断更新，急救护理学的范畴也从最初仅限于战伤外科急救护理而日趋扩大，内容也更加丰富。

2. 试述重症一氧化碳中毒的急救处理要点。

（1）脱离中毒现场：立即将病人移至空气新鲜、通风良好的地方。松开衣服，注意保暖。

（2）纠正缺氧：轻度或中度中毒者用面罩或鼻导管给氧，重度者进行高压氧治疗。高压氧治疗应在早期，最好在 4 小时内进行。高压氧治疗可使血中 HbCO 很快消失，形成 HbO_2，增加血液中溶解氧，使血红蛋白恢复正常携氧功能。

（3）改善脑组织代谢：早期给腺苷三磷酸（ATP）、辅酶 A、细胞色素 C，可加入液体中静脉滴注。

（4）预防脑水肿：应用脱水药或利尿药。按医嘱给予 200 g/L 甘露醇快速静脉滴注，必要时可用肾上腺皮质激素如地塞米松 10～20 mg 静脉滴注。

（5）对症治疗：昏迷病人应注意保持呼吸道通畅，清除口腔内分泌物，防止舌后坠。高热抽搐时给予降温处理。休克时纠正休克。

3. 试述有机磷农药中毒的紧急处理措施。

（1）清除毒物：①立即将病人撤离有毒环境，脱去污染衣服。污染的皮肤用肥皂水或 1％～5％碳酸氢钠溶液彻底清洗后用清水冲洗。眼部污染时可立即用 2％碳酸氢钠溶液或 0.9％氯化钠注射液冲洗。②口服中毒者及早洗胃。可用温开水、0.9％氯化钠注射液、2％碳酸氢钠（敌百虫中毒忌用）或 1∶5 000 高锰酸钾（对硫磷中毒忌用）洗胃，直到洗出的液体无气味并与清洗液的颜色相同时为止。然后注入 30％硫酸镁 600 mL（昏迷病人禁用），以清除肠内尚未吸收的毒物。

（2）使用特效解毒药：①阿托品：为抗乙酰胆碱药，能解除平滑肌痉挛，抑制腺体分泌，保持呼吸道通畅，消除和减轻毒蕈碱样症状和中枢神经系统症状。用量应根据病情轻重而不同。阿托品的应用以早期、足量和维持足够的时间为原则。②胆碱酯酶复活剂：常用氯磷定和解磷定，对解除烟碱样症状疗效显著。

（3）预防并发症：急性有机磷农药中毒，病情危急，常因肺水肿、脑水肿、呼吸衰竭三大并发症而死亡。因此，在抢救中应密切观察病情变化，及时对症处理。对有呼吸困难、发绀的病人给予吸氧。对意识障碍者取平卧位，头偏向一侧，防止误吸引起吸入性肺炎。有感染者给予抗生素治疗。

4. 试述安眠药中毒的抢救措施。

（1）纠正致死性的症状。急性巴比妥中毒的重要并发症和致死原因是呼吸和循环衰竭，重点在于维持有效的气体交换及血容量。快速建立静脉通道，碱化尿液，维持尿量 250 mL/h。吸氧，纠正低氧血症和酸中毒。

（2）防止中毒药物吸收。①洗胃：用 1∶5 000 高锰酸钾溶液或清水洗胃，用量大者＞6 小时仍需洗胃。②药用炭及泻剂应用：首次用药用炭 50～100 g 用 2 倍水制成混悬液口服或胃管内注入。同时给予盐类泻剂，防止便秘。③加速药物的排泄：利尿、腹膜透析、血液透析。

（3）对症治疗：密切观察病情变化，注意保暖，有休克时按休克处理。

5. 怎样预防中暑？

（1）对高温环境及露天作业者应改善劳动条件，加强隔热、通风、遮阴等降温措施，供给含盐的清凉饮料。合理调整夏季作息时间。

（2）注意个人防护，在烈日下劳动应戴草帽或其他防护帽，在湿热环境中工作宜穿宽松透气的衣服，配备防暑药品。老年人、孕妇、慢性病病人要特别注意加强休息和营养。保证膳食中有足够的蛋白质、维生素等。

6. 试述溺水的抢救措施。

（1）现场急救：①保持呼吸道通畅，迅速清除呼吸道内的污泥、杂草、呕吐物及义齿，将舌拉出口外，以免堵塞呼吸道。②呼吸心跳停止者，立即进行心肺复苏。③溺水病人有呼吸心跳时，应迅速将病人俯卧，其腹部置于抢救者屈膝大腿上，使病人头部下垂，抢救者按压其背部，使口咽、气管及胃部水迅速倒流排出。也可抱住溺水者双腿，使其腹部置于术者肩上，术者快步走动，注意勿因溺水过久而耽误其他抢救措施。

（2）急诊救治：①吸氧，有条件者给予高压氧治疗。②建立静脉通道，纠正水电解质紊乱，淡水淹溺者，可静脉输入3％氯化钠注射液，纠正血液稀释；海水淹溺者静脉滴注5％葡萄糖注射液，以纠正血液浓缩。③预防脑水肿可用脱水药如甘露醇、高渗葡萄糖等。高热时头部放置冰袋，降低头部温度，以减少脑灌注，降低脑细胞代谢。④应用抗生素，预防吸入性肺炎。

7. 试述电击伤病人的抢救措施。

（1）尽快切断电源，或用绝缘物推开病人。

（2）呼吸停止者，立即行口对口人工呼吸，或用呼吸机供氧。

（3）心跳停搏者，立即在心前区叩击数次，随即行胸外心脏按压术，持续到出现自主呼吸，心脏复跳。

（4）胸外心脏按压无效者，应立即准备开胸包、起搏器，协助医师进行开胸复苏抢救。

（5）建立静脉通道，维持水电解质平衡。

（6）对局部创面进行清创包扎，伤口有出血者给予止血。

（7）应用抗生素，预防感染。

（8）常规注射TAT。

8. 何谓心搏骤停？

心搏骤停是指心脏突然停止跳动，有效泵血功能消失，引起全身严重缺血、缺氧。若不及时抢救可导致死亡，若现场及时采取有效的复苏措施，则有可能恢复。

9. 试述心搏骤停的诊断要点。

（1）突然意识丧失，检查者轻拍并呼叫病人，若无反应即可诊断为意识丧失。

（2）大动脉搏动消失，心音消失。施救者以手指触摸病人喉结再滑向一侧，10秒钟内未扪及颈动脉搏动，即可认为心搏停止。

10. 试述胸外心脏按压时的注意事项。

（1）按压部位要准确，如部位太低，可能损伤腹部脏器或引起胃内容物反流；部位过高，可伤及大血管；严禁在胸前区、胸骨角、剑突下及左右胸腹部按压。

（2）按压姿势要正确，两臂不得弯曲，肘关节伸直，双肩位于双手的正上方。

（3）按压力要适度，成人按压深度要大于 5 cm，过轻达不到效果，过重容易造成肋骨骨折、血气胸。

（4）心脏按压的频率至少为 100 次/min，同时最好配合人工呼吸。按压与通气比例是 30∶2。

（5）操作过程中，救护人员替换，可在完成一组按压、通气后的间隙中进行，勿使按压停歇时间超过 5～7 秒。

（6）有严重的胸廓畸形、广泛性肋骨骨折、血气胸、心脏压塞等不宜用胸外心脏按压法。应迅速开胸行胸内心脏按压。

（7）按压期间应密切观察病情，判断效果。

11. 胸外心脏按压有效的指征有哪些？

胸外心脏按压有效的指征有：①能扪及大动脉搏动（腹、颈动脉）、血压收缩压维持在 8 kPa（60 mmHg）以上。②末梢循环改善，口唇、颜面、皮肤、指端由苍白发绀转为红润，肢体转温。③瞳孔缩小，并出现对光反射。④自主呼吸恢复。⑤昏迷变浅，出现反射、挣扎或躁动。

12. 口对口人工呼吸的注意事项有哪些？

（1）吹气应有足够的气量，以使胸廓抬起，但一般不超过 1 200 mL，吹气过猛过大可造成咽部压超过食管开放压从而使气体吹入胃内引起胃胀气。

（2）吹气时间宜短，以约占 1 次呼吸周期的 1/3 为宜。

（3）操作前清除病人口腔及咽喉部的分泌物或堵塞物。以免影响人工呼吸效果或将分泌物吹入呼吸道深处。

（4）取下义齿。舌后坠的病人，应用舌钳将舌拉出口腔外。

（5）遇牙关紧闭者，可行口对鼻人口呼吸，吹气时将病人口唇紧闭，吹气时劲要大，吹气时间要长。

（6）若病人尚有微弱呼吸，人工呼吸应与病人的自主呼吸同步进行，即于病人吸气时，用力吹气以辅助进气，病人呼气时松开口鼻，便于排出气体。

（7）对婴幼儿，则对口鼻同时吹气。

（8）通气适宜的指征是看到病人胸部起伏并于呼气时听到及感到有气体逸出。

13. 试述大咯血窒息的抢救措施。

（1）体位引流。立即将病人置于俯卧头低足高位（头部向下倾斜 45°～60°）引流，轻拍背部以利于血液流出。

（2）出现四肢抽搐、牙关紧闭、神志不清时，立即用开口器撬开闭合的牙关或先用金属汤匙撬开牙关，然后用开口器张开口腔，用舌钳将舌拉出，抽吸以清除口腔血凝块和血液。必要时做气管切开、保持呼吸道通畅。

（3）在解除呼吸道堵塞的同时，给予高浓度吸氧。适当应用呼吸中枢兴奋药，以改善缺氧。

（4）无自主呼吸时，可施行人工呼吸，或将气管插管行呼吸机辅助呼吸。

14. 试述急性肺水肿的紧急处理原则。

（1）将病人半卧于床，或坐在椅子上、双下肢下垂以减少回心血量，安慰病人，以减轻其焦虑不安。

（2）镇静。吗啡 5～10 mg 肌内注射可减轻烦躁不安和呼吸困难，减少耗氧量。但可抑制呼吸，昏迷、严重休克、痰多者忌用。

（3）给氧。间歇或面罩加压给氧效果好。泡沫多时可在湿化瓶内加 50% 乙醇，以减轻肺泡表面张力，减轻呼吸困难。

（4）血管扩张药的应用。可用硝酸甘油 0.5 mg 或硝酸异山梨酯（消心痛）5～10 mg 舌下含服。也可用硝普钠 5～10 mg 加入 5% 葡萄糖注射液 100 mL 中静脉滴注，严格控制速度，滴速在 8～30 滴/min。

（5）利尿强心药的应用。可用毛花苷 C 0.4 mg 加入 50% 葡萄糖注射液 60 mL 缓慢静脉推注。

（6）氨茶碱，可解除支气管痉挛，减轻呼吸困难。

15. 试述电动洗胃机洗胃的注意事项。

（1）接妥地线，以防电击危险。

（2）使用过程中注意吸引管的通畅。

（3）向胃内注入洗胃液的同时观察正压表，压力不得超过 40 kPa（300 mmHg）。

（4）严禁灌入过多的洗胃液，以免超过胃容量，造成急性胃扩张。

（5）污水瓶内排出液应少于灌注量 100～200 mL，以防负压损伤胃黏膜。

（6）洗毕，认真清洗各部分管道。

§26.3 常用急救技术训练

§26.3.1 现场心肺复苏术

心搏骤停是临床上最严重的紧急情况，循环停止后，脑供氧中断 10 秒钟内意识丧失；30 秒钟内脑血流图波变平，呼吸停止；60 秒钟内瞳孔散大；4～5 分钟内大脑皮质产生永久性损害。因此，抢救应分秒必争。

引起心搏骤停的原因包括：多种病因引起的心源性猝死（以急性心肌梗死最为多见），以及各种突发意外事件（如溺水、自缢、电击或雷击、严重创伤、脑血管意外等）、麻醉意外、手术意外、药物中毒、严重过敏等非心源性猝死。以下介绍有关心搏骤停抢救的几个基本概念。

1. 心肺脑复苏（CPCR）：是指采用徒手和/或辅助设备来维持呼吸、心搏骤停病人人工循环和呼吸最基本的抢救方法，包括胸外心脏按压（circulation，C）、开放气道（airway，A）、人工通气（breathing，B）、电除颤以及药物治疗等，目的是尽快使自主循环恢复，最终达到脑神经功能良好的存活。

2. 心肺复苏（cardio-pulmonary resuscitation，CPR）：是指对心搏停病人采取的恢复循环和呼吸功能的一系列措施，是 CPCR 的重要手段和方法，其目的是恢复和重建心脏和肺脏的有效功能，为达到心肺脑功能的完全恢复打下基础。鉴于心搏、呼吸骤停的病例，既可发生在医院内，也可发生在各类事故现场或病人发病的任何地点，因此必须在发病现场以最快的速度进行心肺复苏，才有可能有效提高抢救的成活率。

3. 基本生命支持（basic life support，BLS）：即指现场心肺复苏，又称现场急救，是指专业或非专业人员在发病和/或致伤现场对病人进行病情判断评估和采取的徒手抢救措施，目的是使病人恢复自主循环和呼吸。

【适应证】

1. 病人突然倒地，意识丧失。

2. 呼吸停止或呈喘息样呼吸。

3. 10 秒钟内未能扪及脉搏跳动。非专业人员不需要检查脉搏，如果发现病人突然倒下没有意识，且呼吸不正常，既可判定为心搏骤停，立即开始心脏按压。

【禁忌证】

1. 胸壁开放性损伤。

2. 肋骨骨折。

3. 胸廓畸形或心脏压塞。

4. 凡已确诊心、肺、脑等重要器官功能衰竭无法逆转或晚期癌症者。

如遇上述禁忌证，应迅速改用开胸心脏按压。

【现场心肺复苏操作步骤】

基本生命支持（BLS）包括快速识别心搏骤停和启动急救系统、早期心肺复苏等生存链中的前三个环节，具体操作步骤如下。

1. 排除环境危险因素：判定事发地点环境中有无危险因素，如可能导致触电的电源、可能垮蹋的建筑物及环境中是否存在有毒气体等。如有危险因素应予及时排除。

2. 判断意识及安置体位：急救人员轻拍病人并靠近耳旁大声呼叫："喂，你怎么了？"如病人无反应，指压人中穴还无反应，应立即给予病人平卧位，如怀疑颈椎损伤，应注意轴线翻身，以上检查 10 秒钟内完成。

3. 启动急救医疗服务系统：在尽可能不影响抢救时间的前提下，设法尽早拨打急救电话（120），启动急救医疗服务系统，告知病人具体人数、具体方位、已提供的急救措施。

4. 检查脉搏：专业人员检查脉搏时间不超过 10 秒，如果没有明显感觉到脉搏，应立即开始 30 次的胸外心脏按压；若有脉搏，应给予人工呼吸（每 3～6 秒给予 1 次人工呼吸，以达到 8～10 次/min），并每 2 分钟检查 1 次脉搏。

5. 胸外心脏按压（circulation，C）：迅速将病人仰卧于硬板床或地上，抢救者以病人足侧的手的示指及中指沿病人肋弓处向中间滑移，在两侧肋弓交点处找到胸骨下切迹，该切迹上方 2 横指处即为按压区（图 26-1），或采用两乳头连线与胸骨中线交点处为按压区。定位后，抢救者两手掌根重叠，两手手指交叉抬起，以掌根部压在按压区上（图 26-2A）。按压时，抢救者双臂应伸直，肘部不可弯曲（图 26-2B），利用上半身体重量垂直向下用力按压，按压要有力要快，按压深度成人要大于 5 cm，频率至少 100 次/min，尽量减少按压过程中被打断。

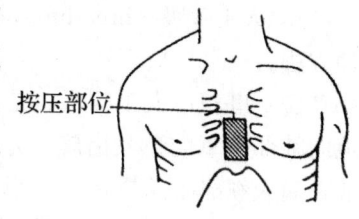

图 26-1 胸外心脏按压部位

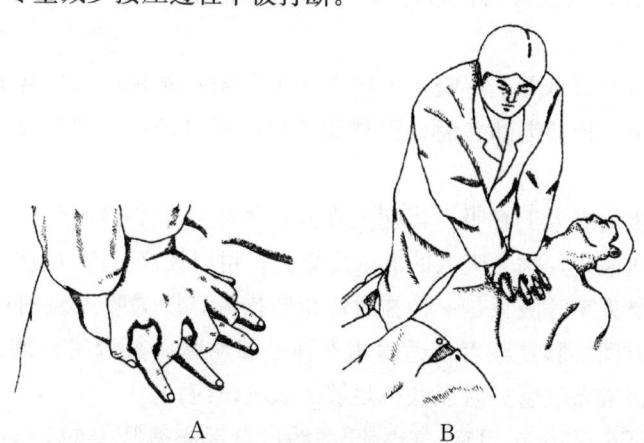

图 26-2 胸外心脏按压方法

6. 开放气道（airway，A）：畅通呼吸道是进行人工呼吸的首要步骤，为尽量减少胸外按压的中断时间，开放气道速度要快。病人仰卧，松解衣领及裤带，清除口中污物及呕吐物并取出活动性义齿，具体方法如下：

（1）仰头抬颏法：病人仰卧，抢救者一手放在病人颈后将颈部上台，另一手以小鱼际侧下按前额，使病人头后仰，颈部抬起。此种手法禁用于头颈部外伤者。

（2）仰头举颏法：是徒手开放气道最常用的手法。病人仰卧，抢救者一手置于其前额，以手掌小鱼际侧用力向后压以使其头后仰，另一手的示指和中指放在下颏骨的下方，将颏部同时向前抬起（图 26-3）。

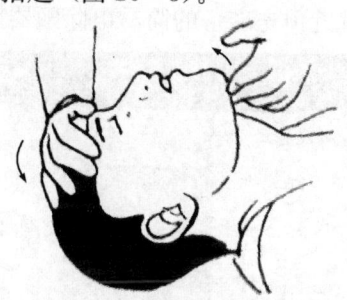

图 26-3 仰头举颏法

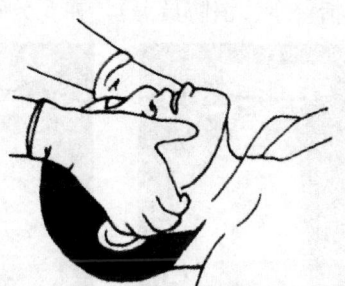

图 26-4 托下颌法

（3）托下颌法：适用于头颈部外伤者。抢救者将双手放在病人头部两侧，紧握下颌角，用力向上托起下颌（图 26-4）。此手法不伴头颈后仰、专业人员必须掌握。

7. 人工呼吸（breathing，B）：呼吸道通畅后，立即施行人工呼吸。具体可采用以下 3 种方法。

（1）口对口人工呼吸：是一种最常用的、能快速有效地向肺部供氧的急救措施。方法：开放气道后，抢救者用放在病人额部手的拇指和示指将鼻孔捏紧，防止吹入的气体从鼻孔漏出，吸气后用嘴包住病人口，口对口将气吹入，然后松开病人鼻孔，让病人被动地呼出气体（图 26 - 5）。一次人工呼吸完成后，抢救人员正常呼吸一次，进行第二次人工呼吸。

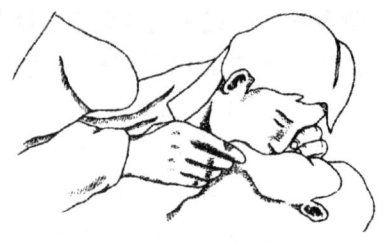

图 26 - 5　口对口人工呼吸

（2）口对鼻及口对口鼻人工呼吸：当病人牙关紧闭不能张口或口腔有严重损伤时，可改用口对鼻人工呼吸。抢救婴幼儿时，因婴幼儿口鼻开口较小，位置又很靠近，可行口对口鼻人工呼吸。

（3）面罩和呼吸皮囊人工呼吸：当病人在院内发生呼吸心搏骤停，应用面罩和呼吸皮囊可给予手控的正压通气，病人吸入的氧浓度更高，可以提高 CPR 成功率。

口对口、口对鼻人工呼吸只是一种临时性抢救措施，因为吸入氧的百分比只有 15% ～ 18%，对于需要长时间心肺复苏者，远远达不到足够动脉血氧合的标准。因此，在徒手心肺复苏的同时应积极准备气管插管以获得足够的氧气供应。

8. 电除颤（defidrillation，D）：心室纤颤约占全部心搏骤停的 2/3，终止室颤最有效的方法是电除颤，目前强调除颤越早越好，故应争取在心脏停搏 3～5 分钟内进行，但若病人在监护状态下发现室颤，应在 3 分钟内进行电除颤。

方法：将电极板涂好导电膏分置于胸骨右缘第二肋间和左侧第五肋间与腋中线交界处，按充电钮充电到双相波功率 200 J，单相波 360 J，再按非同步放电按钮放电，通过监护仪观察病人的心律是否转为窦性，如 1 次除颤未成功，应立即心脏按压，做 5 组 CPR 后再检查脉搏，除颤放电时，操作者及其他人员切勿碰到病床及病人，以免触电。

公众启动除颤：公众启动除颤（PAD）能提供这样的机会，即使是远离医院等急救系统的场所，也能在数分钟内对心脏停搏病人进行除颤（图 26 - 6）。PAD 要求受过训练的急救人员（包括警察、消防员等），在 5 分钟内使用就近预先准备的简易电除颤器对心脏停搏

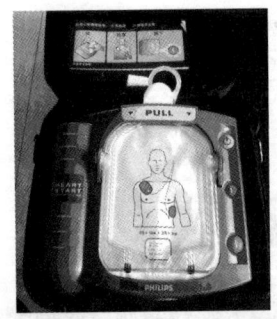
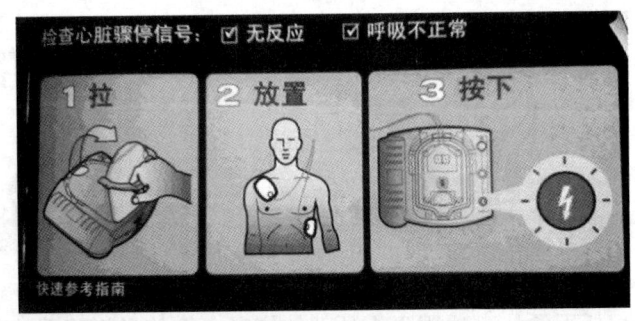

图 26 - 6　公众启动除颤

病人实施电击除颤。目前许多发达国家已开始实施 PAD，我国也已开始试点。初步实践表明，心脏停搏院前急救生存率明显提高（49%）。

【胸外心脏按压与人工呼吸注意事项】

（一）胸外心脏按压的注意事项

1. 按压部位要准确，按压力量应平稳，避免冲击式按压或猛压，避免出现胃内容物反流、肋骨骨折等并发症。

2. 病人头部应适当放低以避免按压时呕吐物反流至气管，也可防止因头部高于心脏水平而影响脑血流灌注。

3. 下压和放松的时间应大致相等，放松压力时应注意定位的手掌根部不得离开胸骨，以免按压位置移动。

4. 尽可能避免因分析心律、检查脉搏和其他治疗而中断胸外心脏按压，每次中断按压时间要＜10 秒。

5. 按压与通气比例是 30：2，每个周期为 5 组 CPR，时间大约 2 分钟。

6. 按压期间要密切观察病情，判断复苏效果。按压有效的指标是按压时可触及颈动脉搏动、肱动脉收缩压≥60 mmHg、有知觉反射、散大的瞳孔开始缩小、呻吟或出现自主呼吸。

（二）人工呼吸的注意事项

1. 成人每次吹气量以病人胸廓有明显隆起为准，每次吹气时间约 1 秒，吹气频率在 8～10 次/min。

2. 成人进行现场心肺复苏（CPR）时，无论单人或双人实施抢救操作，心脏按压与呼吸比例均是 30：2，即按压胸部 30 次，吹气 2 次；儿童进行现场心肺复苏时，如为单人进行抢救操作，心脏按压与呼吸比例是 30：2；如为双人进行抢救操作，心脏按压与呼吸比例是 15：2。

3. 吹气速度和压力均不宜过大，以防咽部气体压力超过食管内压而造成胃扩张。使用呼吸皮囊给予人工呼吸时，一定要检测压力阀正常工作，按压皮囊适度，防止给气过多。

4. 通气良好的标志是有胸部的扩张和听到呼气的声音。

5. 若有高级人工气道，如气管内插管，且两人做 CPR，应每 6～8 秒给予 1 次人工呼吸，在给予人工呼吸过程中，不中断胸外按压。

【特殊情况处理】

（一）婴幼儿复苏

1 岁以内为婴儿，1～3 岁为幼儿，其复苏基本原则同成年人，但有如下特殊之处。

1. 意识判断：婴幼儿对语言无法正确反应，术者可用手拍击其足跟部或压眼眶，如有哭泣，则为有意识。

2. 人工呼吸：以仰头举颏法畅通呼吸道。口对口鼻呼吸为主。可一手托颏，以保持气道平直。

3. 检查脉搏：婴幼儿颈部脂肪肥厚，颈动脉不易触及，可检查肱动脉。术者大拇指放在上臂外侧，示指和中指轻轻压在内则即可感觉搏动与否。

4. 胸外按压部位及方法：婴幼儿按压部位应为两乳连续与胸骨正中线交界点下一横指处，多采用环抱（又称后托法）法，即双拇指重叠下压。下压深度至少为胸部前后径的1/3。

5. 胸外按压频率与人工呼吸比例：婴儿胸外按压频率应大于100次/min，其比例为（15～30）：2。

（二）溺水复苏

由于心脏骤停不是即刻发生，自然界的水温降低了组织氧耗量，复苏时间要延长40分钟，这类病人有假死状态。

（三）电击伤复苏

电击伤有假死存在，于复苏同时加用降温措施，复苏时间也应适当延长，国内外均有超过40分钟复苏成功的报道。

（四）外伤病人复苏

创伤所致心脏停搏的存活率一般很差，有大量失血者应同时积极补充血容量，有开放伤口应局部止血。疑有颈椎骨折，应防止任何向前、向后、向一侧或转头活动。如必须转动，头、颈、胸和躯体应予以支持并作为一个整体翻动。对贯穿性胸伤病人，应立即作开胸术并进行开胸按压，同时进行口对口人工呼吸。

【并发症】

1. 肋骨骨折：常发生于胸壁弹性差，骨质脆性大的老年人。主要原因是加压时着力点选择不当或骤用暴力所致。

2. 气胸或血气胸：主要是由于肋骨骨折或心脏及肺脏穿刺伤，可合并血胸亦可发展为张力性气胸。

3. 腹腔脏器损伤出血：可由肋骨骨折端刺伤或按压着力点施于剑突上，致肝脏损伤出血，亦可损伤胃、脾、横结肠、主动脉等。

4. 肺脂肪、骨髓栓塞：胸壁受压后肋弓变形弯曲，造成肋骨和胸骨髓腔细小骨折和髓内压力过高，使脂肪和骨髓进入静脉，形成不同程度的肺脂肪或骨髓栓塞，造成通气血流比例失调，常使心肺复苏失败。

§26.3.2　心内注射术

【适应证】

1. 任何原因所致心搏骤停，进行心脏按压，同时需要向心内注射一定药物促进心脏复跳者。

2. 胸外及胸内电击除颤，应同时心内注射药物。

3. 没有除颤设备时，可用药物心内注射除颤。

【禁忌证】

出血性疾病及心搏未停者。

【准备工作】

1. 器械准备：5mL 或 10mL 的消毒注射器及 9 号长针头、碘酊、乙醇、棉签。

2. 心内注射所需的药品。

【操作方法】

1. 病人取卧位。

2. 用碘酊、乙醇在穿刺部位自内向外进行常规皮肤消毒。

3. 用空针抽取心内注射所用的药物。

4. 用 9 号穿刺针在第 4 肋间胸骨左缘 1～2 cm 处垂直刺入 4～5 cm，抽得回血后将药液快速注入。

5. 注射完毕后，拔出穿刺针，以乙醇棉签按压针孔。

§26.3.3　环甲膜穿刺术

【适应证】

1. 急性喉阻塞，尤其是声门区阻塞，严重呼吸困难，来不及行普通气管切开。

2. 需行气管切开，但缺乏必要器械。

【禁忌证】

1. 无绝对禁忌证。

2. 已明确呼吸道阻塞发生在环甲膜水平以下时，不宜行环甲膜穿刺术。

【操作准备】

备消毒手套、治疗盘（聚维酮碘、75％乙醇、棉签、局部麻醉药）、无菌的 10 mL 注射器及 18 号粗穿刺针。

【操作步骤】

1. 如果病情允许，病人应尽量取仰卧位，垫肩，头后仰。不能耐受上述体位者，可取半卧位。

2. 颈中线甲状软骨下缘与环状软骨弓上缘之间即为环甲膜穿刺点（图 26-7）。

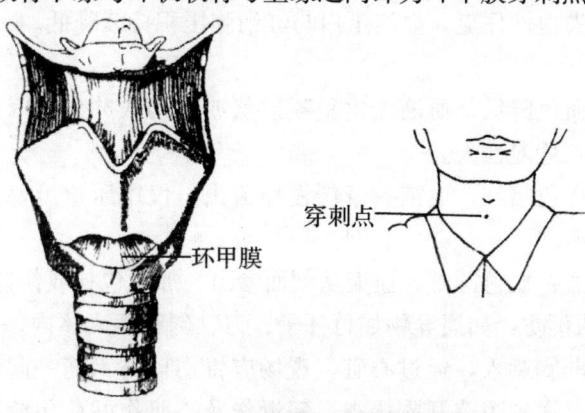

图 26-7　环甲膜及环甲膜穿刺点

617

3. 用聚维酮碘或 75％乙醇进行常规皮肤消毒。

4. 戴无菌手套，检查穿刺针是否通畅。

5. 穿刺部位局部用 2％利多卡因麻醉，危急情况下可不用麻醉。

6. 以左手固定穿刺部位皮肤，右手持 18 号穿刺针垂直刺入，注意勿用力过猛，出现落空感即表示针尖已进入喉腔（图 26－8）。接 10 mL 注射器，回抽应有空气；或用棉花纤维在穿刺针尾测试，应可见纤维随呼吸摆动，确定无疑后，适当固定穿刺针。

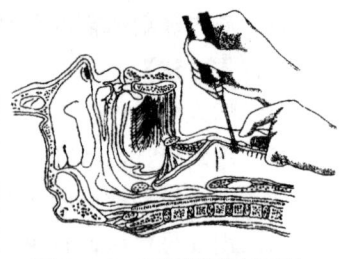

图 26－8　环甲膜穿刺手法

7. 术后处理：①可经穿刺针接氧气管给病人输氧。②病人情况稳定后，尽早行气管切开。

【注意事项】

1. 该手术是一种急救措施，应争分抢秒，在尽可能短的时间内实施完成。

2. 作为一种应急措施，穿刺针留置时间不宜过长，一般不超过 24 小时。

3. 如遇血凝块或分泌物阻塞穿刺针头，可用注射器注入空气，或用少许生理盐水冲洗，以保证其通畅。

§26.3.4　急救止血术

【出血分类及特点】

各种原因所致出血达总血量 20％以上时（＞800 mL）即出现明显的休克症状；失血量达总量的 40％就有生命危险。因此急性大出血应立即采取止血措施。

1. 出血分类：

（1）外出血：血液自伤口向体外流出。

（2）内出血：血液由破裂的血管流入组织、脏器和体腔内。胃肠、肺、肾、膀胱等体腔与外界相通，可表现为呕血、咯血、血尿、便血。与外界不相通者，如腹腔内、骨盆、腹膜后，主要表现为失血性休克，血红蛋白与红细胞压积持续降低。

2. 出血特点：

（1）动脉出血：血色鲜红，血液流出呈喷射状或搏动式冲出。因血液急速漏出，血管断端需结扎才能止血，危险性大。

（2）静脉出血：血色暗红，血液持续缓慢地流出，仅用压迫填塞即可止血。但深部大静脉也需结扎才能止血。

（3）毛细血管出血：血色鲜红，血液从创面渗出。加压包扎或伤口缝合后出血可停止。

3. 迅速大出血的预防：如遇异物如竹扦子、刀、剑等插入体内，千万不可在现场拔出异物，比如钢筋从左前胸刺入，经过心脏，现场应将伤口与钢筋一起包扎固定。如不便移动，可锯断超长部分，送到医院开胸探查，邻近伤及心肌作好荷包缝合后拔出异物，有可能保全生命，否则迅速大出血或急性心包填塞均可猝死，失去抢救机会。

【止血适应证】

1. 周围血管创伤性出血。

2. 某些特殊部位创伤或病理血管破裂出血，如鼻出血不止、肝破裂、食管静脉曲张破裂出血等。

3. 减少手术区域内的出血。

【止血方法与步骤】

（一）手压止血法

用手指、手掌或拳头压迫出血区域近侧动脉干，暂时性控制出血（图 26-9）。压迫点应放在易于找到的动脉径路上，压向骨骼方能有效。如头、颈部出血，可指压颞动脉、颌动脉（图 26-10）；上肢出血，可指压锁骨下动脉、肱动脉、肘动脉、尺动脉、桡动脉（图 26-11～图 26-13）；下肢出血，可指压股动脉、腘动脉、胫动脉（图 26-14、图 26-15）。

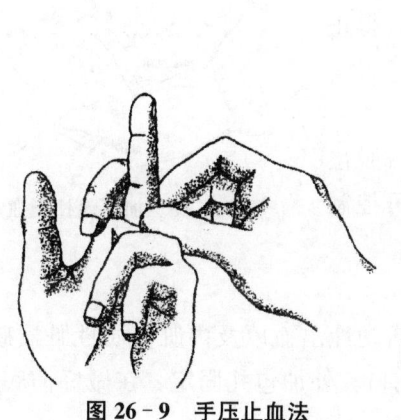

图 26-9　手压止血法

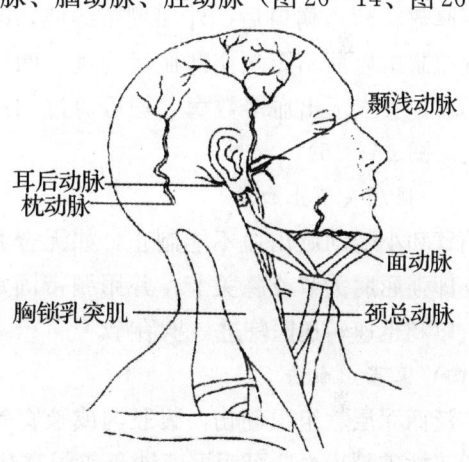

图 26-10　头颈部动脉止血压迫部位

颞浅动脉

耳后动脉
枕动脉

面动脉

胸锁乳突肌

颈总动脉

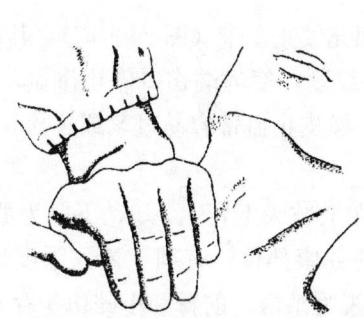

图 26-11　肩部、腋部出血止血（压迫锁骨下动脉）

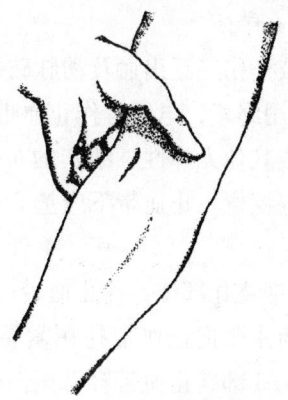

图 26-12　上肢压迫止血

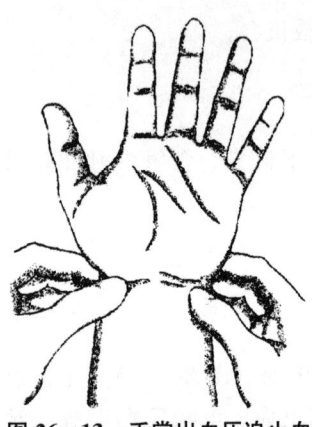

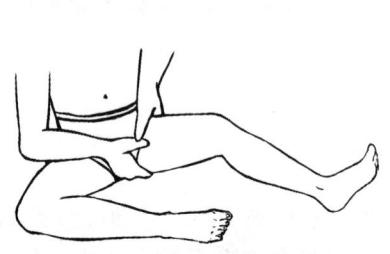

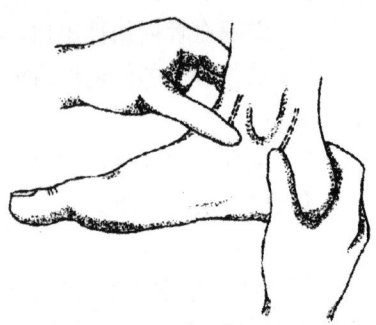

图 26－13　手掌出血压迫止血　　图 26－14　股动脉压迫止血　　图 26－15　足部出血止血

（二）加压包扎止血法

用厚敷料覆盖伤口后，外加绷带缠绕，略施压力，以能适度控制出血而不影响伤部血运为度。四肢的小动脉或静脉出血、头皮下出血多数病人均可通过加压包扎获得止血目的（图 26－16）。

（三）强屈关节止血法

前臂和小腿动脉出血不能制止，如无合并骨折或脱位时，立即强屈肘关节或膝关节，并用绷带固定，即可控制出血，以利迅速转送医院进一步治疗。

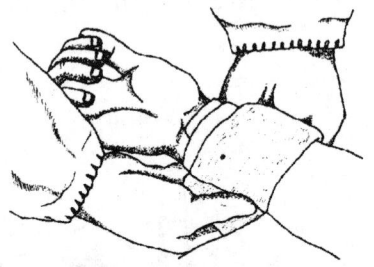

图 26－16　加压包扎止血

（四）填塞止血法

广泛而深层软组织创伤，腹股沟或腋窝等部位活动性出血以及内脏实质性脏器破裂，如肝粉碎性破裂出血，可用灭菌纱布或子宫垫填塞伤口，外加包扎固定。在做好彻底止血的准备之前，不得将填入的纱布抽出，以免发生大出血时措手不及。

（五）止血带法

用于四肢外伤广泛出血及动脉破裂大出血。

1. 避免用绳索、电线等作止血带，最好选用充气止血带（图 26－17），其次是用 2 cm 宽的帆布带或其他无弹性、结实的布带，以绞棒绞紧，使远端伤口停止渗血，动脉停止搏动，即可固定绞棒。止血带下应垫 2～3 层纱布。橡皮止血带容易过紧或过松，止血效果不明显。

2. 止血带绕扎部位：扎止血带的标准位置在上肢为上臂上 1/3，下肢为股中、下 1/3 交界处。目前主张把止血带扎在紧靠伤口近侧的健康部位。有利于最大限度地保存肢体。上臂中、下 1/3 部扎止血带容易损伤桡神经，应视为禁区。前臂和小腿由于存在骨间动脉，不适于运用止血带（图 26－18）。

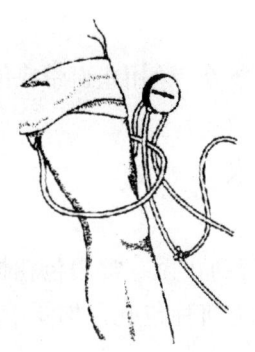

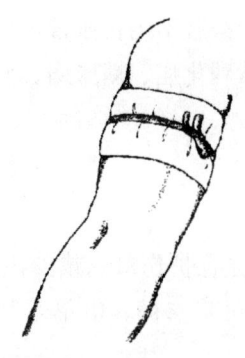

图 26‑17　充气止血带止血　　　　　　图 26‑18　橡皮管止血

3. 上止血带的松紧要合适：压力是使用止血带的关键问题之一。止血带的松紧，应该以出血停止，远端以不能摸到脉搏为度。过松时常只压住静脉，使静脉血液回流受阻，反而加重出血。使用充气止血带，成人上肢需维持在 300 mmHg（40 kPa），下肢以 500 mmHg（66 kPa）为宜。

4. 持续时间：原则上应尽量缩短上止血带的时间，通常可允许 1 小时左右，最长不宜超过 3 小时。记录上止血带时间，每隔 1 小时放松 1～2 分钟。

5. 止血带的解除：在输液、输血和准备好有效的止血手段后，在密切观察下放松止血带。若止血带缠扎过久，组织已发生明显广泛坏死时，在截肢前不宜放松止血带。

6. 止血带不可直接缠在皮肤上，上止血带的相应部位要有衬垫，如三角巾、毛巾、衣服等均可。

7. 要求有明显标志，说明上止血带的时间和部位。

8. 使用止血带易发生的错误：

（1）对可用其他方法止血的病人滥用止血带。

（2）使用绳索、布条等不合格的止血带代用品，不仅不起止血作用，反而造成局部伤害。

（3）止血压力不足，未能阻断动脉血流，却造成静脉回流障碍，反而助长出血。

（4）止血带压迫过紧，引起周围神经损伤。

（5）缠扎部位和方法不当，不仅止血不佳，甚至促使局部皮肤损害或肢体坏死。

9. 桡神经是臂丛最大的分支，起自臂丛后索，向下绕过肱骨桡神经沟，由后面转到上臂前外侧，至肘部在肱肌和肱桡肌之间分为浅深两支。若在上臂中下部上止血带，常常有导致桡神经损伤的危险。

（六）手术止血法

结扎血管、修复血管或吻合血管等效果最理想，但现场抢救难以做到，可先用止血钳夹住喷血的大血管，然后包扎固定，再送到有条件的地方行手术止血。

此外，各种病理性大出血必要时也应手术止血。

【止血注意事项】

1. 需要施行断肢（指）再植者不用止血带。

2. 特殊感染截肢不用止血带，如气性坏疽截肢。

3. 凡有动脉硬化症、糖尿病、慢性肾病肾功能不全者，慎用止血带或休克裤。

§26.3.5　包扎术

包扎的目的是保护伤口，减少污染，固定敷料，帮助止血。常用包扎物品为绷带和三角巾。现场急救可将衣裤、巾单等裁开作包扎用。无论何种包扎，均要求包好后不移动，松紧适度。

【包扎方法】

（一）绷带卷包扎法

有环形包扎、螺旋反折包扎、"8"字形包扎和帽式包扎等（图26-19、图26-20）。

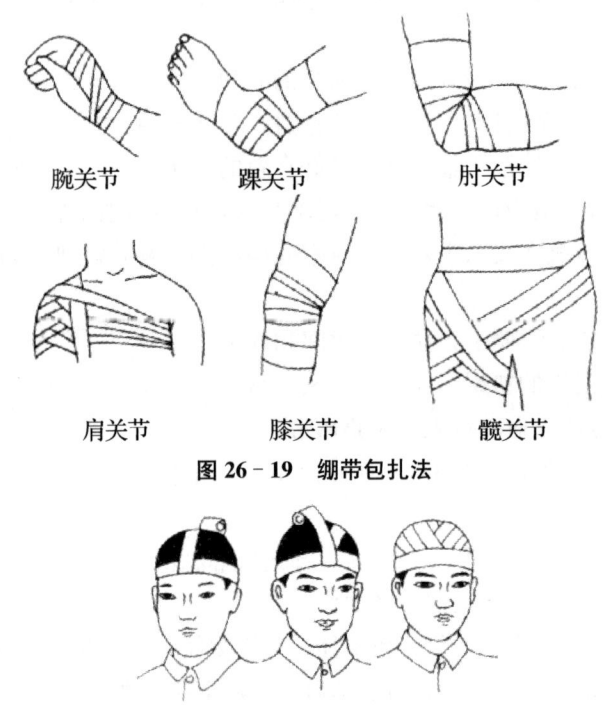

腕关节　　　踝关节　　　肘关节

肩关节　　　膝关节　　　髋关节

图26-19　绷带包扎法

图26-20　帽式绷带包扎法

（二）三角巾包扎法

三角巾制作较方便，包扎时操作简捷，且能适应各个部位，但不便于加压，也不够牢固，可用于战伤急救和现场急救。必要时可用毛巾包扎，其方法与三角巾包扎类似。

（三）开放性气胸急救包扎

应将伤口封闭，再用绷带包扎（图26-21）。使用简易排气装置，能使胸腔内气体排出，恢复负压。具体方法是于注射器尾部套上一指套，固定之，并在指套顶端扎一小孔，然后于第2肋间做胸腔穿刺。针尖进入胸膜腔后，当病人呼气时胸腔压力增大，将指套吹大，孔扩大，气体通过孔排出；吸气时，胸腔为负压，指套被"吸"瘪，孔缩小，有利于肺泡扩张，胸膜腔内气体减少（图 26-22）。

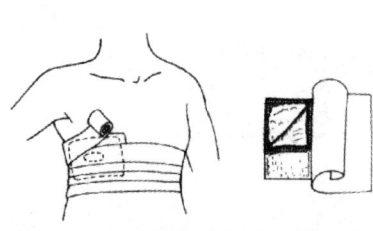

图 26-21　开放性气胸急救包扎法

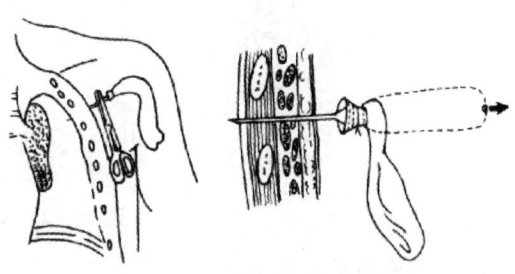

图 26-22　胸腔简易排气法

（四）腹部外伤包扎

如有肠管脱出，绝对不能将肠管还纳入腹腔，以免造成腹腔感染。可用盆碗之类倒扣在肠管脱出部位，然后包扎。当脱出肠管较多、腹壁缺损较大时，可用清洁无毒塑料膜保护脱出肠管，然后覆盖无菌敷料包扎（图 26-23）。

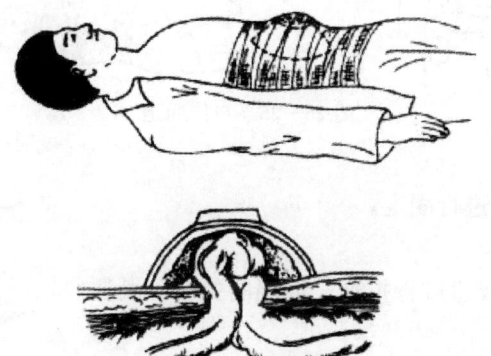

图 26-23　肠管膨出包扎法

§26.3.6　固定术

固定的目的是制动减轻疼痛，避免异物、骨折片再次损伤血管和神经等，以及帮助防治休克。

【方法】

（一）夹板固定

适用于四肢骨折，尤其是开放骨折合并出血，以减少搬运途中的震动和出血。固定前牵引伤肢矫正畸形，然后将肢体摆放在适当位置，固定于夹板上（图 26-24）。多发骨折损伤可侧斜身体固定在木板上。大腿根部骨折情况特殊，可用夹板固定，也可用枕头、沙袋支持固定。

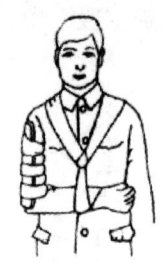
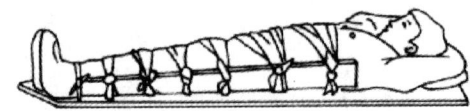

图 26-24　夹板固定

（二）自体固定

将上臂缚在胸廓上或将受伤下肢固定于健肢或将患指固定于健指等（图 26-25）。

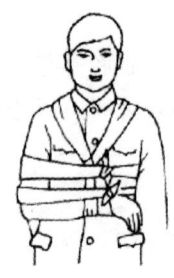
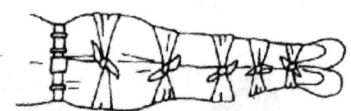

图 26-25　自体固定

（三）颈托固定

颈椎骨折可应用颈托进行固定。

【注意事项】

1. 固定范围应包括或超过骨折远、近端的关节，既要牢靠不移，又不可过紧。

2. 刺入体腔内的异物与钳夹深部血管断端的止血钳也应与伤口一起包扎固定，使异物在体内不发生移动。

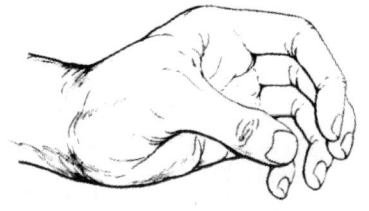

图 26-26　手功能位图

3. 手一般要固定于功能位（图 26-26）。

§26.3.7　给氧法

通过吸氧提高动脉血氧分压和动脉血氧饱和度，增加动脉血氧含量，纠正各种缺氧状态，促进组织的新陈代谢，维持机体生命活动。

【评估】

（一）病人评估

1. 全身情况：目前病情，生命体征、意识与精神状态，缺氧的原因、表现与程度等。

2. 局部情况：口唇、鼻尖、颊部、耳郭、甲床等处皮肤颜色、发绀程度；呼吸困难程度，有无张口抬肩、鼻翼扇动、三凹征等，以及呼吸频率、节律和深浅度变化。

3. 心理情况：心理状态，合作程度。

4. 健康知识：了解病人对自身疾病导致缺氧所拥有的知识，对氧气吸入疗法的认识程度，对吸氧治疗时安全注意事项的了解程度。

（二）环境评估

病室内有无烟火、易燃品、火炉、暖气等。

（三）用物评估

1. 氧气瓶供氧：需了解氧气瓶内是否有氧气，氧气表有无漏气，橡胶管、接头、流量表是否完好，氧气瓶上是否挂了如下标志：有氧，防火，防油，防震，防热。

2. 液氧罐管道供氧：应检查供氧开关有无漏气、供氧管道是否通畅等。

【计划】

（一）预期目标

1. 病人精神状态改善，表现安静。

2. 病人皮肤颜色改善或正常。

3. 病人呼吸改善或正常。

（二）准备

1. 操作者准备：着装整齐，洗手，根据情况戴口罩。熟悉病人病情。

2. 病人准备：缓解紧张情绪，积极配合治疗。

3. 准备用物：

（1）氧气瓶供氧：氧气装置一套、鼻导管、吸氧面罩或氧罩、小药杯盛冷开水、纱布、扳手、弯盘、橡胶管、棉签、胶布、玻璃接管、湿化瓶、输氧记录单。

（2）液氧罐管道供氧：仅需准备棉签、胶布、鼻导管或吸氧面罩、氧气记录单及湿化瓶。

4. 环境准备：如有火炉应距氧气源 5 m 以上、距暖气片 1 m 以上，并告之家属和病人不许吸烟或使用火源，切实做好四防，保证安全。

【实施】

现仅就使用氧气瓶供氧的操作程序介绍如下。

（一）装氧气表和湿化瓶

1. 打开氧气瓶上的总开关放出少量的氧气冲走气门上的灰尘后关上。

2. 接氧气表并旋紧。

3. 接湿化瓶，橡胶管连接氧气表。

4. 检查氧气表上的小开关是否关闭，先开总开关后开小开关。检查氧气流出道是否漏气、是否通畅及全套装置是否适用。关小开关备用（图 26－27）。

（二）输氧

1. 将氧气筒和用物推至床旁，对床号、姓名，向病人解释。

2. 用湿棉签清洗并检查鼻孔。

3. 连接鼻导管、鼻塞或吸氧面罩，打开氧气表上的小开关，

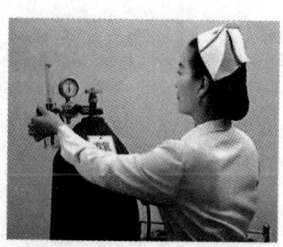

图 26－27 给氧

625

调节氧流量（小儿 1～2 L/min，成人 2～4 L/min，重症缺氧 4～6 L/min）。

4. 检查鼻导管是否通畅。自鼻孔轻轻插入鼻导管，插入约自鼻尖到耳垂的 2/3 长度，如无呛咳，将鼻导管用胶布固定于鼻翼两侧及面颊部；如用鼻塞，则将鼻塞轻轻塞入鼻孔；如用吸氧面罩，应协助病人戴好并固定吸氧面罩。

5. 记录上氧时间及流量，签全名。向病人及家属交代用氧注意事项。

6. 经常巡视病人，观察缺氧情况是否改善，交班，予以登记。

（三）停氧

1. 拔出鼻导管或鼻塞、卸下吸氧面罩，擦净鼻部。

2. 关氧气瓶开关。关氧气表小开关。

3. 记录停氧时间，签全名。

4. 操作完毕，整理床单位，清理用物。

【评价】

1. 病人精神状态改善，表现安静。

2. 病人缺氧症状改善，呼吸平稳。

3. 用氧安全，氧气装置无漏气，"四防"措施落实，病人满意。

【注意事项】

1. 严格遵守操作规程，注意用氧安全，切实做好"四防"：即防震、防火、防热、防油。氧气筒应放于阴凉处，周围严禁烟火和易燃品，至少距火炉 5 m、暖气 1 m，避免引起爆炸。

2. 用氧过程中，应经常观察缺氧症状有无改善，每 4 小时检查一次氧气装置有无漏气，以及是否通畅等。鼻导管持续用氧者，每班更换导管 1 次，双侧鼻孔交替插管。及时清除鼻腔分泌物，防止导管阻塞而失去用氧作用。

3. 用氧气时，应先调流量后插管，停氧时应先拔出导管，再关闭氧气开关，以免开错开关，大量氧气突然冲入呼吸道而损伤肺组织。

4. 氧气瓶内氧气不可用尽，压力表上指针降至 5 kg/cm²，即不可再用，以防止灰尘进入筒内，于再次充气时引起爆炸。

5. 对未用或已用空的氧气瓶，应分别悬挂"满"或"空"的标志，以便及时调换氧气筒，并避免急用时搬错而影响抢救速度。

§26.3.8　洗胃法

【适应证】

1. 清除胃内各种毒物。

2. 治疗完全或不完全性幽门梗阻。

3. 急、慢性胃扩张。

4. 为某些手术做术前准备。

【禁忌证】

1. 腐蚀性胃炎（服入强酸或强碱）。

2. 食管或胃底静脉曲张。

3. 食管、贲门狭窄或梗阻。

4. 严重心肺疾患。

5. 消化性溃疡及胃癌应慎用。

【准备工作】

1. 详细询问现病史，全面复习病历，认真确定适应证，特别要注意有无消化道溃疡、食管阻塞、食管静脉曲张、胃癌等病史。

2. 器械准备：治疗盘内备漏斗洗胃管、镊子、纱布（用无菌巾包裹）、橡胶围裙、液状石蜡、棉签、弯盘、大水罐或量容器内盛洗胃液（灌洗溶液成分、浓度及量按需要准备）、压舌板、开口器、治疗巾，输液架，盛水桶 2 只。使用电动洗胃机洗胃时，应检查机器各管道衔接是否正确牢固，运转是否正常。电源是否已接地线。

3. 洗胃液准备：常用的洗胃液有下列几种，可据情选用。

(1) 温水：对原因不明的急性中毒可用温水灌洗，或加入少许食盐。

(2) 高锰酸钾：为强氧化剂，一般用 1∶5 000 的浓度，此时液体呈浅红色。有机磷农药 1 605（对硫磷）中毒时，不宜用高锰酸钾，因其能使 1 605 氧化成毒性更强的 1 600（对氧磷）。

(3) 碳酸氢钠：一般用 1% 溶液。常用于有机磷农药中毒，因其能使有机磷分解失去毒性。碳酸氢钠洗胃液不能用于敌百虫中毒，因敌百虫在碱性环境下变成毒性更强的敌敌畏。

(4) 茶叶水：含有鞣酸，具有沉淀重金属、生物碱等毒物的作用，且来源容易。

【操作方法】

（一）人工洗胃法

1. 若病人清醒而合作，可先用棉签或压舌板刺激咽喉催吐，以减轻洗胃的困难及并发症。

2. 病人取坐位或半坐位，中毒较重者取左侧卧位。置橡胶围裙围于病人胸前，如有活动义齿应先取下，置盛水桶于近旁，置弯盘于病人口角处。

3. 证实胃管已插入胃内后即可洗胃。将漏斗放置低于胃部的位置，挤压橡胶球，抽尽胃内容物，并留取标本送验。

4. 举漏斗高过头部 30～50 cm，将洗胃液慢慢倒入漏斗 300～500 mL，当漏斗内尚余少量溶液时，迅速将漏斗降低至低于胃的位置，并倒置于盛水桶，利用虹吸作用引出胃内灌洗液。若引流不畅时，可挤压橡胶球吸引，直至排尽灌洗液，然后再高举漏斗，注入溶液，如此反复灌洗，直至洗出液澄清无味为止。

（二）自动洗胃机洗胃法

1. 按常规方法插入胃管。

2. 将配好的胃灌洗液放入塑料桶（或玻璃瓶）内。将 3 根橡胶管分别与洗胃机的药管、胃管和污水管口连接。将药管的另一端放入灌洗液桶内（管口必须在液面以下），污水管的另一端放入空塑料桶（或玻璃瓶）内。胃管的一端和病人洗胃管相连接。调节好药量大小。

3. 接通电源后按"手吸"键，吸出胃内容物。再按"自动"键，机器即开始对胃进行自动冲洗，冲洗干净后停机。洗胃过程中如发现有食物堵塞管道，水流缓慢、不流或发生故障，可交替按"手冲"和"手吸"两键，重复冲吸数次直到管道通畅后，再将胃内存留液体吸出。胃内液体吸净后，再按"自动"键，自动洗胃即继续运行。

4. 洗毕，将药管、胃管和污水管同时放入清水中，按"清洗"键，机器自动清洗各部管腔。清洗完毕，将胃管、药管和污水管同时提出水面，当洗胃机内的水完全排净后，按"停机"键关机。

【注意事项】

1. 插管时动作要轻快，切勿损伤食管黏膜或误入气管。

2. 当中毒物质不明时，应抽内容物送检。洗胃液选择温开水或等渗盐水，待毒物性质明确后，再用对抗剂洗胃。

3. 记录灌洗液名称及液量，洗出液的颜色和气味，病人目前情况，并及时送检标本。

4. 洗胃过程中要随时观察病人的血压、脉搏和呼吸的变化，如病人感到腹痛，洗出血性灌洗液或出现休克现象时，应立即停止操作，并通知医师，进行处理。

5. 注意观察灌入液与排出液量是否相等，灌入量明显多于排出量时可引起急性胃扩张。

6. 如有必要，可经胃管注入泻药或其他药物，然后拔出胃管。

§26.3.9 人工呼吸器使用法

呼吸器作为急性或慢性呼吸衰竭的一种治疗措施，其目的是：改善通气、换气功能和减少呼吸做功。

【评估】

1. 核对医嘱、床号、姓名。

2. 病人评估：

（1）是否有用呼吸器的指征和适应证：如急性呼吸衰竭时出现呼吸停止或呼吸微弱经积极治疗后无改善，肺通气量明显不足者；慢性重症呼吸衰竭，经各种治疗无改善或有肺性脑病者。

（2）评估有无上呼吸器的禁忌证：如中等以上的活动性咯血、心肌梗死、大量的胸腔积液等。

【计划】

（一）预期目标

病人通气、换气功能改善，呼吸做功降低。

（二）准备

1. 操作者准备：熟悉病人病情，掌握上呼吸器的指征与禁忌证；熟悉呼吸机的性能和操作。

2. 病人准备：清醒病人理解上呼吸器的目的和意义，缓解紧张情绪，主动配合。

3. 用物准备：

（1）简易呼吸器（呼吸囊、呼吸活瓣、大小合适的面罩、固定带及衔接管）。

（2）呼吸机（定压型呼吸机、定容型呼吸机、多功能呼吸机、高频呼吸机）。

（3）其他：气源为氧气和空气；高压氧气管、空气管各 1 根；减压表和扳手；管道系统及附件，包括主管道（5～6 根）、信号管道（压力监测管及雾化管道）、加温器、湿化器、雾化器、滤水杯、支撑架、管道固定夹、温度计；过滤纸、无菌蒸馏水 1 000 mL、模拟肺、多功能电插板、可伸屈接头、无菌纱布、仪器使用登记本及笔。

4. 环境准备：同氧气吸入疗法。

【实施】

（一）简易呼吸器的应用

1. 清除呼吸道分泌物及呕吐物。

2. 解开病人衣领，操作者站于病人头侧（必要时用口咽通气道），使病人头后仰。放置面罩固定带，托起下颌，扣紧面罩。

3. 按 12～16 次/min 有规律地反复挤压呼吸囊。

（二）呼吸机的应用

1. 根据需要选择性能良好、功能较全的机型。

2. 湿化瓶的水罐中放入滤纸及适量的无菌蒸馏水。

3. 连接呼吸回路、测压管、雾化器及模拟肺，检查是否漏气。

4. 带呼吸机及用物至床旁，核对病人床号、姓名，对清醒病人进行解释。

5. 将高压氧气表与减压表进气口连接，连接好空气管道。

6. 接通电源，依次打开空气压缩机、呼吸机及湿化器、加温器的开关，加温器需通电加温 5 分钟后方可给病人使用，湿化水温以 32 ℃～35 ℃为宜，24 小时湿化耗水量要在 250 mL 以上。

7. 根据病人情况选择呼吸模式键，设定通气方式：如自主呼吸（SPONT）、同步间歇指令通气（SIMV）、机械辅助呼吸（AMV）、机械控制呼吸（CMV）、持续气道正压（CPAP）、呼吸末正压（PEEP）。

8. 设定潮气量：一般按 5～15 mL/kg 计算。

9. 设定吸入氧浓度：通常设置为 30%～50%，脱机前为 35%～40%，平时可根据血气分析和缺氧情况调节。

10. 设定呼吸频率：一般为 10～20 次/min，吸呼时间比通常为 1∶1～1∶3。

11. 根据需要设定旁路气流、触发灵敏度等参数。

12. 设置报警上下限范围：包括工作压力、每分通气量、呼吸道阻力等。

13. 再次检查管道连接是否正确，有无漏气，测试各旋钮功能，试机后与病人连接。

14. 上呼吸机后严密监测生命体征、皮肤颜色及血气分析结果，并做好记录。

15. 自主呼吸恢复、缺氧症状改善后试停机。向病人解释，消除紧张心理，采取间断停机，严密观察病情，待病人症状缓解后停机。

16. 停机顺序：先关呼吸机，再关压缩机和关氧气，最后切断电源。

17. 清洁病人口鼻，清理用物，消毒备用。

【评价】

1. 病人达到呼吸机应用的目的，呼吸功能改善。

2. 操作者操作熟练，熟悉呼吸机性能、维护与保养。

【注意事项】

1. 根据病情需要选择合适的呼吸机类型，熟练掌握呼吸机性能和操作方法。

2. 上呼吸机期间严密观察生命体征，注意呼吸改善指征，定期进行血气分析监测。

3. 保持呼吸道通畅，及时清除分泌物，定期湿化雾化。

4. 严格无菌操作，预防感染。

5. 加强机器管理。

§26.3.10 电动吸引器吸痰法

电动吸引器吸痰适应危重病人，气管内有痰液，但无力咳出，其目的是：清除呼吸道分泌物或呕吐物。

【评估】

（一）病人评估

1. 全身情况：目前病情、生命体征、意识状态。

2. 局部情况：呼吸有无鼾声；咽喉部有无痰液、呕吐物；呼吸困难、发绀程度。

3. 心理情况：有无紧张、恐惧心理，对护理的要求及合作程度。

4. 健康知识：①病人对自身疾病拥有的知识程度。②病人对吸痰法的认识程度。

（二）用物评估

吸引器功能是否良好，电源、电压与吸引器电压是否一致，各导管连接是否正确；用物是否齐全，适合病情需要。

【计划】

（一）预期目标

1. 病人无窒息感，呼吸困难、发绀症状明显改善。

2. 病人呼吸道通畅。

3. 病人口腔清洁，无异味，感觉舒适。

（二）准备

1. 操作者准备：着装整齐，洗手、戴口罩；熟悉吸痰器的原理和要求。

2. 病人准备：理解吸痰的意义，有安全感，主动配合。

3. 用物准备：电动吸引器、多头电插板、治疗盘内放有盖敷料碗 2 只（一只盛 0.9%
氯化钠注射液、一只盛 12～16 号消毒吸痰管数根，气管插管病人用直径为导管腔径的
1/2～1/3 大小的吸痰管），弯盘、钳子或镊子置于盛有消毒液的容器，必要时备压舌板、开
口器、舌钳。检查并调节电动吸引器的负压（负压：成人<20 kPa，小儿<13.3 kPa）。

4. 环境准备：病房环境整齐、安静、舒适，注意保护病人隐私。

【实施】

1. 用物带至床旁，对床号、姓名，消毒瓶挂于床头。

2. 接通电源，助病人头偏向一侧，面向操作者。

3. 戴手套，连接导管，打开吸引器电源开关，脚踏运转开关，等渗盐水试吸，松开脚
踏开关。

4. 用压舌板助病人张口（清醒病人嘱自行张开口），脚踏踏脚开关，吸净口腔痰液，
更换吸痰管后再吸咽部分泌物。更换吸痰管，插入气管预定部位后，稍退 1 cm，以游离导
管尖部以免损伤气管黏膜，从深部左右旋转，向上提拉吸净痰液，松开脚踏开关。每次抽
吸时间<15 秒，一次未吸尽，隔 3～5 分钟再吸。

5. 痰黏稠时拍背部，必要时滴入化痰药物或蒸汽吸入、超声雾化吸入。

6. 吸痰过程中及吸痰毕随时用纱布擦净口鼻分泌物，注意口腔黏膜有无破损。病情好
转，暂停抽吸，将吸痰器放于床旁，平头管用 0.9%氯化钠注射液清洁后置消毒液瓶或试管
内备用。

7. 清理用物，拆洗、消毒、安装备用。洗手。

【评价】

1. 病人呼吸道通畅，呼吸改善。

2. 吸痰彻底有效，无黏膜损伤。

3. 护士操作熟练，病人满意。

【注意事项】

1. 使用前必须检查吸痰管和排气管，不能接错，检查电源、电压与吸引器的电压是否
相符，检查管道连接是否紧密。

2. 严格执行无菌操作，治疗盘内吸痰用物每日更换 1～2 次，吸痰导管每次更换，吸
口腔分泌物后应更换吸痰管再吸气管内分泌物。

3. 储液瓶内应先放入 100 mL 消毒液，瓶内吸入液不宜过满，应及时倾倒。储液瓶和
连接胶管每日进行清洁消毒。

§26.4 常见急症及处理

§26.4.1 多发伤

多发伤是指同一致伤因素对有两个以上脏器或解剖部位的损伤，且其中一处危及生命，多见于车祸、高处坠落、爆炸、塌方等事故。

多发伤常因其创伤范围广、失血量多、生理紊乱重、代偿机能低、伤情变化快而于伤后的几分钟内即威胁伤员的生命，因此多发伤应视为一个独立的临床综合征。

【临床特点】

1. 生理紊乱严重，伤情变化快，病死率高，抢救中往往几分钟内决定生死。早期死亡的主要原因是脑外伤、胸外伤和休克；后期主要因败血症和多器官功能衰竭致死。

受伤至抢救的间隔时间对预后有重要影响，受伤后的 1 个小时是抢救的关键时刻，被称之为受伤后的"黄金小时"。

2. 休克发生率高。常见于胸、腹或胸腹联合伤，多为低血容量性休克与心源性休克。

3. 严重低氧血症。严重多发伤早期低氧血症高达 90%，按临床特点可分为呼吸困难型和隐蔽型，前者缺氧现象很明显，后者仅有烦躁不安，易被忽视。

4. 容易误诊漏治。开放损伤与闭合伤常共存，明显伤与隐蔽伤常同在，加之病人意识障碍的影响及医生检查不细或缺乏对多发伤的诊治经验是造成漏诊漏治的重要原因。

5. 手术处理上的矛盾。多发伤 50% 以上需要手术治疗，手术的顺序必须抓住危及生命的要害，以抢救生命为首要原则。

6. 并发症多。最常见的并发症是由多发伤而引起的一个或多个脏器功能衰竭。

【诊断步骤】

首先要尽快做出紧急诊断，立即实施抢救措施。紧急诊断内容包括窒息、心肺损伤、大出血及休克等。然后一边抢救，一边做出全面诊断。诊断时应注意以下几点：

1. 首先观察呼吸、脉搏、血压等生命体征，以及神志、面容、体位等。

2. 详细检查局部伤情。对开放性损伤，仔细检查伤口，注意其形状、出血、污染、异物、渗出物等。

3. 检查重要器官情况：应以心脏、肺、腹部、脊柱和头部、骨盆、四肢、动脉及神经系统为重点，防止漏诊。颅脑外伤应注意神志和瞳孔变化，胸部损伤应注意呼吸情况、肋骨骨折和血气胸，腹部损伤应注意有无脾、肝、肾脏损伤和肠管破裂，以及腹部压痛、腹肌紧张情况。

【多发伤的急救】

（一）救治目的

1. 保护心、肺、肝、肾和脑的重要功能。

2. 避免感染败血症和多器官功能衰竭的发生。

3. 维持神经系统机能，防止成为植物人。

（二）救治原则

1. 抢救生命：治疗行动要迅速及时，树立抢救生命第一的观点，先治疗后诊断或边治疗边诊断。

2. 先救命，后治伤：要特别注意可迅速致死又可逆转的以下三种严重情况。

（1）通气障碍：病人常表现为烦躁不安、呼吸困难、发绀，其中以上呼吸道梗阻为常见。不首先解决呼吸障碍，任何抢救措施均无济于事。

（2）纠正循环障碍：常见原因是血液丢失，血管外渗造成的血容量不足，心脏填塞。开放性气胸造成的纵隔摆动，张力性气胸时的纵隔移位。

（3）活动性大出血：活动性出血若不迅速止血，往往由于血容量极度下降而致死。

（三）紧急处理程序（V.I.C.P）

V.I.C.P 程序即指换气、灌注扩容、控制出血、心脏监护，是严重多发伤抢救成败的关键，因此应根据病人的实际情况抓住重点，安排合理的抢救程序，以利于提高抢救成功率，降低死亡率。

§26.4.2　猝　死

猝死是指出乎意料的突然死亡。通常把症状发生后 1 小时以内的死亡称为猝死。心源性猝死占猝死总数的 80％左右。

【病因】

（一）心源性猝死

各种心肌炎、心肌病、心脏瓣膜病、先天性心脏病、急性肺心病、急性心脏压塞、肺动脉栓塞等均可引起猝死，但以冠心病最多见，尤其是在急性心肌梗死的早期更容易发生。

（二）非心源性猝死

1. 突然意外事件：如溺水、自缢、电击和雷击、严重创伤、脑血管意外等。

2. 严重酸中毒、高血钾、低血钾。

3. 各种原因引起的休克和中毒。

4. 手术及临床诊疗操作意外：如心包或胸腔穿刺，小脑延髓池穿刺，心导管检查，心、脑血管造影，支气管镜检查，气管插管等均有发生手术意外之可能性，应予尽量避免。

5. 麻醉意外。

6. 药物中毒或过敏：某些抗快速心律失常药物如奎尼丁、普鲁卡因胺、洋地黄等的应用，静脉过快注射氨茶碱、氯化钙、心得安、利多卡因、异搏定等均有可能致猝死。青霉素及某些血清制品可因严重过敏引起猝死。

【抢救和预防】

猝死的抢救是尽快实施人工心肺脑复苏，必要时应行胸内心脏按压术，并加强以下各项工作。

1. 普及现场心肺复苏知识：要使广大基层医务人员和某些非医务人员如警察、民兵、汽车司机、列车员、大、中学生等都能掌握此项技术，力争在发病后4～5分钟内开始进行有效的心肺复苏，这将大大提高存活率。

2. 积极防治心脏病：特别要加强对冠心病的防治。对有可能演变为心搏骤停的心律失常要及时发现，认真治疗。

3. 加强安全用药：对某些抗快速心律失常药物应严格掌握适应证，按规程使用。对某些容易产生严重过敏反应的药物及血清制品，使用前一定要做过敏试验。

4. 充实急救装备：基层医疗单位应配备气管插管、气管切开器械，简易呼吸器，心脏电除颤器等设备，以便于现场急救。

§26.4.3　上消化道大出血

上消化道出血系指屈氏韧带以上的消化道包括食管、胃、十二指肠或胰胆等病变引起的出血。上消化道大出血一般指在数小时内失血量超过1 000 mL。临床表现主要为呕血和黑粪，可伴有血容量减少，甚至急性循环衰竭。其病情危急，病死率在10％左右。治疗应首先积极抗休克，然后查找出血的部位和病因，进行针对性治疗。

【病因】

大多数系上消化道本身病变所致，少数是全身疾病的局部表现。国内最常见的病因依次是消化性溃疡、肝硬化所致的食管胃底静脉曲张破裂、急性胃黏膜损害、胃癌，少见的病因有食管裂孔疝、食管炎、贲门黏膜撕裂症、十二指肠炎、胃平滑肌瘤、胃黏膜脱垂、胆道或憩室出血等。

【临床表现】

取决于病变的性质、部位，以及出血的量与速度。

（一）呕血与黑粪

上消化道大出血后，一般均有黑粪，部分病人伴有呕血。呕血多呈咖啡色，亦可呈鲜红色或伴有血块。黑粪呈柏油样，黏稠而发亮。

（二）失血性周围循环衰竭

其程度随出血量大小和失血速度而异。有人主张用休克指数来估计失血量。休克指数＝脉率（次/min）/收缩压（mmHg），正常值为0.58，表示血容量正常。指数＝1，大失血800～1 200 mL；指数＞1，失血1 200～2 000 mL。

（三）实验室检查

1. 血尿素氮增高：上消化道大出血后数小时后血尿素氮即可升高，1～2日达高峰，3～4日内降至正常。若再次出血，仍可再次升高，称肠性氮质血症，是由于大量血液进入小肠，含氮产物被吸收，同时因周围循环衰竭使肾血量与肾小球滤过率下降所致。

2. 血红蛋白测定：红细胞计数与红细胞压积在大出血后3～4小时出现降低，平均在出血后32小时降至最低，可作为病情观测的指标之一。

3. 白细胞计数：大出血后 2~5 小时，白细胞计数可升达 $10 \times 10^9 \sim 15 \times 10^9 / L$，血止后 3~4 日降至正常，但在肝硬化、脾功能亢进时白细胞计数可以不增加。

【诊断】

急性上消化道大出血病人常伴有不同程度的休克，在检查确定出血的病因和部位之前，应先积极抗休克治疗，然后抓紧时间询问病史与体格检查，选择必要的实验室检查和特殊检查以明确诊断，为后续治疗提供依据。

（一）病史

如消化性溃疡史、肝病和肝硬化史、近期服用对胃黏膜有损害的药物史、酗酒史、某些应激状态等。

（二）体格检查

黄疸、肝掌、蜘蛛痣、腹壁静脉曲张、肝脾大、腹水等体征表示肝硬化，上腹压痛可能提示消化性溃疡，上腹扪及包块或左锁骨上内侧淋巴结肿大提示胃癌的可能。

（三）实验室检查

重点化验应包括血常规、红细胞压积、出凝血时间、血型和交叉配血、肝功能、血尿素氮等。

（四）特殊检查

1. 纤维内镜检查：诊断正确率高达 80%~90%。内镜检查最好时机是出血后 24 小时内，同时还可经内镜进行紧急止血治疗。

2. 上消化道钡餐检查：适于出血已经停止，生命体征平稳的病人，一般宜在出血停止后 2 日内进行。

3. 选择性动脉造影：当消化道出血经内镜和 X 线钡餐检查无阳性发现，而病人仍有活动性出血时，可采用肠系膜上动脉造影，而且还可通过造影导管滴注垂体加压素等血管收缩药或注入人工栓子止血。

4. 放射性核素扫描：经内镜及 X 线检查阴性的病例，可做放射性核素扫描。采用 99m 锝标记病人的红细胞，再静脉注向病人体内。当有活动性出血，且出血速度达到 0.1 mL/min，核素便可以显示出血部位。注射一次 99m 锝标记的红细胞，可以测病人消化道出血 24 小时。

【治疗】

（一）迅速补充血容量

用大号针头静脉输液，也可经锁骨下静脉插管输液并测定中心静脉压。可用生理盐水、林格氏液、右旋糖酐、血浆代用品等。开始补液宜快，可同时输血，以尽量恢复血容量。对肝硬化病人，尽可能采用新鲜血，因库血含氨较多，可诱发肝性脑病。对心、肺、肾疾患及老年病人，要防止因输液、输血过多而起肺水肿。

（二）止血措施

1. 药物止血：

（1）中药：如白及、三七粉、云南白药、乌贼骨等对消化性溃疡、急性胃黏膜损害所致上消化道大出血有良好止血效果。

（2）去甲肾上腺素和冷盐水：用去甲肾上腺素 8 mg 加入冷生理盐水 100 mL 中，每 0.5～1 小时口服或经胃管灌注，对消化性溃疡、食管胃底静脉曲张破裂出血有止血效果。

（3）垂体后加压素：常用剂量为垂体后加压素 20 U 稀释于 5％葡萄糖溶液 200 mL 内，20～30 分钟内缓慢静脉滴注，用以降低门静脉压力，对食管、胃底静脉曲张破裂出血有效。必要时可重复应用，但每日不宜超过 3 次。高血压、冠心病人忌用。

（4）组胺 H_2 受体拮抗剂：因急性胃黏膜损害或消化性溃疡引起出血可用西咪替丁 400 mg 静脉滴注，每 6～8 小时一次；或雷尼替丁 150 mg 静脉滴注，每 6～8 小时一次；或法莫替丁 20 mg 静脉滴注，每 6～8 小时一次。

（5）奥美拉唑：对胃黏膜损害或消化性溃疡引起的出血，可用奥美拉唑 20～40 mg 静脉注射，止血效果显著。

（6）凝血酶：用适宜的缓冲液、生理盐水或牛奶（温度不超过 37 ℃）溶解，制成每毫升含 50～500 U 的溶液，口服或经胃管灌注。每次用药 500～2 000 U，每 1～6 小时用药一次。凝血酶对胃黏膜损害、消化性溃疡、食管、胃底静脉曲张破裂出血有较好的止血效果。凝血酶应在临用时新鲜配制，因配制成溶液后会很快使酶丧失活性，且不能作血管内、肌内或皮下注射，否则可导致血栓、局部坏死，甚至危及生命。

（7）生长抑素：近年使用生长抑素治疗食管胃底静脉曲张出血，有较好效果。制剂有奥曲肽（善得定）和施他宁，奥曲肽可用 100 μg 静脉注射或 500～1 000 μg 在 24 小时持续静脉滴注；施他宁可用 250 μg 静脉注射或 3～6 mg 在 24 小时内持续静脉滴注。

2. 气囊填塞：一般用三腔二囊管或四腔二囊管填塞胃底及食管中、下段止血，用于食管、胃底静脉曲张破裂出血。四腔二囊管专有一管腔用于吸取食管囊以上分泌物，以减少吸入性肺炎的发生。置管 24 小时后宜放出气囊空气，以防压迫过久而导致黏膜糜烂。若仍有出血，可再注气，以后每 4～6 小时放气一次，每次放气 5～30 分钟。止血 24 小时后放气，观察 1～2 日后拔管。

3. 纤维内镜直视下止血：当食管静脉曲张破裂出血不止时可采用此法止血。通常有以下方法：①经内镜喷 5％孟氏溶液止血药等。②经内镜注射血管粘堵剂及血管收缩剂于曲张静脉内。③经内镜电凝、冷凝、置金属夹以及内镜下缝扎止血等。④内镜下激光止血。

4. 手术治疗。

§26.4.4 中 暑

中暑是高温环境引起的体温调节功能障碍，汗腺功能衰竭和水电解质丢失过量所致疾病。根据发病机理和临床表现不同，中暑可分为热射病、热衰竭和热痉挛。

【病理病机】

在高温（室温＞35 ℃）或强辐射的环境下劳动，又无足够的防暑降温措施时，可发生中暑。即使气温不太高，但湿度高，通风不良时亦可发生。促发中暑的诱因有：年老、体弱、肥胖、疲劳、饮酒、饥饿、脱水、失盐、糖尿病、心血管疾病、甲状腺功能亢进，以及服用阿托品及其他抗胆碱能药物影响汗腺分泌或先天性汗腺缺乏等。

【临床表现】

炎夏烈日下曝晒或生产环境有炉窖等热源的辐射，增加人体的受热量和影响人体散热，使体内热蓄积而导致体温调节中枢功能障碍，心输出量减少，汗腺功能衰竭，进一步使体内热蓄积更多，引起高热、无汗和意识障碍等。

1. 热射病：起初有乏力、头痛、眩晕恶心，由大汗而汗闭，继而高热，可达 41 ℃以上，并出现嗜睡、谵妄和昏迷。脉搏快而充实。可出现脑水肿、肺水肿、心力衰竭、呼吸衰竭、肾衰竭，亦可出现休克或弥散性血管内凝血。实验室检查有白细胞总数和中性粒细胞增高，代谢性酸中毒、轻度低钠和低钾血症存在。病人表现剧烈头痛、呕吐、继而昏迷。

2. 热衰竭：高热环境下病人因出汗过多和心血管功能紊乱，引起低血容量和低盐血症，临床主要表现为虚脱者称热衰竭。病人初有头痛、头晕、恶心，继有口渴、胸闷、面色苍白、皮肤湿冷、脉细弱、血压降低，重者出现循环衰竭，可有晕厥、手足抽搐等。实验室检查可有血液浓缩、低钠和低血钾症。

3. 热痉挛：与热衰竭发病机制相似，除热衰竭的一般表现外，尚有肌肉的痛性痉挛，常发生于四肢肌肉及腹肌，也可发生于肠平滑肌，呈阵发性发作。单纯病例无发热，实验室检查有低钠，低氯血症。重症病人可有低钙、低镁血症或高钾血症。

【诊断】

结合季节、气温、劳动环境和临床表现，诊断并不困难。有时热射病需与脑型疟疾、流行性乙型脑炎、病毒性脑膜炎、中毒性菌痢、脑卒中等相鉴别。热衰竭需与消化道和宫外孕等内出血、低血糖和其他引起虚脱和休克的疾病鉴别。热痉挛伴腹痛者需与急腹症鉴别。

【治疗】

热衰竭与热痉挛病人应及时移到通风阴凉处，并口服或静脉补充水和盐水。肌肉痛性痉挛不需按摩，否则会使疼痛加重。除尽快补充钠、氯的缺失之外，尚应适应补充钙、镁等电解质。热射病来势凶险，死亡率高达 25％以上，应积极抢救治疗。

（一）快速降温

1. 物理降温：根据条件使用冰水擦浴、4 ℃水浴、低温毯等，配合冰帽和电扇，腋窝、腹股沟放置冰袋，也可由双腔管注入冰冷的平衡盐液灌洗胃和结肠，待肛温降至 38.5 ℃时，暂时停止降温，继续观察。

2. 药物降温：氯丙嗪有调节体温中枢及扩张血管、降低代谢与氧消耗的作用，剂量 25～50 mg 加入 500 mL 液体中静脉滴注。年老体弱者要减少剂量，并对体温和血压行动态监测。

（二）支持治疗

畅通气道，吸氧、静脉补充平衡盐液，纠正酸中毒和电解质紊乱。早期使用肾上腺皮质激素静滴，可平缓降温，防止溶血，防止脑水肿。凝有脑水肿和急性肾衰竭者可试用甘露醇。休克用升压药，但不宜用血管收缩性升压药，心衰时可静脉用洋地黄类药物。

§26.4.5 淹 溺

人淹没于水中，由于水、泥沙、杂草等物堵塞呼吸道（湿溺死，占70％～80％），或喉头、气管发生反射性痉挛而引起窒息和缺氧，甚至呼吸心搏骤停而死亡（干溺死，占10％～20％）。

淡水淹溺时，导致肺不张，大量淡水迅速进入血循环，致血液稀释及溶血，血钠，氯化物，钙浓度降低，死于心室纤维颤动，心力衰竭，脑水肿。

海水淹溺时，由于海水为高渗液，使大量液体从血管腔渗出到肺泡将体液吸出，产生严重低血容量及血液浓缩，血纳、氯化物和镁浓度增加，死于急性肺水肿，心力衰竭。

【诊断】

1. 溺水史。要注意水质及时间长短，注意是否伴有头颅损伤、颈椎骨折等。

2. 救出水时多已昏迷，呼吸停止，或有微弱心跳或已停搏，四肢冰冷，发绀、口鼻溺出泡沫液体。

3. 轻者呼吸加快，咳嗽，重者有肺水肿。部分发生呼吸窘迫综合征。

4. 重者可有烦躁不安，言语、视力障碍、癫痫、心室颤动、昏迷等。

5. 血气分析：有明显低氧血症及代谢性酸中毒。

6. 白细胞计数：淹溺后24小时周围白细胞总数可高达40×10^9/L左右。

7. 尿常规：可有短时间蛋白尿及管型尿，偶有血红蛋白尿。

8. 海水淹溺者血清钠、钙、镁、氯、钾均增高，淡水淹溺者血清钾增高，血清钠、钙、氯均降低。

9. X线胸部检查：轻症者可有对称的肺门周围浸润，重症者则有两肺弥漫性肺水肿，或有不同程度的肺炎。

【治疗】

1. 清理呼吸道：将病人救出后，应立即除去口鼻淤泥、杂草及呕吐物，拉出舌头。若尚有心跳、呼吸，可将病人腹部置于抢救者的屈膝的大腿上，头部下垂，然后用手平压背部，使气管内及口咽的积水倒出。

2. 人工呼吸：呼吸停止者立即进行口对口人工呼吸，心跳停止者必须同时进行胸外心脏按压。吹气量要大，足以克服肺内阻力才有效。经短期抢救，呼吸不恢复者，不可轻易放弃，应至少坚持3～4小时，转院途中应持续进行心肺复苏抢救。有条件者可做气管插管，正压给氧或开胸心脏挤压，并应用人工呼吸机间歇正压给氧或呼气末正压给氧。

3. 纠正代谢酸中毒：立即静脉滴入5％碳酸氢钠150～200 mL，以后再根据检测电解质及血气分析结果酌情纠正。

4. 对淡水溺水血液稀释者，可静脉滴注3％氯化钠溶液500 mL，或7.5％氯化钠溶液200 mL。必要时可重复一次。

5. 对海水淹溺者应注意纠正血浓缩及血容量不足，可予5％葡萄糖溶液或右旋糖酐40

纠正血液浓缩。

6. 防治脑水肿：昏迷、抽搐、血压高、心率慢，提示颅内压高，可静注 20％甘露醇 250 mL，每日 2 次，或静脉注射呋塞米 40 mg，亦可应用地塞米松 1～5 mg/kg，连续 2～3 日。冰帽头部降温。

7. 防治感染：早期使用广谱抗生素控制呼吸道感染，再根据呼吸道分泌物培养，合理选择有效抗生素。

8. 有支气管痉挛者，可经呼吸道吸入解痉剂，或在纠正缺氧的同时慎用氨茶碱，一般为 5 mg/kg，静脉缓慢滴注。

9. 意识障碍者，可静脉滴注 FDP（1，6 磷酸果糖）、ATP、肌苷、辅酶 A、细胞色素 C 等，以促进脑功能恢复。

§26.4.6　一氧化碳中毒

常见于冬季取暖或沐浴时通风不良，采矿坑道和炼钢及化肥生产中防护不严，火灾现场，以及煤气管道泄漏等情况。

【中毒表现】

1. 轻度中毒：头痛、头晕、失眠、视物模糊、耳鸣、恶心、呕吐、全身乏力、心动过速、短暂昏厥。血中碳氧血红蛋白在 10％～20％。

2. 中度中毒：除上述症状加重外，口唇、指甲、皮肤黏膜出现樱桃红色，多汗，血压先升高后降低，心动过速，心律失常，烦躁，一时性感觉和运动分离（即尚有思维，但不能行动）。症状继续加重，可出现嗜睡、昏迷。经及时抢救，可较快清醒。一般无并发症和后遗症。血中碳氧血红蛋白为 30％～40％。

3. 重度中毒：病人迅速进入昏迷状态。初期四肢肌张力增加，或有阵发性强直性痉挛。晚期肌张力显著降低。病人面色黄白或青紫，血压下降，瞳孔散大，最后因呼吸麻痹而死亡。经抢救存活者可有严重合并症及后遗症。

4. 后遗症：中、重度中毒病人有神经衰弱、震颤麻痹、偏盲、失语、智力障碍、中毒性精神病、癫痫或去皮质强直。部分病人可发生续发性脑病。

【诊断】

1. 中毒史：有发生中毒的环境和条件。

2. 中毒表现。

3. 实验检查：测定血液碳氧血红蛋白（HbCO）对明确诊断有重要意义。其快速简易测定方法以下可选用。

（1）取病人血 0.6 mL（3 滴）加蒸馏水 3 mL，再加 10％氢氧化钠 2 滴，混匀。血中若有碳氧血红蛋白存在，则溶液保持淡粉红色（称碳氧血红蛋白阳性）。于 15、30、50、80 秒后溶液变成草黄色，即分别表示 HbCO 饱和度为 10％、25％、50％、75％。对照实验正常，因正常人血液中不含碳氧血红蛋白，溶液呈绿色反应（阴性）。

（2）取蒸馏水 10 mL 加病人血液 3～5 滴煮沸。正常人血液为褐色，而含 HbCO 者仍为红色。

（3）取病人血 0.2 mL，稀释 100 倍，于分光镜下检查吸收光谱 HbCO，可显示特殊吸收带。

【救治要点】

1. 改善组织缺氧，保护重要器官：

（1）立即将病人移至通风、空气新鲜处，解开领扣，清除呼吸道分泌物，保持呼吸道通畅。必要时行口对口人工呼吸或气管插管，或行气管切开。冬季应注意保暖。

（2）氧气疗法：其目的是加速碳氧血红蛋白的离解，恢复血红蛋白的运氧能力。氧气疗法包括：①高压氧治疗，有条件者行高压氧治疗，效果最佳。②常压下吸氧，吸氧的氧流量为 8～10 L/min。

（3）保护心脑等重要器官：可用细胞色素 C 30 mg，1～2 次/d，静脉滴注（用前做皮肤试验）。或将三磷酸腺苷 20 mg、辅酶 A 50 μ、普通胰岛素 4 μ，加于 25％葡萄糖 250 mL 中静脉滴注。

（4）有脑血管痉挛、震颤性麻痹者，可用阿托品或山莨菪碱静脉注射。

2. 防治脑水肿：应用高渗脱水剂如 20％甘露醇与高渗葡萄糖液交替静脉滴注。或并用利尿药及地塞米松。脑水肿多出现在中毒后 2～4 小时。

3. 纠正呼吸障碍：可应用呼吸兴奋剂如洛贝林等。重症缺氧深昏迷 24 小时以上者可行气管切开。呼吸停止者立即人工呼吸。必要时气管插管加压给氧，使用人工呼吸器。

4. 纠正低血压：发现休克征象者立即抗休克治疗。

5. 对症处理：惊厥者应用苯巴比妥、地西泮镇静。震颤性麻痹服苯海索 2～4 mg，每日 3 次。瘫痪者肌内注射氢溴酸加兰他敏 2.5～5 mg，每日 1 次。口服维生素 B 族和地巴唑，配合新针、按摩疗法。

6. 预防感染：必要时应予抗生素预防感染。

【并发症】

中度以上 CO 中毒者，经治疗后可基本恢复正常，但经 4～6 周后，病人病情可突然加重，出现抽搐、瘫痪、失语、昏迷等症状，如不及时救治，可遗留严重后遗症，甚至造成死亡，此即 CO 中毒续发性脑病，临床应予特别注意。我们建议，中度以上 CO 中毒病人，在进行初步救治以后，应尽早送到有高压氧治疗设施的医院进行彻底治疗，以避免和减少 CO 中毒续发性脑病的发生。

§26.4.7　急性酒精中毒

急性酒精中毒即为醉酒。长期过量饮酒还会导致脂肪肝、酒精性肝硬化等慢性酒精中毒的病变。

【诊断要点】

1. 中毒史：有一次服用过量酒精或饮酒史；小儿有因发热乙醇擦浴史；呼吸有强烈酒味；呼吸或抽血检测酒精浓度检测超正常指标。

2. 中毒表现：急性中毒临床表现一般可分3期。

（1）兴奋期：开始有头昏、无力、兴奋、自感欣快、颜面潮红、语言增多、说话爽真、有时粗糙无礼，喜怒无常，有时说话滔滔不绝，有时则寂静入睡。

（2）共济失调期：兴奋后出现动作笨拙，步态不稳，精神错乱，中毒性脑病。

（3）昏迷期：呕吐，二便失禁，面色苍白，皮肤皮绀，口唇微紫，瞳孔正常或散大，昏迷，心动过速，呼吸缓慢而有鼾声，体温偏低，甚至因呼吸麻痹而死亡。

3. 实验室检查：可疑病人测定病人的呕出物或血中乙醇浓度有助于诊断，目前我国酒驾标准中规定，每100 mL血液中酒精含量≥80 mg即判断为醉驾。

【救治要点】

1. 催吐洗胃：立即探咽催吐，继用温开水或盐水，或2％碳酸氢钠反复洗胃。

2. 促进乙醇氧化，使病人清醒：

（1）静脉滴注葡萄糖溶液、维生素 B_6、胰岛素等。

（2）肌内注射维生素 B_1、烟酸。

（3）应用纳洛酮对抗急性酒精中毒引起的中枢神经系统的抑制，常用量为 0.4～0.8 mg，稀释后静注。

3. 对症处理：

（1）兴奋期烦躁不安者可用安定和水合氯醛。

（2）呼吸抑制、严重昏迷者可用可拉明、洛贝林，并吸入氧气。

（3）脑水肿应限制入水量、注射利尿药或静脉滴注20％甘露醇。

（4）低血压、休克者给予扩容，应用血管活性药物，纠正酸中毒等。

§26.4.8　巴比妥类中毒

凡巴比妥类药物用量过大均可引起中毒，见于小儿误服、成人用药过量及自杀等情况。

【药物品种】

1. 长效：巴比妥类。

2. 中效：异戊巴比妥。

3. 短效：司可巴比妥。

4. 超短效：硫喷妥钠。

【诊断要点】

1. 中毒史：有误服过量或注射过快巴比妥类药物史。

2. 中毒表现：

（1）轻度中毒：头痛，眩晕，乏力，语言不清，嗜睡，视物模糊，眼球震颤，瞳孔缩小，恶心，呕吐，各种形态的皮疹，呼吸稍快，血压正常或偏低，还可引起阴茎水肿。

（2）重度中毒：开始病人可表现狂躁、谵妄、惊厥、四肢强直；继而进入抑制期，出现瞳孔散大（对光反射存在），全身弛缓，浅反射消失，脉搏细速，血压下降，尿少或尿闭，中毒性肝炎等表现；最后可因呼吸抑制或因呕吐物吸入发生窒息而死亡。

3. 实验室检查：采集病人血液、尿、胃内容物测定巴比妥盐有助于确诊。有的病例可见肝功能异常。

【救治要点】

1. 洗胃：立即用 1：2 000～1：3 000 高锰酸钾溶液或生理盐水、温开水反复洗胃。服药时间超过 4～6 小时者仍需洗胃。洗胃愈早、愈彻底愈好。昏迷病人洗胃应防止胃内容物反流进气管引起窒息或吸入性肺炎。

2. 促进毒物排泄：

（1）快速输液：静脉滴注 5％～10％葡萄糖溶液或生理盐水。24 小时输液量应达 2 000～3 000 mL，心功能不全者应减少输液量。

（2）利尿脱水：快速静脉滴注 20％甘露醇 250 mL，于 15～20 分钟滴完，或于甘露醇中加入呋塞米 20～40 mg 静脉滴注。应注意及时补钾，并观察血清钾、钠和心功能的变化。

（3）导泻：洗胃后由胃管注入硫酸钠 15～20 g，或注入生大黄煎液 30 g，或注入药用活性炭浮悬液，以促进毒物排泄。禁用硫酸镁，以避免镁离子吸收后加重中枢神经系统抑制。

（4）血液透析：清除毒物效果比利尿药大 15～30 倍，如无条件可行腹膜透析。

（5）碱化尿液：静滴 5％碳酸氢钠，维持尿液 pH 值为 7.8～8.0 时，可使毒物排出量增加 10 倍。

3. 中枢兴奋剂的应用：仅适用于重症中毒者、呼吸高度抑制者及昏迷病人。

（1）贝美格（美解眠）：首选 50～100 mg 加入生理盐水或葡萄糖液 100 mL 静脉滴注，每分钟 40～50 滴，直至呼吸改善，肌张力及反射恢复正常后减量或间断给药。

（2）汉防己毒素：6 mg 溶于生理盐水中，以每分钟 1 mL 的速度静脉注射，至产生肌肉颤动和角膜反射恢复为止。

（3）苯甲酸钠 0.25～0.5g 或尼可刹米 1～3 mL，每半小时至 4 小时交替注射 1 次，苏醒后减半量至停药。

4. 防止并发症：肺部感染者应用青霉素。出现皮疹时应用抗组胺药物。休克者给予抗休克处理，并维持水、电解质平衡。

§26.4.9 有机磷农药中毒

有机磷杀虫剂是我国目前使用最广泛的农药，以甲胺磷、对硫磷（1605）、乐果、敌敌畏为引起中毒的主要品种。

【诊断要点】

1. 中毒史：有误服、自服或接触有机磷农药史，大多数病人呕吐物有大蒜样臭味。

2. 中毒表现：

（1）轻度中毒：头昏、头痛、恶心、呕吐、食欲减退、乏力、腹痛、多汗、流涎、流泪、视物模糊、瞳孔缩小或不缩小。

（2）中度中毒：除上述症状外，有心率减慢、肌束震颤、瞳孔缩小、血压及体温略升高、大汗、腹泻、语言含糊、轻度呼吸困难、神志模糊等。

（3）重度中毒：瞳孔对光反应消失、肌束震颤更明显，二便失禁，呼吸困难，发绀，惊厥等。病人可因脑水肿、呼吸中枢衰竭、呼吸麻痹而致呼吸、心跳停止而死亡。

3. 实验室检查：

（1）全血胆碱脂酶测定：是诊断有机磷中毒及判断中毒程度的重要指标。国内制成胆碱酯酶测定纸和简易测定箱，适用于乡镇医疗单位。

（2）血尿、胃内容物和大便排泄物测定有机磷。

4. 用特效解毒剂协助诊断：

（1）解磷定：当不具备测定胆碱酯酶条件时，对有接触有机磷史又具特殊临床表现的病人，如果用解磷定治疗有效，便可认为是有机磷农药中毒。

（2）阿托品试验：对可疑病例给予阿托品 1～2 mg 肌内注射或静脉推注，10 分钟后若心率减慢，毒蕈碱样症状减轻，则支持有机磷中毒诊断；如出现阿托品过量反应，则不是有机磷中毒。

【救治要点】

1. 脱离毒物接触：吸入或接触者，应立即撤离有毒物的环境，除去污染的衣服和鞋袜。用肥皂水或 2% 碳酸氢钠彻底清洗污染部位。

2. 洗胃：口服中毒者，应尽早探咽导呕，排除毒物，并用 2% 碳酸氢钠溶液或 1：5 000 高锰酸钾溶液，或清水洗胃。

3. 加速毒物的排泄：

（1）输液：静滴 5% 葡萄糖或 5% 葡萄糖盐水。

（2）利尿：注射呋塞米。

（3）导泻：洗胃后从胃管注入 50% 硫酸镁或硫酸钠 50～60 mL（深昏迷者不用硫酸镁）以导泻排毒。

4. 特效解毒药及阿托品的应用：常用品种有解磷注射液、解磷定。以上制剂均应稀释后缓慢静脉滴注。如注射速度太快、剂量过大或未经稀释而静脉注射，均可发生中毒。两药如能与阿托品合用，可提高疗效。解磷注射液与氯磷定合用效果更好。

（1）解磷注射液：轻度中毒用量为 1～2 mL；中度中毒 2～4 mL；重度中毒 4～6 mL。

（2）解磷定：轻度中毒用量成人 0.4 g/次，小儿每次 15 mg/kg。中度中毒成人首次量为 0.8～1.0 g，以后 0.4～0.8 g/次，每 2 小时 1 次或静脉维持；小儿每次 20～30 mg/kg。重度中毒成人首次量为 1.0～1.2 g，以后 0.4 g/次，每小时重复给药 1 次；小儿每次 30 mg/kg 静脉滴注。

（3）氯解磷定：轻度中毒用量为成人 0.25～0.5 g/次，必要时 2～4 小时重复给药 1 次。中度中毒成人 0.5～1 g/次，每 2 小时 1 次，可重复 2～3 次。重度中毒成人 1.0～1.5g/次，每 2 小时 1 次，可重复 2～3 次。小儿用量为每次 15～30 mg/kg，肌内注射。

（4）阿托品：

1）轻度中毒：1～3 mg 静脉注射，15～30 分钟 1 次。阿托品化后逐渐改为 0.5～1 mg 静脉注射，每 2～6 小时 1 次，疗程 3～5 日。

2）中度中毒：5～10 mg 静脉注射，15～30 分钟 1 次。阿托品化后逐渐改为 1～4 mg 静脉注射或肌内注射，每 1～6 小时 1 次，疗程 5～7 日。

3）重度中毒：10～20 mg 静注，每 10～15 分钟 1 次。阿托品化后逐渐减量，延长间歇时间，疗程 7～10 日。

若出现阿托品中毒症状，如皮肤干燥、高热、腹胀、尿潴留、结合膜充血、脉速而弱、兴奋、狂躁、摸空、阵发性强直性抽搐等，应立即停药，给予镇静剂及毛果芸香碱。

5．对症支持处理：

（1）如缺氧、呼吸困难时给氧，并注射呼吸兴奋剂，以改善呼吸和兴奋呼吸中枢。

（2）出血性膀胱炎者静滴 5％碳酸氢钠以碱化尿液，并采用止血药、激素及抗生素。

（3）脑水肿时静滴 20％甘露醇。

（4）变性血红蛋白血症者，静脉注射亚甲蓝。

（5）心肌炎者补钾和给予能量合剂。

§26.4.10　杀虫脒中毒

目前常用的有机氮农药为杀虫脒（chlordimeform），又名氯苯脒。其他尚有杀螨脒、去甲杀虫脒、克死螨双甲脒等。误服本类农药、皮肤接触或吸入其雾滴均可发生中毒。

【中毒表现】

1．轻度中毒：头昏、头痛、呕吐、四肢无力、嗜睡。

2．重度中毒：出现昏睡、高铁血红蛋白血症和出血性膀胱炎三大症状群。小便发黄，逐渐变红，伴尿频、尿急、尿痛及下腹部疼痛，蛋白尿、血尿。严重者发绀，瞳孔散大，阵发性抽搐，血压下降，昏迷以至呼吸停止。

【诊断】

1. 中毒史：有误服、自服或皮肤接触杀虫脒史。

2. 中毒症状：见上述"中毒表现"。

3. 实验室检查：尿蛋白定性（＋）～（＋＋＋＋）。尿中红细胞（＋＋）～（＋＋＋＋），有时可见血凝块。少量白细胞，无管型，中段尿培养阴性。

【救治要点】

1. 脱离毒物接触：

（1）立即停止使用杀虫脒。

（2）用清水或肥皂水，或2％碳酸氢钠溶液彻底清洗污染的皮肤，除去毒物。

（3）口服者用2％碳酸氢钠溶液，或1∶5 000高锰酸钾溶液洗胃。

2. 促进毒物排泄：口服者洗胃后再以50％硫酸镁60 mL导泻（口服或从胃管滴入），促进排毒。

3. 血尿（出血性膀胱炎）处理：

（1）输液：加速毒物排出。

（2）口服碳酸氢钠碱化尿液。

（3）应用止血药，解痉止痛药和抗生素。

（4）应用肾上腺皮质激素。

4. 对症处理：

（1）呼吸困难：给氧并交替注射洛贝林和山莨菪碱。

（2）脑水肿者静脉滴注20％甘露醇脱水。心肌炎者补充钾剂，并使用能量合剂，以保护心肌；心力衰竭者给予毛花苷C。

（3）变性血红蛋白血症：可静注亚甲蓝5 mL或大剂量维生素C。1～2小时后可再重复给药1～2次。

§26.4.11　灭鼠剂中毒

常用灭鼠剂有磷化锌、安妥、乱鼠等。最常见的为磷化锌中毒，多见于幼儿误食或自杀等。

【诊断要点】

1. 服毒史：有误服或自杀服药史。

2. 中毒表现：

（1）胃肠道症状：上腹部不适，咽部与胃部烧灼感，恶心、呕吐、腹泻、腹痛、烦渴，呕吐物与大便带蒜臭味。

（2）肝损害症状：肝区疼痛，肝大，黄疸，出血倾向及肝功能异常。

（3）循环系统症状：由于心肌损害可致传导阻滞，心律失常，休克，甚至周围循环衰竭。

(4) 神经系统症状：发热、头昏、嗜睡、惊厥，昏迷，脑水肿，或有抽搐及肌束震颤。

(5) 肾和肺损害症状：血尿、蛋白尿、肺出血、肺水肿等。

3. 实验室检查：取可疑食物，病人呕吐物，第一次洗胃液做毒物鉴定以确诊。

【救治要点】

1. 催吐：口服中毒病人可探咽催吐，或口服 1‰硫酸铜溶液 4 mL，每 5 分钟 1 次，直至出现呕吐为止；或苦丁香 1～3 g 煎汁服；或盐酸阿朴吗啡 5 mL 皮下注射。

2. 洗胃和导泻：以 1：5 000 高锰酸钾每次 500 mL 或 1.5%硫酸铜溶液 500 mL 洗胃，反复进行直至洗出胃液澄清并无蒜味为止。洗胃后由胃管注入液状石蜡 100～200 mL，或由胃管注入硫酸铜 30 g。禁止由胃管注入硫酸镁，因其在胃内可与磷化锌的反应物氯化锌作用，生成卤碱，造成卤碱中毒。

3. 促进毒物排泄：维持水、电解质平衡，静滴葡萄糖生理盐水，应用甘露醇或呋塞米以利尿，加速毒物排泄。

4. 对症及支持治疗：呼吸困难或肺水肺时，吸氧并用茶碱，必要时静注强心药如毛花苷 C 等。给予护肝治疗。

§26.4.12　毒蛇咬伤

我国有蛇类 160 余种，毒蛇 50 余种，能致人死亡的有 10 余种。主要的毒蛇有蝰蛇、竹叶青蛇、五步蛇、金环蛇、银环蛇、海蛇、眼镜王蛇、眼镜蛇、蝮蛇、烙铁头蛇等。毒蛇咬伤的临床特点是发病急，进展快，病情重，往往并发多器官功能衰竭致死。

【病因】

毒蛇有毒牙，毒腺。咬伤人时，其毒液经毒牙注向伤口，经淋巴和血液循环扩散，引起局部和全身中毒。蛇毒成分甚为复杂，主要由毒性蛋白液、多肽和多种酶类组成，可分为神经毒、血液循环毒和混合毒三类。

【临床表现】

1. 血液循环毒类症状：血循毒类包括心脏毒、凝血毒、抗凝血毒、溶血毒及蛋白水解酶，常见于蝰蛇、五步蛇、烙铁头蛇、竹叶青蛇等毒蛇咬伤。伤口局部剧痛，肿胀迅速向肢体近端蔓延。常有广泛的瘀斑、水疱、伤口流血，局部淋巴结肿痛、发红。竹叶青蛇咬伤者，全身中毒症状较轻。五步蛇和蝰蛇咬伤，以广泛出血及溶血为特征，可引起血压下降、心律失常和急性肾衰竭或急性弥散性血管内凝血（DIC）。

2. 神经毒类症状：多见于银环蛇、金环蛇及海蛇咬伤。局部疼痛、肿胀、麻木。齿痕小、无渗液。1～6 小时后才出现四肢无力、流涎、恶心、吞咽困难、头昏眼花、视力模糊、眼睑下垂、复视、语言障碍、四肢瘫痪、呼吸浅慢，或有窒息、瞳孔散大、对光反射消失、昏迷、抽搐。严重者可发生呼吸、心搏骤停。

海蛇咬伤中毒还可引起全身肌肉酸痛，出现弛缓性瘫痪，肌红蛋白尿，急性肾衰竭，高血钾及严重心律失常。

3. 混合毒类症状：常见于眼镜蛇、眼镜王蛇及蝮蛇。伤口红肿疼痛逐渐加重，范围迅速扩大，伤口流血不多，但很快闭合变黑。伤口周围有水疱及血疱，组织坏死较多见。常有局部淋巴结肿大。全身中毒症状于伤后2～6小时出现，表现为困倦嗜睡、胸闷呕吐、肌肉无力、吞咽困难、语言障碍、流涎和心律失常等。严重者血压下降，终因循环衰竭和呼吸麻痹而死亡。蝮蛇咬伤中毒，局部组织坏死较少见，全身症状以早期出现眼睑下垂、复视为特征，易并发急性肾衰竭。

【诊断与鉴别】

1. 是否毒蛇咬伤：可根据蛇的形态特点加以判断。但主要靠牙痕和中毒症状轻重鉴别。无毒蛇牙痕为锯齿状，有毒蛇为一对或3～4个较深的牙痕。无毒蛇咬伤一般无全身症状，局部症状亦较轻。

2. 何种毒蛇咬伤：根据蛇的形态和临床表现判定何种毒蛇咬伤（图26-28）。

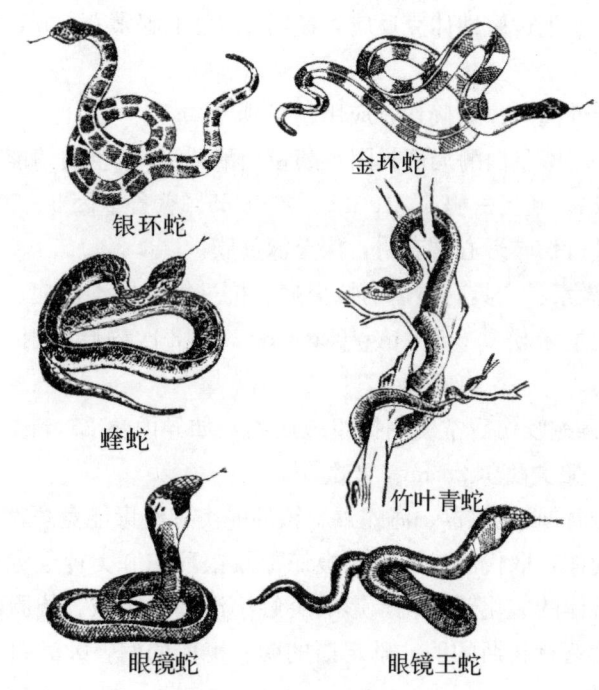

银环蛇 金环蛇 蝰蛇 竹叶青蛇 眼镜蛇 眼镜王蛇

图 26-28　常见毒蛇

【治疗】

（一）局部紧急处理

目的为阻止蛇毒扩散吸收。

1. 缚扎：咬伤后应立即就地取材，于伤口近心端缚扎，以阻止静脉、淋巴回流为度。在局部伤口得到有效排毒或全身应用抗蛇毒血清后，即可解除缚扎。咬伤超过12小时后则不需要缚扎。

2. 扩创排毒：毒蛇咬伤12小时内可用温冷开水冲洗伤口，并用1％高锰酸钾、3％过氧化氢溶液等反复冲洗伤口及周围皮肤。若发现毒牙，应即用镊子取出。局部冲洗后，常规消毒，以0.5％普鲁卡因作局部封闭。以牙痕为中心作"×"形切口，深达真皮。如咬伤超过24小时或伤口已坏死，或被五步蛇和蝰蛇咬伤后伤口流血不止，则不作扩创术。

（二）早期综合治疗

1. 抗蛇毒血清：由一种毒蛇的蛇毒制成的抗蛇毒血清称单价血清，只能中和同种蛇毒。若用数种毒蛇的蛇毒制成的抗蛇毒血清称多价血清，能治疗其中任何一种毒蛇咬伤，但疗效不及单价血清。部分病人对抗蛇毒血清可发生过敏反应，应用前必须做过敏试验：以0.1 mL抗蛇毒血清加1.9 mL生理盐水，然后吸取0.1 mL经稀释后的血清在前臂内侧作皮内注射，观察15～20分钟，注射部位无丘疹隆起，周围无红晕和蜘蛛足者为阴性，才可注射。有时为争取时间，亦可先静脉注射地塞米松20～30 mg再缓慢滴注稀释后的抗蛇毒血清，以15～20滴/min的速度滴注，观察15～20分钟，若无反应，即可按常规速度滴入。如在用药过程中发生过敏性休克反应，速用1％肾上腺素0.5 mL皮下注射及地塞米松5～10 mg静脉注射。

抗蛇毒血清特异性高，疗效确切，应用越早越好。

2. 胰蛋白酶或α-糜蛋白酶局部封闭：胰蛋白酶或α-糜蛋白酶能直接破坏蛇毒。常用胰蛋白酶2 000 U或α-糜蛋白酶5～10 mg，加0.25％普鲁卡因5～20 mL，以牙痕为中心行局部浸润注射或进行伤肢近心端套封，深至深筋膜。

3. 肾上腺皮质激素：它具有显著的抗炎症、抗过敏、抗毒血症、抗休克和稳定溶酶体膜的作用。一般用地塞米松0.5～1 mg/(kg·d)，分3次静脉注射。重症病例可用3～5日，逐渐减量至停药。

4. 抗组胺药：毒蛇咬伤后常使用抗组胺药物，如异丙嗪25 mg，3次/d；马来酸氯苯那敏4 mg，3次/d；康夫酶尔25 mg，2次/d。

5. 抗胆碱脂酶药：眼镜蛇毒、海蛇毒、银环蛇类神经毒能竞争性结合于运动终板（突触后）的乙酰胆碱受体，取代乙酰胆碱；蝮蛇毒及银环蛇β类神经毒作用于突触前，即抑制运动神经末梢线粒体的氧化磷酸化，影响突触小泡释放胆碱。抗胆碱酯酶药能间接使胆碱能神经兴奋，常用药有新斯的明、砒定斯的明、美斯的明，0.5～1 mg/次，肌内注射每4～6小时可重复一次。

（三）中医辨证论治

根据"治蛇不泄，蛇毒内结。二便不通，蛇毒内攻"的实践经验，应用解毒、利尿、通便的方法，一般归纳为三大类。

1. 火毒型（以血循毒症状为主）：清热解毒，凉血化瘀。基础方：紫花地丁15 g、蒲公英10 g、金银花15 g、半边莲30 g、黄芩15 g、黄柏15 g、白芷10 g、生地黄10 g、龙胆草15 g、牡丹皮10 g、犀角1 g、冬青10 g、生大黄（后下）20 g、生甘草6 g。

2. 风毒型（以神经毒症状为主）：治则为驱内止痉，解毒祛风。基础方：半边莲 30 g、青木香 15 g、徐长卿 15 g、制南星 10 g、尖贝 10 g、蜈蚣 4 条、全蝎 10 g、僵蚕 10 g、白芷 10 g、羌活 10 g、防风 10 g、生大黄 10 g、白附子 10 g。

3. 风火毒型（以混合毒症状为主）：治则为清热解毒凉血熄风。基础方：黄芩 10 g、黄柏 10 g、黄连 10 g、大黄（后下）20 g、生地黄 15 g、全蝎 10 g、蜈蚣 3 条、尖贝 10 g、半边莲 30 g、青木香 20 g、徐长卿 15 g。

根据上述基础方，灵活机动、随症加减。

4. 常用中成药：南通蛇药（季德胜蛇药），上海蛇药片，广州蛇伤解毒片外敷、内服。

（四）对症及支持疗法

1. 输液：可纠正水电解质平衡紊乱，促进毒液的排泄，增加必要的热量。但应适当控制液体量，以免输液过多，特别是生理盐水过多造成心脏负担过重，甚至导致心力衰竭、肺水肿。输液过多还会使血浆渗出增多、增快，加重组织水肿，甚至加重出血。一般每日限制在 1 500～2 000 mL。

2. 输血：若有失血性休克，输血是必要的，但必须掌握输血时机。如五步蛇咬伤导致休克与急性弥漫性血管内凝血（DIC）时，过早输血会使休克病人更难复苏。因为凝血毒素具有选择性作用，它可直接使纤维蛋白凝固，不需要任何凝血因子参加，也不受肝素对抗，故蛇伤休克与 DIC 时，宜在凝血机制恢复正常后，采取少量多次输新鲜血，才能达到治疗的效果。

3. 抗感染：蛇伤伤口常易发生混合性感染，甚至特殊感染如破伤风及气性坏疽。因此，常规应用抗生素及破伤风抗毒素或免疫球蛋白是必要的。一般选用两种以上的有效抗生素，静脉推注。为防止破伤风的感染，常规肌注破伤风抗毒素，若过敏者应脱敏注射。

4. 蛇伤禁用与慎用药：吗啡、氯丙嗪、巴比妥类、苯海拉明等中枢抑制药。箭毒等横肌抑制药，以免发生呼吸肌麻痹。肝素，双香豆素，枸橼酸钠等抗凝血药等，以免发生大量出血。

【危重病人救治】

（一）呼吸衰竭的处理

呼吸衰竭是眼镜蛇科的金环蛇、银环蛇、眼镜王蛇、蝮蛇、海蛇咬伤致死的重要原因。一般表现呼吸困难，危重者呼吸停止。临床上常以三种形式出现：外周性呼吸麻痹（呼吸肌麻痹）、呼吸器官功能衰竭和中枢性呼吸衰竭。其共同表现为早期呼吸困难，有胸闷、呼吸浅促（＞35 次/min），严重者有"三凹征"，20％的病人呼吸暂停。呼吸衰竭导致的低氧血症表现为早期躁动、嗜睡、面色苍白、心动过速、发绀、肌肉抽搐或震颤、昏迷等，并可致多系统器官功能受累、衰竭。

1. 现场处理：首先将病人上衣松开，清除口腔和鼻腔分泌物，并将病人头部后仰，以免舌根后倒影响呼吸。如呼吸严重困难或停止，立即行口对口或口对鼻人工呼吸。

2. 迅速建立静脉输液通道：尽早静脉滴注精制抗蛇毒血清。静脉注射前先静脉注射地塞米松 10～20 mg，可免做抗蛇毒血清皮试。

3. 当病人出现眼睑下垂、吞咽困难、口角流涎、四肢无力、呼吸浅漫、发绀时，即应在口对口人工呼吸的基础上，经鼻导管高频喷射通气给氧。一旦自主呼吸停止，立即行气管插管或气管切开，采用呼气末正压通气或间歇强制通气。

（二）急性肾衰竭的处理

血循毒和混合毒蛇咬伤致急性肾衰竭是死亡的主要原因之一，但这种急性肾脏损害大多数是可逆性的，只要度过危险期，绝大多数可以完全恢复。

1. 及早应用抗蛇毒血清和中草药如半边莲、车前子、冬瓜皮、茅根、鱼腥草等煎剂内服。

2. 解痉、扩血管药物的应用：多巴胺 20 mg、雷吉丁 20 mg、呋塞米 40 mg 加于 5% 葡萄糖溶液中静脉滴注，2～3 次/d。山莨菪碱 20 mg 加于生理盐水中静脉注射，1～2 次/d。

3. 利尿脱水药的应用：20% 甘露醇 250 mL 静脉注射，1～2 次/d。

4. 保护肾脏，碱化尿液：使用 5% 碳酸氢钠，按 5 mL/(kg·d) 计算，静脉滴注，一日不超过 300 mL，使尿量偏碱或中性化，连续 2～3 日。忌用对肾脏有损害的药物。

5. 少尿或无尿期的处理：少尿期出现在蛇咬伤后 5～7 日。第 8～14 日将进入无尿期。病人多死于肺水肿、高血钾症、感染等。治疗重点是防治水中毒、高血钾症及代谢性酸中毒、继发感染、胃肠道出血及营养不良等。

（1）严格控制液体摄入："宁少勿多"，量出而入。实际应用可以 400～500 mL 为基数，加上前一天的尿量及引流液等排出量。

（2）高血钾的处理：血钾大于 7 mmol/L 时可能出现室颤，甚至心脏于舒张期停搏而死亡。治疗包括：①10% 葡萄糖酸钙 10～20 mL 静注。②5% 葡萄糖 200 mL 加胰岛素 25～50 U 静脉注射。③透析疗法：上述处理无效时，可紧急采用腹膜透析、结肠透析或血液透析。

（3）控制感染：可选用青霉素、红霉素、头孢菌素。禁用氨基糖苷类抗生素。

（4）中医辨证论治：活血化瘀，益气利尿为原则，热盛血瘀、发热、口渴、肌肤发斑、衄血、舌质红绛、苔干黄、脉数者宜凉血解毒、活血化瘀，以犀角地黄汤（犀角、生地黄、赤芍、牡丹皮）加减。

火毒瘀滞、高热、谵语、衄血、血尿、咯血、斑疹紫暗、舌质深绛紫暗、苔焦黄、脉滑数或细数者宜用紫雪丹（石膏、寒水石、磁石、滑石、犀角、羚羊角、青木香、沉香、玄参）。

6. 多尿期的治疗：

（1）及时处理水电解质紊乱：多尿期开始并不表示病情稳定，最初数日仍有氮质血症、高血钾及酸中毒等，后期可能出现低血钾，均应及时处理。

（2）维持机体氮平衡。

（3）中医辨证论治：①肾阴亏损，症见微热虚烦、颧红、口干思饮、头晕耳鸣、肢酸腿软、舌红无苔、脉细数者，可滋阴补肾，用二至丸（墨旱莲草 60 g，女贞子、枸杞子、车前子各 30 g）加减。②温热蕴脾，症见纳呆厌食、恶心、头昏、心烦舌质红、苔黄、脉实者，用黄连温胆汤（陈皮、茯苓、枳实、竹茹、甘草、黄连、大枣）清热化湿。

（三）弥散性血管内凝血（DIC）的处理

被血循毒类毒蛇咬伤后常由于出血毒素、凝血毒素、抗凝血毒素及蛋白水解酶、卵磷酯水解酶等引起 DIC，诊断一般并不难。其防治措施如下：

1. 血循毒类蛇咬伤切忌切开排毒以免出血不止。

2. 一旦疑有 DIC 时，应立即给予相应的抗蛇毒血清和有效的蛇伤解毒剂治疗。

3. 中医辨证论治：蛇伤 DIC 的证候，可用方药：黄芩 12 g、黄柏 12 g、黄连 12 g、生地黄 15 g、金银花 15 g、牡丹皮 12 g、半边莲 30 g、犀角 1 g、甲珠 5 g。亦有用单味墨旱莲 30 g 煎剂治疗，收到明显的止血效果。

4. 改善微循环：右旋糖酐 40 和双嘧达莫（潘生丁）合用。右旋糖酐 40 成人每日应限制在 1 000 mL 之内，一般连用 3～5 日。

5. 纠正酸中毒，抗休克，改善缺氧等均属重要。

6. 输血：一般蛇伤 DIC 进展期不宜输血，应在凝血机制恢复正常后，采取少量多次输血，才能达到理想的治疗效果。

§ 26.4.13　狂犬病

狂犬病（Rabies）又称恐水病，由狂犬病毒所致。人多因病兽咬伤而感染。人感染狂犬病毒后大多数不发病，仅极少数病人发病，表现为恐水、怕风、流涎、恐惧不安、咽肌痉挛或进行性瘫痪。病死率几乎为 100%。

【病因】

狂犬病是由狂犬病毒所致。狂犬病毒属弹性病毒科，以侵犯中枢神经系统为主。除人外，狗、猫、狼、牛、羊等多种温血动物都可患狂犬病。患病的动物是本病的传染源，并以前三者最重要。人多因病兽咬伤而感染。当人被病兽咬伤后，病毒在伤口部位横纹肌细胞内增殖，并沿周围传入神经迅速上行达背根神经节，侵入中枢神经系统，引起急性弥漫性脑脊髓炎，病变尤以大脑的海马回、延脑、中脑、基底神经节等处为重。特异性病理变化为神经细胞浆内的内基小体（Negri body）为狂犬病毒集落。

【症状】

人被动物咬伤后是否发病与咬伤的严重程度有关，发病时间短的可在咬伤后几日，长的可间隔十几年。发病时多有发热、头痛、乏力、恶心及食欲不振。多数病人已愈合的伤口部位及其附近出现麻木、发痒、刺痛或蚁走感，并有恐惧不安，对痛、声、风等敏感，病人喉头有紧缩感。2～4 日后出现典型的恐水症状。病人烦躁，极度恐惧不安，恐水。最初不敢饮水，稍后当病人喝水、看见水或听到水声，甚至说到"水"字即引起咽肌痉挛或全身抽搐。外界刺激如风、光、声也可引起恐水症状的出现，此时病人可有高热、大汗、流涎，部分病人出现精神失常、定向障碍、幻觉、谵妄。病情继续发展可很快出现瘫痪，并因呼吸循环衰竭死亡。

【诊断】

根据病兽咬伤史及典型症状即可作临床诊断，病人周围白细胞及中性粒细胞轻至中度增高。非典型者应与破伤风和癔症等鉴别。

【治疗】

治疗以对症支持治疗为主。应加强隔离和注意医护人员的防护。应单间房隔离病人，避免一切不必要的刺激（如风、光、声等）。医护人员应穿隔离衣，戴口鼻罩和手套。病人的分泌物和排泄物须严格消毒。

在病人处于兴奋期症状发作时可用大剂量镇静药，如静脉注射地西泮 10～20 mg/次，或用氯丙嗪、异丙嗪，必要时可用盐酸氯胺酮等药。与此同时维持呼吸循环功能的稳定非常重要，要对病人进行呼吸、循环功能的监护。补充水、电解质及热量，脑水肿时可用 20％甘露醇 200 mL 静注。必要时做气管切开及间歇正压给氧，心动过速、心律失常或血压升高时可用 β 受体阻滞药或强心药。

【预防】

1. 犬的管理：捕杀野犬，对家犬、猎犬、警犬及科研用犬应登记并注射疫苗。狂犬或疑似狂犬应立即击毙并焚烧或深埋，不要削皮煮食，以免传染。

2. 伤口处理：正确的处理方法是：伤口立即用 20％肥皂水或 0.1％苯扎溴铵等彻底清洗半小时，伤口深者用注射器灌洗（注意：肥皂水不可与新洁尔灭同时使用），再用 75％乙醇或 2％碘酊涂擦，伤口严禁缝合及包扎。如有高效价免疫血清，皮试阴性后可在伤口周围作浸润注射，同时按需要给予抗生素及破伤风抗毒素。

3. 预防注射：

（1）暴露后预防：是指被犬或其它可能携带狂犬病毒的动物咬伤后的疫苗接种。我国以犬咬伤最为常见。凡被犬咬伤、抓伤者，均需接种疫苗。我国常用地鼠肾细胞疫苗，共需接种 5 次，每次 2 mL，肌内注射，于 0，3，7，14 和 30 日完成。如严重咬伤者可全程注射 10 针，于咬伤当日至第 6 日每日接种一次，随后于 10，14，30，90 日各接种一次。

（2）暴露前预防：主要用于高危人群如兽医、山洞探险者、从事狂犬病毒研究的实验人员和动物管理人员。疫苗初种共肌内注射 3 次（0，7，21 日），每次 2 mL，2～3 年加强注射一次。

4. 免疫球蛋白注射：马或人源性抗狂犬病毒免疫球蛋白（HRIG）和免疫血清主要用于暴露后预防。HRIG 用量为 20 IU/kg，马抗狂犬病毒血清为 40 IU/kg 或 0.5 mL/kg。总量一半在伤口周围行局部浸润注射，剩余部分作臀部肌内注射。对马血清过敏者可行脱敏注射。

§26.4.14　食物中毒

食物中毒是指食物被某种细菌（如沙门菌）、细菌毒素（如葡萄球菌毒素、肉毒杆菌毒素）或含有重金属、农药污染或其他毒物的食物，以及食用有毒的动、植物（如河豚、毒蕈）之后引起的症状。致病微生物引起的中毒症状一般以腹痛、恶心、呕吐、腹泻、发热等症状为主，非致病微生物引起的中毒症状视毒物的性质而定。

【中毒原因】

1. 某些致病性微生物污染食品并急剧繁殖，以致食品中含有大量活菌，如沙门菌属；或产生大量毒素，如金黄色葡萄球菌产生的肠毒素。

2. 有毒化学物质混入食品并达到能引起急性中毒的剂量，如农药的污染。

3. 食品本身含有毒成分，如河豚含有河豚毒素，而加工、烹调方法不当，未能将其除去。

4. 食品在储存过程中，由于储藏条件不当而产生了有毒物质，如马铃薯发芽产生龙葵素。

5. 因摄入有毒成分的某些动植物，如食入毒藻的海水鱼、贝，采用有毒蜜源植物酿的蜂蜜。这些动植物起着毒素的转移与富集作用。

6. 某些外形与食物相似，而实际含有毒成分的植物，被作为食物误食而引起中毒，如毒蕈等。

7. 食品从生产加工直到销售食用整个过程中，有很多因素可以使食品具有毒性。如未经检疫的病死家畜肉加工的肉制品、搀假的牛乳加工的奶粉、不新鲜的鱼类生产的罐头，都曾引起食物中毒。使用不符合食品卫生要求的食品添加剂或加工助剂（含砷等毒性物质）也曾造成食物中毒。生产工艺、设备、容器和包装材料不符合卫生要求也可使食品污染带有毒性，如熟肉制品加工制作时生熟不分，交叉污染而引起食物中毒。

总之，可能使食品产生毒性的有害物质多种多样，食品被污染的途径也异常复杂。因此，应十分重视，严加预防。

【症状】

食物中毒以呕吐和腹泻为主要表现，常在食后 1 小时到 1 日内出现恶心、剧烈呕吐、腹痛、腹泻等症状，继而可出现脱水和血压下降而致休克。肉毒杆菌污染所致食物中毒病情最为严重，可出现吞咽困难、失语、复视等症状。常见食物中毒有：

1. 河豚中毒：食用后 0.5～3 小时出现症状，开始为恶心、呕吐、腹痛，然后腹泻，严重者四肢肌肉麻痹，运动不协调，甚至呼吸浅而慢，血压下降、昏迷、瞳孔扩大，最后呼吸麻痹死亡。

2. 毒蕈中毒：毒蕈在我国约有百余种，因其所含毒素不一，所引起症状各异。可有恶心、呕吐、腹痛、腹泻等胃肠炎症状，溶血性贫血、黄疸、血红蛋白尿、肝脾大等溶血表现，中毒性肝炎及烦躁不安、谵妄、幻觉、惊厥等精神神经系统症状。严重者呼吸抑制、昏迷、死亡。

3. 肉毒中毒：潜伏期一般 6～36 小时，长者可达 8～10 日，症状有头痛、恶心、呕吐、乏力、腹胀、视力障碍和言语、咀嚼、吞咽困难等，重者可死亡。

4. 农药中毒：食用被有机磷等农药污染的蔬菜、瓜果后出现头晕、疲乏、恶心、腹痛、肌肉跳动等症状，严重者出现昏迷、抽搐、大小便失禁、瞳孔缩小等。

5. 亚硝酸盐中毒：表现为唇、指甲及面色发绀，以及心跳快、头晕、头痛、乏力、恶心、呕吐等症状。严重者呼吸困难、心率不齐、昏迷、血压下降等。

【预防】

1. 注意个人卫生，如餐前、便后清洁双手，以免沾污食物或食具。

2. 双手接触过未煮熟的肉类如家禽、鱼等后，要清洗干净；用过的器皿及用具宜以热水冲洗。

3. 烹调用具如刀、砧板要经常清洗，并保持干爽，以免细菌滋生成为传播细菌的途径，污染其他食物。

4. 购买食品时，要注意生产日期，必须在保质期前食用。包装开启后要尽快食用，不可放入冰箱过久。

5. 新鲜蔬菜及水果，必须反复清洗干净，以防农药残留。

6. 食物必须煮熟透，生或半生食物（如牛肉）易中毒；翻热食物时要反复翻转，确保食物热透。

7. 食品生产、加工、储存过程中避免毒物污染。

8. 注意保护生活环境，避免空气、水源、土壤受毒物污染。

9. 避免误食河豚、鱼胆、毒蕈等。

【诊断】

1. 食物中毒的发生与进食有关：中毒病人在相近时间内均食用过某种共同的中毒食品，未食用者不发病，发病者均是食用者，停止食用该种中毒食品后，发病很快停止。

2. 有食物中毒特征性的临床表现：发病急剧，潜伏期短，病程亦较短。同一起食物中毒的病人在很短的时间内同时发病，很快形成发病高峰、相同的潜伏期，并且临床表现基本相似或相同，一般无人与人之间直接传染，其发病曲线没有尾峰。

3. 实验室资料：从不同病人和中毒食品中检出相同的病原，但由于报告的延误可造成采样不及时或采不到剩余中毒食品或者病人已用过药，或其他原因未能得到检验资料的阳性结果，通过流行病学的分析，可判定为原因不明的食物中毒。

对原因不明的食物中毒，流行病学的分析报告至关重要，该报告必须满足食物中毒流行病学特征的要求，必要时可由 3 名副主任医师以上的食品卫生专家进行评定。

对各类不同的食物中毒诊断标准略有不同，要作出明确的诊断和鉴别诊断，患病者应及时报告和就诊，食品卫生医师应具有一定业务技术水平。应详细耐心询问病史，包括毒物接触史、服药史、发病情况及主要症状等。同时进行现场调查，测定病人血、尿、粪、呕吐物中的毒性物质，并对或其代谢产物进行定性、定量分析，排除类似表现的其他疾病，可明确中毒的诊断。

【治疗】

1. 清除毒物：彻底清除未吸收的毒物，如催吐、洗胃、灌洗肠道、导泻、利尿等。根据不同的情况，选择合适的处理。洗胃在服毒物 6 小时内最好，但超过 6 小时亦应施行。不必过分强调配制特殊洗胃液，选用清水更方便、迅速。阻止毒物继续吸收，其疗效及经济效益远胜于毒物吸收中毒后再采用的各种解毒及治疗措施。

2. 特殊治疗：

(1) 细菌性食物中毒病人可用抗生素治疗。

(2) 肉毒中毒病人应尽早使用多价抗毒血清，注射前要做过敏试验。

(3) 急性有机磷中毒使用解毒剂阿托品、解磷定等。

3. 对症治疗：止痛、止泻，纠正酸中毒及补液，抢救循环衰竭和呼吸衰竭等。

4. 支持治疗：改善病人内环境，增加抵抗力，防止并发症以及重视护理工作、良好的营养、心理治疗等。

5. 严密监护：危重病人要加强监护，以便及时发现问题，迅速处理。

§26.5　急诊医学自测试题（附参考答案）

一、选择题

【A 型题】

1. 抢救口服有机磷农药中毒病人洗胃时最常用的洗胃液是 （　　）

A. 0.9%氯化钠注射液、温开水　　B. 热开水　　C. 2%碳酸氢钠　　D. 1∶5 000 高锰酸钾溶液

E. 5%葡萄糖注射液

2. 抢救溺水病人的第一步是 （　　）

A. 倒出呼吸道内及胃内的积水　　B. 立即进行口对口人工呼吸　　C. 胸外心脏按压　　D. 迅速清除口鼻内泥沙污泥　　E. 应用抗生素预防感染

3. 现场急救电击伤最首要的措施是 （　　）

A. 切断电源　　B. 胸外心脏按压　　C. 包扎创面　　D. 预防感染　　E. 注射 TAT

4. 误服敌百虫中毒时忌用哪种溶液洗胃 （　　）

A. 1∶5 000 高锰酸钾　　B. 温开水　　C. 4%碳酸氢钠　　D. 0.9%氯化钠注射液　　E. 蒸馏水

5. 预防中暑最首要的措施是 （　　）

A. 改善劳动条件　　B. 加强高温适应　　C. 注意摄入水分　　D. 补充营养　　E. 注意个人卫生

6. 单人做胸外心脏按压与人工呼吸次数的比例是 （　　）

A. 2∶1　　B. 5∶1　　C. 4∶1　　D. 30∶2　　E. 6∶1

7. 急性巴比妥类药中毒时最主要的并发症和致死原因是 （　　）

A. 呼吸和循环衰竭　　B. 中毒性休克　　C. 大出血　　D. 急性肾衰竭　　E. 急性肝衰竭

8. 心搏骤停复苏抢救的有效指征不包括 （　　）

A. 触到大动脉搏动　　B. 上肢收缩压在 8 kPa 以上　　C. 自主呼吸恢复　　D. 瞳孔散大

E. 颜面、口唇转红润

9. 进行口对口人工呼吸时注意事项中不包括 （　　）

A. 吹气量应使胸廓抬起　　B. 吹气时间约占 1 次呼吸周期 1/3　　C. 操作前取下义齿　　D. 牙

关紧闭者可做口对鼻吹气　　E. 人工呼吸不应与自主呼吸同步

10. 抢救大咯血窒息时病人的体位是 （　　）

A. 仰卧位　　B. 俯卧位　　C. 俯卧头低足高位　　D. 平卧位　　E. 头高足低位

【X 型题】

11. 重症一氧化碳中毒病人纠正缺氧的急救措施是 （　　）

A. 立即将病人移至新鲜空气处　　B. 给予高流量吸氧　　C. 有条件时给予高压氧治疗　　D. 立

即换血　　E. 气管切开

12. 急性肺水肿紧急处理时的卧位，下列哪项不正确 （　　）

A. 半卧位或坐在靠背椅上　　B. 平卧位　　C. 头低足高位　　D. 俯卧位　　E. 右侧卧位

13. 使用电动洗胃机洗胃时应 （　　）

A. 注意吸引管通畅　　B. 严禁灌入过多的洗胃液　　C. 接妥地线　　D. 洗胃时正压表不超过

40 kPa　　E. 污水瓶内排出液量应予灌注量相等

14. 大咯血窒息抢救措施应包括（　　） （　　）

A. 仰卧头低脚高位　　B. 清除口腔血凝块和血液　　C. 防止舌后坠　　D. 低浓度持续给氧

E. 适当用呼吸中枢兴奋剂

15. 属于神经毒类毒蛇的是 （　　）

A. 竹叶青蛇　　B. 银环蛇　　C. 眼镜蛇　　D. 五步蛇　　E. 金环蛇

16. 溺水的抢救原则是 （　　）

A. 呼吸心搏停止者进行心肺复苏　　B. 保持呼吸道通畅　　C. 注射破伤风抗毒素　　D. 预防

脑水肿　　E. 立即将病人移至空气新鲜、通风良好之处

17. 关于口对口的人工呼吸说法正确的是 （　　）

A. 适用于现场抢救　　B. 见到胸廓扩张方可有效　　C. 对婴幼儿，则仅对鼻吹气　　D. 吹气

时捏紧病人的鼻孔　　E. 吹气时间以约占 1 次呼吸周期的 2/3 为宜

18. 有机磷中毒的抢救措施是 （　　）

A. 迅速清除毒物　　B. 口服中毒者应洗胃　　C. 应用解磷定、阿托品　　D. 预防肺部感染

E. 注射抗生素

19. 张力性气胸病人 （　　）

A. 胸腔抽气后压力不再上升　　B. 肺萎陷轻　　C. 纵隔移位明显　　D. 胸腔压力常呈正压

E. 常需采用胸腔闭式引流

20. 急性肾衰竭高钾血症最有效的处理方法是 （　　）

A. 限制入水量，使中心静脉压维持在 6～10 cmH$_2$O　　B. 血液透析　　C. 注意补镁　　D. 静

脉缓慢注射钙剂　　E. 服用利尿药螺内酯

二、填空题

1. 急症护理学是研究各类_____、_____、_____及_____抢救护理的一门专业。

2. 急性有机磷农药中毒的并发症有_____、_____、_____。

3. 心搏骤停时，胸外心脏按压复苏抢救的有效指征是_____、_____、_____、_____。

4. 溺水的现场急救包括_____、_____、_____。

5. 用电动洗胃器洗胃时，向胃内注入液体的压力不能超过_____。

三、判断题

1. 抢救一氧化碳中毒时第一步是将病人脱离中毒现场，移至新鲜空气处。　（　　）

2. 服用大量的安眠药中毒病人超过 6 小时即不必洗胃。　（　　）

3. 抢救电击伤病人首先应尽快切断电源。　（　　）

4. 抢救心搏骤停并有严重的血气胸者应立即做胸外心脏按压的复苏抢救。　（　　）

5. 做口对口人工呼吸时，通气适当的指征是看到病人胸廓起伏并于呼气时听到及感到有气体逸出。

（　　）

四、名词解释

1. 心搏骤停

2. 氧合指数

3. 高血压脑病

4. 临床死亡

5. 高血压危象

五、问答题

1. 试述毒蕈中毒的临床类型及治疗要点。

2. 如何对溺水者进行急救？

3. 试述高热惊厥的处理原则。

4. 猝死的常见病因有哪些？

5. 试述急性腹痛剖腹探查的指征。

参考答案

一、选择题

1. A　2. D　3. A　4. C　5. A　6. D　7. A　8. D　9. E　10. C　11. ABC　12. BCD
13. ABCD　14. BCE　15. BE　16. ABD　17. ABD　18. ABCD　19. CDE　20. ABD

二、填空题

1. 急性病　急性创伤　慢性病急性发作　急危重病人

2. 肺水肿　脑水肿　呼吸衰竭

3. 能触到大动脉搏动　上肢收缩压在 8 kPa 以上　瞳孔缩小　自主呼吸恢复

4. 清除呼吸道内泥沙和污物　倒出呼吸道及胃内积水　心搏骤停时按复苏抢救

5. 40 kPa

三、判断题

1. ＋　2. －　3. ＋　4. －　5. ＋

四、名词解释

1. 心搏骤停：心脏突然停止跳动，有效泵血功能消失，引起全身严重缺血、缺氧，称心搏骤停。

2. 氧合指数：是指病人动脉血氧分压与其吸氧指数的比值。

3. 高血压脑病：是指高血压病程中发生急性脑血液循环障碍，引起脑水肿和颅内压增高而产生的系统临床表现。

4. 临床死亡：临床死亡是指心跳和呼吸停止。一般在心跳停止 5～8 分钟内，称临床死亡期，这时从外表看，人体生命活动已经消失，但组织内微弱的代谢过程仍在进行；脑中枢功能活动不正常，但尚未进入不可逆转的状态。处于临床死亡期的病员是可能被复苏的。

5. 高血压危象：是指在原发性或继发性高血压疾病过程中，周围小动脉发生暂时性强烈痉挛，引起以收缩压升高为主的血压急骤升高，出现一系列临床表现的危急状态。

五、问答题

1. （1）临床类型：各种毒蕈中毒早期均有吐泻症状，因所含毒素不一，引起各种不同的临床表现。临床上可分为胃肠炎型、神经型、精神异常型、溶血型及肝坏死型 5 型。

（2）治疗：用 $1:2\,000$ 高锰酸钾液或 0.5% 鞣酸液或浓茶等反复洗胃，然后再灌入通用解毒剂或药用炭，最后灌入硫酸镁导泻。用阿托品治疗可解除毒蕈碱中毒症状。可用二巯丁二钠和二巯基丙磺酸钠等巯基解毒药治疗肝坏死型毒蕈中毒。对于有溶血、出血倾向、中毒性心肌炎、中毒性脑病及肝损害者可用肾上腺皮质激素治疗。

2. （1）迅速将病人营救出水。

（2）救生呼吸：初始救治是口对口或口对鼻的救生呼吸，应尽早进行。

（3）清除呼吸道异物：是否需要清除吸入下呼吸道的水分尚未得到科学证实。大多数溺水者只吸入少量的水，而淡水会很快由肺部吸收入血循环。$10\%\sim20\%$ 的溺水者系死于喉痉挛或摒气，而并未吸入任何水分。因此，除了用负压吸引外，任何移除呼吸道内的水（倒水）的企图均无必要，而且危险。

（4）胸外按压：如已无颈动脉搏动，应立即开始胸外心脏按压，并与人工呼吸同时进行。如胸外按压失效，可开胸进行胸内心脏按压术。

3. 高热惊厥的处理原则为：

（1）控制惊厥发作：首选地西泮 $0.5\ \mathrm{mg/(kg \cdot 次)}$ 缓慢静脉注射（$1\ \mathrm{mg/min}$）。苯巴比妥钠 $5\sim8\ \mathrm{mg/kg}$，肌内注射。

（2）解除高热。

（3）治疗原发病。

（4）预防复发。

4. 猝死的常见病因有：

（1）心脏疾患：冠心病（尤以急性心肌梗死）、心肌病、恶性心律失常、病态窦房结综合征、先天性与获得性长 QT 综合征。

（2）颅脑疾患：脑室出血或广泛性脑出血、蛛网膜下腔出血、脑疝。

（3）呼吸疾患：哮喘发作、急性喉痉挛、急性肺动脉栓塞、呼吸道分泌物或咯血阻塞窒息。

（4）其他疾患：癫痫大发作、急性坏死性胰腺炎、重症感染、急性中毒、过敏性疾患等。

5. 急性腹痛剖腹探查的指征有：

（1）腹部有明显压痛、肌紧张和反跳痛等腹膜刺激征。

（2）腹内有游离气体和/或移动性浊音。

（3）腹腔穿刺抽得脓性或血性渗液或不凝固血。

（4）腹内可打及明显触痛的肿块。

（5）虽无上述情况，但全身情况渐趋恶化，又能排除腹外病变引起的急性腹痛。

§27

临床医技基本知识

临床医技主要指运用专门诊疗技术和设备，协同临床各科或单独诊断、治疗疾病的学科，它与临床各学科及护理学共同构成医院的业务支柱。由于现代诊疗技术的迅速发展，新的诊疗手段和方法日新月异，临床医技在诊治疾病过程中发挥了越来越大的作用。特别是近年来，高科技的实践和理论促使医学仪器不断更新，诊治手段不断提高，生物信息学的发展为疾病的诊断治疗开辟了全新的途径；各专业质量管理工作进一步强化，从而走向制度化。这些促使医技科室向临床提供更快速、精确、有效的信息。

§27.1　临床医技基本知识问答

1. 简述红细胞和血红蛋白的正常值和影响检查结果的因素。

正常成人红细胞数（RBC）：成年男性$(4.0\sim5.5)\times10^{12}$/L($400\sim550$万/mm²)，成年女性$(3.5\sim5.0)\times10^{12}$/L($350\sim500$万/mm²)。

正常成人血红蛋白量（Hb）：成年男性$120\sim160$ g/L，成年女性$110\sim150$ g/L。

可影响检查结果的因素：

（1）病人全身血液总量改变，如大失血早期检查结果难以反映是否存在贫血。

（2）全身血浆容量的改变，如失水或水钠潴留时血液可浓缩或稀释。

（3）病人的年龄、性别。

（4）病人居住地的海拔高度等。

2. 简要说明白细胞计数和白细胞分类的正常参考值。

（1）WBC 计数的正常参考值：成人$(4\sim10)\times10^9$/L($4\,000\sim10\,000$/mm³)；新生儿$(15\sim20)\times10^9$/L($15\,000\sim20\,000$/mm³)；6个月至2岁$(11\sim12)\times10^9$/L($11\,000\sim12\,000$/mm³)。

（2）WBC 分类的正常参考值：

白细胞分类比值及计数

细胞类型	比值（%）	绝对值[$\times10^9$/L(mm³)]
中性粒细胞(N)	$0.5\sim0.70(50\sim70)$	$2\sim7(2\,000\sim7\,000)$
杆状核	$0\sim0.05(0\sim5)$	$0\sim0.5(0\sim500)$
分叶核	$0.50\sim0.70(50\sim70)$	$2\sim7(2000\sim7000)$
嗜酸粒细胞(E)	$0.005\sim0.50(0.5\sim5)$	$0.05\sim0.5(50\sim500)$
嗜碱粒细胞(B)	$0\sim0.01(0\sim1)$	$0\sim0.1(0\sim100)$
淋巴细胞(L)	$0.20\sim0.40(20\sim40)$	$0.8\sim4(800\sim4000)$
单核细胞(M)	$0.30\sim0.08(3\sim8)$	$0.12\sim0.8(120\sim800)$

3. 试述中性粒细胞增多和减少的临床意义。

（1）生理性中性粒细胞增多：①胎儿及新生儿。②妊娠及分娩时，可达$2\,000$/mm³，1

周后恢复正常。③剧烈运动或劳动后。④严寒、酷热、下午白细胞增高。

（2）病理性中性粒细胞增多：①急性感染，如各种化脓性球菌感染。②急性出血或溶血，如脾破裂出血、急性溶血性贫血。③严重组织损伤，如心肌梗死后1周内、大手术1日左右。④急性中毒，如安眠药、代谢性毒如糖尿病酮症酸中毒。⑤恶性肿瘤、白血病。

（3）病理性中性粒细胞减少：①某些传染病，如伤寒、流感等。②理化因素损伤，如放射治疗（简称放疗）或化学药物治疗（简称化疗）后、重金属中毒等。③血液病，如再生障碍性贫血、粒细胞缺乏症等。④脾功能亢进症。⑤自身免疫性疾病，如SLE等。

4. 简述尿液相对密度（比重）测定的意义。

正常成人尿相对密度波动在1.015～1.025，婴幼儿的尿相对密度偏低，其临床意义如下：

（1）相对密度增高：心功能不全、急性肾小球肾炎、高热、失水和周围循环功能不全时，尿量少而相对密度高。糖尿病因尿含有大量葡萄糖，其尿量多而相对密度高，可高达1.040以上。

（2）相对密度减低：见于慢性肾功能不全、尿崩症等。在肾实质破坏而失去浓缩功能时，尿相对密度固定在1.010±0.003，即相对密度低而固定的等渗尿。

5. 简述大便隐血试验的临床意义。

（1）常作为上消化道出血的重要诊断指标之一，特别对少量出血有重要价值。

（2）常作为消化道恶性肿瘤的诊断筛选指标：消化性溃疡隐血试验间断阳性，消化道癌症早期呈持续阳性，晚期阳性率达95%。

（3）有助于早期诊断流行性出血热、钩虫病等。

6. 试述血清钾测定的临床意义。

正常参考值：成人3.5～5.5 mmol/L；儿童3.4～4.7 mmol/L。

（1）血清钾降低：①钾盐摄入不足：长期低钾饮食、禁食和厌食等。②钾丢失过多：常见于：严重呕吐、腹泻和胃肠减压，大量应用排钾利尿药（如有机汞或氯噻嗪类）及肾上腺皮质激素，肾上腺皮质功能亢进症或醛固酮增多症，某些慢性消耗性疾病（如恶性肿瘤等），代谢性碱中毒时肾排钾增多，大量出汗可经皮肤大量失钾使血清钾降低。③钾分布异常：见于心功能衰竭、肾性水肿或大量输入无钾盐液体，细胞外液被稀释，大量应用胰岛素促使葡萄糖被利用或形成糖原时，急性碱中毒时或家族性周期性麻痹，细胞外液钾转入细胞内，从而发生低钾。④棉籽油低钾麻痹症：可能与食用粗制生棉籽油有关。

（2）血清钾增高：常见于①急性肾功能衰竭、重度肾功能不全或肾上腺皮质功能不全。②严重溶血、组织损伤和大量输注库存血。③急性酸中毒或组织缺氧。④摄入或输注大量钾盐。⑤醛固酮缺乏或长期应用抗醛固酮利尿药。⑥家族性高血钾性周期性麻痹等。

7. 试述糖尿病的诊断标准。

2007年中华医学会糖尿病分会推荐的糖尿病诊断标准：①糖尿病症状＋任意时间血浆葡萄糖水平≥11.1 mmol/L（200 mg/dL）或②空腹血浆葡萄糖（FPG）水平≥7.0 mmol/L（126 mg/dL）或③口服葡萄糖耐量试验（OGTT）中，2小时血糖（PG）水平

$\geqslant 11.1$ mmol/L （200 mg/dL）。

8. 试述高密度脂蛋白与低密度脂蛋白的正常参考值及其临床意义。

（1）高密度脂蛋白正常参考值为：$1.03 \sim 2.07$ mmol/L。它运载周围组织中的胆固醇，再转化为胆汁酸或直接通过胆汁从肠道排出，动脉造影证明高密度脂蛋白胆固醇含量与动脉管腔狭窄程度呈显著的负相关。所以高密度脂蛋白是一种抗动脉粥样硬化的血浆脂蛋白，是冠心病的保护因子。俗称"血管清道夫"。

（2）低密度脂蛋白正常参考值为$\leqslant 3.12$ mmol/L。它是富含胆固醇的脂蛋白，主要作用是将胆固醇运送到外周血液。是动脉粥样硬化的危险因素之一，被认为是致动脉粥样硬化的因子。

9. 试述何谓癌胚抗原及其临床意义。

癌胚抗原（CEA）为肿瘤的辅助诊断指标。其正常值为$1 \sim 5$ ng/mL。

CEA 最初发现于结肠癌和胎儿肠组织中，故名癌胚抗原。CEA 升高常见于大肠癌、胰腺癌、胃癌、肺癌、乳腺癌、甲状腺癌等，吸烟、妊娠期和心血管疾病、糖尿病、结肠炎等人群中，部分也会出现 CEA 升高，因此，CEA 不是恶性肿瘤的特异性标志，只是恶性肿瘤的辅助诊断指标。

10. 药物的不良反应有哪些表现形式？

（1）副反应：是指药物固有的、在治疗剂量下出现与治疗无关的作用，多为可以恢复的功能性变化，如阿托品解除胃肠平滑肌痉挛时，其抑制腺体分泌作用可表现口干的副反应。副反应常可设法纠正或消除。例如用氢氯噻嗪利尿时，由于具有排钾作用，长期用药可致低钾血症的副反应，同时服用氯化钾即可纠正之。

（2）毒性反应：是指用药剂量过大或药物在体内蓄积过多时发生的危害性反应。毒性反应可立即发生，也可长期蓄积后逐渐产生。前者称为急性毒性，后者称为慢性毒性。此外，还有些药物具有致畸胎、致癌、致突变等特殊形式的药物毒性。

（3）后遗效应：是指停药后，血浆药物浓度降至阈浓度以下时所残存的药理效应。后遗效应可能非常短暂，如服用巴比妥类催眠药后次晨仍可出现嗜睡、乏力等宿醉现象；后遗效应也可能比较持久，如链霉素停药后造成的神经性耳聋便是永久性的后遗效应。

（4）停药反应：是指突然停药后原有疾病加剧的反应。

（5）变态反应：亦称过敏反应，症状有皮疹、发热、造血系统抑制、肝肾功能损害、休克等。

（6）特异质反应：为先天遗传异常所致的反应，有的病人对某些药物反应特别敏感，如缺乏 G6PD 的病人极容易发生溶血、发绀。

11. 何谓习惯性和成瘾性？哪些药物有成瘾性？

（1）习惯性：指反复应用某药或某些嗜好一旦停止后会感到不适。例如停止吸烟、饮酒，并不会出现严重的病理状态。

（2）成瘾性：由于长期、反复使用某些药物后，病人对应用这类药物产生一种舒适感（欣快症），机体对这类药物产生了生理性的或精神性的依赖和需求，因而有继续要求使用的欲望。一旦停药,可出现一系列的病理状态(戒断症状),如疲倦、乏力、恶心、呕吐、流涎、出汗、失眠、震颤、激动等,病人可由于难以忍受这些戒断症状而不能自控,甚至不择手段地以图获取相应药物,乃至发生意志消沉、人格丧失及异常行为等。

能够引起成瘾性的药物主要有麻醉性镇痛药类,如吗啡、哌替啶、美沙酮和可待因等,催眠药类如巴比妥类及水合氯醛等,此外还有苯丙胺、可卡因及印度大麻等。成瘾性最强、对人体危害性最大的药物是麻醉性镇痛药,如鸦片、吗啡和海洛因等。

12. 试述阿托品的基本药理作用和临床用途。

阿托品为 M 胆碱受体阻滞药,具有广泛的药理作用和用途:

(1)解除平滑肌痉挛,缓解内脏绞痛。

(2)眼科应用:阿托品能阻断虹膜括约肌和睫状肌上的 M 受体,导致扩瞳和调节麻痹,可用于扩瞳和治疗虹膜睫状体炎及验光配镜。

(3)抑制腺体分泌:常用于全身麻醉前给药,以减少呼吸道分泌,防止分泌物阻塞呼吸道和吸入性肺炎的发生。亦可用于严重盗汗和流涎症。

(4)增快心率,加速房室传导:阿托品能阻断迷走神经对心脏的抑制,故临床常用阿托品治疗缓慢型心律失常如窦性心动过缓、房室传导阻滞等。

(5)解除小血管痉挛,改善微循环:阿托品的这种作用与抗 M 胆碱受体作用无关。大剂量阿托品用于治疗感染中毒性休克。

(6)解救有机磷酸酯类中毒的首选药。

13. β受体阻滞药主要用于治疗哪些心血管系统疾病?

(1)心律失常:β受体阻滞药能使心肌的自律性降低,传导减慢,故能降低心肌自律性和消除折返,对多种原因所致的过速型心律失常有效,如窦性心动过速、阵发性室上性或室性心动过速、洋地黄中毒及麻醉药引起的心律失常等。

(2)心绞痛:β受体阻滞药使心率减慢,心肌收缩力减弱,心排血量减少,从而降低心肌耗氧以抗心绞痛。与硝酸甘油合用可互相取长补短,降低耗氧量,提高疗效。

(3)高血压:β受体阻滞药的降压作用是阻断不同部位的β受体的综合结果。阻断心脏的β1受体,使心收缩力减弱,心率减慢和心排血量减少;阻断肾脏内的β受体,可减少肾素分泌,降低血管紧张素Ⅱ浓度,亦使血压下降;阻断肾上腺素能神经突触前膜的β1受体,减少神经末梢去甲肾上腺素的释放;阻断中枢的β1受体,使兴奋性神经元的活动减弱,从而抑制外周交感神经的功能。该类药物降压作用中等。

(4)充血性心力衰竭:β受体阻滞药通过上调β受体密度、抑制肾素分泌、抗交感神经作用及降低心肌耗氧量而治疗心力衰竭。

(5)其他:甲亢及甲亢危象,偏头痛,肝硬化的上消化道出血等。

14. 试述糖皮质激素的适应证。

(1)替代疗法:用于急、慢性肾上腺皮质功能减退症(包括肾上腺危象);用于垂体前叶功能减退及肾上腺次全切除术后作替代疗法。

(2)严重急性感染:如中毒性菌痢、暴发型流脑、中毒性肺炎、急性粟粒性肺结核、猩红热及败血症等。在使用有效的、足量的抗菌药的同时，可辅以糖皮质激素治疗。原则是先用抗菌药，后用激素；先停激素，后停抗生素。病毒性感染一般不宜用激素，因可减低机体的防御功能，反使感染扩散加剧。

（3）防止某些炎症后遗症：如用于结核性脑膜炎、脑炎、心包炎、风湿性心瓣膜炎、关节炎、睾丸炎及烧伤后瘢痕挛缩等。对虹膜炎、角膜炎、视网膜炎和视神经炎等非特异性眼炎，激素能消炎止痛，防止角膜混浊，预防疤痕粘连的发生。

（4）自身免疫性疾病和过敏性疾病：自身免疫性疾病，如风湿热、风湿性心肌炎、风湿性及类风湿关节炎、全身性红斑狼疮、皮肌炎、自身免疫性贫血及肾病综合征等，用激素后多可缓解症状。对过敏性疾病，如荨麻疹、花粉症、血清病、血管神经性水肿、过敏性鼻炎、支气管哮喘和过敏性休克等，激素有良好的辅助治疗作用。

（5）抗休克：对感染中毒性休克、过敏性休克、心源性休克、低血容量性休克有辅助治疗作用。

（6）血液病：用于急性淋巴细胞性白血病、再生障碍性贫血、粒细胞减少症、血小板减少症和过敏性紫癜等。

（7）异体脏器或皮肤移植术后，糖皮质激素可抑制排异反应。

（8）局部应用：糖皮质激素对接触性皮炎、湿疹、肛门瘙痒、牛皮癣等有一定疗效，宜用氟氢松、氢化可的松及泼尼松龙。

15. 喹诺酮类药物的发展近况及临床应用情况如何？

喹诺酮类是人工合成的一类抗菌药，其作用机制是通过抑制细菌的 DNA 回旋酶，导致 DNA 降解及细菌死亡。该类药物有：

（1）第一代喹诺酮类：萘啶酸。抗菌谱窄，口服吸收差，血浓度低，现已淘汰。

（2）第二代喹诺酮类：吡哌酸。抗菌活性高于萘啶酸，且对铜绿假单胞菌及部分革兰阳性菌如金黄色葡萄球菌有效。口服吸收好，用于急、慢性尿路感染及革兰阴性杆菌引起的肠道感染和胆道感染等。

（3）第三代喹诺酮类：药物有诺氟沙星、氧氟沙星、环丙沙星、氟罗沙星、依诺沙星、洛美沙星、司氟沙星等。其特点是：①口服吸收较好，血浓度较高。②半衰期相对较长。③与血浆蛋白结合率低，表观分布容积较大。④体内分布广。⑤抗菌谱广，作用较强。临床除用于尿路感染外，还可用于治疗严重的全身性感染及慢性感染的长期治疗。

（4）第四代喹诺酮类：莫西沙星、吉米沙星、加替沙星等，其特点是：①生物利用度约 90%。②半衰期长。③抗菌谱广、作用强，对大多数革兰阳性菌和革兰阴性菌、厌氧菌、结核分枝杆菌、衣原体、支原体具有较强抗菌活性，对肺炎球菌作用更明显。④不良反应发生率低。莫西沙星至今未见严重过敏反应，几乎没有光敏反应。常用于急、慢性支气管炎和上呼吸道感染，也可用于泌尿生殖系统和皮肤软组织感染等。

16. 简述急性药物或毒物中毒解救的一般原则。

（1）未吸收的毒物处理：采取清洗、催吐、洗胃、导泻等措施排出毒物，防止吸收。

（2）已吸收的毒物处理：静脉输液以降低血中毒物浓度，使用利尿剂促进毒物排泄。

（3）对症治疗：如抗休克、抗惊厥等。

（4）应用解毒剂：如已确证毒物性质，应选择适当的特异性解毒剂。

17. 何谓医学影像学？

医学影像学是在放射诊断学基础上发展起来的，除传统 X 线检查法外，尚包括 CT、MRI、DSA、ECT、B 超等成像技术。这些成像的应用原理和方法虽不相同，但以影像诊断疾病是共同的。这些成像技术的关系非常密切，结合在一起，可以取长补短，互相补充，进一步扩大了检查范围，提高了诊断质量，并且逐步形成了现代医学影像学体系。在医学影像学的推动下，还促进了介入性放射学的发展，使医学影像学和治疗学更加紧密地结合，扩大了影像学科的临床应用领域。

18. 如何进行碘剂过敏试验？

使用碘剂造影前，应常规做碘过敏试验，可采用下列方法之一。

（1）皮内试验：取 30％试验用造影剂皮内注射 0.1 mL，10～15 分钟后局部红肿范围超过 1 cm，或伴有"伪足"形成者为阳性。

（2）结膜试验：将造影剂 1～2 滴滴入眼结合膜囊内，3～4 分钟后眼结合膜充血和有刺激征者为阳性。

（3）舌下试验：以造影剂数滴滴于舌下，5 分钟后感唇麻舌胀者为阳性。

（4）口服试验：5％～10％碘化钾溶液 5～10 mL 口服，每日 3 次，连续 2～3 日。阳性反应包括结合膜充血、流涎、恶心、呕吐、手麻和皮疹等。

（5）静脉试验：30％试验用造影剂 1 mL 静脉注射，观察 1 分钟，阳性者有恶心、呕吐、荨麻疹等，严重者可出现休克。

值得注意的是碘剂过敏试验阴性者，造影过程中仍有可能出现严重反应，故应加强防范。

19. 如何做好 X 线检查时的防护？

（1）工作人员的防护：①充分利用各种防护器材，例如铅围裙、手套和防护眼镜等。②控制原发射线，例如选择适当的曝光条件，缩小照射野，透视前暗适应，间断透视缩短曝光时间等。③减少散射线：例如加强 X 线管的消散措施，按标准设计机房，扩大散射线的分散面并削弱其强度。④定期健康检查。

（2）受检病人的防护：①皮肤至焦点距离不得少于 35 cm。②非投照野用铅橡皮遮盖，尤其是生殖腺和胎儿，避免对怀孕妇女进行腹部照射。③缩小检查野，减少照射次数，避免短期内多部位重复检查。

20. 何谓颈椎病？X 线表现如何？

颈椎病系指颈椎退行性变。由于椎间盘、小关节软骨退行性变，引起骨质增生和韧带钙化，压迫和刺激脊神经根、脊髓和椎动脉，产生相应的临床症候群。

颈椎病的 X 线表现：以颈 5 和颈 6 为明显，椎体缘及小关节突骨质增生，椎间孔变小、变形，椎间隙变窄，椎管狭窄，颈韧带钙化，颈椎生理曲度变直或后突。

21. 列表比较良性和恶性骨肿瘤的区别。

良性和恶性骨肿瘤鉴别

鉴别要点	良性肿瘤	恶性肿瘤
生长速度	缓慢	迅速
骨质破坏	膨胀性，边界清楚	浸润性，边界不清
骨皮质改变	变薄、连续	破坏、中断
骨膜反应	一般无	常有
软组织受累	正常或受推移	侵犯，形成肿块
血行转移	无	有

22. 简述椎间盘突出的分型特点及影像学表现。

椎间盘突出的影像学表现包括：①椎间隙变窄或前后、左右不对称。②椎间盘局限突出于椎体后缘，边缘光滑，突出缘与纤维环后缘呈钝角相交。③邻近结构：硬膜囊、神经根、脂肪等受压变形、移位，椎管、侧隐窝狭窄。

椎间盘突出分下列5型。①正中型：向后正中突出。②旁正中型：向侧后方突出，侧陷窝变窄，相应神经根鞘受压后移。③椎间孔型：椎间盘突向椎间孔致椎间孔变窄。④外侧型：突向椎体外侧，可压迫出椎间孔后的神经根。⑤游离型：椎间盘突出椎管内的髓核形成游离碎片，游离碎片密度较高，可位于相应椎间盘上或下几个层面的椎管内。

23. 试述超声检查的发展概况。

超声（ultrasound）是指振动频率在每秒 20 000 次（Hz，赫兹）以上，超过人耳听觉阈值上限的声波。超声检查是利用超声波的物理特性和人体器官组织声学特性相互作用后产生的信息，并将其接收、放大和信息处理后形成图形、曲线或其他数据，借此进行疾病诊断的检查方法。

在过去的半个世纪中，超声诊断进展非常迅速。随着医学理论和计算机技术的发展，超声诊断从早期的 A 型、M 型一维超声成像，B 超二维成像，演进到动态实时三维成像；由黑白灰阶超声成像发展到彩色血流显象。谐波成像、组织多普勒成像等新型成像技术和各项新的超声检查技术（如腔内超声检查、器官声学造影检查、介入超声）逐渐应用于临床。

24. 试述声像图分析的主要内容。

声像图分析的主要内容如下：①外形。②边界和边缘回声。③内部结构特征。④后壁及后方回声。⑤周围回声强度。⑥比邻关系。⑦量化分析，包括测量病变所在的位置、数目、范围、大小等，另外还有谱分析，包括灰阶直方图、视频密度分析以及超声多普勒频谱分析。⑧功能分析。通过以上内容的观察和分析，以达到对病变进行定位、定量和定性诊断的目的。

25. 试述超声诊断胎儿畸形的价值。

胎儿畸形种类繁多，以往靠 X 线、羊膜囊穿刺检测甲胎蛋白、染色检查等进行诊断，比较麻烦，且有的畸形不能被检出。用超声显像可实时观察胎儿器官的形态和活动情况，能检出胎儿畸形，方法简便，可多次重复检查，已被公认为检测胎儿畸形的首选方法。

26. 试述影响超声心动图检查的因素。

获得良好的超声心动图图像必须有正确卧位，选择良好的"超声窗"，必要时让病人暂时停止呼吸。肺气肿病人选择剑突下探查或用低频率探头。衣服遮盖、接触剂过少、姿势不好、儿童哭泣移动、肋间隙太窄等均影响皮肤与探头良好接触，导致图像不好，影响观察。

27. 常用的特殊摄影有哪些？各有何主要用途？

（1）体层摄影：通过体层摄影装置摄取指定层面的体层像，主要用于：①明确平片上难以显示和重叠较多的病变。②观察病变内空洞、钙化及肿块边缘情况。③检查支气管狭窄、闭塞或扩张。

（2）软线摄影：利用发射软射线的钼靶 X 线管进行软组织摄影，例如乳腺摄影。

28. 试述电子计算机体层摄影（CT）的特点及其适应范围。

CT 是利用 X 线对人体扫描所获取的信息，经电子计算机进行数字化处理并重建图像，比传统 X 线检查方法的密度分辨率显著提高，能够分辨各种软组织结构间的微小密度差异，因而扩大了 X 线的检查范围，提高了图像质量，并促进了现代医学影像学的发展。CT 扫描的适应范围主要是：

（1）检查颅内疾病：如脑外伤、出血、梗死、肿瘤、感染、变性和先天性畸形等的诊断，同时也可诊断某些脊椎、椎间盘和椎管内疾病。

（2）检查眼耳鼻咽喉疾病：如对眼眶、鼻窦、鼻咽、喉部、中内耳等疾病诊断很有帮助。

（3）检查胸部疾病：可早期发现肺癌及肺、胸膜和纵隔的原发和转移瘤，但需在胸部平片基础上有目的地进行。

（4）检查腹部和盆腔疾病：常需与 B 超结合进行检查。

29. 简述磁共振成像（MRI）及其临床应用价值。

磁共振成像（MRI）是利用原子核在磁场内所产生的信号经计算机重建图像的新一代成像技术，可使某些 CT 扫描不能显示的病变成像显影，当前 MRI 的临床应用日益广泛，其主要用途如下。

（1）颅内疾病特别是鞍区、后颅窝和脊髓病变的显像明显优于 CT。

（2）直接显示心脏大血管内腔，观察其形态学变化，可在无创伤条件下进行。

（3）骨关节和肌肉系统疾病的显像比 CT 清楚。

（4）对纵隔、腹部和盆腔疾病有一定的诊断价值，但对肺部和胃肠道疾病的诊断作用有限。

（5）增强 MRI 能进一步提高其敏感性，造影剂可采用 Gd-DTPA。

30. 何谓介入放射学？包含哪些内容？

介入放射学是在医学影像学基础上发展起来的新学科，由 Wallace 在 1976 年所倡导，其核心是将影像诊断和治疗有机地结合起来，应用非手术方式为病人解除疾苦。介入放射学分为血管介入法和非血管介入法两大类。

（1）血管介入法：①经导管栓塞术：用以控制大出血、动静脉瘘、动脉瘤、血管畸形的治疗以及内科性脾、肾切除等。②经皮血管形成术（PTA）：用以治疗动脉硬化、纤维肌发育不良、大动脉炎和肾移植术后动脉吻合口狭窄等。③血管内药物灌注：例如灌注血管收缩剂控制食管静脉曲张、胃及十二指肠溃疡以及结肠憩室炎的出血，灌注抗癌药物治疗恶性肿瘤。④心脏介入性治疗：如球囊导管扩张二尖瓣狭窄和肺动脉瓣狭窄，经导管栓塞动脉导管未闭和修补房间隔缺损等。⑤其他：例如经颈静脉行肝内门-体静脉分流术（TIPS），就是治疗门脉高压的一种新方法，即在肝静脉与门静脉之间，放置支撑器，分流门静脉血流入体静脉。

（2）非血管性介入法：①穿刺活检：用于胸腔、腹腔、骨骼、眼眶、甲状腺和乳腺等的活检。②抽吸引流：用于胆道和尿路阻塞、囊肿、脓肿和血肿引流，并可经引流管或造瘘口灌注药物治疗。③结石处理：胆道和尿路结石的溶石、碎石和取石。④椎间盘突出症：经皮髓核切吸术。⑤立体定位 γ 刀治疗等。

31. 何谓 PET-CT？

PET 的全称是正电子发射计算机断层显像，PET-CT 将 PET 与 CT 完美融为一体，由 PET 提供病灶详尽的功能与代谢等分子信息，而 CT 提供病灶的精确解剖定位，一次显像可获得全身各方位的断层图像，具有灵敏、准确、特异及定位精确等特点，可一目了然地了解全身整体状况，达到早期发现病灶和诊断疾病的目的。PET-CT 的出现是医学影像学的又一次革命，受到了医学界的公认和广泛关注，堪称"现代医学高科技之冠"。PET-CT 是最高档 PET 扫描仪和先进螺旋 CT 设备功能的一体化完美融合，临床主要应用于肿瘤、脑和心脏等领域重大疾病的早期发现和诊断。

32. 何谓血栓？其形成条件如何？

在活体心脏或血管内血液凝固或血流中某些成分凝集形成的固体质块称血栓。其形成条件为：心血管内皮细胞损伤，血流状态改变和血液凝固性增加。

33. 炎症的局部基本病理变化是什么？

炎症的局部基本病理变化通常包括局部组织的变质、渗出和增生。

（1）变质：炎症局部组织发生变性和坏死。

（2）渗出：炎症局部组织血管内的液体、蛋白质和白细胞通过血管壁进入间质或浆膜腔或体表、黏膜表面的过程。

（3）增生：包括实质细胞和间质细胞增生。

34. 何谓肿瘤？肉眼应从哪些方面观察肿瘤？

肿瘤是机体的细胞异常增殖形成的新生物，常表现为局部肿块。这种异常增殖一般是克隆性的。肿瘤的形成，是在各种致瘤因素作用下，细胞生长调控发生严重紊乱的结果。肉眼上应从下面几个方面观察肿瘤：肿瘤的数目和大小，肿瘤的形状，生长方式，有无包膜，肿瘤的颜色和肿瘤的质地等。

35. 何谓肿瘤的异型性？它与分化程度有什么关系？

肿瘤组织无论在细胞形态和组织结构上，都与其发源的正常组织有不同程度的差异，这种差异称异型性（atypia）。肿瘤组织的异型性反映肿瘤组织的成熟程度，即分化程度。异型性小者，说明它和正常组织相似，肿瘤组织成熟，肿瘤组织分化程度高。相反，异型性越明显，表示肿瘤组织分化程度越低。区别这种异型性是区别肿瘤良、恶性的主要组织学依据。

36. 何谓原位癌？何谓上皮内瘤变？

原位癌是指癌变仅见于黏膜上皮层内或皮肤表皮层内，常波及上皮的全层，但基底膜完整，无间质浸润的癌。原位癌是一种最早期癌，如能及时发现和治疗可防止其发展为浸润性癌。

上皮内瘤变（intraepithelial neoplasia）是描述上皮从非典型增生到原位癌这一连续过程。将轻度和中度非典型增生分别称之为上皮内瘤变Ⅰ级和Ⅱ级，重度非典型增生和原位癌统称为上皮内瘤变Ⅲ级。

37. 何谓猝死？常见于哪些疾病？

猝死又称急死，是指平素似乎健康的人，由于潜在性疾病或功能障碍而突然出现意外的非暴力死亡。引起猝死常见的疾病有冠心病、心肌病、心瓣膜病、动脉瘤、羊水栓塞、脑出血、脑血管畸形破裂出血、蛛网膜下腔出血、急性出血性胰腺炎、异位妊娠内出血等。

38. 何谓放射性和放射性核素？

（1）放射性：不稳定性核素的核内结构或能级的调整称核衰变。核衰变的同时，将释放出一种或一种以上的射线，这种性质称放射性。

（2）放射性核素：不稳定核素（即具有放射性的核素）又称为放射性核素。它能自发地进行放射性核衰变，放出射线并衰变成另 种核素。

39. 试述^{131}I 治疗甲亢的适应证和禁忌证。

（1）^{131}I 治疗甲亢的适应证：①成年 Graves 甲亢病人首选^{131}I 治疗。②对抗甲状腺药物疗效不佳或药物过敏，以及甲亢术后复发的青少年病人。③Graves 甲亢伴房颤的病人。④拒绝手术或有手术禁忌证的 Graves 甲亢。⑤Graves 甲亢合并慢性淋巴细胞性甲状腺炎摄^{131}I率增高的病人。⑥伴白细胞或血小板减少的病人。

（2）^{131}I 治疗甲亢的禁忌证：①妊娠或哺乳者。②甲状腺功能亢进症伴有急性心肌梗死者。③严重肾功能障碍的病人。

40. 试述放射性核素体外检查法的诊断原理及应用概况。

放射性核素体外检查法的原理：主要是体外放射配体结合分析，利用放射性标记的配体为示踪剂，以竞争结合反应为基础，核素不引入体内而是在试管内完成的微量生物活性物质检测技术。最有代表性且应用最广泛的是放射免疫分析，此法有较高的灵敏度和特异性，已广泛用于临床诊断和医学研究。这一原理近年来已被应用于建立许多非放射性配体结合分析技术，如酶标技术、发光免疫分析技术等，发展迅速。

41. 试述放射性核素治疗原理及应用概况。

放射性核素内照射治疗的原理：有些病变能高度选择性浓聚某些放射性核素或其标记物，这些核素或标记物能发射出短射程的 β 粒子或 α 粒子，对病变进行集中照射，在病变局部产生足够的电离辐射生物效应，达到抑制或破坏病变组织的治疗目的，而对邻近正常组织和全身辐射吸收剂量很小，如核素^{131}碘（^{131}I）治疗甲亢、^{89}锶（^{89}Sr）或^{153}钐（^{153}Sm）治疗骨转移癌等均有很好疗效，且方法简便、不良反应小，有较高的实用价值。

放射性药物介入治疗可对胸腹腔恶性肿瘤病变和癌性积液、颅咽管囊肿、颌骨囊肿进行介入治疗。对实体瘤可行放射性粒子植入治疗。

42. 何谓 SPECT？它有哪些优点？

SPECT 即单光子发射型计算机断层成像：它能从不同的方向摄取体内放射性核素的分布图，经计算机综合处理，绘出核素在体内各截面的分布及立体重建图。其主要优点如下：①其图像不仅是解剖的，而且是生理、生化及病理过程的图像，是从体外测定器官或组织生理、病理变化的定量仪器。②其为断层图像，每张图像代表一层组织内的放射性分布，故将图像连起来，即可得到一个立体图像。③灵敏度高，统计涨落相对小。④成像快。⑤断层不受深度、脏器大小和厚度的影响，一些深层部位的病变也能探测到。⑥可进行静态和动态的全身平面显像。

§27.2 主要医技学科简介

医技科室旧称辅助诊疗科室，是指运用专门的诊疗技术和设备，协同临床科诊断和治疗疾病的医疗技术科室，又称非临床科室。按工作性质和任务，可分为以诊断为主的或以治疗为主的科室，还有以供应为主的科室。按系统的观点来看，医技科室是医院系统中的技术支持系统，因此，是医院的重要组成部分。通常医技科室有以下特点：

（1）一切工作围绕临床，面向全院，为各临床医疗科服务。

（2）医技科室的专业性强，具有相对独立性。各医技科室有自己的专业分工，并有自己的工作特点和规律。

（3）借助专用仪器设备和专门技术开展业务工作，工作水平在很大程序上取决于仪器设备的先进程序和更新周期的长短，同时也取决于医技科室技术人员专业技术水平和知识更新的快慢。

（4）随着现代化科学技术的发展，医疗设备更新换代越来越快，设备操作自动化、程序化的程度越来越高，构成了医技科室形体各异的特点。

医技科室大体包括：药剂科、实验诊断（检验）科、医学影像科、核医学科、理疗科、手术室、供应室、营养治疗科、血库、医疗器械管理科等。本节仅就其中的部分学科进行简要介绍。

§27.2.1 实验诊断简介

实验诊断是一门综合性的应用学科，它通过感官的、物理的或化学的方法，采用手工或仪器检验各种样品，向临床各科提供实验数据或资料，协助对疾病进行预防、诊断、治疗和监护。

传统的实验诊断技术以手工操作为主，然而随着自动化设备与电子计算机识别技术的迅速发展，自动化仪器设备已部分或完全代替过去烦琐的手工操作。常用的自动化仪器有自动血细胞计数仪、尿液生化自动分析仪、血液生化自动分析仪、血气分析仪、酶标分析仪、血凝测定仪，以及自动化细菌培养设备、寄生虫卵自动化识别设备等，这些仪器大大节省了人力、时间和试剂，提高了工作效率，同时也提高了检验的准确度和精密度。

【实验诊断学与检验医学】

"实验诊断"与"检验医学"这两个词在不少读者中存在着模糊的认识，过去在很多医院中都将实验诊断的科室称为检验科，根据现代医学分科内容，实验诊断学与检验医学是两个不同的学科，简要说明如下：实验诊断学与检验医学的研究和教学的目的各有侧重，实验诊断学是以检验的临床应用为目的，而检验医学则是以方法的研究和改进为目的。

【实验诊断的工作范畴】

实验诊断包括实验室前、实验室和实验室后3个部分。

1. 实验室前：包括医师对病人的分析、化验项目的选择、检验申请、原始样品的采集，并运到实验室。

2. 实验室：以预防、诊断、治疗人体疾病或评估人体健康提供信息为目的，对取自人体的材料进行生物学、微生物学、免疫学、化学、血液学、生理学、细胞学、病理学或气体检验学的分析，并提供检查范围内的咨询性服务，包括结果解释和为进一步的检查提供咨询性服务。

3. 实验室后：板块系统性的审核，规范格式和解释，结果的报告与传递和检验样品的储存。

【实验诊断主要内容】

1. 血液学检验：包括红细胞、白细胞和血小板的数量、生成动力学、形态学和细胞化学等的检验；止血功能、血栓栓塞、抗凝和纤溶功能的检验；溶血的检验；以及血型鉴定和交叉配血试验等。

2. 体液与排泄物检查：对尿、大便和各种体液以及胃液、脑积液、胆汁等排泄物、分泌液的常规检验。

3. 生化学检查：对组成机体的生理成分、代谢功能、重要脏器的生化功能、毒物分析及药物浓度监测等的临床生物化学检验。包括糖、脂肪、蛋白质及其代谢产物和衍生物的检验；血液和体液中电解质和微量元素的检验；血气和酸碱平衡的检验；临床酶学检验；激素和内分泌功能的检验；以及药物和毒物浓度检测等。

4. 免疫学检查：免疫功能检查、临床血清学检查、肿瘤标志等的临床免疫学检测检验。

5. 病原体检查：感染性疾病的常见病原体检查、医院感染的常见病原体检查、性传播性疾病的病原体检查，以及细菌耐药性检查等。

【实验诊断应用范围】

1. 为临床医疗工作服务：为疾病的诊断和治疗计划的制订、分析病情、观察疗效、判断预后等提供科学依据。

2. 为开展预防工作提供依据：例如，进行防病调查，能早期发现传染性疾病的传染源以及对损害人体的各种致病因素，为制订预防措施、控制疾病传播提供重要资料。

3. 进行社会普查：可了解社会群体的卫生状况和健康水平，及时发现潜在性疾病、遗传性疾病等，为制订卫生条例，提高防病治病的主动性，保护环境卫生，规划保健机构设置等提供依据。

4. 开展健康咨询：通过临床基础检验，为社会群体提供健康咨询，以保证健康，减少疾病的发生。

【实验诊断的影响因素】

1. 分析前的影响因素：生理因素与生活状态、标本的采集与处理、项目的选择与医嘱等；包括人种、民族、性别、年龄、月经周期和妊娠、精神状态、采血时间等生理因素，以及运动、体位、进食、吸烟、饮酒和咖啡等生活因素的影响。还可受到居住条件、居住地区和海拔高度等环境因素的影响。另外药物的体内作用对检验结果也有影响。

（1）药物的影响：很多药物对检验结果的影响往往被人们忽视。如检查病原微生物时，如已服用过抗生素等药物，即使病人临床症状符合，培养出现阴性结果，其意义也是有限的。如做出血时间测定，应于1周内停服如阿司匹林、华法林等药物。一些药物如氯丙嗪、异烟肼、奎宁、水杨酸制剂以及乙醇、有机磷等均可使丙氨酸氨基转移酶（ALT）活性增高。酚酞等可干扰一些显色反应试验如酚红排泌试验、血清总蛋白测定等。特别应注意的是已知上百种药物可影响尿常规检验的正确性，如右旋糖酐、造影剂可引起尿相对密度显著增高；苯妥英钠、维生素 B_2 等可改变尿液颜色；至少有几十种药物可使尿蛋白检验出现假阳性，这些药物包括常用的非那西丁、阿司匹林、异烟肼、奎宁、放射造影剂、磺胺药以及很多抗生素如青霉素、庆大霉素。

（2）饮食的影响：由于进餐可使血液中很多化学成分发生变化，特别是进餐后对血糖和血脂影响更明显，故抽血化验除一些急诊化验标本外，一般均采集空腹血。另外摄入高蛋白饮食或高核酸食物，可分别引起血中尿素或尿酸增高；而营养不足可使血中总胆固醇浓度降低。检查大便隐血，应于实验前3日禁食动物血、肉、肝脏及含丰富叶绿素的食物。

2. 分析中的影响因素：标本的质量与处理、仪器与试剂、人员的技能与学识、操作技术与方法、质控物与标准品、安全性与成本等。

（1）样品质量的影响：做血气分析的血样品不能有气泡，亦不能凝固；厌氧培养样品应严格防止接触空气。溶血样品对大多数临床化学检测是不适宜的，溶血后将影响多种酶试验及血清钾的结果；溶血样品对红细胞沉降率、血细胞比容测定都有影响。多数试验要求样品新鲜，特别是酶学检查和血糖测定。有的试验有时间规定，如红细胞沉降率必须于采样后3小时内完成，因此采血后必须立即送检。有的样品如做冷凝集试验的血样品不要冷藏等。

（2）抗凝剂的影响：使用抗凝剂防止血液凝固，有的采用粉末，以防溶液将样品稀释；有的使用液体抗凝剂，必须严格按比例执行。临床化学检验几乎全部使用血清标本，少数如血气分析需用肝素抗凝。血液学检验可选用下列抗凝剂：乙二胺四乙酸盐（EDTA）、肝素、枸橼酸钠等。红细胞沉降率测定用 109 mmol/L 枸橼酸钠 0.4 mL（准确）加血 1.6 mL 混合送检。

（3）防腐剂的影响：在实验诊断中主要用于尿液防腐。常用浓盐酸作为尿液某些特殊化学定量分析如 17-羟皮质类固醇、17-酮类固醇、3-甲氧 4-羟苦杏仁酸（VMA）、儿茶酚胺及尿钙等防腐，每 100 mL 尿加浓盐酸 1 mL，24 小时尿用 10～15 mL 即可。甲苯是临床化学检验最合适的防腐剂，因其可在尿液表面形成一层薄层；但若尿液已被污染，则甲苯不能制止细菌繁殖；做尿蛋白质和糖定量试验时可于 100 mL 尿中加 1mL 甲苯。做尿液细胞计数可用甲醛，每 100 mL 尿加 0.5 mL 甲醛。

（4）采取样品时间的影响：细菌培养或寻找其他病原体，最好是用药以前取样。要找间日疟原虫或三日疟原虫，最好在发作后数小时至十余小时采血，因为此时期血中疟原虫的形态易于鉴别，故检出率较高；而找恶性疟原虫则应于发作后 20 小时左右采血。找微丝蚴采血时间应在晚上 9～12 时前后，而且应待病人于静卧片刻后；找蛲虫则应在病人晚上睡熟后或清晨从肛门周围取样。

（5）实验方法的影响：医护人员还应了解，同一检验项目由于方法不同，结果亦有差异。如检测甲胎蛋白，以前用琼脂单扩散法，灵敏度为 3 000 ng/mL；后改用对流免疫电泳法，灵敏度提高到 300 ng/mL；后又采用放射火箭电泳自显影法，灵敏度又提高了 10 倍；近年采用的放射免疫法不仅灵敏度更加提高，而且还可定量。由于方法不同，灵敏度有了改变，一般对结果亦有不同解释。

3. 分析后的影响因素：检测记录、结果书写、计算机的输入与临床的沟通等因素皆可影响实验诊断结果。

【检验结果评估】

医学检验在临床诊治中起着重要作用，但对检验结果应作客观评估，以正确运用这门学科于临床实践。

1. 正确评估医学检验结果的临床价值：日常开展的化验项目上千种，从临床价值而言，可粗略地分为两类：一类是特异性的，一类是非特异性的。特异性的如各种病原体检查，如从发热病人血中找到疟原虫或从疑为伤寒病人血中或骨髓培养出伤寒沙门菌，如此即可确诊为疟疾或伤寒等；而检验指标中大量系非特异性的，如血清甲胎蛋白这样的肿瘤标志物，只是肝癌的初筛试验，并非特异者，必须结合临床和其他资料分析。

2. 正确认识某些检验内容的生理性变化：某些检验内容特别是血常规检验项目生理性变化很大，在分析结果时应该注意。如血红蛋白和红细胞计数，新生儿期均明显增高，2 周后才逐渐下降到正常水平；高山居民和精神因素如激动、兴奋、恐惧、冷水浴刺激等，两者亦均暂时增高。白细胞计数在新生儿期增高，个别可达 30×10^9/L，通常出生后 3～4 日才降到 10×10^9/L。

【临床实验诊断检验正常参考值】

参见"附录 3"。

§27.2.2 临床药学简介

临床药学是药物学的分支学科，主要研究与临床实际应用相关的一些药物学问题，诸如临床用药安全管理、药品管理及储存、临床血药浓度监测、药物配伍禁忌、用药注意事项、抗生素使用的管理原则，以及临床用药会诊等内容。临床药学近二三十年来发展迅速。

【临床药学主要任务】

1. 深入临床了解药物应用情况，对药物临床应用提出改进意见。
2. 参与查房和会诊，参与危重病人的救治和病案讨论，对药物治疗提出建议。
3. 进行治疗药物监测，设计个体化给药方案。
4. 指导护士做好药品请领、保管和正确使用工作。
5. 协助临床医师做好新药上市后临床观察，收集、整理、分析、反馈药物安全信息。
6. 提供有关药物咨询服务，宣传合理用药知识。
7. 结合临床用药，开展药物评价和药物利用研究。

【特殊药品管理】

《药品管理法》对特殊药品（麻醉药品、精神药品、毒性药品）的管理作了重要的原则规定。对这些药物应分别储存在专柜或专屉内，由专人加锁保管。取用时要进行详细登记及检查核对。

麻醉药品是指连续使用后易产生生理依赖性、能成瘾的药品，包括阿片类（阿片粉、片、酊，复方桔梗散、片等）、吗啡类（盐酸吗啡及其注射液、片，盐酸吗啡阿托品注射液等）、可待因类（磷酸可待因及其注射液、片、糖浆等）、福可定类（福可定注射液、片）、阿扑吗啡类（盐酸阿扑吗啡及其注射液）、可卡因类（盐酸可卡因及其注射液）、烯丙吗啡（烯丙吗啡及其注射液）、大麻类（大麻浸膏）、合成药类（哌替啶注射液、片，枸橼酸芬太尼注射液，安侬痛及其注射液）。开具麻醉药品处方时，医师要简单注明病人的病情，并且不能超过规定用量。如病房有此类备用品种，每班都要交接，做到"五专"管理，即专人负责、专柜加锁、专用账册、专用处方、专册登记。

毒性药品系指毒性剧烈，治疗量与中毒量相近，使用不当会致人中毒或死亡的药品。毒性中药有砒霜、生马钱子、生川乌、生草乌、生半夏、生天南星等28种。常见的西药毒性药品有三氧化二砷、阿托品、士的宁等原料药。

精神药品是指直接作用于中枢神经系统，使之兴奋或抑制，连续使用能产生依赖性的药品。根据其使人产生依赖和危害人体健康的程度分为第一类和第二类精神药品。第一类精神药品的管理与麻醉药品的管理基本相同。精神药品在存放时应有明显标志，与其他药品分开存放，按月盘点，做到账物相符。

【注射药物配伍禁忌】

两种以上注射剂混合后，可能发生物理变化或化学变化，致使混合液出现变色、沉淀、变质或失效，称为注射液的配伍禁忌。这些变化有些是外观可见到的，但有些则是不可见的，因此把配伍禁忌分为"可见的"与"不可见的"两大类。

1. 可见的配伍禁忌：可见的配伍禁忌主要指产生沉淀或引起变色。

(1) 产生沉淀：两种以上注射剂混合后，可能由于 pH 值的改变、溶媒性质的改变、盐析作用或因发生化学变化生成另一种物质而导致发生沉淀物。例如盐酸普鲁米嗪注射液与磺胺嘧啶钠注射液相混合，可因 pH 值改变析出沉淀；两性霉素 B 水溶液只能加入 5%葡萄糖注射液中静脉滴注，在含有大量电解质的溶液（如 0.9%氯化钠注射液）中即能被电解质析出，而发生沉淀；氯化钙注射液与碳酸氢钠注射液混合时，可因化学变化而生成碳酸钙沉淀。

(2) 产生变色：氧化是变色的主要原因，不少因素如光线、酸碱度、温度、重金属离子等，均可加速氧化反应的进行。例如维生素 C 在碱性溶液中可氧化成 2，3-二酮古罗酸而呈黄色，因此维生素 C 注射液不宜与氨茶碱等碱性药物配伍。酚磺乙胺（止血敏）与碱性溶液配伍，稍经放置，溶液即变红。

2. 不可见的配伍禁忌：有些药物彼此配伍后并无外观变化，但可引起药效下降甚至毒性增加。

庆大霉素与青霉素 G 钠（钾）盐如混合在一个针筒内注射，青霉素结构中有 β 内酰胺环可以破坏庆大霉素而使其失效；去甲肾上腺素、阿拉明在碱性溶液中活性极易降低，因此不能与碳酸氢钠、氨茶碱等碱性药物混合静脉滴注。氨苄西林在含乳酸钠的输液中不稳定，其损失率与乳酸根离子高低有关，在乳酸钠注射液中 4 小时可损失 40%，青霉素 G 钾盐也有类似情况；解磷定若与碱性注射液配伍，可使其水解而产生有毒氰化物，毒性显著增加。

【血药浓度监测】

血药浓度监测的临床实践已充分肯定了其对于药物治疗的指导与评价作用，以及提高合理用药水平所起的作用。例如，通过血药浓度监测和个体化给药方案，使癫痫发作的控制率从 47%提高到 74%。目前在美、英、加拿大等医疗先进国家，血药浓度监测已成为一项日常医疗工作，在我国二级、三级医院中也已广泛开展。目前，国内已开展的治疗药物监测项目常见的包括：环孢素 A、地高辛、茶碱、酒精、丙戊酸、卡马西平、苯妥英钠、苯巴比妥等。

【静脉药物配置中心】

1. 静脉药物配制中心作用：静脉药物配制中心正在成为各国医院药学实践日渐重要的组成部分，其作用是在特定病区或诊所的药房或卫星药房内，在低致病原环境下配制经选择的可注射药物，利用专业的药学技能及知识，借助特定的设备，确保溶液的无菌性、无热源、无微粒、无理化及药理配伍禁忌，并有统一的标签，这样可减少差错，增加安全性，预防职业暴露，确保溶液的质量，减少药物及溶媒的浪费，从而有利于医疗质量的提高。

2. 当前临床上静脉输注给药方式存在的主要问题：

(1) 不合理的溶液配伍：包括溶媒选择及用量不当等。

(2) 未考虑病人对滴速的耐受性，输注速度过快或过慢。

(3) 残余容量偏大，即未规定滴注结束条件。

(4) 不合理的滴注方式：包括恒速、均匀滴注，给药次数与间隔时间不规范，混合不均匀、输注方法不正确等方面的问题。

(5) 未规定配注液的保存时间。

3. 采取不合理静脉滴注方式引发的后果：由于血药浓度波动显著，可影响临床疗效和增加不良反应发生率，甚者可危及病人生命。

4. 配制静脉输注药物的基本要求与原则：

(1) 要求：新鲜配制，并使用小容量及最简化的输注方式。

(2) 原则：检查有无化学、物理及药理配伍禁忌，选用的溶媒及其容量是否恰当，在输注期内是否保证了药物的稳定性。

5. 常用静脉输注方式选择原则：有快速或慢速推注及滴注等方式，选择原则要根据药物作用特点、治疗目的与要求、不良反应的发生情况、药物的稳定性等选定具体的输注方式。

【药品的储存】

1. 易引湿吸潮、易风化、易挥发的药品：该类药品种类繁多，如肝浸膏片、复方甘草片、阿司匹林片、酵母片、各种胶丸、胶囊等可因引湿吸潮而变性；硫酸亚铁、醋酸铅、硫酸镁等可因风化而变质；浓氨溶液及各种含醇制剂等可应挥发而失效。这些药品均应密闭储存，瓶口要用磨口瓶塞塞紧，开启后应立即封固，决不能用纸袋或一般纸盒储存。

2. 易受热变质的药品：如人血白蛋白、胰岛素、破伤风抗毒素等均应置于低温处，但也要避免冷冻。

3. 见光易分解的药品：如水杨酸毒扁豆碱、肾上腺素、去甲肾上腺素、维生素 C 等应装在遮光容器内，小量则应装在有色瓶中。注射液应放在遮光的纸盒内。

4. 储存药品应定期检查，以防过期失效。"有效期"是指在规定的日期前的时间范围内。如有效期标明为：2009 年 10 月，则表明该药在 2009 年 10 月 1 日前可以使用，在此时间（包括此时间）后即为过期失效药品。

【口服药物注意事项】

1. 不宜采用口服给药的情况：

(1) 病人昏迷或不能吞咽者。

(2) 胃肠道有病不能吸收者。

(3) 药物的本身性质不容易在胃肠道吸收或能被胃肠的酸碱所破坏（如胰岛素、青霉素等）。

(4) 口服不能达到药物的某种作用，如 50％硫酸镁溶液口服只能导泻；如需镇静、镇痉，则必须注射。

2. 影响口服药物的疗效或增加不良反应的因素：

(1) 食物的影响：有的药物饭前和饭后服用效果大不相同，因为食物对口服药物的吸收和生物利用度具有重要影响。①食物使吸收和生物利用度增加的药物有普萘洛尔、螺内酯、苯妥英钠、卡马西平、双香豆素、环孢素、维生素 A、维生素 D、维生素 E、维生素 B_2 等，应在饭时或饭后服用。②食物能使吸收和生物利用度降低的药物有四环素类、巯甲丙脯酸、呋喃妥因、异烟肼、利福平、红霉素、氨苄西林、阿莫西林、头孢菌素类等，应空腹服用。③对消化道有刺激的药物应在饭后 30 分钟服用，如阿司匹林、硫酸亚铁、多西环素等。

（2）服药时饮水量的影响：服药时增加饮水量能提高溶解度和用药剂量较大药物的血药浓度，一般要用 200～300 mL 白开水送服，不要用茶水及饮料送服。

（3）不应干吞的药物：四环素、强力霉素、硫酸亚铁、阿司匹林、氨茶碱、复方磺胺甲噁唑（复方新诺明）等能引起食管损伤，故不应干吞。

（4）用药剂量的影响：对特殊人群，如肝肾功能不全者、孕妇、儿童、老年人等，应适当调整用药剂量。

（5）药物相互作用的影响：在需要多种药物联用时，应注意药物之间不利的相互作用。

（6）用药时间：有些药物由于服药时间不同，其疗效和不良反应有显著差异，如糖皮质激素宜每日晨 7～8 小时一次给药等。

（7）其他：烟、酒（包括含乙醇饮料）可影响许多药物的治疗作用或增加不良反应。如吸烟可增加口服避孕药对心血管的损害等。

§27.2.3　医学影像学简介

自 1895 年伦琴发现 X 线后，开创了放射诊断学新纪元，并且奠定了现代医学影像学的基础。20 世纪 50 年代以来，相继出现了数字减影血管造影（DSA）、电子计算机体层（CT）、磁共振成像（MRI）等新一代成像技术。尽管这些成像技术的应用原理和方法不同，其临床价值和适应范围各异，但都是使人体内部结构成像，以观察其解剖形态、生理功能和病理变化，达到诊断疾病的目的。这样便形成了以影像诊断为主体的现代医学影像学体系，不仅扩大了检查范围，提高了诊断质量，而且还推进了介入放射学的发展，使影像诊断与治疗更加紧密地结合在一起。

§27.2.3.1　X 线成像

一、普通 X 线成像

【X 线成像的基本原理】

X 线图像的形成基于以下 3 个基本条件：

1. X 线具有一定的穿透力，能穿透人体的组织结构。

2. 被穿透的组织结构，存在着密度和厚度的差异，X 线在穿透过程中被吸收的量不同，以致剩余下来的 X 线量有差别。

3. 剩余 X 线是不可见的，经过 X 线片显像过程，就能获得具有黑白对比、层次差异的 X 线图像。

【X 线成像设备】

X 线机包括 X 线管及支架、变压器、操作台以及检查床等基本部件。影像增强电视系统已成为现代 X 线机主要部件之一。为了保证 X 线摄影质量，X 线机多已实现计算机化、数字化、自动化。为适应影像检查的需要，除通用型 X 线机外，还有适用于心血管、胃肠道、泌尿系统、乳腺及介入技术、儿科、手术室等专用的 X 线机。

【X 线检查技术】

（一）普通 X 线检查

1. X 线荧光透视：简称透视。采用影像增强电视系统，影像亮度强，效果好。透视可转动病人体位，改变方向进行观察；可了解器官的动态变化，如心、大血管搏动、膈运动及胃肠蠕动等；操作方便；费用低；可立即得出结论。现多用于胃肠道钡剂检查。

2. X 线摄影：对比度及清晰度均较好；不难使密度、厚度较大的部位或密度差别较小的病变显像。常需做互相垂直的两个方位摄影，例如正位及侧位。

（二）特殊 X 线检查

特殊检查有软线摄影、体层摄影、放大摄影和荧光摄影等。自应用 CT 等现代成像技术以来，只有软线摄影还在就用。

软线摄影：采用能发射软 X 线的钼靶 X 线管球，常用电压为 22～35 kV，用以检查软组织，主要是乳腺。为了提高图像的分辨力，以便查出微小癌，软线摄影装备及技术有很多改进，包括乳腺钼靶体层摄影、数字乳腺摄影、乳腺数字减影血管造影并开展立体定位和立体定位针刺活检等。

（三）X 线造影检查

对缺乏自然对比的结构或器官，可将密度高于或低于该结构或器官的物质引入器官内或其周围间隙，使之产生对比图像并显影，此即造影检查。引入的物质称为对比剂，又称造影剂。

1. 对比剂：按影像密度或高低分为高密度对比剂和低密度对比剂两类。高密度对比剂为原子序数高、比重大的物质，有钡剂和碘剂。低密度对比剂为气体，已少用。

（1）钡剂：为医用硫酸钡粉末。主要用于食管及胃肠造影。

（2）碘剂：将有机碘对比剂直接注入动脉或静脉可显示血管，可用于血管造影和血管内介入技术；造影剂经肾排出，可显示肾盂及尿路；此外，还可做 CT 增强检查等。

2. 造影方法：

（1）直接引入：包括口服，如食管及胃肠钡餐检查；灌注，如钡剂灌肠、逆行尿路造影及子宫输卵管造影等；穿刺注入或经导管直接注入器官或组织内，如心血管造影和脊髓造影等。

（2）间接引入：经静脉注入后，对比剂经肾排入泌尿道内，而行尿路造影。

3. 检查前准备：各种造影检查都有相应的检查前准备和注意事项，必须认真准备，以保证检查满意和病人的安全。应备好抢救药品和器械，以备急需。

4. 造影注意事项：

（1）造影检查需预先将申请单填好送放射科登记室预约。

（2）按照各种造影检查方法的要求，检查前为病人做好必要的准备如禁食、洗肠、碘剂过敏试验等，以保证造影检查的顺利进行。

（3）严重心、肺、肝、肾功能不全，极度衰弱和过敏体质者，不宜行造影检查，需要时应选择非离子型碘制剂。

（4）做好造影反应的急救准备。遇严重反应例如休克、惊厥、心搏骤停、喉头和肺水肿时，应立即进行抗休克、抗过敏及对症治疗。

（5）危重病人造影检查应有医护人员陪同。造影检查后应注意观察病情变化，并予以适当处理。

二、数字 X 线成像（DR）

【基本原理】

数字 X 线成像（digital radiography，DR）是将普通 X 线摄影装置或透视装置同电子计算机相结合，使 X 线信息由模拟信息转换为数字信息而得到数字图像的成像技术。DR 依其结构上的差别可分为计算机 X 线成像（CR）、数字 X 线荧光成像（DF）和平板探测器（flat panel detectors）数字 X 线成像。

【临床应用】

普通 X 线能摄照的部位也都可行数字成像，对图像的解读与诊断与传统的 X 线图像相同。只不过数字图像是由一定数目的像素所组成，而普通 X 线图像是由银颗粒所组成。数字成像对骨结构及软组织的显示优于普通 X 线成像，还可行矿物盐含量的定量分析。对肺结节性病变的检出率也高于普通 X 线成像。数字胃肠双对比造影在显示胃小区、微小病变及肠黏膜皱襞方面也优于普通的 X 线造影。

三、数字减影血管造影（DSA）

根据将对比剂注入动脉或静脉而分为动脉 DSA（IADSA）和静脉 DSA（IVDSA）。由于 IADSA 血管成像清楚，对比剂用量少，所以现在都用 IADSA。

【基本原理与检查技术】

DSA 是计算机与血管造影相结合的新型血管成像技术，20 世纪 70 年代末开始应用于临床。DSA 采取时间减影法，即将血管造影前摄取的照片（蒙片）与造影后摄取的照片（造影片）通过计算机进行数字减法处理，保留并突出了血管影像，提高了血管显像的灵敏度。动脉 DSA 法是经动脉插管至感兴趣区，直接经导管内注射对比剂使血管显影的方法，由于使用对比剂的浓度降低，剂量减少，其毒、副反应相应降低，靶血管显影的清晰度进一步提高。

【DSA 的临床应用】

DSA 由于没有与软组织影的重叠，使血管及其病变显示更为清楚，已代替了一般的血管造影。用选择性或超选择性插管，可很好显示直径在 200 μm 以下的血管及小病变。可实现观察血流的动态图像，成为功能检查手段。DSA 可用低浓度的对比剂，用量也可减少。

DSA 适用于心脏大血管的检查。对心内解剖结构异常、主动脉夹层、主动脉瘤、主动脉缩窄和分支狭窄以及主动脉发育异常等显示清楚。对冠状动脉也是最好的显示方法。显示颈段和颅内动脉清楚，用于诊断颈段动脉狭窄或闭塞、颅内动脉瘤、动脉闭塞和血管发育异常，以及颅内肿瘤供血动脉的观察等。对腹主动脉及其分支以及肢体大血管的检查，DSA 也同样有效。

DSA 设备与技术已相当成熟，快速三维旋转实时成像，实时的减影功能，可动态地从不同方位对血管及其病变进行形态和血流动力学的观察。对介入技术，特别是血管内介入技术，DSA 更是不可缺少的。

【DSA 检查注意事项】

1. 术前准备：包括碘过敏试验，术前肌内注射地西泮 5～10 mg，腹部血管造影检查应行清洁灌肠。

2. 病人选择：碘过敏试验阳性，心、肝、肾功能不全，严重心律失常，全身感染和出血性疾病，不能屏气或有不自主运动的病人，都不能做此项检查。

3. 术后处理：穿刺部位加压包扎，并注意远侧动脉搏动及皮肤色泽和温度。鼓励病人多饮水，观察尿量及病情变化。使用抗生素 2～3 日，预防感染。

§27.2.3.2 计算机体层成像（CT）

【原理】

计算机体层成像（CT）又称 X-CT，是应用 X 线对人体进行扫描，将所获取的信息经计算机处理并重建图像而成。其成像过程是：X 线对人体选定部位的一定厚度层面进行扫描，由探测器接受该层面的 X 线衰减值，经光电管转化为电流，再经模拟/数字转换器转变成数字，输入计算机进行处理，排列成数字矩阵，储存于磁盘内。然后，再经过数字/模拟转换器将数字矩阵转换成不同灰度的像素矩阵，通过电视屏显示及照相机摄制成 CT 图像。螺旋 CT 容积扫描技术的开发应用，不仅提高了扫描速度和图像质量，减少了伪影和病变遗漏，提高了诊断准确性，而且还可行多种形式的三维图像重建、CT 灌注成像（CT perfusion）、CT 血管成像（CTA）和 CT 仿真内镜（CTVE）等后处理技术。

【优缺点】

CT 图像清晰逼真，横断体层面显示解剖关系清楚，密度分辨率高，能够区分常规 X 线检查不能分辨的各种软组织结构，并能进行密度测量，以 CT 值（H）表示之，因而极大地提高了病变的检出率和诊断的准确性，进一步扩大了 X 线检查的应用范围。其缺点是受空间分辨率的限制，小于 1 cm 的病灶，与周围组织密度近似的病变，以及与骨骼重叠的病变等，CT 扫描可能遗漏；由于体位移动和金属异物所形成的伪影也会影响图像的质量。此外，活动器官如心脏和胃肠道检查受到一定的限制。

【适应范围】

1. 神经系统：适用于脑外伤、肿瘤、炎症、出血、梗死、变性和先天性畸形等疾病的诊断。椎管内肿瘤需配合造影检查。对脑血管病变和肿瘤循环则需补充脑血管造影或 CTA

观察。

2. 五官：对眼眶内占位病变、鼻旁窦肿瘤、喉癌、中耳胆脂瘤、听小骨脱位、内耳迷路病变以及鼻咽癌的周围侵犯和蔓延情况等有较大的诊断作用。

3. 胸部：适用于早期肺癌、转移瘤、胸膜病变、纵隔肿瘤、心包和主动脉疾病的诊断，但需要在胸部平片观察的基础上进行。

4. 腹部和盆腔：适用于肝、胆、胰、脾、肾、肾上腺、腹膜后和盆腔病变的诊断，需与 B 超结合使用。

5. 其他：可诊断椎间盘突出、椎管狭窄、骨关节和肌肉系统等疾病。

【注意事项】

1. CT 检查费用较高，常规 X 线检查不能诊断时才可选用。诊断已经明确者无须再做 CT 检查。

2. 对神志不清、烦躁不安和不合作的病人，应予以镇静，以保证 CT 扫描的图像质量。

3. 为了提高病变的检出率，或确定病变的性质，有时候需作静脉注射含碘对比剂以增强显影效果，因此扫描前应做好碘剂过敏试验。

4. 腹部 CT 扫描前宜禁食 3～4 小时，并口服 1‰对比剂 300～500 mL 以充盈显示肠曲。盆腔扫描需使膀胱充胀。

5. 病人应提供以往的影像检查资料，以供扫描定位及诊断时参考。

§27.2.3.3 磁共振成像（MRI）

【原理】

磁共振成像（MRI）是利用生物磁的自旋原理，收集磁共振信号而重建图像的成像技术，和 CT 扫描应用 X 线成像原理有本质上的差别。人体内含单数质子的原子核，例如氢核是一个小磁体，具有自旋运动并产生磁矩。静止时小磁体自旋轴的排列无序；若置于一个外加磁场内，小磁体的自旋轴就按照磁场的磁感应线方向排列。此时，若使用一定频率的射频脉冲进行激发，小磁体即能吸收能量而产生共振运动，此即磁共振现象。当射频脉冲停止后，被激发的小磁体逐渐地释放出所吸收的能量，并恢复到以前的排列状态，这个恢复过程所需的时间，称为弛豫时间。

弛豫时间有两种：一种是自旋-晶格时间即 T_1，是自旋核把吸收的能量传给周围晶格所需的时间；另一种是自旋-自旋时间即 T_2，反映高能量级自旋核将能量传递给低能量核所需的时间。人体不同组织和病变的 T_1 和 T_2 值各不相同，这便是 MRI 成像的基础。获取选定层面各组织和病变的 T_1 和 T_2 值，就可重建该层面的 MRI 图像。

除 MRI 常规扫描技术外，尚有快速扫描、增强扫描、脂肪抑制、快速液体衰减反转恢复（fluid attenuated inversion recovery，FLAIR）、MR 血管成像（magnetic resonance angiography，MRA）、MR 水成像、灌注加权成像（perfusion weighted imaging，PWI）、扩

散加权成像（diffusion weighted imaging，DWI）、扩散张量成像（diffusion tensor imaging，DTI）、磁敏感加权成像（susceptibility weighted imaging，SWI）、血氧水平依赖功能磁共振成像（blood oxygenation level dependent functional MRI，BOLD-fMRI）以及磁共振波谱（magnetic resonance spectroscopy，MRS）等新技术。

【优缺点】

1. 和 CT 比较，MRI 的优点：①多参数成像，除显示解剖形态外，尚可提供病理和生化信息。②可获取任何方位包括横断、冠状、矢状和不同倾斜层面的 MRI 图像，因此其定位和定性诊断比 CT 扫描更准确。③血管内血液的"流动效应"，可使血管直接显影。④无骨骼伪影的干扰。⑤无 X 线辐射损伤和碘剂过敏反应之虞。⑥MRI 新技术，如 PWI、DWI、MRS、BOLD-fMRI 等可在疾病尚未出现形态变化之前，利用功能变化形成图像，以进行疾病的早期诊断或研究某一脑病结构的功能。

2. 和 CT 比较，MRI 的缺点：①成像速度较慢，设备的成本和维持费用高。②骨骼和钙化病变的显像欠佳。③检查时病人可出现幽闭恐怖症状。

【适应范围】

1. 中枢神经：对鞍区和颅后窝病变的探测优于 CT 扫描，特别是对多发性硬化、脑白质营养不良、腔隙性脑梗死等疾病有较大的诊断作用。对脊髓疾病的诊断直观，优于其他任何影像技术方法。

2. 心血管：因可直接显示心脏和大血管的内腔，故对研究心脏和大血管的形态学变化时，可在无创伤条件下进行。

3. 骨骼：对骨髓腔、关节和肌肉系统病变的显像明显地优于 CT 扫描。

4. 其他：对纵隔、腹腔和盆腔疾病有一定的诊断价值，但对肺部和胃肠道病变的诊断作用有限。此外，MRS 可对组织的生化、代谢、血流等进行研究。

【注意事项】

1. MRI 设备昂贵，检查费用高，对某些器官和疾病的诊断作用有限，故应当严格地掌握其适应证。

2. 病人如果安装义肢、心脏起搏器，或体内有金属异物等，不宜行此项检查；同时，MRI 也不适用于急症危重病人的检查。

3. 增强 MRI 能进一步提高诊断的敏感性和特异性。对比剂使用 Gd-DTPA，商品名有马根维显、磁显葡胺等。

§27.2.3.4　超声成像

超声（ultrasound）是指振动频率每秒在 20 000 次（Hz，赫兹）以上，超过人耳听觉阈值上限的声波。超声检查是利用超声波的物理特性和人体器官组织声学特性相互作用后产生的信息，并将其接收、放大和信息处理后形成图形、曲线或其他数据，借此进行疾病诊断的检查方法（图 27-1）。

在过去的半个世纪中，超声诊断进展非常迅速。随着医学理论和计算机技术的发展，超声诊断从早期的 A 型、M 型一维超声成像，B 超二维成像，演进到动态实时三维成像和四维成像（图 27-2）。由黑白灰阶超声成像发展到彩色血流显像。谐波成像、组织多普勒成像等新型成像技术和各项新的超声检查、治疗技术（如腔内超声检查、器官声学造影检查、介入超声）逐渐应用于临床。

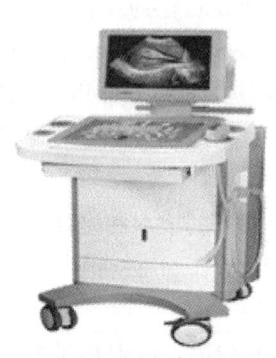

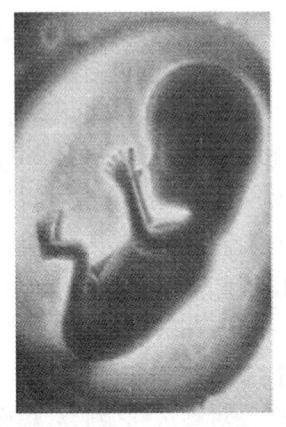

图 27-1　B超设备图　　　　　图 27-2　四维彩超胎儿图像

【超声波的物理特性】

1. 束射性或指向性：超声波频率极高，而波长很短，在介质中呈直线传播，具有良好的束射性或指向性，这便是可用超声对人体器官进行定向探测的基础。

2. 反射、折射和散射：超声在介质中传播与介质的声阻抗密切相关。超声束在具有同声阻抗比较均匀的介质中呈直线传播。超声束传播途中遇到大于波长且具有不同声阻抗的界面时，部分声束发生折射，部分声束发生反射。如超声束波长遇到远远小于声波波长且声阻抗不同的界面（如红细胞）时则会发生折射，借此可以评价人体组织器官组织学特性和功能状态。

3. 吸收与衰减：超声在介质中传播时除了声束的远场扩散，界面反射和散射使其声能衰减外，还有介质吸收导致的衰减，不同生物组织对入射超声的吸收衰减程度不一。

4. 多普勒效应：超声束遇到运动的反射界面时，其反射波的频率将发生改变，此即超声波的多普勒效应。这一物理特性已广泛应用于心脏血管等活动脏器的检测。

5. 非线性传播：接收和利用由超声波非线性传播所产生的二次谐波信号进行超声成像的技术叫二次谐波成像。

【超声图像特点】

超声图像是根据探头扫查的部位构成的断层图像，它是以解剖形态学为基础，依据各种组织结构间的声阻抗差的大小以明（白）暗（黑）之间不同的灰度来反映回声之有无和强弱，从而分辨解剖结构的层次，显示脏器和病变的形态、轮廓和大小以及某结构的物理性质。

（一）人体组织器官声学分型

根据组织内部声阻抗及声阻抗差的大小，将人体组织器官分为 4 种类型（见下表）。

人体组织器官声学类型

反射类型	组织器官	二维超声图像表现
无反射型	血液等液性物质	液性暗区
少反射型	心肌、肝、脾等实质脏器	低亮度、低回声区
多反射型	心瓣膜、肝包膜等	高亮度、高回声区
全反射型	肺气、肠气等	极高亮度、高回声区，后伴声影

（二）多普勒成像特点

二维灰阶图像上叠加二维彩色血流图的彩色多普勒血流显像，可形象直观地显示血流的方向、速度及血流性质，多普勒频谱曲线可检测有关血流动力学参数以及反映器官组织的血流灌注情况，其功能可接近于"无创性血管造影"。

（三）病理成像

除需了解超声信息意义，还要对常见图像特征有所认识，才能对病变进行准确的判断。现以扫查中的线阵或扇扫图像为例，列表比较囊性与实性病变、良性与恶性病变的回声特点。

囊性与实性病变超声图像比较表

图像表现	囊性	实性
边缘回声	光滑	光滑或否
肿块形态	圆或椭圆	规则或否
边缘折射效应	有	无
内部回声	无	有
后方回声	增强	不明显或减低
周围组织	受压	反应性

良性与恶性肿块图像超声比较表

图像表现	良性	恶性
边缘回声	光滑	不光滑
肿块形态	较规则	常不规则
内部回声	中等均匀或否	低弱，可部分增强不均匀，分布不规则
后方回声	可一般衰减	可衰减明显
周围组织	反应性	浸润性

【超声检查技术】

（一）普通超声成像技术

常规超声检查应包括二维超声检查、频谱型多普勒超声检查和彩色多普勒血流显像检查。

1. 二维超声检查：该技术能清晰地、直观地实时显示各脏器的形态结构、空间位置、连续关系等，为超声检查的基础。

2. 频谱型多普勒超声检查：包括脉冲波多普勒超声和连续波多普勒超声两种检查技术。脉中多普勒超声能对心血管内某一点处的血流方向、速度及性质进行细致的定量分析。

连续波多普勒血流检查能对心血管内声束一条线上的血流方向、速度及性质进行细致的定量分析。

3. 彩色多普勒血流显像：该技术能显示心血管内某一断面的血流信号，属于实时二维血流成像技术，可与二维图像相互结合而同时显示。彩色多普勒的优点是血流图像实时二维显示，直观形象，一目了然，检查快速，漏误较少。

在进行超声显像检查时，为了取得清晰的图像，从而达到满意的诊断效果，必须做好检查前准备工作。一般腹部的检查应在空腹时进行，经腹妇产科和盆腔部位的检查应适度充盈膀胱，以避免气体干扰。超声探测时常规采取卧位，也可根据需要取侧卧位或俯卧位、半卧位或站立位。露出皮肤，涂布耦合剂，探头紧贴皮肤进行扫查。

（二）超声成像新技术

1. 组织多普勒成像：传统的多普勒用于观察心腔内大血管内的血流情况，称为多普勒血流成像。组织多普勒成像主要用于定量观察和分析心肌局部运动情况。

2. 彩色多普勒能量图：该技术是依据血管腔内红细胞等运动散射体的多普勒频移信号的强度或能量为成像参数进行二维彩色成像的一种检查方法。该技术可单独使用，但常和声学造影技术合用，主要用于观察脏器的血流灌注情况。

3. 腔内超声检查：包括经食管超声心动图、心腔内超声、血管内超声、经胃十二指肠超声、经直肠超声和经阴道超声。前三者主要用于诊断心血管疾病。经胃十二指肠超声和经直肠超声分别用于胃、十二指肠和直肠及周围毗邻脏器疾病的观察和诊断。经阴道超声主要用于诊断妇产科疾病。

4. 声学造影检查：声学造影检查是将含有微小气泡的对比剂经血管注入体内，使相应的心腔大血管和靶器官显影，为临床疾病诊断提供重要依据，包括右心系统声学造影、左心系统声学造影和心肌及实质脏器灌注声学造影等。

5. 三维超声成像：由于计算机技术的进步，三维超声成像逐渐由三维超声重建向实时三维超声成像发展。新的实进三维超声成像能实时三维显示脏器的活动情况、心脏瓣膜开放等，对疾病的诊断将发挥巨大的作用。

6. 四维超声成像：四维彩超是目前世界上最先进的超声波检查设备。四维超声技术就是运用三维超声图像和时间维度参数，得到一些时间段的三维图像，并且能看到人体器官的动态和在那段时间的立体结构。四维超声成像的特点表现为以下几个方面：

（1）四维超声不仅具有二维超声的优点，同时还表现了组织结构的立体形态、内部结构外表的特点、空间距离关系等，可以从多个角度，全方位的观察到想要了解的情况。

（2）四维彩超最明显的特点就是能够筛查胎儿畸形，可以为胎儿发育初期先天性身体表面畸形和先天性心脏病做出准确的诊断。

（3）四维彩超和别的超声检查相对比，它能够检测到胎儿身体表面，筛查胎儿畸形，如唇裂、大脑发育不健全，骨髓发育不良等，及早发现，能够及时的治疗。

（4）四维彩超可以为还没有出生的宝宝拍照写真，并了解宫内的胎儿是否正常，还有胎儿在宫内的一切活动和表情。

【临床应用】

超声显像诊断属无创性检查，病人无痛苦，且可反复或追踪检查诊疗效果，对许多临床上难以发现及不能确诊的疾病，可以早期发现，早期确诊。现将其主要应用范围分述如下。

1. 颅脑：颅内囊肿或脓疡、新生儿颅内出血、脑积水以及颅内肿瘤等。

2. 眼部：视网膜脱离、视网膜母细胞瘤、玻璃体积血、白内障、眼内异物、眼眶肿瘤等。

3. 甲状腺：甲状腺肿大、甲亢、结节性甲状腺肿、单纯性甲状腺肿、甲状腺炎、甲状腺腺瘤、甲状腺囊肿、甲状腺癌等。

4. 乳腺：乳腺炎、乳腺囊性增生症、乳腺脓肿、乳腺囊肿、乳腺纤维腺瘤、乳腺癌等。

5. 心脏：二尖瓣疾患、主动脉瓣疾患、三尖瓣疾患、扩张（充血）型心肌病、肥厚性心肌病、房间隔缺损、室间隔缺损、动脉导管未闭、法洛四联症、心包积液、心房肿瘤、冠心病等。

6. 肝脏：肝囊肿、多囊肝、肝包虫病、肝脓肿、肝癌、肝良性肿瘤、肝硬化、脂肪肝、肝淤血等。

7. 胆道：胆系结石、胆囊炎、胆系肿瘤、胆道蛔虫、先天性胆总管囊肿、阻塞性黄疸的鉴别诊断等。

8. 胰腺：胰腺囊肿、急性胰腺炎、慢性胰腺炎、胰腺癌、乏特壶腹癌、胰岛细胞瘤等。

9. 脾：弥漫性脾大、脾肿瘤、脾囊肿、脾破裂等。

10. 腹膜后间隙：腹膜后淋巴结肿大、腹膜后肿瘤、腹膜后囊性肿物、腹膜后大血管疾病等。

11. 胃肠：胃肿瘤、胃憩室、胃石症、幽门梗阻、肠道肿瘤、肠梗阻、急性阑尾炎等。

12. 泌尿系：肾发育及位置异常、肾外伤、肾及肾周脓肿、肾盂积水、肾结石、肾炎及肾病综合征、肾结核、肾囊肿、多囊肾、肾肿瘤、移植肾、先天性巨输尿管、输尿管囊肿、输尿管结石、输尿管肿瘤、肾上腺肿瘤、前列腺炎、前列腺肥大、前列腺癌、膀胱畸形、膀胱异物、膀胱结石、膀胱肿瘤、睾丸肿瘤、鞘膜积液、隐睾等。

13. 妇科：宫内避孕环、子宫发育异常、子宫肌瘤、子宫体癌、卵巢实质性肿瘤、卵巢赘生性肿瘤、卵巢非赘生性囊肿等。

14. 产科：早孕诊断、中晚期妊娠检测、双胎、胎儿宫内发育迟缓、前置胎盘、胎盘早期剥离、羊水过多、羊水过少、胎儿畸形、死胎、流产、异位妊娠、葡萄胎等。

15. 骨骼及关节：原发性骨肿瘤、转移性骨肿瘤、骨肿瘤样变、四肢软组织肿瘤及瘤样病变、骨折、骨髓炎、软组织异物存留等。

16. 血管：颈部大血管病变、四肢大动脉闭塞、四肢深静脉栓塞、动脉瘤、动静脉瘘等。

17. 介入超声：超声引导定位穿刺技术即介入性超声诊断与治疗，可提高诊断与治疗水平。

§27.2.3.5　介入放射学

介入放射学是在医学影像学发展的基础上而产生的，1976 年由 Wallace 倡导，其核心是将医学影像诊断与治疗有机地结合起来，应用非手术方式为病人解除疾苦。介入放射学分为血管性和非血管性介入治疗两大类。

（一）血管性介入治疗

1. 血管内栓塞以控制大出血。治疗动-静脉瘘、血管畸形、动脉瘤以及内科性脾、肾切除等。

2. 血管成形术（PTA）：经皮穿刺球囊扩张和血管内支架置入技术，用以治疗动脉粥样硬化、纤维肌发育不良、大动脉炎、布-加综合征、血管栓塞、血管手术或移植术后吻合口狭窄等。

3. 血管内药物灌注，例如灌注血管收缩剂以控制食管静脉曲张、胃及十二指肠溃疡及结肠憩室炎的大出血；灌注抗癌药物治疗恶性肿瘤等。

4. 经颈静脉肝内门-体静脉分流术（TIPS）是治疗门静脉高压的新方法，在肝静脉与门静脉间建立通道，放置支撑器，以分流门静脉血流入体静脉。

5. 心脏介入性治疗，例如应用球囊导管扩张二尖瓣和肺动脉瓣狭窄，经导管内修补间隔缺损和栓塞未闭动脉导管等。

（二）非血管性介入治疗

1. 穿刺活检：适用于胸腔、腹腔、骨骼、眼眶、甲状腺和乳腺等。

2. 抽吸引流：用于胆道和尿路阻塞、囊肿、血肿和脓肿的引流，并经引流管或造瘘口内灌注药物治疗。

3. 胆道和尿路结石的溶石、碎石和取石处理。

4. 椎间盘突出症经皮髓核切吸术。

5. 影像学导引下的立体定位和 γ 刀治疗。

近年来由于器械的改进和创新，新技术的发展特别是支架（stent）技术的出现，某些疾病的介入治疗效果更加可靠，治疗的范围不断扩大。介入放射学以其微创和疗效显著而广受欢迎，已成为与内科治疗、外科手术并列的第三大临床治疗方法。

§27.2.4　临床病理学简介

临床病理学是病理学中最主要和最重要的部分，它包括临床活体组织检查（以下简称活检）及尸体解剖检查两方面。活检是医院病理科常规检验工作之一，是指从活体采取组织标本，进行病理组织学检查，以获得对疾病的病理诊断。活体组织检查包括大体检查和光镜检查，必要时还需进行电镜、组织化学、免疫组织化学检查。活检能在手术前、手术中或手术后进行，在术中进行则采用冷冻切片或快速石蜡切片方法，15～40分钟可作出病理诊断，可为手术医师进一步确定手术方案提供重要的依据。尸体解剖检查能确定或证实死亡原因，总结治疗经验，同时在法医学中也有重要价值。

一、活体组织检查

【活检标本来源】

1. 小块活体组织：通过手术或穿刺取得小块组织，送病理检查，如身体某处包块或肿大的淋巴结活检，肝脏、肾脏、乳腺包块、前列腺穿刺活检等。

2. 内镜活体组织：如胃镜、肠镜、纤维支气管镜等检查时，从病变部位夹取少量组织检查。

3. 细胞学检查：包括各种体液如痰液、尿液、胸腹水等；进行脱落细胞学检查，主要是检查肿瘤细胞；也可做穿刺液涂片或组织印片，进行细胞学诊断。

4. 手术切除标本：如阑尾、胆囊、肝叶、乳腺、肾、胃、癌的手术标本，以及截断的肢体等。检查此类标本，大多是为了进一步明确病变性质、类型和范围。如果是恶性肿瘤，还需了解有无转移及其扩散程度。

为了使活检诊断的准确、及时，临床医师与病理医师之间的密切配合是非常重要的。病理医师必须对病人的临床表现、手术所见以及其他临床资料有全面了解，才可能结合局部病变的观察，进行正确诊断。

【送检注意事项】

1. 活检标本常规使用10％甲醛（福尔马林）固定。如有特殊要求，则采取特殊固定液。例如需做电镜检查时，标本要用戊二醛固定，糖原染色要用乙醇固定。固定液一般是送检组织标本的4～5倍以上，组织应全部浸泡在固定液中。装标本的容器口应比标本直径大，以避免不易取出而损伤标本。

2. 送检标本的容器上一定要贴好病人的姓名、年龄、性别、住院号、床号及取材部位，以免出现差错。

3. 痰抹片要送新鲜晨痰，并应立即做抹片固定或立即送病理科做抹片固定。固定系将痰标本置于等量的乙醚和乙醇混合液中或无水乙醇中。

4. 胸腹水抽出后，立即送病理科离心沉淀做抹片检查。

【病理诊断报告】

并非所有的送检标本均可得到确切的病理诊断，其原因是所送检的材料无代表性，或病变处于早期阶段其特征性尚未完全表现出来，或有些疾病在形态学上特征不突出等。病理医师只能实事求是，根据病理材料客观地做出诊断，既不能诊断过头，也不能诊断不足。根据病理材料对病理诊断的支持程度一般采用以下几种不同层次的诊断：

1. 病变具有明确的形态特征，可直接做出诊断，如鼻咽低分化鳞状细胞癌、喉结核。

2. 病变的特征虽指向某种疾病，但尚无十足的把握，则在诊断病名前冠以"考虑"或

"可能"等字样。如支气管内镜活检组织中见到很多深染挤压的细胞条索，但异型性明显的小细胞很少，则诊断"考虑为小细胞未分化癌"。病变性质能肯定但分型尚无把握时也常如此，如诊断："肺癌，腺癌可能性大。"

3. 病变虽有一定的特征，但可供诊断的组织太少，难以完全肯定诊断时，常在诊断病名前加上"疑为"或"高度疑为"字样。这种情况在各种内镜检查和针吸活检标本中较多见。若经深切组织蜡块后仍不能肯定诊断，则需重新取材才能进一步肯定诊断。

4. 送检组织无诊断特异性或某些疾病本身在活检诊断中无特征性，而其组织形态与临床诊断相符，则常在病名前冠以"符合"等字样。

5. 送检材料中仅见某疾病的部分特征，诊断依据尚不足，既不能肯定，也不能否定临床诊断时，则可写明"不能排除"或仅做镜下描述，以供参考。例如"增生的淋巴组织，不能排除恶性淋巴瘤"。对非明确的诊断，一般需进一步确诊。

6. 特殊情况或必要时，在病理诊断书中可另加附注说明，包括对病变的进一步解释，对临床提出某些要求和建议等。如："（颈）淋巴结转移性乳头状腺癌。建议临床检查甲状腺、腮腺等部位。"

二、尸体解剖

尸体解剖，简称尸检，是对死亡病人进行解剖，观察病变所在部位和性质，查找死亡原因，积累经验和提高医疗水平，是病理学的基本研究方法之一。尸体解剖可较全面地观察疾病过程中各器官的病理改变，结合死者生前一系列临床表现得出正确的诊断，并查明死亡原因，从而验证活检诊断或临床诊断是否正确。通过尸检还能及时发现和确诊某些传染病、地方病、流行病，为防治措施提供依据。通过对常见病、多发病以及其他疾病的尸检，为深入研究这些疾病提供大量人体病理材料，是研究疾病的极其重要的方法和手段。一个国家尸检率的高低往往可以反映其文明进步的程度，世界上不少国家尸检率达到90％以上，有的国家在法律中对尸检作了明文规定。我国的尸检率还很低，因此医护人员均应关心和支持尸检工作，同时应做好舆论宣传，争取不断提高尸检率。在医院分级管理中，三级甲等医院的尸检率要≥15％，二级甲等医院要达到≥10％。

§27.2.5　临床核医学简介

核医学是将核技术应用于医学领域的学科，是用放射性核素诊断、治疗疾病和进行医学研究的医学学科。核医学分为实验核医学和临床核医学两大部分，本章主要介绍临床核医学的相关内容。

【临床核医学定义】

临床核医学（clinical nuclear medicine）是一门利用开放型放射性核素诊断和治疗疾病及进行疾病研究的学科，包括诊断核医学和治疗核医学两大部分。

1. 诊断核医学：主要包括体外诊断如放射免疫分析、发光免疫分析等，以及体内诊断如脏器显像、脏器功能测定（非显像检查）。

2. 治疗核医学：主要包括放射性核素内照射治疗和敷贴治疗等。

【核医学常用仪器】

1. 闪烁探测器：闪烁探测器有多种类型，最常用的是γ闪烁探测器。临床常用的γ井型计数器主要用于血、尿等各类组织样品及体外分析标本的放射性测量，探测器可以自动完成测量、记录和数据处理，直接显示计数和各种运算结果。

2. 显像仪器：用于从人体外探测体内的放射性分析，经用位置电路、显示系统和成像装置等处理描绘出放射性分布图像。

（1）γ照相机：γ照相机可以完成各种脏器的静态显像，又可以进行快速连续的动态显像，附有特殊装置时还可进行全身显像。

（2）SPECT（单光子发射计算机断层显像仪）：SPECT可以用于各种脏器的动、静态断层显像及全身显像，是目前应用最广泛的显像仪器。

（3）PET（正电子发射计算机断层显像仪）：PET一次断层采集可以获得几个甚至几十个断层面图像，高精度地显示活体内代谢及生化活动，并提供功能代谢影像和各种定量生理参数，有较高的灵敏度，能用于精确的定量分析。PET可进行静、动态断层显像，并能进行定量分析，是肿瘤、神经和心血管疾病诊断和医学研究应用的重要设备。

（4）PET-CT：PET-CT将PET与CT完美融为一体，由PET提供病灶详尽的功能与代谢等分子信息，而CT提供病灶的精确解剖定位，一次显像可获得全身各方位的断层图像，具有灵敏、准确、特异及定位精确等特点，可一目了然的了解全身整体状况，达到早期发现病灶和诊断疾病的目的。PET-CT的出现是医学影像学的又一次革命，受到了医学界的公认和广泛关注，堪称"现代医学高科技之冠"。PET-CT是最高档PET扫描仪和先进螺旋CT设备功能的一体化完美融合，临床主要应用于肿瘤、脑和心脏等领域重大疾病的早期发现和诊断。

3. 功能测定仪：功能测定仪常用的有甲状腺功能测定仪、肾图仪、局部脑血流测定仪和心功能仪等。

（1）甲状腺功能测定仪：采用带张角型准直器的γ闪烁探头和定标器组合的装置，主要应用甲状腺摄碘功能测定。

（2）肾图仪：由带铅屏蔽壳和准直器的闪烁探头，以及计数率仪的微机组成。检查时获得的肾图曲线相应计数率和参数结果可记录并打印在报告纸上。主要应用于对上尿路通畅情况和肾功能作出判断。

4. 污染监测仪和剂量监测仪：主要用于放射防护。

（1）污染监测仪：用于对工作人员体表、衣物表面和工作场所有无放射性沾染的检测。

（2）剂量监测仪：用于测量工作场所的照射剂量和放射性工作人员的吸收剂量。

【核医学临床应用】

放射性核素的主要临床应用包括核素显像诊断、放射性核素分析技术和放射性核素治疗。

1. 放射性核素显像技术：放射性核素显像诊断是以放射性核素在体内分布为基础的体内脏器或病变的显示方法，脏器或病变部位的放射性分布差异与显像剂的浓聚量有关，而显像剂聚集量的多少直接反映了脏器、病变部位的血流量、细胞功能、代谢状况和排泄引流等情况，所以核素显像不仅可显示脏器和病变的位置、大小、形态等解剖结构，更重要的是提供了脏器组织生理、生化和代谢的变化，它是一种功能性显像。由于病变过程中功能改变常常早于形态结构的变化，故核素显像诊断能对某些疾病做出早期诊断和定位，有利于及时而准确的治疗。放射性核素显像诊断已广泛应用于临床各系统疾病的诊断和分析，如脑显像、甲状腺显像、骨显像、心血池显像、肝显像、肾图等。

2. 放射性核素体外分析技术：体外分析技术主要是利用放射分析方法或其派生的相关技术，如酶标技术、发光免疫分析技术等，以此在体外进行机体内物质种类和含量的分析测定。主要用来测定病人血清或其他体液样品内的激素、其他生物活性物质和药物浓度等。

RIA 用于在内分泌学中测定胰岛素、生长激素、甲状旁腺激素、血管紧张素、催乳素、黄体化激素、促卵泡成熟激素、前列腺素等，以鉴别、诊断、研究激素的生理和药理作用，目前较多用于研究激素与受体结合的机制。在传染病学方面广泛用于乙型肝炎抗原的亚型分类测定。在临床免疫学上测定免疫球蛋白 G、免疫球蛋白 E 及抗脱氧核糖核酸抗体；进一步的应用包括甲状腺球蛋白抗体、类风湿因子、补体及抗食物抗原抗体的测定。在肿瘤学方面用于测定癌胚抗原、血纤维蛋白溶酶原、叶酸、维生素 B_{12} 以及血纤维蛋白原和血纤维蛋白降解产物。根据已建立的人绒毛膜促性腺激素、癌胚抗原和甲胎蛋白的 RIA 结果，为有效地初筛和在手术后追踪释放这些蛋白质的肿瘤提供了参考依据。在药理学方面可测定吗啡、氯丙嗪、苯妥英钠、庆大霉素、地高辛、茶碱等的血药浓度，是检测药物中毒和药物代谢的一个比较迅速和简便的方法（RIA 各项检测的正常值参见"附录 3"）。

3. 放射性核素治疗：是通过体外远距离照射、近距离照射利用核素的电离辐射生物效应，抑制或破坏病变组织；或将放射性药物引入体内，通过内照射方式使核素在病变组织或特定部位选择性浓集，从而达到治疗肿瘤或其他疾病的目的。

放射性核素内照射治疗其原理是有些病变能高度选择性浓聚某些放射性核素或其标记物，这些核素或标记物能发射出短射程的 β 粒子或 α 粒子，对病变进行集中照射，在病变局部产生足够的电离辐射生物效应，达到抑制或破坏病变组织的治疗目的。而对邻近正常组织和全身辐射吸收剂量很小。如核素^{131}碘（^{131}I）治疗甲亢、^{89}锶（^{89}Sr）或^{153}钐（^{153}Sm）治疗骨转移癌等均有很好疗效；放射性药物介入治疗可对胸腹腔恶性肿瘤病变和癌性积液、颅咽管囊肿、颌骨囊肿进行介入治疗；放射性离子植入治疗可对多种实体肿瘤及转移性癌肿进行治疗。此外，β 射线敷贴还可治疗多种皮肤病，如局限性慢性神经性皮炎、毛细血管瘤、瘢痕疙瘩、慢性湿疹等。对口腔粘膜和女阴白斑、角膜和结膜非特异性炎症、溃疡、翼状胬肉、角膜新生血管等也均有肯定的疗效。

放射性核素远照射及近照射治疗，如加速器治疗、腔内照射治疗等在本书"放射治疗学"中另予介绍。

一、选择题

【A 型题】

1. 周围血片中出现幼红细胞最可能是 （　）

A. 缺铁性贫血　　B. 溶血性贫血　　C. 再生障碍性贫血　　D. 淋巴瘤　　E. 脾功能亢进

2. 新鲜尿液外观混浊，加热后混浊消失，可能为 （　）

A. 磷酸盐　　B. 草酸盐　　C. 尿酸盐　　D. 碳酸盐　　E. 脓尿

3. 甲胎蛋白（AFP）增高在下述哪项中最多见 （　）

A. 生殖细胞肿瘤　　B. 胰腺癌　　C. 原发性肝癌　　D. 肝硬化　　E. 胃癌

4. 静脉血的血浆（清）二氧化碳结合力正常值为 （　）

A. 15～20 mmol/L　　B. 20～25 mmol/L　　C. 30～40 mmol/L　　D. 23～27 mmol/L

E. 40～45 mmol/L

5. 阿托品禁用于 （　）

A. 青光眼　　B. 感染性休克　　C. 有机磷中毒　　D. 肠痉挛　　E. 虹膜睫状体炎

6. 以下哪种药物能引起耳毒性 （　）

A. 卡那霉素　　B. 链霉素　　C. 吡嗪酰胺　　D. 异烟肼　　E. 利血平

7. 以下哪项是 β 受体阻滞剂的适应证 （　）

A. 原发性高血压、心绞痛　　B. 糖尿病　　C. 房性心动过速　　D. 哮喘　　E. 过敏性休克

8. 普萘洛尔禁用于 （　）

A. 心肌梗死　　B. 高血压　　C. 室上性心动过速　　D. 变异型心绞痛　　E. 甲状腺危象

9. 成人颅高压的主要 X 线征象是 （　）

A. 头颅增大　　B. 囟门增宽　　C. 颅缝分离　　D. 脑回压迹增多　　E. 蝶鞍萎缩脱钙

10. 口服胆囊造影宜选用 （　）

A. 碘化油　　B. 碘番酸　　C. 碘苯酯　　D. 泛影葡胺　　E. 胆影葡胺

11. 用于医学上的超声频率为 （　）

A. ＜1 MHz　　B. 2 MHz　　C. 2.5～10 MHz　　D. 20～40 MHz　　E. 40 MHz

12. 超声检查中常用的切面有 （　）

A. 矢状面　　B. 横切面　　C. 斜切面　　D. 冠状面　　E. 锥状切面

13. 早孕期间最早于哪周能观察到胎心搏动 （　）

A. 4～5 周　　B. 6～7 周　　C. 8～9 周　　D. 10～11 周　　E. 3～4 周

14. 慢性消耗性疾病首先发生萎缩的组织是 （　）

A. 上皮组织　　B. 结缔组织　　C. 脂肪组织　　D. 肌肉组织　　E. 神经组织

15. 炎症的局部基本病变是 （　）

A. 组织细胞的变性坏死　　B. 组织的炎性充血和水肿　　C. 红、肿、热、痛、功能障碍

D. 变质、渗出、增生　　E. 周围血液中白细胞增多和炎症区白细胞浸润

16. 乳房出现质硬、固定、边界不清的肿块时，最可能的诊断是 （　）

A. 乳腺癌　　B. 纤维腺瘤　　C. 乳腺小叶增生　　D. 纤维囊性乳腺病　　E. 脂肪瘤

17. 甲状腺核素显像检查最有诊断意义的疾病是 （　）

A. 异位甲状腺的定位诊断　　　B. 鉴别甲状腺炎　　　C. 判断甲状腺癌转移病灶　　　D. 判别甲状腺瘤的良恶性质　　　E. 诊断甲亢

18. 心血管系统核素检查方法有多种，而诊断冠心病心肌缺血、心肌梗死的方法最好选用　　（　　）

A. 放射性核素心血管造影　　　B. 心血池静态显像　　　C. 心肌灌注断层显像　　　D. 放射免疫分析

E. 心放射图

【X 型题】

19. 化脓细菌感染时，血常规会出现　　（　　）

A. 白细胞总数增多　　　B. 中性粒细胞中度左移及毒性变化　　　C. 嗜酸性粒细胞增加　　　D. 淋巴细胞减少　　　E. 中性粒细胞增多

20. 下列哪些属于血液生化检查的正常值　　（　　）

A. 血清总蛋白（TP）60～80 g/L　　　B. 空腹血糖 4.4～6.7 mmol/L　　　C. 血清总胆固醇 2.86～5.98 mmol/L　　　D. 血清甘油三酯（TG）0.56～1.7 mmol/L　　　E. 血清钾 3.5～5.1 mmol/L

21. 诊断急性心肌梗死常用的血清酶为　　（　　）

A. 肌酸激酶　　　B. 肌酸激酶同工酶　　　C. 乳酸脱氢酶　　　D. 淀粉酶　　　E. 碱性磷酸酶

22. 周围血液中可能发现　　（　　）

A. 血吸虫　　　B. 弓形虫　　　C. 微丝蚴　　　D. 疟原虫　　　E. 回归热螺旋体

23. 过敏性休克首选肾上腺素，主要与其下述哪些作用有关　　（　　）

A. 兴奋心脏 β_1 受体，使心排血量增加　　　B. 兴奋支气管 β_2 受体，使支气管平滑肌松弛　　　C. 兴奋眼辐射肌 α 受体，使瞳孔开大　　　D. 兴奋血管 α 受体，使外周血管收缩，血压升高；使支气管黏膜血管收缩，降低毛细血管的通透性，利于消除支气管黏膜水肿，减少支气管分泌　　　E. 抑制肥大细胞释放过敏性物质

24. 对晕动病所致呕吐有效的药物包括　　（　　）

A. 苯海拉明　　　B. 异丙嗪　　　C. 氯丙嗪　　　D. 东莨菪碱　　　E. 美克洛嗪

25. 骨龄发育延迟的疾病是　　（　　）

A. 克汀病　　　B. 侏儒症　　　C. 佝偻病　　　D. 生殖细胞瘤　　　E. 肾上腺皮质增生

26. 骨良性肿瘤的 X 线表现包括　　（　　）

A. 生长缓慢　　　B. 膨胀性生长　　　C. 骨皮质断裂　　　D. 骨膜反应　　　E. 软组织侵犯形成肿块

27. 胆囊内结石超声检查时常见的假阳性有　　（　　）

A. 十二指肠内气体回声　　　B. 多重反射　　　C. 胆囊内积气　　　D. 胆囊内沉渣　　　E. 胆囊癌

28. 影响超声心动图检查的因素是　　（　　）

A. 低频率探头　　　B. 衣服遮盖　　　C. 良好的透声窗　　　D. 接触剂过少　　　E. 高频率探头

29. 核医学显像诊断的特点是　　（　　）

A. 放射性核素显像诊断是一种功能性显像，对某些疾病可早期发现　　　B. 核素显像是较好的特异性显像　　　C. 能进行连续动态和静态显像诊断　　　D. 安全、简便、非创伤性的诊断方法　　　E. 显像图像比 X - CT 更清晰

30. 运用 ^{131}I 进行甲状腺疾病诊断和治疗的病人，在服药前须注意的主要事项有　　（　　）

A. 停服若干天含碘类饮食和药物　　　B. 检查当日禁食脂餐　　　C. 停服抗甲状腺类药物丙基硫氧嘧啶 15 日，甲巯咪唑 1 周　　　D. 服药后须多饮水，检查时预先排空小便　　　E. 检查前半小时需服过氯酸钾 200～400 mg

二、填空题

1. 血浆葡萄糖浓度正常值是_____，高血糖指空腹血糖浓度大于_____。

2. 免疫的三大功能是_____、_____和_____。

3. 下列药物禁用于支气管哮喘病人：①阿司匹林，因为_____。②吗啡，因为_____。③普萘洛尔，因为_____。

4. 心房颤动首选_____，窦性心动过速宜选用_____。

5. 将下列药物与禁忌证（a、b、c、d）配对：
①保泰松_____。②普萘洛尔（心得安）_____。③氯氮平_____。④肾上腺素_____。
a. 高血压。b. 胃溃疡。c. 血细胞异常。d. 支气管哮喘。

6. 现代医学影像学除了传统放射学外，尚包含 DSA、CT、_____、_____和_____等新一代影像技术在内。

7. 高血压常见的致死原因是_____、_____和_____。

8. 化脓性炎症分为_____、_____、_____3种。

9. 肿瘤的生长方式有_____、_____、_____。

10. 放射免疫分析检测技术，具有放射性的灵敏性和免疫反应的特异性两大优点，系一种在_____内进行的检测技术。

三、判断题

1. 血中 HBsAg 阳性即可诊断被检者为乙型病毒性肝炎。　　　（　　）

2. 尿液妊娠试验阳性不一定就是怀孕。　　　（　　）

3. 阿托品与去甲肾上腺素均可用于扩瞳，但前者可升高眼内压，后者对眼压无明显影响。　　　（　　）

4. 硝酸甘油抗心绞痛的主要原理是选择性扩张冠脉，增加心肌供血供氧。　　　（　　）

5. 地高辛不宜用于心房颤动。　　　（　　）

6. 胃肠穿孔病人，应摄取常规腹部平片。　　　（　　）

7. 骨骼发育过程中，骨骺软骨的出现和融合时间，称骨龄。　　　（　　）

8. 血栓形成对机体毫无益处。　　　（　　）

9. 放射性核素心血管造影，主要适应证是先天性心脏病的诊断。　　　（　　）

10. 凡进行核医学检查的病人都无须做任何准备，这是核医学诊断的最大优点。　　　（　　）

四、名词解释

1. 漏出液

2. 治疗药物监测

3. 腔隙性脑梗死

4. 多普勒效应

5. 放射性核素显像

五、问答题

1. 何谓造血干细胞移植（HSCT）？有哪几种移植？

2. 试述使用丙种球蛋白的适应证。

3. 试述联合应用抗菌药物的指征。

4. 试述骨骼常见的几种基本病变。

5. 何谓物理半衰期、生物半衰期和有效半衰期？

参考答案

一、选择题

1. B 2. C 3. C 4. D 5. A 6. B 7. A 8. D 9. E 10. B 11. C 12. E 13. B 14. C 15. D 16. A 17. A 18. C 19. ABDE 20. ABCDE 21. ABC 22. BCDE 23. ABDE 24. ABDE 25. ABC 26. AB 27. ABCDE 28. BDE 29. ABCD 30. AC

二、填空题

1. 3.9～6.1 mmol/L　6.9 mmol/L

2. 免疫防御　免疫自稳（稳定）　免疫监视

3. 诱发"阿司匹林哮喘"　抑制呼吸及释放组胺致支气管收缩　阻断 β_2 受体致支气管痉挛

4. 强心苷　普萘洛尔

5. b　d　c　a

6. MRI　B超　ECT

7. 脑出血　心力衰竭　肾衰竭

8. 脓肿　蜂窝织炎　表面化脓和积脓

9. 外生性生长　膨胀性生长　浸润性生长

10. 体外试管

三、判断题

1. －　2. ＋　3. ＋　4. －　5. －　6. －　7. －　8. －　9. ＋　10. －

四、名词解释

1. 漏出液：漏血管内的水分伴同营养物，通过毛细血管而滤出，这种在组织间隙或体腔内积聚的非炎症性组织液称为滤出液或漏出液。其形成常见的原因为：①血管内胶体渗透压下降。②毛细血管流体静脉压升高。③淋巴回流受阻。④水、钠潴留引起细胞外液增多。

2. 治疗药物监测：治疗药物监测是通过测定血药浓度并利用药物代谢动力学的原理和公式使给药方案个体化以提高疗效，并避免或减少毒性反应，同时也可为药物过量中毒的诊断和处理提供有价值的实验室依据，还可以对某些特殊病例是否遵医嘱服药进行监测。实践证明血药浓度监测有助于医师合理选用药物，并针对个体差异及病情变化及时调整给药方案，在抢救及治疗中收到良好效果。

3. 腔隙性脑梗死：特指发生于基底节、丘脑、脑室旁、脑干等区域，直径为 1～1.5 cm 的小梗死灶，多由穿动脉闭塞所致。

4. 多普勒效应：由于声源和接收体之间的相对运动，引起超声波回声频率发生改变，这种频移现象就称为多普勒效应。

5. 放射性核素显像：放射性核素显像是以脏器内、外或脏器与病变之间的放射性浓度差异为基础的脏器或病变显像方法，用于显像的放射性核素或标记物称为显像剂。

五、问答题

1. HSCT 的基本原理是将正常造血干细胞输入有关病人，替代异常造血干细胞，以重建病人的造血功能和免疫功能。

HSCT 可采取骨髓移植（BMT）、外周血干细胞移植、脐血干细胞移植及胎干细胞移植等，发展较快的是外周血干细胞移植。

根据造血干细胞来源不同，又可分为异基因骨髓移植和自体造血干细胞移植。

2. 丙种球蛋白的适应证有：

（1）预防病毒性传染病：如预防甲型肝炎、麻疹、脊髓灰质炎、水痘、腮腺炎等。

（2）治疗免疫缺陷病：对继发性免疫缺陷症，如急性白血病、肾病综合征及某些癌症可出现免疫功能缺陷及低丙球血症，丙球可作为辅助治疗。

（3）治疗大面积烧伤、严重创伤感染，以及败血症或内毒素血症。

值得注意的是，丙种球蛋白虽为一种较为安全的生物制品，但同样存在不良反应，如注射部位有时出现红肿、疼痛、硬结等局部反应。偶见荨麻疹、呼吸困难、发绀、喉头水肿、休克等过敏反应。因此不能把丙球当作防治百病、增强体质、无害有益的营养药品。

3. 联合应用抗菌药物的指征有：

（1）病原菌尚未查明的严重感染，包括免疫缺陷者的严重感染。

（2）单一抗菌药物不能控制的需氧菌及厌氧菌混合感染和两种或多种病原菌感染。

（3）单一抗菌药物不能有效控制的感染性心内膜炎或败血症等重症感染。

（4）需长程治疗，但病原菌易对某些抗菌药物产生耐药性的感染，如结核病、深部真菌病及病毒性疾病多采用联合疗法。

（5）由于药物协同抗菌作用，联合用药时将毒性大的抗菌药物剂量减少，如两性霉素 B 与氟胞嘧啶联合治疗隐球菌脑膜炎时，前者剂量可适当减少，从而也可减少毒性。

4. 骨骼常见的基本病变有：①骨质疏松。②骨质软化。③骨质破坏。④骨质增生硬化。⑤骨膜反应。⑥软骨钙化。⑦骨质坏死。⑧骨骼变形。⑨骨内矿物质沉积。

5. （1）物理半衰期：即在单一的放射性衰变过程中，放射性活度降至其原有值一半所需要的时间，简称半衰期（$t_{1/2}$）。

（2）生物半衰期（Tb）：指当某生物系统中，某种指定的化学元素的排速率近似地按指数规律减少时，由于生物过程致使该元素在此系统中的量减少一半所需的时间。

（3）有效半衰期（Te）：指当某种生物系统中，某种指定的放射性核素的量，由于放射性衰变和生物排出的综合作用，而近似地按指数规律减少时，该核素的数量减少一半所需的时间。

附　　录

附录1 医务人员医德规范及实施办法

第一条 加强卫生系统社会主义精神文明建设，提高医务人员的职业道德素质，改善和提高医疗服务质量，全心全意为人民服务，特制定医德规范及实施办法（以下简称"规范"）。

第二条 医德，即医务人员的职业道德，是医务人员应具备的思想品质，是医务人员与病人、社会以及医务人员之间关系的总和。医德规范是指导医务人员进行医疗活动的思想和行为的准则。

第三条 医德规范如下：

（一）救死扶伤，实行社会主义的人道主义。时刻为病人着想，千方百计为病人解除病痛。

（二）尊重病人的人格与权利，对待病人，不分民族、性别、职业、地位、财产状况，都应一视同仁。

（三）文明礼貌服务。举止端庄，语言文明，态度和蔼，同情、关心和体贴病人。

（四）廉洁奉公。自觉遵纪守法，不以医谋私。

（五）为病人保守医密，实行保护性医疗，不泄露病人隐私与秘密。

（六）互学互尊，团结协作。正确处理同行同事间的关系。

（七）严谨求实，奋发进取，钻研医术，精益求精。不断更新知识，提高技术水平。

第四条 使本规范切实得到贯彻落实，必须坚持进行医德教育，加强医德医风建设，认真进行医德考核与评价。

第五条 各医疗单位都必须把医德教育和医德医风建设作为目标管理的重要内容，作为衡量和评价一个单位工作好坏的重要标准。

第六条 医德教育应以正面教育为主，理论联系实际，注重实效，长期坚持不懈。要实行医院新成员的上岗前教育，使之形成制度。未经上岗前培训不得上岗。

第七条 各医疗单位都应建立医德考核与评价制度，制定医德考核标准及考核办法，定期或者随时进行考核，并建立医德考核档案。

第八条 医德考核与评价方法可分为自我评价、社会评价、科室考核和上级考核。特别要注重社会评价，经常听取病人和社会各界的意见，接受人民群众的监督。

第九条 对医务人员医德考核结果，要作为应聘、提薪、晋升以及评选先进工作者的首要条件。

第十条 实行奖优罚劣。对严格遵守医德规范、医德高尚的个人，应予表彰和奖励。对于不认真遵守医德规范者，应进行批评教育。对于严重违反医德规范，经教育不改者，应分情况给予处分。

第十一条 本规范适用于全国各级各类医院、诊所的医务人员，包括医师、护士、医技科室人员，管理人员和工勤人员也要参照本规范的精神执行。

第十二条　各省、自治区、直辖市卫生厅局和合医疗单位可遵照本规范精神和要求，制定医德规范实施细则及具体办法。

第十三条　本规范自公布之日起实行。

附录 2 医疗事故处理条例

第一章 总 则

第一条 为了正确处理医疗事故，保护患者和医疗机构及其医务人员的合法权益，维护医疗秩序，保障医疗安全，促进医学科学的发展，制定本条例。

第二条 本条例所称医疗事故，是指医疗机构及其医务人员在医疗活动中，违反医疗卫生管理法律、行政法规、部门规章和诊疗护理规范、常规，过失造成患者人身损害的事故。

第三条 处理医疗事故，应当遵循公开、公平、公正、及时、便民的原则，坚持实事求是的科学态度，做到事实清楚、定性准确、责任明确、处理恰当。

第四条 根据对患者人身造成的损害程度，医疗事故分为四级：

一级医疗事故：造成患者死亡、重度残疾的；

二级医疗事故：造成患者中度残疾、器官组织损伤导致严重功能障碍的；

三级医疗事故：造成患者轻度残疾、器官组织损伤导致一般功能障碍的；

四级医疗事故：造成患者明显人身损害的其他后果的。

具体分级标准由国务院卫生行政部门制定。

第二章 医疗事故的预防与处置

第五条 医疗机构及其医务人员在医疗活动中，必须严格遵守医疗卫生管理法律、行政法规、部门规章和诊疗护理规范、常规，恪守医疗服务职业道德。

第六条 医疗机构应当对其医务人员进行医疗卫生管理法律、行政法规、部门规章和诊疗护理规范、常规的培训和医疗服务职业道德教育。

第七条 医疗机构应当设置医疗服务质量监控部门或者配备专（兼）职人员，具体负责监督本医疗机构的医务人员的医疗服务工作，检查医务人员执业情况，接受患者对医疗服务的投诉，向其提供咨询服务。

第八条 医疗机构应当按照国务院卫生行政部门规定的要求，书写并妥善保管病历资料。

因抢救急危患者，未能及时书写病历的，有关医务人员应当在抢救结束后 6 小时内据实补记，并加以注明。

第九条 严禁涂改、伪造、隐匿、销毁或者抢夺病历资料。

第十条 患者有权复印或者复制其门诊病历、住院志、体温单、医嘱单、化验单（检验报告）、医学影像检查资料、特殊检查同意书、手术同意书、手术及麻醉记录单、病理资料、护理记录以及国务院卫生行政部门规定的其他病历资料。

患者依照前款规定要求复印或者复制病历资料的，医疗机构应当提供复印或者复制服务并在复印或者复制的病历资料上加盖证明印记。复印或者复制病历资料时，应当有患者在场。

医疗机构应患者的要求，为其复印或者复制病历资料，可以按照规定收取工本费。具体收费标准由省、自治区、直辖市人民政府价格主管部门会同同级卫生行政部门规定。

第十一条　在医疗活动中，医疗机构及其医务人员应当将患者的病情、医疗措施、医疗风险等如实告知患者，及时解答其咨询；但是，应当避免对患者产生不利后果。

第十二条　医疗机构应当制定防范、处理医疗事故的预案，预防医疗事故的发生，减轻医疗事故的损害。

第十三条　医务人员在医疗活动中发生或者发现医疗事故、可能引起医疗事故的医疗过失行为或者发生医疗事故争议的，应当立即向所在科室负责人报告，科室负责人应当及时向本医疗机构负责医疗服务质量监控的部门或者专（兼）职人员报告；负责医疗服务质量监控的部门或者专（兼）职人员接到报告后，应当立即进行调查、核实，将有关情况如实向本医疗机构的负责人报告，并向患者通报、解释。

第十四条　发生医疗事故的，医疗机构应当按照规定向所在地卫生行政部门报告。

发生下列重大医疗过失行为的，医疗机构应当在 12 小时内向所在地卫生行政部门报告：

（一）导致患者死亡或者可能为二级以上的医疗事故；

（二）导致 3 人以上人身损害后果；

（三）国务院卫生行政部门和省、自治区、直辖市人民政府卫生行政部门规定的其他情形。

第十五条　发生或者发现医疗过失行为，医疗机构及其医务人员应当立即采取有效措施，避免或者减轻对患者身体健康的损害，防止损害扩大。

第十六条　发生医疗事故争议时，死亡病例讨论记录、疑难病例讨论记录、上级医师查房记录、会诊意见、病程记录应当在医患双方在场的情况下封存和启封。封存的病历资料可以是复印件，由医疗机构保管。

第十七条　疑似输液、输血、注射、药物等引起不良后果的，医患双方应当共同对现场实物进行封存和启封，封存的现场实物由医疗机构保管；需要检验的，应当由双方共同指定的、依法具有检验资格的检验机构进行检验；双方无法共同指定时，由卫生行政部门指定。

疑似输血引起不良后果，需要对血液进行封存保留的，医疗机构应当通知提供该血液的采供血机构派员到场。

第十八条　患者死亡，医患双方当事人不能确定死因或者对死因有异议的，应当在患者死亡后 48 小时内进行尸检；具备尸体冻存条件的，可以延长至 7 日。尸检应当经死者近亲属同意并签字。

尸检应当由按照国家有关规定取得相应资格的机构和病理解剖专业技术人员进行。承担尸检任务的机构和病理解剖专业技术人员有进行尸检的义务。

医疗事故争议双方当事人可以请法医病理学人员参加尸检，也可以委派代表观察尸检过程。拒绝或者拖延尸检，超过规定时间，影响对死因判定的，由拒绝或者拖延的一方承担责任。

第十九条　患者在医疗机构内死亡的，尸体应当立即移放太平间。死者尸体存放时间一般不得超过2周。逾期不处理的尸体，经医疗机构所在地卫生行政部门批准，并报经同级公安部门备案后，由医疗机构按照规定进行处理。

第三章　医疗事故的技术鉴定

第二十条　卫生行政部门接到医疗机构关于重大医疗过失行为的报告或者医疗事故争议当事人要求处理医疗事故争议的申请后，对需要进行医疗事故技术鉴定的，应当交由负责医疗事故技术鉴定工作的医学会组织鉴定；医患双方协商解决医疗事故争议，需要进行医疗事故技术鉴定的，由双方当事人共同委托负责医疗事故技术鉴定工作的医学会组织鉴定。

第二十一条　设区的市级地方医学会和省、自治区、直辖市直接管辖的县（市）地方医学会负责组织首次医疗事故技术鉴定工作。省、自治区、直辖市地方医学会负责组织再次鉴定工作。

必要时，中华医学会可以组织疑难、复杂并在全国有重大影响的医疗事故争议的技术鉴定工作。

第二十二条　当事人对首次医疗事故技术鉴定结论不服的，可以自收到首次鉴定结论之日起15日内向医疗机构所在地卫生行政部门提出再次鉴定的申请。

第二十三条　负责组织医疗事故技术鉴定工作的医学会应当建立专家库。

专家库由具备下列条件的医疗卫生专业技术人员组成：

（一）有良好的业务素质和执业品德；

（二）受聘于医疗卫生机构或者医学教学、科研机构并担任相应专业高级技术职务3年以上。

符合前款第（一）项规定条件并具备高级技术任职资格的法医可以受聘进入专家库。

负责组织医疗事故技术鉴定工作的医学会依照本条例规定聘请医疗卫生专业技术人员和法医进入专家库，可以不受行政区域的限制。

第二十四条　医疗事故技术鉴定，由负责组织医疗事故技术鉴定工作的医学会组织专家鉴定组进行。

参加医疗事故技术鉴定的相关专业的专家，由医患双方在医学会主持下从专家库中随机抽取。在特殊情况下，医学会根据医疗事故技术鉴定工作的需要，可以组织医患双方在其他医学会建立的专家库中随机抽取相关专业的专家参加鉴定或者函件咨询。

符合本条例第二十三条规定条件的医疗卫生专业技术人员和法医有义务受聘进入专家库，并承担医疗事故技术鉴定工作。

第二十五条　专家鉴定组进行医疗事故技术鉴定，实行合议制。专家鉴定组人数为单数，涉及的主要学科的专家一般不得少于鉴定组成员的二分之一；涉及死因、伤残等级鉴定的，并应当从专家库中随机抽取法医参加专家鉴定组。

第二十六条　专家鉴定组成员有下列情形之一的，应当回避，当事人也可以以口头或者书面的方式申请其回避：

（一）是医疗事故争议当事人或者当事人的近亲属的；

（二）与医疗事故争议有利害关系的；

（三）与医疗事故争议当事人有其他关系，可能影响公正鉴定的。

第二十七条　专家鉴定组依照医疗卫生管理法律、行政法规、部门规章和诊疗护理规范、常规，运用医学科学原理和专业知识，独立进行医疗事故技术鉴定，对医疗事故进行鉴别和判定，为处理医疗事故争议提供医学依据。

任何单位或者个人不得干扰医疗事故技术鉴定工作，不得威胁、利诱、辱骂、殴打专家鉴定组成员。

专家鉴定组成员不得接受双方当事人的财物或者其他利益。

第二十八条　负责组织医疗事故技术鉴定工作的医学会应当自受理医疗事故技术鉴定之日起 5 日内通知医疗事故争议双方当事人提交进行医疗事故技术鉴定所需的材料。

当事人应当自收到医学会的通知之日起 10 日内提交有关医疗事故技术鉴定的材料、书面陈述及答辩。医疗机构提交的有关医疗事故技术鉴定的材料应当包括下列内容：

（一）住院患者的病程记录、死亡病例讨论记录、疑难病例讨论记录、会诊意见、上级医师查房记录等病历资料原件；

（二）住院患者的住院志、体温单、医嘱单、化验单（检验报告）、医学影像检查资料、特殊检查同意书、手术同意书、手术及麻醉记录单、病理资料、护理记录等病历资料原件；

（三）抢救急危患者，在规定时间内补记的病历资料原件；

（四）封存保留的输液、注射用物品和血液、药物等实物，或者依法具有检验资格的检验机构对这些物品、实物作出的检验报告；

（五）与医疗事故技术鉴定有关的其他材料。

在医疗机构建有病历档案的门诊、急诊患者，其病历资料由医疗机构提供；没有在医疗机构建立病历档案的，由患者提供。

医患双方应当依照本条例的规定提交相关材料。医疗机构无正当理由未依照本条例的规定如实提供相关材料，导致医疗事故技术鉴定不能进行的，应当承担责任。

第二十九条　负责组织医疗事故技术鉴定工作的医学会应当自接到当事人提交的有关医疗事故技术鉴定的材料、书面陈述及答辩之日起 45 日内组织鉴定并出具医疗事故技术鉴定书。

负责组织医疗事故技术鉴定工作的医学会可以向双方当事人调查取证。

第三十条　专家鉴定组应当认真审查双方当事人提交的材料，听取双方当事人的陈述及答辩并进行核实。

双方当事人应当按照本条例的规定如实提交进行医疗事故技术鉴定所需要的材料，并积极配合调查。当事人任何一方不予配合，影响医疗事故技术鉴定的，由不予配合的一方承担责任。

第三十一条　专家鉴定组应当在事实清楚、证据确凿的基础上，综合分析患者的病情和个体差异，作出鉴定结论，并制作医疗事故技术鉴定书。鉴定结论以专家鉴定组成员的过半数通过。鉴定过程应当如实记载。

医疗事故技术鉴定书应当包括下列主要内容：

（一）双方当事人的基本情况及要求；

（二）当事人提交的材料和负责组织医疗事故技术鉴定工作的医学会的调查材料；

（三）对鉴定过程的说明；

（四）医疗行为是否违反医疗卫生管理法律、行政法规、部门规章和诊疗护理规范、常规；

（五）医疗过失行为与人身损害后果之间是否存在因果关系；

（六）医疗过失行为在医疗事故损害后果中的责任程度；

（七）医疗事故等级；

（八）对医疗事故患者的医疗护理医学建议。

第三十二条　医疗事故技术鉴定办法由国务院卫生行政部门制定。

第三十三条　有下列情形之一的，不属于医疗事故：

（一）在紧急情况下为抢救垂危患者生命而采取紧急医学措施造成不良后果的；

（二）在医疗活动中由于患者病情异常或者患者体质特殊而发生医疗意外的；

（三）在现有医学科学技术条件下，发生无法预料或者不能防范的不良后果的；

（四）无过错输血感染造成不良后果的；

（五）因患方原因延误诊疗导致不良后果的；

（六）因不可抗力造成不良后果的。

第三十四条　医疗事故技术鉴定，可以收取鉴定费用。经鉴定，属于医疗事故的，鉴定费用由医疗机构支付；不属于医疗事故的，鉴定费用由提出医疗事故处理申请的一方支付。鉴定费用标准由省、自治区、直辖市人民政府价格主管部门会同同级财政部门、卫生行政部门规定。

第四章　医疗事故的行政处理与监督

第三十五条　卫生行政部门应当依照本条例和有关法律、行政法规、部门规章的规定，对发生医疗事故的医疗机构和医务人员作出行政处理。

第三十六条　卫生行政部门接到医疗机构关于重大医疗过失行为的报告后，除责令医疗机构及时采取必要的医疗救治措施，防止损害后果扩大外，应当组织调查，判定是否属于医疗事故；对不能判定是否属于医疗事故的，应当依照本条例的有关规定交由负责医疗事故技术鉴定工作的医学会组织鉴定。

第三十七条　发生医疗事故争议，当事人申请卫生行政部门处理的，应当提出书面申请。申请书应当载明申请人的基本情况、有关事实、具体请求及理由等。

当事人自知道或者应当知道其身体健康受到损害之日起1年内，可以向卫生行政部门提出医疗事故争议处理申请。

第三十八条　发生医疗事故争议，当事人申请卫生行政部门处理的，由医疗机构所在地的县级人民政府卫生行政部门受理。医疗机构所在地是直辖市的，由医疗机构所在地的区、县人民政府卫生行政部门受理。

有下列情形之一的，县级人民政府卫生行政部门应当自接到医疗机构的报告或者当事人提出医疗事故争议处理申请之日起 7 日内移送上一级人民政府卫生行政部门处理：

（一）患者死亡；

（二）可能为二级以上的医疗事故；

（三）国务院卫生行政部门和省、自治区、直辖市人民政府卫生行政部门规定的其他情形。

第三十九条　卫生行政部门应当自收到医疗事故争议处理申请之日起 10 日内进行审查，作出是否受理的决定。对符合本条例规定，予以受理，需要进行医疗事故技术鉴定的，应当自作出受理决定之日起 5 日内将有关材料交由负责医疗事故技术鉴定工作的医学会组织鉴定并书面通知申请人；对不符合本条例规定，不予受理的，应当书面通知申请人并说明理由。

当事人对首次医疗事故技术鉴定结论有异议，申请再次鉴定的，卫生行政部门应当自收到申请之日起 7 日内交由省、自治区、直辖市地方医学会组织再次鉴定。

第四十条　当事人既向卫生行政部门提出医疗事故争议处理申请，又向人民法院提起诉讼的，卫生行政部门不予受理；卫生行政部门已经受理的，应当终止处理。

第四十一条　卫生行政部门收到负责组织医疗事故技术鉴定工作的医学会出具的医疗事故技术鉴定书后，应当对参加鉴定的人员资格和专业类别、鉴定程序进行审核；必要时，可以组织调查，听取医疗事故争议双方当事人的意见。

第四十二条卫生行政部门经审核，对符合本条例规定作出的医疗事故技术鉴定结论，应当作为对发生医疗事故的医疗机构和医务人员作出行政处理以及进行医疗事故赔偿调解的依据；经审核，发现医疗事故技术鉴定不符合本条例规定的，应当要求重新鉴定。

第四十三条　医疗事故争议由双方当事人自行协商解决的，医疗机构应当自协商解决之日起 7 日内向所在地卫生行政部门作出书面报告，并附具协议书。

第四十四条　医疗事故争议经人民法院调解或者判决解决的，医疗机构应当自收到生效的人民法院的调解书或者判决书之日起 7 日内向所在地卫生行政部门作出书面报告，并附具调解书或者判决书。

第四十五条　县级以上地方人民政府卫生行政部门应当按照规定逐级将当地发生的医疗事故以及依法对发生医疗事故的医疗机构和医务人员作出行政处理的情况，上报国务院卫生行政部门。

第五章　医疗事故的赔偿

第四十六条　发生医疗事故的赔偿等民事责任争议，医患双方可以协商解决；不愿意协商或者协商不成的，当事人可以向卫生行政部门提出调解申请，也可以直接向人民法院提起民事诉讼。

第四十七条　双方当事人协商解决医疗事故的赔偿等民事责任争议的，应当制作协议书。协议书应当载明双方当事人的基本情况和医疗事故的原因、双方当事人共同认定的医疗事故等级以及协商确定的赔偿数额等，并由双方当事人在协议书上签名。

第四十八条　已确定为医疗事故的，卫生行政部门应医疗事故争议双方当事人请求，可以进行医疗事故赔偿调解。调解时，应当遵循当事人双方自愿原则，并应当依据本条例的规定计算赔偿数额。

经调解，双方当事人就赔偿数额达成协议的，制作调解书，双方当事人应当履行；调解不成或者经调解达成协议后一方反悔的，卫生行政部门不再调解。

第四十九条　医疗事故赔偿，应当考虑下列因素，确定具体赔偿数额：

（一）医疗事故等级；

（二）医疗过失行为在医疗事故损害后果中的责任程度；

（三）医疗事故损害后果与患者原有疾病状况之间的关系。

不属于医疗事故的，医疗机构不承担赔偿责任。

第五十条　医疗事故赔偿，按照下列项目和标准计算：

（一）医疗费：按照医疗事故对患者造成的人身损害进行治疗所发生的医疗费用计算，凭据支付，但不包括原发病医疗费用。结案后确实需要继续治疗的，按照基本医疗费用支付。

（二）误工费：患者有固定收入的，按照本人因误工减少的固定收入计算，对收入高于医疗事故发生地上一年度职工年平均工资 3 倍以上的，按照 3 倍计算；无固定收入的，按照医疗事故发生地上一年度职工年平均工资计算。

（三）住院伙食补助费：按照医疗事故发生地国家机关一般工作人员的出差伙食补助标准计算。

（四）陪护费：患者住院期间需要专人陪护的，按照医疗事故发生地上一年度职工年平均工资计算。

（五）残疾生活补助费：根据伤残等级，按照医疗事故发生地居民年平均生活费计算，自定残之月起最长赔偿 30 年；但是，60 周岁以上的，不超过 15 年；70 周岁以上的，不超过 5 年。

（六）残疾用具费：因残疾需要配置补偿功能器具的，凭医疗机构证明，按照普及型器具的费用计算。

（七）丧葬费：按照医疗事故发生地规定的丧葬费补助标准计算。

（八）被扶养人生活费：以死者生前或者残疾者丧失劳动能力前实际扶养且没有劳动能力的人为限，按照其户籍所在地或者居所地居民最低生活保障标准计算。对不满 16 周岁的，扶养到 16 周岁。对年满 16 周岁但无劳动能力的，扶养 20 年；但是，60 周岁以上的，不超过 15 年；70 周岁以上的，不超过 5 年。

（九）交通费：按照患者实际必需的交通费用计算，凭据支付。

（十）住宿费：按照医疗事故发生地国家机关一般工作人员的出差住宿补助标准计算，凭据支付。

（十一）精神损害抚慰金：按照医疗事故发生地居民年平均生活费计算。造成患者死亡的，赔偿年限最长不超过 6 年；造成患者残疾的，赔偿年限最长不超过 3 年。

第五十一条　参加医疗事故处理的患者近亲属所需交通费、误工费、住宿费，参照本条例第五十条的有关规定计算，计算费用的人数不超过 2 人。

医疗事故造成患者死亡的，参加丧葬活动的患者的配偶和直系亲属所需交通费、误工费、住宿费，参照本条例第五十条的有关规定计算，计算费用的人数不超过 2 人。

第五十二条　医疗事故赔偿费用，实行一次性结算，由承担医疗事故责任的医疗机构支付。

第六章　罚　则

第五十三条　卫生行政部门的工作人员在处理医疗事故过程中违反本条例的规定，利用职务上的便利收受他人财物或者其他利益，滥用职权，玩忽职守，或者发现违法行为不予查处，造成严重后果的，依照刑法关于受贿罪、滥用职权罪、玩忽职守罪或者其他有关罪的规定，依法追究刑事责任；尚不够刑事处罚的，依法给予降级或者撤职的行政处分。

第五十四条　卫生行政部门违反本条例的规定，有下列情形之一的，由上级卫生行政部门给予警告并责令限期改正；情节严重的，对负有责任的主管人员和其他直接责任人员依法给予行政处分：

（一）接到医疗机构关于重大医疗过失行为的报告后，未及时组织调查的；

（二）接到医疗事故争议处理申请后，未在规定时间内审查或者移送上一级人民政府卫生行政部门处理的；

（三）未将应当进行医疗事故技术鉴定的重大医疗过失行为或者医疗事故争议移交医学会组织鉴定的；

（四）未按照规定逐级将当地发生的医疗事故以及依法对发生医疗事故的医疗机构和医务人员的行政处理情况上报的；

（五）未依照本条例规定审核医疗事故技术鉴定书的。

第五十五条　医疗机构发生医疗事故的，由卫生行政部门根据医疗事故等级和情节，给予警告；情节严重的，责令限期停业整顿直至由原发证部门吊销执业许可证，对负有责任的医务人员依照刑法关于医疗事故罪的规定，依法追究刑事责任；尚不够刑事处罚的，依法给予行政处分或者纪律处分。

对发生医疗事故的有关医务人员，除依照前款处罚外，卫生行政部门并可以责令暂停 6 个月以上 1 年以下执业活动；情节严重的，吊销其执业证书。

第五十六条　医疗机构违反本条例的规定，有下列情形之一的，由卫生行政部门责令改正；情节严重的，对负有责任的主管人员和其他直接责任人员依法给予行政处分或者纪律处分：

（一）未如实告知患者病情、医疗措施和医疗风险的；

（二）没有正当理由，拒绝为患者提供复印或者复制病历资料服务的；

（三）未按照国务院卫生行政部门规定的要求书写和妥善保管病历资料的；

（四）未在规定时间内补记抢救工作病历内容的；

（五）未按照本条例的规定封存、保管和启封病历资料和实物的；

（六）未设置医疗服务质量监控部门或者配备专（兼）职人员的；

（七）未制定有关医疗事故防范和处理预案的；

（八）未在规定时间内向卫生行政部门报告重大医疗过失行为的；

（九）未按照本条例的规定向卫生行政部门报告医疗事故的；

（十）未按照规定进行尸检和保存、处理尸体的。

第五十七条　参加医疗事故技术鉴定工作的人员违反本条例的规定，接受申请鉴定双方或者一方当事人的财物或者其他利益，出具虚假医疗事故技术鉴定书，造成严重后果的，依照刑法关于受贿罪的规定，依法追究刑事责任；尚不够刑事处罚的，由原发证部门吊销其执业证书或者资格证书。

第五十八条　医疗机构或者其他有关机构违反本条例的规定，有下列情形之一的，由卫生行政部门责令改正，给予警告；对负有责任的主管人员和其他直接责任人员依法给予行政处分或者纪律处分；情节严重的，由原发证部门吊销其执业证书或者资格证书：

（一）承担尸检任务的机构没有正当理由，拒绝进行尸检的；

（二）涂改、伪造、隐匿、销毁病历资料的。

第五十九条　以医疗事故为由，寻衅滋事、抢夺病历资料，扰乱医疗机构正常医疗秩序和医疗事故技术鉴定工作，依照刑法关于扰乱社会秩序罪的规定，依法追究刑事责任；尚不够刑事处罚的，依法给予治安管理处罚。

第七章　附　则

第六十条　本条例所称医疗机构，是指依照《医疗机构管理条例》的规定取得《医疗机构执业许可证》的机构。

县级以上城市从事计划生育技术服务的机构依照《计划生育技术服务管理条例》的规定开展与计划生育有关的临床医疗服务，发生的计划生育技术服务事故，依照本条例的有关规定处理；但是，其中不属于医疗机构的县级以上城市从事计划生育技术服务的机构发生的计划生育技术服务事故，由计划生育行政部门行使依照本条例有关规定由卫生行政部门承担的受理、交由负责医疗事故技术鉴定工作的医学会组织鉴定和赔偿调解的职能；对发生计划生育技术服务事故的该机构及其有关责任人员，依法进行处理。

第六十一条　非法行医，造成患者人身损害，不属于医疗事故，触犯刑律的，依法追究刑事责任；有关赔偿，由受害人直接向人民法院提起诉讼。

第六十二条　军队医疗机构的医疗事故处理办法，由中国人民解放军卫生主管部门会同国务院卫生行政部门依据本条例制定。

第六十三条　本条例自 2002 年 9 月 1 日起施行。1987 年 6 月 29 日国务院发布的《医疗事故处理办法》同时废止。本条例施行前已经处理结案的医疗事故争议，不再重新处理。

附录3 临床实验诊断检验正常参考值

一、血液检验

(一) 血液一般检验

血红蛋白 (Hbg)	男性 120～160 g/L
	女性 110～150 g/L
	新生儿 170～200 g/L
红细胞 (RBC)	男性 $(4.0～5.5)×10^{12}$/L
	女性 $(3.5～5.0)×10^{12}$/L
	新生儿 $(6.0～7.0)×10^{12}$/L
白细胞 (WBC)	成人 $(4.0～10.0)×10^9$/L
	新生儿 $(15.0～20.0)×10^9$/L
	6 个月至 2 岁 $(11.0～12.0)×10^9$/L

白细胞分类计数

百分率	中性杆状核粒细胞 0.01～0.05(1%～5%)
	中性分叶核粒细胞 0.01～0.05(1%～5%)
	嗜酸性粒细胞 0.005～0.05(0.5%～5%)
	嗜碱性粒细胞 0～0.01(0%～1%)
	淋巴细胞 0.20～0.40(20%～40%)
	单核细胞 0.03～0.08(3%～8%)

(二) 红细胞的其他检验

红细胞沉降率 (ESR) Westergren 法	男性	0～15 mm/1 小时末
	女性	0～20 mm/1 小时末
平均红细胞容积 (MCV)	手工法	82～92 fL
	血细胞分析仪法	80～100 fL
平均红细胞血红蛋白 (MCH)	手工法	27～31 pg
	血细胞分析仪法	27～34 pg
红细胞半衰期 $(t_{1/2})$	25～32 日	

(三) 血栓与止血的检验

出血时间 (BT) Duke 法	1～3 min，超过 4 min 为异常	
Lvy 法	2～6 min，超过 7 min 为异常	
血小板计数	$(100～300)×10^9$/L	
凝血时间 (CT)	普通试管法	6～12 min
	硅管法	15～32min

(四) 血液生化检验

血清总蛋白 (TP)	60～80 g/L

血清清蛋白（A）　　　　40～55 g/L

血清球蛋白（G）　　　　20～30 g/L

清蛋白/球蛋白比值（A/G）　1.5～2.5：1

血糖（空腹）　全血（Folin～吴法）　　　　4.4～6.7 mmol/L（80～120 mg/dL）

　　　　　　　血清或血浆（邻甲苯胺法）　3.9～6.4 mmol/L（70～110 mg/dL）

口服葡萄糖耐量试验（OGTT）

空腹血糖　＜6.72 mmol/L

服糖后 0.5～1 小时　升至高峰　7.84～8.96 mmol/L

服糖后 2 小时　　　　血糖恢复至空腹水平

尿糖均为阴性

血清总脂　　　　成人　4～7 g/L

　　　　　　　　儿童　3～6 g/L

血清总胆固醇　　成人　2.86～5.98 mmol/L

　　　　　　　　儿童　3.12～5.2 mmol/L

血清甘油三酯（TG）　　　　0.56～1.7 mmol/L

高密度脂蛋白（HDL）　　　　0.30～0.40(30%～40%)

低密度脂蛋白（LDL）　　　　0.50～0.60(50%～60%)

极低密度脂蛋白（VLDL）　　0.13～0.25(13%～25%)

血清钾　3.5～5.3 mmol/L

血清钠　137～147 mmol/L

血清氯（以氯化钠计）　　99～110 mmol/L

血清钙　总钙（比色法）2.25～2.58 mmol/L

　　　　离子钙（离子选择电极法）1.10～1.34 mmol/L

血清锌　7.65～22.95 μmol/L

血清甲胎蛋白（AFP）　定性　阴性

血清总胆红素（STB）　成人　3.4～17.1 μmol/L

尿素氮　　成人　3.2～7.1 mmol/L

　　　　　儿童　1.8～6.5 mmol/L

肌酐　　全血　88.4～176 μmol/L

　　　　血清或血浆　男性　53～106 μmol/L

　　　　　　　　　　女性　44～97 μmol/L

尿酸　　磷钨酸盐法　男性　268～488 μmol/L

　　　　　　　　　　女性　178～387 μmol/L

　　　　尿酸酶法　　男性　208～428 μmol/L

　　　　　　　　　　女性　155～357 μmol/L

　　　　　　　　　　儿童　119～327 μmol/L

二、血清学与免疫学检测

乙型肝炎病毒表面抗原（HBsAg） ELISA 法，RIA 法 阴性

反向间接血凝法 阴性（滴度<1∶8）

乙型肝炎病毒表面抗体（HBsAb） ELISA 法，RIA 法 阴性

乙型肝炎病毒 e 抗原（HBeAg） ELISA 法，RIA 法 阴性

乙型肝炎病毒 e 抗体（HBeAb） ELISA 法，RIA 法 阴性

乙型肝炎病毒核心抗原（HBcAg） ELISA 法，RIA 法 阴性

乙型肝炎病毒核心抗体（抗 HBc） ELISA 法，RIA 法 阴性

甲种胎儿球蛋白（AFP，αFP） 对流免疫电泳法 阴性

RIA 或 ELISA 法 $<20\mu$ g/L

癌胚抗原（CEA） ELISA 法和 RIA 法 15 μg/L

癌抗原 125（CA125） 男性及 50 岁以上女性<2.5 万 U/L（RIA 法或 ELISA 法）

20～40 岁女性<4.0 万 U/L（RIA 法）

三、骨髓检验

有核细胞计数 $(40\sim180)\times10^9$/L

增生程度 增生活跃（即成熟红细胞与有核细胞之比约为 20∶1）

粒/红（G/E） 2.76±0.87∶1

粒系细胞总数 占 0.50～0.60(50%～60%)

红系细胞总数 占 0.15～0.25(15%～25%)

四、排泄物、分泌液及体液检验

（一）尿液检查

尿量 1 000～2 000 mL/24 h

外观 透明，淡黄色

酸碱反应 弱酸性，pH 约 6.5

比重 1.015～1.025

蛋白质 定性 阴性

定量 20～130 mL/24 h（平均 40 mL/24 h）

Tamm-Horsfall 蛋白（THP） 29.8～43.9 mg/24 h

葡萄糖 定性 阴性

定量 0.56～5.0 mmol/24 h(100～900 mg/24 h)

酮体 定性 阴性

定量 （以丙酮计） 0.34～0.85 mmol/24 h(20～50 mg/24 h)

尿胆原 定性 阴性或弱阳性（尿稀释 20 倍为阴性）

定量 0.84～4.2 μmol/24 h

尿胆素定性试验 阴性

胆红素 定性 阴性

定量 ≤2 mg/L

乳糜尿试验 阴性

尿沉渣检查 白细胞 <5 个/HP

红细胞 <3 个/HP

扁平或大圆上皮细胞少许/HP

透明管型偶见/HP

12 小时尿沉渣计数 红细胞 <50 万

白细胞 <100 万

透明管型 <5 000 个

中段尿细菌培养计数 $<10^6$ 菌落/L（10^3 菌落/mL）

（二）粪便检验

量 100～300 g/24h

颜色 黄褐色

胆红素 阴性

隐血试验 阴性

（三）脑脊液检验

性状 无色，清晰透明

压力（侧卧） 0.69～1.76 kPa（70～180 mmH$_2$O）

蛋白 定性试验（Pandy 试验） 阴性

定量 儿童（腰椎穿刺）0.20～0.40 g/L

成人（腰椎穿刺）0.20～0.45 g/L

小脑延髓池穿刺 0.10～0.25 g/L

脑室穿刺 0.05～0.15 g/L

清蛋白 0.1～0.3 g/L

葡萄糖 成人 2.5～4.5 mmol/L

儿童 2.8～4.5 mmol/L

氯化物（以氯化钠计） 120～130 mmol/L

细胞数 成人 （0～8）×10^6/L

儿童 （0～15）×10^6/L

五、内分泌激素检测

血甲状腺素（T$_4$）放免法 65～155 nmol/L

血三碘甲状腺原氨酸（T$_3$）放免法 1.6～3.0 nmol/L

甲状腺摄^{131}I 率 3 h 0.057～0.245(5.7%～24.5%)

24 h 0.151～0.471(15.1%～47.1%)

基础代谢率（BMR） －0.10～＋0.10(－10%～＋10%)

六、肺功能检查

潮气量（TC） 成人 500 mL

深吸气量（IC）　　男性　2 600 mL

女性　1 900 mL

补呼气容积（ERV）　　男性　910 mL

女性　560 mL

肺活量（VC）　　男性　3 470 mL

女性　2 440 mL

功能残气量（FRC）　　男性　2 270±809 mL

女性　1 858±552 mL

残气容积（RV）　　男性　1 380±631 mL

女性　1 301±486 mL

静息通气量（VE）　　男性　6 663±200 mL

女性　4 217±160 mL

最大通气量（MVV）　　男性　104±2.71 mL

女性　82.5±2.17 mL

肺泡通气量（VA）　　4 L/min

肺血流量　5 L/min

七、血液气体分析检测

动脉血氧分压（PaO_2）　　12.6～13.3 kPa(95～100 mmHg)

动脉血二氧化碳分压（$PaCO_2$）　　4.7～6.0 kPa(35～45 mmHg)

混合静脉血氧分压（PvO_2）　　4.7～6.0 kPa(35～45 mmHg)

动脉血氧饱和度（SaO_2）　　0.95～0.98(95%～98%)

静脉血氧饱和度　0.64～0.88(64%～88%)

动脉血氧含量（CaO_2）　　8.55～9.45 mmol/L(19～21 mL/dL)

静脉血含氧量　4.5～7.2 mmol/L(10～16 mL/dL)

血液酸碱度（pH值）　　7.35～7.45（平均7.40）

动脉血浆二氧化碳含量（$T～CO_2$）　　25.2 mmol/L(25.2 vol/%)

二氧化碳结合力（$CO_2～CP$）　　22～31 mmol/L(50～70 vol/%)

全血缓冲碱（BB）　　45～55 mmol/L(平均50 mmol/L)

碱剩余（BE）　　成人　±2.3 mmol/L

儿童　-4～+2 mmol/L

附录 4　小儿用药剂量折算法

（一）按年龄折算法 （根据《中华人民共和国药典》）＊		（二）按体重计算法
年龄	剂量	儿童剂量＝成人剂量×儿童体重(kg)/50(成人平均体重 kg)
初生～1 个月	1/24 成人剂量	
1～6 个月	1/24～1/12 成人剂量	儿童用量应以实际体重计算，在临床实践中可用年龄来推算体
6 个月～1 岁	1/12～1/8 成人剂量	重。出生时，一般体重为 3 kg，半岁为 6 kg，1 岁为 9 kg。
1～2 岁	1/8～1/6 成人剂量	1 岁以后，平均每岁体重增加 2 kg，故 1 岁以上儿童可用下列
2～4 岁	1/6～1/4 成人剂量	公式算出体重：体重(kg)＝岁数×2＋7
4～7 岁	1/4～1/3 成人剂量	
7～11 岁	1/3～1/2 成人剂量	
11～14 岁	1/2～2/3 成人剂量	

＊此法不宜用于剧毒和药理作用较强的药品的计算

附录5 影响胎儿的药物

一、抗微生物药

磺胺类药物　四环素　呋喃妥因　金刚烷胺　氯霉素　利巴韦林

二、神经系统药物

可待因　氯丙嗪　苯妥英钠　吗啡　氟哌啶醇　卡马西平　哌替啶　阿普唑仑　苯丙胺类　氯氮䓬　芬太尼　地西泮　碳酸锂　丙咪嗪　艾司唑仑

三、镇痛药

对乙酰氯基酚　美洛昔康　吲哚美辛　水杨酸钠

四、麻醉药及其辅助药物

氟烷　阿托品　利多卡因　东莨菪碱　布比卡因　屈他维林　托烷司琼　咪达唑仑

五、循环系统药物

普萘洛尔　地尔硫䓬　非诺贝特　比索洛尔　硝苯地平　辛伐他汀　美托洛尔　贝尼地平　氟伐他汀　卡维地洛　卡托普利　地芬尼多　雷米普利　氟桂利嗪　培哚普利　前列腺素 E_1

六、呼吸系统药物

茶碱、氨茶碱　沙丁胺醇　特布他林　可待因/曲普利啶/麻黄素/愈创木酚

七、消化系统药物

雷尼替丁　甲氧氯普胺　苦参碱　西咪替丁　醋氨己酸锌　硫普罗宁　法莫替丁　匹维溴胺　熊去氧胆酸　碳酸氢钠　酚酞　美他多辛　泮托拉唑　硫酸镁　奥曲肽　雷贝拉唑　洛哌丁胺　生长抑素　伊托比利　莫沙比利

八、泌尿系统药物

氢氯噻嗪　去氨加压素　黄酮哌酯　乙酰唑胺　螺内酯

九、血液系统药物

巴曲酶　双香豆素　蔗糖铁　肝素　重组人粒细胞集落刺激因子　低分子肝素　阿替普酶　重组人粒细胞巨噬细胞集落刺激因子　沙格雷酯

十、抗变态反应药物

苯海拉明　氯雷他定　地氯雷他定

十一、生殖系统药物

非那雄胺　炔诺酮　麦角新碱　丙酸睾酮　替勃龙　缩宫素　十一酸睾酮　甲羟孕酮　硫酸镁　比卡鲁胺　炔孕酮　依沙吖啶　米非司酮　己烯雌酚　各类避孕药　利托君　炔雌二醇　子宫收缩及抗早孕药　孕三烯酮　氯米芬　引产药

十二、内分泌系统药物

泼尼松龙　地塞米松　倍他米松　阿仑膦酸钠　帕米膦酸二钠　格列美脲　格列齐特　胰岛素制剂　阿卡波糖　瑞格列奈　吡格列酮　罗格列酮　甲硫氧嘧啶　丙硫氧嘧啶

十三、抗肿瘤药物

阿糖胞苷　丝裂霉素　托瑞米芬　苯丁酸氮芥　长春新碱　唑来膦酸　甲氨蝶呤　奈达铂　氟尿嘧啶　卡培他滨　硫唑嘌呤　伊立替康　环磷酰胺　羟基脲

十四、影响免疫功能药物

环孢素　咪唑立宾　重组人工扰素 α-1b　硫唑嘌呤　他克莫司　吗替麦考酚酯

附录6 哺乳期妇女慎用的药物

沙丁胺醇 氨苄西林 阿洛西林 卡马西平 阿普唑仑 门冬酰胺酶 倍氯米松 羧苄西林 氨茶碱 阿司匹林 倍他米松 卡铂 胺碘酮 阿替洛尔 博来霉素 西替利嗪 异戊巴比妥 阿托品 溴隐亭 苯丁酸氮芥 阿莫西林 硫唑嘌呤 降钙素 氯霉素 氯苯那敏 苯唑西林 氟达拉滨 美西律 氯丙嗪 奋乃静 氟尿嘧啶 美洛西林 西咪替丁 苯巴比妥 呋喃唑酮 米诺地尔 环丙沙星 苯妥英钠 更昔洛韦 丝裂霉素 顺铂 哌拉西林 格列吡嗪 米托蒽醌 氯硝西泮 普伐他汀 氟哌啶醇 萘夫西林 氯氮平 泼尼松 肝素 东莨菪碱 可待因 异丙嗪 氢氯噻嗪 磺胺嘧啶银 秋水仙碱 普萘洛尔 氢化可的松 辛伐他汀 环磷酰胺 丙硫氧嘧啶 山莨菪碱 水杨酸钠 环孢素 雷尼替丁 异环磷酰胺 柳氮磺吡啶 赛庚啶 利巴韦林 吲哚美辛 磺胺异噁唑 阿糖胞苷 利福平 干扰素 他莫昔芬 放线菌素D 多柔比星 异烟肼 特布他林 柔红霉素 多西环素 氯雷他定 四环素 地塞米松 益康唑 左旋多巴 茶碱 地西泮 麻黄碱 甲羟孕酮 替卡西林 双香豆素 肾上腺素 甲地孕酮 噻吗洛尔 多塞平 麦角新碱 甲巯咪唑 硫普罗宁 呋喃妥因 艾司唑仑 甲氨蝶呤 三唑仑 炔诺酮 雌二醇 甲泼尼松 苯海索 诺氟沙星 炔雌醇 甲睾酮 甲氧苄啶 炔诺孕酮 依托泊苷 甲氧氯普胺 曲普利啶 氧氟沙星 阿维A酯 美托洛尔 长春新碱 奥美拉唑 法莫替丁 甲硝唑

附录 7　抗生素配伍禁忌

抗生素	配伍禁忌药物
青霉素类	氨基糖苷类抗生素，pH≥8 的葡萄糖液，含金属钢、锌、汞的溶液，头孢噻吩、林可霉素、四环素、万古霉素、红霉素、两性霉素、去甲肾上腺素、间羟胺、苯妥英钠、羟嗪乐、丙氯拉嗪、异丙嗪
苯唑青霉素	庆大霉素、土霉素、新生霉素、多黏菌素、呋喃妥因钠、间羟胺、苯巴比妥钠盐、戊巴比妥盐、琥珀酸胆碱
邻氯青霉素	磺胺嘧啶钠、碳酸氢钠
头孢唑林（先锋Ⅴ号）	氨基糖苷类抗生素、硫酸卡那霉素、硫酸丁胺卡那霉素、盐酸土霉素、多黏菌素 B、葡萄糖红霉素、黏菌素、甲基磺胺钠、戊巴比妥、葡萄糖酸钙
头孢呋辛（西力欣）	氨基糖苷类抗生素、4％碳酸氢钠
头孢哌酮（先锋必）	氨基糖苷类抗生素（如庆大霉素）、甲氯芬酯、门冬氨酸钾镁
头孢噻肟	碳酸氢钠溶液
头孢他啶（复达欣）	碳酸氢钠溶液，余同先锋必
庆大霉素	青霉素、羟苄青霉素（羟苄西林）、碳酸氢钠溶液
丁胺卡那霉素	羧苄青霉素（羧苄西林）
氯霉素	盐酸四环素、卡那霉素、多黏菌素 E、磺胺嘧啶钠、ATP、辅酶 A
红霉素	pH 低的葡萄糖液
万古霉素	氯霉素、甲氧苯青霉素，最好不加任何药物
多黏菌素 B	卡那霉素、青霉素 G、细胞色素 C、能量合剂、氢化可的松
磷霉素	含钙镁或其他金属离子溶液
磺胺嘧啶	酸性药物
喹诺酮类	碱性药物、抗胆碱药、H_2 受体阻滞药
咪康唑	成分复杂的溶液

附录 8 三测单

三　测　单

姓名 ×××　科室 ××　床号 ××　入院日期 2012-12-30　住院病历号 ×××

日　期	12-30	31	2013-01-01	2	3	4	5
住院天数	1	2	3	4	5	6	7
术后天数			1	1	2	3	4

脉搏 （次/min）	体温 ℃							
	41							
	40							
	39							
180	38							
170								
160								
150	37							
140								
130	36							
120								
110	35							
100								
90								
80								
70								
60								
50								
40								

呼吸 （次/min）	18　18 　　20	18 20　20	22 24　24　26	24　22 	A　A　24 A　A　24		20　18　20　22 　20　18　20	
大便次数	2	0	1,2/E	＊		0	
小便	＋	＋	＋	＋		＊	
体重（kg）	平车					51	
血压（mmHg）	120/80			120/80			
总入量（mL）		2376	2160				
总出量（mL）		2450	2865				
药物过敏	青霉素	碘				头孢氨苄	

说明：本表属虚构，并不代表某个病人的实际情况，目的是让读者了解三测单的填写方法。

图书在版编目（ＣＩＰ）数据

医学临床"三基"训练. 护士分册 / 吴钟琪总主编. -- 5 版. -- 长沙：湖南科学技术出版社，2017.2（2022.6 重印）
ISBN 978-7-5357-9043-9
医院分级管理参考用书
医学院校师生参考用书
医学继续教育参考用书

Ⅰ. ①医… Ⅱ. ①吴… Ⅲ. ①临床医学－自学参考资料 Ⅳ. ①R4

中国版本图书馆 CIP 数据核字(2016)第 205759 号

医院分级管理参考用书
医学院校师生参考用书
医学继续教育参考用书

YIXUE LINCHUANG "SANJI" XUNLIAN (HUSHI FENCE)

医学临床"三基"训练（护士分册）第五版

总 主 编：吴钟琪
主　　审：原卫生部医政司
出 版 人：潘晓山
策划编辑：汪　华　石　洪　邹海心
文字编辑：唐艳辉
出版发行：湖南科学技术出版社
社　　址：长沙市芙蓉中路一段416号泊富国际金融中心
网　　址：http://www.hnstp.com
湖南科学技术出版社天猫旗舰店网址：
　　　　　http://hnkjcbs.tmall.com
邮购联系：本社直销科　0731-84375808
印　　刷：湖南凌宇纸品有限公司
　　　　　（印装质量问题请直接与本厂联系）
厂　　址：长沙市长沙县黄花镇黄花印刷工业园
邮　　编：410137
版　　次：2017 年 2 月第 1 版
印　　次：2022 年 6 月第 14 次印刷
开　　本：740mm×1000mm　1/16
印　　张：46.5
字　　数：1000千字
书　　号：ISBN 978-7-5357-9043-9
定　　价：58.00 元